AF322309

ÉLÉMENTS

D'ANATOMIE

ET DE

PHYSIOLOGIE

MÉDICALES

9
a
452
A

DEPOT LÉGAL
Indre-&-Loire
N° 342
1921

L. LANDOUZY — Léon BERNARD

ÉLÉMENTS
D'ANATOMIE
ET DE
PHYSIOLOGIE
MÉDICALES

DEUXIÈME ÉDITION PUBLIÉE SOUS LA DIRECTION DE

Léon BERNARD
Professeur à la Faculté de Médecine de l'Université de Paris

PAR MM.

LÉON BERNARD, GOUGEROT,
HALBRON, S. I. DE JONG, LAEDERICH, LORTAT-JACOB,
SALOMON, SÉZARY, VITRY

MASSON ET Cⁱᵉ, ÉDITEURS
LIBRAIRES DE L'ACADÉMIE DE MÉDECINE
120, BOULEVARD SAINT-GERMAIN, PARIS (VIᵉ)
1921

*Tous droits de reproduction, de traduction et d'adaptation
réservés pour tous pays.*

———

Copyright 1921, by Masson et Cⁱᵉ.

PRÉFACE

DE LA SECONDE ÉDITION

L'idée de ce livre appartenait tout entière à Landouzy ; elle lui était particulièrement chère ; il l'avait caressée longtemps avant d'avoir pu la réaliser avec la collaboration de ses élèves.

Aussi, si le vrai père de cet ouvrage est aujourd'hui ravi à l'affection de ceux qui avaient eu tant de satisfaction à l'aider dans cette tâche, son esprit comme son dessein continuent à l'inspirer ; son nom, auquel il avait tenu à me faire l'honneur d'associer le mien, doit demeurer comme le pavillon sous lequel se rangent toujours ceux qui se sont efforcés de traduire sa pensée, sous lequel aussi se recommande l'effort qui a déjà obtenu le succès le plus encourageant.

En effet, la première édition des *Éléments d'Anatomie et de Physiologie médicales* a paru en 1913. Un an plus tard, éclatait la tourmente qui, au milieu du désordre de toutes choses, disloquait les études médicales.

Cependant ce livre répondait à un tel besoin qu'en pleine guerre, dès 1916, il était épuisé. Notre premier souci, lorsque la fin des hostilités permit à chacun de reprendre sa place au travail, fut d'en assurer une nouvelle édition. Landouzy n'était plus là pour nous diriger. Je puis bien témoigner que ce livre, auquel il tenait tant, fit l'objet de nos derniers entretiens. C'est à l'abri de la mémoire vénérée de notre Maître, que je le présente aujourd'hui au public médical.

Les événements qui ont ensanglanté le Monde et suspendu le cours de la civilisation font que les sciences de cabinet ou de laboratoire n'ont pu guère progresser durant cette affreuse période. C'est dire que seules de légères modifications marquent cette édition par rapport à la première. Nous avons porté notre attention sur les critiques que celle-ci avait soulevées plutôt que nous n'avons eu à enregistrer d'importantes notions nouvelles d'anatomie ou de physiologie. A cet égard la guerre n'a sensiblement perfectionné que notre connaissance du système nerveux; nous en avons tenu compte.

L'objet que nous poursuivons n'a pas varié. L'anatomie médicale doit essentiellement, par définition, pour ainsi dire, comprendre autant, sinon plus, de faits histologiques et de faits physiologiques que de faits d'anatomie macroscopique. C'est même l'utilité d'un tel groupement synthétique qui justifie l'individualisation d'une « Anatomie médicale ». Elle rassemble et coordonne en effet des notions éparses dans nombre de branches des sciences médicales; elle doit en extraire tout ce qui concourt à atteindre son but et à réaliser son autonomie : *réunir, dans un enseignement particulier, toutes les notions élémentaires d'anatomie et de physiologie, qui permettent au médecin de comprendre les troubles fonctionnels de l'organisme et les symptômes qui les révèlent.* L'anatomie médicale se propose de pénétrer le mécanisme complexe de l'état pathologique en le réduisant à ses rouages essentiels, qui ne sont en somme que le désordre apporté à la constitution et aux fonctions des tissus et des organes par des causes, dont l'étiologie, autre branche de la médecine, absente de cet ouvrage, étudie la nature et le mode d'action.

Jusqu'à l'apparition de ces *Éléments*, l'anatomie médicale n'avait jamais été traitée dans un ouvrage spécial. Il ne pouvait être cependant que fort commode et suggestif, pour les étudiants comme pour les médecins, d'en trouver quelque part les matières rassemblées.

Aussi les uns comme les autres n'ont-ils pas manqué d'apprécier notre tentative. Nous espérons que cette fois encore elle sera accueillie avec la même faveur.

Si, lors de la première édition, notre regretté maître voulait bien en attribuer le mérite à ceux de ses élèves qui lui avaient apporté leur concours, quels remerciements ne dois-je pas à tous mes camarades de cette École de l'hôpital Laënnec que Landouzy avait su grouper autour de lui par les liens solides d'une sincère affection et d'une pensée commune ? Mes collaborateurs, qui sont mes amis, m'ont secondé avec une parfaite bonne grâce, unis dans le même pieux souvenir. Qu'ils acceptent de trouver ici l'expression de ma gratitude. Ils s'associeront à moi pour remercier nos éditeurs, qui ont voulu, en dépit des difficultés de l'heure, que cette édition ne soit pas indigne de son aînée.

Léon BERNARD.

4 janvier 1921.

PRÉFACE

DE LA PREMIÈRE ÉDITION

Cet Ouvrage est la réalisation partielle d'un livre projeté depuis de longues années, depuis que, à l'hôpital Laënnec, j'organisais les Cours de Vacances, où j'enseignais aux médecins débutant ou vieillissant dans la carrière, les notions, condensées et synthétisées, d'Anatomie et de Physiologie médicales. Mon but était de présenter l'Anatomie et la Physiologie adaptées à la Clinique interne.

Ces leçons, faites à l'hôpital par des médecins, devaient être, à mon sens, le pendant des livres d'Anatomie Chirurgicale. Depuis longtemps, le succès d' « Anatomies des formes », à l'usage des artistes ; d' « Anatomies chirurgicales », à l'usage des chirurgiens, témoigne des services rendus par les Traités classiques des Mathias Duval, des Paul Richer, des A. Richet, des Tillaux. Les artistes y cherchent l'expression des attitudes et des mouvements ; les chirurgiens y trouvent indiquée la position respective des tissus et des organes, dont la connaissance commandera la direction de leur bistouri.

Pourquoi le médecin ne dispose-t-il pas, lui aussi, de livres d'Anatomie et de Physiologie qui lui fournissent des points de repère, l'aidant à se reconnaître dans le dédale des symptômes ?

Les désordres anatomiques, aussi bien que les troubles fonctionnels, ne peuvent se comprendre sans que le clinicien ne dissèque, par la pensée, les appareils, les organes et les tissus lésés par les maladies infectieuses et toxiques.

D'autre part, l'Anatomie médicale n'est-elle pas, à sa manière, *topographique* aussi bien que l'Anatomie chirurgicale?

L'inspection, la palpation, la percussion, l'auscultation, la radioscopie, sont autant de méthodes qui établissent la situation, les rapports, le volume, la forme des organes malades.

Mais la seule connaissance de l'Anatomie ne suffit pas au médecin pour aborder la Clinique. Le fonctionnement des tissus et des appareils est indispensable à savoir pour interpréter les symptômes, ceux-ci n'étant rien autre chose que le cri des organes malades. Comment comprendre la sémiologie des ictères, des œdèmes, des paralysies, des insuffisances sécrétoires si l'on ignore le fonctionnement du foie, du rein, du sytème nerveux, des glandes, etc.?

Ces **Éléments d'Anatomie et de Physiologie médicales** rassemblent pour l'étudiant des données éparses dans des Ouvrages traitant de diverses branches des sciences médicales. Ils réunissent, suivant une méthode clinique, toutes les notions fondamentales d'Anatomie et de Physiologie, susceptibles, par leur application immédiate à la Pathologie, d'éclairer le médecin sur le mécanisme des troubles fonctionnels, comme sur les symptômes qui les révèlent.

Une autre partie de notre programme traitera de l'Anatomie morphologique, de l'Anatomie des formes, bien à tort négligée dans l'éducation du médecin. En effet, pour celui qui reste étranger à l'anatomie *vivante*, et qui ne s'est pas accoutumé à regarder les plans musculaires du corps humain ou les traits du visage, l'analyse de la marche, des mouvements, de l'habitus et du faciès ne sera-t-elle pas impossible?

L'Ouvrage que nous donnons aujourd'hui reproduit la plupart des Conférences que, Chefs de clinique, Chefs de laboratoire et moi, nous faisons aux élèves et aux médecins qui suivent la Clinique médicale Laënnec.

Mes collaborateurs ont pris chacun telle part du programme vers laquelle les portaient plus particulièrement leurs études personnelles.

Malgré cette collaboration multiple, l'ouvrage garde son homogénéité, par l'esprit qui inspire ces Leçons, et en assure l'unité.

En raison du caractère élémentaire de ce Livre, nous avons, de propos délibéré, fait à la bibliographie une place très restreinte. Par contre, nous avons multiplié dessins et schémas, dont beaucoup sont originaux.

Je remercie MM. Masson et Cie du soin qu'ils ont apporté à ce que l'Ouvrage réalise l'idée que j'en avais conçue.

Si le but que je me suis proposé est atteint : instruire les médecins afin que, au lit du malade, ils sachent *penser anatomiquement et physiologiquement*, ils le devront au savoir et au zèle de mes élèves.

L. LANDOUZY,

21 avril 1913.

ÉLÉMENTS
D'ANATOMIE ET DE PHYSIOLOGIE
MÉDICALES

CHAPITRE PREMIER

PREMIÈRES VOIES DIGESTIVES

PAR

M. VITRY

Le but de la digestion est de transformer les matières empruntées à l'extérieur (aliments) de manière à les rendre aptes à passer dans l'économie, à être absorbées et portées dans le torrent de la circulation pour renouveler nos organes et entretenir les fonctions (chaleur et force), ou, en d'autres termes, pour le maintien du *statu quo* de l'organisme ou l'accroissement de cet organisme tant que son développement est incomplet. Cette fonction primordiale de l'individu nécessite une série d'organes complexes : tout d'abord un tube étendu d'une extrémité du corps à l'autre, dont les parois mêmes modifient les aliments à leur passage, puis toute une série de glandes dites annexes, dont les produits se déversent dans le tube digestif : glandes salivaires, foie, pancréas.

BOUCHE

La bouche, première portion du tube digestif, est une cavité fort irrégulière où s'accomplissent les importantes fonctions de la mastication et de l'insalivation : c'est encore dans la bouche que se disposent les appareils terminaux du goût et que se produisent les modifications du son laryngien qui constituent la voix articulée.

Les arcades dentaires divisent la bouche en deux parties : le vestibule de la bouche en dehors et la bouche proprement dite.

La cavité buccale présente six parois : une paroi antérieure : les lèvres ; deux parois latérales : les joues ; une paroi inférieure : la langue et le plancher de la bouche ; une paroi supérieure : la voûte palatine ; une paroi postérieure : le voile du palais et l'isthme du gosier.

Nous étudierons seulement les dents et la langue.

DENTS

Les dents présentent à considérer 2 parties : la *couronne* et la *racine*, séparées par le *collet*. D'après leur forme, on les divise en 4 groupes : *incisives, canines, petites molaires et grosses molaires*.

Les *incisives* ont une couronne fortement taillée en biseau, nettement tranchant ; la racine, plus ou moins rectiligne, ne présente qu'une pointe.

Les *canines* ont une couronne de forme conoïde ; la racine est unique ; la longueur totale dépasse en général celle des autres dents.

Les *prémolaires* ont une couronne cylindroïde et sur la face triturante se trouvent deux tubercules situés l'un en dedans, l'autre en dehors ; la racine est le plus souvent unique.

Les *grosses molaires* ont une couronne dont la surface triturante possède quatre cuspides, que sépare un double sillon disposé en croix. La racine est toujours multiple ; on en compte 2 ou 3, plus rarement 4 ; ces racines sont parallèles, ou plus ou moins divergentes.

Le nombre des dents est variable suivant l'âge considéré ; il existe en effet une première dentition dont les éléments, apparaissant successivement pendant l'enfance, sont remplacés par d'autres à partir de l'âge de 6 ans (dents de remplacement), en même temps qu'apparaissent d'autres dents, définitives d'emblée.

La *première dentition*, qui comporte 20 dents, se constitue entre 6 et 30 mois, dans l'ordre chronologique suivant :

2 incisives médianes inférieures
2   —   —   supérieures   de 6 à 12 mois.
2   —   latérales   —
2   —   —   inférieures
2 premières petites molaires supérieures   de 12 à 18 mois.
2   —   —   — inférieures
2 canines supérieures   de 18 à 24 mois.
2   —   inférieures
4 deuxièmes petites molaires . . . . . de 24 à 30 mois.

La *deuxième dentition* (dents permanentes) commence à 6 ans et ne se termine qu'à l'âge adulte. Elle comprend 32 dents : 20 dents de remplacement et 12 dents permanentes d'emblée.

Elles apparaissent dans l'ordre suivant :

A 6 ans. . . . 4 premières grosses molaires (dents de six ans).
A 7 ans. . . . 4 incisives médianes.
A 8 ans. . . . 4 incisives latérales et 8 petites molaires.
A 11 et 12 ans. . 4 canines.
12 ans. . . . . 4 secondes grosses molaires.
De 18 à 25 ans. . 4 troisièmes grosses molaires (dents de sagesse).

Les anomalies de la dentition sont intéressantes à connaître pour le médecin par les renseignements qu'elles fournissent sur les tares héréditaires.

On peut distinguer des anomalies dans l'évolution de la dentition ou dans la morphologie des dents.

Au point de vue de l'évolution de la dentition, l'apparition peut être précoce (du 3e au 18e mois) — ou surtout tardive (du 9e mois à l'âge de 3 ans et demi). Le retard de la dentition peut être dû à une dystrophie héréditaire (syphilis, tuberculose) ou à des maladies de l'enfant (dyspepsie, rachitisme).

Les altérations morphologiques des dents peuvent porter sur le volume ou sur la forme. Le microdontisme est fréquent dans la syphilis héréditaire. Les lésions le plus souvent observées sont les érosions dentaires qui résultent d'un trouble de l'évolution de la dent. Elles occupent la couronne ou le sommet de la dent. Le sommet des premières grosses molaires peut former un plateau lisse ; la couronne des incisives médianes supérieures peut présenter une échancrure semi-lunaire, ce qui constitue essentiellement la lésion décrite dans les dents dites d'Hutchinson. La cause principale des érosions dentaires est l'hérédo-syphilis ; les autres causes de dystrophie héréditaire interviennent plus rarement.

De tout temps les médecins et l'opinion publique ont attribué à la dentition un rôle considérable dans la pathologie infantile. Sans être nié complètement, ce rôle doit être grandement restreint. Cependant la douleur, la salivation exagérée, les troubles vaso-moteurs de la muqueuse peuvent être cause de troubles digestifs ou de convulsions.

L'examen des dents doit faire partie de l'examen complet de tout malade : la mastication est un acte très important pour le bon fonctionnement de la digestion. Beaucoup de dyspepsies s'expliquent par le mauvais état des dents qui est cause que le sujet envoie dans l'estomac des aliments insuffisamment divisés, trop volumineux pour être convenablement attaqués par le suc gastrique ; la remise en état de la cavité buccale suffit alors à améliorer la dyspepsie.

Structure.

Les dents sont formées de deux parties distinctes : l'une molle, centrale, la *pulpe dentaire* ; l'autre, dure, périphérique, c'est l'*ivoire* ou *dentine* qui est recouverte de l'*émail* dans sa portion coronaire et du *cément* dans sa portion radiculaire.

Ivoire. — L'ivoire est constitué essentiellement d'une trame organique imprégnée de sels calcaires et traversée par des tubes parallèles qui rayonnent de la cavité pulpaire vers la surface de la dent et s'anastomosent également entre eux. Ces tubes renferment des prolongements de cellules spéciales de la pulpe dites *odontoblastes*.

Émail. — L'émail est constitué par la juxtaposition de prismes qui forment une couche continue ; ces prismes sont parallèles et vont de la dentine vers la surface libre de l'émail.

L'émail contient très peu de matières organiques : 3 à 5 p. 100 ; le reste est formé de substances minérales, ce qui explique son extrême dureté. L'émail est recouvert d'une membrane protectrice amorphe, transparente, dite *cuticule* de l'émail.

Cément. — Le cément est constitué de lamelles de substance osseuse

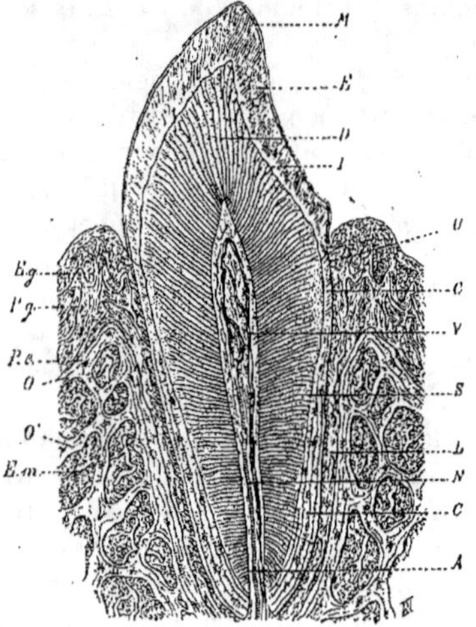

Fig. 1. — Structure et implantation d'une incisive.

M membrane de Nasmyth ; — E, émail ; — D, dentine ; — I, zone anastomotique entre l'ivoire et l'mail ; — U, union entre l'émail et le cément ; — C, cément au niveau du collet ; — C', cément radiculaire ; — S, zone intermédiaire entre la dentine et le cément ; L, ligament alvéolo-dentaire ; — N, artériole de la pulpe se ramifiant en capillaires ; — V, veines de la pulpe formée par les capillaires ; — A, nerfs de la pulpe ; — Eg, épithélium stratifié de la muqueuse gingivale ; — Pg, zone capillaire de la gencive ; — Pc, périoste ; — O, paroi alvéolaire ; O'. tissu spongieux ; — Em, espaces médullaires du tissu spongieux (d'après Zödecker).

avec des cémentoblastes et des canalicules. Les *cémentoblastes* sont analogues aux ostéoblastes et les canalicules communiquent avec eux de l'ivoire.

Pulpe dentaire. — La pulpe dentaire est constituée par un tissu mou, rougeâtre, d'une extrême sensibilité : c'est un tissu conjonctif dans lequel se trouvent de nombreux vaisseaux et nerfs. A la périphérie de la pulpe se trouve la couche des *odontoblastes* : ce sont des cellules allongées, d'apparence granuleuse, avec un noyau volumineux situé dans la partie de la cellule qui avoisine le centre de la pulpe. Ces cellules envoient des prolongements dentinaires ou périphériques qui se rendent dans les tubes de la dentine. Les nerfs de la pulpe sont en connexion directe ou indi-recte avec les odontoblastes, et nombre d'auteurs regardent ces cellules comme des organes nerveux terminaux.

LANGUE

La langue est un organe musculeux, très mobile, logé entre les arcades dentaires. Elle comprend deux portions : l'une antérieure, horizontale ou buccale, et une postérieure, verticale ou pharyngienne.

On peut lui décrire deux faces : la face supérieure ou dorsale présente un sillon médian sur lequel viennent s'implanter une série de papilles. Vers la partie postérieure, de grosses papilles, dites caliciformes, dessi-nent un V dont l'angle est ouvert en avant, et dont le sommet est cons-titué par une très grosse papille : le *foramen coecum*. La face inférieure présente également un sillon antéro-postérieur qui se continue en arrière par un sillon de la muqueuse qui porte le nom de *frein* ou filet.

Les muscles de la langue forment un ensemble assez enchevêtré ; on en distingue qui s'insèrent sur les os voisins, d'autres sur les organes voisins et enfin un muscle intrinsèque qui ne quitte pas la langue.

MUQUEUSE LINGUALE

La muqueuse linguale présente un aspect différent sur les deux tiers antérieurs et sur le tiers postérieur : la première portion est hérissée de nombreuses papilles ; la seconde présente des saillies et des dépressions dues à l'infiltration lymphoïde qui constitue l'amygdale linguale.

Les *papilles* sont divisées en : *hémisphériques, filiformes, fongiformes* ou *caliciformes :* les papilles *hémisphériques* sont petites, régulières et dis-séminées sur toute l'étendue de la muqueuse, aussi bien sur la face dor-sale que sur la face inférieure. Les papilles *filiformes* ont de 1 à 3 milli-mètres de hauteur ; leur corps cylindrique est terminé par un nombre plus ou moins grand de prolongements filiformes, formés par des bou-quets de papilles secondaires simples. Ces papilles se trouvent sur la face dorsale au milieu du dos de la langue, parallèlement au V lingual et jusque sur les bords de l'organe. Les papilles *fongiformes* forment une saillie en forme de champignon, appréciable à la vue, haute de 0 mm. 7 à 1 mm. 8, large de 0,8 à 1 millimètre. Au nombre de 150 à 200, elles sont surtout nombreuses sur les bords de la langue. Les papilles *calici-formes* occupent le V lingual ; elles sont au nombre de 9 en général. Elles se présentent sous l'aspect d'une papille fongiforme volumineuse entourée d'un sillon profond, limité en dehors par un bourrelet quelquefois très saillant, le calice. La papille centrale a une hauteur 1 à 1 mm. 5 ; le milieu de la surface libre est légèrement déprimé en forme de cupule. Le *fora-men coecum* de Morgagni, qui occupe le sommet du V lingual, est formé par une volumineuse papille caliciforme.

1*

Structure.

L'épithélium est pavimenteux stratifié; il recouvre les saillies papillaires que nous avons décrites; il contient les organes spéciaux du goût que nous décrirons plus loin.

Le derme est formé d'un stroma de tissu conjonctif assez épais.

La muqueuse de la base de la langue a une structure particulière due à l'infiltration lymphoïde qui en fait une véritable amygdale : l'*amygdale*

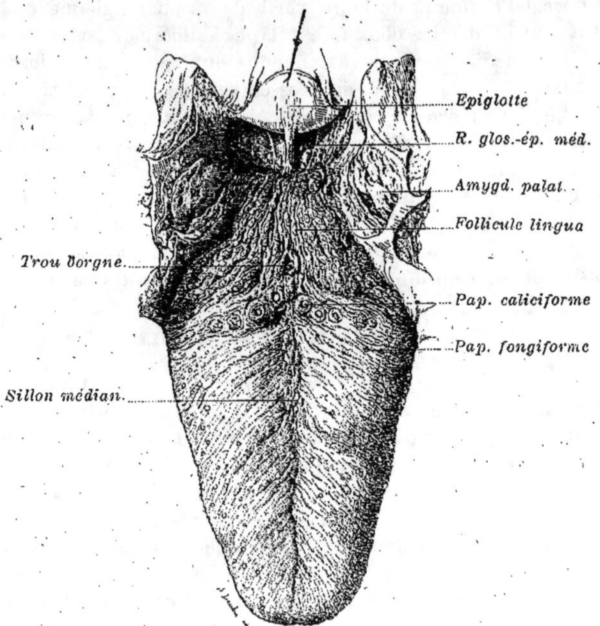

Fig. 2. — Face dorsale de la langue étalée.

linguale. Cette muqueuse présente un certain nombre de saillies dont chacune constitue un follicule lingual situé dans les couches les plus superficielles du chorion muqueux.

La langue possède un riche appareil glandulaire formé par des glandes acineuses situées sous la muqueuse et enfoncées plus ou moins profondément entre les muscles; elles occupent surtout la base, le V lingual et la face inférieure de la pointe. Au point de vue de leur structure, elles sont muqueuses ou séreuses.

Terminaisons nerveuses dans la muqueuse. — Ces terminaisons peuvent se faire directement dans l'épithélium ou dans des corpuscules nerveux spéciaux.

Les terminaisons directes existent sur toute la muqueuse linguale et se font par des petits grains dans la couche superficielle de l'épithélium ou par des renflements dans les couches profondes.

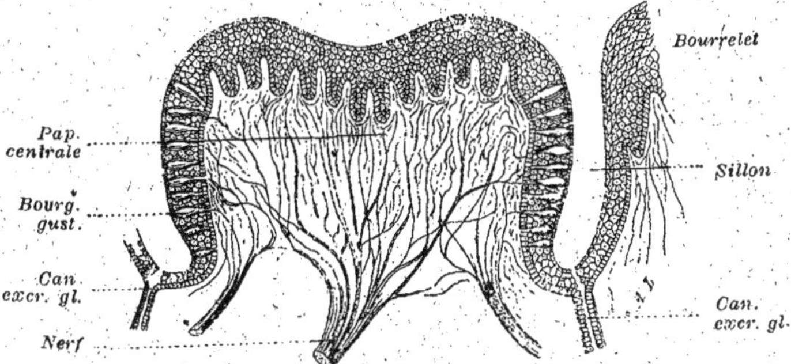

FIG. 3. — Coupe frontale d'une papille caliciforme (d'après Schwalbe).

Comme corpuscules, on trouve les divers corpuscules du tact (Meissner, Pacini, Krause) et, en outre, des corpuscules spéciaux, dits *corpuscules du goût*.

Ces corpuscules constituent de petits amas cellulaires en forme de bou-

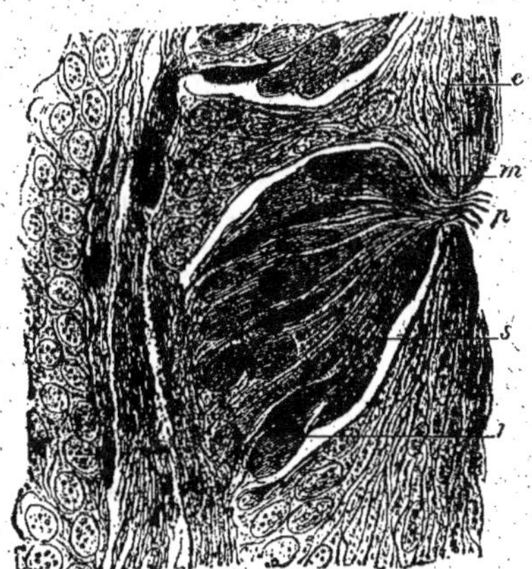

FIG. 4. — Coupe d'un bourgeon du goût.

p, pore du goût ; — *s*, cellule gustative ; — *c*, cellule de soutènement ; *m*, cellule migratrice chargée de granulations graisseuses ; — *e*, cellules épithéliales ; — *n*, nerf afférent (d'après Ranvier).

teille à col court, à ventre rebondi, logés dans des cupules creusées dans l'épaisseur de l'épithélium pavimenteux stratifié. Ces cellules sont disposées comme les éléments constitutifs d'un bourgeon, formant des couches qui se recouvrent les unes les autres. Les cellules sont de deux ordres : *cellules de soutien* et *cellules gustatives*.

Les cellules de soutien occupent surtout la périphérie du bourgeon. Les cellules gustatives sont fusiformes ; elles présentent deux prolongements ; l'un, périphérique ou superficiel, se termine par un bâtonnet ou un cil qui sort par le pore gustatif ; le prolongement profond se dirige vers le chorion muqueux. Certains histologistes admettent une continuation directe entre le prolongement central de la cellule gustative et la fibrille nerveuse ; pour d'autres, les fibrilles nerveuses rampent à la surface de la cellule gustative et se terminent par des extrémités libres qui traversent le pore gustatif.

Séméiologie de la langue.

L'examen de la langue doit être un réflexe pour le médecin, comme il constituait un des actes essentiels de l'examen du malade dans la médecine ancienne.

En dehors des lésions de l'organe : tuberculose, syphilis, cancer, l'aspect de la langue donnera bien souvent des renseignements sur l'état général du malade. Les anciens disaient que la langue est le « miroir de l'estomac », et en effet l'aspect plus ou moins blanchâtre de la langue, l'état saburral dénote que le fonctionnement du tube digestif est imparfait.

Le degré d'humidité de la langue et de toute la bouche en général doit toujours être noté. Dans les pyrexies graves, dans la pneumonie franche, la langue est souvent sèche, rôtie, revêtant parfois l'aspect classique de la langue de perroquet : cette sécheresse de la langue est l'indice d'une affection grave, quelle qu'en soit la cause, et le retour à l'humidité normale peut faire porter un bon pronostic.

Dans les affections urinaires surtout, l'état de la langue doit être noté avec soin, et c'est souvent un des premiers signes qui permettra de prévoir la gravité d'une infection urinaire.

GLANDES SALIVAIRES

Les glandes salivaires sont au nombre de trois de chaque côté : la parotide, la sous-maxillaire et la sublinguale.

La *parotide* est la plus volumineuse des trois glandes salivaires. Elle est placée en arrière de la branche montante de la mâchoire inférieure, au-dessous du conduit auditif externe, sur les parties latérales du pharynx.

La face externe ou cutanée empiète en arrière de quelques millimètres sur la face externe du sterno-mastoïdien, mais elle déborde davantage en avant sur la face externe du masséter, sous forme d'un prolongement triangulaire qui accompagne le canal de Sténon. C'est cette face externe, légèrement convexe à l'état normal, qui déborde et fait saillie dans les cas où la glande est augmentée de volume, particulièrement dans les oreillons.

La parotide est traversée par des organes importants : l'artère carotide externe et le nerf facial.

Le conduit excréteur de la parotide porte le nom de *canal de Sténon*.

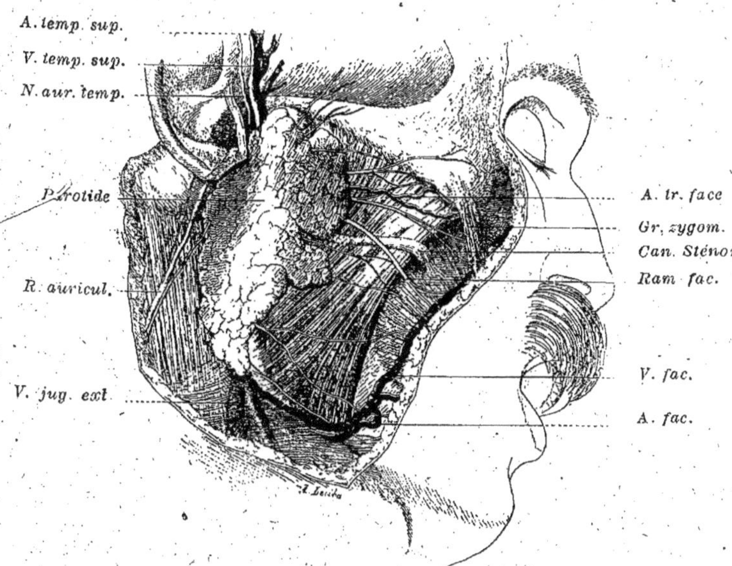

Fig. 5. — Face externe de la parotide.

Ce canal chemine sur la face externe du masséter, contourne ensuite le bord antérieur de ce muscle, traverse obliquement le buccinateur et perfore la muqueuse buccale en regard du collet de la deuxième grosse molaire. Cet orifice est punctiforme, plus facile à voir sur le vivant que sur le cadavre. C'est en ce point, autour de l'orifice du canal de Sténon, que prédomine la stomatite mercurielle : le toxique éliminé par la salive arrive à ce niveau sur la muqueuse buccale et c'est là que commencent les lésions.

La *glande sous-maxillaire* occupe la région sus-hyoïdienne; elle est placée en dedans et au-dessous du corps du maxillaire inférieur, dans l'anse du digastrique, en arrière du mylo-hyoïdien qu'elle embrasse dans sa concavité. L'extrémité postérieure répond à l'artère faciale, qui peut parfois se creuser un sillon ou un tunnel dans la glande. La face profonde de la glande recouvre l'artère linguale et on doit la récliner pour lier cette artère.

Le conduit excréteur de la glande sous-maxillaire porte le nom de *canal de Warthon* : il émerge de la partie moyenne de la face interne de la glande et se dirige vers la partie inférieure du frein de la langue : il s'ouvre dans la bouche tout près de la ligne médiane.

La *glande sublinguale* est la moins volumineuse des glandes salivaires : elle est placée sur le plancher de la bouche, en dedans du corps de la

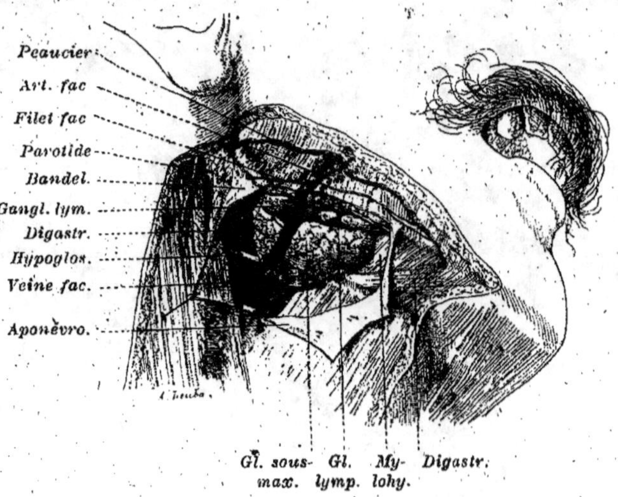

Fig. 6. — Loge sous-maxillaire vue après incision de la paroi aponévrotique. (La glande est légèrement rétractée.)

mâchoire, au-dessous de la muqueuse buccale qu'elle soulève en dehors et de chaque côté du frein de la langue.

Les conduits excréteurs sont au nombre de 15 à 30 ; leurs orifices sont disposés en série linéaire mais irrégulièrement espacés : *conduits de Rivinus*.

Histologie. — Au point de vue histologique, on doit faire rentrer dans le groupe des glandes salivaires toutes les glandules contenues dans la sous-muqueuse et la muqueuse de la cavité buccale, éparses en certains points, réunies en d'autres en une véritable couche continue.

Les glandes salivaires peuvent se rapporter à trois types différents : les glandes séreuses ou albumineuses (parotide); les glandes muqueuses pures (glandules salivaires) et les glandes mixtes (sous-maxillaire et sublinguale).

Dans une glande séreuse ou albumineuse, les cellules sécrétantes sont peu colorables ; le protoplasma finement granuleux forme un réseau délicat à mailles larges.

Dans une glande muqueuse, les cellules sécrétantes sont absolument claires, transparentes, remplies de mucigène.

Dans une glande mixte, les tubes sont formés de cellules claires, muqueuses : mais les culs-de-sac des tubes sont coiffés de calottes protoplasmiques, granuleuses, sombres : ce sont les *croissants de Gianuzzi*.

Physiologie. — Les sécrétions des diverses glandes salivaires ont

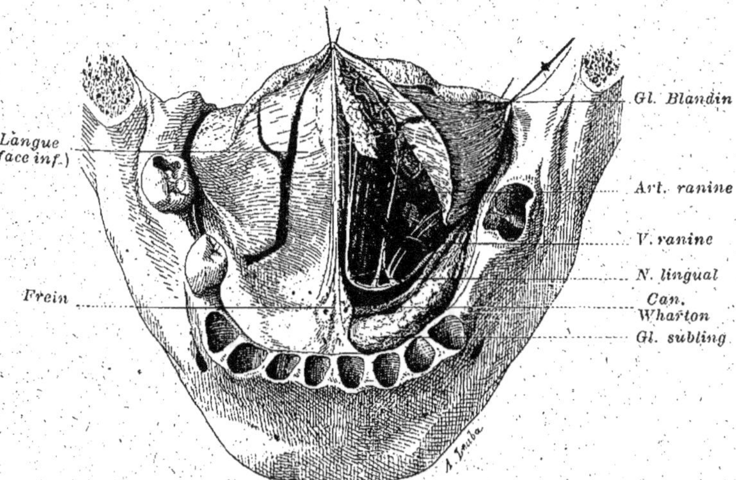

Fig. 7. — Face inférieure de la langue.

des aspects un peu différents : la salive parotidienne est très liquide, claire, non visqueuse : c'est par excellence la salive de la mastication ; la parotide est d'autant plus volumineuse dans la série animale que la trituration des aliments est plus longue. — La salive sous-maxillaire est filante, visqueuse ; sa sécrétion semble surtout liée aux phénomènes de gustation.

— La salive sub-linguale est très épaisse, visqueuse et filante, elle sert surtout à la déglutition et permet d'agglutiner et de lubrifier les éléments du bol alimentaire.

La salive mixte est un liquide alcalin, contenant de la mucine, de l'albumine, du phosphate et du carbonate de chaux (éléments du tartre dentaire), et enfin une diastase spéciale, la *ptyaline*. La quantité de salive sécrétée est assez variable : 500 à 1.200 grammes par jour. La nature de l'aliment influe sur la quantité de salive destinée à le lubrifier. La substance active de la salive, la ptyaline jouit de la propriété de transformer l'amidon en glucose. Cette action se produit très vite : le pain acquiert rapidement dans la bouche un goût sucré, et l'action se continue dans l'estomac. Il est à noter que cette propriété saccharifiante de la salive n'apparaît qu'avec la première dentition.

Mécanisme de la sécrétion. — La sécrétion salivaire est un type de phénomène réflexe; les nerfs centripètes sont formés par des filets du trijumeau (en particulier le lingual) et aussi le glosso-pharyngien; le centre réflexe peut être constitué par le ganglion sous-maxillaire, mais le plus souvent se trouve dans le bulbe; les nerfs centrifuges sont des filets du facial et particulièrement la corde du tympan.

La sécrétion parotidienne est surtout provoquée par la mastication. La

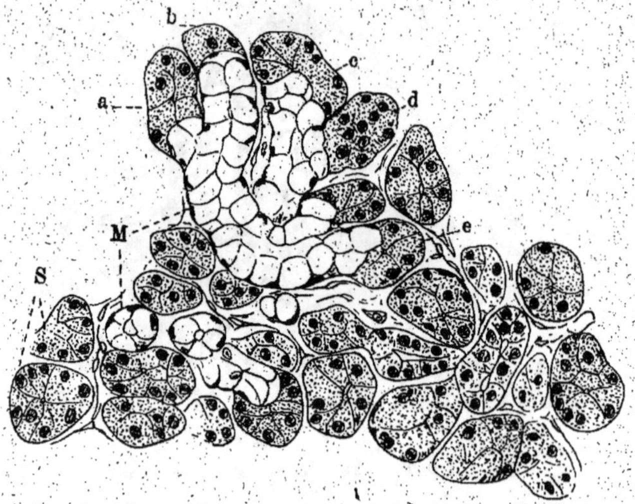

Fig. 8. — Coupe de glande sous-maxillaire de l'homme (supplicié).
S, acini séreux; — M, acini muqueux mixtes; le plus gros est terminé par une série de lunules épaisses *b, c,* ou de véritables culs-de-sac séreux *a, d, e.*

sécrétion des autres glandes est provoquée par des excitations portant sur la langue : excitations mécaniques et surtout excitations déterminées par les substances sapides. Des excitations portant sur des organes sous-jacents sont également suivies d'un flux salivaire : en particulier l'irritation de l'œsophage détermine un réflexe *œsophago-salivaire* étudié par *Roger.* Quand un corps étranger, un bol alimentaire un peu volumineux s'arrête dans l'œsophage, un flux salivaire se produit qui l'aide à progresser : c'est ce réflexe également qui explique la salivation abondante produite au moment du cathétérisme de l'œsophage, ainsi que la sialorrhée fréquente au cours du cancer de l'œsophage. L'excitation de l'estomac produit aussi le réflexe salivaire : en particulier l'excitation par les substances acides; la salive, liquide alcalin, neutralise l'hyperacidité.

ŒSOPHAGE

L'œsophage est un conduit musculo-membraneux, tendu entre le pharynx et l'estomac; il conduit les aliments de la cavité pharyngienne dans la cavité gastrique. L'œsophage traverse successivement le segment infé-

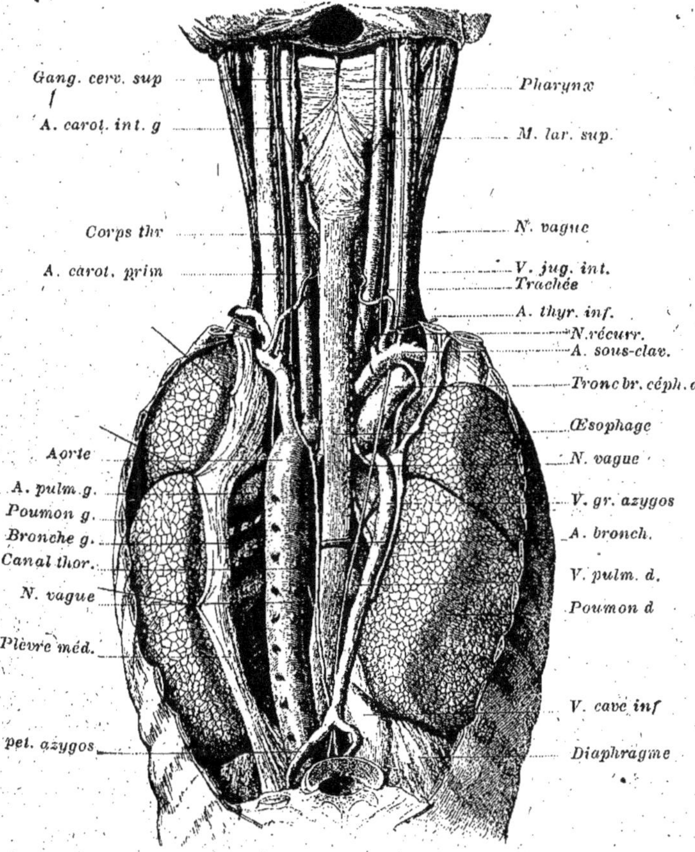

Fig. 9. — Situation et rapports de l'œsophage dans la région cervicale et dans le médiastin postérieur. Vue postérieure.

rieur du cou, la cavité thoracique et la partie supérieure de la cavité abdominale.

La limite supérieure est marquée par le bord inférieur du faisceau cricoïdien du constricteur inférieur du pharynx; la limite inférieure est marquée par un angle plus ou moins prononcé que forme le flanc gauche de l'œsophage avec la grosse tubérosité de l'estomac.

Il est intéressant de connaître le siège exact des orifices supérieur et inférieur de l'œsophage par rapport au squelette : l'orifice supérieur répond en avant au bord inférieur du cartilage cricoïde, en arrière au corps de la sixième vertèbre cervicale; il est distant des incisives supérieures de 15 centimètres en moyenne. L'orifice inférieur répond au flanc gauche du corps de la dixième vertèbre dorsale; en avant au cinquième interne du cartilage de la septième côte gauche.

Trajet. Direction. — L'œsophage, né sur la ligne médiane de la colonne cervicale, descend derrière la trachée et devant la colonne, en débordant plus ou moins le flanc gauche de la trachée. Il pénètre ensuite dans le médiastin postérieur, rencontre la crosse de l'aorte à la hauteur de la quatrième dorsale, passe derrière elle; puis il se place, non pas derrière l'extrémité inférieure de la trachée, mais bien derrière la bronche gauche et derrière la masse ganglionnaire trachéo-bronchique, puis derrière le péricarde, entre l'aorte à gauche et la grande veine azygos à droite. A la hauteur de la septième vertèbre dorsale il se dévie de nouveau à gauche, passe devant l'aorte et s'écarte de plus en plus de la colonne pour atteindre l'orifice supérieur du canal diaphragmatique.

Structure. — La paroi œsophagienne, épaisse de 2 millimètres environ, est formée d'une couche musculaire et d'une membrane muqueuse.

La musculature de l'œsophage, est formée de deux couches : l'une externe, longitudinale; l'autre, interne, circulaire. Les fibres musculaires de ces deux couches sont les unes lisses, les autres striées. La portion cervicale est formée uniquement de fibres striées; dans la portion thoracique apparaissent déjà quelques fibres lisses ; celles-ci augmentent de façon que l'extrémité inférieure de l'œsophage ne contient que des fibres lisses.

La muqueuse de l'œsophage est formée d'une couche épithéliale, d'un derme papillaire et d'une couche musculaire profonde. L'épithélium est pavimenteux, stratifié, dépourvu de couche cornée. Le derme possède des papilles longues et fines disposées en rangées longitudinales irrégulières. Au-dessous du derme se trouve une musculaire muqueuse. Les glandes de l'œsophage sont des glandes acineuses, surtout nombreuses dans le tiers inférieur; l'acinus est situé dans la sous-muqueuse.

Physiologie. — Les excitations de l'œsophage ne sont jamais suivies d'un mouvement péristaltique; les mouvements de l'œsophage ont toujours pour point de départ une contraction du pharynx : un corps étranger qu'on a fait pénétrer par une fistule reste immobile jusqu'au moment où le sujet exécute quelques déglutitions. C'est là justement qu'intervient le réflexe œsophago-salivaire étudié par Roger. L'œsophage ne pouvant se contracter de lui-même provoque une sécrétion de salive qui suscite une série de déglutitions, bientôt suivies d'un grand mouvement péristaltique.

Exploration clinique. — Pour se rendre compte de l'état de l'œsophage, de son degré de perméabilité, de l'existence et du siège d'un rétrécisse-ment ou d'un spasme, le clinicien peut employer la sonde ou l'examen aux rayons Röntgen.

La sonde employée peut être une sonde molle en caoutchouc, comme celle qui sert au tubage de l'estomac; mais on peut aussi avoir recours à des bougies pleines, de calibre varié et de rigidité insuffisante pour léser la muqueuse, ou à un explorateur à boule (tige de baleine à l'extrémité de laquelle est vissée une olive d'ivoire d'un calibre approprié). Mais quel que soit l'instrument employé, il faut toujours se souvenir qu'un cathétérisme de l'œsophage doit être fait avec beaucoup de prudence et après une auscultation soigneuse du sujet. En effet, l'anatomie nous a montré les rapports intimes qui existent entre l'aorte et l'œsophage; si l'aorte est dilatée par un anévrysme, elle arrive à comprimer le tube œsophagien, à altérer ses parois et un cathétérisme pratiqué pour recher-cher la cause de cet obstacle au trajet œsophagien, peut perforer la paroi friable de l'œsophage et aussi de l'anévrysme aortique.

Le diagnostic le plus fréquent à faire est le diagnostic entre un spasme et un rétrécissement organique : on se souviendra que le cathéter finit par triompher au bout de quelques instants de la sténose spasmodique, même et surtout avec une sonde d'assez gros calibre. Le siège du rétrécis-sement sera calculé par la longueur de la sonde introduite; on se rappel-lera que chez l'adulte il y a une distance de 40 centimètres des inci-sives au cardia.

L'examen radioscopique complétera les données fournies par la sonde : dans le cas de rétrécissement spasmodique, on verra le repas bismuthé s'arrêter au-dessus du rétrécissement et le franchir en bloc au bout de quelque temps. Dans le cas de rétrécissement organique, le liquide bis-muthé forme une poche, un diverticule qui peut acquérir des dimen-sions notables par la dilatation et qui se vide lentement par un pertuis.

CHAPITRE II

ESTOMAC

PAR

M. VITRY

L'estomac est la première cavité dans laquelle les aliments subissent des modifications digestives essentielles, quoique la salive ait déjà fait sentir son influence dans la bouche. L'importance pour le bon fonctionnement général de l'organisme de ce premier acte chimique de la digestion, et la durée du séjour des aliments dans cette première poche font l'intérêt de l'étude à la fois chimique et mécanique du fonctionnement de cet organe.

ANATOMIE MACROSCOPIQUE

L'estomac est un réservoir musculo-membraneux interposé entre l'œsophage et la portion initiale de l'intestin : le duodénum. Situé au-dessous du diaphragme, dans la cavité abdominale, il occupe l'hypochondre gauche et une partie de l'épigastre.

Les termes d'hypochondre et d'épigastre demandent une courte explication, utile pour toutes les descriptions topographiques ultérieures. La paroi antérieure abdominale est divisée en plusieurs zones de la façon suivante : deux lignes horizontales, passant l'une au-dessous des fausses côtes (sous-costale), l'autre au-dessus des crêtes iliaques (sus-iliaque) divisent cette paroi en trois zones superposées : la *zone épigastrique* située au-dessus de la première ligne ; la *zone ombilicale* comprise entre les deux lignes et la *zone hypogastrique* sous-jacente à la ligne sus-iliaque. Deux lignes verticales passant par le milieu des arcades crurales subdivisent chacune de ces trois zones en trois régions secondaires : une médiane et deux latérales : nous trouvons dans la zone épigastrique, l'*épigastre* au milieu, les *hypochondres* sur les côtés; dans la zone ombilicale, l'*ombilic* au centre, les *flancs* sur le côté; dans la zone hypogastrique, l'*hypogastre* au centre, les *fosses iliaques* sur les côtés.

On a comparé la *forme* de l'estomac à une cornemuse, à un S renversé,
à un J ; en réalité pour Jonnesco, c'est un cône vertical à base supérieure
arrondie et à sommet inférieur légèrement recourbé.

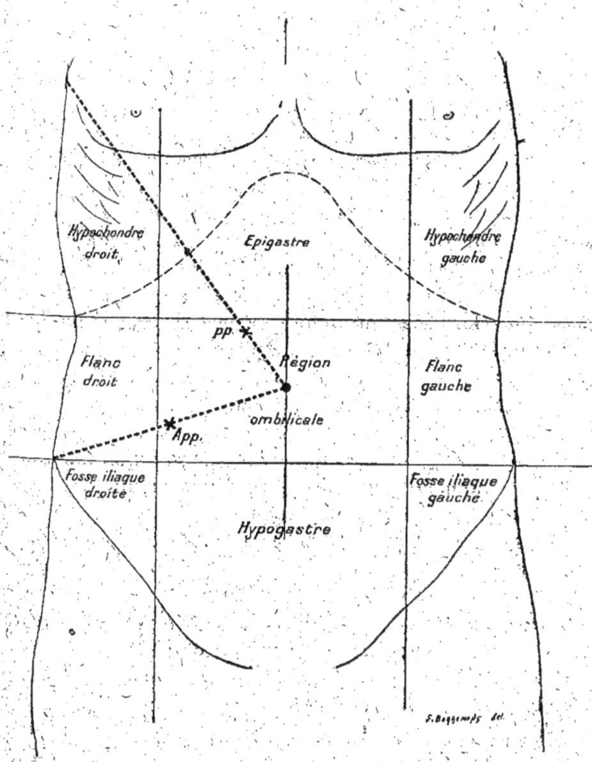

Fig. 1. — Topographie de l'abdomen.

pp, point pancréatique ; *App*, point appendiculaire.

On peut distinguer trois portions à l'estomac ; en haut et à gauche, il
se renfle en un cul-de-sac : la *grosse tubérosité* ; — à sa partie déclive, il
existe, du moins habituellement, un autre cul-de-sac : la *petite tubérosité*
ou antre prépylorique ; — toute la portion comprise entre les deux précédentes constitue le *corps* de l'organe.

La *direction* de l'estomac a été diversement appréciée par les auteurs.

Pour Sappey et les anciens anatomistes, il avait une direction horizontale. On tend à admettre maintenant avec Jonnesco que, pris dans son ensemble, l'estomac se dirige d'abord verticalement de haut en bas (ce sont les deux premières portions : grosse tubérosité et corps) ; et ensuite transversalement de bas en haut et d'avant en arrière (c'est la petite tubérosité ou antre prépylorique). Ces données sont du reste confirmées par l'examen de l'estomac vivant à l'aide des rayons Röntgen, comme nous le verrons plus loin.

Rien n'est plus variable que les *dimensions* de l'estomac : ces variations dépendent de l'âge, du sexe, des habitudes alimentaires. La longueur, chez l'adulte, est d'environ 28 centimètres, calculée du sommet de la grosse tubérosité au pylore, et la largeur de 12 centimètres, mesurée au niveau du corps de l'organe ; la capacité varie entre 600 et 2.000 centimètres cubes (Œwald), la moyenne étant de 1.200 centimètres cubes.

Dans l'étude des *rapports* de l'estomac, il convient d'étudier successivement plusieurs parties : d'abord les orifices d'entrée et de sortie : le *cardia* et le *pylore;* puis les faces antérieure et postérieure ; enfin les bords : droit (ou petite courbure) et gauche (ou grande courbure).

L'orifice œsophagien ou *cardia* répond en arrière au flanc gauche du corps de la dixième vertèbre dorsale. L'orifice duodénal ou *pylore* répond au bord inférieur du corps de la première vertèbre lombaire, au niveau de son flanc droit, presque sur la ligne médiane ; ce qui fait que l'estomac est situé entièrement à gauche de la ligne médiane, comme l'ont montré les récents examens radiologiques.

Le pylore répond, en avant, à l'intersection de la ligne verticale médiane et de la ligne horizontale réunissant les extrémités antérieures des 9es côtes.

La *paroi antérieure* comprend une partie supérieure verticale qui est séparée de la paroi abdominale en haut et à droite par le lobe gauche du foie et, sur tout le reste de son étendue, recouverte par les 5e, 6e, 7e, 8e et 9e côtes gauches ; elle se trouve ainsi en rapport avec le cul-de-sac pleural costo-diaphragmatique et le poumon. On conçoit qu'un épanchement pleural à ce niveau puisse donner de la matité, au lieu de la sonorité normalement fournie par la poche gazeuse de la grosse tubérosité : C'est l'*espace* dit *de Traube.* La partie inférieure peut s'appeler épigastrique : elle est appliquée immédiatement contre la paroi abdominale antérieure ; le foie n'en recouvre qu'un petit segment. Il est important de délimiter la portion de la paroi abdominale en rapport directement avec l'estomac et par laquelle on peut atteindre l'organe chirurgicalement : c'est le triangle de *L. Labbé,* qui est ainsi délimité par Jonnesco : en dehors, le rebord des fausses côtes ; en dedans, la ligne ombilico-xyphoïdienne ; en bas, une ligne horizontale passant à un travers de doigt au-dessus de l'extrémité antérieure libre de la 11e côte.

La *paroi postérieure* répond, en allant de haut en bas, au diaphragme, à la rate, à la surrénale et au rein gauches ; en bas elle repose sur le pan-

créas entouré par le duodénum au niveau de sa tête et le mésocôlon transverse.

Le *bord droit* ou *petite courbure* comprend une partie verticale le long
du flanc gauche de la colonne vertébrale, et une portion horizontale au

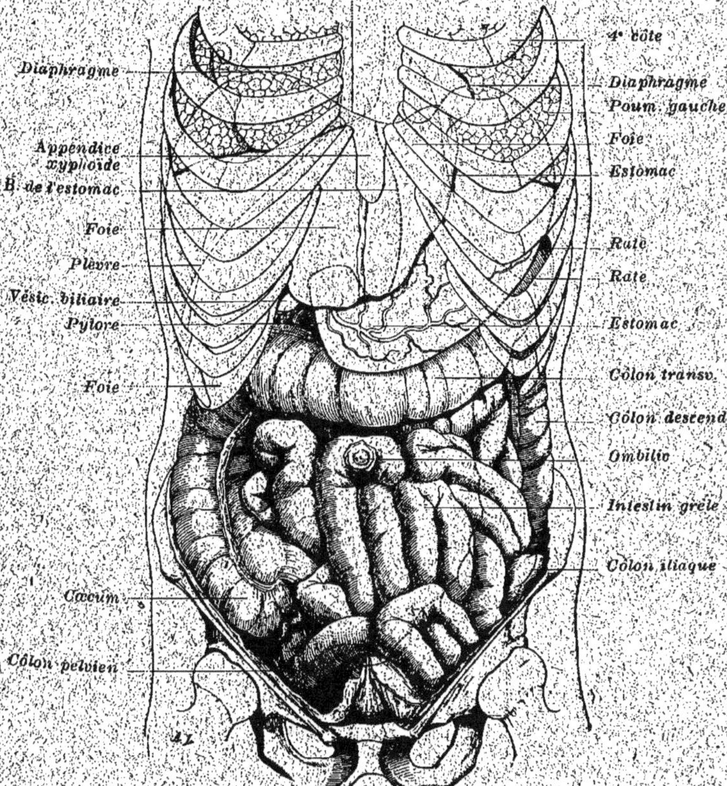

Fig. 2. — Situation de l'estomac. Face antérieure (T. Jonnesco, *in* Poirier-Charpy).

niveau du corps de la deuxième vertèbre lombaire. Il se trouve en rapport
avec le tronc cœliaque, le plexus solaire et le lobule de Spiegel.

Le *bord gauche* ou *grande courbure* est en rapport avec la cage thoracique de la 5° à la 8° côte dans sa partie verticale, puis la partie horizontale
est en rapport avec la paroi abdominale antérieure : c'est à l'endroit où la
partie horizontale fait suite à la partie verticale que se trouve le point le
plus bas de l'estomac d'après Jonnesco. La situation de ce point est discutée : normalement elle correspondrait en arrière au disque qui sépare la

3e de la 4e vertèbre lombaire et en avant se trouverait à 3 travers de doigt au-dessus de l'ombilic. L'examen radioscopique montre que bien souvent l'estomac descend au-dessous de l'ombilic, même chez des individus qui paraissent normaux : c'est un point sur lequel nous aurons à revenir.

Procédés physiques d'exploration.

Il nous reste à voir maintenant comment, en clinique, nous pouvons reconnaître l'exactitude de ces rapports de l'estomac et déterminer les modifications pathologiques de la situation ou de la dimension de l'organe.

Procédés immédiats.

L'**inspection** de la paroi abdominale antérieure pourra donner à elle seule des renseignements ; l'aspect de l'abdomen, l'étude de l'anatomie des formes ne doit pas être négligée. L'inspection de l'épigastre permet parfois de noter l'existence de battements ; ces battements sont le plus souvent dus à la propagation de pulsations du tronc cœliaque, devenues visibles par le fait d'un éréthisme circulatoire ou par le fait de la ptose ou de la dilatation verticale de l'estomac. La région épigastrique est normalement concave, d'où le nom de creux épigastrique : ce creux épigastrique peut disparaître et c'est ce qui s'observe dans les cas de dilatation d'estomac sans ptose. Dans d'autres cas, on peut observer, avec l'aplatissement du creux épigastrique, un ballonnement hypogastrique, surtout visible si l'on a soin d'examiner le malade debout : c'est la dilatation avec ptose. Enfin, à la simple inspection, on peut voir des ondulations de la paroi, dues au péristaltisme stomacal : cette agitation péristaltique, qui va de l'hypocondre gauche aux fausses côtes droites, est un signe fréquent de sténose pylorique. L'ingestion d'un verre d'eau, une excitation mécanique comme une série de secousses imprimées avec la main seront parfois nécessaires pour la faire apparaître. Nous ne ferons que signaler les cas où l'on peut percevoir une saillie sur un abdomen amaigri, saillie due à une tumeur volumineuse de la région pylorique.

La **palpation** de l'estomac donne de précieux renseignements quand elle est pratiquée suivant les règles édictées par Hayem. Le sujet doit être étendu à plat, les jambes allongées ; la flexion des cuisses sur le bassin est inutile ; la main du médecin doit être chaude et placée bien à plat. Il sera souvent utile, pendant cette exploration, d'occuper l'esprit du sujet pour arriver à une résolution musculaire complète. On apprécie d'abord ainsi la sensibilité de l'organe et l'on note l'existence des points douloureux plus ou moins localisés. On peut aussi découvrir l'existence d'une tumeur et localiser son siège ; mais à l'état normal il est bien rare que l'on puisse ainsi délimiter l'estomac.

La **percussion** permet de délimiter la limite supérieure de l'estomac : à l'état normal la sonorité de l'estomac remonte jusqu'au cinquième cartilage costal en avant, jusqu'à la 9e ou 10e côte en arrière : entre cette limite supérieure et le bord inférieur du thorax se trouve compris *l'espace dit semi-lunaire ou de Traube*. Cette zone, sonore à l'état normal, ne devient maté que dans le cas où un épanchement abondant de la plèvre vient s'insinuer dans le cul-de-sac costo-diaphragmatique, entre la paroi et l'estomac.

La limite inférieure de la sonorité gastrique est assez souvent difficile à apprécier, parce qu'elle se confond avec la sonorité du côlon transverse plus ou moins dilaté. Pour donner des résultats plus précis, la percussion doit être combinée à l'insufflation.

L'**auscultation** de la région gastrique peut permettre d'entendre un bruit spécial au moment de l'arrivée des aliments dans l'estomac en cas de sténose du cardia ; de plus, en cas de biloculation de l'estomac, on entend un bruit de glouglou dû au passage du liquide d'une poche dans l'autre (Bouveret).

Les recherches les plus importantes sont celles du *bruit de succussion* et du *bruit de clapotage*.

Le *bruit de succussion* est parfois perçu spontanément par le malade quand il se déplace brusquement. Le médecin peut facilement le provoquer, en imprimant au tronc une secousse brusque, en même temps qu'il maintient le malade couché par les crêtes iliaques ; cette manœuvre est moins douloureuse pour certains sujets atteints d'hyperesthésie gastrique que la recherche du clapotage.

Le *bruit de clapotage* a été surtout bien étudié par Bouchard : il est obtenu par une série de secousses rapides imprimées avec l'extrémité des doigts appuyés sur la région gastrique. On peut ainsi délimiter la limite inférieure de l'estomac.

La constatation de ces deux signes n'a pas toujours une signification nette : son apparition après l'introduction d'une petite quantité de liquide dans un estomac vide, sa provocation au-dessous de l'ombilic, sa persistance six heures après le repas indiquent une atonie de la musculature gastrique ; sa constatation à jeun implique une stase permanente (Cade).

Procédés instrumentaux.

En dehors de ces procédés d'exploration immédiats, il faut encore citer des procédés qui nécessitent une instrumentation.

Insufflation. — Tout d'abord les signes fournis par la palpation et la percussion peuvent être rendus plus nets si l'on a soin de distendre l'estomac artificiellement. C'est ce que l'on peut obtenir en faisant avaler au malade un mélange de craie et d'acide tartrique qui donne lieu à un dégagement d'acide carbonique ; ou bien en insufflant directement l'air à l'aide d'une sonde; on peut même ainsi arriver à déterminer approximativement la capacité gastrique en mesurant la quantité d'air introduite (Jaworski). On peut apprécier aussi de cette façon l'insuffisance du pylore (Œbstein) : le gaz ne reste pas dans l'estomac quand l'orifice pylorique ne se ferme pas normalement. Tous ces procédés ne sont pas sans danger dans les cas pathologiques, où la distension de la muqueuse peut faire saigner une ulcération en voie de cicatrisation.

ENDOSCOPIE. — On peut pratiquer la gastroscopie avec un instrument ressemblant au cystoscope : tube creusé d'une petite lampe électrique ; mais les appareils de ce genre sont assez délicats à manier et souvent dangereux dans les cas pathologiques.

Radiologie. — L'examen de l'estomac aux rayons Röntgen donne des résultats de beaucoup plus précis. Il est nécessaire au préalable de rendre opaques les parois de l'estomac en les tapissant d'une poudre insoluble, en l'espèce de carbonate de bismuth. Le sous-nitrate de bismuth, employé antérieurement, a été abandonné à la suite d'accidents provoqués par les composés nitreux auxquels il peut donner naissance. On peut faire absorber au malade 50, 100, 150 grammes de sel de bismuth sans aucun inconvénient. On donne le plus souvent un *lait*

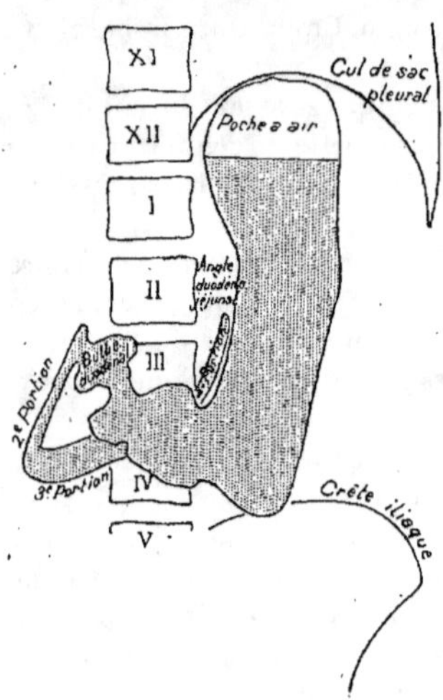

Fig. 3. — Radiographie de l'estomac et du duodénum (sujet debout) (Tuffier-Aubourg).

de bismuth (30 à 40 grammes de carbonate de bismuth dans 250 grammes de julep gommeux); on peut donner aussi une soupe au bismuth (30 à 40 grammes de bismuth dans 400 grammes de purée de pommes de terre ou de lait). On constate alors directement sur l'écran fluorescent les formes et les mouvements de l'estomac : la partie supérieure de la grosse tubérosité remplie d'air se laisse complètement traverser par les rayons : c'est la *poche à air*. Cette poche peut être plus ou moins étendue suivant la quantité de gaz contenue dans l'estomac et en particulier on peut ainsi déterminer le cas où le malade déglutit de grosses quantités d'air en avalant ses aliments : c'est l'*aérophagie*.

Les radiologues ne sont pas d'accord sur la meilleure technique à employer pour apprécier les résultats de l'examen. Les uns affirment que seule la radioscopie, l'examen à l'écran, peut permettre d'analyser les mouvements de l'estomac et ne fixe pas comme définitive une position toute transitoire ; les autres pensent que la radiographie peut seule permettre d'obtenir une image que l'on puisse étudier à loisir et qui reste un document inattaquable. En réalité les deux méthodes apportent chacune des renseignements importants, que le mieux est de joindre et de confronter.

En outre les résultats sont différents, suivant que l'on considère le sujet debout ou couché.

Quand le sujet est debout, l'estomac donne l'image d'un organe situé en entier à gauche de la ligne médiane. La grosse tubérosité correspond à une poche à air en rapport avec le diaphragme gauche ; au-dessous de cette poche à air, qui est au niveau de la 12ᵉ dorsale, on voit la ligne horizontale du contenu de l'estomac. Au-dessous de ce point l'estomac a la forme ordinaire d'un J majuscule (Tuffier et Aubourg). Le point le plus déclive est au niveau de la crête iliaque dans 85 pour 100 des cas pour Aubourg. La plupart des auteurs ne font pas descendre le point le plus déclive aussi bas.

En tout cas, même pour les auteurs qui n'admettent pas cette limite, l'ombilic est un mauvais point de repère parce que sa position est trop variable suivant les sujets, comme l'ont montré Leven et Barret.

Quand le sujet est couché, le point le plus déclive correspond au bord supérieur de la 3ᵉ vertèbre lombaire ; la poche

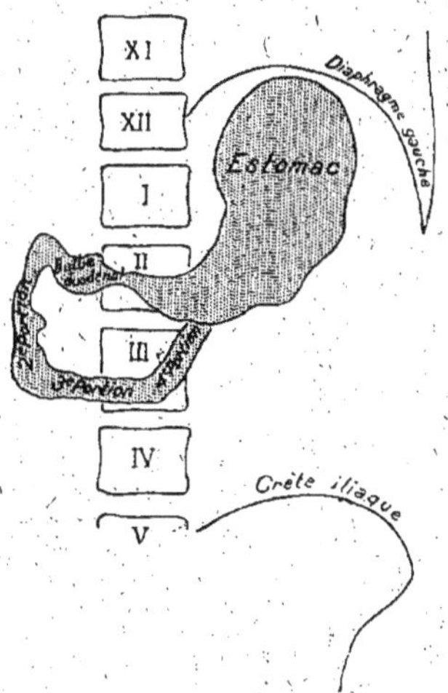

Fig. 4. — Radiographie de l'estomac et du duodénum (sujet couché) (Tuffier-Aubourg).

à air n'est plus visible, elle devient sous-jacente à la paroi antérieure.

Ces constatations radiologiques rendent difficile l'application exacte du terme : dilatation de l'estomac. Des estomacs normaux semblent en effet descendre très bas ; aussi Leven et Barret conseillent-ils de ne tenir aucun compte du volume, des rapports, du clapotage, et de définir un estomac dilaté : celui dont le remplissage n'est plus normal. A l'état normal, la cavité de l'estomac est virtuelle : les parois de l'estomac s'adaptent exactement sur le contenu, et le niveau du liquide est toujours à la même hauteur, quelle que soit la quantité absorbée, parce que seules les dimensions transversales augmentent. Quand l'estomac est dilaté, le liquide tombe immédiatement dans le fond de la cavité préexistante et le niveau du liquide ne s'élève que proportionnellement à la quantité absorbée. En d'autres termes, l'estomac normal se remplit comme un tube étroit, qui s'élargit ensuite quand un certain niveau est atteint. L'estomac dilaté se remplit à la manière d'une poche à dimensions transversales plus ou moins considérables qui commence par se remplir dans le fond.

Frantz Glénard et ses élèves ont distrait du groupe des dilatations les *ptoses* de l'estomac et étudié en particulier les *dislocations verticales*. L'estomac est normalement tenu en place par la tonicité de la paroi abdominale et par la résistance de ses ligaments suspenseurs. Si la paroi devient insuffisante ou si les mésos sont trop peu résistants, l'estomac obéit à l'action de la pesanteur et tombe ; mais dans ce cas la musculature propre de l'estomac doit rester normale et les contractions doivent se faire normalement. En réalité ptose et dilatation vont le plus souvent de pair : l'insuffisance de la tonicité des tissus est un fait général et se retrouve aussi bien pour les parois propres de l'estomac que pour ses moyens de suspension. Il faut cependant distinguer une variété spéciale de dilatations : ce sont celles qui succèdent aux distensions par sténose du pylore : ce sont alors de véritables estomacs forcés.

Dans les cas très marqués de dilatation, on note l'étroitesse relative de la partie du corps de l'estomac intermédiaire entre la partie remplie et le cul-de-sac supérieur constituant la poche à air. Quand cette étroitesse est notable, l'estomac prend la forme d'un *sablier* ; mais en appuyant sur l'abdomen on peut faire refluer le continu stomacal à travers ce rétrécissement apparent qui s'élargit.

La ptose totale de l'estomac peut donner une image spéciale : *gastroptose totale*. Dans ce cas on constate une disparition du grand cul-de-sac de l'estomac qui est réduit à un tube suspendu à l'œsophage et le continuant directement : la zone gazeuse commence au cardia près de la colonne vertébrale.

La radiologie de l'estomac permet encore beaucoup d'autres diagnostics, parmi lesquels nous ne citerons que les sténoses pyloriques, l'estomac biloculaire et le cancer.

Dans les *sténoses du pylore*, la radioscopie à jeun permettra de reconnaître une quantité de liquide souvent très notable, que l'on peut faire onduler par la succussion du malade. L'étude de l'évacuation du liquide bismuthé donne des renseignements intéressants. Le bismuth doit s'évacuer en général au bout de 3 heures ; il restera beaucoup plus longtemps et d'autant plus que la sténose sera plus intense. On a vu chez un malade atteint de sténose cancéreuse, l'estomac garder du bismuth après 48 heures. Cependant les contractions restent très marquées comme si l'estomac luttait contre l'obstacle.

La *biloculation de l'estomac* est une affection assez rare due à une sténose médiogastrique, consécutive le plus souvent à la cicatrisation d'un ulcère. Les signes cliniques ordinaires sont difficiles à dépister ; l'examen radioscopique permet facilement le diagnostic : il montre une première poche où s'accumule le bismuth avant de se déverser dans le corps de l'estomac et d'arriver dans le cul-de-sac inférieur : c'est une forme en sablier, mais où le rétrécissement entre les deux poches est permanent et difficile à faire franchir en refluant le liquide, ce qui la différencie de l'estomac en sablier par ptose.

Dans le *cancer de l'estomac*, on constate que le contour de l'organe présente au niveau de la tumeur une échancrure, une lacune. En outre dans la région atteinte les mouvements péristaltiques sont modifiés ou même supprimés. Quand le cancer siège au pylore, on note de plus les signes propres aux sténoses.

Enfin la radioscopie permet d'apprécier les résultats des opérations portant sur l'estomac et en particulier des *gastro-entérostomies*. On se rend compte ainsi de la façon dont les aliments franchissent la nouvelle bouche anastomotique. On constate que le plus souvent l'estomac est continent : il conserve quelque temps les aliments ingérés et le passage se régularise et ne se fait plus que par intermittences, c'est-à-dire au moment de contractions.

ANATOMIE MICROSCOPIQUE

La paroi de l'estomac est formée de quatre couches, qui sont, en allant de dehors en dedans : la séreuse, la musculeuse, la celluleuse et la muqueuse.

1. Tunique séreuse. — Elle est formée par le péritoine, qui fournit à l'estomac deux feuillets : antérieur et postérieur. Ces feuillets péritonéaux peuvent adhérer aux feuillets voisins, formant ainsi des adhérences périgastriques qui modifient la physiologie générale de l'organe.

2. Tunique musculaire. — Cette tunique, d'une épaisseur variable suivant les régions considérées (1/4 de millimètre au niveau de la grosse tubérosité, 1 millimètre sur les faces et 4 millimètres vers le pylore), est composée de trois couches :

Une couche *externe*, longitudinale, continue, d'épaisseur plus considérable au niveau de la petite courbure ;

Une couche *moyenne*, circulaire, qui s'épaissit pour former le sphincter du pylore ;

Une couche *profonde*, oblique, formée de faisceaux elliptiques.

3. Tunique celluleuse. — Elle est très adhérente à la muqueuse, mais lâchement unie à la musculeuse, ce qui fait qu'elle glisse et se plisse avec facilité ; elle se compose de fibres élastiques et conjonctives, entre-croisées dans tous les sens et enfermant quelques amas de tissu lymphoïde.

4. Muqueuse. — D'un gris rosé à l'état de vacuité, d'un rouge plus ou moins vif à l'état de fonctionnement, elle varie d'épaisseur suivant les points considérés (1 millimètre au cardia, 2 millimètres au pylore et 1/2 millimètre sur la grosse tubérosité). Elle présente des grands plis qui vont du cardia au pylore, plis qui disparaissent par la distension.

Quand on l'examine à la loupe, on voit qu'elle est divisée en petits mamelons de 3 à 4 millimètres de diamètre, qui donnent à la muqueuse un aspect chagriné. Chacun de ces mamelons est creusé de petites cryptes au fond desquelles débouchent les glandes stomacales. Il n'y a ni papilles ni villosités.

La muqueuse comprend trois éléments : une *muscularis mucosæ*, un chorion, un épithélium avec ses glandes.

A) Muscularis mucosæ. — Cette couche est formée de deux plans contractiles : l'un externe longitudinal, l'autre interne circulaire.

B) Chorion. — A la partie profonde, il forme un tissu dense sous-glandulaire : c'est le *stratum compactum.*

A la partie superficielle, il est lâche et disposé autour des glandes, surtout abondant dans la partie pylorique où les glandes sont espacées.

On trouve dans ce chorion des éléments lymphoïdes formant des follicules clos ou une simple infiltration lymphoïde diffuse ; c'est surtout vers le pylore que ces éléments lymphoïdes sont le plus nets.

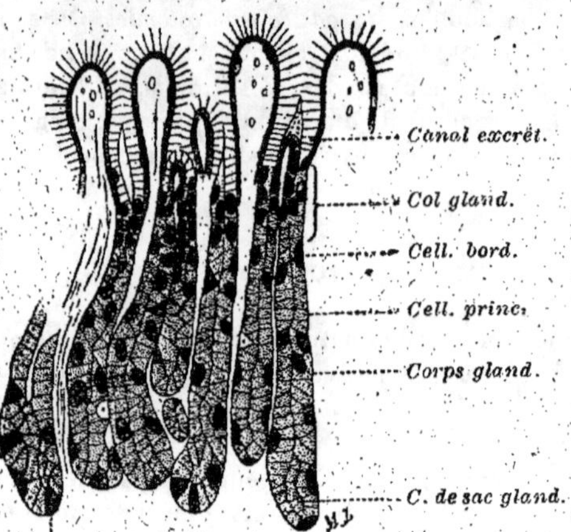

Fig. 5. — Glandes de l'estomac (glandes du fond) (d'après Trinkler).

C) Épithélium de revêtement. — Cet épithélium est formé de cellules prismatiques, cylindriques ou pyramidales, disposées sur une seule couche. Chaque cellule présente une zone basale, finement grenue, avec un noyau ovalaire, et une zone superficielle claire, transparente, formée par du protoplasma en train de subir la transformation muqueuse.

Ces cellules revêtent toute la muqueuse et les cryptes où débouchent les glandes stomacales. Ce sont des cellules muqueuses qui excrètent le mucus d'une façon continue, et le mucus une fois formé s'échappe de la cellule, fait hernie et forme une paroi continue qui isole la muqueuse elle-même du contact du suc gastrique.

Entre ces cellules se trouvent de petits éléments intercalaires : leucocytes ou cellules de remplacement.

D) Glandes de l'estomac. — Elles se rapportent à deux types bien différents :

a) GLANDES DU FOND (ou du grand cul-de-sac ou cardiaques). — Ces glandes sont formées par des tubes tassés les uns contre les autres ; ils émettent peu de branches latérales et présentent un contour légèrement bosselé. La lumière est nulle ou très réduite.

Elles sont formées de deux ordres de cellules :

1. *Cellules principales* (Heidenhain), ou claires, ou adélomorphes (Rollet). — Ces cellules sont les plus nombreuses : ce sont des éléments clairs, polyédriques ; le noyau est situé vers la base ; leur contenu est muqueux et pauvre en albumine.

2. *Cellules bordantes* (ou délomorphes). — Ce sont des cellules grenues, très colorables, pyramidales ou piriformes, provoquant la formation de bosselures à la surface de la glande. Le pôle apical de la cellule s'insinue entre les cellules principales sans atteindre la lumière de la glande. Le noyau est central, le protoplasma bourré de fines granulations sphériques et réfringentes. Elles sont rares au niveau du fond, nombreuses au niveau du corps, elles existent presque seules au niveau du col de la glande.

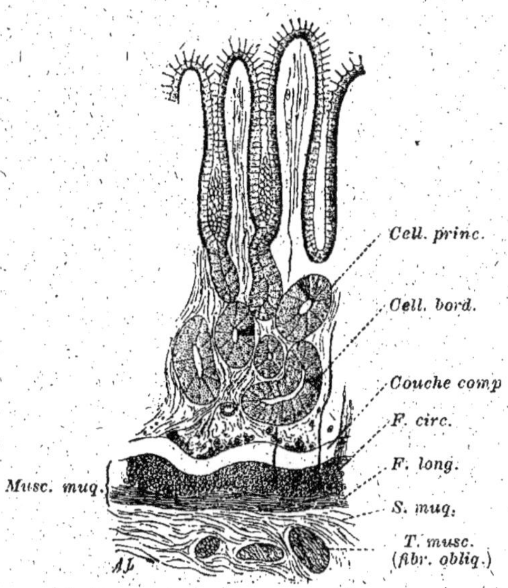

b) GLANDES PYLORIQUES. — Ces glandes occupent une surface de 6-10 centimètres vers le pylore ; elles sont espacées les unes des autres ; le tube excréteur est long et large ; le corps de la glande est lisse, il émet à son extrémité une série de branches, qui sont plus ou moins pelotonnées et munies d'une lumière très nette.

FIG. 6. — Glandes de l'estomac (glandes pyloriques) (d'après Trinkler).

Ces glandes sont formées d'une seule sorte de cellules prismatiques et claires. Le noyau est situé près de la base d'implantation ; les mailles du réticulum protoplasmique sont étroites et remplies de mucigène ; en somme, au point de vue anatomique, ces cellules se rapprochent beaucoup des cellules principales des glandes du fond. Nussbaum a signalé l'existence de quelques cellules qui se colorent en noir par l'acide osmique et pourraient être assimilées aux cellules bordantes.

Du reste, d'après Edinger et Pilliet, il n'y aurait pas de différences fondamentales entre ces deux espèces de cellules, qui représentent une même sorte d'éléments à différents moments de leur évolution.

PHYSIOLOGIE

L'étude physiologique de l'estomac comprend deux parties : étude de la motilité, étude de la sécrétion du suc gastrique.

Motilité. — Les mouvements de l'estomac peuvent être étudiés chez l'animal par l'examen direct ou grâce à la fistulisation gastrique ou à l'introduction de manomètres ou d'ampoules élastiques ; mais nous possédons actuellement un moyen clinique qui, mieux que tout autre, nous permet d'apprécier les mouvements de l'estomac : c'est l'examen radioscopique. Après avoir fait prendre à l'individu une dose de carbonate de bismuth mêlée aux aliments, on suit sur l'écran fluorescent la marche des aliments.

On voit que les aliments écartent d'abord les deux faces du corps de l'organe, qui se moulent sur eux en laissant au niveau de la grosse tubérosité une zone claire due à l'accumulation d'une quantité variable de gaz ; l'estomac se comporte d'abord comme un tube étroit qui s'élargit ensuite quand un certain niveau est atteint. Les substances introduites les dernières dans l'estomac se trouvent toujours à la partie centrale ; les premiers aliments sont au contraire appliqués contre la paroi. A mesure que la digestion progresse, les aliments sont repoussés vers la portion prépylorique où se forment des contractions péristaltiques rythmiques se dirigeant vers le pylore. Le pylore s'ouvre par saccades : le contenu stomacal acide, arrivé dans le duodénum, provoque un réflexe qui fait fermer le sphincter pylorique ; mais le contact d'un liquide acide avec la muqueuse intestinale provoque une sécrétion de suc pancréatique et de suc intestinal et un écoulement de bile, tous liquides alcalins qui neutralisent le chyme stomacal. L'excitation duodénale cessant, le pylore cède à nouveau à l'influence du contenu acide de l'antre prépylorique et un nouveau jet acide est déversé dans le duodénum.

On constate que les liquides passent les premiers à travers l'orifice pylorique : d'abord les liquides isotoniques, puis les liquides hypotoniques, enfin les liquides hypertoniques. Parmi les aliments solides, les hydrates de carbone passent d'abord, puis les albumines et enfin les graisses qui demeurent d'autant plus longtemps que leur point de fusion est plus élevé. La durée totale de l'évacuation stomacale est variable suivant l'alimentation et suivant les individus : elle ne dépasse pas en général 5 à 7 heures (Leube).

C'est surtout chez le nourrisson qu'il était intéressant de connaître la durée du séjour du lait dans l'estomac. L'examen radioscopique a montré à MM. Leven et Barret que l'estomac n'est vidé qu'au bout de 2 à 3 heures.

L'hyperesthésie de la muqueuse prépylorique, son inflammation, son ulcération surtout peuvent déterminer des spasmes du pylore et retarder considérablement l'évacuation gastrique. Inversement l'estomac au lieu de se vider dans les délais réglementaires peut s'évacuer prématurément : ce trouble peut être dû à l'hypermotilité gastrique ou à l'incontinence pylorique ; il peut donc être la conséquence d'une lésion organique du pylore ou d'un trouble d'innervation générale.

Récemment MM. Leven et Barret ont décrit sous le nom de *chorée de l'estomac* une véritable névrose de l'estomac sans lésion : c'est une excitabilité motrice remarquable de l'estomac, bien visible à la radioscopie, et caractérisée par une tendance aux spasmes et aux contractures du muscle gastrique et de ses sphincters cardiaque et pylorique. Ces spasmes varient constamment de siège et modifient à tout instant la forme et le calibre du viscère. Ces aspects radioscopiques ont pu faire penser à un cancer du pylore, mais il n'y a là qu'un spasme qui cesse rapidement et rend la région pylorique perméable de nouveau comme à l'état normal.

Suc gastrique. — La *quantité* de suc gastrique sécrétée en 24 heures est beaucoup plus grande qu'on ne le croit généralement. Chez l'homme on évalue à 600 centimètres cubes la sécrétion provoquée par un repas et à 1.500 centimètres cubes celle des 24 heures.

La sécrétion du suc gastrique est intermittente et se produit au moment de la digestion ; cependant le matin à jeun, on trouve le plus souvent dans l'estomac, même normal, quelques centimètres cubes (30 à 40) d'un suc faiblement acide.

La sécrétion se fait suivant deux mécanismes différents :

Sécrétion *directe*, ou gastrique ;

Sécrétion *indirecte* ou psychique, étudiée surtout par Pawlow.

La sécrétion *directe* n'apparaît que lorsque les aliments sont au contact de la muqueuse ; la sécrétion *indirecte*, ou psychique, apparaît par la gustation d'un aliment ou simplement son odeur, sa vue ou son souvenir. La durée de la sécrétion psychique est courte (2 heures) ; la durée de la sécrétion gastrique peut être de 8 à 10 heures.

Au point de vue de la quantité et de l'activité du suc de sécrétion directe, il existe des variations en rapport avec la nature de l'aliment ingéré : l'ingestion de viande détermine une sécrétion plus abondante que celle du pain, et l'ingestion de graisse ralentit la sécrétion ; le suc de pain est le plus riche en ferments protéolytiques ; le suc de lait est le plus riche en ferment-lab.

Le suc gastrique présente les propriétés suivantes :

Il a une réaction franchement *acide* ;

Il peptonise les matières albuminoïdes par la *pepsine* ;

Il caséifie le lait par la *chymosine* ou *ferment-lab*.

Acidité du suc gastrique. — Le suc gastrique normal contient d'une manière constante de l'*acide chlorhydrique libre* (Frouin) qui représente le seul principe acide sécrété par les glandes de l'estomac. Les acides organiques (lactique, butyrique) que l'on y trouve parfois, sont d'origine bactérienne. L'acidité totale exprimée en acide chlorhydrique atteint 1 gr. 8 à 2 gr. p. 1.000. On n'est pas d'accord pour savoir exactement dans quelles glandes et dans quelles cellules glandulaires se forme l'acide du suc gastrique : on a prétendu que les cellules dites bordantes (ou de revêtement de Heidenhain) jouaient un rôle exclusif dans cette production, mais cette opinion est discutée. La matière première de cet acide est évidemment représentée par les chlorures : en effet par le régime déchloruré, on peut faire disparaître l'acidité gastrique et d'autre part l'ingestion de bromures peut faire apparaître l'acide bromhydrique dans le contenu stomacal.

Pepsine et produits de la protéolyse pepsique. — La pepsine (découverte par Schwann en 1838) est un ferment qui n'agit qu'en milieu acide. La transformation des albumines sous l'action de la pepsine a été envisagée d'abord comme une réaction très simple donnant naissance à un produit dialysable : la *peptone* (Lehmann).

Aujourd'hui on sait que ce processus aboutit à un nombre considérable de produits dont la séparation précise est à peine commencée (Lambling).

D'une façon générale, les produits de la digestion pepsique des protéiques sont : des albumoses, des peptones et des polypeptides. Ce qu'il faut en retenir, c'est que le travail de démolition de la molécule albuminoïde par la pepsine n'est pas poussé à un degré très avancé : il n'y a jamais formation de corps très simples, comme les acides aminés libres : c'est le travail laissé à la trypsine, comme nous le verrons plus loin.

Ferment-lab et caséification du lait. — Au contact du suc gastrique, le lait se prend en une gelée qui se rétracte en expulsant un sérum (lactosérum) limpide. Cette coagulation spéciale est due, non à l'acide, mais à un ferment spécial : c'est le ferment-lab ou chymosine. Ce ferment n'agit qu'en présence des sels de chaux. La chymosine existe en général dans l'estomac de tous les jeunes mammifères et en particulier dans la caillette du veau, avec laquelle on prépare un extrait (présure) employé dans l'industrie.

Notons que Pawlow et ses élèves ont soutenu qu'il y avait identité entre la pepsine et la chymosine.

L'action du suc gastrique sur les graisses paraît actuellement démontrée ; il existe une lipase gastrique qui dédouble les graisses émulsionnées, et ce dédoublement peut atteindre jusqu'à 25 p. 100 des graisses ingérées.

Pour exposer complètement les phénomènes digestifs qui se passent dans l'estomac, il faut ajouter ceux qui sont dus à l'action de la salive. La salive, par son ferment : la ptyaline, agit surtout sur l'amidon cuit qui est transformé en dextrines et en maltose. A leur tour les dextrines sont transformées en maltose. Cette action de la salive se continue dans l'estomac, tant que le milieu n'a pas atteint un certain degré d'acidité.

Ajoutons que l'arrivée des aliments dans l'estomac provoque par voie réflexe un nouvel afflux de salive (réflexe gastro-salivaire étudié par Roger).

On s'est demandé enfin si la muqueuse gastrique était également capable d'absorber. Les expériences chez les animaux fournissent des résultats variables. Chez l'homme, l'absorption peut s'exercer sur l'eau, l'alcool, les alcaloïdes, les sels, les sucres, les peptones — mais la clinique nous apprend que cette absorption est toujours des plus minimes.

APPLICATIONS CLINIQUES

Séméiologie du chimisme gastrique.

En possession de ces données de la physiologie normale, voyons maintenant comment on peut les faire servir au diagnostic des altérations pathologiques de la sécrétion gastrique.

Pour étudier le suc gastrique, il faudra recourir au cathétérisme de l'œsophage et à l'extraction du contenu gastrique par la sonde. La sonde devra être en caoutchouc, assez molle pour ne pas léser les tissus, mais à parois assez épaisses pour ne pas se laisser trop facilement écraser ; elle sera percée à son extrémité d'un ou plusieurs trous pour rendre plus facile l'extraction du liquide. Le tube de Faucher est le plus connu de ce genre de sondes.

Le cathétérisme œsophagien peut se faire en faisant déglutir le tube au sujet lui-même quand il est suffisamment docile, ou en l'introduisant sur l'index gauche déprimant la base de la langue ; il est parfois nécessaire de faire une légère anesthésie locale du pharynx.

Le cathétérisme ne doit être pratiqué qu'après un examen suffisant du malade, car il existe un certain nombre de contre-indications : ulcération saignante de l'estomac, anévrysme de l'aorte, angine de poitrine.

Une fois le tube en place on retire le contenu gastrique par divers procédés : le plus souvent une secousse de toux du malade suffit pour amorcer le siphon en faisant remonter une certaine quantité de liquide dans le tube ; — sinon il faut faire l'aspiration du contenu, soit par l'aspirateur Potain, soit par une poire spéciale ; si ces procédés ne réussissent pas, il faut amorcer le siphon en ajoutant un peu d'eau — mais ce procédé ne peut convenir aux cas où l'on veut étudier rigoureusement le chimisme.

Pour étudier en clinique le suc gastrique, il faut d'abord vider l'estomac du malade à jeun, afin de s'assurer qu'il ne se fait aucune stase alimentaire (sténose du pylore), qu'il n'existe pas d'hypersécrétion permanente. Ensuite il faut faire prendre au malade un repas d'épreuve, toujours identique, pour que les résultats soient comparables. Ce repas doit comprendre les diverses variétés d'aliments (hydrates de carbone, albumine, graisses) parce que le suc gastrique varie suivant la qualité de l'alimentation. Le repas d'épreuve le plus habituellement donné est le repas d'*Ewald et Boas*, qui comprend un quart de litre de thé et 60 grammes de pain blanc rassis. Le repas doit être laissé dans l'estomac environ une heure (à moins qu'il ne s'agisse de recherches spéciales).

Examen du liquide. — *Quantité du liquide.* — On ne peut espérer, évacuer par la sonde tout le liquide contenu dans l'estomac après un repas d'Ewald. Normalement, après un repas d'Ewald, on retire 40 centimètres cubes de liquide. Si l'évacuation est plus abondante on devra incriminer un obstacle pylorique. On a proposé diverses méthodes pour apprécier la quantité de liquide restant dans l'estomac. Mathieu et Rémond introduisent, après la première extraction, une certaine quantité d'eau distillée dans l'estomac (200 centimètres cubes), puis font une seconde extraction : l'acidité de ce second liquide, comparée à celle du premier, permet d'apprécier la quantité résiduelle.

Odeur. — Normalement l'odeur doit être celle d'une macération de pain frais. L'odeur de vin blanc fermenté décèle la fermentation satellite de l'hyperchlorhydrie ; l'odeur de vinaigre révèle la présence d'acide acétique ; l'odeur de beurre rance, de l'acide butyrique ; l'odeur fétide, de putréfactions anormales ; l'odeur ammoniacale ne s'observe que dans les cas d'urémie à forme gastro-intestinale (Cade).

Filtration. — Elle se fait d'autant plus lentement que le liquide est plus riche en peptone ou en mucus. L'abondance des résidus retenus sur le filtre indique un retard dans la digestion.

Analyse chimique. Acidité. — On détermine tout d'abord l'*acidité totale* à l'aide de la phtaléine du phénol et de la soude. A l'état normal, cette acidité exprimée en acide chlorhydrique varie de 1,5 à 2 grammes p. 1.000. A l'état pathologique elle peut aller de 0,5 à 6 et 8 p. 1.000.

Il s'agit là de l'acidité globale ; il faut ensuite rechercher la présence des divers acides qui peuvent intervenir ; l'*acide lactique* se reconnaît à la couleur jaune serin qu'il donne avec le réactif d'*Uffelmann* (acide phénique, perchlorure de fer, eau) ; l'*acide butyrique* donne une teinte rougeâtre avec le même réactif ; enfin l'*acide chlorhydrique libre* donne un résidu rouge avec le réactif de Günsbourg (phloroglucine et vanilline en solution alcoolique).

L'étude des composés chlorés du suc gastrique a été poussée dans de grands détails par la méthode d'*Hayem-Winter*. Ces auteurs déterminent non seulement l'acide chlorhydrique libre H, mais encore l'acide combiné aux matières organiques C, et le chlore combiné aux matières minérales F. Le chlore organique C est le résultat de l'acte fermentatif par lequel la digestion pepsique commence.

Méthode Hayem-Winter. — On verse dans trois capsules de porcelaine *a b c*, 5 centimètres cubes du liquide gastrique. Dans la capsule *a*, on ajoute un excès de carbonate de soude qui transforme l'acide chlorhydrique libre (H) et combiné (C) en chlorure de sodium ; on calcine et on a le poids du chlore total gastrique (T).

La capsule *b* est évaporée au bain-marie pour laisser échapper l'acide chlorhydrique libre (H) en conservant l'acide combiné (C) ; on ajoute du carbonate de soude et on calcine ; on a ainsi un chiffre qui représente le chlore combiné et le chlore fixe = C + F.

La capsule *c* est évaporée et calcinée sans addition de carbonate de soude ; elle ne donne donc que le poids de chlore fixe = F.

Avec ces trois chiffres on peut calculer toutes les valeurs nécessaires à un examen complet. Nous donnons ci-dessous les moyennes trouvées après une heure de digestion d'un repas d'Ewald.

A acidité totale 0,189
H acide chlorhydrique libre $= T - (C + F) =$ caps. a — caps. b. 0,044
C chlore combiné $= (C + F) - F =$ caps. b — caps. c. 0,168
F chlore fixe $=$ caps. c. 0,109
T chlore total $=$ caps. a 0,321

$\dfrac{T}{F}$ coefficient des troubles évolutifs 3

$\alpha = \dfrac{A - H}{C}$ coefficient qualitatif de peptonisation. 0,86

Cette méthode complexe est un peu abandonnée aujourd'hui, et l'on se contente de mesurer l'acidité totale, l'acide chlorhydrique libre, l'acide chlorhydrique combiné et les acides de fermentation.

Nous signalerons la méthode de Töpfer qui donne assez facilement ces résultats. Le réactif de Töpfer est une solution alcoolique à 1 p. 200 de diméthyl-amido-benzol, qui devient rouge groseille au contact de l'acide chlorhydrique.

Méthode de Töpfer. — On ajoute à 5 centimètres cubes de liquide gastrique quelques gouttes de réactif de Töpfer ; on ajoute ensuite une solution décinormale de soude jusqu'à ce que la couleur rouge soit devenue orange et on a la quantité d'HCl libre (H) ; on ajoute encore de la soude jusqu'à la coloration jaune et on a les acides de fermentation (F) ; on ajoute deux gouttes de phénolphtaléine et on continue à verser de la soude jusqu'à ce qu'on ait une nouvelle teinte rouge et on a l'acide chlorhydrique combiné C ; le total donne l'acidité totale A.

Ferments. — *Pepsine.* — On doit rechercher d'abord qualitativement s'il existe de la pepsine dans le liquide à examiner ; son absence permettant de conclure à l'achylie et à l'atrophie probable de la muqueuse. Il suffit de mettre dans un tube à essai du liquide gastrique et un cube de blanc d'œuf : au bout de quelques heures à l'étuve, on voit ce cube se transformer et finalement se dissoudre.

La détermination quantitative se fait le plus souvent à l'aide des tubes dits de Mette. Ce sont de petits tubes ayant 1 à 2 millimètres de diamètre et 2 centimètres de longueur et remplis d'albumine d'œuf coagulée à 95°. On plonge ces tubes dans le suc gastrique et on les y laisse pendant dix heures : on apprécie la puissance digestive par la longueur du cylindre albumineux digéré.

Ferment-lab. — Pour mettre ce ferment en évidence, il suffit de verser dans quelques centimètres cubes de lait 2 à 3 gouttes de liquide gastrique ; au bout de 10 à 15 minutes à l'étuve, la coagulation se fait en masse.

De plus, on peut apprécier l'activité du suc gastrique en recherchant l'état dans lequel se trouvent les matières albuminoïdes ingérées ; en particulier, on recherche la présence des peptones, que l'on reconnaît à la réaction dite du biuret (sulfate de cuivre et soude). Cette solution donne une coloration violacée avec les matières albuminoïdes, et une couleur rouge pourpre avec les peptones.

Analyse microscopique. — On devra étudier trois groupes d'éléments : 1º les résidus alimentaires ; 2º les éléments provenant des parois du tube digestif ; 3º les microorganismes.

Les *résidus alimentaires* sont seulement intéressants à étudier dans les liquides de stase : les fibres musculaires, reconnaissables à leur striation, indiquent un ralentissement de la digestion des albuminoïdes, comme cela se voit avec les sucs anachlorhydriques ou hypochlorhydriques ; — les grains d'amidon, colorés en bleu par l'iode, sont surtout abondants dans les cas d'hyperchlorhydrie.

Les *éléments des parois du tube digestif* seront recherchés surtout dans un lavage de l'estomac à jeun. A l'état normal on ne constate que des détritus sans importance ; chez les sialophages on trouve de nombreuses cellules de la bouche et de l'œsophage ; dans l'ulcère, des cellules épithéliales désintégrées, des globules blancs et rouges ; dans les gastrites hyperpeptiques, une quantité de cellules granuleuses analogues aux éléments glandulaires ; dans le cancer enfin, on peut constater des éléments volumineux, arrondis ou polygonaux, remarquables par la multiplicité de leurs noyaux et la fréquence de leur réaction glycogénique ; cet examen constitue une véritable biopsie de la muqueuse (Loeper).

Les *microorganismes* sont trop nombreux et variés pour que l'on puisse en tirer des conclusions précises : l'abondance de la flore est surtout considérable dans les rétentions ; les sarcines existent surtout dans l'hypochlorhydrie ; le bacille lactique est constant dans le cancer.

CHAPITRE III

INTESTINS

PAR

M. VITRY

ANATOMIE MACROSCOPIQUE

Le tube intestinal se divise en deux parties : l'intestin grêle et le gros intestin.

Intestin grêle. — L'intestin grêle est limité en haut par le sphincter pylorique et en bas par la valvule iléo-cæcale. C'est un conduit musculo-membraneux, plus ou moins aplati à l'état de vacuité, cylindrique quand il est distendu. Sa longueur est de 6 à 8 mètres ; son diamètre, de 3 centimètres environ au voisinage du pylore, n'est plus que de 15 à 20 millimètres à la terminaison.

On divise l'intestin grêle en deux parties : le duodénum et le jéjuno-iléon, la subdivision en jéjunum et iléon ne reposant sur aucune base sérieuse.

Le **duodénum** s'étend du pylore au côté gauche de la deuxième vertèbre lombaire : c'est la portion fixe de l'intestin grêle. Il présente une forme générale en U ou en V, et par ses quatre portions entoure la tête du pancréas. Nous n'insisterons pas sur chacun de ses rapports, nous contentant de dire qu'il représente une portion réellement distincte de l'intestin grêle par son immobilité, par sa structure, par ses fonctions : c'est en effet dans le duodénum que se déversent les produits de sécrétion du foie et du pancréas ; l'ensemble de ses fonctions forme un tout suffisamment complexe pour qu'on ait pu parler de *dyspepsies duodénales* (R. Gaultier). Notons enfin que, par sa situation très voisine de l'estomac, il se trouve en contact direct avec le suc gastrique acide et c'est peut-être pour cette raison que l'on a pu observer des ulcères du duodénum analogues aux ulcères gastriques.

La surface interne du duodénum est lisse et unie sur la première portion ; elle devient irrégulière, sillonnée de replis transversaux (valvules conniventes) dans les autres portions ; elle présente sur la paroi interne de la portion descendante un petit tubercule : *caruncula major* de Santorini, où s'ouvre l'*ampoule de Vater* avec le cholédoque en haut et le canal de Wirsung en bas. A 2 ou 3 centimètres au-dessus et un peu en avant se trouve un petit tubercule conique : *caruncula minor* de Santorini, où s'ouvre le canal accessoire du pancréas ou de Santorini.

Le duodénum, décrit classiquement comme anse fixe de l'intestin grêle, apparaît à l'écran radioscopique comme mobile. Suivant que le sujet est debout ou couché, le duodénum remonte en masse de la hauteur d'un corps vertébral ; de plus la première portion, si importante, le bulbe duodénal d'Holzknecht, obliquement ascendante dans la position debout, devient horizontale dans la position couchée.

Pour explorer les fonctions duodénales, on a cherché à faire pénétrer des sondes jusqu'au niveau du duodénum et à retirer les liquides contenus dans cet organe. Le procédé le plus pratique est la pompe avec godet duodénal d'Einhorn, qui permet de faire avaler au malade une sonde molle et mince à travers laquelle on pompe le liquide intestinal, contenant à la fois le suc intestinal, le suc pancréatique, la bile et le chyme gastrique.

Le **jéjuno-iléon** se distingue par la multiplicité de ses replis et son extrême mobilité. Il est attaché à la paroi postérieure de l'abdomen par un important repli du péritoine, le *mésentère*, qui, partant de sa face postérieure, vient se fixer d'autre part sur la colonne vertébrale. Les nombreux replis mobiles que forme le jéjuno-iléon ont reçu le nom de circonvolutions intestinales. La masse de ces circonvolutions répond en arrière à la paroi postérieure de l'abdomen (aorte, veine cave inférieure), en avant à la paroi antérieure dont elle est séparée par le grand épiploon : en bas les anses intestinales descendant dans le petit bassin et de chaque côté de la ligne médiane viennent peser sur les orifices internes du canal inguinal et du canal crural, tendant ainsi à forcer ces orifices pour faire hernie à l'extérieur : hernie inguinale, hernie crurale.

La terminaison se fait par la *valvule iléo-cæcale* ou de Bauhin. Du côté de l'iléon, cette valvule se présente comme une cavité cunéiforme se terminant par une simple fente horizontale : du côté du cæcum, c'est une saillie oblongue dont la base répond à la terminaison de l'intestin grêle et dont le sommet est fermé par deux valves. Cette disposition permet le passage des gaz et des matières de l'iléon dans le cæcum, mais empêche le reflux du cæcum dans l'iléon. En donnant à un malade un lavement d'environ 2 litres de lait bismuthé, Aubourg a pu cependant faire passer le liquide du cæcum dans l'iléon, comme l'a montré la radioscopie.

Gros intestin. — Le gros intestin s'étend de la valvule iléo-cæcale à l'anus. Il se distingue de l'intestin grêle par sa situation plus fixe, son calibre plus considérable, et la présence de bandes longitudinales et de bosselures.

Ces bandes longitudinales, larges de 8 à 12 millimètres, sont au nombre de trois : une antérieure, une postéro-externe et une postéro-interne ; elles sont lisses et unies, tandis que la paroi intestinale se soulève entre elles en de nombreuses bosselures plus ou moins irrégulières, séparées les unes des autres par des sillons anguleux à direction transversale.

Le gros intestin mesure 1 m. 40 à 1 m. 70 de long ; son diamètre est de 7 centimètres dans sa portion initiale ; il diminue pour atteindre 25 millimètres dans sa partie terminale.

Il se divise en trois parties : une partie initiale, très courte, en forme de cul-de-sac : le *cæcum* ; une partie moyenne, remarquable par la multiplicité de ses courbures : le *côlon* ; une portion terminale : le *rectum*.

Le **cæcum** comprend tout le cul-de-sac situé au-dessous d'un plan transversal passant immédiatement au-dessus de la valvule iléo-cæcale. Il occupe presque entièrement la fosse iliaque droite et c'est là que l'on doit rechercher les lésions du cæcum : typhlite et pérityphlite.

Au cæcum est appendu l'*appendice iléo-cæcal* ou vermiculaire.

L'**appendice cæcal** présente une longueur de 8 à 10 centimètres et une largeur de 6 à 8 millimètres. Ces dimensions sont du reste des plus variables. Primitivement, chez le fœtus, l'appendice s'implante sur le sommet de l'ampoule cæcale ; mais plus tard, par suite de l'extension que prend la paroi externe du cæcum, le fond de l'ampoule est formé par cette paroi, et le point d'implantation de l'appendice se trouve reporté en haut, en dedans et un peu en arrière ; c'est toujours de ce point d'implantation que partent les trois bandes longitudinales du cæcum.

Il est important en clinique de déterminer le point exact où s'implante l'appendice sur le cæcum, ou du moins la projection de ce point sur la paroi abdominale antérieure. Il est classique de dire qu'il est situé au milieu d'une ligne qui réunit l'épine iliaque antéro-supérieure à l'ombilic : c'est le *point de Mac-Burney*. En réalité rien n'est plus variable que la détermination exacte de ce point, et cela n'a rien d'étonnant quand on voit les variations de siège de l'appendice, soit sur le cadavre à l'autopsie, soit sur l'individu vivant après laparotomie.

On peut décrire un certain nombre de types d'appendice, suivant les rapports qu'il affecte avec le cæcum : Le type descendant où l'appendice plonge dans le petit bassin, expliquant les abcès péri-appendiculaires pré-rectaux ; — le type ascendant et postérieur, expliquant les abcès rétrocæcaux de la fosse iliaque et rétrocôliques ; — le type latéral interne et latéral externe. Toutes ces notions expliquent combien la recherche de l'appendice est parfois délicate au cours d'une opération.

Le **côlon** (χωλύω, j'arrête) comprend 4 parties : côlon ascendant, transverse, descendant et iléo-pelvien. Nous ne signalerons comme rapports intéressant le clinicien, que les rapports avec la paroi abdominale antérieure. D'après les auteurs classiques, le côlon transverse a une direction presque horizontale, légèrement ascendante en haut et à gauche : en réalité, la radioscopie montre que la direction n'est pas nettement horizontale mais fait une courbe à concavité supérieure. On peut arriver à le limiter sur le vivant : par la palpation, qui permet de sentir (mais surtout dans les cas pathologiques) la *corde côlique* (Glénard) et par la percussion.

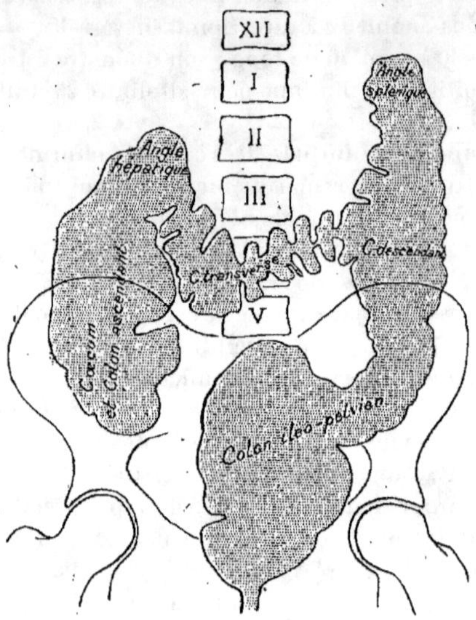

F_{IG}. 7. — Radiographie du gros intestin
(Tuffier-Aubourg).

quoique la sonorité côlique soit souvent difficile à différencier de la sonorité gastrique.

Nous serons brefs sur le côlon descendant et iléo-pelvien ; signalons simplement que, surtout chez l'enfant, on peut facilement palper cette portion de l'intestin dans la fosse iliaque gauche et y sentir les matières fécales accumulées. La distension considérable de tout le côlon constitue un état pathologique qui commence à être connu sous le nom de *méga-côlon*.

La face interne du gros intestin présente une disposition inverse de la face externe : les trois branches longitudinales font saillie en dedans ; aux bosselures correspondent des cavités ou poches hémisphériques : les cellules du côlon. Ces poches et les plis qui les séparent sont d'autant plus marqués que l'intestin est plus dilaté.

ANATOMIE MICROSCOPIQUE

Intestin grêle. — L'intestin grêle se compose de quatre couches superposées : séreuse, musculeuse, celluleuse, muqueuse.

Tunique séreuse. — La tunique séreuse, dépendance du péritoine, forme au jéjuno-iléon une gaine complète, sauf au niveau du mésentère ; pour le duodénum, une portion est extra-péritonéale et le péritoine forme les ligaments qui réunissent le duodénum aux organes voisins.

Tunique musculeuse. — La tunique musculeuse se compose de fibres lisses superficielles minces, longitudinales, et de fibres profondes, plus épaisses et circulaires.

Tunique celluleuse. — La tunique celluleuse est analogue à celle de l'estomac, mais plus adhérente à la musculeuse ; elle comprend du tissu conjonctif et des fibres élastiques.

Muqueuse. — La muqueuse de l'intestin grêle présente à considérer : des valvules conniventes, des villosités, un épithélium, des glandes et des formations lymphoïdes.

La surface est d'un gris rosé à l'état de vacuité, elle vire vers le rouge plus ou moins foncé pendant la digestion. Dans le voisinage de l'ampoule de Vater, la bile la teinte en jaune.

Elle est hérissée de plis et de saillies : les plis transversaux qui souvent s'imbriquent et se recouvrent sont les *valvules conniventes*. Les saillies, surtout visibles quand on met l'intestin sous l'eau, donnent à la muqueuse son aspect velouté : ce sont les *villosités intestinales*. La couche épithéliale recouvre, de son unique assise cellulaire, toutes ces formations.

Valvules conniventes. — Elles apparaissent au niveau de la portion descendante du duodénum ; elles disparaissent au

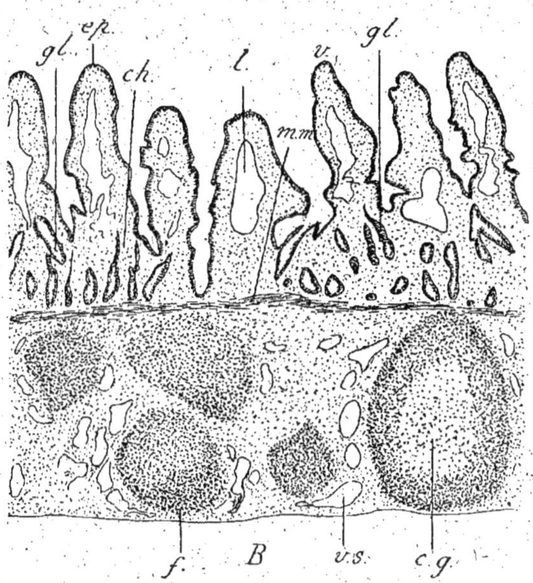

FIG. 8. — Intestin grêle de chat : muqueuse (Prenant)

f, follicules clos comprenant la plaque de Peyer. — *cg*, centre germinatif. — *v*. villosités intestinales. — *l*, chylifère central. — *gl*, glandes de Leberkühn. — *ep*, épithélium. — *ch*, chorion. — *mm*, musculaire-muqueuse. — *vs*, vaisseaux sanguins.

niveau de la valvule iléo-cæcale. Elles n'occupent en général que le tiers ou la moitié de la circonférence de l'intestin ; quelques-unes cependant sont circulaires ; quelques-unes même font un tour de spire.

Elles sont au nombre de plus de 600 chez l'homme et atteignent au maximum 7 à 8 millimètres de hauteur : la distance qui les sépare est à peu près égale à leur hauteur. Si elles étaient déplissées, la longueur de l'intestin augmenterait de 8 à 14 mètres.

Chaque valvule comprend un axe conjonctif, riche en éléments lymphoïdes, contenant des vaisseaux sanguins, lymphatiques et des ramifications nerveuses ; cet axe est recouvert par la muqueuse avec ses dépendances.

Villosités. — Elles apparaissent sur la face entérique du pylore et disparaissent sur le bord libre de la valvule iléo-cæcale. Vues à la loupe, elles ont été comparées aux fils d'un velours ; leur nombre serait supérieur à 10 millions (Sappey). Les anciens anatomistes leur décrivaient des formes variées : coniques ou cylindriques. Avec une bonne fixation et une même orientation, on voit qu'elles sont en réalité toutes identiques et forment des colonnettes serrées les unes contre les autres, toutes de même hauteur et ménageant entre elles des espaces linéaires réguliers, dit intervilleux. C'est au fond de ces espaces intervilleux que viennent s'ouvrir les glandes.

Chaque villosité comprend une charpente conjonctive et un épithélium.

La charpente conjonctive comprend des fibres conjonctives anastomosées en réseau, formant des échelons, et des cellules qui sont fixes ou mobiles. Les cellules mobiles ou migratrices sont des leucocytes : polynucléaires ou lymphocytes, qui cheminent constamment entre les fibres de la charpente et vont jusque dans l'épithélium, où ils subsistent parfois, constituant ce que Renaut a dénommé les *thèques épithéliales*.

On trouve, de plus, un appareil musculaire, formé de fibres lisses émanées de la muscularis mucosæ, qui parcourent toute la villosité avec des fibres longitudinales parallèles à l'axe et des fibres transversales et même circulaires. Enfin on trouve une artère qui s'épanouit en capillaires au sommet de la villosité et des veinules qui reprennent le sang en sens inverse.

Le système lymphatique est particulièrement intéressant. Au centre de chaque villosité prend naissance un vaisseau lymphatique, *chylifère*, qui se termine en cul-de-sac au sommet. A la base de la villosité, il se forme un plexus superficiel dont les mailles entourent les collets des cryptes de Lieberkühn ; puis les vaisseaux lymphatiques se mettent en rapports avec les formations lymphoïdes dont nous parlerons plus loin.

La villosité, ainsi constituée, est en réalité une glande retournée, prenant dans la cavité intestinale les produits de la digestion et les déversant dans le milieu intérieur, après les avoir plus ou moins modifiés (Renaut).

Épithélium. — Chaque cellule de cet épithélium affecte la forme d'une pyramide à cinq ou six pans, dont la base répond à la surface libre de la muqueuse. Les pans de la pyramide sont souvent excavés pour loger les cellules migratrices ou favoriser leur passage : *thèques inter-épithéliales* de Renaut.

Chaque cellule possède un noyau allongé, plus près du sommet que de la base. Le cytoplasme présente, dans sa portion sous-nucléaire, des travées orientées suivant le grand axe et qui donnent un aspect fibrillaire. Les mailles du réseau sont plus étroites et plus irrégulières dans la portion sus-nucléaire ; c'est dans ces mailles que l'on rencontre une série d'enclaves qui jouent un rôle important dans la sécrétion ou dans l'absorption (graisses).

A la surface de la muqueuse, on trouve un *plateau* qui se détache parfois de la cellule. En réalité, ce plateau est une bordure faite de cils très courts, rapprochés les uns des autres et donnant l'illusion d'une striation (*bordure en brosse*) ; chacun de ces cils présente à sa base un épaississement en forme de grain. C'est l'union de ces grains qui forme le plateau séparant le protoplasma de sa bordure.

En dehors de ces cellules prismatiques à bordure en brosse, on en trouve d'autres qui ont un tout autre aspect : ce sont les *cellules caliciformes*. Chacune de ces cellules comprend un calice avec sa surcharge de mucus et une portion protoplasmique qui contient le noyau. Cette cellule caliciforme représente le terme ultime de l'évolution cellulaire, et tous les intermédiaires existent entre les cellules prismatiques et les cellules caliciformes.

Glandes intestinales. — GLANDES DUODÉNALES OU DE BRUNNER. — Elles s'étendent depuis le pylore jusqu'à l'angle duodéno-jéjunal. Ces glandes sont divisées en deux portions par la muscularis mucosæ : au-dessous de la musculaire muqueuse et dans la couche sous-muqueuse, on trouve des culs-de-sac volumineux qui communiquent à travers cette membrane avec des tubes droits, situés dans la muqueuse elle-même, et s'ouvrant dans les espaces intervilleux.

Les cellules glandulaires sont cylindriques, limitant par leurs extrémités libres une lumière nette. Le contenu du protoplasme est clair et analogue à celui des glandes pyloriques. Ce sont des cellules mixtes, à la fois muqueuses et séreuses, sécrétant un ferment analogue à la pepsine.

GLANDES DE LIEBERKÜHN. — Elles sont contenues dans l'épaisseur de la muqueuse : ce sont des tubes réguliers dont le fond affleure la musculaire muqueuse ; elles s'ouvrent dans les sillons intervilleux par un orifice circulaire.

L'épithélium se continue sans interruption avec celui des villosités et présente les mêmes éléments constitutifs que lui : cellules prismatiques et caliciformes ; mais, de plus, il contient des éléments qui lui sont propres : ce sont les *cellules de Paneth*.

Ces cellules de Paneth occupent le fond des tubes glandulaires ; elles s'y groupent au nombre de deux à six : elles présentent un noyau petit, homogène et des granulations particulières, groupées dans le cytoplasme autour du noyau. Ces cellules manquent dans le duodénum et le gros intestin ; elles sont surtout abondantes dans l'iléon, ce qui fait que certains auteurs considèrent les glandes de Lieberkühn non comme des glandes, mais comme de simples cryptes où l'épithélium s'invagine, tandis que les cellules à grains de Paneth représentent l'élément réellement glandulaire et sécréteur.

Formations lymphoïdes. — La muqueuse de l'intestin grêle est un type de muqueuse à chorion adénoïde ; son derme est, en effet, dans toute son épaisseur farci de cellules lymphatiques. Celles-ci sont, par places, agminées en formations folliculaires ; parmi ces follicules, les uns sont isolés : *follicules clos solitaires*, les autres réunis en amas : *plaques de Peyer*.

Folliicules clos solitaires. — Ces formations (2 millimètres de diamètre) se rencontrent dans toute l'étendue de l'intestin grêle. Ils occupent d'abord toute l'épaisseur de la muqueuse, de l'épithélium à la musculaire, muqueuse qu'ils traversent plus tard ; les glandes de Lieberkühn s'arrêtent à leur niveau. Ils forment sur la surface de la paroi un léger relief sensible au doigt et à l'œil, mais surtout appréciable dans les cas pathologiques d'entérite (*psorentéric*).

Chaque follicule présente en son milieu un centre germinatif ; il est constitué par un reticulum fin, dont les mailles, plus étroites à mesure qu'on se rapproche de la périphérie, renferment des leucocytes : lymphocytes en dehors, mononucléaires au centre.

Plaques de Peyer. — On peut en rencontrer dans le duodénum, le jéjunum, mais elles sont surtout abondantes dans la dernière portion du jéjuno-iléon ; elles occupent presque toujours le bord libre.

Leur nombre est chez l'homme, en moyenne, de quarante ; il peut s'abaisser jusqu'à huit. Leur forme est en général elliptique, à grand axe dirigé dans le sens du courant intestinal.

C'est ce qui explique que les ulcérations intestinales, dues à l'érosion des plaques de Peyer, sont dirigées suivant un axe longitudinal (fièvre typhoïde), tandis que celles qui sont d'origine circulatoire, sont circulaires parce qu'elles sont disposées le long des vaisseaux (tuberculose).

La dimension des plaques de Peyer varie de 15 millimètres à 15 centimètres de longueur. Les valvules conniventes font en général défaut à ce niveau.

La structure est identique à celle des follicules clos puisqu'elles sont formées par l'agmination d'un certain nombre de ces derniers.

Gros intestin. — Les différentes tuniques de l'intestin grêle se continuent dans le gros intestin avec quelques modifications de structure.

La **tunique péritonéale** est épaisse et soulevée chez l'adulte par des lobules adipeux (appendices épiploïques).

La **tunique musculaire** comprend deux plans : un plan externe, longitudinal, continu en réalité, mais dont on ne remarque que les épaississements qui forment les bandelettes ; — et un plan interne, circulaire.

La **tunique sous-muqueuse** comprend les mêmes éléments que dans l'intestin grêle.

La **tunique muqueuse** ne présente chez l'homme ni valvules ni villosités. Le tissu conjonctif y est plus dense que dans l'intestin grêle. Il est infiltré de tissu lymphoïde et de follicules clos isolés : ces follicules sont plus rares que sur l'intestin grêle ; ils sont aussi plus volumineux, s'étendent dans la sous-muqueuse, mais ne forment pas d'agglomérations en plaques de Peyer. L'épithélium est semblable à celui de l'intestin grêle. Les glandes de Lieberkühn ont pris un accroissement considérable : elles se divisent à leur extrémité profonde en deux ou trois branches. Les cellules glandulaires sont des cellules à plateau et des cellules caliciformes : il n'y a pas de cellules de Paneth.

Au niveau de l'*appendice* les mêmes dispositions s'observent ; on note simplement le grand nombre de follicules clos qui font quelquefois saillie dans la lumière du canal. Ces follicules clos volumineux ont fait comparer l'appendice à une formation lymphoïde, à une amygdale. Le nombre et les dimensions de ces follicules sont très variables à l'état normal, et il ne faut pas se hâter de conclure à un état pathologique du fait que les follicules paraissent volumineux.

PHYSIOLOGIE

Intestin grêle. — L'intestin grêle est le siège d'actes digestifs très importants : il mobilise le bol alimentaire, le soumettant à l'action des divers sucs et le poussant vers l'excrétion ; il sécrète des sucs digestifs actifs par lui-même ; il résorbe la plus grande partie des substances assimilables : mouvement, sécrétion, absorption. L'expérience montre que l'activité digestive appartient surtout à la partie supérieure de l'intestin et l'absorption à la partie inférieure (Nobécourt et Vitry).

Motilité. — Quand on ouvre la cavité abdominale, on voit que l'intestin est perpétuellement en mouvement. Ces mouvements sont normaux ; ils ne partent pas du pylore, mais d'un point quelconque du tractus intestinal. Ces mouvements s'effectuent dans le sens normal de l'écoulement intestinal. Ils sont augmentés par les chocs, les solutions salines concentrées, les purgatifs ; diminués par l'opium, la belladone. Ils sont sous la dépendance du système nerveux : le pneumo-gastrique contient surtout des fibres excitatrices et le grand sympathique des fibres inhibitrices.

Ce qui est surtout important à connaître en clinique, c'est le temps que mettent les aliments, sous l'influence de la musculature intestinale, à traverser l'intestin, c'est la durée de la *traversée digestive*.

Pour établir cette donnée, on s'est servi de deux méthodes : méthode radioscopique, méthode des aliments colorés.

La *méthode radioscopique* permet de suivre une gélule de bismuth dans tout son trajet intestinal : on trouve ainsi la gélule dans l'estomac pendant 4 à 5 heures ; elle arrive au cæcum à la 8e heure ; franchit le côlon ascendant de la 14e à la 16e heure ; de la 16e à la 19e heure le côlon transverse, de la 19e à la 24e le côlon descendant et l'S iliaque.

Le *repas coloré* permet d'apprécier le moment où une poudre inerte (carmin) est rejetée par l'anus : on trouve que la durée varie, à l'état normal, de 26 à 40 heures. Nous verrons plus loin, en parlant de l'examen clinique des matières fécales, combien il est important de tenir compte de cet élément pour interpréter une analyse coprologique.

Sécrétion. — Le *suc intestinal* est un mélange des produits de sécrétion fournis par les glandes de Brünner, de Lieberkühn et les cellules muqueuses ; il est fourni surtout par le duodénum et la partie supérieure du jéjunum. C'est un liquide opalescent, fortement alcalin ; sa sécrétion est intermittente et ne se produit qu'au moment de la digestion. Sa quantité journalière est variable et difficile à apprécier à cause des résorptions incessantes : on peut l'évaluer à 3 litres par jour.

Pendant longtemps on ne lui attribuait qu'un rôle secondaire ; en réalité son action est complexe et s'exerce sur de nombreux éléments : sur les *sucres* d'abord, par un ferment spécial, l'*inverline*, qui transforme le sucre de canne en glucose (Cl. Bernard); sur les *graisses*, particulièrement sur les graisses émulsionnées ; sur les *albumines* enfin par des processus divers que nous allons énumérer en montrant la série d'expériences qui ont pu mettre cette action en évidence :

1° On fait une macération de muqueuse intestinale en présence d'acide chlorhydrique ; on l'injecte dans la veine saphène d'un chien et on voit le pancréas sécréter abondamment : c'est que la muqueuse contenait un produit spécial, la *sécrétine*, produit résorbé immédiatement et capable d'activer la sécrétion pancréatique.

2° Le suc entérique mis au contact d'un fragment d'albumine ne le digère pas ; le suc pancréatique, dans les mêmes conditions, ne le digère que peu ; si l'on réunit ces deux sucs ensemble, le suc pancréatique digère activement. Le suc intestinal contient donc un ferment capable de mettre en mouvement (χινειν) le ferment tryptique du pancréas : c'est l'*entérokinase* de Pawlow.

3° Le suc entérique est sans action sur l'albumine pure, mais non sur les peptones et les albumoses, qu'il scinde en produits cristalloïdes qui ne donnent plus la réaction du biuret. Il contient donc un ferment qui transforme la peptone en ammoniaque, leucine, tyrosine, arginine : c'est l'*érepsine* de Cohnheim.

Il convient de noter cependant que la caséine peut être attaquée directement par l'érepsine ; ce qui explique la digestibilité particulière du lait.

4° L'arginine ainsi formée peut se décomposer dans l'intestin en urée et acides amidés. C'est le fait d'une autre diastase, l'*arginase*.

C'est ce que résume le tableau suivant :

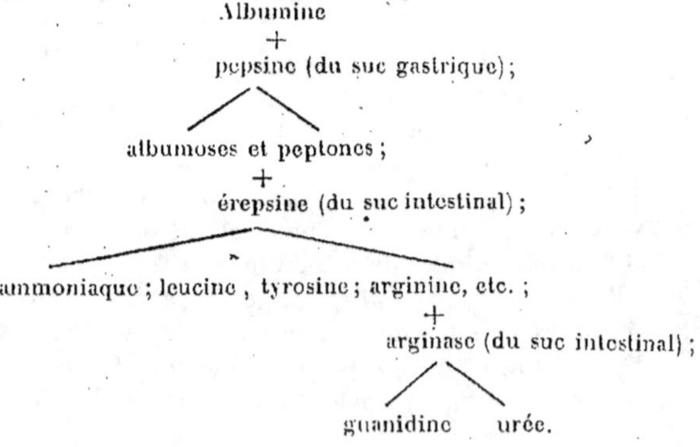

Absorption. — L'intestin grêle est le véritable lieu de l'absorption digestive. Sans doute le gros intestin peut absorber; on l'a démontré pour les sels, les sucres, les peptones, les sérums thérapeutiques; mais l'absorption y est plus lente que dans l'intestin grêle, et, chez l'animal normal, le chyme a perdu la presque totalité des substances absorbables quand il arrive dans le cæcum. L'intestin grêle présente, du reste, les meilleures dispositions pour l'absorption : ce sont les valvules connivantes et les villosités.

Deux points sont à considérer dans l'étude de l'absorption : la voie par où passent les aliments, et, d'autre part, le mécanisme intime qui permet le passage à travers la muqueuse.

1° **Voies d'absorption.** — Deux voies sont possibles pour l'absorption : la voie sanguine et la voie lymphatique.

Les *sels* passent par la voie sanguine : Si l'on introduit de l'iodure de potassium dans l'intestin, on le retrouve dans la circulation malgré la ligature du canal thoracique.

Les *sucres* passent par la voie veineuse : la proportion de sucre contenu dans le sang augmente pendant la digestion ; elle peut atteindre le taux de 4 grammes par litre de sang au lieu de 1 gramme.

Les *graisses* passent pour la plus grande partie par la voie lymphatique : à la suite d'un repas riche en graisses, on trouve les chylifères et le canal thoracique gorgés d'un liquide laiteux (expérience d'Aselli).

Les *protéiques* passent par la voie veineuse : la lymphe n'est pas plus riche en azote au moment des digestions que dans leur intervalle.

Phénomènes intimes de l'absorption. — PROTÉIQUES. — L'expérience montre que les albumines étrangères à l'organisme introduites directement dans la circulation constituent un poison pour l'individu (accidents sériques). Il faut donc une modification profonde de l'albumine au niveau de l'intestin pour qu'elle soit capable de se transformer en une albumine spécifique, c'est-à-dire analogue à celle de l'individu. — Pour cela, il faut que la molécule soit démolie, broyée (Hugounencq), dissociée en ses divers éléments simples et l'organisme reconstruit alors un édifice moléculaire nouveau, qui est son albumine spécifique.

Il est donc probable que la désagrégation des albumines est poussée très loin, jusqu'aux acides aminés, mais la reconstruction de la molécule nouvelle, absorbable, se fait immédiatement dans la muqueuse et on ne peut surprendre les détails du phénomène.

GRAISSES. — Les physiologistes ne sont pas d'accord sur l'état sous lequel les graisses sont absorbées. Pour les uns, elles traverseraient l'épithélium en nature sous forme d'une émulsion plus ou moins fine et c'est à cet état qu'on les retrouve dans les chylifères ; pour les autres, elles se dédoubleraient en acides gras et glycérine et seraient absorbées sous cet état. Il est certain que le dédoublement s'observe dans l'intestin et, d'autre part, que la muqueuse intestinale est capable de reconstituer la graisse aux dépens des savons. Dans cette dernière hypothèse, les graisses se comporteraient comme les protéiques et les hydrates de carbone (dégradation et reconstruction).

HYDRATES DE CARBONE. — Tous ces corps sont absorbés sous la forme de glycose : $C^{12}H^{12}O^6$. Le saccharose, le lactose sont dédoublés en deux molécules de glycose ; il en est de même des matières amylacées, qui après l'action de l'amylase salivaire et pancréatique sont transformées en dextrose et maltose ; le maltose est ensuite dédoublé en glucose par l'action d'un nouveau ferment, la maltase, qui existe dans le suc pancréatique.

Gros intestin. — Les mouvements de la tunique musculaire font progresser les matières fécales. On pensait que cette progression se faisait par des mouvements péristaltiques lents et continus, ce qui explique que les matières séjournent environ 24 heures dans le gros intestin. Récemment Holzknecht, grâce à la radioscopie, a démontré que la progression se fait par déplacement brusque se produisant toutes les 8 heures et que le reste du temps le gros intestin reste immobile. Les glandes sécrètent un mucus inactif qui n'a pour effet que de favoriser le glissement. Pathologiquement ce mucus peut être concrété, particulièrement sous forme membraneuse : entéro-colite muco-membraneuse. L'épithélium peut enfin absorber certaines substances cristalloïdes ou colloïdes ; en pratique, il absorbe peu et l'alimentation par voie rectale est des plus aléatoires : c'est surtout l'eau qui se résorbe à ce niveau : les matières sont de plus en plus pauvres en eau à mesure que l'on approche de l'anus.

On a prétendu que dans le gros intestin, les fermentations microbiennes transformaient les aliments en produits toxiques et que la stase des matières fécales était la cause d'un empoisonnement, d'une auto-intoxication intestinale, origine de nombreuses affections. Il est certain que les fèces constituent un élément toxique, mais à l'état normal, la muqueuse intestinale constitue une barrière suffisante pour empêcher cette intoxication.

Procédés d'exploration.

L'*inspection* de l'abdomen pourra parfois à elle seule donner des renseignements cliniques importants ; on connaît le développement sus-ombilical de l'abdomen chez les gros mangeurs et les gros buveurs ; le ventre déprimé des sténoses œsophagiennes et des diarrhées cholériformes ; le ventre en bateau de la méningite tuberculeuse et de la colique de plomb. Le météorisme localisé à un segment du tube digestif permet de localiser le siège d'une occlusion.

L'inspection de la région anale est le complément nécessaire de l'examen d'un malade : le prolapsus rectal, le bourrelet hémorrhoïdaire, la fissure et les fistules anales doivent être recherchés dans tous les cas avec soin.

La *palpation* de la région ombilicale peut faire percevoir une véritable corde tendue transversalement : c'est la *corde côlique* indiquant un certain degré de contracture de cet organe. De même dans la fosse iliaque droite, on peut sentir le cæcum en état de spasme, le gargouillement du cæcum en hypersécrétion, enfin les empâtements périappendiculaires. Dans la fosse iliaque gauche on peut apprécier l'état du côlon descendant : spasme et corde colique ; relâchement et intestin chiffon.

A l'*auscultation*, on peut provoquer un clapotement colique, comme le clapotage gastrique. Quelquefois on a pu prendre l'un pour l'autre ; pour éviter cette erreur, il faut interposer le bord cubital de la main entre l'estomac et le côlon, ou même évacuer l'estomac par la sonde.

L'*insufflation* du gros intestin, par des procédés analogues à ceux dont on use pour l'estomac, permet dans quelque cas de mettre en évidence un rétrécissement ou de localiser une tumeur.

L'*endoscopie* donne pour le rectum et le côlon pelvien des résultats souvent intéressants. Il existe un certain nombre de rectoscopes, munis (Lion et Bensaude) ou non d'une lampe intérieure. On peut ainsi étudier l'intestin jusqu'à 30 ou 35 centimètres de l'anus, constater une tumeur, une hémorragie ou une inflammation de la muqueuse.

L'*examen radiologique* ne s'applique guère qu'au gros intestin. On fait pénétrer par une sonde rectale, aussi haut que possible, 200 à 300 centimètres cubes d'un mélange d'huile d'olive et de carbonate de bismuth. C'est surtout pour ces opérations sur l'intestin que le carbonate de bismuth doit être préféré au sous-nitrate, la transformation en nitrites s'effectuant surtout dans le milieu intestinal. Après introduction du sel de bismuth, on peut, soit sur l'écran, soit sur la plaque, voir se détacher l'ensemble du gros intestin et apprécier ainsi les dilatations et les rétrécissements par tumeurs ou par spasmes.

Examen des matières fécales. — Coprologie.

Le meilleur procédé pour étudier le fonctionnement non seulement de l'intestin mais encore de ses annexes est d'étudier le produit de ce fonctionnement, c'est-à-dire les matières fécales. Mais pour tirer des conclusion utiles d'un examen coprologique (1), il est de toute nécessité d'être fixé sur l'alimentation du malade, et c'est ce que l'on peut obtenir de plusieurs façons :

Le repas d'épreuve type comprend [les éléments suivants (R. Gaultier) :

Pain	100 grammes.	
Viande de bœuf	60	—
Beurre	30	—
Lait	500	—
Pommes de terre	100	—

On fait prendre au sujet une certaine quantité de poudre inerte (carmin,

(1) Κόπρος, excrément; λογός, étude.

charbon) au commencement et à la fin du repas, et on délimite ainsi dans les fèces la part qui provient de ce repas connu.

Cette délimitation dans les fèces est assez difficile à faire en pratique : et souvent l'intestin retient une partie du carmin à sa surface et continue à teinter les matières qui ne correspondent plus au régime. Aussi dans les cas où ce sera possible, devra-t-on préférer à cette méthode séduisante, la méthode du régime identique prolongé pendant plusieurs jours et établir des moyennes : c'est la méthode de Schmidt.

Signalons encore l'épreuve des *perles* d'Einhorn : on fixe à un chapelet de perles en verre une série de substances : catgut, arête de poisson, viande, pomme de terre, graisse de mouton, thymus ; on renferme le tout dans une capsule gélatineuse et on l'administre avec le repas ordinaire. On reprend le chapelet de perles dans les matières fécales et on examine sous le microscope le degré de digestion de chacune des substances qu'elles contiennent encore.

L'examen coprologique complet doit être à la fois macroscopique, microscopique et chimique.

Examen macroscopique. — Un premier point à noter est la durée de la traversée digestive, qui peut être facilement déterminée par l'ingestion de substances colorantes avant et après le repas d'épreuve. Elle est en général de 26 à 40 heures : elle est raccourcie dans le cas d'insuffisance pancréatique ou par défaut d'absorption intestinale : dans le premier cas on trouve dans les fèces des aliments non assimilables ; dans le second, des éléments assimilables. La durée est au contraire allongée par défaut de sécrétion biliaire. En réalité, beaucoup d'autres facteurs peuvent faire varier cette durée : état nerveux, genre d'alimentation — et ainsi cet élément perd beaucoup de sa valeur diagnostique.

L'examen macroscopique peut déjà à lui seul donner des résultats intéressants et c'est sur lui qu'insiste beaucoup Schmidt. On peut retrouver des graisses en abondance (*stéarrhée*), des fibres musculaires de viande non digérée, des résidus de tendons.

Les selles stéarrhéiques sont peu colorées, argileuses ; les graisses peuvent s'étaler à la surface des matières formées — ou surnager comme une couche d'huile au-dessus des selles diarrhéiques ; elles indiquent en général un déficit pancréatico-biliaire.

Les fibres musculaires indiquent un trouble sérieux de la digestion pancréatico-gastrique, à moins qu'il ne s'agisse simplement d'une diarrhée intense.

La présence de tissu conjonctif fait penser à l'insuffisance gastrique, le suc gastrique ayant seul le pouvoir de digérer complètement le tissu conjonctif (J.-C. Roux).

Parmi les produits anormaux, il en est un qui occupe en pathologie intestinale une place très importante : c'est le *mucus*. Il se présente sous la forme glaireuse, ou sous forme de flocons, de boules, de fausses membranes. Le mucus fécal provient surtout du gros intestin, surtout quand il forme de véritables membranes isolées des matières.

Il faut rechercher ensuite la présence de pigments biliaires normaux ou anormaux : *stercobiline* et *stercobilinogène*. La valeur du fonctionnement biliaire est donnée d'une façon un peu grossière par le *procédé de Triboulet*. On agite quelques fragments de selles dans un tube à essai contenant 10 centimètres cubes d'eau ; on ajoute dix gouttes de sublimé acétique et on attend une heure. A l'état normal il se forme un dépôt granuleux surmonté d'un liquide louche, le tout de couleur rosée : tout autre aspect est pathologique ; en particulier, la couleur verte indique la présence de bilirubine et l'absence de réaction implique l'acholie.

Enfin on peut ajouter à ce chapitre l'épreuve de la *fermentation* à l'étuve (Schmidt). On met une certaine quantité de matières fécales dans un godet communiquant avec un tube plein d'eau qui permet de mesurer le dégagement gazeux. On place le tout à l'étuve pendant vingt-quatre heures ; à l'état normal il ne se fait presque pas de dégagement gazeux. S'il s'en produit, les gaz peuvent tenir à deux causes : l'abondance de matières hydrocarbonées (qui se reconnaîtra à la réaction acide du milieu et à l'odeur butyrique), ou l'abondance des matières azotées (qui se reconnaîtra à la réaction alcaline et à l'odeur fétide de la putréfaction). On déterminera ainsi si les matières contiennent beaucoup d'amidon non absorbé ou beaucoup de matières albuminoïdes.

Examen microscopique. — A l'état normal, l'examen microscopique montre les éléments suivants : des fibres musculaires de la viande, peu abondantes ; des fibres végétales où la cellulose non digérée persiste ; des grains d'amidon très rares ; enfin des graisses qui peuvent se présenter sous trois aspects :

Les graisses neutres en fines gouttelettes ;

Les acides gras en fins cristaux pointus ;

Les savons en plaquettes.

Tous ces éléments sont rares à l'état normal ; et leur augmentation notable indique à elle seule un mauvais fonctionnement de l'intestin ou des glandes annexes.

L'augmentation des graisses traduit le plus souvent un déficit pancréatique ; — l'augmentation des fibres musculaires également ; mais elle peut être due aussi à une mastication insuffisante ou à une lésion grave de l'intestin ; — enfin l'augmentation du nombre de grains d'amidon, colorables en violet par la liqueur de Gram, indique une insuffisance amylolytique.

Cette technique, très séduisante par sa simplicité, ne donne cependant pas une certitude absolue et on conçoit que, suivant la parcelle examinée au microscope, on peut conclure, par exemple, à une surabondance de graisses ou d'acides gras qui ne se vérifie pas à l'examen chimique plus précis et portant sur une plus grande quantité de matière.

Signalons encore que c'est l'examen microscopique qui nous renseignera sur l'existence des vers intestinaux (adultes ou œufs) et aussi sur la flore bactérienne.

Examen chimique. — Il faut tout d'abord rechercher la *réaction*. A l'état normal la réaction est neutre. Quand le régime est particulièrement riche en viande, elle peut devenir alcaline, et au contraire, elle devient acide quand le sujet absorbe beaucoup d'hydrates de carbone ou de graisses. En clinique, l'hyperchlorhydrie stomacale donne des selles acides, de même que l'insuffisance biliaire et pancréatique.

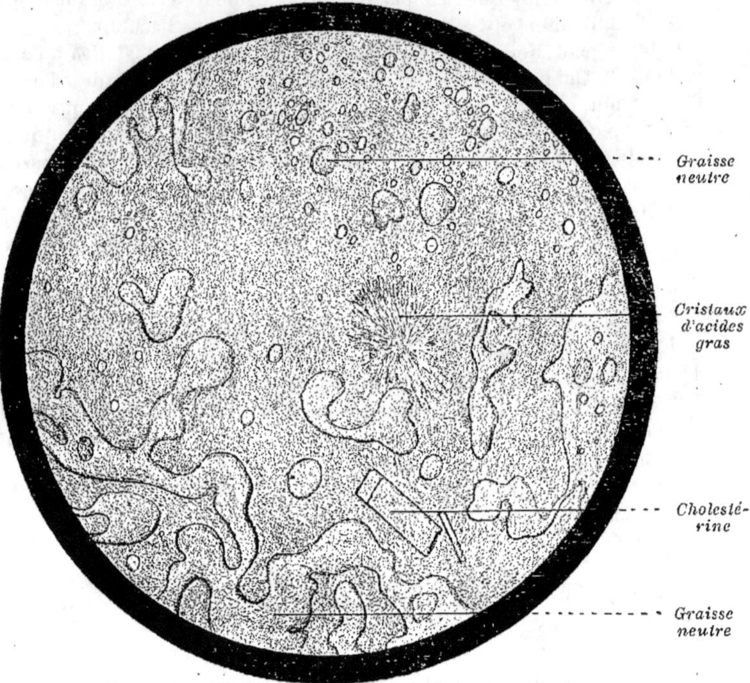

Fig. 9. — Examen microscopique d'une parcelle de fèces dans un cas de mauvaise absorption des graisses (Lœper, d'après R. Lynch).

On recherche ensuite la présence des divers éléments constitutifs du régime : hydrates de carbone, corps azotés et graisses.

Les *hydrates de carbone* sont en général parfaitement résorbés. Dans quelques cas cependant : insuffisance pancréatique, insuffisance amylolytique de Marcel Labbé, il reste beaucoup d'amidon non absorbé et on peut obtenir les réactions caractéristiques du sucre en faisant bouillir un fragment de matières dans l'eau chlorhydrique. L'épreuve de la fermentation rappelée ci-dessus dénote aussi l'insuffisance de l'absorption des hydro-carbones.

Les *corps azotés* se rencontrent toujours et on trouve constamment dans les matières une certaine quantité d'azote, quantité qui varie d'ailleurs suivant le régime : pour un régime moyen, l'azote fécal constitue 6 p. 100 de l'azote alimentaire ; cette proportion augmente à l'état normal dans la suralimentation azotée et à l'état pathologique dans l'insuffisance pancréatique et les diarrhées. Il faut toujours penser que dans l'azote total des fèces, entré pour une part importante et variable l'azote des produits de sécrétion de l'intestin et de ses annexes. Notons qu'il faut toujours rechercher la présence de peptones par la réaction du biuret, qui doit être négative à l'état normal.

Les *graisses* existent d'une façon constante ; elles représentent 4 à 5 p. 100 des graisses ingérées dans les régimes moyens ; cette proportion peut

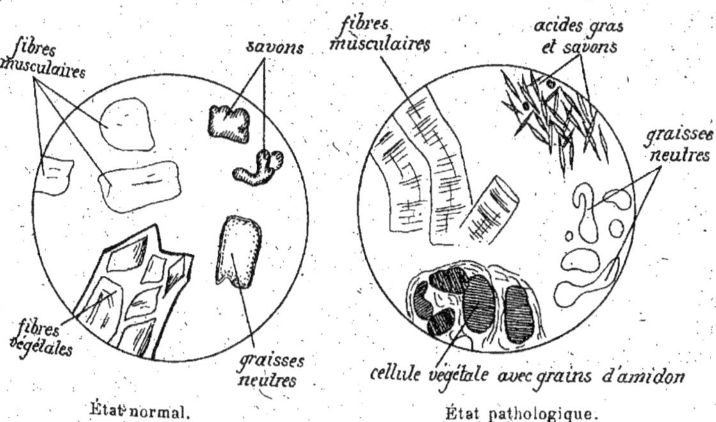

Fig. 10. — Examen microscopique des fèces (schéma).

s'élever beaucoup dans les cas où les régimes sont très riches en graisses. Il faut tenir compte en donnant ce chiffre moyen de la qualité des graisses ingérées, de leur état de division, de leur point de fusion : tandis que l'huile d'olive donne 2,30 p. 100 de déchets, la graisse de mouton donne 8 p. 100 et la stéarine 90 p. 100.

Il est intéressant aussi de rechercher sous quel état se présentent ces graisses. Nous avons vu en effet que les graisses se dédoublaient sous l'influence des sucs digestifs en leurs éléments constituants ; acides gras et glycérine : la glycérine est résorbée, et les acides peuvent se résorber ou rester soit à l'état primitif, soit à l'état de savons en se combinant aux bases. On donne les chiffres suivants comme normaux (R. Gaullier).

Graisses neutres	24 pour 100
Acides gras.	38 —
Savons	37 —

Ces proportions ont du reste été très discutées, comme nous le verrons plus loin à propos du pancréas, et cela tient à la difficulté des techniques employées.

Recherche du sang dans les fèces. — La recherche du sang dans les matières a une grande importance clinique pour démontrer l'existence d'hémorragies latentes du tube digestif. L'examen microscopique direct ne donne pas en général beaucoup de résultats. Parmi les procédés chimiques, la réaction de Weber est le plus couramment employée : on prélève un fragment de matière que l'on triture avec de l'acide acétique glacial, puis on ajoute quelques centimètres cubes d'éther sulfurique. On décante cet extrait éthéré et on l'additionne de teinture de gaïac, obtenue extemporanément en versant sur le résidu en poudre de l'alcool à 90° ; on ajoute alors quelques gouttes d'eau oxygénée : une réaction positive est marquée par l'apparition d'une teinte bleue plus ou moins foncée due à la formation par oxydation de bleu de gaïac. Lorsque la teinte obtenue est vert pâle, la réaction doit être considérée comme douteuse. D'ailleurs, on ne doit pas se contenter en général d'une seule exploration même positive.

Pour interpréter ces résultats, il faudra éviter une série de causes d'erreur : menstruation, hémorroïdes, épistaxis, saignement des gencives, épistaxis postérieure déglutie, etc. ; on pratiquera la recherche de la réaction de Weber avant tout cathétérisme œsophagien pour éliminer les minimes hémorragies accidentelles que peut provoquer cette exploration ; enfin il sera prudent de supprimer, au préalable, pendant 48 heures, les aliments carnés, bien que l'ingestion de viande cuite ne détermine pas ordinairement la réaction de Weber dans les fèces (Cade).

CHAPITRE IV

PANCRÉAS

PAR

M. VITRY

ANATOMIE MACROSCOPIQUE

Le pancréas est une glande digestive annexée au duodénum, située derrière l'estomac qui le sépare de la paroi abdominale antérieure. Aussi ne l'aperçoit-on pas immédiatement à l'ouverture du ventre et doit-on, pour le découvrir, relever l'estomac et le faire basculer autour de sa petite courbure.

Il apparaît alors sous forme d'une glande allongée, longue de 15 centimètres, d'un poids moyen de 70 grammes, de consistance assez ferme, grossièrement lobulée et de couleur gris blanchâtre.

Il est couché transversalement au-devant de la première vertèbre lombaire, et il présente à considérer : une *tête*, enchâssée dans le fer à cheval duodénal, un *corps* plus ou moins aplati et une *queue* effilée et mobile qui touche à la rate ou qui lui est reliée par un épiploon pancréaticosplénique plus ou moins lâche.

La *tête* comprend deux parties : une branche verticale et une branche horizontale. La branche verticale suit la deuxième portion du duodénum à laquelle elle est intimement accolée ; la branche horizontale se continue avec le corps et la queue.

En avant, elle est en rapport avec la portion pylorique de l'estomac, et peut être ainsi atteinte par un ulcère ou un cancer de cette région.

En arrière, elle recouvre la veine porte et peut dans certains cas la comprimer (hypertension portale d'origine pancréatique) ; de plus elle est en rapport avec le cholédoque qui y creuse un trajet de 3 centimètres et vient s'accoler au canal de Wirsung avant de se jeter dans l'ampoule de Vater ; d'où il résulte que les altérations de la tête du pancréas pourront retentir sur le cholédoque et en particulier l'oblitérer (oblitération du cholédoque dans le cancer du pancréas).

Le corps et la queue forment par leur face antérieure le fond de l'arrière-cavité des épiploons qui les sépare de la face postérieure de l'estomac. Les collections sanguines ou purulentes pancréatiques et péri-pancréatiques pourront s'ouvrir dans cette cavité, et inversement les ulcérations de l'estomac pourront gagner le pancréas.

Le pancréas n'est pas tout à fait entièrement recouvert par l'estomac : pour Sandras entre la petite courbure et le lobe gauche du foie, sur une surface de 3 à 4 centimètres carrés, le pancréas arriverait en contact de la

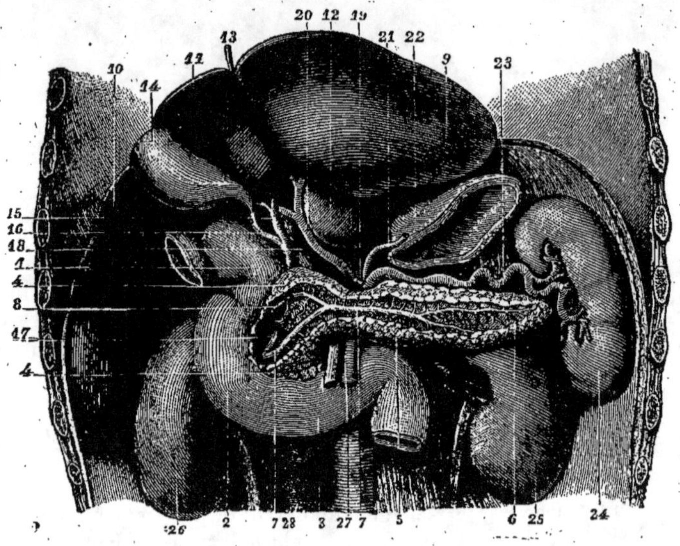

Fig. 11. — Situation du pancréas (Sappey).

1, 2 et 3, duodénum ; — 4, 5 et 6, pancréas ; — 7, canal de Wirsung ; — 8, canal de Santorini ; — 9, 10 et 11, foie ; — 12, lobe de Spiegel ; — 14, vésic. biliaire ; — 15, canal hépatique. — 16, canal cystique ; — 17, canal cholédoque ; — 18, veine porte ; — 20, art. hépat ; — 23, artère splénique ; — 24, rate ; — 25 et 26, reins ; — 27, V. mésent. sup ; — 28, V, cave.

paroi abdominale antérieure dont il ne serait séparé que par l'épiploon gastro-hépatique.

En arrière, on trouve l'artère splénique flexueuse, qui remonte souvent sur le bord supérieur de la glande ; l'aorte passe à ce niveau et on peut en sentir les pulsations à travers la glande.

En avant de l'aorte se trouve le plexus solaire, ce qui explique certains syndromes sympathiques observés au cours des affections pancréatiques (cancer du corps du pancréas).

Conduits excréteurs du pancréas. — Le pancréas possède deux canaux excréteurs qui sont contenus sur tout leur trajet dans l'épaisseur de la glande et viennent s'ouvrir dans l'intestin : un conduit principal, *canal de Wirsung*, et un conduit accessoire, *canal de Santorini*.

Le canal de *Wirsung* occupe le pancréas dans toute sa longueur : sa direction est transversale, mais au niveau du col il subit une inflexion nette qui le fait descendre dans la partie inférieure de la tête. Il semble former l'axe de la glande, mais il est plus rapproché de la face postérieure et du bord inférieur ; puis il se coude à 45° pour aller s'accoler au côté gauche du canal cholédoque et s'ouvrir dans l'ampoule de Vater. Cette disposition explique qu'un calcul du cholédoque peut oblitérer le canal de Wirsung et déterminer ainsi une insuffisance pancréatique.

Le calibre du canal va en croissant à partir de la queue et passe de 3 à 5 millimètres. Il reçoit à angle droit sur tout son parcours des canaux de deuxième ordre qui arrivent de toute sa circonférence.

Comme pour le cholédoque, Oddi a découvert à l'extrémité du canal de Wirsung un sphincter de fibres musculaires lisses qui a vraisemblablement pour effet de rendre la sécrétion intermittente.

Le *canal de Santorini* n'est pas une simple branche collatérale, car il a une origine embryologique distincte et il est à la naissance aussi volumineux que le canal de Wirsung. Il est situé dans la partie supérieure de la tête du pancréas et se dirige à gauche et en bas pour se jeter dans le canal de Wirsung au niveau du col : il est ouvert à ses deux extrémités et peut fonctionner dans les deux sens, quoique habituellement il fonctionne comme une branche collatérale du canal principal : son extrémité droite, toujours très étroite, s'ouvre au sommet d'une saillie (petite caroncule) située sur la muqueuse duodénale sur la face interne de la portion descendante, au-dessus et en avant de la grande caroncule.

L'ampoule de Vater représente la terminaison commune au canal de Wirsung et au cholédoque : elle est située au niveau de la portion verticale du duodénum au milieu de sa hauteur. Elle se présente sous la forme d'une papille longue de 1 centimètre, large de 5 à 8 millimètres ; quand le duodénum est distendu elle s'applique contre la paroi, ce qui met obstacle au reflux des liquides duodénaux.

Procédés physiques d'exploration.

En raison de la profondeur de l'organe, les signes physiques de localisation pancréatique manquent souvent ou restent incertains : on peut cependant arriver à avoir des signes physiques d'une netteté suffisante ; le plus difficile est souvent de songer au pancréas étant donnée la rareté apparente des affections de cette glande.

La zone où l'on doit rechercher le maximum des lésions du pancréas et surtout des douleurs d'origine pancréatique a été diversement délimitée. Pour Desjardins, le lieu d'élection correspond au point d'abouchement du canal de Wirsung dans le duodénum et se projette à 6 centimètres au-dessus de l'ombilic, sur une ligne tirée de l'ombilic au sommet de l'aisselle (fig. 23). Pour Chauffart et Rivet, le point de Desjardins n'est pas très rigoureux ; il vaut mieux limiter une zone pancréatico-cholédocienne de la façon suivante : on trace une ligne verticale et une horizontale au niveau de l'ombilic et on mène la bissectrice de cet angle droit ; c'est entre cette bissectrice et la verticale qu'est située, sur une longueur de 5 centimètres, la zone dite pancréatico-cholédocienne (fig. 24).

A l'*inspection*, on ne peut reconnaître que les kystes volumineux du pancréas ou les hématomes péripancréatiques qui peuvent provoquer une déformation de toute la région épigastrique ; ces tumeurs sont toujours séparées de la paroi par le grand épiploon, ce qui donne le plus souvent à la tuméfaction une forme étalée sans limites précises.

A la *palpation*, à l'état normal on peut parfois sentir le pancréas (Simpson, Œichhorst) et ce fait n'est pas à lui seul un signe d'induration glandulaire. On peut sentir aussi la transmission des battements aortiques, d'autant plus nettement que le pancréas est plus induré, mais ce signe n'est pas non plus un signe certain d'induration, car chez certains sujets maigres et névropathes on sent parfaitement les battements de l'aorte à l'épigastre, sans qu'il y ait aucune lésion pancréatique.

La *percussion* ne donne que peu de renseignements : une tumeur pancréatique peu volumineuse reste en général sonore ou submate par interposition de l'estomac et du côlon ; quand la tumeur grossit, la matité peut apparaître entre l'estomac et le côlon ou parfois au-dessous du côlon.

ANATOMIE MICROSCOPIQUE

Lorsqu'on examine à la loupe un pancréas, préalablement macéré dans l'eau acidulée, on voit que sur le canal excréteur sont greffés à angle droit une série de fins canaux. Chacun de ces canaux représente le pédicule d'un *grain* glandulaire. Chaque grain glandulaire est formé d'îlots cellulaires pleins et de cavités sécrétantes.

Cavités sécrétantes. — Elles sont limitées par une vitrée, et sont formées de cellules principales et de cellules centro-acineuses entourant une lumière glandulaire.

A. *Cellules principales*. — Elles ont la forme de pyramides à sommet tronqué, limitant une lumière étroite. Chaque cellule a un noyau en son milieu : dans la zone sous-nucléaire, le protoplasme présente des stries : filaments ergastoplasmiques ; la zone apicale est claire et semée de granules réfringents, plus ou moins volumineux ; ces granules, solubles dans l'eau et l'alcool, colorés par l'acide osmique et la safranine, sont des grains de zymogène.

La sécrétion consiste dans la chute, dans l'intérieur de la cavité sécrétante, des grains de zymogène qui se reforment immédiatement.

B. *Cellules centro-acineuses*. — Ces cellules se disposent en bordure continue ou discontinue autour de la lumière du cul-de-sac. Aplaties ou fusiformes, allongées parallèlement au grand axe de l'acinus, elles émettent des expansions filiformes ou lamelleuses qui pénètrent çà et là entre les plans-côtés des cellules principales. Ce sont des cellules claires, homogènes, qui se colorent mal après l'action de l'acide osmique. Elles sont très nombreuses au niveau du col où elles finissent par se toucher et se continuent insensiblement avec l'épithélium du canalicule excréteur.

La signification de ces éléments a été discutée : Renaut en fait des cellules conjonctives, Langerhans des cellules épithéliales aplaties ; c'est aussi l'opinion de Laguesse.

Ilots de Langerhans. — Sur les coupes, ils se montrent comme des plages claires, très nettement limitées ; les réactifs les colorent beaucoup moins que

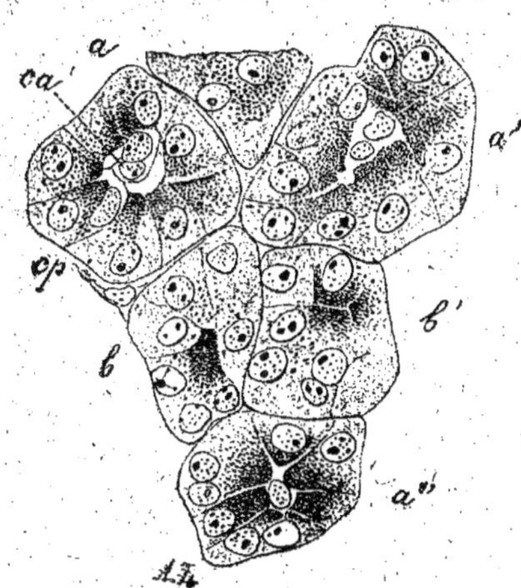

Fig. 12. — Acinus pancréatique et cellules centro-acineuses (Laguesse, in Poirier-Charpy).

les cavités sécrétantes. Ils ont 100 à 200 μ de diamètre ; on en compte 150 par centimètre carré.

Ils sont formés de cordons cellulaires pleins, tortueux, variqueux, anastomosés par places, simulant un réseau criblé de trous irréguliers. Ces cordons se montrent constitués par de petites cellules polyédriques, tassées les unes contre les autres.

Ces cellules ont un noyau arrondi et un protoplasme mal colorable. Quelquefois, au contact de vaisseaux, on trouve dans le cytoplasme de fines granulations colorées par le violet de gentiane.

Ces îlots ne semblent pas en rapport avec les canaux excréteurs, ou du moins ceux-ci perdent leur lumière en abordant l'îlot ; mais ils sont pourvus d'une vascularisation très riche qui les fait ressembler à des glomérules.

Tout d'abord ces îlots cellulaires de Langerhans ont été considérés comme de simples follicules lymphatiques et Renaut les considérait comme des organes lympho-glandulaires. Laguesse, en 1894, en suivant le développement du pancréas sur l'embryon, a démontré que les îlots de Langerhans sont de nature épithéliale et dérivés du bourgeon glandulaire. Depuis cette époque tous les travaux de cet auteur ont tendu à démontrer que, par une sorte de balancement régulier, chaque portion du pancréas est capable de passer alternativement par l'état d'îlot et par l'état d'acinus et de recommencer indéfiniment ce cycle évolutif, le stade de l'îlot correspondant à la sécrétion interne de la glande.

Les îlots sont en effet en continuité avec la cavité sécrétante exocrine et leurs cordons épithéliaux se continuent sans interruption avec le revêtement de l'acinus. C'est ce qu'on voit en examinant la série complète des coupes intéressant un îlot donné, surtout si l'on examine un petit îlot. On trouve alors toute une série de formes de transition entre l'état aci-

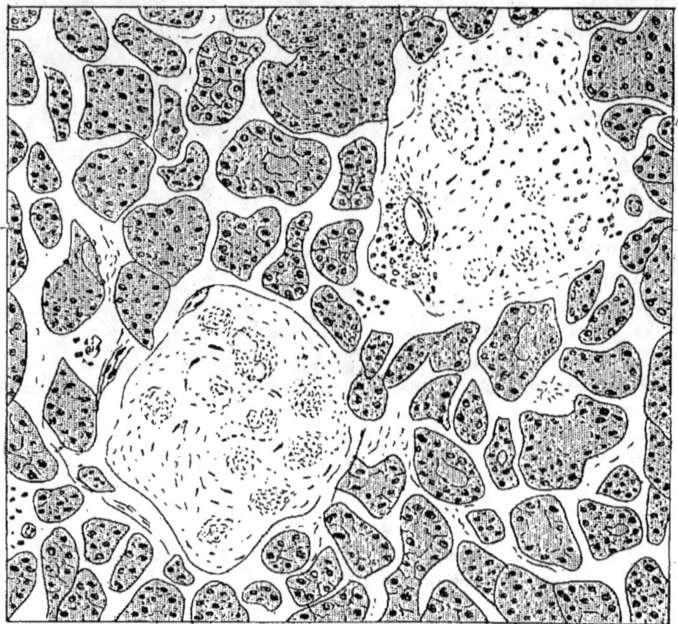

Fig. 13. — Îlots de Langerhans au milieu des acini pancréatiques.

neux et l'état endocrine, tandis que d'autres représentent une série inverse entre l'îlot et l'acinus : formes de passage acino-insulaires, formes d'aller ; et formes de passage insulo-acineuses, formes de retour.

PHYSIOLOGIE

De même qu'il existe dans le pancréas au point de vue anatomique deux formations élémentaires distinctes : la cavité sécrétante en rapport avec les canaux excréteurs et l'îlot de Langerhans en rapport avec les vaisseaux, de même au point de vue physiologique, le pancréas a une double action : il agit sur le contenu intestinal par le suc pancréatique qui constitue sa sécrétion externe (exocrine); mais de plus il agit sur la nutrition générale par un ferment qu'il déverse directement dans le sang : c'est sa sécrétion interne (endocrine).

Suc pancréatique. — C'est par l'intermédiaire du suc pancréatique que l'appareil digestif exerce ses effets les plus puissants ; car non seulement ce suc transforme les matières albuminoïdes d'une manière plus profonde que le suc gastrique, mais il attaque aussi les deux autres catégories d'aliments organiques, les graisses et les hydrates de carbone que l'estomac n'atteint pas, ou peu.

Le suc pancréatique est un liquide incolore, limpide, un peu visqueux et à réaction alcaline. La quantité recueillie en vingt-quatre heures chez des sujets atteints de fistules pancréatiques chirurgicales s'est élevée jusqu'à 600 et 800 centimètres cubes.

La sécrétion se fait d'une façon intermittente ; il existe d'abord une sécrétion psychique : un repas fictif chez un chien œsophagostomisé provoque une sécrétion pancréatique antérieure à toute sécrétion gastrique. Mais la sécrétion la plus abondante est celle qui est en rapport avec la digestion stomacale : c'est l'arrivée du chyme stomacal acide dans le duodénum qui provoque la sécrétion.

On expliquait autrefois ce fait en disant que cette sécrétion est réflexe et que le point de départ est le contact de la muqueuse duodénale avec une solution acide (Pawlow); en effet, le contact de la muqueuse avec un acide étendu (chlorhydrique, acétique, etc.) produit une sécrétion. On sait aujourd'hui qu'il ne s'agit pas d'un simple réflexe : en effet, d'une part, la section des filets nerveux n'empêche pas le phénomène, et, d'autre part, si l'on fait une macération de muqueuse intestinale en liqueur chlorhydrique, et que l'on injecte cette macération dans les veines d'un chien, on voit augmenter la sécrétion pancréatique. C'est donc que la muqueuse intestinale sécrète — et cela seulement en présence d'acide chlorhydrique — un ferment qui résorbé immédiatement va faire sécréter le pancréas : c'est la *sécrétine* de Bayliss et Starling. Pour ces auteurs, il existerait dans la muqueuse intestinale une prosécrétine que l'acide transformerait en sécrétion.

Action sur les albuminoïdes. — Trypsine. — Le suc pancréatique seul n'a pas d'action sur les protéiques (à l'exception de la fibrine), il devient au contraire actif quand on l'additionne de suc intestinal. Pawlow a montré que la substance activante ainsi fournie par l'intestin est une diastase qu'il a appelée *entéro-kinase* et dont nous avons parlé au chapitre précédent.

Délezenne a montré récemment l'influence considérable exercée par les sels de calcium sur l'activation du suc pancréatique : l'addition de chlorure de calcium suffit à activer un suc pancréatique inactif, même en dehors de l'entéro-kinase.

L'action du suc pancréatique sur les albumines ne peut s'exercer qu'en milieu alcalin (ce qui la différencie de l'action du suc gastrique) et par l'intermédiaire d'un ferment, la *trypsine*.

La digestion pancréatique peut suppléer complètement la digestion gastrique : on a pu maintes fois, expérimentalement aussi bien que dans un but chirurgical, extirper l'estomac d'une façon totale sans nuire à la digestion. A l'état normal on peut admettre cependant que la digestion des albuminoïdes se fait pour les 4/5 dans l'estomac et pour 1/5 seulement sous l'influence du suc pancréatique.

Le suc pancréatique agit sur toutes les matières albuminoïdes, même sur celles que l'estomac laisse intactes comme la fibrine, la kératine, les nucléo-protéides. Par contre le suc pancréatique est incapable de digérer les fibres conjonctives non cuites, qui sont cependant digérées par le suc gastrique : ce qui fait que la présence de fibres conjonctives non digérées dans les selles indique l'insuffisance gastrique (Schmidt).

On s'est servi encore de cette action différente sur les albumines pour certaines applications pratiques intéressantes : les médicaments enveloppés de kératine ne sont pas mis en liberté dans l'estomac, mais seulement dans l'intestin. De plus, pour reconnaître l'activité du suc pancréatique, on recherche dans les fèces si les noyaux des fibres musculaires sont digérés ; s'ils ne le sont pas, c'est que les nucléo-protéides ont été peu attaqués et qu'il y a insuffisance pancréatique ; c'est l'épreuve de Schmidt.

L'action chimique précise de la trypsine sur les protéiques est difficile à établir ; elle agit plus activement que la pepsine, elle porte plus loin la désagrégation de la molécule albuminoïde. Tandis que le résultat de la digestion gastrique contient des polypeptides à formules assez compliquées que l'on réunit sous le nom de peptones, le résultat de la digestion tryptique contient des corps azotés de formule beaucoup plus simple : des acides aminés de composition connue, et des polypeptides de composition moins bien connue, mais de formules moins compliquées que ceux de la digestion gastrique.

A ce stade la digestion intestinale fait intervenir une nouvelle diastase : l'érepsine de Cohnheim qui attaque à son tour les corps ainsi formés et les fait descendre d'un degré nouveau dans la voie des simplifications.

On a trouvé également dans le suc pancréatique un *ferment-lab* agissant sur la caséine, ferment qui ne serait pour l'école de Pawlow qu'un aspect de la trypsine.

Actions sur les graisses. — Stéapsine. — Le suc pancréatique exerce sur les graisses une double action : il les émulsionne et il les saponifie. Une graisse liquide agitée avec du suc pancrétique frais est immédiatement émulsionnée, c'est-à-dire divisée en une infinité de gouttelettes très fines qui donnent au liquide une apparence laiteuse ou crémeuse ; cette émulsion est stable, c'est-à-dire que par le repos les gouttelettes n'ont aucune tendance à se réunir. Aucun liquide de l'organisme ne donne une émulsion aussi complète et aussi persistante.

De plus, sous l'influence du suc pancréatique, les graisses sont dédoublées en leurs deux éléments constitutifs : acides gras et glycérine. Cette action est due à un ferment, la stéapsine. Les acides gras ainsi mis en liberté se combinent aux bases libres du contenu intestinal pour donner des savons. Le suc pur est assez peu actif, mais ce pouvoir est considérablement accru (14 fois sa valeur) par l'addition de bile qui agit par ses acides glycocholique et taurocholique.

Action sur les matières amylacées. — Amylase et maltase. — Le suc pancréatique liquéfie très rapidement l'empois d'amidon et le transforme en dextrine et en maltose : c'est le fait d'un ferment spécial : *l'amylase*. Mais le maltose lui-même ne reste pas à cet état et est transformé en glycose ; c'est le fait d'un autre ferment : la *maltase*.

Pour mettre en évidence la maltase, il faut expérimentalement provoquer une très légère acidité du milieu (Terroine).

L'existence d'une *lactase* (agissant sur le lactose) a été contestée.

Résumé de l'action du suc pancréatique.

Albuminoïdes	Amylacés	Graisses
+	+	+
Trypsine	Amylase	Stéapsine
↓	↓	↓
Polypeptides et acides aminés.	Dextrine et maltose.	Glycérine et acides gras.

Il convient d'ajouter que le suc pancréatique est doué d'une action bactéricide : en particulier P. Carnot a montré que les bacilles de Koch injecté dans le pancréas perdent rapidement leur virulence.

Sécrétion interne. — Les fonctions du pancréas ne se bornent pas à ces multiples actions sur la digestion : il joue aussi un rôle capital dans la régulation du sucre dans l'organisme, et c'est ce rôle qu'il convient de mettre en lumière.

Ce sont les médecins qui ont les premiers prévu le rôle du pancréas dans la glyco-régulation. Lancereaux, en 1877, établit par de nombreuses observations une relation causale entre les altérations graves du pancréas et une forme spéciale du diabète : le *diabète maigre*. Cette théorie, discutée d'abord, reçut une démonstration éclatante par l'expérience fondamentale de von Mering et Minkowski en 1889 : ces auteurs ont constaté que l'extirpation totale du pancréas détermine d'une façon constante une glycosurie permanente chez le chien, mais il faut que cette extirpation soit absolument complète, car la persistance d'une portion de glande suffit à éviter la glycosurie. Cette glycosurie ne s'accompagne ni de polyurie, ni de polydypsie ; elle est permanente et persiste jusqu'à la mort.

L'explication de ce fait a été discutée et on a proposé deux théories : une théorie nerveuse et une théorie glandulaire.

Théorie nerveuse. — On sait que les traumatismes des nerfs peuvent dans certains cas provoquer une glycosurie permanente, et comme l'ablation du pancréas s'accompagne forcément de lésion des plexus sympathiques du voisinage, on pensa que l'irritation de ce sympathique était la cause de la glycosurie. En réalité, l'expérience montre que l'on peut empêcher l'apparition de la glycosurie chez les chiens dépancréatés en greffant un fragment de glande sous la peau : quand on enlève cette greffe, la glycosurie apparaît. Ce phénomène semble donc bien d'origine glandulaire.

Théorie glandulaire. — Le pancréas sécrète une substance inconnue, capable d'empêcher la glycosurie. Cette substance n'est pas contenue dans sa sécrétion externe, le suc pancréatique ; car la ligature simple du canal de Wirsung ne provoque pas la glycosurie et la greffe l'empêche chez les animaux dépancréatés. Il s'agit donc d'une sécrétion interne, d'une résorption d'un produit par la voie sanguine.

Cette substance n'a du reste pas pu être extraite expérimentalement, car on n'a jamais pu faire disparaître la glycosurie de chiens dépancréatés par l'injection d'un extrait de pancréas.

Le mode d'action de cette sécrétion interne est encore inconnu. On a prétendu qu'elle agit sur le foie, dont elle modifie l'action sur le sucre (Chauveau, Kauffmann) en empêchant par exemple le glucose de se mettre en réserve sous forme de glycogène. Von Mehring et Minkowski ont constaté en effet que le foie des animaux dépancréatés ne contenait plus de glycogène. Lépine et Boulud ont soutenu que le pancréas agit directement sur le sucre contenu dans le sang, en y déversant un ferment dit *glycolytique*, c'est-à-dire capable de faire disparaître le sucre normal du sang : le sang des animaux dépancréatés contient plus de sucre que le sang normal et d'autre part l'injection d'une macération du pancréas provoque une hypoglycémie.

Le lieu de production de cette sécrétion interne a été également l'objet de discussions. Laguesse pense que ce sont les îlots de Langerhans qui sécrètent ce ferment glycolytique. Opie, Thoinot et Delamare décrivirent des lésions spécifiques des îlots, constituant la cause d'une insuffisance langerhansienne ; Laguesse tient surtout compte de l'abondance des formes de passage insulo-acineuses.

En réalité les îlots très abondants chez le fœtus et chez le jeune sont souvent rares chez le vieillard sans qu'il y ait glycosurie ; on a même trouvé des cas d'absence d'îlots sans glycosurie — et des lésions très importantes des îlots sans glycosurie, tandis que dans de nombreux cas de diabète les îlots étaient sains.

En résumé, la lésion spécifique cause de la glycosurie est encore inconnue et il ne faut pas conclure que toute glycosurie est d'origine pancréatique. Il y a des lésions pancréatiques intenses sans glycosurie ; il y a des glycosuries sans lésions pancréatiques, mais le fait indiscutable et fécond en conséquences, c'est que les lésions expérimentales graves du pancréas provoquent la glycosurie.

INSUFFISANCE PANCRÉATIQUE — EXPLORATION CLINIQUE

Les données de la physiologie montrent l'importance fonctionnelle du pancréas et l'intérêt qu'il y a à être fixé en clinique sur le fonctionnement de cette glande, mais les troubles fonctionnels pancréatiques sont souvent assez frustes et assez complexes et demandent à être recherchés méthodiquement par l'analyse des urines et l'analyse des selles.

Examen des urines. — La *glycosurie* doit toujours être recherchée, mais elle est loin d'être un symptôme constant dans les affections du pancréas. Dans les pancréatites aiguës, elle est exceptionnelle ; dans le cancer du pancréas, elle est variable et en grande partie d'ordre alimentaire, disparaissant par le régime et à la période terminale ; dans le kyste du pancréas elle a été assez fréquemment observée ; c'est au cours des altérations chroniques de la glande, en particulier de la lithiase qu'on a signalé le plus souvent la glycosurie. La glycosurie alimentaire provoquée par administration à jeun de 150 grammes de glucose aurait pour Mayo Robson une valeur diagnostique.

En résumé si l'absence de ce symptôme ne doit pas être considérée comme un signe négatif important, l'existence d'une glycosurie peut faire pencher la balance dans certains cas douteux en faveur d'une affection pancréatique (Rathery).

La *réaction de Cammidge* a été indiquée comme spécifique. Cette réaction est due au passage, dans l'urine, de corps voisins de la glycérine, qui donnent dans certaines conditions des cristaux fusibles à des températures données. Cette réaction est très délicate à rechercher ; de plus, elle est impraticable quand l'urine contient du sucre ; enfin sa valeur intrinsèque est contestée.

La *lipurie* (présence de graisse dans l'urine) a été signalée dans quelques affections pancréatiques.

On a cherché à déceler l'insuffisance pancréatique par des *éliminations urinaires provoquées* : l'*épreuve du salol* (von Nencki, Sahli) consiste à faire prendre au sujet un cachet de salol et à noter le moment de l'apparition dans l'urine de l'acide salicylique : le salol se décompose sous l'action du suc pancréatique en phénol et acide salicylique et l'acide salicylique se reconnaît en ajoutant une goutte de perchlorure de fer à l'urine qui prend alors une coloration violette. Cette épreuve n'a que peu de valeur parce que, d'une part, le moment de l'apparition du salicylate dépend de la durée du séjour dans l'estomac et, d'autre part, d'autres sucs digestifs que le suc pancréatique peuvent produire, presque aussi rapidement que lui, ce dédoublement.

L'*épreuve de l'iodoforme* et des huiles iodées (avec mise en liberté de l'iodure) est sujette aux mêmes critiques.

L'*épreuve des enveloppes* consiste à faire avaler au sujet une certaine quantité d'iodure de potassium enveloppé dans des capsule formées d'une substance qui doit être digérée seulement dans le suc pancréatique : cire, kératine, glucoïde. Si le suc pancréatique fait défaut, les capsules ne sont pas attaquées et l'iodure ne passe pas dans l'urine. Cette épreuve peut donner des résultats intéressants à condition que la substance de la capsule soit toujours identique et éprouvée par un sujet sain.

Analyse des fèces. — C'est le procédé qui donne les meilleurs résultats et qui constitue une application excellente de la technique que nous avons indiquée plus haut dans l'étude de l'intestin.

Examen macroscopique. — L'*abondance* anormale des fèces est un signe fréquent d'insuffisance pancréatique : les matériaux non digérés augmentent leur volume. C'est ainsi qu'un repas de 600 grammes, qui, chez l'individu normal donne une selle de 100 grammes environ, donnera 2 à 300 grammes de fèces dans le cas d'insuffisance pancréatique.

La *consistance* est en général plus molle, plus pâteuse qu'à l'état physiologique.

L'*odeur* peut être nauséabonde ou putride, indiquant des fermentations digestives anormales : cette félidité s'observe surtout dans les cas où l'absence de bile vient compléter l'insuffisance pancréatique, et ces cas sont fréquents.

La *couleur* est généralement peu accentuée : les matières sont pâles, à cause de la graisse, et quelquefois roses, à cause des fibres musculaires non digérées. L'absence de bile, dans les cas complexes, rend ces caractères encore plus nets ; ils existent cependant dans le cas d'insuffisance pancréatique pure.

Les selles sont surtout remarquables par la grande quantité de graisses qu'elles contiennent : c'est la *stéarrhée* décrite par les auteurs classiques. Cette stéarrhée existe à l'état normal, après ingestion d'une trop grande quantité de graisses ; mais d'une façon générale (et après le régime d'épreuve, avec certitude) la stéarrhée est un signe de grande valeur que l'examen microscopique et chimique permet de préciser. La graisse se présente sous la forme de masses blanches de la consistance du beurre, se figeant par le refroidissement ; d'autres fois, la graisse peut surnager à la surface du liquide diarrhéique, formant des taches huileuses ; d'autres fois, enfin, elle constitue un enduit graisseux qui enrobe les matières fécales.

L'examen macroscopique permet encore de reconnaître des débris végétaux nombreux qui n'ont du reste aucune signification spéciale, et des débris de fibres musculaires provenant de la viande non digérée et parfois absolument intacte.

Examen microscopique. — Aliments d'origine végétale. — On peut trouver des grains d'amidon, ou des débris de cellulose : ces signes indiquent un trouble digestif, surtout intestinal, mais rarement pancréatique, parce que les hydrates de carbone sont digérés, même en l'absence de suc pancréatique, par le suc intestinal ou les microbes de l'intestin.

Aliments d'origine animale. — *Fibres musculaires.* — Il faut, tout d'abord, éliminer un certain nombre de causes d'erreurs, en constatant que la présence des fibres musculaires ne provient ni d'une mastication insuffisante, ni d'une traversée digestive trop rapide, ni d'une surabondance dans le régime. Ces erreurs évitées, la présence de fibres musculaires constitue un assez bon signe d'insuffisance pancréatique. Ces fibres se présentent sous plusieurs aspects : les unes ont conservé leurs noyaux, leur striation longitudinale et transversale ; les autres ont perdu leur noyau, mais conservé leur striation, au moins transversale ; d'autres enfin ont perdu toute structure et constituent des débris petits, irréguliers, jaunâtres.

Récemment Schmidt a décrit un nouveau procédé pour mettre en évi-

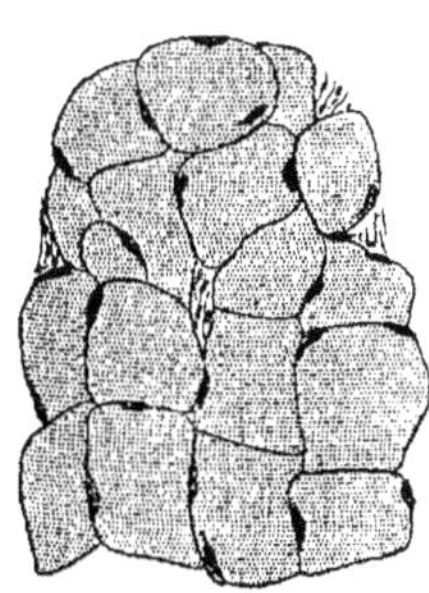
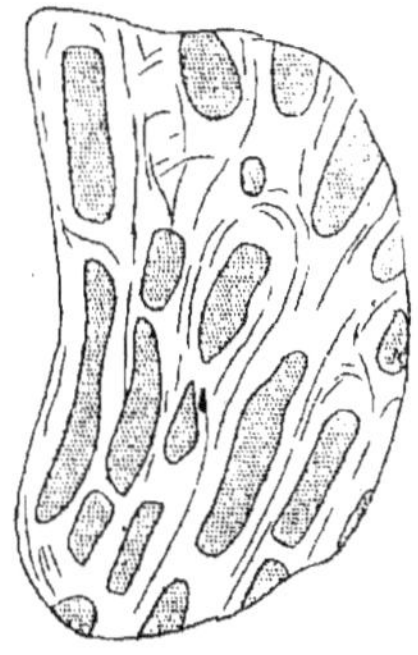

1
Noyaux intacts (insuffisance pancréatique)
2
Noyaux digérés (état normal).

Fig. 14. — Fragment de viande retrouvée dans les fèces (épreuve de Schmidt).

dence la non-digestion des fibres musculaires ; il fait avaler au sujet de petits cubes de viande inclus dans des sachets de gaze ; puis il recherche ces cubes dans les matières, il les inclut à la paraffine comme pour une préparation histologique habituelle et recherche, sur une coupe colorée à l'hématéine-éosine, si ces débris contiennent encore leurs noyaux cellulaires. S'il en trouve, il admet qu'il y a déficit pancréatique parce que seul le suc pancréatique est susceptible de digérer la substance nucléaire. Ce signe a une réelle valeur, à condition que la durée de la traversée digestive soit normale ; quand la traversée digestive est trop longue, les microbes intestinaux sont capables de digérer les noyaux, même en l'absence du suc pancréatique.

Graisses. — Les graisses sous leurs divers états sont très abondantes et le microscope vient confirmer les résultats macroscopiques.

Les *graisses neutres* se montrent sous forme de gouttelettes de volume varié, insolubles dans l'eau, solubles dans l'alcool à chaud, l'éther, le chloroforme ; elles se colorent en noir par l'acide osmique d'une façon plus ou moins intense suivant les proportions d'oléine qu'elles contiennent.

Les *acides gras* se montrent sous forme de cristaux aciculés, d'aiguilles finement recourbées ; ils sont insolubles dans l'eau, se colorent en noir par l'acide osmique. Ils se colorent en rose par la fuchsine phéniquée de Ziehl, comme les bacilles de Koch, qui doivent cette particularité aux acides gras qui les entourent.

Les *savons* se montrent sous forme de cristaux de forme polygonale et à bords arrondis ; ils sont solubles dans l'eau chaude et dans l'alcool ; les savons de chaux, généralement colorés en jaune, se dissolvent par addition d'une goutte d'acide sulfurique ; si l'on chauffe légèrement la préparation, ils laissent à leur place des cristaux de gypse.

Analyse chimique. — Les hydrates de carbone sont bien utilisés et on n'en retrouve que des traces dans les fèces.

Les matières albuminoïdes sont moins bien absorbées. A l'état normal 5 p. 100 de l'azote ingéré se retrouvent dans les fèces ; dans le cas d'insuffisance pancréatique on en retrouve 26 à 33 p. 100. On en retrouve même 44 p. 100 quand il y a en même temps obstruction biliaire.

Les graisses sont surtout intéressantes à étudier. Il est un point sur lequel tout le monde est d'accord, c'est sur l'augmentation générale des graisses fécales.

A l'état normal, on ne retrouve dans les matières que 4 à 5 p. 100 des graisses ingérées, à condition de rester dans des limites normales d'ingestion. Dans le cas d'insuffisance pancréatique on peut trouver 70 p. 100 de graisses non ingérées ; la suppression de la bile seule donne aussi un déficit de 60 p. 100 ; après la suppression de la bile et du suc pancréatique à la fois, on trouve 90 p. 100 des graisses non absorbées.

L'accord n'est pas complet entre les auteurs quand il s'agit de déterminer à quel état se trouvent ces graisses fécales. En effet, elles peuvent se trouver à l'état de graisses neutres, c'est-à-dire identiques aux graisses ingérées ; ou de graisses dédoublées, c'est-à-dire attaquées par la digestion et dissociées en acides gras et glycérine. La glycérine est disparue, et les acides gras peuvent se retrouver, soit sous forme d'acides véritables, soit combinés aux alcalis sous forme de savons alcalins. La différenciation de ces trois formes est d'une technique assez difficile, et c'est ce qui explique les résultats différents apportés par les auteurs.

Les chiffres donnés par les uns ont été discutés par les autres ; aussi nous nous bornerons à rapporter les chiffres donnés par R. Gaultier.

	État normal	Insuffisance pancréatique
Graisses neutres	24,2 p. 100	85 p. 100
Acides gras	38,8 —	10 —
Savons	37 —	5 —

Il résulte de ces chiffres qu'à l'état normal 75 p. 100 environ des graisses fécales sont dédoublées, c'est-à-dire prêtes à être absorbées, tandis que dans le cas d'insuffisance pancréatique 15 p. 100 seulement des graisses fécales sont dédoublées : il y a hypostéatolyse.

Notons enfin qu'on a voulu doser dans les fèces les ferments pancréatiques qui y ont été déversés : en particulier on a essayé de doser l'amylase fécale par son action sur l'empois d'amidon. C'est là une recherche très délicate où les causes d'erreur abondent, car les microbes intestinaux ont par eux-mêmes une forte action amylolytique.

Pathologie générale du pancréas.

Le pancréas peut être atteint de nombreuses affections, les agents pathogènes pouvant être amenés à ce niveau par deux voies : la voie canaliculaire ascendante — et la voie vasculaire.

A l'état normal les canaux pancréatiques plongent en plein milieu septique, leur terminaison intestinale étant en contact permanent avec la flore du duodénuin. Les premières portions de ces canaux sur une longueur de 2 à 4 centimètres sont normalement peuplées de saprophytes variés, surtout anaérobies (Gilbert et Lippmann).

Il suffit d'un arrêt de la chasse opérée par le suc pancréatique (compression, calcul) pour que les microbes remontent plus ou moins haut et donnent naissance à toutes les variétés de pancréatites aiguës ou chroniques.

Par la voie vasculaire peuvent aussi arriver d'autres agents pathogènes : tuberculose miliaire, pancréatite ourlienne, pancréatite mercurielle : ces deux dernières lésions montrent l'analogie du pancréas et des glandes salivaires.

Anatomie pathologique générale.

L'intensité des lésions anatomiques est proportionnelle à celle des éléments morbides : une atteinte très violente donne lieu à une pancréatite hémorragique, moins violente à une pancréatite suppurée ; enfin les causes peu virulentes et agissant lentement déterminent une pancréatite scléreuse ou lipomateuse.

Parmi ces lésions nous n'insisterons que sur deux faits qui sont propres au pancréas : les hémorragies et la stéatonécrose.

Hémorragie pancréatique. — La fréquence de ces lésions tient en partie à la très riche vascularisation de la glande — mais aussi bien probablement à l'auto-digestion des parois vasculaires par les ferments pancréatiques mis en liberté d'une façon quelconque ; en effet, l'injection interglandulaire de trypsine provoque expérimentalement des pancréatites hémorragiques.

Stéatonécrose. — C'est également les ferments pancréatiques — et en particulier la stéapsine — qui explique probablement les lésions si curieuses de la stéatonécrose. Ces lésions sont caractérisées par des taches blanchâtres disséminées aux endroits où la graisse existe normalement : ces taches se trouvent surtout à la surface et dans l'épaisseur du pancréas, quelquefois sur le grand épiploon, quelquefois dans la graisse sous-péricardique ou l'atmosphère cellulo-adipeuse du rein — mais le maximum des lésions est toujours au voisinage du pancréas. Au point de vue histologique, on constate que les cellules adipeuses sont nécrosées, qu'elles contiennent de petits cristaux d'acides gras : la graisse neutre a disparu. La pathogénie de ces lésions est discutée ; tout ce qu'on constate c'est qu'elles sont associées en général à une lésion aiguë, hémorragique ou gangreneuse du pancréas : on ne sait si l'on doit invoquer une action uniquement microbienne ou plutôt la mise en œuvre de ferments pancréatiques issus de leurs voies naturelles.

Syndromes pancréatiques.

Du fait de sa situation et de ses deux sécrétions externe et interne, le pancréas peut révéler ses altérations par trois séries de syndromes différents — et nous aurons à étudier successivement : les syndromes de voisinage (solaire, biliaire ou portal) ; de dyspepsie pancréatique et enfin de diabète pancréatique.

I. *Syndromes de voisinage :* 1° *Syndrome solaire.* — En raison de la proximité des plexus sympathiques voisins (plexus solaire, ganglions semilunaires), on note au cours des lésions pancréatiques des phénomènes nerveux d'importance parfois prépondérante. On peut constater un syndrome suraigu : douleur angoissante, vomissements, pouls petit, collapsus (pancréatites aiguës) ; — un syndrome subaigu rappelant la colique hépatique avec localisation douloureuse un peu différente (lithiase pancréatique — ou même pancréatite subaiguë); — un syndrome chronique : douleurs épigastriques avec irradiations variables (cancer).

2° *Syndrome biliaire.* — L'ictère résulte alors de la compression du cholédoque dans son trajet intrapancréatique : c'est le type de l'ictère par obstruction, et souvent le seul symptôme de cancer de la tête du pancréas. Le diagnostic est difficile entre cette obstruction due à un cancer pancréatique et une obstruction due à un calcul biliaire enclavé : le plus souvent la vésicule biliaire est dilatée dans le cas de cancer du pancréas et rétractée dans le cas de calcul (Courvoisier-Terrier).

3° *Syndrome portal.* — La veine porte est en partie encerclée par le pancréas où elle se creuse parfois un tunnel ; on conçoit que si l'encerclement augmente, on assiste à tous les signes de l'hypertension portale, ascite, etc.

II. *Syndrome dyspeptique.* — Les organes digestifs sont capables de se suppléer les uns les autres, et dans le cas de déficit pancréatique, les autres ferments digestifs interviennent pour remplacer ceux qui manquent. Aussi le tableau clinique est-il des plus frustes, et c'est pourquoi il est nécessaire de recourir aux moyens précis que nous avons indiqués pour déceler l'insuffisance pancréatique : examen des urines et surtout des selles.

III. *Syndrome diabétique.* — Nous avons suffisamment indiqué plus haut les rapports indiscutables qui existent entre la glycosurie et la lésion pancréatique. La question est loin d'être résolue dans tous ses détails : il est certain que les lésions macroscopiques ou histologiques du pancréas jouent un rôle considérable dans la genèse de certains diabètes — mais d'autre part le diabète d'origine pancréatique ne revêt pas constamment un caractère clinique assez spécial pour en permettre le diagnostic.

CHAPITRE V

FOIE

PAR

M. LAEDERICH

ANATOMIE MACROSCOPIQUE
PROCÉDÉS PHYSIQUES D'EXPLORATION

Parmi les glandes annexées au tube digestif, le foie est de beaucoup la plus importante, non seulement par son volume, mais aussi et surtout par la multiplicité et la nature de ses fonctions.

Situation. — Moyens de fixité. — Le foie occupe la partie supérieure et droite de la cavité abdominale ; il se moule dans la concavité de la coupole diaphragmatique, de sorte qu'il est logé presque entièrement à l'intérieur de la cage thoracique. Son lobe droit, qui constitue la masse principale de l'organe, remplit l'hypocondre droit ; son lobe gauche occupe la partie supérieure de l'épigastre et une petite portion de l'hypocondre gauche.

Lorsqu'à une autopsie on veut retirer ce viscère, on constate qu'il est facile de le mobiliser, car il est tapissé sur la plus grande partie de sa surface par la séreuse péritonéale ; mais cependant il tient en place par des adhérences extrêmement fortes ; si bien que les tractions les plus énergiques ne parviennent qu'à le déchirer si l'on n'a pas au préalable sectionné ses *moyens de contention :* Sur sa face convexe d'abord, c'est le ligament suspenseur, large repli péritonéal à direction sagittale, étendu entre le foie et le diaphragme et dont le bord inférieur, libre, contient les restes des vaisseaux ombilicaux (ligament rond). Sur la face inférieure, c'est l'épiploon gastro-hépatique, contenant dans l'épaisseur de son bord droit le pédicule du foie : veine porte, artère hépatique, canaux biliaires, lymphatiques et nerfs. Mais c'est surtout par son bord postérieur que le foie adhère très fortement au diaphragme, par une large surface dépourvue de péritoine ; c'est ce qu'on appelle le ligament coronaire, dont les extrémités droite et gauche sont terminées par de petits replis triangulaires. Cette adhérence du foie avec le diaphragme est considérablement renforcée par la présence de la veine cave inférieure, qui croise à angle droit le bord postérieur du foie dans lequel elle se creuse une gouttière, avant de perforer le centre phrénique ; la veine cave supérieure reçoit à ce niveau les veines efférentes du foie, ou veines sus-hépatiques, ce qui rend l'adhérence si intime, qu'on ne peut enlever le foie sans avoir au préalable sectionné le diaphragme et la veine cave.

Il est facile de comprendre que cette disposition anatomique laisse une certaine *mobilité* à l'organe : d'une part, le foie peut s'élever et s'abaisser en masse en même temps que la voûte diaphragmatique ; et en effet il est aisé de constater sur le vivant par la palpation et la radioscopie, que le foie s'élève et s'abaisse de 2 à 3 centimètres pendant les mouvements respiratoires. D'autre part, le foie peut basculer autour du ligament coronaire comme autour d'une charnière ; mais ces mouvements sont des plus réduits à l'état normal : c'est qu'en effet sur le sujet vivant, aux moyens de contention que nous venons d'étudier sur le cadavre, s'ajoute un facteur important, la pression intra-abdominale, liée à la tonicité des muscles de la paroi antérieure de l'abdomen. Grâce à cette pression, l'estomac et l'intestin forment une sorte de coussinet pneumatique sur lequel repose le foie, et qui empêche cet organe de basculer. Mais que, pour une cause quelconque (grossesses répétées, tumeur abdominale, ascite, etc...) la tonicité de la sangle abdominale vienne à faiblir, le foie n'étant plus soutenu va s'abaisser : tel est le mécanisme de l'*hépatoptose*.

Aspect. — Poids. — Extrait de la cavité abdominale, le foie présente l'*aspect* d'une masse volumineuse, à surface lisse et brillante, de couleur brun rouge ; son *poids* moyen, chez l'adulte, est de 1.450 à 1.500 grammes, mais il y a de très grandes différences individuelles en dehors même de toute cause morbide, et il faut en tenir compte dans l'appréciation de l'atrophie et de l'hypertrophie pathologiques de l'organe. Il faut aussi savoir que, proportionnellement, le foie est plus volumineux chez l'enfant que chez l'adulte : à la naissance, chez un enfant de 3 kg. 500, il pèse déjà 150 à 200 grammes.

La *consistance* de l'organe est à la fois ferme et friable : il résiste à l'empreinte du doigt, mais se laisse déchirer facilement par l'ongle, montrant alors une surface grenue ; cette friabilité explique la facilité relative avec laquelle les contusions violentes de la région hépatique produisent les déchirures de l'organe.

Configuration extérieure. — Placé sur la table d'autopsie, le foie s'aplatit un peu, et prend la *forme* d'une masse irrégulière, plus épaisse à droite qu'à gauche et sur son bord postérieur que sur son bord antérieur ; il présente une face supérieure lisse et convexe, et une face inférieure plane, creusée de sillons multiples dont la disposition bien connue forme l'H de Meckel, et délimite le lobe droit, le lobule carré, le lobule de Spiegel, et le lobe gauche (V. fig. 15).

5*

Mais sur le vivant, la forme du foie est bien différente : gorgé de sang (1) cet organe est beaucoup plus volumineux ; sa forme est irrégulièrement globuleuse, et il est classique de la comparer à un ovoïde dont on aurait sectionné la partie inférieure et gauche. La face supérieure est très fortement convexe, beaucoup plus que sur la table d'autopsie ; la face inférieure, à peu près plane, regarde fortement en arrière et en bas ; le bord postérieur est si épais que bien des anatomistes lui donnent le nom de face postérieure ; seul le bord antérieur est, sur le vivant

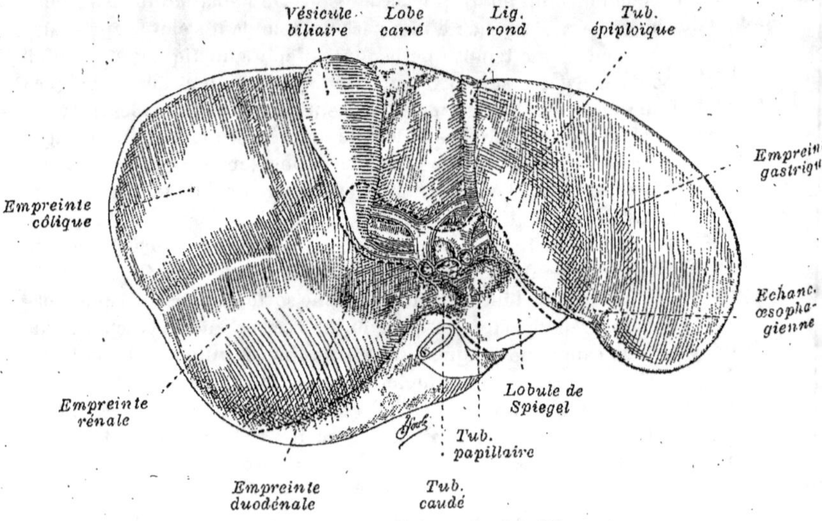

Fig. 15. — Face inférieure du foie (Charpy).
La ligne pointillée indique l'insertion du péritoine.

comme sur le cadavre, mince et tranchant, présentant deux encoches : l'une droite, répondant au fond de la vésicule biliaire ; l'autre gauche, répondant au ligament rond.

Rapports. —Il faut étudier successivement les *rapports* de ces faces et de ces bords du foie, dans ce qu'ils offrent d'intéressant pour le clinicien.

La face supérieure, très fortement convexe dans tous les sens, se moule exactement dans la concavité du diaphragme, et remonte à l'intérieur de la cage thoracique, un peu plus haut à droite qu'à gauche ; des plans horizontaux tangents aux points culminants des lobes droit et gauche, couperaient la paroi thoracique antérieure un peu au-dessous de la 4e côte à droite, et de la 5e côte à gauche.

(1) Sappey estime que le foie contient normalement 500 grammes de sang. D'autres auteurs admettent des chiffres bien plus élevés, jusqu'à 1.000 et 1.200 grammes.

Par sa portion centrale, le dôme hépatique regarde directement en haut, vers l'intérieur du thorax ; il entre en rapport, par l'intermédiaire du diaphragme : à droite avec la plèvre droite et avec toute la base du poumon droit, dont la concavité coiffe le dôme du lobe droit du foie ; sur la ligne médiane, avec le péricarde et le bord droit du cœur couché sur le centre phrénique ; à gauche enfin, l'extrémité du lobe gauche du foie s'étend plus ou moins loin dans l'hémithorax gauche, contractant

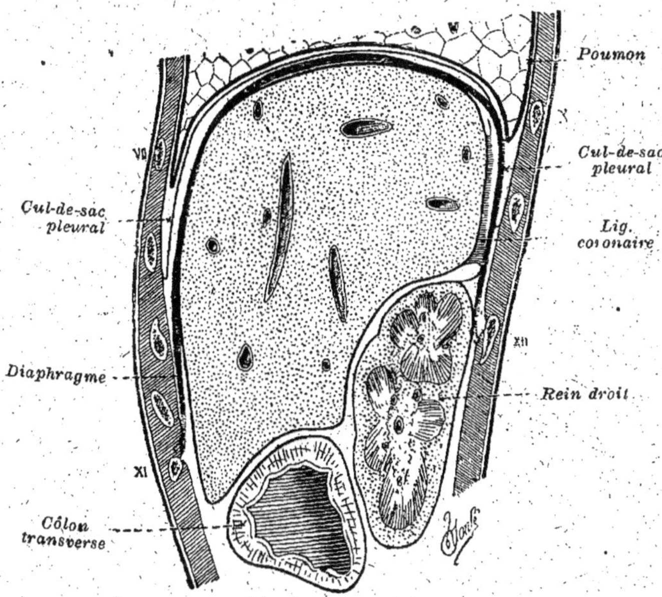

Fig. 16. — Coupe antéro-postérieure du foie (Charpy).
La coupe passe par l'hypocondre droit.

des rapports plus ou moins étendus avec la plèvre et la base du poumon gauches.

Par sa périphérie, la face convexe du foie s'abaisse, devient à peu près verticale, et s'applique contre la paroi thoraco-abdominale sur une hauteur variable :

En arrière, la surface de contact direct du foie avec la paroi est peu étendue et forme une bande horizontale, haute de quelques centimètres à peine, étendue entre le bord inférieur du poumon et le pôle supérieur du rein, à hauteur des Xe et XIe espaces intercostaux.

En dehors et en avant, les rapports directs du foie avec la paroi sont plus étendus (voir fig. 17), et se font sur une zone limitée en haut par le bord inférieur du poumon droit, en bas par le bord antéro-inférieur (tranchant) du foie. La ligne supérieure (projection pariétale du bord inférieur du poumon) commence sur la ligne axillaire au niveau de la VIIᵉ côte, croise le VIᵉ espace intercostal sur la ligne mamelonnaire, se dirige obliquement en dedans et en haut, pour se terminer derrière l'extrémité sternale du VIᵉ cartilage costal. La ligne inférieure (projection pariétale du bord tranchant du foie) commence sur la ligne axillaire dans le Xᵉ espace intercostal, croise le rebord des fausses côtes sur la ligne mamelonnaire, traverse obliquement l'épigastre en coupant la ligne médiane un peu plus près de l'extrémité de l'appendice xyphoïde que de l'ombilic, puis disparaît à gauche sous le VIIᵉ cartilage costal.

Cette zone étant ainsi délimitée, on voit que le foie n'entre en rapport avec la paroi abdominale que dans une petite portion de la région épigastrique ; il est presque entièrement caché derrière la paroi costale, dont il n'est séparé que par l'épaisseur du diaphragme et par le cul-de-sac costo-diaphragmatique de la plèvre ; celle-ci s'insinue en effet très bas dans l'angle dièdre que forme le diaphragme avec la paroi costale ; la ligne de projection du sinus pleural part de l'extrémité antérieure du VIᵉ cartilage costal, coupe la VIIᵉ côte sur la ligne mamelonnaire et la Xᵉ côte sur la ligne axillaire. La plus grande partie de la face convexe du foie est donc séparée de la paroi thoracique par le cul-de-sac pleural (voir fig. 17).

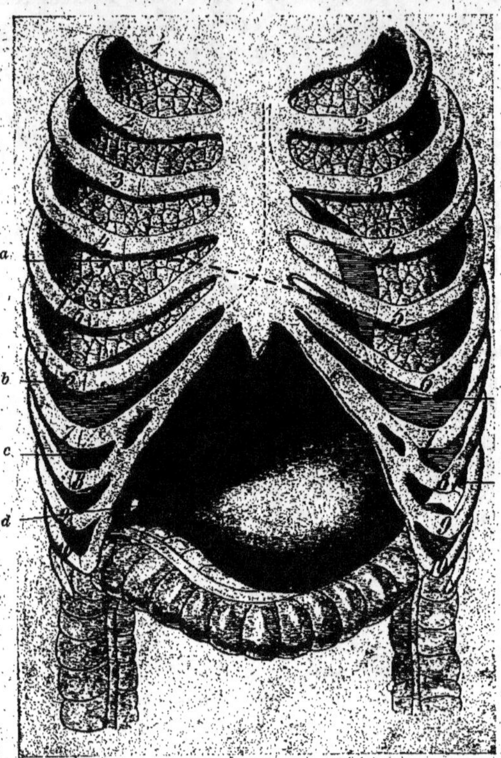

L. Laederich del.

Fig. 17. — Rapports du foie avec la paroi thoraco-abdominale.

a, projection du bord supérieur du foie ; — *b*, bord inférieur du poumon ; — *c*, cul-de-sac pleural ; — *d*, vésicule biliaire.

De ces rapports anatomiques, il est facile de déduire les règles qui président à l'*exploration physique du foie*.

Pour apprécier le volume de cet organe, il faut déterminer la situation de sa limite supérieure et de son bord inférieur.

1° En ce qui concerne la limite supérieure, on peut recourir à deux procédés : la percussion et la radioscopie. On doit percuter fortement, profondément, en allant de haut en bas, partant de la sonorité pulmonaire franche, et s'arrêtant à la première ligne de submatité : qu'on se rap-

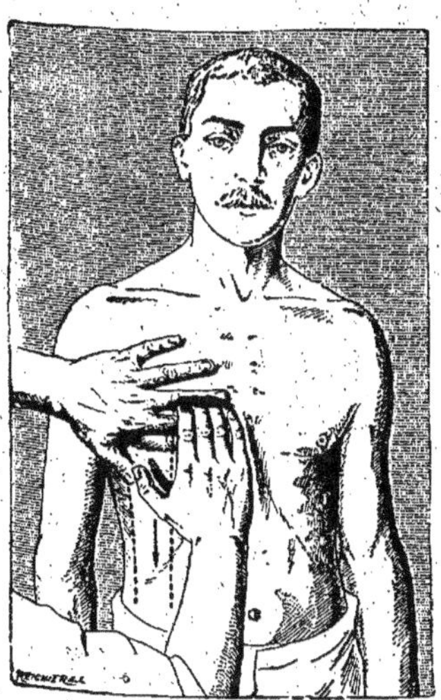

Fig. 18. — *Percussion du foie.* — Délimitation du bord supérieur. Percussion profonde, de haut en bas (Letulle).

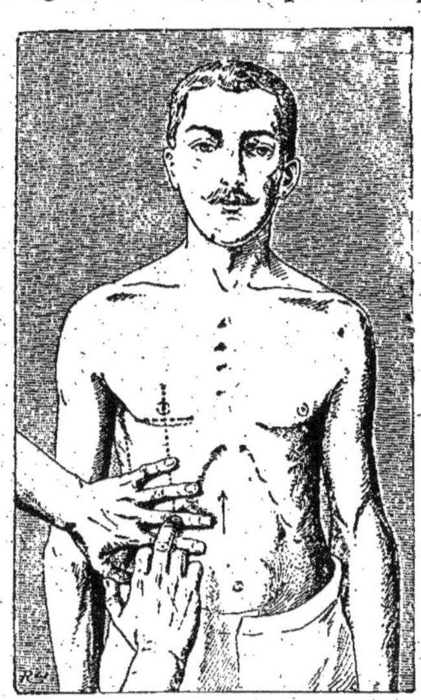

Fig. 19. — *Percussion du foie.* — Délimitation du bord inférieur. Percussion légère, de bas en haut (Letulle).

pelle en effet la forte convexité du dôme hépatique, et la disposition du bord inférieur du poumon, qui descend en s'amincissant dans l'angle dièdre formé par le diaphragme avec la paroi costale (voir fig. 16), et l'on comprendra qu'une percussion légère et superficielle, faisant résonner cette languette pulmonaire, n'indiquerait pas le niveau supérieur réel du dôme hépatique. Ainsi délimitée, la ligne de matité hépatique, légèrement arquée, correspond sur la ligne médiane à la base de l'appendice xyphoïde, sur la ligne mamelonnaire au V° espace intercostal, et sur la ligne axillaire au VII° espace.

La radioscopie, montrant sur l'écran fluoroscopique l'ombre du dôme hépatique qui tranche sur la transparence pulmonaire, permet de mieux préciser encore la situation exacte de la forme de ce dôme qui est normalement régulièrement convexe, mais peut être déformé à l'état pathologique par un kyste hydatique, une tumeur ou un abcès du foie. La radioscopie permet en outre d'apprécier la mobilité du foie et de suivre ses mouvements d'ascension et d'abaissement synchrones de la respiration ; dans les inspirations profondes, la convexité du contour dans sa partie externe s'accuse davantage par suite de l'éclairement du sinus costo-diaphragmatique résultant de l'abaissement du rebord pulmonaire.

2° Pour déterminer la situation du bord inférieur du foie, il faut recourir à la percussion et à la palpation.

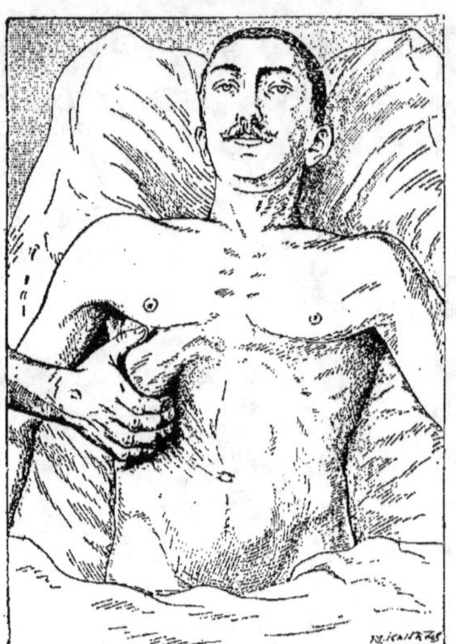

FIG. 20. — *Palpation du foie.* — Procédé des doigts fléchis en crochet (d'après Letulle).

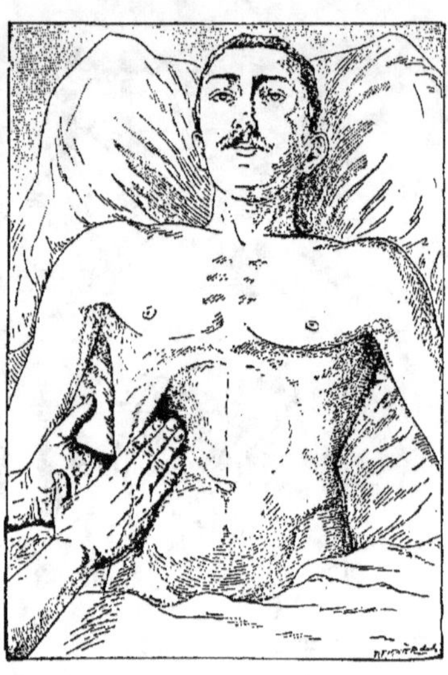

FIG. 21. — *Palpation du foie.* — Procédé de la palpation bi-manuelle et du ballottement (Chauffard) d'après Letulle.

La percussion doit être faite très légèrement, très superficiellement, pour éviter de faire résonner les parties de l'estomac et de l'intestin situées sous le bord aminci du foie.

La palpation est un procédé bien meilleur, parce qu'elle renseigne d'une façon plus précise et plus certaine sur la situation du bord hépatique, en même temps qu'elle permet d'apprécier la forme, la consistance, l'état lisse ou irrégulier de la surface, la sensibilité de l'organe ainsi que sa mobilité et les pulsations dont il peut être animé.

Cette palpation doit être faite doucement, avec le bout des doigts posés à plat ; on peut aussi chercher à accrocher le bord hépatique avec les doigts fléchis en crochet ou avec le pouce (procédé de Glénard), ou encore recourir à la palpation bi-manuelle et au procédé du ballottement, comme pour l'exploration du rein (Chauffard) (Voir fig. 20 et 21).

A l'état normal, le foie est peu accessible à la palpation ; sur la ligne mamelonnaire, son bord inférieur, ne dépassant pas le rebord costal, ne peut être atteint qu'en déprimant assez fortement la paroi abdominale pendant que le sujet fait une grande inspiration pour abaisser l'organe.

Dans la région épigastrique, le foie n'est pas moins difficile à palper, à cause de la résistance des muscles grands droits. Quand la paroi abdominale est très musclée ou chargée de graisse, la palpation est impossible, la percussion seule peut indiquer les dimensions du foie ; à l'état normal, la hauteur de la matité hépatique sur la ligne mamelonnaire est de 10 à 12 centimètres, variant un peu suivant la forme du thorax (constriction par le corset, etc.) et suivant la forme même du foie, tantôt plus étalé en largeur, tantôt plus condensé en épaisseur.

Quand, à l'état pathologique, le foie augmente de volume, il est rare que ce soit sa limite supérieure qui s'élève : ce fait ne se voit guère que pour certains kystes hydatiques et grands abcès de la face convexe ; mais dans la plupart des cas, en particulier dans les cirrhoses hypertrophiques, c'est vers le bas, vers la cavité abdominale, que l'organe se développe, devenant dès lors très facilement accessible à la palpation. Il ne faut jamais oublier de délimiter simultanément la situation de son bord supérieur, pour éviter de confondre une simple ptose avec une hypertrophie.

L'étude anatomique des rapports de la face convexe du foie n'a pas pour seul intérêt de faire comprendre les règles de l'exploration physique de cet organe ; elle explique aussi toute une série de faits cliniques :

1° La mobilité synchrone avec les mouvements respiratoires, des tumeurs à siège hépatique ; — 2° l'abaissement du foie chez les emphysémateux à poumons distendus, et chez les pleurétiques droits à épanchement abondant ; — 3° la propagation si fréquente à la plèvre et au lobe inférieur du poumon droit des processus inflammatoires du foie, notamment l'ouverture dans l'arbre bronchique des collections suppurées intra-hépatiques.

Les rapports anatomiques de la face inférieure du foie sont moins intéressants pour le médecin, car celle-ci échappe presque complètement à l'exploration. Comme on le voit en effet sur une coupe sagittale (fig. 16), la face dite inférieure du foie est en réalité postéro-inférieure. Le lobe gauche s'applique sur une petite portion de la face antérieure de l'estomac ; le lobe carré repose sur le pylore et la première portion du duodénum ; le lobe de Spiegel, plus profond, recouvre la région cœliaque ; le lobe droit enfin recouvre successivement de haut en bas la glande surrénale, le pôle supérieur du rein et le coude droit du côlon.

La palpation de la face inférieure du foie est donc impossible. Seule la radioscopie permet, dans une certaine mesure, de l'explorer, à la condition de pratiquer préalablement la distension gazeuse de l'estomac et du gros intestin : l'ombre du foie se détache alors suivant une ligne à peu près droite, oblique de droite à gauche et de bas en haut.

Voies biliaires extra-hépatiques. — Les voies biliaires sont les
canaux excréteurs du foie, chargés de déverser dans le duodénum la
bile sécrétée par cette glande. Ramifiés à l'infini à l'intérieur du foie, ils
convergent vers le hile, se fusionnent en deux canaux qui sortent du
sillon transverse de la face inférieure du foie, se réunissent l'un à
l'autre à angle obtus pour constituer le canal hépatique. Celui-ci des-

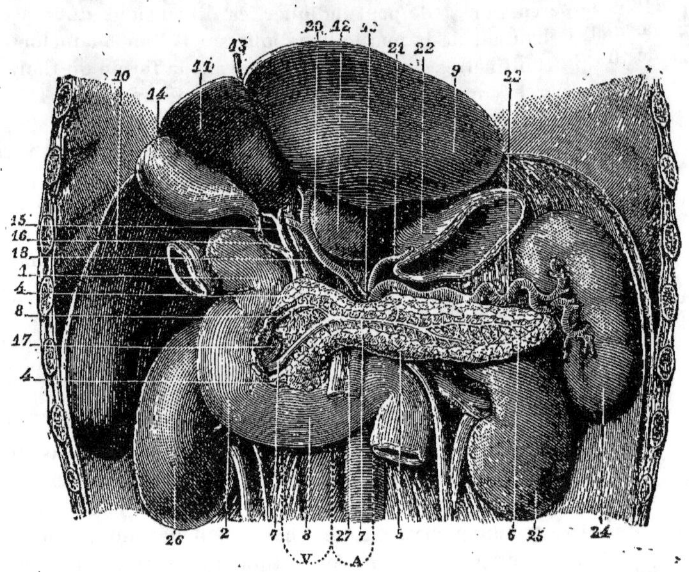

Fɪɢ. 22. — Rapports de la face inférieure du foie. Voies biliaires extra-hépatiques.
(Le foie est érigné en haut, l'estomac a été réséqué, le pylore est érigné en dehors).

1, 2, 3, duodénum ; — 4, 5, 6, pancréas ; — 7, canal de Wirsung ; — 9, 10, 11, foie ; — 12,
lobe de Spiegel ; — 13, ligament rond ; — 14, vésicule biliaire ; — 15, canal hépatique ;
— 16, canal cystique ; — 17, canal cholédoque ; — 18, veine porte ; — 20, artère hépatique ; — 24, rate ; — 25, 26, reins.

cend dans l'épaisseur du bord libre du petit épiploon, accolé sur la face
antérieure de la veine porte, en dehors de l'artère hépatique, et accompagné de nerfs et de lymphatiques ; il passe derrière le duodénum, dont
il croise perpendiculairement la première portion à peu de distance du
pylore ; il se fusionne bientôt avec le canal cystique qui vient de la vésicule biliaire, et prend dès lors le nom de canal cholédoque. Celui-ci continuant sa direction descendante, croise la face postérieure de la tête
du pancréas, dans laquelle il se creuse tantôt une simple gouttière, tantôt un canal complet, pour venir enfin s'aboucher à la partie moyenne
de la deuxième portion du duodénum, à sa face interne, au niveau de

l'ampoule de Vater, au même point que le canal excréteur du pancréas ou canal de Wirsung. A sa terminaison se trouve un sphincter musculaire lisse, le sphincter d'Oddi.

Sur ces voies biliaires principales se branche latéralement un diverticule renflé en réservoir : la vésicule biliaire et le canal cystique. La vésicule biliaire a la forme d'un ovoïde de 8 à 10 centimètres de long, d'une capacité de 30 à 40 centimètres cubes ; elle est accolée directement, sans interposition du péritoine, à la face inférieure du foie, dans la fossette qui sépare le lobe droit du lobe carré ; son fond affleure ou déborde légèrement le bord tranchant du foie, au niveau de son échancrure externe ; son corps repose sur le côlon transverse et sur la première portion du duodénum ; enfin au niveau de son col, la vésicule se coude pour se continuer avec le canal cystique ; celui-ci descend parallèlement au canal hépatique, avec lequel il ne tarde pas à s'unir. La lumière du canal cystique est rendue étroite et irrégulière par la présence d'une série de replis en forme de valvules demi-circulaires.

Tous les détails que nous venons de rappeler brièvement, concernant la disposition anatomique et les rapports des voies biliaires, doivent être retenus, car ils ont des conséquences cliniques fort importantes :

Tout d'abord, l'existence des valvules qui rétrécissent la lumière du cystique d'une part, et d'autre part l'existence du sphincter d'Oddi qui entoure la terminaison du cholédoque, expliquent que ces deux régions soient les points d'élection pour l'arrêt et l'enclavement des calculs biliaires ; et, en second lieu, le trajet parallèle et l'accolement des canaux cystique et hépatique expliquent qu'un calcul arrêté dans le premier puisse comprimer le second et entraîner une rétention biliaire dans le foie en même temps que dans la vésicule.

D'autre part, les rapports de la face inférieure du foie et des voies biliaires avec les organes voisins entraînent de nombreuses conséquences pathologiques. Ainsi la proximité du pylore et les connexions des systèmes lymphatiques du foie et de l'estomac, expliquent la grande fréquence de l'extension au foie des cancers gastriques et la fréquence de l'ictère au cours de cette affection.

De même, les rapports de la vésicule biliaire avec le côlon et le duodénum expliquent la possibilité de fistules biliaires internes permettant le passage de calculs biliaires volumineux dans les voies digestives.

Mais ce sont surtout les rapports du cholédoque avec le pancréas qui offrent un intérêt considérable :

Tout d'abord, on sait que le symptôme le plus apparent des cancers de la tête du pancréas est, dans la majorité des cas, l'ictère par rétention, mais on sait aussi que ce symptôme peut faire défaut ; l'anatomie explique aisément ces faits, puisque le cholédoque traverse le plus souvent la tête du pancréas, mais comme parfois il chemine en dehors de la glande, il peut alors échapper à la compression.

D'autre part, on insiste beaucoup, depuis quelques années, sur la fré-

quence des pancréatites chroniques au cours des infections biliaires :
l'abouchement commun du cholédoque et du canal de Wirsung rend aisément compte de ce fait, quelle qu'en soit la pathogénie, qu'il s'agisse
d'une infection ascendante simultanée des deux canaux d'origine intestinale, ou qu'il s'agisse de la contamination secondaire des canaux pancréatiques par la bile infectée par voie descendante, comme on tend à l'admettre plus fréquemment aujourd'hui. Quoi qu'il en soit, le fait à retenir est la fréquence des pancréatites chroniques accompagnant les rétentions et infections biliaires, dont elles peuvent être la cause ou la conséquence.

Reste à étudier la *situation topographique des voies biliaires*, car c'est elle qui précise les règles de leur exploration clinique.

La vésicule biliaire répondant par son fond au bord externe du muscle grand droit de l'abdomen, au niveau de son insertion sur le rebord costal, c'est en ce point qu'on doit explorer sa sensibilité et chercher à la palper ; mais à l'état normal la vésicule n'est pas perceptible à la palpation, à cause de la très faible saillie qu'elle fait au-dessous du foie, et à cause surtout de sa dépressibilité ; c'est seulement quand elle est distendue par une rétention biliaire qu'on pourra la sentir, sous forme d'une masse globuleuse, immédiatement sous-jacente au foie, et suivant comme celui-ci les mouvements d'ascension et d'abaissement synchrones de la respiration.

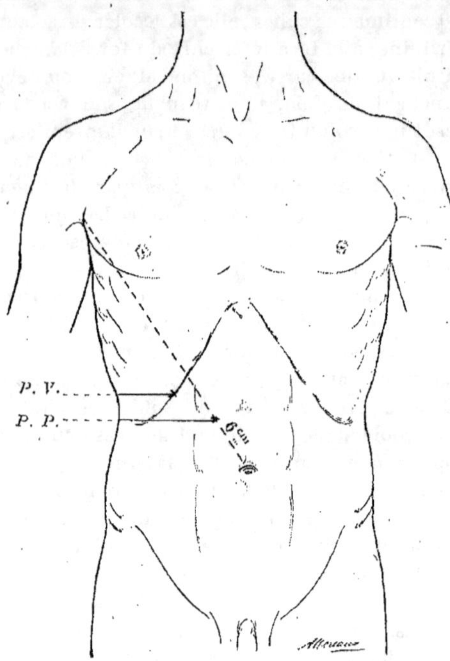

Fig. 23. — Topographie des voies biliaires.

P. V., point vésiculaire.

P. P., Point pancréatique de Desjardins

Quant à l'exploration du canal cholédoque, elle doit se faire, suivant Desjardins, sur une ligne tirée de l'ombilic au sommet de l'aisselle : c'est sur cette ligne, à 6 centimètres environ de l'ombilic, que se projetterait l'abouchement du cholédoque et du canal de Wirsung dans le duodénum.

En réalité, comme l'ont montré Chauffard et Rivet, le point de Desjardins n'est pas si rigoureux et il vaut mieux décrire toute une *zone pancréatico-cholédocienne* correspondant à la tête du pancréas et au cholédoque, et délimitée de la façon suivante : on fait partir de l'ombilic une horizontale et une verticale, et on trace la bissectrice de l'angle droit ainsi formé. C'est dans toute la zone comprise entre la verticale et cette bissectrice, sur une étendue de 5 centimètres à partir de l'ombilic, qu'il faut explorer le cholédoque en même temps que la tête du pancréas, comme il a déjà été dit à propos de cet organe.

L'exploration radiologique peut compléter très utilement la palpation dans certains cas de lithiase biliaire ; mais elle se heurte à une grande difficulté, car les calculs biliaires sont constitués le plus souvent principalement par de la cholestérine, substance transparente aux rayons X ; un résultat négatif n'a donc aucune signification.

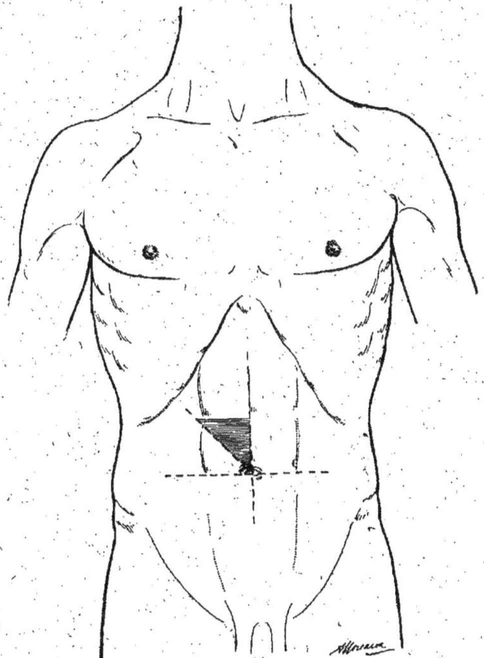

Fig. 24. — Topographie des voies biliaires.
Zone pancréatico-cholédocienne de Chauffard et Rivet.

ANATOMIE MICROSCOPIQUE

La structure du foie est très complexe, répondant aux multiples fonctions de cet organe, qui se comporte à la fois comme une glande à sécrétion externe et comme une glande à sécrétion interne.

Lorsqu'on déchire un fragment de foie, il présente un aspect grenu et paraît constitué par une infinité de petits grains de 1 millimètre à 1 mm. 5 de diamètre. De même, lorsqu'on examine une tranche de foie à l'œil nu, on voit une série de points rouges bruns foncés, entourés de zones jaunâtres, de forme annulaire, délimitant des îlots disposés en mosaïque. Ces grains, ces îlots, répondent à ce qu'on appelle les *lobules hépatiques*. Sappey estime leur nombre à plus d'un million. Ces lobules ne peuvent être isolés par dissection ; ils sont intimement accolés et soudés entre eux, et ne peuvent être réellement définis qu'à l'aide du microscope.

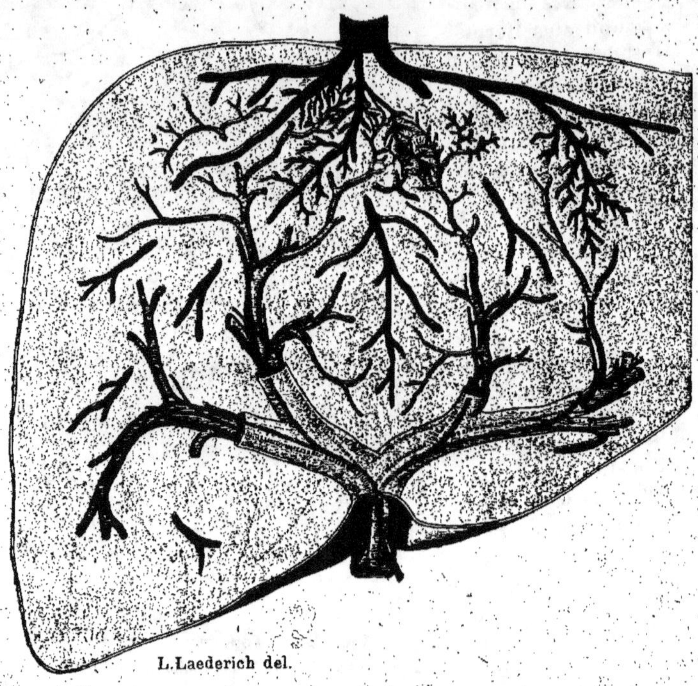

Fig. 25. — Schéma de la charpente vasculo-conjonctive du foie.

La veine porte (en bleu), accompagnée de l'artère hépatique (en rouge) et du canal hépatique (en noir), pénètre dans le foie en s'entourant d'une gaine conjonctive émanée de la capsule fibreuse qui enveloppe tout l'organe (capsule de Glisson). Ses ramifications s'intriquent avec celles des veines sus-hépatiques (en violet). En un point sont figurés les capillaires qui réunissent la terminaison des veinules portes et l'origine des veinules sus-hépatiques.

Pour comprendre l'architecture du lobule hépatique, il faut d'abord prendre une vue d'ensemble des vaisseaux du foie (Voir fig. 25), qui forment une sorte de charpente sur laquelle s'ordonnent les travées glandulaires.

Charpente vasculo-conjonctive. — Au niveau du hile du foie, pénètre la veine porte, accompagnée de l'artère hépatique. Ces vaisseaux s'enfoncent dans le parenchyme en s'entourant d'une gaine conjonctive, dérivée de la capsule fibreuse qui enveloppe l'organe: cette portion réfléchie de la capsule a reçu le nom de capsule de Glisson. La veine porte et l'artère hépatique, constamment accolées et entourées de leur gaine conjonctive, se ramifient à l'infini ; les derniers ramuscules se résolvent en réseaux capillaires, qui, après un trajet très court d'un demi à un millimètre, se réunissent à nouveau pour former des veinules ; celles-ci convergent les unes vers les autres de façon à reconstituer un petit nombre de gros troncs : ce sont les veines efférentes du foie, ou veines sus-hépatiques, qui sortent de la glande au niveau de son bord postérieur et s'abouchent immédiatement dans la veine cave inférieure.

Comme le montre le schéma ci-dessus (fig. 25), le réseau des veines

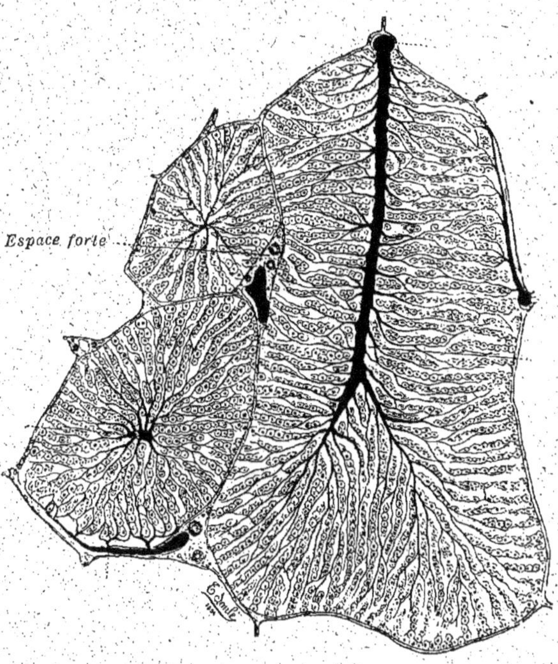

Fig. 26. — Schéma de l'architecture des lobules hépatiques
(d'après Soulié).

A droite un lobule coupé en long. A gauche deux lobules coupés
en travers.

afférentes s'intrique étroitement avec le réseau des veines efférentes, les branches terminales des premières étant reliées aux branches d'origine des secondes par un vaste système de capillaires ; ceux-ci convergent radiairement, à la façon des barbes d'un écouvillon, autour de chacune des veinules sus-hépatiques comme axe central ; et de la sorte sont constitués une infinité de petits blocs de parenchyme, appendus aux ramifications des veines sus-hépatiques : ce sont les *lobules hépatiques*. Ils ont une forme polyédrique par pression réciproque. Le schéma ci-joint montre leur mode de constitution : sur des coupes longitudinales ou transversales, on voit que l'*axe central* est formé par une veinule sus-

6*

hépatique, appelée pour cette raison veine centro-lobulaire ; les *arêtes* sont parcourues par les veinules portes et les ramifications de l'artère hépatique, ces vaisseaux étant toujours entourés de la gaine conjonctive qui les accompagne depuis le hile, et l'ensemble constituant ce qu'on appelle les espaces portes (ou espaces de Kiernan). Les *faces* sont intimement accolées à celles des lobules voisins, et dans le foie humain rien ne les délimite ; dans le foie de certains animaux, tels que le porc, il existe au contraire une lame de tissu conjonctif qui revêt chacune des faces du lobule et la sépare de la face correspondante du lobule voisin ; aussi chez cet animal la lobulation est-elle beaucoup plus nette et plus facilement reconnaissable que chez l'homme. Chez celui-ci, le tissu conjonctif périlobulaire existe cependant, mais en si petite quantité à l'état normal qu'il n'est guère appréciable ; par contre, sous certaines actions nocives, ce tissu conjonctif prolifère considérablement et forme de véritables gaines fibreuses enveloppant un ou plusieurs lobules : tel est le cas, par exemple, de la cirrhose de Laënnec.

Travées hépatiques. — La masse même du lobule est constituée par un riche réseau de capillaires qui, tout en s'anastomosant entre eux, convergent radiairement de la périphérie vers l'axe central, c'est-à-dire des ramifications terminales de la veine porte vers la veinule sus-hépatique ou centro-lobulaire. Dans les mailles de ce réseau se trouvent les *cellules hépatiques*. Celles-ci se groupent de manière à constituer une série de *travées* qui s'anastomosent entre elles, formant ainsi un réseau étroitement enlacé avec le réseau capillaire, et dont l'ensemble des mailles affecte, comme celles des capillaires sanguins, une disposition radiée autour de la veine centrale.

A la périphérie du lobule, les travées se réduisent brusquement de volume (passages de Héring) et se transforment en *canalicules biliaires* ; ceux-ci convergent vers les arêtes du lobule, c'est-à-dire vers les espaces portes, en suivant les fissures de Kiernan ; ils se réunissent là avec ceux qui viennent des lobules voisins, formant des canaux qui remontent le long des ramifications de la veine porte et de l'artère hépatique, entourés comme ces vaisseaux par une gaine conjonctive (capsule de Glisson) ; ces canaux biliaires cheminent donc dans les espaces portes, qu'on dénomme souvent en conséquence espaces porto-biliaires ; ils convergent vers le hile du foie, se réunissant entre eux pour former des canaux de plus en plus volumineux ; arrivés au niveau du sillon transverse de la face inférieure du foie, ils ne forment plus que deux gros troncs, qui sortent du foie et se réunissent aussitôt pour former le canal hépatique.

Si on envisage dans leur ensemble la disposition des voies biliaires intra-hépatiques, on voit qu'elles constituent une véritable arborisation, calquée sur celle de la veine porte, à laquelle les voies biliaires sont constamment accolées.

Leurs branches terminales se ramifient, sur le même mode que celles de la veine porte, en une série de canalicules qui divergent autour de l'espace porto-

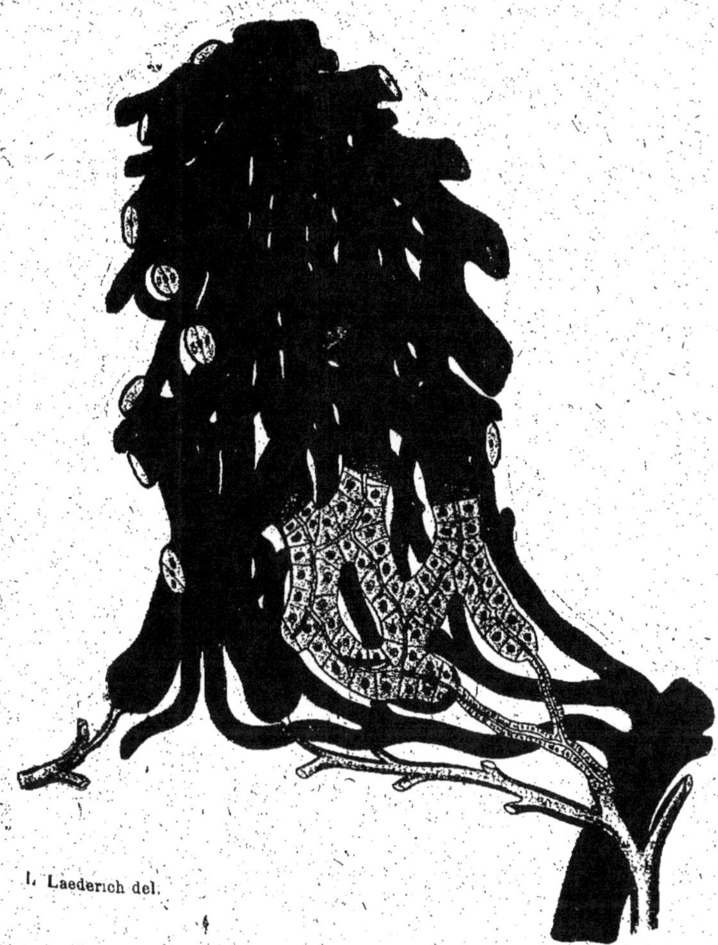

Fig. 27. — Schéma de la structure du lobule hépatique.

On voit le réseau formé par les travées hépatiques (en brun) s'intriquer avec le réseau des capillaires (en bleu). Ceux-ci partent d'une branche de la veine porte (en bas et à droite) et aboutissent à une veinule sus-hépatique (en haut).
Quelques travées hépatiques ont été sectionnées suivant leur axe longitudinal pour montrer leur constitution : tubes glandulaires dont la lumière centrale représente les capillaires biliaires (en jaune).
A la périphérie des lobules, on voit les travées hépatiques se continuer brusquement avec les canalicules biliaires (en jaune).

biliaire comme axe central, fusent le long des fissures de Kiernan qui séparent

6**

les lobules les uns des autres, pour se continuer enfin avec les travées de cellules hépatiques qui rayonnent autour de ces fissures de Kiernan.

Au lieu de considérer la lobulation du foie telle qu'elle a été exposée ci-dessus, comme délimitée par l'arborisation de la veine sus-hépatique, on peut la concevoir d'une tout autre façon : c'est l'arborisation porto-biliaire que l'on peut prendre pour guide : l'espace porto-biliaire devient l'axe central, autour duquel rayonnent les canalicules biliaires et les travées hépatiques qui leur font suite ; là périphérie du lobule sera limitée par des lignes fictives réunissant les veines sus-hépatiques voisines.

Ainsi serait constitué le *lobule biliaire* tel que l'a conçu Sabourin ; ce lobule serait tout à fait comparable au lobule pulmonaire : le canal biliaire et la veine porte ayant pour homologues la bronche centro-lobulaire et l'artère pulmonaire, — les travées hépatiques rayonnant autour de cet axe comme les infundibula rayonnent autour de la bronche, — les veines efférentes sus-hépatiques cheminant enfin à la périphérie du lobule de la même façon que les veines efférentes pulmonaires.

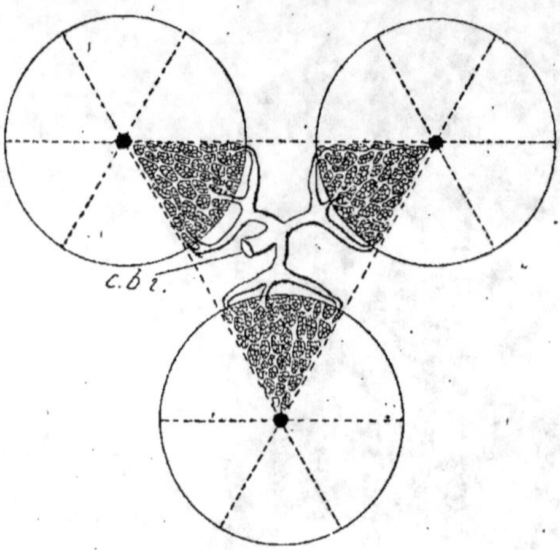

Fig. 28. — Schéma de la constitution du lobule biliaire. (Prenant.)

Les 3 cercles représentent des lobules hépatiques sanguins, centrés par des veines sushépatiques. Le triangle représente le lobule biliaire, centré par un canal biliaire *c. bi*.

En réalité cette conception du lobule biliaire est bien théorique ; les limites d'un tel lobule sont plus fictives encore que celles du lobule sanguin. Sans doute, chez les animaux inférieurs le foie est bien une glande à sécrétion externe, construite sur le type biliaire ; mais il n'en est plus de même chez les mammifères et notamment chez l'homme ; ici en effet la structure du foie a été complètement remaniée par les vaisseaux sanguins, en vue de la prédominance des fonctions de sécrétion interne sur la sécrétion externe biliaire.

Les travées hépatiques, disposées comme nous venons de le voir, sont constituées par des cellules prismatiques groupées bout à bout et côte à côte ; mais en réalité, ce ne sont point des cordons cellulaires pleins, ce sont des tubes creux ; seulement leur lumière excessivement fine ne peut être vue qu'après des artifices de préparation (injection fine des voies biliaires ou imprégnation par la méthode de Golgi).

Elles constituent donc par leur ensemble une glande tubuleuse anastomosée, réticulée, dont la lumière centrale est appelée *capillaire biliaire*. Chez l'homme, chaque travée est composée de deux ou trois rangées de cellules, de sorte que la lumière du capillaire biliaire est limitée soit par les deux faces correspondantes de deux cellules accolées, soit par les arêtes de trois cellules.

Les capillaires biliaires ont la forme de cylindres réguliers, de $1\,\mu$ à $1,5\,\mu$ de diamètre. Suivant les axes de toutes les travées, ils s'anastomosent entre eux comme ces travées elles-mêmes ; en outre ils envoient dans le ciment qui unit les cellules hépatiques de nombreux diverticules aveugles.

Dans les mailles que forment les travées hépatiques circulent les capillaires sanguins; ceux-ci forment un réseau étroitement intriqué avec le réseau des travées. Chaque cellule hépatique entre ainsi en rapport avec plusieurs capillaires sanguins qui longent ses arêtes longitudinales et s'envoient en outre des anastomoses transversales.

Ces capillaires sanguins sont constitués par une simple lame protoplasmique très mince, parsemée de noyaux ; le nitrate d'argent ne permet pas d'y délimiter des cellules : ce sont donc des capillaires à structure embryonnaire.

Autour des noyaux qui parsèment la lame endothéliale, le protoplasma est plus abondant, ce qui donne l'apparence de cellules étoilées ; on les appelle cellules de Kuppfer ; cet auteur les avait décrites comme des cellules péri-vasculaires ; en réalité elles font partie intégrante de la lame endothéliale. Nous verrons plus loin qu'elles ont des fonctions importantes.

Le contact est immédiat entre la paroi des capillaires et les cellules hépatiques, disposition qui favorise évidemment l'activité des échanges entre la cellule et le sang.

Cependant certains auteurs ont décrit un fin stroma fibrillaire autour des capillaires sanguins. Quoiqu'il soit à peu près invisible à l'état normal, l'existence de ce stroma est néanmoins intéressante à noter, car dans certaines cirrhoses, syphilitiques ou tuberculeuses, ce stroma peut s'hyperplasier, au point d'entourer chaque cellule d'un anneau fibreux : d'où le nom de cirrhose monocellulaire, qu'on donne à de telles lésions.

Cellules hépatiques. — Il reste à étudier la *structure intime des cellules hépatiques*.

Lorsqu'on examine ces cellules sur un foie humain recueilli à l'autopsie, on les trouve constituées par un protoplasma finement granuleux, sans texture apparente, et un noyau arrondi ou ovalaire, quelquefois double ; il n'existe pas de membrane d'enveloppe.

En réalité, cet aspect est celui d'une cellule altérée par la cadavérisation ; et lorsqu'on examine le foie d'un animal fixé au moment même de la mort, la plupart des cellules hépatiques ont un aspect tout différent ; elles sont très volumineuses, notablement plus grandes que sur le cadavre ; leur noyau, unique ou double, est gros, arrondi, d'aspect vésiculeux, et se colore assez faiblement ; le protoplasma est formé par un réticulum très fin, à grandes mailles irrégulières, avec de petites granulations aux points nodaux et autour du capillaire biliaire. Les mailles du réticulum se présentent sous des aspects très dissemblables suivant les techniques de fixation et de coloration employées : avec la plupart des réactifs ordinaires, le contenu de ces mailles protoplasmiques est homogène, peu ou pas coloré, de sorte que l'ensemble de la cellule présente un aspect clair ; avec certains réactifs, tels que le fixateur de Laguesse, la cellule paraît au contraire bourrée d'innombrables granulations. Sur les coupes de foie fixées par l'alcool, les cellules sont remplies de fines gouttelettes de glycogène qui se colorent en brun acajou par

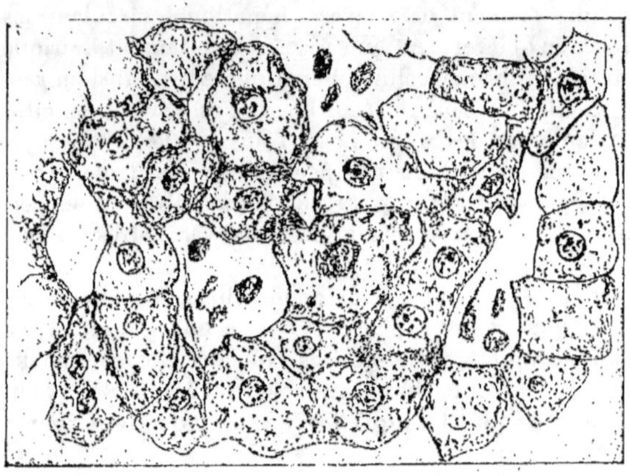

Fig. 29. — Cellules hépatiques humaines normales (Fiessinger). Gross. : 960 D.

l'iode ; mais il faut savoir que, dans la cellule vivante, le glycogène est à l'état de dissolution.

Outre cette substance, les réactifs chimiques permettent encore de déceler la présence de graisse, de lécithines, de sels ferriques, et, dans certains cas, de pigments biliaires, qui nous indiquent déjà quelques-unes des multiples fonctions de la cellule hépatique.

Voies biliaires. — La *structure des voies biliaires* rappelle celle des conduits excréteurs de toutes les glandes.

Les canalicules biliaires sont constitués par un épithélium d'abord pavimenteux, puis cubique, reposant sur une membrane basale hyaline, et entouré d'une membrane conjonctive très mince, contenant quelques fibres élastiques.

Les canaux biliaires possèdent un épithélium formé d'une seule couche de cellules, cylindriques, à protoplasma clair, à noyau ovalaire. Cet épithélium repose sur une membrane basale, hyaline. Il est doublé par une membrane conjonctive, formée de deux couches de fibres, les internes circulaires, les externes longitudinales.

Les canaux plus volumineux, surtout les canaux hépatique et chólédoque, possèdent de plus une tunique de fibres musculaires lisses.

En outre, sur toute la longueur des canaux biliaires, leur muqueuse présente une série de glandes, tubuleuses simples sur les canaux les plus fins, tubuleuses ramifiées sur les canaux plus volumineux, très développées enfin au niveau des voies biliaires extra-hépatiques.

Nous verrons plus loin que ces glandes paraissent chargées de sécréter la cholestérine que contient la bile.

PHYSIOLOGIE

Ainsi donc le foie présente la structure d'une glande tubulée réticulée, mais avec des caractères bien spéciaux : tandis que les conduits excréteurs de cette glande (canaux biliaires) ont un calibre singulièrement réduit par rapport à l'énorme volume du parenchyme sécréteur, la vascularisation de la glande est au contraire extraordinairement développée, et tout est disposé de façon à multiplier au maximum les surfaces de contact entre les cellules glandulaires et les capillaires sanguins.

C'est qu'en effet le foie ne fonctionne pas seulement comme une glande à sécrétion externe : c'est aussi, et même plus encore, une glande à sécrétion interne. Mais, contrairement à ce qui se passe pour le pancréas, ces deux ordres de fonctions ne se font pas dans des parties distinctes de la glande ; chaque cellule hépatique fonctionne simultanément comme une glande à sécrétion externe, déversant son produit d'élaboration, la bile, dans les canalicules biliaires ; et comme une glande à sécrétion interne, puisant et rejetant ses produits d'élaboration dans les capillaires sanguins qui l'enveloppent de toutes parts.

L'étude de l'Anatomie comparée et de l'Embryologie fait d'ailleurs bien comprendre cette adaptation anatomique au double rôle fonctionnel de la cellule hépatique.

Chez certains animaux inférieurs, tels que les Vers et les Arthropodes, le foie a une structure très simple : c'est une glande en tubes ramifiés, déversant dans l'intestin le produit de sa sécrétion externe, un suc digestif puissant. Dès qu'on s'élève dans l'échelle animale, chez les Mollusques gastéropodes par exemple, on voit les cellules de la glande se différencier suivant deux types : les unes sécrètent un ferment digestif qui est déversé dans l'intestin, les autres élaborent des pigments et fonctionnent comme une glande à sécrétion interne : la même glande remplit donc simultanément les fonctions du pancréas et celles du foie : d'où son nom d'hépato-pancréas. Chez les Mollusques céphalopodes, cet hépato-pancréas commence à se dédoubler. Chez les Vertébrés, le dédoublement est complet : le pancréas prend pour lui presque toutes les fonctions de glande digestive, le foie devient surtout une glande vasculaire sanguine.

Chez l'homme, au cours du développement ontogénique du foie, on retrouve successivement les différents types du développement phylogénique : un bourgeon naît de l'intestin par évagination, se ramifie en glande tubulée; puis les tubes glandulaires s'anastomosent entre eux de manière à former un réseau; en même temps ils entrent en contact intime avec un riche réseau vasculaire qui pénètre la glande en y bourgeonnant au moyen de cellules dites vaso-formatives; celles-ci forment à la fois les parois des nouveaux capillaires et des globules rouges qui s'accumulent à l'intérieur de ceux-ci : ainsi chez le fœtus le foie est un organe hématopoiétique, mais ce rôle est tout transitoire, et disparaît complètement dès que le développement de l'organe est complet. Au cours de cette prolifération vasculaire sanguine, le foie subit un véritable remaniement, par suite duquel tout se dispose pour multiplier les contacts entre cellules hépatiques et capillaires sanguins, et favoriser son rôle de glande à sécrétion interne.

L'étude des fonctions du foie va montrer en effet la prédominance très marquée des fonctions de sécrétion interne sur la sécrétion externe.

1° Circulation sanguine intra-hépatique.

Avant d'aborder l'étude de ces fonctions si complexes de la cellule hépatique, il est utile de dire quelques mots de la circulation sanguine du foie, car cette circulation conditionne essentiellement le fonctionnement de la glande ; et dans certains cas pathologiques, les troubles circulatoires hépatiques se traduisent par des symptômes très importants que le médecin doit bien connaître.

Le foie reçoit du sang par deux voies : l'artère hépatique et la veine porte.

L'apport de sang artériel est indispensable pour entretenir la vitalité de la cellule hépatique ; la ligature expérimentale de l'artère hépatique ou son oblitération pathologique par thrombose ou embolie détermine une nécrose de la glande, rapidement mortelle.

Mais le véritable vaisseau fonctionnel du foie est la veine porte ; le calibre de cette veine est d'ailleurs bien supérieur à celui de l'artère hépatique. La veine porte est constituée par la réunion des veines splénique, coronaire stomachique, mésentérique inférieure, et mésentérique supérieure, qui par leur ensemble collectent tout le sang veineux de la portion abdominale du tube digestif, du pancréas et de la rate. Nous avons vu plus haut comment cette veine porte vient se ramifier et se capillariser dans le foie, pour reconstituer ensuite quelques troncs veineux, les veines sus-hépatiques, qui aboutissent enfin à la veine cave inférieure. Par suite de cette disposition, le sang artériel apporté dans les parois du tube digestif traverse successivement deux séries de capillaires avant de faire retour au cœur droit : une première série dans la paroi même du tube digestif, une seconde série à l'intérieur du foie. Cette disposition anatomique, outre qu'elle conditionne l'action du foie sur les substances alimentaires puisées dans le tube digestif, a pour effet de diminuer la pression sanguine dans la traversée hépatique, de ralentir par conséquent cette traversée, favorisant ainsi les échanges osmotiques entre le sang et les cellules hépatiques.

La quantité de sang contenue dans les capillaires hépatiques pendant la vie est de plus d'un demi-litre ; le foie constitue donc un véritable réservoir sanguin. L'activité de la circulation dans le foie est telle, que la ligature expérimentale de la veine porte entraîne la mort très rapidement par troubles de la circulation générale. Inversement, les troubles de la circulation générale retentissent bruyamment sur la circulation hépatique : ainsi chez les cardiopathes asystoliques, le foie est toujours congestionné, gros et douloureux ; s'il y a insuffisance tricuspidienne, l'ondée sanguine rétrograde lancée par le ventricule droit dans l'oreillette et dans les veines caves afférentes, se propage facilement jusque dans le foie, étant donnée l'absence de valvules protectrices dans les veines sus-hépatiques : ainsi s'explique le phénomène du pouls veineux hépatique.

La circulation intra-hépatique peut aussi être troublée par certaines lésions du foie lui-même. Ainsi, dans un grand nombre de cirrhoses, le tissu conjonctif que nous avons vu engainer les branches de la veine porte et de l'artère hépatique, prolifère de telle sorte qu'il comprime ces branches veineuses, créant sur le courant sanguin un véritable barrage dans la traversée du foie, d'où hypertension en amont, dans la veine porte ; et hypotension en aval, dans les veines sus-hépatiques. Ce dernier phénomène entraînera l'hypotension artérielle, d'où la tachycardie et l'oligurie ; quant à l'hypertension portale, elle aura pour conséquences : la congestion de la rate (splénomégalie), du tube digestif (varices et hémorragies œsophago-gastro-intestinales, hémorroïdes) et du péritoine (épanchement ascitique) (1) ; en outre, par suite des anastomoses qui existent entre le système de la veine porte et celui de la veine cave inférieure, on verra les veines de la paroi abdominale exagérer leur calibre (circulation collatérale), en même temps qu'apparaissent des signes de congestion rénale passive (oligurie et opsiurie). Ainsi s'expliquent les principaux symptômes des cirrhoses du foie.

2° Sécrétions internes du foie.

Placé sur le trajet du sang venant du tube digestif, du pancréas et de la rate, le foie exerce son principal rôle sur les substances alimentaires que lui apporte ce sang : il emmagasine, retient et transforme nombre de ces substances, prenant ainsi une part considérable dans les fonctions d'assimilation et de désassimilation. — En outre, le foie agit sur les substances toxiques que charrie le sang : il joue un rôle antitoxique, dépu-

---

(1) L'hypertension portale n'est peut-être pas le seul facteur de la production de l'ascite au cours des cirrhoses : certains auteurs invoquent le rôle des lésions de péritonite chronique qui coexistent souvent avec les lésions cirrhotiques du foie.

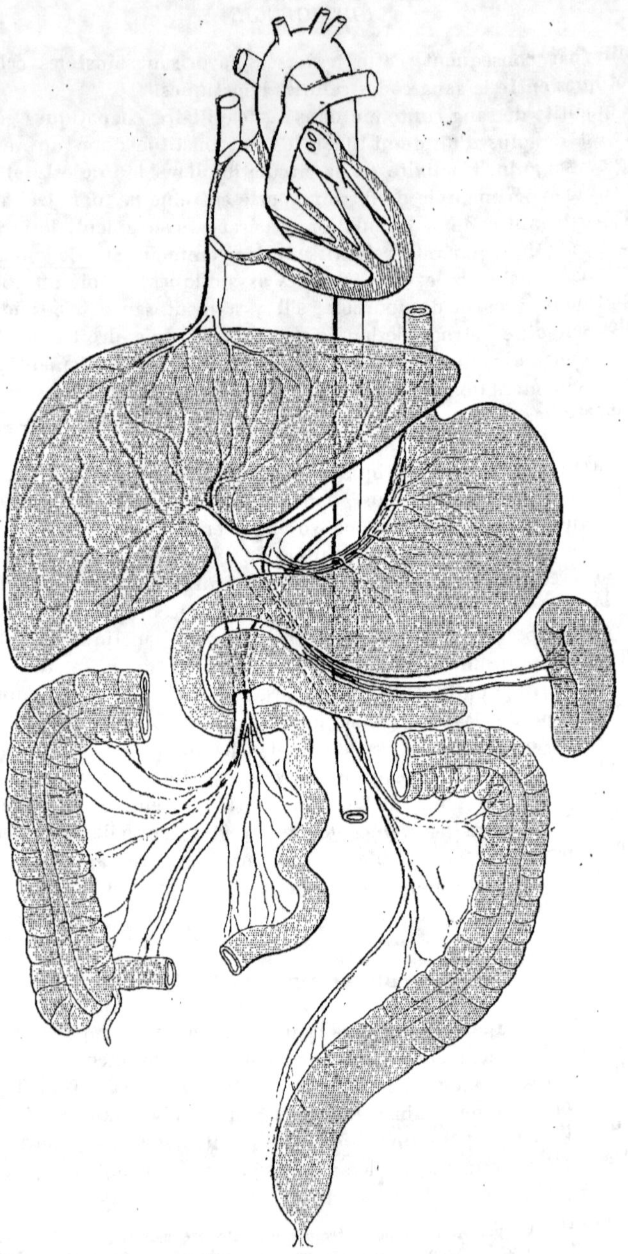

Fig. 30. — Schéma de la circulation hépatique.

rateur et défensif. Enfin le foie agit sur la composition même du sang, jouant un rôle important dans l'hémolyse et tenant sous sa dépendance la coagulabilité du sang. Quant à la sécrétion externe du foie, l'élaboration biliaire, elle représente bien plus, comme va le montrer cette étude, l'élimination de déchets provenant des sécrétions internes, que l'élaboration d'un suc digestif proprement dit.

1° Rôle du foie dans la nutrition. — La veine porte amène au foie les substances alimentaires, hydrates de carbone, graisses et albuminoïdes, absorbées par les capillaires au niveau du tube digestif. Le foie arrête au passage ces substances et exerce sur elles des actions différentes.

a) Action sur les hydrates de carbone. Fonction glycogénique. — C'est sur les hydrates de carbone que le foie exerce sa fonction la plus anciennement connue, grâce aux célèbres expériences de Claude Bernard (1848-1857).

Dans l'intestin, comme on l'a vu au chapitre III, tous les hydrates de carbone ont été transformés en glucose, et c'est sous cette forme qu'ils sont absorbés par la veine porte et amenés au foie. Celui-ci en arrête au passage la plus grande partie, car si l'on dose comparativement la teneur en glucose du sang de la veine porte et du sang des veines sus-hépatiques, après un repas riche en hydrates de carbone, on trouve que le glucose est plus abondant dans la veine porte que dans la veine sus-hépatique.

C'est sous la forme d'une substance appelée glycogène que le foie retient et emmagasine le glucose. Ce glycogène, qui dérive du glucose par déshydratation ($C^6H^{12}O^6 - H^2O = C^6H^{10}O^5$), est une poudre blanche, amorphe, soluble dans l'eau, mais non dialysable ; il donne avec l'iode une coloration brun acajou, qui permet de déceler sa présence dans les cellules hépatiques. La quantité de glycogène accumulé dans le foie est variable avec l'alimentation ; normalement, elle est considérable, elle représente de 5 à 10 pour 100 du poids total de l'organe.

Après avoir ainsi accumulé le glycogène dans ses cellules, le foie le rend peu à peu à la circulation en le retransformant en glucose : on constate en effet que, dans l'intervalle des digestions, le sang de la veine sus-hépatique est plus riche en glucose que le sang de la veine porte. Et il est facile de démontrer, comme l'a fait Cl. Bernard, que c'est bien aux dépens du glycogène que le foie fabrique le glucose qu'il rend à la circulation générale, car la teneur du foie en glycogène diminue parallèlement à l'élimination du glucose dans le sang. Cette transformation du glycogène en glucose est due à l'action d'un ferment, car elle ne se produit plus si l'on plonge un instant le foie dans de l'eau bouillante ; ce ferment a été isolé sous le nom d'amylase.

Porté dans tous les tissus par la circulation générale, le glucose y est brûlé, surtout dans les muscles, en dégageant de l'énergie calorique et mécanique.

A mesure que ce glucose est détruit dans les tissus, le foie en rend à la circulation générale une quantité égale, de telle façon que la teneur du sang en glucose est remarquablement constante : 1 gr. 50 par litre. Si, comme il arrive dans certains états pathologiques tels que le diabète, ce chiffre augmente, l'excès du glucose du sang est éliminé par l'urine : il y a glycosurie.

Il existe donc un mécanisme régulateur de la glycémie, mécanisme encore incomplètement élucidé, mais certainement très complexe. On sait actuellement que le foie, le pancréas et le système nerveux y prennent une part importante, et que des altérations de l'un ou de l'autre peuvent entraîner des troubles de la glycémie et la glycosurie :

1° Le foie tout d'abord. Il est en effet indispensable que la cellule hépatique conserve sa capacité de retenir le glucose apporté par la veine porte, de l'emmagasiner sous forme de glycogène, puis de le rendre peu à peu à la circulation. Il faut savoir que, même à l'état normal, le foie n'est pas capable d'emmagasiner des quantités illimitées de glucose : lorsqu'on fait ingérer à un sujet normal plus de 300 grammes de sirop de sucre en une seule prise, le foie ne peut pas tout emmagasiner ; l'excès passe directement dans la circulation générale ; la teneur du sang en glucose dépasse alors le chiffre normal de 1 gr. 50 par litre et l'excès est aussitôt éliminé par le rein : il se produit de la glycosurie.

Un fait très important à connaître pour le médecin, c'est que la capacité glycogénique du foie diminue notablement quand la cellule hépatique est lésée. Dans ces conditions, si l'on fait ingérer au malade 100 à 150 grammes de glucose dissous dans 300 à 400 grammes d'eau, le foie ne pourra tout emmagasiner, en laissera passer un excès dans le sang, d'où glycosurie. C'est ce qu'on appelle en clinique l'épreuve de la glycosurie alimentaire. Elle possède une très grande importance pour apprécier la valeur fonctionnelle de la glande hépatique.

2° La régulation de la glycémie ne dépend pas seulement de l'activité de la cellule hépatique ; Cl. Bernard a démontré que le système nerveux joue également un rôle important. Dans une expérience célèbre, il a prouvé que si l'on pique le plancher du 4e ventricule entre les noyaux du pneumogastrique et de l'acoustique, on détermine une hypersécrétion de glucose par le foie, de l'hyperglycémie et de la glycosurie consécutive, se prolongeant pendant quelques heures. Cette excitation sécrétoire se transmet du bulbe au foie par l'intermédiaire de la moelle cervicale, des premières racines rachidiennes dorsales et des nerfs splanchniques. S'agit-il simplement d'une action vaso-dilatatrice, ou bien y a-t-il une action excito-sécrétoire proprement dite ? Le fait est encore incertain. Mais ce qu'il faut retenir, c'est que chez certains malades, la glycosurie paraît liée à une altération du plancher du 4e ventricule (traumatisme, lésion inflammatoire ou tumeur).

3° Le pancréas joue également un rôle très important dans la régulation de la glycémie. Comme l'ont montré Von Mering et Minkowsky, l'ablation totale de cette glande entraîne l'hyperglycémie et la glycosurie ; ce trouble résulte certainement de la suppression d'une sécrétion interne du pancréas. Mais comment agit cette sécrétion chez le sujet normal pour empêcher l'hyperglycémie ? S'agit-il d'un ferment glycolytique (Lépine) qui favorise l'oxydation du sucre dans les tissus ? S'agit-il d'un ferment glyco-modérateur qui modère la transformation du glycogène en glucose dans le foie ? S'agit-il encore d'un ferment qui favorise l'arrêt dans le foie du glucose ingéré et sa transformation en glycogène ? Toutes ces hypothèses ont été défendues, mais on ne saurait actuellement prendre parti pour l'une ou pour l'autre ; et il est très vraisemblable que les diabètes et glycosuries ne relèvent pas toujours d'un seul et même mécanisme pathogénique, pas plus que d'une seule et même condition étiologique.

b) **Action sur les graisses. Fonctions adipopexique, adipopoïétique, adipolytique**. — Le rôle du foie dans l'assimilation et la désassimilation des graisses est moins important, et aussi moins bien connu que son rôle dans le métabolisme des hydrates de carbone.

La majeure partie des graisses ingérées est absorbée à l'état d'émulsion par les chylifères, et passe directement, par le canal thoracique, dans la circulation générale, échappant ainsi à l'action du foie.

Mais une petite quantité de graisse absorbée par l'épithélium intestinal prend la voie de la veine porte et traverse le foie ; elle y est arrêtée en grande partie par l'endothélium des capillaires (cellules de Kuppfer), puis incorporée par les cellules hépatiques elles-mêmes. C'est ce qu'on appelle la *fonction adipopexique du foie*. Il semble que cette action s'exerce aussi sur les lécithines (graisses phosphorées), car les réactifs et les analyses chimiques en décèlent en notable proportion dans les cellules hépatiques. Que deviennent ces graisses fixées par le foie ? Sont-elles rendues à la circulation, comme le glycogène ; ou sont-elles détruites directement dans le foie ? On ne le sait pas.

Un point à retenir cependant, c'est que chez certains diabétiques, en même temps que de l'hyperglycémie, on a noté un état lipémique, c'est-à-dire la présence d'une quantité exagérée de graisse dans le sang. Mais on ne sait, à l'heure actuelle, s'il faut incriminer ici un trouble hépatique.

Si l'on est encore peu renseigné sur le rôle du foie dans le métabolisme des graisses alimentaires, on sait que la cellule hépatique est capable d'élaborer de la graisse aux dépens des hydrates de carbone et des albuminoïdes. En effet, en suralimentant des animaux avec des féculents, on peut produire une surcharge graisseuse du foie ; de même, chez les femelles en gestation et surtout en lactation, le foie est plus chargé de graisse qu'à l'état ordinaire. Il exerce donc aussi une *fonction adipopoïétique*.

Dans certains cas pathologiques enfin, surtout à la suite de certaines intoxications (phosphore) et toxi-infections (tuberculose), les cellules hépatiques subissent une dégénérescence graisseuse, dont le mécanisme est encore inconnu.

c) Action sur les albuminoïdes. Fonction uréopoïétique. — L'action du foie sur les albuminoïdes alimentaires est très importante, mais aussi très complexe et plus difficile à étudier que les précédentes, en raison de la complexité de constitution chimique de ces substances et du manque de réactions histo-chimiques caractéristiques.

Le foie intervient dans l'assimilation et dans la désassimilation des albuminoïdes.

Son rôle dans l'assimilation est certain et important, mais son mécanisme nous échappe encore totalement. Claude Bernard a montré que lorsqu'on injecte dans la circulation générale d'un animal une solution d'albumine provenant d'une autre espèce animale, toute l'albumine injectée est éliminée par l'urine ; lorsqu'au contraire on pratique cette même injection dans la veine porte, on ne constate pas d'albuminurie. C'est donc que le foie a retenu, transformé et rendu assimilable l'albumine. Nous exposerons avec plus de détails dans un chapitre ultérieur (Voir chap. VI, métabolisme alimentaire) cette question de l'assimilation des albuminoïdes.

Le rôle du foie dans la désassimilation des albuminoïdes est mieux connu. On sait que ces albuminoïdes peuvent être décomposés dans tous les tissus de l'organisme, mais c'est surtout dans le foie que se fait cette décomposition ; celle-ci aboutit à la formation de produits multiples parmi lesquels les principaux sont : l'urée, des acides aminés, de l'ammoniaque, de l'acide urique et des purines. Il est démontré par de nombreuses expériences que le foie est le grand producteur de l'urée ; d'après l'opinion classique, l'albumine, en se décomposant, formerait d'abord des acides aminés, puis du carbonate et du carbamate d'ammoniaque, substances toxiques, que le foie transformerait aussitôt en urée, produit non toxique, facilement éliminé par les urines.

En étudiant plus tard le métabolisme des albuminoïdes (Voir chap. VI), nous analyserons ces faits plus en détail ; mais ce qu'il faut retenir ici, c'est que le foie fabrique la plus grande partie de l'urée qui va être éliminée par le rein ; dans certains états pathologiques d'insuffisance hépatique, l'élaboration de cette substance par le foie est restreinte, d'où diminution de l'urée dans les urines, et augmentation proportionnelle des autres produits azotés de la décomposition des albuminoïdes ; si l'on désigne sous le nom de *coefficient azoturique,* le rapport

$$\frac{Az \ \acute{e}limin\acute{e} \ sous \ forme \ d'ur\acute{e}e}{Az \ total \ \acute{e}limin\acute{e},}$$

Il est facile de comprendre que, dans le cas d'insuffisance hépatique, l'azote de l'urée diminuant par rapport à l'azote ammoniacal, le coefficient azoturique, qui à l'état normal varie de 0,85 à 0,96, va diminuer. C'est là une donnée classique à laquelle on attache une grande valeur pour apprécier en clinique la valeur fonctionnelle du foie (voir chap. V, p. 170).

La décomposition des albuminoïdes donne lieu encore à la production de bien d'autres substances ; il est probable, mais non absolument démontré, que la plupart d'entre elles sont, comme l'urée, élaborées dans le foie ; il en est probablement ainsi pour l'acide urique (on sait que chez les oiseaux, qui éliminent très peu d'urée et beaucoup d'acide urique, c'est dans le foie que celui-ci est élaboré); le fait est mieux établi, chez l'homme, pour certains produits qu'on appelle les corps sulfo-conjugués : dans la désintégration de la molécule albuminoïde prennent naissance certains composés aromatiques : phénol, crésol et indoxyle, produits très toxiques ; le foie combine ces corps avec l'acide sulfurique provenant soit de la désintégration albuminoïde, soit des sulfates alimentaires ; et les produits de cette combinaison, ce sont les corps sulfo-conjugués, (phénylsulfate, crésylsulfate, indoxylsulfate ou indican), composés non toxiques, qui vont être éliminés par les urines.

Ajoutons ici que par son rôle si important dans la nutrition, le foie joue un rôle capital dans la **régulation de la température du corps** : c'est qu'en effet un grand nombre des réactions chimiques dont la cellule hépatique est le siège sont des réactions exothermiques ; en outre, le foie commande à la distribution du glycogène dans la circulation, et règle ainsi en grande partie la combustion de cette substance dans les muscles. Cette notion explique l'hypothermie qu'on observe souvent au cours des maladies qui altèrent profondément le foie (syndrome de l'ictère grave).

2° **Rôle du foie dans la défense de l'organisme**. — Par son rôle dans la désassimilation des albuminoïdes le foie contribue à transformer certains déchets toxiques en substances indifférentes : il a un *rôle antitoxique*. En réalité ce rôle antitoxique est bien plus considérable encore : il intervient dans la défense de l'organisme contre toutes les intoxications, endogènes et exogènes, qui le menacent incessamment, et notamment dans toutes les toxi-infections microbiennes.

Ce rôle antitoxique est démontré expérimentalement : un très grand nombre de poisons, notamment les alcaloïdes, sont beaucoup moins actifs quand on les injecte dans la veine porte que lorsqu'on les introduit directement dans la circulation générale. Ne sait-on pas, d'ailleurs, en thérapeutique, que la plupart des médicaments administrés par voie digestive (et par conséquent traversant le foie avant de se répandre dans tous les tissus), sont moins toxiques, pour une même dose, que lorsqu'on les injecte directement dans le sang ou dans le tissu cellulaire sous-cutané.

Comment le foie exerce-t-il cette fonction antitoxique ? Par un mécanisme complexe : il retient et emmagasine certains produits toxiques, ne les laissant passer qu'à petites doses dans la circulation générale ; il détruit lui-même certains toxiques ; enfin il peut en éliminer par sa sécrétion externe, biliaire, et nous verrons bientôt que la bile représente surtout un liquide excrémentitiel extrêmement riche en substances toxiques.

Le foie ne lutte pas seulement contre les toxiques ; il arrête aussi au passage les éléments solides charriés par le sang, et particulièrement les *microbes* (1). Cette *fonction bactério-pexique* est l'apanage des cellules de Kuppfer, c'est-à-dire de l'endothélium des capillaires sanguins, que nous avons déjà vu exercer la même action sur les granulations graisseuses normalement circulantes dans le sang. Les microbes ainsi arrêtés dans le foie sont, soit détruits dans les cellules qui les englobent, soit déversés dans la bile et rejetés dans l'intestin.

Ainsi le rôle défensif du foie dans les maladies infectieuses ou toxiques apparaît d'une importance capitale ; et ceci nous explique la gravité particulière de ces maladies chez les sujets dont le foie est déjà lésé par une intoxication telle que l'alcoolisme.

Au cours de sa lutte contre microbes ou toxines, la cellule hépatique peut être plus ou moins gravement lésée, et subir les altérations les plus diverses, mais surtout la dégénérescence graisseuse ; certains poisons, notamment le phosphore et l'arsenic, ont à ce point de vue une nocivité toute particulière. Il en est de même de certaines toxines microbiennes, et l'on sait avec quelle fréquence on trouve des foies dégénérés, gras, aux autopsies des typhiques et des tuberculeux.

L'action défensive du foie contre les toxi-infections s'exerce déjà pendant la vie intra-utérine. A ce moment le foie est le premier organe traversé par le sang placentaire ; aussi conçoit-on qu'il soit tout particulièrement lésé au cours de toutes les infections congénitales, notamment l'hérédo-syphilis.

3° **Action du foie sur la composition du sang**. — Le foie exerce une action importante sur la composition du sang, non seulement en jouant le rôle que nous connaissons dans le métabolisme alimentaire, mais encore en agissant directement sur certains composants essentiels du sang : globules rouges et fibrinogène.

a) *Action sur les globules rouges*. — Chez le fœtus, pendant le développement des vaisseaux sanguins du foie, nous avons vu que les cellules vaso-formatives forment à la fois les parois des capillaires et des hématies à leur intérieur. Ce *rôle hématopoïétique* du foie ne persiste pas et cesse dès que le système circulatoire de la glande est achevé.

Par contre, le foie joue pendant toute la vie un *rôle hémolytique*, c'est-à-dire qu'il contribue à détruire les hématies lorsqu'elles sont physiologi-

____

(1) Mention spéciale doit être faite pour les embryons de Tœnia Échinocoque : lorsque ceux-ci traversent la paroi intestinale et pénètrent dans la veine porte ; ils sont presque toujours arrêtés au niveau du foie, où ils se fixent et se développent, donnant naissance aux kystes hydatiques. Ainsi s'explique la localisation habituelle de ces parasites dans le foie.

quement usées, ou pathologiquement altérées : il semble certain en effet que les pigments biliaires sans cesse éliminés par la bile proviennent de la transformation de l'hémoglobine dans les cellules hépatiques. D'ailleurs, toutes les fois que des globules rouges sont détruits en grande quantité dans le sang, soit sous l'action de certains poisons dits hémolytiques, ou du paludisme, soit en raison d'une fragilité spéciale des hématies, on constate que la teneur de la bile en pigments augmente, en même temps que du fer s'accumule dans les cellules hépatiques; il peut même survenir de l'ictère (ictères hémolytiques de Chauffard).

Le foie joue-t-il le rôle essentiel dans cette destruction des hématies, ou bien ne fait-il que transformer les déchets provenant de leur destruction dans la rate? Cette seconde conception paraît la plus probable, car on ne constate pas histologiquement de macrophagie dans le foie, tandis que ce processus est à son maximum dans la rate au cours des ictères hémolytiques.

Que devient le fer qui est mis en liberté au cours de la transformation de l'hémoglobine en pigment biliaire? Ce fer reste, à l'état de combinaison organique, dans les cellules hépatiques (1), où il est probablement repris ensuite peu à peu par la circulation pour servir à la formation de nouvelle hémoglobine, ou pour être éliminé au dehors par la muqueuse intestinale principalement.

Le foie joue également un rôle dans l'assimilation du fer apporté par les aliments : il le retient dans ses cellules et transforme probablement ses combinaisons chimiques avant de le rendre à l'organisme.

Chez le nouveau-né, le foie contient une grande provision de fer, qui s'épuise pendant les premiers mois de la vie; c'est qu'en effet l'alimentation lactée n'apporte pas de fer à l'organisme de l'enfant. Ceci explique l'anémie que ne tarde pas à provoquer une alimentation exclusivement lactée quand elle est prolongée trop longtemps.

L'ensemble du rôle du foie dans le métabolisme des composés ferriques a reçu le nom de *fonction martiale*.

b) **Action sur la coagulabilité du sang.** — Le foie exerce enfin une action importante sur la coagulabilité du sang, qu'il tient sous sa dépendance : après ablation du foie, le sang devient incoagulable; cette notion a une grande importance en clinique, car elle explique la fréquence et l'abondance des hémorragies chez les hépatopathiques (cirrhoses, ictères graves).

Comment le foie règle-t-il la coagulabilité du sang? C'est par un double mécanisme : à la fois en élaborant le fibrinogène du sang, substance qui se transformera en fibrine, et en sécrétant le fibrin-ferment (ou thrombase), qui est nécessaire pour cette transformation.

De ces notions découlent des conséquences thérapeutiques de première importance : chez les hépatopathiques sujets à des hémorragies, l'opothé-

---

(1) Le foie contient environ 0,20 centigrammes de fer dans sa totalité

rapie hépatique, en rendant à l'organisme le fibrin-ferment qui lui manque, peut combattre la diathèse hémorragipare.

3° Sécrétion externe du foie (fonction biliaire).

En même temps qu'il remplit les nombreuses fonctions que nous venons d'étudier, le foie sécrète un liquide qu'il déverse par les voies biliaires dans le tube intestinal : c'est la bile.

Composition et mode de sécrétion de la bile. — La bile contenue dans la vésicule biliaire se présente sous l'aspect d'un liquide visqueux, filant, d'odeur légèrement nauséeuse, de saveur très amère; sur le cadavre, elle est d'un vert foncé, mais sur le vivant, comme on l'a reconnu au cours d'opérations chirurgicales, la bile est d'une belle couleur jaune orangé foncé. Dans certaines maladies infectieuses, la bile est très foncée, presque noire (polycholie pigmentaire), d'autres fois, et particulièrement quand le foie est profondément dégénéré, la bile est plus ou moins complètement décolorée (acholie pigmentaire).

Au point de vue chimique, la bile se compose d'eau (85 à 95 0/0), de sels biliaires (5 à 10 0/0), de pigments biliaires (1 à 2 0/0), de cholestérine et de mucine en petites quantités.

1° Les sels biliaires sont le glycocholate et le taurocholate de soude; les acides de ces sels sont des composés azotés (l'acide taurocholique est en même temps sulfuré), qui dérivent d'un noyau commun, l'acide cholique, combiné avec un acide aminé, glycocolle ou taurine. Ces derniers proviennent de la décomposition d'albuminoïdes, l'acide cholique paraît dériver de la cholestérine. On admet classiquement que leur synthèse se réalise dans la cellule hépatique. Brulé pense, au contraire, que les sels biliaires peuvent naître dans tous les tissus (particulièrement comme déchets de la destruction des hématies), et que la cellule hépatique en assure seulement l'élimination. Quoi qu'il en soit, ces sels biliaires sont très toxiques; en les éliminant, le foie exerce donc encore une action antitoxique.

2° Les pigments biliaires. — La bile fraîche de l'homme ne contient qu'un seul pigment, la bilirubine, de couleur jaune rouge; mais il s'oxyde avec la plus grande facilité, et se transforme en biliverdine, bilicyanine et bilipurpurine, soit spontanément à l'air (sur le cadavre, la bile est verte), soit sous l'influence de l'acide azotique (d'où la réaction bien connue de Gmelin, qui sert à caractériser la présence de pigments biliaires dans les urines). La bilirubine dérive certainement de l'hémoglobine, dont un des groupements constitutifs, l'hématine, est transformé facilement *in vitro* en bilirubine par hydratation et perte de la molécule de fer :

$$C^{32}H^{32}Az^4O^4 \, Fe + 2\,H^2O = C^{32}H^{36}Az^4O^6 + Fe.$$

D'après la doctrine classique, cette transformation de l'hémoglobine en bilirubine se passerait exclusivement dans le foie, seul producteur de pigments biliaires. La cellule hépatique, après avoir élaboré la bilirubine, l'excrète dans la bile, qui la déverse dans l'intestin. Toutefois une faible proportion de cette bilirubine élaborée dans la cellule hépatique passe dans le sang, mais en si petite quantité que la réaction de Gmelin appliquée au sérum sanguin ne peut pas déceler sa présence chez les sujets normaux. Cette petite quantité de bilirubine est éliminée par l'urine, mais après avoir subi une transformation en pigment brun ou en urobilinogène. C'est seulement lorsque la bilirubine passe dans le sang en quantité exagérée (cholémie) qu'elle s'élimine en nature par les urines, sans avoir été modifiée (cholurie ou bilirubinurie), ou après avoir été transformée en un autre pigment, l'urobiline, sur la signification duquel nous reviendrons plus loin.

Cette conception classique sur le rôle du foie, seul formateur de pigments biliaires, ne peut plus être admise actuellement : l'étude des hématomes sous-cutanés, des hémothorax et de tous les foyers hémorragiques, ainsi que celle des ictères hémolytiques (Chauffard, Widal), ont établi indiscutablement que tous les tissus de l'organisme sont capables de transformer l'hémoglobine en bilirubine.

On peut donc se demander (Brulé) si la bilirubine ne prendrait pas naissance dans tous les tissus, et ne serait pas apportée toute formée dans le foie (ce qui expliquerait mieux que la théorie classique l'existence de la cholémie normale) ; la cellule hépatique aurait pour rôle exclusif d'extraire cette bilirubine du sang et de la déverser dans la bile, de la même manière que le rein élimine l'urée dans l'urine.

3· **Cholestérine**. — La bile contient encore de petites quantités de cholestérine, qui d'après Naunyn serait sécrétée plutôt par l'épithélium et les glandules des voies biliaires que par les cellules hépatiques.

C'est une substance de formule complexe : $C^{27}H^{45}OH$. Elle se comporte comme un *lipoïde* : insoluble dans l'eau, soluble dans l'alcool, l'éther et le chloroforme, elle cristallise en lamelles rhomboïdales. Elle se trouve dans la bile à l'état d'émulsion colloïdale grâce à la présence des sels biliaires.

On sait depuis longtemps que la cholestérine se trouve dans la plupart des tissus de l'organisme, mais qu'elle est particulièrement abondante dans les centres nerveux. Dans le sang, on en trouve dans les globules rouges et dans le plasma, soit à l'état de cholestérine pure, soit à l'état de combinaisons éthérées, soit en solution, soit à l'état colloïdal. Beaucoup de physiologistes ont admis, avec Flint, que la cholestérine du sang proviendrait de la désassimilation des centres nerveux, et qu'elle constituerait un déchet que le foie a pour rôle d'éliminer avec la bile. En réalité, on sait aujourd'hui que la cholestérine n'est pas un simple produit de désassimilation : elle entre dans la constitution de presque tous les tissus et elle joue (comme les autres lipoïdes) un rôle antitoxique très important dans la défense de l'organisme contre toutes espèces d'intoxications. On ignore encore l'origine de cette substance. Certains physiologistes pensent qu'elle est élaborée aux dépens des graisses, d'autres pensent que c'est aux dépens des albuminoïdes ; il est possible également qu'elle provienne, pour une part, directement de la cholestérine contenue dans les aliments.

Quoi qu'il en soit, on sait que les principaux centres d'élaboration de cette substance sont les glandes surrénales (substance corticale) et transitoirement les corps jaunes des ovaires (Chauffard et Grigaut).

Des recherches récentes et très importantes de Chauffard, Laroche et Grigaut, ont montré que le taux de la cholestérine contenue dans le sérum sanguin est assez fixe à l'état normal, oscillant aux environs de 1 gr. 50 par litre. Le mécanisme régulateur de la cholestérinémie est encore inconnu ; le rein ne paraît pas y jouer de rôle, l'urine ne contenant que des traces de cholestérine aussi bien à l'état normal que dans les états pathologiques ; quant au foie, son rôle n'a pu être démontré, la teneur de la bile en cholestérine ne variant pas parallèlement au taux de la cholestérinémie.

A l'état pathologique, celui-ci subit de grandes variations : pendant la période fébrile des maladies infectieuses graves, et particulièrement au cours des poussées évolutives de la tuberculose, le taux de la cholestérine est abaissé, ce qui semble correspondre à une diminution de la résistance antitoxique de l'organisme.

Pendant la convalescence de ces maladies, quand l'immunité paraît s'installer, le taux de la cholestérinémie s'élève au-dessus de la normale ; le fait est particulièrement net chez les typhoïdiques. L'hypercholestérinémie s'observe également au cours de la grossesse (où elle est peut-être en rapport avec le fonctionnement du corps jaune de l'ovaire), dans un grand nombre d'affections du foie et dans certaines néphrites. On l'a vu atteindre jusqu'à 15 grammes par litre.

Cette *hypercholestérinémie* peut entraîner la précipitation et le dépôt de cholestérine dans certains tissus : dans les paupières (xanthélasma), dans la cornée (arc sénile), dans la rétine (rétinite graisseuse des diabétiques et des brightiques) ; il est possible que l'hypercholestérinémie soit également à l'origine de l'athérome artériel (dépôts de cholestérine dans l'endartère).

Mais le dépôt local de cholestérine le plus anciennement connu se produit dans les voies biliaires : ce sont les calculs biliaires. Les causes de leur formation sont très discutées : la plupart des auteurs se rattachent à la théorie infectieuse, et attribuent à l'inflammation des voies biliaires la formation des calculs ; pour d'autres, il s'agirait d'une précipitation d'ordre chimique, causée par un trouble de la nutrition générale. Les recherches de Chauffard, Laroche et Grigaut, en montrant l'existence d'hypercholestérinémie dans la grossesse et au cours de la fièvre typhoïde, qui précèdent si souvent la lithiase biliaire, permettent de concevoir que ces deux mécanismes, bactériologique et chimique, s'associent fréquemment.

Mécanisme de l'excrétion biliaire. — C'est une sécrétion très abondante : la quantité de bile déversée en vingt-quatre heures dans le duodénum atteint environ un litre.

Cette sécrétion se fait d'une manière continue, mais avec une abondance plus grande après les repas ; cette augmentation de la sécrétion est due à l'action d'un ferment élaboré par la muqueuse duodénale au moment du passage du chyme gastrique : c'est la sécrétine (Bayliss et Starling) qui excite à la fois la sécrétion pancréatique et la sécrétion biliaire.

Chez les animaux à digestion continue (tels que certains ruminants), la bile s'écoule constamment dans l'intestin ; chez l'homme et la plupart des mammifères au contraire, l'écoulement biliaire est intermittent, grâce la présence d'un réservoir branché sur les voies biliaires, la vésicule biliaire ; un sphincter lisse (Oddi) placé à l'abouchement du cholédoque dans l'ampoule de Vater, force la bile à s'accumuler dans la vésicule ; mais à la suite des repas, au moment où le chyme gastrique traverse le duodénum, il se produit une contraction réflexe de la paroi musculaire de la vésicule : c'est la « chasse biliaire ». Cette contraction est normalement inconsciente, de même que le passage de la bile dans les voies excrétrices ; mais lorsque la bile est épaissie et forme ce qu'on appelle de la boue biliaire, et surtout lorsqu'elle contient des calculs concrétés, la sensibilité des voies biliaires devient extrèmement vive, et le passage de ces calculs entraîne des douleurs et des troubles réflexes multiples, réalisant le syndrome bien connu de la colique hépatique.

Rôle physiologique de la sécrétion biliaire. — 1° Rôle digestif. — La bile ne constitue pas à proprement parler un suc digestif, car elle ne renferme aucune diastase connue. Elle joue cependant un rôle important dans la digestion.

C'est surtout sur la digestion des graisses qu'elle exerce son action. Le fait a été démontré expérimentalement par Dastre : on sait que chez le lapin le canal pancréatique s'abouche dans l'intestin à 30 centimètres au-dessous du cholédoque (v. fig. 31) ; Claude Bernard avait vu que, après ingestion de graisses, les chylifères ne deviennent lactescents qu'au-dessous de 'l'abouchement du canal pancréatique. Dastre, en liant le cholédoque et en abouchant la vésicule biliaire dans l'intestin au delà du canal pancréatique, a vu que les chylifères ne deviennent dès lors lactescents qu'à partir du

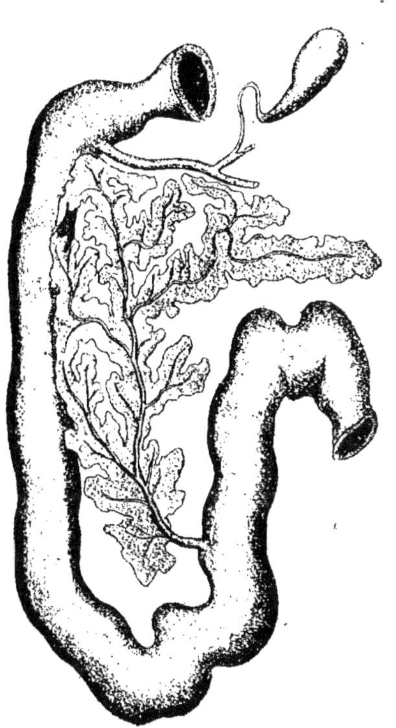

Fig. 31. — Anse duodénale, voies biliaires et pancréas chez le lapin (d'après Claude Bernard).

déversement biliaire : l'association des deux sucs est donc nécessaire pour l'absorption parfaite des graisses.

La clinique vérifie parfaitement ces conclusions : en cas de rétention biliaire, les selles deviennent blanches et grasses : il est classique d'admettre qu'il n'y a plus que 20 à 40 p. 100 des graisses ingérées qui soient absorbées. Inversement, après obstruction du canal pancréatique, la bile seule suffit à faire absorber environ 18 p. 100 des graisses ingérées. D'après les recherches récentes de Lemierre, Brulé, Weil et Laudat, le rôle de la bile dans l'absorption intestinale des graisses serait encore bien plus considérable : la rétention biliaire complète supprimerait presque absolument cette absorption, tandis que la ligature des canaux pancréatiques ne l'entraverait pas d'une façon appréciable, la bile suffisant à assurer une absorption normale. Cette action de la bile est due aux sels biliaires et non aux pigments.

En même temps qu'elles deviennent grasses quand on supprime l'arrivée de la bile dans l'intestin, les selles deviennent très fétides ; on a donc attribué à la bile une action antiseptique. En réalité, c'est une fausse interprétation : la bile n'est pas antiseptique ; sur le vivant, il existe à l'état normal des microbes aérobies et surtout anaérobies dans la portion inférieure du cholédoque, et peut-être même dans une grande étendue des voies biliaires extra-hépatiques d'après Gilbert et Lippmann ; d'ailleurs la bile est un excellent milieu de culture pour certains microbes. On tend à attribuer la fétidité des selles chez les malades en rétention biliaire à la plus longue stagnation des matières dans l'intestin (1) : c'est qu'en effet, à l'état normal, la bile déversée sur la muqueuse intestinale excite les contractions péristaltiques de l'intestin. Il est de fait que l'ingestion de bile combat la constipation et les fermentations intestinales.

2° **Rôle dépurateur.** — Au total, le rôle digestif de la bile n'est pas considérable ; la suppression de l'arrivée de la bile dans l'intestin, au moyen d'une fistule biliaire qui déverse ce liquide à l'extérieur, n'entraîne aucun trouble sérieux de la santé, tant qu'il ne se fait pas d'infection des voies biliaires ou d'altération grave de la cellule hépatique ; seul un certain degré d'amaigrissement résulte de la suppression de l'afflux biliaire dans l'intestin par suite de la mauvaise absorption des graisses alimentaires.

Par contre, lorsqu'une oblitération des voies biliaires entraîne la rétention des produits qui devaient être éliminés par cette voie, des troubles plus marqués apparaissent : c'est que la bile représente surtout un produit excrémentitiel ; Bouchard a démontré qu'elle est très fortement toxique, 9 fois plus que l'urine : une dizaine de centimètres cubes tuent un lapin de deux kilos.

Chez l'homme, la rétention de la bile entraîne toute une série de conséquences : tout d'abord, l'ictère, car les pigments biliaires résorbés diffusent dans tous les tissus en les colorant en jaune ; le rein, suppléant ici le foie, les élimine par l'urine, d'où cholurie ; mais en même temps s'observent différents symptômes toxiques dus surtout à l'action des sels bi-

---

(1) On pourrait aussi, nous semble-t-il, invoquer l'insuffisance de digestion des graisses qui donnerait lieu à la production d'acides gras volatils.

liaires : le ralentissement du pouls, l'hypotension artérielle, le prurit, quelquefois de l'hypothermie ; en outre le foie et tous les tissus deviennent moins résistants vis-à-vis des infections, c'est là le gros danger menaçant le malade atteint de rétention biliaire.

Il est curieux de remarquer que la bile, liquide excrémentitiel, est déversée dans le tube intestinal à sa partie toute supérieure : il est donc à supposer qu'une partie au moins de cette bile va être réabsorbée pendant sa longue traversée du tractus intestinal. C'est en effet ce qui se produit :

Une partie des sels et pigments biliaires sont décomposés dans l'intestin par les actions microbiennes ou par les ferments digestifs (Gilbert et Herscher) et éliminés avec les fèces, sous forme d'acide cholique, de glycocolle et de taurine pour les premiers, de stercobilinogène (corps identique à l'urobilinogène qu'on trouve dans les urines) pour les seconds. Mais une portion est réabsorbée par la veine porte et ramenée au foie, qui l'élimine à nouveau : il se fait ainsi une sorte de « circulation entéro-hépatique », dont la signification physiologique nous échappe ; cependant nous en savons un point important : c'est que la bile absorbée par l'intestin est un excitant pour la sécrétion biliaire, et chez les malades dont on veut activer cette sécrétion, il n'est pas de meilleur cholagogue que l'administration de bile. Il existe ainsi une opothérapie (1) biliaire, destinée à combattre les troubles fonctionnels de la sécrétion externe du foie, de même qu'il existe une opothérapie hépatique destinée à combattre l'insuffisance de ses sécrétions internes.

PROCÉDÉS D'EXPLORATION DE LA VALEUR FONCTIONNELLE DU FOIE

Les notions de physiologie normale qui viennent d'être exposées ont un intérêt capital pour le médecin, car sur elles sont fondées un certain nombre de méthodes cliniques qui permettent de juger de l'intégrité ou de l'adultération de la glande hépatique, montrant dans quelle mesure celle-ci est capable d'exercer ses différentes fonctions.

1º **Exploration des fonctions de nutrition.** — On a vu plus haut que le foie intervient dans le métabolisme des hydrates de carbone, des graisses et des albuminoïdes.

A. **Métabolisme des hydrates de carbone. Épreuve de la glycosurie alimentaire.** — A l'état normal, le foie retient et emmagasine, après l'avoir transformé en glycogène, tout le glucose ingéré, tant que celui-ci ne dépasse pas le chiffre de 200 grammes en un seul repas. A l'état pathologique, cette faculté de fixer le glucose diminue, de sorte que si l'on fait ingérer au malade, le matin à jeun, 150 grammes de glu-

____

(1) ὀπός, suc ; θεραπεία, traitement (L. Landouzy).

cose pur dissous dans 300 à 500 centimètres cubes d'eau, on constatera qu'une certaine quantité de sucre, non retenue par le foie, passe directement dans la circulation, et est éliminée par les urines. C'est l'épreuve de la glycosurie alimentaire. Sans avoir une valeur absolue, c'est un des procédés d'exploration fonctionnelle du foie qui donne les renseignements les plus précieux.

B. **Métabolisme des graisses**. — Les troubles du métabolisme des graisses, liés aux altérations hépatiques, sont peu connus. On a signalé la *lipémie* (augmentation de la teneur du sang en graisses circulantes) et la *lipurie* (élimination des graisses par les urines). Ce sont des faits exceptionnels, dont l'origine hépatique n'est du reste pas démontrée. Il en est de même de la *cholestérinémie*, qui, ainsi que nous l'avons vu plus haut, s'observe dans des conditions très diverses et paraît être en rapport avec une suractivité surrénale plutôt qu'hépatique.

C. **Métabolisme des albuminoïdes.** — Les troubles du métabolisme des albuminoïdes, qui surviennent au cours des affections hépatiques, sont mieux connus. On a vu plus haut comment le foie intervient dans l'assimilation et la désassimilation des albuminoïdes (surtout dans la formation de l'urée).

A l'état pathologique, on constate fréquemment une *diminution de l'urée* éliminée dans les urines, et une augmentation proportionnelle des autres déchets azotés : d'où *abaissement du rapport azoturique*; en même temps apparaissent dans l'urine, en proportion exagérée, de l'ammoniaque et des acides aminés (leucine et tyrosine). (Labbé et Bith). (Voir p. 96.)

On verra plus loin, en étudiant en détails le métabolisme des aliments albuminoïdes (voir chap. V, p. 170), les quelques réserves qu'il y a lieu de faire sur l'interprétation du rapport azoturique.

Quant à la diminution de l'urée éliminée par l'urine, il faut également, avant de l'interpréter comme signe d'insuffisance hépatique, tenir compte de la quantité d'albumines absorbées, et de la perméabilité rénale.

2° Exploration de la fonction antitoxique. — La manière dont le foie remplit son rôle si important dans la défense de l'organisme contre les microbes et les substances toxiques est difficile à apprécier cliniquement d'une manière précise.

D'une façon générale en cas d'insuffisance hépatique, on note une *hypertoxicité des urines*, le rein paraissant jouer en pareil cas un rôle vicariant pour éliminer les substances toxiques non détruites par le foie.

On note également, parfois, l'augmentation de l'indican dans l'urine (*indicanurie* ou *indoxylurie*); mais la signification de ce symptôme est très discutée, car il peut dépendre de bien d'autres conditions que de l'insuffisance hépatique.

Il est une méthode qui fournit de plus précieuses indications sur le fonctionnement hépatique : c'est *l'épreuve de l'élimination provoquée du bleu de méthylène*, préconisée par M. Chauffard. Comme l'a montré cet auteur, tandis que chez un sujet sain, après injection sous-cutanée de bleu de méthylène, cette substance s'élimine d'une façon continue et cyclique pendant deux à trois jours, chez les malades atteints d'insuffisance hépatique l'élimination est irrégulière, polycyclique et intermittente.

Cette épreuve est, avec celle de la glycosurie alimentaire, une des techniques les plus couramment employées pour l'exploration fonctionnelle du foie.

3° Exploration de la fonction biliaire. — Nous avons vu que si l'on discute le lieu de fabrication des pigments et des sels biliaires (soit dans tous les tissus, soit dans la glande hépatique), il est du moins certain que c'est le foie qui est chargé d'éliminer ces déchets dans la bile qui les déverse dans l'intestin.

Pour explorer le fonctionnement biliaire, il faut étudier la quantité et la qualité des pigments et des sels biliaires qui se trouvent : 1° dans les matières fécales où ces déchets doivent normalement s'éliminer ; 2° dans le sang, où ils s'accumulent si leur élimination se fait mal ; 3° dans les urines, voie vicariante par où ils s'éliminent en cas de rétention sanguine.

1° *Dans les matières fécales* : à l'état normal la bilirubine est transformée dans l'intestin, sous l'action des sucs digestifs et des microbes, en divers pigments qui donnent aux fèces leur couleur habituelle ; parmi ces pigments, le plus important est le stercobilinogène, corps identique à l'urobilinogène de l'urine. On peut, dans une certaine mesure, apprécier la quantité de pigments biliaires éliminés d'après la couleur des fèces : l'absence de bile se traduit par une décoloration qui leur donne l'aspect du mastic ; l'hypercholie se traduit par une surcoloration des matières qui deviennent vert brun. Mais il faut toujours compléter ces indications grossières par une réaction chimique très simple, indiquée par Triboulet, et qui permet d'apprécier avec une approximation suffisante la teneur en pigments biliaires. Il suffit d'ajouter à un peu de matières fécales diluées quelques gouttes d'une solution de sublimé acétique : quand la fonction biliaire est normale, on obtient une coloration rose, fleur de pêcher ; dans le cas d'acholie, la coloration reste blanchâtre ; elle devient verte plus ou moins foncée dans le cas d'hypercholie.

Quant aux sels biliaires, normalement éliminés par les fèces, leur présence s'y caractérise par la réaction de Pettenkofer. Leur absence entraîne, comme nous l'avons vu plus haut, un défaut d'absorption des graisses alimentaires, qu'on trouvera donc en quantité exagérée dans les fèces.

2° *Dans le sérum sanguin* : on sait qu'à l'état normal, il n'y a que des traces de bilirubine (un gramme pour 36.500 centimètres cubes), qui lui donne sa teinte jaune, mais qui sont insuffisantes pour être décelées par la réaction de Gmelin. Quand la teneur du sérum en bilirubine augmente (cholémie), ce sérum prend une teinte jaune plus foncée, et l'addition d'acide azotique donne la réaction de Gmelin ; pour plus de précision, on peut doser la teneur du sérum en bilirubine par le procédé de Gilbert, Herscher et Posternak. Dès que cette teneur augmente notablement, la bilirubine diffuse dans tous les tissus et les colore en jaune plus ou moins foncé (ictère).

Quand la cholémie est légère, la bilirubine peut être réduite dans les tissus ou dans le sang même, et transformée en urobiline : c'est alors ce corps dont on pourra déceler la présence dans le sérum par la réaction de Grigaut.

Quant aux sels biliaires, ils sont normalement en trop petite quantité dans le sang pour qu'on puisse les déceler. En cas de rétention biliaire, leur accumulation se traduit par les signes toxiques signalés plus haut.

3° *Dans les urines*, il ne s'élimine pas, normalement, de bilirubine en nature ; la minime quantité qui passe dans le sang est totalement transformée en urobilinogène avant d'être éliminée dans l'urine.

Dès qu'il survient de l'hypercholémie, les pigments biliaires en excès, en même temps qu'ils imprègnent les tissus et produisent l'ictère, vont s'éliminer par l'urine :

Si l'hypercholémie est légère, la bilirubine est transformée dans le sang et dans les tissus en urobiline, et éliminée sous cette forme dans l'urine : celle-ci ne contient pas de bilirubine, on dit que l'ictère est acholurique. On reconnaît l'urobiline par la réaction fluorescente du chlorure de zinc ammoniacal.

Si l'hypercholémie est plus marquée, la bilirubine est éliminée en nature dans l'urine, l'ictère s'accompagne de cholurie ; il est facile de déceler celle-ci par la réaction de Gmelin, ou mieux par le procédé plus sensible de Grimbert.

L'analyse d'urines ne doit pas porter seulement sur la présence de bilirubine et d'urobiline, mais aussi sur celle des sels biliaires : on sait aujourd'hui que pigments et sels biliaires ne sont pas toujours retenus simultanément dans l'organisme, mais qu'ils peuvent subir des rétentions dissociées (Lemierre et Brulé). La rétention des sels biliaires, qui peut donc se produire indépendamment de toute rétention pigmentaire, se caractérise par l'absence de ces sels dans les matières fécales (d'où mauvaise absorption des graisses alimentaires), par des symptômes toxiques (prurit, bradycardie, etc...), enfin par la présence de ces sels dans les urines, où on les reconnaîtra par la réaction de Hay.

Ces rétentions biliaires légères sont fréquentes au cours de toutes les affections hépatiques, mais passeraient inaperçues si on ne les cherchait pas systématiquement.

LES SYNDROMES HÉPATIQUES

En terminant cette étude des fonctions si multiples de la glande hépatique, il est utile de faire remarquer que la division adoptée en sécrétions internes et sécrétions externes est quelque peu schématique. Cette analyse est utile et même indispensable pour exposer une question aussi vaste et aussi complexe; mais elle ne répond pas d'une façon parfaite à la réalité des faits. Dans la réalité, les deux modes d'activité de la cellule hépatique s'intriquent et se confondent incessamment : ainsi par exemple, chargée de détruire une certaine quantité de substances albuminoïdes et d'hémoglobine, la cellule hépatique en déverse les déchets, les uns dans le sang (urée, acide urique, sels ferriques, etc...), les autres dans la bile (sels et pigments biliaires). De même, chargée de défendre l'organisme contre les intoxications et les infections, la cellule hépatique met en jeu simultanément sa double activité, détruisant dans l'intimité même de son protoplasma certains toxiques et certains microbes, en rejetant d'autres au dehors par les voies biliaires.

Toutes les fonctions du foie sont d'ailleurs solidaires les unes des autres dans une certaine mesure : l'expérimentation a montré notamment que les fonctions glycogénique, antitoxique et biliaire sont étroitement liées (Roger), si bien qu'un foie privé de glycogène (par alimentation dépourvue d'hydrates de carbone) n'a plus aucun pouvoir antitoxique et n'élabore plus de pigments biliaires. D'ailleurs, en pathologie, pareille solidarité se retrouve entre les fonctions hépatiques; sans doute, souvent les troubles pathologiques prédominent sur telle ou telle fonction du foie; mais, même en pareil cas, si l'on applique les méthodes cliniques d'exploration fonctionnelle suggérées par la physiologie, on constatera fréquemment que toutes les fonctions de la glande sont simultanément plus ou moins troublées. De même la solidarité fonctionnelle que la physiologie a établie entre le foie, le tube digestif, le pancréas, la rate et les reins, se retrouvera à chaque instant en pathologie.

On peut néanmoins, en schématisant quelque peu, grouper les troubles pathologiques hépatiques en quatre grands syndromes :

Syndrome d'insuffisance glandulaire (hypohépatie, anhépatie);

Syndrome de suractivité glandulaire (hyperhépatie);

Syndrome circulatoire (hypertension portale);

Syndrome biliaire (ictères).

1° **Syndrome d'insuffisance hépatique.** — On peut décrire une forme d'insuffisance légère et une forme d'insuffisance grave.

L'insuffisance hépatique légère s'observe d'une façon transitoire au cours de nombreuses maladies aiguës, ou d'une façon prolongée chez des tuberculeux atteints d'hépatite graisseuse et chez nombre de cirrhotiques. Elle se caractérise surtout par des troubles digestifs : anorexie, dyspepsie, selles molles, peu colorées et fétides; l'épreuve de la glycosurie alimentaire est souvent positive; les analyses d'urines indiquent une faible teneur en urée et la présence d'urobiline et de sels biliaires; l'examen des fèces trahit l'hypocholie pigmentaire, enfin l'élimination provoquée du bleu de méthylène est souvent polycyclique ou intermittente. Certaines formes de diabète relèveraient, d'après Gilbert, de cette insuffisance hépatique portant particulièrement sur la fonction glycogénique.

L'*insuffisance hépatique grave*, qui résulte de la dégénérescence massive de la glande, s'observe dans beaucoup d'intoxications (phosphore, arsenic, hydrogène arsénié, chloroforme, etc...) et d'infections très virulentes (fièvre jaune, fièvre typhoïde, appendicite, streptococcies, syphilis, tuberculose, etc...); elle peut survenir comme épisode terminal de toutes les lésions progressivement destructives du parenchyme hépatique (cirrhoses, cancers, etc...).

Elle se traduit par le syndrome de l'ictère grave, constitué essentiellement par de l'ictère, un état typhoïde et des hémorragies.

L'ictère est variable, le plus souvent léger, et tendant à diminuer à mesure que l'insuffisance hépatique s'accentue et que l'élaboration des pigments biliaires se fait plus mal; les matières fécales se décolorent peu à peu par suite du même processus; les urines sont rares, presque toujours albumineuses, contenant de la bilirubine et de l'urobiline; l'urée y est peu abondante, tandis que les autres produits de désintégration des albuminoïdes (leucine, tyrosine, xanthine, créatine, etc...) sont relativement plus abondants, d'où abaissement du coefficient azoturique, phénomène dont nous avons vu plus haut la signification. En même temps, il existe très souvent des troubles d'insuffisance rénale : rétention de produits azotés dans le sang, avec les conséquences habituelles de l'intoxication urémique.

Les manifestations nerveuses, caractérisées surtout par un état typhoïde, témoignent de l'intoxication profonde de l'organisme, qu'explique l'altération simultanée des deux grands organes dépurateurs, foie et reins.

Des hémorragies multiples constituent le troisième groupe de symptômes caractéristiques : purpura, épistaxis, hématémèses et melæna témoignent d'un processus hémorragipare général qui paraît lié à une hypocoagulabilité du sang.

Tous ces symptômes révèlent la profonde atteinte du foie dans ses diverses fonctions. Les méthodes d'exploration étudiées plus haut confirment en pareil cas l'insuffisance fonctionnelle complète de la glande hépatique.

2° **Syndrome d'hyperhépatie.** — Il semble que dans certains états pathologiques, le foie exalte son activité fonctionnelle au lieu de l'atténuer; cette hyperhépatie peut porter sur l'ensemble des fonctions du foie, ou sur l'une d'elles seulement.

Ainsi par exemple, dans certaines cirrhoses hypertrophiques biliaires, il semble souvent y avoir de l'hypercholie (d'où coloration foncée des fèces, et ictère par résorption d'une partie de la bile sécrétée en excès); en même temps l'épreuve de la glycosurie alimentaire montre que le foie est capable de retenir une quantité de glucose supérieure à celle qu'il peut emmagasiner à l'état normal.

D'après Gilbert, certains cas de diabète seraient également dus à de l'hyperhépatie : le foie transformerait en glucose plus de glycogène que n'en utilise l'organisme ; en même temps, la fonction uréopoiétique du foie serait aussi exaltée, d'où hyperazoturie.

Enfin dans certaines cirrhoses pigmentaires, les symptômes peuvent également être attribués à l'hyperhépatie (Gilbert, Castaigne et Lereboullet).

3° Syndrome circulatoire ; hypertension portale. — Dans la plupart des cirrhoses atrophiques, la sclérose du foie comprime les vaisseaux intra-hépatiques, et crée par conséquent une sorte de barrage sur le trajet de la circulation porte : d'où hypotension sus-hépatique et hypertension portale ; celle-ci entraîne comme conséquences la congestion de tous les organes tributaires de la veine porte, ce qui explique les principaux symptômes de ces cirrhoses atrophiques : l'*ascite*, tout d'abord, est attribuée classiquement à la gêne de la circulation abdominale, à l'œdème du péritoine ; en réalité cette pathogénie est discutée ; Dieulafoy invoque les lésions phlébitiques des radicules intestinales de la veine porte ; d'autres auteurs invoquent les lésions de péritonite chronique alcoolique ou alcoolo-tuberculeuse.

La *dilatation des veines sous-cutanées abdominales* est indiscutablement une conséquence de l'hypertension portale, qui entraîne le développement des anastomoses porto-caves pour suppléer par voie collatérale à la gêne de la circulation porte à travers le foie.

La *splénomégalie* résulte en grande partie de la congestion passive de la rate par stase dans la veine splénique.

Les veines du tube digestif sont également soumises à la stase et se laissent souvent dilater en *varices*, d'où la possibilité d'*hémorragies œsophago-gastro-intestinales*, et la fréquence des *hémorroïdes*.

Enfin, en raison des importantes anastomoses qui existent entre la circulation porte et la circulation rénale, l'hypertension portale entraîne la *congestion passive du rein* avec ses conséquences : *oligurie* et *opsiurie*.

Tels sont les principaux symptômes des cirrhoses, symptômes d'ordre circulatoire, auxquels il faut ajouter les signes d'insuffisance plus ou moins marquée et plus ou moins tardive des cellules hépatiques (hypohépatie).

4° Syndrome biliaire; ictère. — L'ictère est un des syndromes les plus importants au cours des affections du foie et des voies biliaires. Il est essentiellement caractérisé par l'imprégnation des téguments par des pigments biliaires en quantité suffisante pour les colorer en jaune plus ou moins intense. La condition première de cette imprégnation des tissus est la présence dans le sang de pigments biliaires en quantité exagérée (1) (cholémie).

---

(1) Parfois la teinte ictérique est localisée à la peau d'une région qui a été le siège d'un épanchement sanguin (ecchymose) ; cet ictère localisé résulte de la transformation *in situ* de l'hémoglobine des hématies extravasées en pigments biliaires ; il s'agit là d'un processus de biligénie locale, à laquelle le foie reste étranger, et qui démontre que tous les tissus de l'organisme sont susceptibles d'élaborer des pigments biliaires.

Celle-ci peut être parfois provoquée par une surproduction de pigments par suite d'une destruction excessive de globules rouges : ce sont les *ictères hémolytiques*, sur lesquels nous reviendrons plus loin. Mais le plus souvent. la cholémie est due à une insuffisance d'élimination des pigments biliaires, soit par suite d'une obstruction mécanique des voies biliaires (*ictères par rétention* proprement dits), soit par suite d'une insuffisance fonctionnelle des cellules glandulaires hépatiques chargées de filtrer ces pigments (*ictères par insuffisance hépatique*).

On voit combien variées et complexes peuvent être les causes d'ictère : les unes sont d'ordre *mécanique* : ce sont toutes les lésions susceptibles d'obstruer les voies biliaires (lithiase, cancer du pancréas, pancréatite chronique, tumeurs de voisinage, etc...). D'autres sont d'ordre *toxique* : les principaux poisons ictérigènes sont ceux qui ont une action hémolysante (arsenic, hydrogène arsénié ou sulfuré, chloroforme, toluilène-diamine, venins, certaines toxines microbiennes, etc...). D'autres sont d'ordre *infectieux* : la plupart des infections peuvent provoquer de l'ictère ; citons surtout : la fièvre jaune, les fièvres typhoïde et paratyphoïde, l'appendicite, les infections gastro-intestinales, la pneumonie, la syphilis, la spirochétose ictérigène, etc... Enfin toutes les *lésions chroniques du foie* (cirrhoses alcooliques, tuberculeuses ou syphilitiques, foie cardiaque, etc,) s'accompagnent fréquemment de poussées ictériques.

Comment agissent ces diverses causes pour produire l'ictère ?

Pour les premières, le mécanisme est simple : l'obstruction des voies biliaires s'opposant à l'écoulement de la bile dans l'intestin, et les cellules hépatiques continuant à élaborer des pigments et acides biliaires, ceux-ci sont résorbés par la circulation sanguine : il s'agit donc d'*ictères par rétention*.

Pour les intoxications et les infections, le mécanisme est plus complexe :

On a longtemps admis deux explications : la première invoque l'inflammation des voies biliaires (angiocholite) obstruant soit le tronc des voies extra-hépatiques, soit leurs rameaux intra-hépatiques, soit même les canalicules intercellulaires par dislocation des travées hépatiques ; dans tous ces cas, on admettrait en somme qu'il s'agit de rétention mécanique. La seconde explication invoque une hyperactivité de la cellule hépatique, qui sécrète une bile plus abondante et plus concentrée, trop épaisse pour s'écouler facilement dans les voies biliaires : d'où résorption d'une partie de cette bile par le sang : ce seraient des *ictères par pléiochromie*.

Aujourd'hui on tend à admettre une autre interprétation pathogénique, en se basant sur divers arguments, notamment sur ce fait que le trouble d'élimination ne porte pas toujours simultanément sur les pigments et sur les sels biliaires. Il semble par suite qu'on ne peut invoquer un simple trouble d'excrétion ; force est d'admettre un trouble de sécrétion, une *insuffisance fonctionnelle de la cellule hépatique* elle-même.

Il est possible d'ailleurs que dans certains cas ce processus se combine avec les deux autres invoqués plus haut.

D'ailleurs, quel que soit le mécanisme de la rétention biliaire, qu'il s'agisse d'une obstruction des voies excrétrices ou d'un trouble cellulaire sécrétoire, les symptômes seront sensiblement les mêmes, Ce qui différencie le tableau clinique, c'est d'une part l'intensité de la rétention, d'autre part l'intensité des troubles portant sur les autres fonctions de la glande hépatique.

Ces notions permettent de concevoir une série de types cliniques :

1° Quand le foie est frappé d'une dégénérescence profonde, ses fonctions sont altérées d'une façon massive et globale, on assiste au tableau de l'*ictère grave*, syndrome dans lequel l'ictère est souvent relégué au second plan, parfois remplacé à la période terminale par l'acholie pigmentaire;

2° Quand il se produit une rétention biliaire complète, on voit se produire un ictère franc, intense; les fèces ne contiennent ni pigments, ni sels biliaires ; le sang et l'urine, au contraire, en sont chargés (cholémie et cholurie) ; tel est le type de l'*ictère par rétention;*

3° Quand la rétention biliaire est incomplète, mais cependant intense, on constate encore un ictère franc plus ou moins foncé, une cholémie modérée, et de la cholurie avec urobilinurie ; mais ici les matières fécales restent colorées, parfois même paraissent hypercolorées : ce sont ces cas qu'on désignait sous le nom d'*ictères pléiochromiques;*

4° Quand la rétention biliaire est plus faible, la bilirubine se transforme dans les tissus en urobiline; l'ictère est moins franc ; les urines ne contiennent pas de bilirubine, mais seulement de l'urobiline. Ce sont les ictères autrefois appelés *hémaphéiques* par Gubler, aujourd'hui dénommés *acholuriques* (Gilbert) ou mieux *urobilinuriques* (Chauffard);

5° Enfin au degré le plus léger de la rétention biliaire, on observe seulement le passage d'urobiline et de sels biliaires dans l'urine, sans coloration anormale des téguments : ce sont les *rétentions biliaires sans ictère;*

6° Une place à part doit être réservée aux *ictères hémolytiques* (Chauffard, Widal). Ceux-ci sont liés, non à un trouble fonctionnel du foie, mais à une altération du sang caractérisée par une fragilité particulière des hématies, ou plus rarement par la présence d'une substance hémolysante dans le plasma. Ils sont tantôt d'origine congénitale et familiale (probablement par hérédo-syphilis), tantôt acquis et consécutifs à une infection ou une intoxication.

Ils se caractérisent par un ictère urobilinurique, sans rétention de sels biliaires ; les fèces contiennent de la bile comme à l'état normal ; mais d'autre part il existe de l'anémie, des altérations des hématies et de la splénomégalie, en rapport avec l'hémolyse.

Ces ictères d'origine sanguine, liés à l'hypergénèse de pigments biliaires dans tous les tissus aux dépens des hématies trop fragiles, s'opposent donc avec netteté aux ictères d'origine hépatique.

ANAT. MÉD.   8

CHAPITRE VI

REINS

PAR

M. LAEDERICH

ANATOMIE MACROSCOPIQUE
PROCÉDÉS PHYSIQUES D'EXPLORATION

Les reins sont deux organes glandulaires chargés d'élaborer l'urine.

De couleur brun rouge, ils ont la forme de haricots ; leurs dimensions sont en moyenne de 12 centimètres de long, de 5 à 6 de large et de 3 d'épaisseur ; mais ces chiffres sont assez variables, les reins pouvant être plus allongés ou plus globuleux. Le bord interne est creusé d'une large fente verticale, le *hile*, qui conduit dans une cavité anfractueuse, le *sinus du rein*, lequel contient, au milieu d'une graisse assez abondante, les *calices* et le *bassinet* ainsi que les vaisseaux du rein.

Leur poids moyen est de 170 grammes d'après Sappey ; Pourteyron admet les chiffres de 125 grammes chez la femme et de 150 grammes chez l'homme. Leur consistance est ferme, beaucoup moins friable que celle du foie.

Ces organes occupent la région postérieure de la cavité abdominale ; ils sont couchés sur les côtés du rachis, à la hauteur de la dernière vertèbre dorsale et des deux premières vertèbres lombaires ; le rein droit est un peu plus bas situé que le rein gauche.

Dans certains cas exceptionnels, les deux reins se fusionnent sur la ligne médiane, prenant ainsi la forme d'un fer à cheval ; dans d'autres cas, il n'y a qu'un seul rein : d'où cette règle absolue, de ne jamais pratiquer une néphrectomie sans s'être préalablement assuré, par le cathétérisme des uretères, de la présence d'un second rein capable de fonctionner.

Rapports. — *En arrière*, les reins reposent dans les fosses lombaires, dans les angles formés par les onzièmes côtes avec le rachis. Leur partie supérieure est donc cachée par les 11e et 12e côtes, sur lesquelles elle repose par l'intermédiaire du diaphragme, cette lame musculaire descendant s'insérer sur le ligament cintré étendu transversalement, en avant du muscle carré des lombes, entre les apophyses transverses des deux premières vertèbres lombaires et le sommet de la douzième côte. Entre le diaphragme et la paroi thoracique s'insinue le cul-de-sac pleural, qui descend très bas, jusqu'au-dessous de la 12e côte. Or, au niveau du ligament cintré, les faisceaux charnus du diaphragme laissent souvent entre eux un intervalle triangulaire, *l'hiatus costo-lombaire*, par lequel le tissu cellulaire rétro-rénal communique directement avec le tissu cellulaire sous-pleural. Cette disposition anatomique est à retenir, car elle explique la possibilité pour les collections suppurées périnéphrétiques de s'ouvrir dans la plèvre.

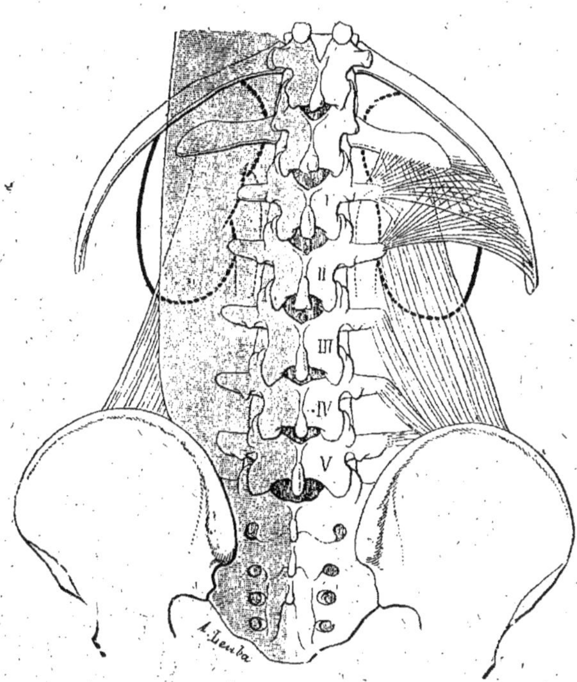

Fig. 32. — Rapport des reins en arrière.

On voit du côté gauche la masse sacro-lombaire (teintée en gris) débordée en bas par le carré des lombes ; du côté droit, cette masse sacro-lombaire a été enlevée, on voit le carré des lombes et le ligament lombo-costal.

Au-dessous de la 12e côte, qui est de longueur et d'obliquité très variables, et par conséquent recouvre une étendue également variable de la face postérieure du rein, cet organe entre en rapport avec la paroi abdominale postérieure ; il s'applique sur le muscle carré des lombes, dont il est séparé par l'aponévrose antérieure du transverse ; le rein déborde en dehors le bord externe du carré des lombes, et répond alors aux muscles larges de l'abdomen. Entre ces différents muscles et la face postérieure du rein cheminent le 12e nerf intercostal et les nerfs abdomino-génitaux, qui pourront ainsi être le siège de névralgies par compression dans le cas de tumeurs rénales. Les muscles précités sont doublés sur leur face dorsale par le ligament lombo-costal qui remplit l'angle compris entre les apophyses transverses des deux premières lombaires et les deux dernières côtes. En outre, les volumineuses masses sacro-lombaires et l'aponévrose du grand dorsal viennent augmenter considérablement l'épaisseur de la paroi postérieure, et rendre impossible la palpation postérieure du rein à l'état normal.

Entre les différents muscles qui constituent cette paroi existent des interstices cellulaires que le médecin doit connaître, car

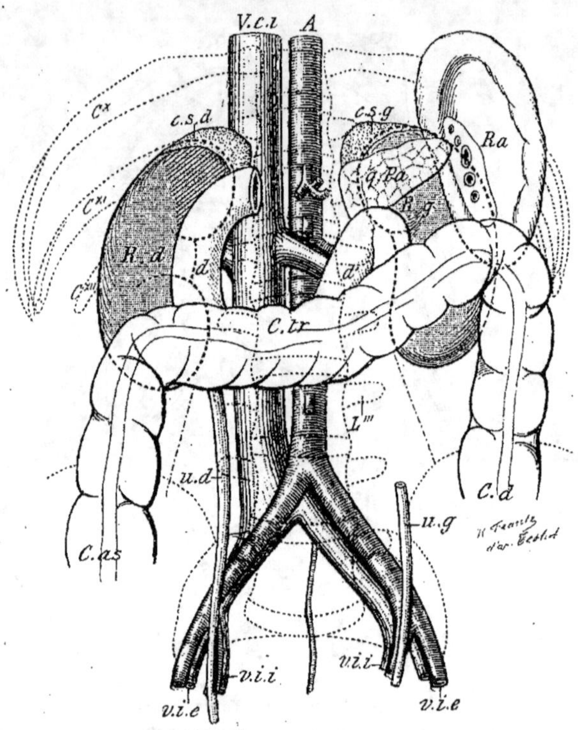

Fig. 33. — Rapports des reins en avant.

R. d, rein droit; — *R. g*, rein gauche; — *c. s. d*, glande surrénale droite; — *c. s. g*, glande surrénale gauche; — *Ra*, Rate; — *d. d'*, duodénum; — *q. Pa*, queue du pancréas; — *C. tr*, côlon transverse; — *u. d*, *u. g*, uretères droit et gauche; — *A*, aorte; *V. C. I*, veine cave inférieure.

c'est à travers eux que les phlegmons périnéphrétiques viennent s'ouvrir au dehors.

Ces interstices sont : 1° le *losange de Grynfeldt*, limité par le bord externe du carré des lombes, le bord inférieur du petit dentelé, le sommet de la 12e côte, et le bord interne du petit oblique; 2° le *triangle de Jean-Louis Petit*, plus superficiel, limité par le bord externe du grand dorsal, le bord postérieur du grand oblique et la crête iliaque.

En avant, les rapports des reins avec les organes abdominaux sont différents à droite et à gauche :\

A droite, le rein est presque entièrement recouvert par la face postéro-inférieure du lobe droit du foie, le péritoine s'insinuant entre les deux organes ; le pôle supérieur est coiffé par la glande surrénale ; le bord interne est intimement accolé, au-dessus du hile, à la veine cave inférieure, rapport que les chirurgiens ne doivent pas oublier, car en cas de cancer du pôle supérieur, le rein peut contracter des adhérences étendues avec la veine cave, d'où une très grosse difficulté pour la néphrectomie.

Par son pôle inférieur, le rein droit entre en rapport avec l'angle des côlons ascendant et transverse ; souvent ce contact est direct, sans interposition de péritoine ; d'autre fois il existe un court méso. Mais dans les deux cas, on comprend que si le rein vient à former une volumineuse tumeur, ne pouvant se développer en haut ni en arrière, il va pointer en avant, immédiatement au-dessous du foie, en refoulant en bas l'angle du côlon. Cette tumeur donnera donc une zone de matité continue avec celle du foie.

A gauche, il en va tout autrement ; le côlon transverse remonte beaucoup plus haut que du côté opposé, croise la face antérieure du rein pour aller se couder à angle aigu presque au niveau de son pôle supérieur, et redescendre ensuite le long de son bord externe. Une petite portion seulement du rein se trouve donc au-dessus de l'insertion du méso de ce côlon, fait saillie dans l'arrière-cavité des épiploons, et entre en rapport avec l'estomac en avant, avec la rate en dehors, la queue du pancréas en dedans, la glande surrénale en haut et en dedans. Presque toute la surface du rein gauche est au-dessous du méso-côlon, et lorsque cet organe devient le siège d'une tumeur volumineuse, il refoule directement en avant le côlon, de sorte qu'on trouve une zone sonore en avant de la tumeur ; parfois le côlon est refoulé en haut et en dehors, de sorte que sa bande de sonorité encadre pour ainsi dire la tumeur rénale.

Procédés physiques d'exploration. — La situation anatomique et les rapports des reins expliquent que ces organes, dans les conditions normales, échappent à la palpation aussi bien en avant qu'en arrière, car ils sont trop profondément et trop haut situés dans la cavité abdominale ; même en déprimant fortement la paroi abdominale au-dessous du rebord des fausses côtes on ne peut atteindre les pôles inférieurs des reins. Ces organes ne deviennent accessibles à la palpation que lorsqu'ils sont hypertrophiés ou abaissés, ou lorsque la paroi abdominale est anormalement dépressible.

Pour cette palpation, le meilleur procédé est le suivant :

Le malade est couché sur le dos, les lombes portant à plat sur le lit, les cuisses légèrement fléchies ; on introduit une main sous la région lombo-costale, de façon à former un plan résistant, qui permet d'appré-

cier plus nettement, avec l'autre main qui déprime l'abdomen sous les
fausses côtes, le contour de la glande. Avec la main lombaire, on peut
imprimer à celle-ci de petites secousses que percevra la main abdominale : c'est le signe du *ballottement rénal*, de Guyon. Il a une valeur considérable dans le diagnostic des tumeurs rénales ; il ne constitue pas
cependant un caractère pathognomonique : nous avons vu plus haut qu'il
appartient aussi aux tumeurs hépatiques. Suivant que le rein examiné
est plus ou moins volumineux et plus ou moins abaissé, on sentira son

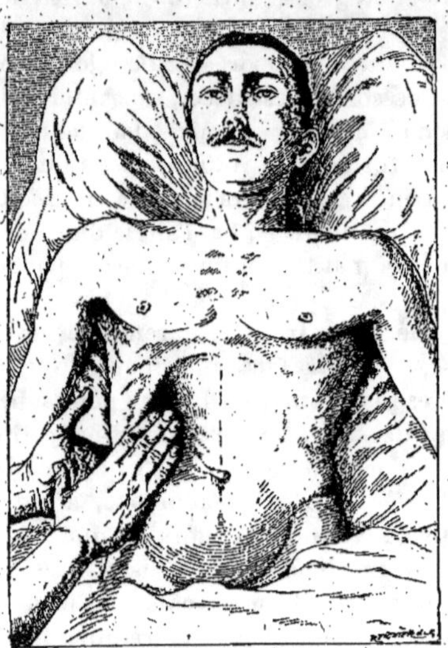

Fig. 34. — Palpation du rein
Recherche du ballottement rénal (Letulle).

pôle inférieur seul, ou bien une
plus ou moins grande étendue de
l'organe.

Ce procédé d'exploration permet de reconnaître que très souvent, surtout chez la femme, un
rein (presque toujours le rein droit),
sans être augmenté de volume, est
simplement abaissé et anormalement mobile : il s'abaisse avec les
mouvements d'inspiration, avec les
efforts surtout, c'est-à-dire toutes
les fois que le diaphragme se contracte. Les rapports étudiés plus
haut entre le rein et le diaphragme
permettent de comprendre ce fait,
et l'on conçoit que le rein mobile
soit fréquent surtout à droite, le
foie appuyant de ce côté sur le pôle
supérieur du rein et lui transmettant directement les pressions du
diaphragme.

L'étude anatomique des moyens
de fixité de l'organe rend bien compte de l'extrême fréquence des reins
mobiles. En effet, les dispositions anatomiques n'assurent au rein qu'une
fixité assez médiocre : l'organe est simplement appliqué contre la paroi
verticale, à peine concave, de la loge lombaire, et ses moyens de fixité
ne sont pas très puissants ; il est classique d'en décrire trois : le péritoine, le pédicule vasculaire et la capsule adipo-fibreuse.

Le *péritoine* tapisse la plus grande partie de la face antérieure du rein
et l'applique contre la paroi abdominale postérieure ; mais il glisse facilement sur la capsule adipeuse périrénale, et ne constitue donc qu'un
bien médiocre agent de contention.

Le *pédicule vasculaire* aborde le rein presque horizontalement, et ne
peut donc pas contribuer à le maintenir au niveau qu'il occupe : tout
ce qu'il peut faire, c'est forcer le rein, quand celui-ci se déplace, à descendre obliquement en dedans et en avant, décrivant un arc de cercle

dont les vaisseaux rénaux forment le rayon ; ces vaisseaux sont du reste très extensibles et souvent très allongés en cas de ptose rénale.

La *capsule adipo-fibreuse* qui engaine le rein joue un rôle plus important, comme en témoigne l'influence de l'amaigrissement dans l'étiologie de la néphroptose. Cette capsule adipeuse, formée de graisse très fluide, est bridée en effet par deux feuillets fibreux, provenant du dédoublement du fascia sous-péritonéal, qui tapisse le péritoine pariétal. Ce fascia se dédouble au niveau du bord externe du rein, une lame antérieure passant au-devant de cet organe et se continuant sur la ligne médiane en avant des vaisseaux prévertébraux, avec le feuillet homologue du côté opposé ; une lame postérieure, passant derrière le rein, en avant du carré des lombes et du psoas, et s'insérant sur les corps vertébraux.

En haut, ces deux lames se réunissent au-dessus des glandes surrénales et se fixent sur le diaphragme (il n'y a pas d'adhérence solide entre la glande surrénale et le rein, aussi la glande surrénale n'accompagne jamais le rein dans ses déplacements). En bas, la loge rénale reste ouverte les deux lames se divisant en minces tractus celluleux, ce qui facilite donc l'abaissement du rein.

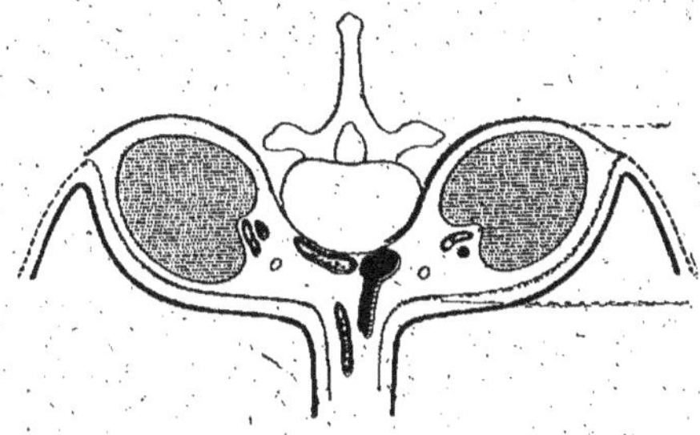

Fig. 35. — Schéma du trajet du fascia périrénal (Gosset *in* Poirier-Charpy).

1, fascia pré-rénal ; — 2, fascia rétro-rénal.

Aux moyens de fixité précédents, il faut ici, comme à propos du foie, en ajouter un autre, très important, *la pression intra-abdominale*. L'affaiblissement de la sangle musculaire abdominale (grossesses répétées, tumeurs abdominales, ascite, etc...) joue en effet dans l'étiologie de la néphroptose un rôle non moins important que dans l'étiologie de l'hépatoptose ; et ce fait explique la fréquente coexistence de ces deux affections. (Glénard).

EXPLORATION RADIOLOGIQUE DES REINS. — Dans certains cas, la radioscopie et surtout la radiographie peuvent rendre de grands services dans l'exploration des reins. La radiographie instantanée peut souvent montrer nettement le contour du rein (et surtout de son pôle inférieur), et par conséquent permet d'en préciser la situation, la forme, le volume. Mais c'est surtout pour le diagnostic de la lithiase rénale que la radiographie rend de précieux services ; elle permet le plus souvent d'affirmer la présence d'un calcul, et d'en reconnaître le volume et la forme ; toutefois les petits calculs d'acide urique pur échappent souvent aux rayons de Roentgen, de sorte qu'un résultat négatif n'a pas de valeur.

8***

ANATOMIE MICROSCOPIQUE

Après qu'on l'a dépouillé de la couche graisseuse qui l'entoure, le rein apparaît revêtu d'une *tunique fibreuse* qui l'enveloppe entièrement, pénètre au niveau du hile dans le sinus rénal qu'elle tapisse, pour se réfléchir au fond de ce sinus sur la paroi des calices et du bassinet. Cette tunique fibreuse est très mince et transparente, mais assez résistante néanmoins. A l'état normal, elle n'adhère que faiblement au parenchyme glandulaire, aussi est-il facile, après avoir fait une incision sur son bord convexe, de décortiquer le rein ; par contre, dans les néphrites chroniques, des adhérences intimes s'établissent entre la capsule et la glande, si bien qu'on ne peut plus pratiquer la décortication sans arracher des parcelles du parenchyme glandulaire adhérentes à la face profonde de la capsule fibreuse, ou sans déchirer celle-ci.

Le tissu propre du rein, étudié sur une coupe verticale allant du bord convexe au hile, se montre à l'œil nu constitué par deux substances : l'une périphérique, corticale ; l'autre centrale, médullaire.

La **substance médullaire** est disposée sous forme d'une série de 10 à 12 cônes, les *pyramides de Malpighi*, dont les sommets convergent vers le sinus du rein, faisant au fond des calices de petites saillies, les *papilles*, dont le centre ou *area cribrosa* est criblé de 10 à 30 orifices minuscules. Cette substance médullaire est de consistance ferme et de teinte rouge foncé, striée de bandes plus claires rayonnant du sommet vers la base de la pyramide.

La **substance corticale**, de consistance moins ferme, de teinte plus jaunâtre et plus pâle, sépare la base des pyramides de Malpighi de la périphérie du rein, et envoie entre ces pyramides des prolongements qu'on appelle les *colonnes de Bertin*. L'épaisseur de cette substance corticale, en regard des bases des pyramides de Malpighi, est d'environ 1 centimètre et demi ; les variations de cette épaisseur ont une grande importance en anatomie pathologique.

La substance corticale n'a point partout un aspect homogène ; les stries claires des pyramides de Malpighi se prolongent en effet dans son épaisseur, allant en s'amincissant jusqu'à peu de distance de la capsule fibreuse ; chacune de ces stries forme donc une petite pyramide, à sommet orienté vers la surface du rein, ce sont les *pyramides de Ferrein* ; pour chaque pyramide de Malpighi, on en compte de 400 à 600. Tout le reste de la substance corticale porte le nom de *labyrinthe* ; à jour frisant on peut y distinguer à l'œil nu, surtout dans les reins congestionnés, de tout petits points rougeâtres, les *glomérules de Malpighi*.

Si l'on trace par la pensée une série de plans qui sectionnent les colonnes de Bertin suivant leur axe central et se prolongent jusqu'à la surface du rein, on délimite une série de blocs de parenchyme constitués chacun par une pyramide de Malpighi entourée de la substance corticale qui lui correspond ; chacun de ces blocs constitue un véritable *lobe* de la glande ; et chaque lobe peut à son tour être divisé en une série de 400 à 600 *lobules*, chacun de ceux-ci étant constitué par une pyramide de Ferrein entourée d'une gaine de substance labyrinthique, et continuée par une des stries claires de la pyramide de Malpighi jusqu'au sommet de la papille.

Si chez l'adulte cette division du rein en lobes est assez fictive, il n'en est pas de même pendant la vie intra-utérine, à la naissance, et même dans les 4 à 6 premières années de la vie : à cet âge, la surface du rein présente une série de bosselures qui répondent chacune à un lobe.

Ainsi, on peut considérer le rein comme formé d'une infinité de parcelles identiques entre elles, les lobules, et il nous suffira de connaître l'architecture d'un de ces lobules pour connaître la structure du rein entier.

Chacun de ces lobules est constitué par un certain nombre de tubes glandulaires, les *tubes urinifères*. Chacun de ces tubes urinifères prend naissance par une formation spéciale, le *glomérule de Malpighi*,

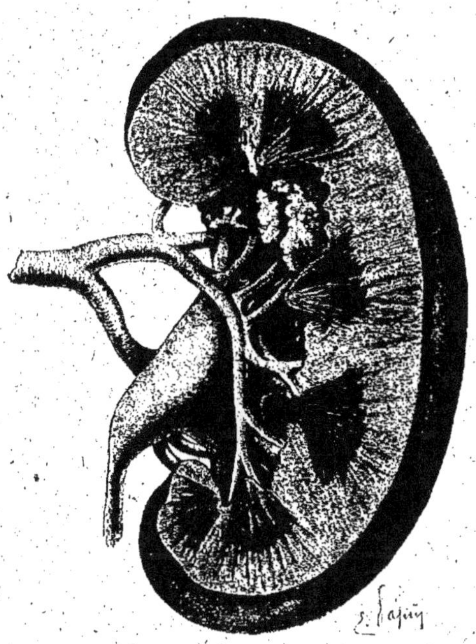

FIG. 36. — Coupe du rein passant par le hile et le bord convexe (Albarran).

situé dans la substance labyrinthique, autour de la pyramide de Ferrein ; après s'être dégagé du glomérule en présentant un rétrécissement, le *col*, le tube urinifère s'élargit, dessine dans la substance labyrinthique un trajet très flexueux, se contournant et pelotonnant d'une façon très irrégulière, d'où le nom de *tube contourné* donné à ce segment ; arrivé à la limite de la pyramide de Ferrein, le tube y pénètre en se rétrécissant, descend en ligne droite vers la papille ; mais à plus ou moins grande distance de celle-ci, il se recourbe en anse, s'élargit de nouveau et remonte vers la surface du rein parallèlement au trajet qu'il vient de parcourir. Ce segment porte le nom d'*anse de Henlé* ; le tube urinifère revient ainsi dans la substance labyrinthique, y décrit un nouveau trajet flexueux (*pièce intermédiaire de Schweiger-Seidel*), pour rentrer une seconde et dernière fois dans la pyramide de Ferrein, où il se réunit par un court *canal d'union*, avec les tubes voisins, formant un *tube collecteur* de plus en plus important ; celui-ci descend en ligne droite, suivant une strie pâle de la pyramide de Malpighi, où il prend le nom de *tube de Bellini*, jusqu'au sommet de la papille ; il s'ouvre par un des pertuis de l'*area cribrosa*, dans la cavité du calice.

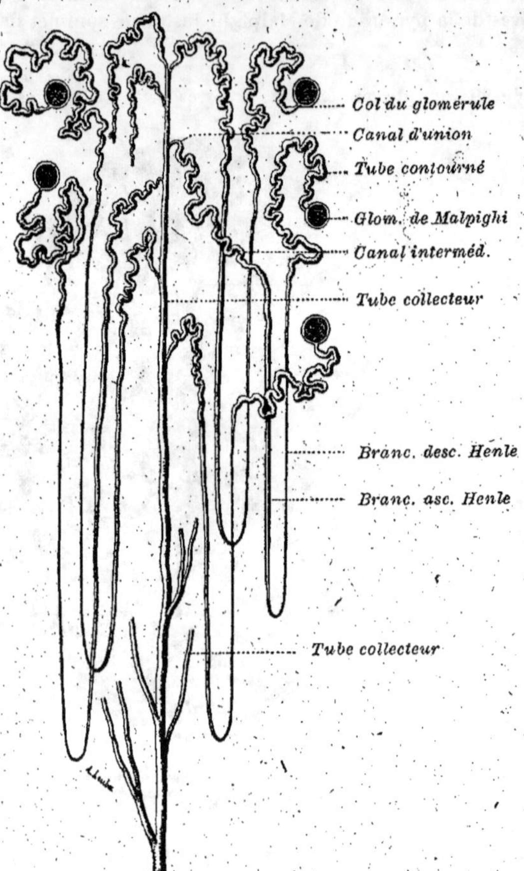

Fig. 37. — Schéma des tubes urinifères.
(Nobécourt *in* Poirier-Charpy.)

Le diamètre des tubes urinifères, dans la portion la plus large (tubes contournés), est de 0 mm.04 à 0 mm.06. Leur longueur est de 4 à 6 centimètres ; si on admet, avec Sappey, qu'un rein contient environ 560.000 tubes, leur longueur totale atteindrait donc plus de 22.000 mètres.

Il faut étudier successivement la **structure des tubes urinifères** au niveau de leurs différents segments.

1° **Glomérule de Malpighi.** — C'est un petit corpuscule sphérique, de 0 mm. 2 à 0 mm. 3 de diamètre ; il est constitué par un réseau de capillaires sanguins pelotonnés, encapuchonnés par une membrane, la *capsule de Bowmann*, qui représente l'origine du tube urinifère.

Le *peloton capillaire* est formé par une artériole (artère afférente du glomérule) qui pénètre dans le glomérule par un de ses pôles, s'y divise aussitôt en plusieurs branches, qui se résolvent en capillaires; ceux-ci

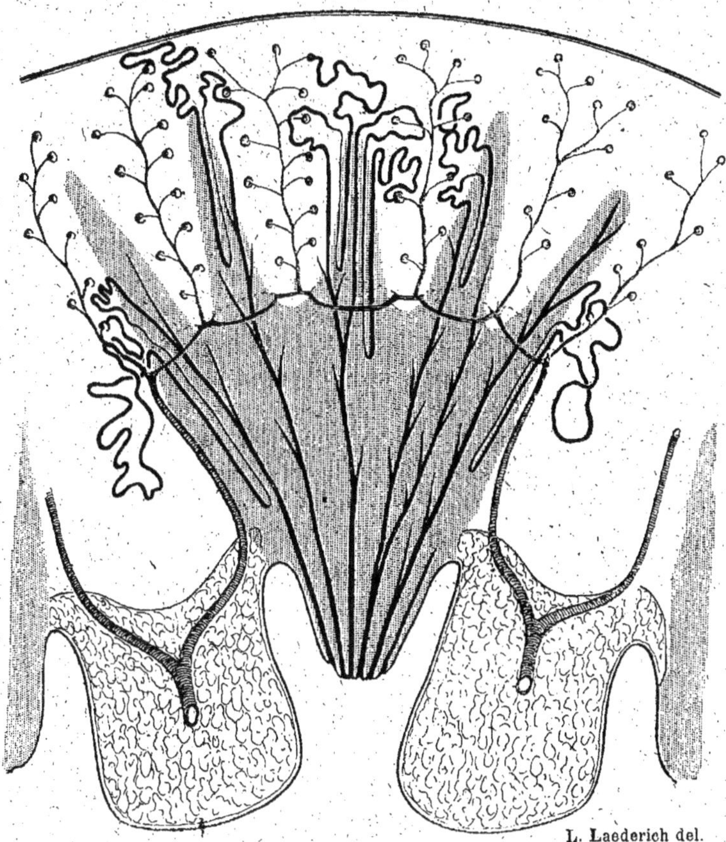

Fig. 38. — Schéma de la structure du rein.

En gris, une pyramide de Malpighi, dont le sommet plonge dans un calice, et dont la base envoie plusieurs prolongements (les pyramides de Ferrein), dans la substance corticale (en blanc).

En rouge, les artères (art. interlobaire, voûte artérielle, art. interlobulaires et gloméru-laires).

En noir, quelques tubes urinifères, dont on peut suivre le trajet depuis le glomérule jus-qu'au sommet de la pyramide de Malpighi.

forment des anses flexueuses, qui se réunissent à nouveau en un vaisseau unique, à structure artérielle, muni d'une couche de fibres musculaires circulaires, formant une sorte de sphincter; c'est l'artère efférente du glomérule, elle a un calibre inférieur à celui de l'artère afférente; elle sort du glomérule par le même pôle que celle-ci.

Les capillaires du glomérule ont une structure embryonnaire, c'est-à-dire que leur endothélium est formé d'une lame protoplasmique continue, parsemée de noyaux, dans laquelle l'imprégnation au nitrate d'argent ne dessine aucune limite cellulaire : cette structure, que l'on trouve également dans les capillaires du foie, paraît favoriser les échanges osmotiques très actifs à travers la paroi de tels capillaires. Dans l'intervalle de ces vaisseaux existent quelques cellules conjonctives.

Le peloton vasculaire qui constitue le glomérule de Malpighi est enfermé dans une sorte de sac, la *capsule de Bowmann* ; celle-ci a la forme d'une sphère creuse, dont un des pôles est perforé pour laisser passer les artères afférente et efférente du glomérule, tandis que le pôle opposé se continue avec le tube contourné; sa face interne est séparée du bouquet vasculaire par un espace très réduit dans lequel circule le liquide sécrété. Cette capsule de Bowmann est formée d'une couche épithéliale de grandes cellules plates, reposant sur une membrane basale hyaline, laquelle est doublée extérieurement par quelques cellules conjonctives.

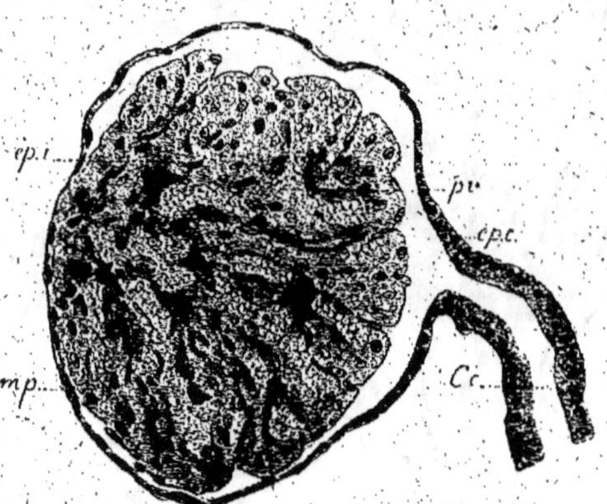

Fig. 39. — Structure du glomérule de Malpighi (Prenant).
pv. peloton vasculaire; — *mp*, membrane propre; — *ep, c*, épithélium de la capsule de Bowmann; — *Cc*, tube contourné.

D'après certains auteurs, l'épithélium de la capsule de Bowmann se réfléchirait sur les vaisseaux glomérulaires et tapisserait tout le peloton capillaire. En réalité, pareille disposition n'est reconnaissable que chez le fœtus, et dès la naissance ce revêtement épithélial a disparu.

L'embryogénie explique bien cette disposition : le peloton vasculaire se développe au contact de l'extrémité en cæcum d'un tube urinifère; il s'y enfonce progressivement en en refoulant la paroi dans laquelle il s'encapuchonne; bientôt la portion refoulée de l'épithélium, qui coiffe le peloton vasculaire, s'atrophie et disparaît.

2° Tube contourné. — Au niveau du pôle du glomérule opposé au pôle vasculaire, la capsule de Bowmann se continue avec la paroi du tube contourné, mais en changeant assez brusquement de caractères. L'épithélium augmente de hauteur, et devient cylindro-conique.

Les cellules qui le composent ont été bien étudiées par Heidenhain. Elles sont très fragiles et s'altèrent très rapidement *post mortem*; aussi pendant longtemps certaines altérations cadavériques ont-elles été décrites à tort comme de véritables lésions : telle l'apparition de boules protéiques et de grandes vacuoles dans le protoplasma.

Il faut donc, pour étudier la structure fine des cellules du tube contourné, fixer le rein aussitôt après la mort, et encore ne peut-on pas

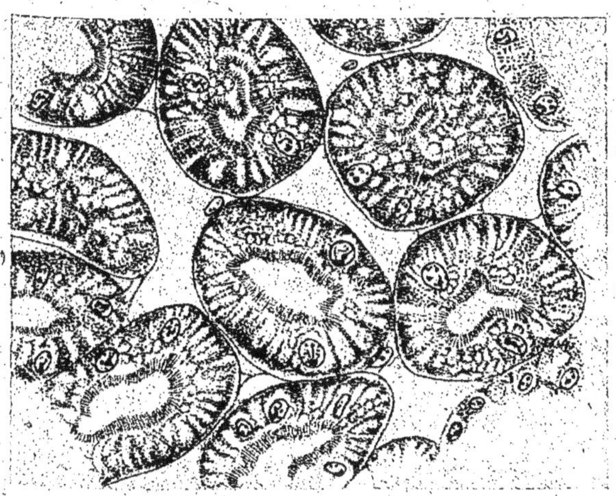

Fig. 40. — Tubes contournés d'un rein en activité sécrétoire
(d'après Mayer et Rathery).

s'adresser à toutes les méthodes de fixation couramment employées en technique histologique ; les meilleurs résultats sont donnés par le réactif de Van Gehuchten-Sauer.

Les cellules épithéliales du tube contourné sont cylindro-coniques, hautes de 10 à 20 μ, ne laissant au centre du tube qu'une lumière ordinairement très réduite ; elles s'implantent par leur base sur une membrane basale hyaline ; elles se confondent par leurs faces latérales avec les cellules voisines sans délimitation apparente ; elles possèdent un noyau sphérique, qui occupe le centre de la cellule ; au repos, leur protoplasma est fortement granuleux, et présente dans la région basale de la cellule un aspect strié, les granulations s'y disposant bout à bout ; pendant les périodes d'activité sécrétoire, le protoplasma se creuse de vacuoles (v. fig. 40) ; du côté de la lumière centrale, la cellule est limitée par une bordure de cils excessivement fins, implantés sur une rangée de granulations bien colorables : c'est la *bordure en brosse* de Nussbaum. Cette bordure en brosse est très vite altérée *post mortem*, aussi est-elle rarement reconnaissable sur les reins prélevés aux autopsies; et cependant, *in vivo* c'est la portion la plus résistante de la cellule vis-à-vis des substances nocives, comme le montre l'étude des néphrites expérimentales.

3° **Anse de Henle.** — La branche descendante de l'anse de Henle, très étroite, est formée d'une membrane basale et d'un épithélium pavimenteux, constitué par des cellules plates, claires, dont le noyau fait saillie dans la lumière du tube.

La branche ascendante, plus volumineuse, a un épithélium prismatique, à cellules inclinées les unes sur les autres dans le sens du courant de l'urine; ces cellules ont un protoplasma granuleux et strié dans la région basale.

4° **Pièce intermédiaire et canal d'union.** — Ces segments du tube urinifère présentent la même structure que la branche ascendante de Henle. Ils ressemblent donc beaucoup aux tubes contournés, dont ils ne diffèrent que par l'absence de bordure en brosse.

5° **Tubes collecteurs.** — Ici l'épithélium prend un aspect tout différent : ce sont des cellules d'abord cubiques, puis cylindriques de plus en plus hautes à mesure qu'on se rapproche du sommet de la papille; elles laissent une large lumière au centre du canal; leur protoplasma est clair, non granuleux; leur noyau, central, prend fortement les matières colorantes

Au niveau de l'*area cribrosa*, l'épithélium des canaux urinifères se continue avec celui qui revêt la papille et le calice, en devenant polyédrique stratifié.

Vaisseaux du rein. — **L'artère rénale**, branche volumineuse de l'aorte, pénètre dans le rein par son hile, et s'enfonce dans le sinus du rein en se divisant en une série de branches, qui cheminent dans la graisse entourant le bassinet et les calices (voir fig. 36). Chacune de ces branches pénètre dans la substance rénale au niveau des colonnes de Bertin, à égale distance des pyramides de Malpighi voisines; elle peut donc être considérée comme une *artère périlobaire;* aussitôt elle se subdivise en deux rameaux, les *artères péripyramidales,* qui se portent vers les pyramides de Malpighi, le long des faces desquelles ils remontent jusqu'au niveau de leur base. Arrivés là, ils se ramifient en se coudant à angle droit, s'anastomosent avec les rameaux voisins, de manière à former un vaste réseau qui s'applique sur la base de la pyramide malpighienne : c'est la *voûte artérielle sus-pyramidale;* chacune de ses mailles entoure comme un collier la base d'une pyramide de Ferrein (voir. fig. 38).

De cette voûte artérielle naissent de nombreuses branches, les *artères interlobulaires,* qui se dirigent en ligne droite à travers la substance corticale vers la surface du rein, cheminant entre deux pyramides de Ferrein; elles se terminent dans la capsule fibreuse du rein; tout le long de leur trajet, ces artères interlobulaires émettent à intervalles réguliers une série de branches collatérales, les *artères glomérulaires*, qui après un cours trajet horizontal pénètrent dans un corpuscule de Malpighi. Nous avons vu plus haut comment elles s'y ramifient en un peloton de capillaires, et comment ceux-ci reconstituent une *artère efférente*, qui sort du glomérule au même point qu'y entre l'artère afférente. Aussitôt sortie du glomérule, l'artère efférente se ramifie de nouveau en plusieurs ramuscules : les uns pénètrent dans la pyramide de Ferrein, et descendent en ligne droite (*arteriæ rectæ*) jusque dans la pyramide de Malpighi, dont ils forment les stries foncées; ces ramuscules se résolvent en capillaires qui entourent les tubes excréteurs. Les autres se ramifient dans le labyrinthe, formant un riche *réseau capillaire* dont les mailles enlacent étroitement les tubes contournés et les pièces intermédiaires des tubes urinifères.

On voit donc que, dans le rein, le sang traverse successivement deux séries de capillaires (intraglomérulaires, puis péritubulaires) avant d'être ramené au cœur par le système veineux.

Les artères du rein ne sont pas strictement terminales, comme le disent certains auteurs : la voûte artérielle suspyramidale établit d'impor-

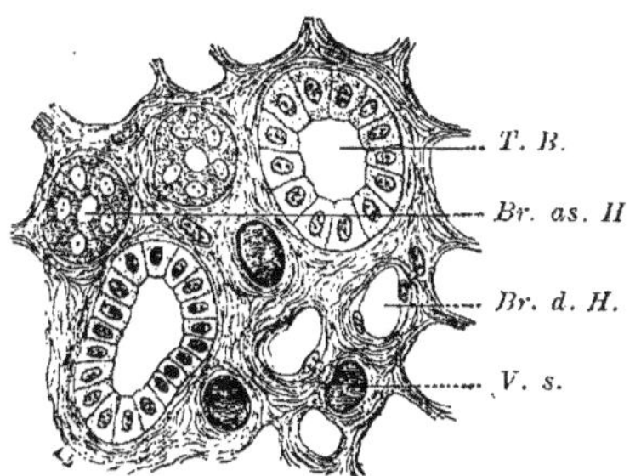

Fig. 41. — Coupe transversale d'une pyramide (Frey).

T. B. Tube de Bellini ; — *Br. d. H.* Branche descendante de Henlé ; — *Br. as. H.* Branche ascendante de Henlé ; — *V. S.* Vaisseau sanguin.

tantes anastomoses entre les différentes branches lobaires; et il existe également quelques anastomoses entre les branches terminales des artères interlobulaires dans l'épaisseur de la capsule du rein. Grâce à ces anastomoses, on arrive à injecter la plus grande partie de la substance corticale en poussant l'injection dans une seule des branches artérielles du sinus. Si les branches de l'artère rénale ne sont donc pas terminales au sens anatomique du mot, cela n'empêche pas qu'elles le soient au sens physiologique, car lorsqu'une embolie vient oblitérer une artériole, les anastomoses ne sont pas suffisantes pour rétablir la circulation; et la portion de parenchyme irrigué par cette artériole se nécrose, il se fait un infarctus blanchâtre, de forme conique à base périphérique sous-capsulaire.

Les veines du rein ont une disposition très analogue à celle des artères; chaque artère n'est accompagnée que par une seule veine. Tout le système veineux du rein est dépourvu de valvules.

Les veines superficielles forment sous la capsule fibreuse une série d'étoiles (*étoiles de Verheyen*) très apparentes surtout sur les reins congestionnés ; du centre de chacune de ces étoiles part une branche qui s'enfonce dans la substance corticale ; ce sont les *veines interlobulaires ;* elles reçoivent sur leur trajet les veinules qui proviennent du réseau capillaire de toute la substance corticale. Elles aboutissent à une *voûte veineuse sus-pyramidale,* analogue à la voûte artérielle avec laquelle elle s'intrique étroitement.

Cette voûte reçoit par sa face profonde des *veines droites,* qui remontent des pyramides de Malpighi, dont elles constituent les stries sombres.

De la voûte veineuse sus-pyramidale descendent de grosses veines efférentes, qui accompagnent les artères péripyramidales : ce sont les *veines péripyramidales ou lobaires ;* elles aboutissent ainsi dans le sinus du rein, et s'y réunissent pour constituer la *veine rénale.*

Les veines du rein présentent avec les veines des tissus et organes environnants une série d'*anastomoses,* qui peuvent, en cas de thrombose de la veine rénale, rétablir une circulation suppléante presque suffisante : telles sont les veines émulgentes de Verneuil, qui sortent du bord interne du rein et vont directement à la veine cave ; et les veines de la capsule adipeuse, qui, recevant à travers la capsule fibreuse du rein des veines perforantes venant des étoiles de Verheyen, ont une série de voies de dérivation, soit vers le système cave (veines surrénales, spermatiques, urétériques, lombaires, azygo-lombaires), soit vers le système porte (nombreuses veinules communiquant avec les veines mésaraïques).

Ces dernières anastomoses porto-rénales, sur lesquelles Gilbert et Villaret ont insisté, sont particulièrement intéressantes à retenir, car elles expliquent la congestion rénale et les troubles de l'élimination urinaire (opsiurie) chez les malades atteints de cirrhose du foie avec hypertension portale.

PHYSIOLOGIE

Le rein a pour fonction d'élaborer l'urine. Nous avons à étudier successivement le mécanisme de cette élaboration, puis le rôle que joue l'élimination urinaire dans le fonctionnement général de l'organisme.

Mécanisme de l'élaboration urinaire.

Théorie de Ludwig. — Une première théorie, soutenue par Ludwig, admettait que le rein fonctionne *à la manière d'un filtre.* En effet, disait cet auteur, toutes les substances minérales et organiques éliminées dans les urines sont préformées dans le sang ; et, suivant les lois physiques de la filtration, la quantité du liquide excrété est proportionnelle à la pression sanguine : l'hypotension artérielle détermine de l'oligurie, l'hypertension produit de la polyurie.

Cette théorie de Ludwig ne peut être acceptée. Comment en effet une simple filtration séparerait-elle d'un liquide alcalin, le sang, un liquide acide, l'urine ? Comment cette filtration n'entraînerait-elle pas le passage du glucose du sang dans l'urine?

Théorie de Heidenhain. — L'élaboration urinaire est donc le résultat non d'une filtration simple, mais d'une filtration *élective*, dans laquelle intervient l'*activité propre de la glande rénale*. Cette intervention est du reste facile à mettre en évidence par une série d'expériences. Ainsi, lorsqu'on interrompt pendant quelques minutes la circulation sanguine dans le rein, on voit que l'élimination urinaire s'arrête aussitôt et ne reprend qu'au bout de plusieurs heures; ce fait ne peut s'expliquer que par un effet d'inhibition sur les cellules glandulaires. Une seconde expérience montre plus nettement encore le rôle sécrétoire de l'épithélium des tubes contournés : après avoir sectionné la moelle d'un animal, de manière à produire une vasodilatation généralisée et de l'hypotension artérielle, et par conséquent à ralentir la circulation rénale et la sécrétion urinaire, on injecte à cet animal une solution d'indigotate de soude; si l'on examine le rein au bout d'un certain temps, on peut apercevoir les grains bleus de cette substance dans l'épithélium des tubes contournés. De même chez les oiseaux, qui éliminent beaucoup d'acide urique, on peut, après section de la moelle, trouver des cristaux de cette substance dans l'épithélium des tubes urinifères.

A ces preuves expérimentales de l'activité glandulaire du rein, s'ajoute le fait que l'urine contient certaines substances, telles que l'acide hippurique, de la créatinine et des pigments, qui ne se trouvent pas préformées dans le sang, et dont il faut par conséquent admettre l'élaboration par la glande rénale.

Le rôle de l'activité glandulaire du rein est donc indiscutable; mais d'autre part l'influence des conditions physiques de pression et de vitesse circulatoires ne saurait être méconnue. Aussi Heidenhain a-t-il formulé une *théorie mixte* pour le mécanisme de l'élaboration urinaire : celle-ci résulterait à la fois d'une *filtration* et d'une *sécrétion glandulaire*. D'après Bowmann, ces deux actes distincts auraient pour siège des portions distinctes des tubes urinifères, la différence de structure de ces portions correspondant sans doute à des différences de fonctions : la filtration se ferait au niveau des glomérules de Malpighi, et entraînerait le passage d'eau contenant en solution les sels minéraux qu'on trouve dans l'urine. La sécrétion glandulaire aurait pour siège l'épithélium des tubes contournés et des pièces intercalaires de Schweiger-Seidel, et elle s'exercerait sur toutes les substances organiques urinaires : urée, acide urique, acide hippurique, purines, pigments, etc.

Théorie de Koranyi. — Koranyi a admis l'hypothèse suivante sur cette sécrétion : L'eau et les sels minéraux (dont le principal est le chlorure de sodium), après avoir filtré au niveau des glomérules, parcourent le tube contourné; dans ce trajet, des échanges osmotiques s'établissent entre cette solution de chlorure de sodium et les diverses substances élaborées dans l'intérieur des cellules épithéliales des tubes contournés : une partie de ces substances seraient attirées vers la solution chlorurée, tandis qu'une partie du chlorure serait réabsorbée par les cellules épithéliales. D'après l'hypothèse de Koranyi ces échanges se feraient molécule contre molécule, et seraient d'autant plus importants que la traversée des tubes contournés se ferait plus lentement. — Nous verrons plus loin que cette hypothèse a servi de base à un procédé d'exploration fonctionnelle du rein par la cryoscopie, mais qu'elle soulève des objections sérieuses qui enlèvent presque toute valeur à cette méthode.

Théorie de Lamy et Mayer. — C'est la théorie de Heidenhain qui était généralement acceptée jusqu'à ces dernières années. Cependant des recherches récentes tendent à démontrer qu'elle n'est que partiellement exacte; d'après Lamy et Mayer, *l'élaboration urinaire serait entièrement fonction de sécrétion glandulaire*, aussi bien pour l'eau et les sels que pour les substances organiques, et elle aurait pour siège exclusif les tubes contournés.

En effet, ces auteurs, en étudiant les polyuries provoquées par les substances sucrées, ont montré qu'elles sont indépendantes de la pression artérielle et de l'état physique du sang; de même, d'autres diurétiques (urée, théobromine) paraissent agir directement sur l'épithélium des tubes, et non par l'intermédiaire de la circulation. Si donc, pour le rein comme pour toutes les glandes, l'activité sécrétrice est subordonnée d'une façon générale à l'activité circulatoire, cette subordination est loin d'être absolue, comme elle devrait l'être s'il s'agissait d'un phénomène purement physique.

L'expérience relatée plus haut, suivant laquelle un arrêt transitoire de la circulation rénale entraîne par inhibition un arrêt prolongé de toute élaboration urinaire, montre mieux que tout autre argument, que l'élimination aqueuse est elle-même le résultat d'une sécrétion glandulaire et non d'une filtration.

Les travaux d'Ambard précisant les lois de la sécrétion urinaire, sur lesquels nous aurons à nous étendre dans le paragraphe prochain, confirment pleinement cette conception.

Lamy, Mayer et Rathery pensent que toute la sécrétion de l'urine aussi bien pour l'eau que pour les substances dissoutes, se fait non pas au niveau des glomérules, mais au niveau de l'épithélium des tubes contournés; ils appuient cette opinion sur l'étude des modifications cytologiques subies par les éléments du rein au cours des grandes polyuries provoquées : l'épithélium des tubes contournés se modifie considérablement, ses cellules se creusent de nombreuses et larges vacuoles qui paraissent déverser leur contenu aqueux dans la lumière du tube; en même temps ces cellules diminuent de hauteur, d'où un élargissement de la lumière centrale. Au contraire, les glomérules ne subissent aucune modification morphologique; d'après Lamy et Mayer, ils n'auraient donc pas le rôle sécrétoire qu'on leur attribue, et seraient seulement de petits corpuscules pulsatiles, ayant pour rôle de faire progresser l'urine dans les tubes urinifères. Comme nous l'avons fait remarquer (1), l'anatomie et la physiologie pathologiques apportent un certain appui à cette théorie : tandis que dans certaines néphrites chroniques, où dominent les lésions de sclérose des glomérules, il y a néanmoins une polyurie plus ou moins abondante, — dans les néphrites aiguës où l'épithélium des tubes contournés est frappé intensivement, l'oligurie est de règle.

Facteurs qui influencent la sécrétion urinaire. — Quoi qu'il en soit de ces théories, ce qu'il importe de connaître, ce sont les différents facteurs qui influencent la sécrétion urinaire, dans sa quantité et dans sa qualité.

1° *Circulation sanguine.* — Pour que le rein retire du sang les produits destinés à constituer l'urine, la première condition indispensable est que le sang circule à travers la glande avec une certaine activité. Normalement cette circulation est extrêmement importante : on estime qu'il passe à travers chaque rein 140 litres de sang en vingt-quatre heures. Toutes les modifications de la circulation retentissent sur la quantité d'urine sécrétée, et, comme nous l'avons vu plus haut, l'influence de la pression sanguine est si évidente, que Ludwig avait assimilé la sécrétion urinaire à une filtration. En réalité, ce n'est pas tant la pression sanguine que *la vitesse de la circulation* qui agit, mais la relation entre les deux phénomènes est assez étroite, et en clinique c'est un fait d'observation journalière que l'hypertension artérielle s'accompagne de polyurie, et l'hypotension d'oligurie; nous ne rappellerons comme exemples que la polyurie des néphro-scléreux hypertendus et l'oligurie des cardiopathes asystoliques; nous rappellerons également que l'effet diurétique de la digitale chez ces derniers malades est lié à son action sur la tonicité cardio-vasculaire.

Mais c'est seulement l'élimination aqueuse qui est influencée directement par les troubles de la circulation; ceux-ci n'exercent aucune action sur l'activité propre de la glande vis-à-vis de la sécrétion de l'urée et du chlorure de sodium, dont les éliminations restent normales en quantité tant que la quantité d'eau éliminée est suffisante pour les dissoudre au taux de concentration maxima que peut réaliser le rein. Quand l'asystolique fait des rétentions d'urée et de chlorures, ce n'est que par suite de l'oligurie, la quantité d'eau excrétée n'étant plus assez grande pour éliminer une quantité suffisante de ces substances. Il ne faut donc pas, en pareil cas, affirmer une lésion rénale, mais attendre pour juger l'état du rein que la thérapeutique ait rétabli une diurèse aqueuse suffisante.

2° et 3° *Composition du sang et valeur propre de la glande rénale.* — La composition du sang n'a pas moins d'importance que la vitesse de sa circulation, et on conçoit que plus le sang sera chargé de substances excrémentitielles, plus le rein devra en éliminer. D'autre part,

---

(1) Laederich. — Congrès de l'Association française pour l'avancement des Sciences. Lille, 1909, p. 157.

on conçoit aussi que cette élimination étant fonction d'un travail glandulaire, l'intégrité de l'épithélium des tubes urinifères soit la condition primordiale qui la règle.

Dans ces dernières années, les importants travaux d'Ambard (1) et de ses collaborateurs ont précisé avec une rigueur presque mathématique les rôles respectifs de ces deux facteurs, et ont permis d'établir de véritables lois de la sécrétion urinaire.

Ambard a d'abord montré qu'*une des caractéristiques de l'activité rénale est d'extraire du sang des substances qui s'y trouvent dissoutes à un taux très faible, pour les éliminer dans les urines à des concentrations beaucoup plus fortes;* mais ce pouvoir de concentration est limité : pour chaque substance il existe une *concentration maxima;* ainsi, si l'on soumet un sujet normal à un régime très riche en albumines et pauvre en eau, au bout de 3 ou 4 jours l'urée sera éliminée au taux de 56 grammes par litre d'urine, et cette concentration ne pourra être dépassée désormais, quelles que soient la quantité d'albumine qu'ingère le sujet et la réduction de l'eau qu'il absorbe. De même pour le chlorure de sodium, on ne pourra jamais le faire éliminer à une concentration de plus de 22 grammes par litre.

De multiples expériences démontrent que le pouvoir de concentration maxima du rein est indépendant des conditions de la circulation sanguine, de l'action du système nerveux, et de la quantité du parenchyme sécrétant (il ne change pas après une néphrectomie unilatérale); il varie exclusivement avec la qualité du parenchyme rénal, diminuant quand le rein est altéré : ainsi tel sujet atteint de néphrite et soumis au régime riche en albumines et pauvre en eau, ne sera pas capable d'éliminer l'urée à une concentration de plus de 20 grammes par litre, par exemple, au lieu des 56 grammes que peut éliminer dans ces conditions un sujet normal.

Mais il ne suffit pas d'envisager la concentration à laquelle le rein élimine telle ou telle substance; il faut surtout mesurer le *débit*, c'est-à-dire la quantité en poids de cette substance éliminée en un temps donné; ce chiffre s'obtient en multipliant le volume de l'urine sécrétée pendant ce laps de temps par la concentration de la substance dissoute dans cette urine; afin d'obtenir des chiffres comparables, on convient de calculer le débit pour une durée de vingt-quatre heures; par exemple, soit un sujet qui en une heure a éliminé 0 l. 150 d'urine contenant 11 p. 1.000 d'urée; le débit de cette substance en une heure sera de $0{,}150 \times 11 = 1\ \text{gr. } 65$; et calculé pour vingt-quatre heures, il sera de $1{,}65 \times 24 = 39\ \text{gr. } 60$.

Pour préciser les conditions qui font varier les débits, il faut, avec Ambard, envisager séparément deux catégories de substances : les unes, comme l'urée et les différentes substances excrémentitielles et les substances étrangères à l'organisme, sont sécrétées par le rein tant que le

____

(1) ÁMBARD. — *Physiologie normale et pathologique des reins.*

sang en contient, si peu que ce soit ; les autres, telles que le chlorure de sodium, le glucose, qui font partie constituante des humeurs et sont indispensables à la vie cellulaire, ne sont éliminées par le rein que si leur taux dans le sang excède une certaine concentration ; au-dessous de cette concentration, qu'on appelle « seuil d'excrétion », le rein n'en laisse plus passer.

A. Sécrétion de l'urée et des substances sans seuil ; constante uréo-sécrétoire d'Ambard. — Envisageons d'abord le cas, plus simple, de l'urée, substance n'ayant pas de seuil, c'est-à-dire s'éliminant par le rein quel que soit le taux de sa dilution dans le sang.

Ambard a démontré que, pour un rein donné, le débit de l'urée dans l'urine dépend à la fois de la concentration de cette substance dans le sang et de la concentration à laquelle le rein doit l'éliminer dans l'urine.

Pour établir les rapports entre la teneur du sang et le débit urinaire, comme ces deux valeurs varient suivant les heures de la journée, il est nécessaire de les mesurer simultanément, c'est-à-dire de doser l'urine émise pendant une heure par exemple, et de prélever le sang au cours de cette même heure.

Une première série d'expériences réalisées dans ces conditions montre que *lorsque le rein débite l'urée à une concentration constante, le débit varie proportionnellement au carré de la concentration de l'urée dans le sang*. En d'autres termes, quand le taux de l'urée dans le sang, ou azotémie, s'élève dans la proportion de 1 à 2 et à 3, les débits augmentent beaucoup plus vite, dans la proportion de 1 à 2^2 (ou 4) et à 3^2 (ou 9).

Soit, par exemple, un rein qui, pour une azotémie de 0 gr. 36 p. 1.000 débite 30 grammes d'urée (quantité calculée pour 24 heures) ; si l'azotémie devient deux fois plus forte (0,72 p. 1.000), le débit deviendra quatre fois plus abondant (120 gr.) ; si l'azotémie devient 3 fois plus forte (1 gr. 08 p. 1.000), le débit deviendra 9 fois plus abondant (270 gr.).

Le rapport : $\dfrac{\text{Urée du sang au carré}}{\text{Débit de l'urée dans l'urine}}$ est donc un chiffre constant, car :

$$\frac{\text{Ur}^2}{\text{D}} = \frac{0,36^2}{30} = \frac{0,72^2}{120} = \frac{1,08^2}{270} = \text{K}$$

Ce que nous pouvons également exprimer par cette autre formule, obtenue en prenant les racines carrées des numérateurs et des dénominateurs :

$$\frac{\text{Ur}}{\sqrt{\text{D}}} = \frac{0,36}{\sqrt{30}} = \frac{0,72}{\sqrt{120}} = \frac{1,08}{\sqrt{270}} = 0,066 = \text{K}$$

Une deuxième série d'expériences montre que : *lorsque avec une concentration d'urée constante dans le sang, le sujet débite l'urée à des concentrations variables, le débit de l'urée est inversement proportionnel à la racine carrée de la concentration de l'urée dans l'urine.* En d'autres termes, lorsque le sang contient une proportion constante d'urée, le rein élimine des quantités d'autant plus grandes de cette substance, qu'il élimine davantage d'eau pour diluer cette urée; s'il est obligé d'éliminer l'urée à un état très concentré dans l'urine, il sera capable d'en éliminer une moins grande quantité que s'il peut l'éliminer en solution très diluée; l'expérience montre que le volume des urines augmente beaucoup plus vite que la concentration de l'urée ne diminue, de telle sorte que les quantités d'urée éliminées varient en raison inverse des racines carrées des concentrations. Soit par exemple un sujet qui, au cours d'une expérience, présente constamment une proportion de 0 gr. 41 d'urée par litre de sang; il élimine d'abord une urine concentrée contenant 34 gr. 8 d'urée par litre; le volume de l'urine est relativement faible, représentant moins d'un litre pour vingt-quatre heures, de sorte que le débit de l'urée calculé pour ces vingt-quatre heures serait de 33 gr. 6; ce même sujet, ayant bu davantage, élimine ensuite une urine plus diluée, contenant seulement 18 gr. 1 d'urée par litre; mais le volume de l'urine est beaucoup plus considérable, dépassant 2 litres pour vingt-quatre heures, de sorte que le débit de l'urée serait de 48 grammes. D'après la formule indiquée plus haut, nous devrions avoir : $\frac{36,6}{48} = \frac{\sqrt{18,1}}{\sqrt{34,8}}$, ce qui est approximativement exact, puisque le premier rapport est 0,70, et le second 0,72.

De multiples expériences donnent des chiffres analogues, qui vérifient la loi énoncée ci-dessus.

Cette formule permet, lorsqu'on a mesuré le débit d'un rein à une concentration quelconque C, de calculer quel serait le débit de ce même rein s'il éliminait l'urée à une concentration C'; ce qui permet d'obtenir des chiffres comparables pour toutes les expériences; en pratique, on adopte avec Ambard comme concentration étalon de l'urée, le chiffre de 25 p. 1.000. Après avoir établi le débit D d'un rein à une concentration C, si nous voulons connaître quel serait le débit de ce rein pour la concentration de 25 p. 1.000, il nous suffira d'appliquer la formule ci-dessus :

$$\frac{\text{Débit pour concentration de 25}}{\text{Débit pour concentration de C.}} = \frac{\sqrt{C}}{\sqrt{25}}$$

d'où on tire :

$$D_{25} = \frac{D \times \sqrt{C}}{\sqrt{25}} = \frac{D \times \sqrt{C}}{5}$$

Une troisième série d'expériences montre que, lorsque varient les trois facteurs : concentration de l'urée dans le sang, concentration de l'urée dans l'urine, et débit de l'urée, les deux lois précédentes se vérifient. On peut donc les synthétiser ainsi :

Lorsque la concentration de l'urée dans le sang (Ur) varie, et qu'il en est de même de la concentration de l'urée dans l'urine (C), le débit de l'urée (D) varie en proportion directe du carré de la concentration de l'urée dans le sang, et en proportion inverse de la racine carrée de la concentration de l'urée dans l'urine.

On peut donc combiner les deux formules établies plus haut :

$$\frac{Ur}{\sqrt{D}} = K \qquad \text{et} \qquad D_{25} = \frac{D \times \sqrt{C}}{5}$$

On obtient ainsi la formule suivante, qui régit l'excrétion uréique :

$$\frac{Ur}{\sqrt{\dfrac{D \times \sqrt{C}}{5}}} = K$$

Le rapport entre la teneur du sang en urée et le débit d'urée dans l'urine a donc une valeur constante pour des reins normaux ; on lui donne le nom de *Constante uréo-sécrétoire d'Ambard*. De nombreuses expériences ont démontré que sa valeur, pour des sujets normaux, est sensiblement égale à 0,070, et que cette valeur ne varie pas quelles que soient les quantités et les proportions des autres éliminations urinaires; elle ne dépend que d'une chose : la valeur propre du parenchyme rénal sécrétant, qui est fonction de sa quantité et de sa qualité.

Les variations de la constante uréo-sécrétoire suivant la quantité du parenchyme sécrétant sont faciles à concevoir. Supposons un sujet dont les deux reins sont égaux fonctionnellement, et qui débite 25 grammes d'urée pour une azotémie de 0 gr. 35 p. 1.000; sa constante est de $\frac{0,35}{\sqrt{25}} = 0,070$. Chacun des reins sécrétant la moitié du débit total, soit 12 gr. 50, la constante d'un seul rein sera de $\frac{0,35}{\sqrt{12,50}} = 0,099$. L'expérimentation confirme d'ailleurs qu'après néphrectomie la constante varie rigoureusement suivant le poids du rein qui continue à fonctionner, et sa mesure permet même de suivre l'évolution de l'hypertrophie compensatrice.

Les variations de la constante uréo-sécrétoire suivant la qualité du parenchyme sécrétant sont extrêmement intéressantes, et donnent à cette formule toute son importance pratique : quand la valeur fonctionnelle du rein est altérée, on constate que, pour une concentration donnée de l'urée dans le sang, le débit de l'urée dans l'urine est moins grand qu'il devrait l'être d'après la formule normale, et par conséquent le rapport $\frac{Ur}{D}$ augmente de valeur. Nous reviendrons plus loin sur les applications pratiques de ces notions physiologiques en pathologie rénale.

L'étude de la sécrétion des substances autres que l'urée qui s'éliminent sans seuil n'a pas encore été faite avec la même précision que celle de l'urée; on peut cependant considérer comme très probable que l'acide urique et les substances excrémentitielles, ainsi que les substances étrangères à l'organisme (telles que le Bleu de méthylène, l'iodure de K, etc...) suivent les mêmes lois d'élimination que l'urée.

B. **Sécrétion des substances avec seuil**. — Considérons maintenant les lois de la sécrétion des substances telles que le chlorure de sodium ou le glucose, substances qui ne sont éliminées par le rein que si leur taux dans le sang dépasse une certaine concentration, appelée leur *seuil·d'excrétion*. On peut, avec Ambard, comparer ce seuil avec le niveau auquel un robinet serait greffé sur un réservoir; la hauteur totale du liquide dans le réservoir représentera le taux total de la substance dissoute dans le sang; le niveau de greffe du robinet correspondra au taux de la substance dans le sang à partir duquel le rein la laisse passer dans l'urine. Or, en physique, on sait qu'au point de vue du débit d'un liquide, ce n'est point la hauteur totale du liquide dans le réservoir qui importe, mais seulement la hauteur de ce liquide au-dessus du robinet; de même, en physiologie rénale, il semble logique de penser que ce ne sera point la concentration totale de la substance dans le sang qui en réglera le débit, mais l'excès de cette concentration sur le seuil (1).

L'expérimentation paraît vérifier cette règle théorique; mais ici les conditions sont beaucoup plus complexes, car le seuil d'excrétion n'a pas une valeur fixe, au contraire il semble varier avec beaucoup de facteurs. Aussi l'étude de ces questions est-elle encore incomplète, et comme elle n'a pu jusqu'ici aboutir à des formules définitives d'application pratique, nous serons plus bref.

a) **Sécrétion du glucose**. — On sait, depuis Claude Bernard, que le sang contient normalement de 1 gramme à 1 gr. 50 de glucose par litre, et qu'à ce taux le rein n'en laisse point passer; mais si, au moyen d'une piqûre du plancher du quatrième ventricule, on vient à déterminer de l'hyperglycémie, dès que la concentration du glucose dans le sang dépasse 3 p. 1.000, le rein élimine l'excès de glucose : le seuil d'excrétion de cette substance paraît donc être de 3 p. 1.000 environ.

Ambard admet que la sécrétion du glucose obéit aux mêmes règles que celle de l'urée, et que la formule de la constante uréo-sécrétoire lui est applicable, aux seules conditions de remplacer au numérateur la concentration totale de la substance dans le sang par son excès sur le seuil, et de calculer le débit pour une concentration de 75 p. 1.000, chiffre qui correspond au point de vue isotonie à la concentration de 25 p. 1.000 pour l'urée. Dans ces conditions, la valeur absolue de la constante sécrétoire serait la même pour l'urée et pour le glucose, égale à 0,070. D'après

____

(1) Nous croyons devoir insister sur cette remarque, que la comparaison ci-dessus est une simple manière de faire comprendre l'expression de « seuil d'excrétion »; mais il ne faut pas oublier que la sécrétion rénale n'est pas un acte purement physique, c'est au contraire un processus biologique, de telle sorte que le terme de « perméabilité rénale » qui est si souvent employé dans le langage médical est en réalité impropre.

Ambard, en effet, la constante sécrétoire d'un rein donné serait identique vis-à-vis des différentes substances, à la condition de la calculer par rapport à des débits isotoniques. Pour le glucose, cet auteur a pu vérifier dans quelques expériences que les débits observés étaient bien ceux que la formule de la constante avait permis de calculer théoriquement.

Mais la vérification reste à faire chez les diabétiques. La seule variété de diabète qui ait été étudiée actuellement à ce point de vue est celle que provoquent les injections de phlorizine : celles-ci déterminent de la glycosurie sans hyperglycémie, il semble établi qu'elles agissent en abaissant ou même en annulant le seuil d'excrétion du glucose, dont la sécrétion se fait dès lors dans les mêmes conditions que celle de l'urée; le diabète phlorizique mérite donc bien le nom de diabète rénal, par opposition aux diabètes par hyperglycémie.

b) **Sécrétion du chlorure de sodium.** — Ici, la question est encore plus complexe que pour le glucose, car d'une part les variations de la teneur du sang en chlorures (chlorurémie) sont beaucoup moins grandes et moins nettes que celles de l'azotémie; et d'autre part il semble que le seuil de sécrétion du chlorure de sodium soit variable même à l'état normal, non seulement d'un sujet à l'autre, mais chez le même sujet dans des conditions physiologiques qui n'ont pu encore être déterminées; en outre, il est possible qu'intervienne un nouveau facteur, qui compliquerait beaucoup la question, nous voulons parler de l'attraction que les tissus de l'organisme exerceraient sur le NaCl, attraction qui serait également variable dans certaines circonstances.

Malgré ces difficultés, en appliquant à la sécrétion du NaCl la même méthode d'étude qu'à celle de l'urée, Ambard est arrivé à admettre que dans certaines conditions, notamment chez un sujet à jeun, la sécrétion chlorurée obéit aux mêmes lois que la sécrétion urique; il existerait donc une constante chloruro-sécrétoire analogue à la constante uréo-sécrétoire, et subissant les mêmes variations pathologiques.

Si on admet cette conception de l'égalité des deux constantes, on se trouve en mesure de déduire de la formule de la constante la valeur de l'excès du NaCl du sang sur le seuil d'excrétion, et par conséquent, en retranchant cet excès de la concentration totale de NaCl dans le sang, de calculer la valeur de ce seuil, qui serait normalement de 5 gr. 62 p. 1.000 en moyenne. Mais les calculs montrent une assez grande mobilité de ce seuil, et jusqu'à l'heure actuelle on n'a pu préciser les conditions qui font varier ce seuil.

On voit donc que le problème des lois de la sécrétion chlorurée est encore loin d'être résolu, malgré les ingénieuses hypothèses émises; aussi n'a-t-on pu encore en déduire de formules d'application pratique permettant d'apprécier la valeur fonctionnelle du parenchyme sécrétant.

c) **Sécrétion de l'eau.** — Il en est de même pour la sécrétion de l'eau, qui paraît être influencée non seulement par les facteurs précédents, mais en outre par la vitesse de circulation du sang à travers le rein, ainsi que nous l'avons vu plus haut.

4° ***Système nerveux.*** — D'après l'opinion classique, le système nerveux n'intervient sur la sécrétion rénale que par l'intermédiaire de ses filets vaso-moteurs, en modifiant la circulation rénale; on ne connaît pas de filets sécrétoires agissant directement sur l'épithélium glandulaire. Expérimentalement, en effet, la simple section des nerfs du rein au hile ne modifie en rien le fonctionnement de l'organe, à moins qu'on ne provoque une vaso-constriction ou une vasodilatation, lesquelles détermineront soit de l'oligurie, soit de la polyurie.

Il semble cependant que, dans certains cas, une excitation nerveuse puisse inhiber ou au contraire exciter la sécrétion rénale :

Ainsi chez un lithiasique, à la suite de l'oblitération d'un seul uretère par un calcul, on peut observer une anurie brusque complète, qu'on attribue à un réflexe inhibiteur. Mais cette explication est discutable, car Legueu a montré que souvent en pareil cas il y a en réalité obstruction mécanique bilatérale, et que, dans les autres cas, il s'agit vraisemblablement non d'une inhibition sécrétoire, mais d'un spasme de l'uretère qui produit l'anurie. Dans une autre série de phénomènes, Cl. Bernard a montré par une expérience classique que la piqûre du plancher du 4° ventricule provoque une polyurie transitoire, de la glycosurie et parfois de l'albuminurie, mais ici encore ces phénomènes ne paraissent pas attribuables à une action directe du système nerveux sur la sécrétion rénale; nous savons en effet que la piqûre du plancher du 4° ventricule détermine, probablement par une action sur le foie, une hyperglycémie, et c'est cette augmentation de la teneur du sang en glucose au-dessus du seuil de sécrétion qui détermine le passage du sucre dans l'urine.

Mais dans cette même expérience de piqûre du plancher du 4° ventricule, Jungmann et Meyer ont observé une augmentation de débit du NaCl sans hyperchlorurémie : ce phénomène ne pourrait donc s'expliquer que par un abaissement du seuil de sécrétion, ou en d'autres termes par une action excitante directe du système nerveux sur l'activité glandulaire.

Ainsi l'existence des nerfs sécrétoires du rein est remise en question et nécessite de nouvelles recherches.

Rôle de la sécrétion urinaire dans le fonctionnement de l'organisme.

La sécrétion urinaire remplit dans le fonctionnement de l'organisme un rôle triple, qui peut être systématisé ainsi (Léon Bernard) :

Rôle dépurateur : élimination des substances toxiques introduites ou formées dans l'organisme;

Rôle régulateur de la composition du sang;

Rôle régulateur de la tension artérielle.

1° **Rôle dépurateur.** — Les reins constituent les principaux organes dépurateurs de l'organisme. Le foie, qui partage avec eux cette fonction, agit principalement, comme il a été dit plus haut, à la manière d'une glande à sécrétion interne, en transformant les substances toxiques en produits non nocifs. Les reins, au contraire, agissent comme une glande à sécrétion externe, en retirant du sang ces substances toxiques et en les rejetant hors de l'organisme par l'urine (1); en effet, l'urine est chargée de substances toxiques, ainsi que l'a démontré Bouchard.

L'origine de ces substances, dont le rein est chargé de débarrasser l'organisme, est multiple, et l'on peut dire que ce sont presque tous les toxiques introduits ou élaborés normalement ou accidentellement dans l'économie.

A l'état normal, ces substances sont surtout les déchets provenant de la désassimilation, de l'usure cellulaire et du métabolisme alimentaire des albuminoïdes (urée, acide urique, acides aminés, ammoniaque, etc...) et des sels minéraux (chlorure de sodium, phosphates et sulfates). C'est dire combien on peut faire varier leur quantité par les régimes alimentaires et par le travail musculaire ou le repos, et c'est dire l'importance du régime alimentaire et du repos chez les malades atteints de néphrite.

A ces produits normaux de la désassimilation peuvent s'ajouter, à l'état pathologique, toute une série de substances toxiques, soit endogènes, c'est-à-dire élaborées dans l'organisme; soit exogènes, c'est-à-dire introduites de l'extérieur; elles comprennent aussi bien les toxiques chimiques (un très grand nombre de substances médicamenteuses s'éliminent par les urines) que les toxines microbiennes. On comprend ainsi toute l'importance de la fonction urinaire dans la défense de l'organisme contre les intoxications et les toxi-infections; on comprend combien l'état de la dépuration urinaire a de valeur pour établir le pronostic au cours des maladies infectieuses, de même que pour régler l'administration de certains médicaments toxiques qui doivent s'éliminer par les reins.

Il faut ajouter que lorsqu'il s'agit d'une maladie infectieuse septicémique, c'est-à-dire lorsque les microbes pathogènes envahissent le torrent circulatoire, ce n'est plus seulement contre leurs toxines que les reins interviennent; c'est contre les microbes eux-mêmes; on constate souvent en effet, en pareil cas, que ces microbes sont éliminés en grande quantité dans les urines ; c'est ainsi que la bactériurie est constante dans la fièvre typhoïde (Chantemesse et Widal).

Ce rôle dépurateur de la glande rénale vis-à-vis de presque toutes les substances nocives de l'organisme ne va pas sans exposer cet organe à

(1) Certains auteurs admettent que le rein, outre ses fonctions d'excrétion, agirait aussi comme une glande à sécrétion interne, et déverserait dans le sang des produits antitoxiques (Brown-Séquard, Ed. Meyer). Teissier, de Lyon, a même basé sur cette théorie une méthode thérapeutique de l'insuffisance rénale : injections de sang extrait de la veine rénale ou de macérations de glande rénale. Les résultats en sont encore très discutés

être plus que tout autre lésé au cours de toutes les maladies toxiques ou infectieuses : d'où la fréquence des néphrites (1).

Or, lorsqu'elle a été ainsi lésée, la glande rénale devient impuissante à remplir intégralement son rôle dépurateur : les substances toxiques incessamment élaborées dans l'organisme, et particulièrement l'urée, ne sont plus qu'imparfaitement éliminées : d'où leur rétention dans l'organisme, et l'apparition d'une série de symptômes d'intoxication, qu'on groupe sous le nom d'urémie. Ces symptômes portent en général surtout sur le système nerveux : céphalée, délire, convulsions, troubles visuels, dyspnée de Cheyne-Stokes, coma. Mais, en outre, d'autres organes cherchent à suppléer le rein dans son rôle dépurateur : ainsi le tube digestif (vomissements ammoniacaux, diarrhée), le poumon (haleine ammoniacale) et même la peau (sueurs d'urée). Le foie également paraît exalter ses fonctions antitoxiques jusqu'à ce qu'il participe aux altérations toxiques, ainsi que le révèle l'examen histologique (L. Bernard et Laederich); d'après Léon Bernard, ces altérations hépatiques auraient même une certaine part dans le déterminisme des accidents dits urémiques.

2° Rôle régulateur de la composition du sang. — Le sang tend à garder constamment la même composition chimique. Le mécanisme régulateur grâce auquel il conserve toujours approximativement la même teneur en ses différents composants normaux et se débarrasse des substances étrangères qui peuvent s'y introduire, est extrêmement complexe. Comme l'ont montré Achard et Loeper, tous les appareils de l'organisme interviennent dans cette régulation, et notamment les muqueuses digestives, le foie, le poumon, la peau, le tissu cellulaire; mais ce sont les reins qui jouent le rôle le plus important. Ils constituent en effet la voie d'élimination presque exclusive des sels minéraux et des déchets azotés résultant de la désassimilation des albuminoïdes.

Toutes ces substances proviennent d'une part de l'usure cellulaire, d'autre part du métabolisme des aliments absorbés ; comme on le verra dans un autre chapitre, ces aliments, lorsque l'organisme est en état d'équilibre normal, forment deux parts : l'une sert à réparer l'usure cellulaire, l'autre est brûlée directement pour fournir à l'économie l'énergie calorique et mécanique dont elle a besoin. Pour que cet organisme conserve son équilibre, il est donc nécessaire qu'il élimine une quantité de matériaux égale à la quantité absorbée. C'est précisément là ce que font les reins, grâce à un mécanisme régulateur fort précis, dont nous avons vu plus haut les principales règles :

1° En ce qui concerne les substances excrémentitielles, telles que l'urée, le rein en élimine dès qu'il y en a dans le sang, et il en débite des quan-

(1) Il est intéressant de noter ici que toutes les portions de la glande rénale ne fonctionnent pas simultanément, mais alternativement, les unes se reposent pendant que les autres sécrètent. Ce fait physiologique explique la possibilité des lésions parcellaires du rein (néphrites parcellaires de Chauffard), lorsqu'il s'est produit une intoxication unique et passagère : seules les régions sécrétant à ce moment ont été lésées.

tités d'autant plus grandes que le sang en contient davantage; lorsque la teneur du sang augmente un peu, le débit urinaire augmente beaucoup (comme les carrés des concentrations dans le sang suivant la première loi d'Ambard); ainsi le rein tend à rétablir le plus vite possible l'équilibre et à ramener la concentration dans le sang au chiffre normal.

2° En ce qui concerne les sels minéraux, principalement le NaCl, et le glucose, qui font partie intégrante des humeurs, le rein n'en élimine que si leur taux dans le sang dépasse la concentration utile à la vie cellulaire (seuil d'excrétion), mais dès que cette concentration est dépassée, le rein se comporte vis-à-vis de ces substances comme vis-à-vis des substances excrémentitielles, et il en élimine d'autant plus qu'il y en a un plus grand excès.

3° En ce qui concerne les substances étrangères qui s'introduisent accidentellement dans l'organisme (toxiques divers, toxines microbiennes, médicaments, etc...), le rein contribue à en débarrasser le sang comme il le fait pour les substances excrémentitielles, ainsi que nous l'avons déjà signalé à propos de son rôle dépurateur.

Lorsque le rein adultéré devient insuffisant à remplir sa fonction, il y a rétention dans le sang de toutes les substances qu'il ne peut éliminer.

Nous avons déjà signalé plus haut la conséquence des rétentions toxiques : l'intoxication urémique, et les moyens vicariants par lesquels les organes autres que les reins s'efforcent de suppléer ceux-ci.

Signalons ici la conséquence des rétentions des sels minéraux et de l'eau : les œdèmes brightiques. Le plus important par son abondance des sels minéraux du sang est le chlorure de sodium : c'est ce sel qui joue le rôle prépondérant dans la régulation de la tension osmotique du sang ; lorsqu'il est retenu en excès dans le plasma, celui-ci tend à devenir hypertonique; pour éviter cette conséquence, l'organisme recourt à un double processus : d'une part il se fait une rétention d'eau qui vient diluer le sang (hydrémie), d'autre part le sang déverse dans les tissus qu'il irrigue les substances en excès; mais celles-ci à leur tour attirent secondairement l'eau du sang dans les tissus pour se ramener à un degré de dilution convenable, en vertu d'un mécanisme régulateur de la composition chimique des tissus analogue à celui qui s'applique au sang.

Telle est la théorie la plus admise actuellement pour expliquer la pathogénie des œdèmes brightiques (Widal); elle prête cependant encore à de très nombreuses discussions, tant au sujet de la substance primitivement retenue (chlorure de sodium, eau, substances complexes) qu'au sujet du lieu primordial de la rétention (imperméabilité rénale d'après Widal, ou attraction dans les tissus d'après Achard).

Ce qu'il importe de retenir, c'est la conséquence pratique de ces faits : la suppression du chlorure de sodium de l'alimentation (régime déchloruré) fait résorber et empêche dans une grande mesure la production des œdèmes brightiques (Widal).

3° **Rôle régulateur de la tension artérielle.** — La tension artérielle, à l'état normal, ne subit que de faibles variations, grâce à un mécanisme régulateur très complexe, dans lequel le myocarde, les parois artérielles, les nerfs vaso-moteurs jouent les principaux rôles.

Les reins interviennent, eux aussi, dans cette régulation de la tension artérielle, probablement en agissant sur le volume total du sang. La pathologie fournit des preuves évidentes de cette intervention rénale.

Nous avons déjà vu combien les modifications de la tension artérielle ont d'influence sur la quantité d'urine sécrétée : l'hypertension artérielle entraîne de la polyurie, qui aura pour effet de diminuer la masse du sang, et par conséquent de diminuer la tension ; au contraire, l'hypotension artérielle entraîne l'oligurie, avec ses effets opposés. Il y a donc là des effets compensateurs, une véritable régulation réciproque.

Inversement, les troubles de la sécrétion urinaire retentissent avec autant d'évidence sur la tension artérielle ; au cours de certaines néphrites, dans lesquelles les urines sont abondantes et fortement albumineuses (les reins se comportent suivant la comparaison classique comme un filtre percé, Bard, Léon Bernard), la tension artérielle est abaissée. Au contraire, au cours des néphrites atrophiques, l'hypertension artérielle est constante ; le mécanisme en est, il est vrai, discuté : certains auteurs invoquent les troubles de sécrétion et la rétention hydrique augmentant la masse du sang ; d'autres attribuent l'hypertension à une rétention de substances toxiques vaso-constrictives, à des modifications de la viscosité du sang, ou enfin à une hypersécrétion d'adrénaline par les glandes surrénales. Mais la plupart attribuent l'hypertension artérielle des néphroscléreux aux altérations des vaisseaux du rein, créant sur l'artère rénale un véritable barrage. Quoi qu'il en soit de sa pathogénie, l'hypertension artérielle avec hypertrophie du cœur gauche est une des conséquences les plus importantes des scléroses rénales.

PROCÉDÉS D'EXPLORATION DE LA VALEUR FONCTIONNELLE DES REINS

L'importance des fonctions des reins fait comprendre combien il est intéressant pour le médecin de savoir apprécier la valeur fonctionnelle de ces organes, la *perméabilité rénale*, pour employer l'expression classique (1). Il existe pour cela une série de procédés :

1° La *mesure du volume et de la densité des urines* émises en vingt-quatre heures, a une grande importance en clinique, mais ne peut servir, à elle seule, à apprécier, d'une façon précise la valeur fonctionnelle des reins, car une foule de conditions autres que la perméabilité rénale peu-

(1) Cette expression, d'un usage courant, est, en réalité, fort impropre, puisque le rein n'est pas un filtre plus ou moins perméable, mais une glande à sécrétion plus ou moins active.

vent les faire varier (alimentation, boissons, transpirations, diarrhée; troubles circulatoires, etc.).

2° La recherche de *l'albumine et des cylindres dans les urines* renseigne bien sur l'existence des lésions rénales, mais elle n'indique nullement l'état de la perméabilité du rein; il y a même parfois opposition entre ces deux ordres de troubles fonctionnels, certaines néphrites scléreuses à forte imperméabilité ne laissant passer que des traces d'albumine, certaines néphrites parenchymateuses avec albuminurie massive montrant, au contraire, une perméabilité exagérée (Bard, Léon Bernard).

3° Une série de méthodes basées sur la *cryoscopie* (1) *des urines* ont été proposées (Koranyi, Claude et Balthazard); elles sont loin d'avoir la valeur qu'on leur a attribuée.

Elles reposent, en effet, sur la théorie de Koranyi, exposée plus haut (voir page 129), et se proposent d'apprécier la proportion des molécules élaborées par l'épithélium des tubes contournés et échangées contre des molécules de chlorure de sodium filtrées par les glomérules.

Or, comme nous l'avons exposé plus haut, la théorie de Koranyi est fort hypothétique; on peut même dire qu'elle est inadmissible, car on peut faire varier à volonté, par l'alimentation, les quantités absolues aussi bien que la proportion des molécules élaborées et des molécules de chlorure de sodium. Aussi n'insisterons-nous pas ici sur ces méthodes cryoscopiques, presque universellement abandonnées aujourd'hui.

4° Le dosage de la *toxicité urinaire*, proposé par Bouchard, est une méthode infiniment plus séduisante; puisqu'elle se propose d'apprécier la quantité de substances toxiques éliminées par le rein; on mesure la quantité d'urine nécessaire pour tuer par injection intra-veineuse un lapin de poids donné, et en tenant compte du volume des urines émises en 24 heures, ainsi que du poids du sujet, on peut facilement calculer la quantité de substances toxiques éliminées par kilogramme du poids du corps en 24 heures (coefficient urotoxique de Bouchard). En comparant avec les chiffres obtenus chez un sujet dont les reins sont normaux, on peut apprécier s'il y a ou non rétention toxique.

Malheureusement, cette méthode est d'une technique délicate, elle est passible de certaines erreurs (osmonocivité des urines), et surtout de l'objection suivante : la quantité de substances toxiques fabriquées dans l'organisme varie considérablement avec l'alimentation, avec l'activité musculaire, avec les états pathologiques, avec les altérations hépatiques notamment, de sorte que son appréciation exacte est excessivement difficile.

5° En somme, toutes les méthodes précédentes n'ont guère de valeur pratique. Il n'en est pas de même des suivantes, qui consistent à étudier *la perméabilité du rein vis-à-vis de certaines substances étrangères à l'orga-*

(1) Méthode consistant à déterminer le point de congélation d'une solution (χρύος, grand froid, glace; σκοπεῖν, voir).

nisme, dont il est facile d'étudier l'élimination dans les urines. On a surtout recours au bleu de méthylène, parfois aussi aux iodures ou au salicylate de sodium.

La méthode de l'*élimination provoquée du bleu de méthylène*, proposée par Achard et Castaigne, bien étudiée ensuite par Léon Bernard, consiste à injecter sous la peau 1 centimètre cube d'une solution de bleu de méthylène à 1 pour 20, puis à recueillir les urines toutes les heures. On constate qu'à l'état normal les urines commencent à se charger de bleu au bout de 3/4 d'heure à 1 heure ; l'élimination se fait d'une façon continue, en augmentant d'abord pendant quelques heures puis en diminuant d'abondance ; tout le bleu est éliminé au bout de 36 à 48 heures.

Dans certains cas de néphrite à perméabilité exagérée, l'élimination du bleu est plus pécoce et plus rapide. Dans les néphrites chroniques à perméabilité diminuée, le début de l'élimination est retardé d'une ou plusieurs heures, et l'élimination se prolonge pendant plusieurs jours.

La valeur sémiologique de ces modalités d'élimination est pratiquement très grande, et en raison de sa simplicité, cette technique mérite d'être conservée, d'autant plus qu'il a été établi par des recherches très précises que les troubles d'élimination du bleu de méthylène et ceux de l'urée sont le plus souvent assez exactement parallèles.

6° Néanmoins, au lieu d'étudier ainsi la perméabilité du rein pour des substances spéciales, étrangères, il est bien préférable d'étudier directement *sa perméabilité vis-à-vis des substances qu'il est normalement chargé d'éliminer : sels minéraux et déchets azotés*.

Deux méthodes s'offrent à nous, basées sur les notions physiologiques que nous avons exposées plus haut :

La première repose sur ce fait qu'il existe normalement un équilibre très exact entre les ingesta et les excreta. En *dosant comparativement, pendant quelques jours, les quantités de chlorure de sodium et d'azote ingérées et les quantités éliminées*, on peut apprécier très exactement la perméabilité rénale pour ces substances, à la condition de tenir compte des quantités éliminées par les fèces.

En ce qui concerne l'élimination du chlorure de sodium, cette méthode du *bilan* des ingesta et des excreta est excellente, très simple et facile à réaliser en soumettant quelques jours le sujet à un régime lacté dont la teneur en NaCl est exactement connue ; il est ainsi fort aisé de reconnaître si le sujet élimine la quantité ingérée ou s'il retient du sel dans ses tissus.

En ce qui concerne l'élimination des déchets azotés (urée), cette méthode est d'application beaucoup plus délicate, d'abord parce que la technique du dosage des albuminoïdes et des déchets azotés est plus complexe, ensuite parce qu'il est presque impossible de faire la part des variations du métabolisme des albuminoïdes dans les variations des excreta azotés.

La deuxième méthode au contraire, basée sur les lois d'Ambard, est beaucoup plus précieuse pour l'étude des éliminations azotées, tandis qu'elle n'est guère encore applicable à celle des éliminations chlorurées.

Elle consiste à *comparer, à un même moment, la teneur du sang en urée et le débit de l'urée dans l'urine.*

Les premiers auteurs qui avaient eu l'ingénieuse idée d'apprécier la perméabilité rénale en comparant la composition du sang et de l'urine (Léon Bernard, Lesné), n'avaient pu aboutir à un résultat parce qu'ils ne tenaient pas compte des variations horaires de ces deux éléments. Nous avons vu plus haut comment Ambard a établi qu'à l'état normal il existe un rapport constant entre la teneur du sang en urée et le débit urinaire pour le même moment : rapport exprimé par la formule $\frac{Ur}{\sqrt{D}} = K$ (constante uréo-sécrétoire). Nous avons vu aussi que la valeur absolue de ce rapport dépendait exclusivement de la valeur fonctionnelle du parenchyme rénal : lorsque celle-ci diminue, le débit D de l'urée, pour une même concentration sanguine Ur, devient plus faible ; donc la valeur de K augmente. Celle-ci permet donc d'apprécier avec une précision remarquable la valeur du rein dans sa fonction uréo-sécrétoire.

La valeur pratique de la constante d'Ambard est universellement admise aujourd'hui, car cette technique permet de déceler les troubles fonctionnels les plus légers ; elle permet aussi, si on recueille séparément par cathétérisme urétéral les urines de chaque rein, d'apprécier la valeur fonctionnelle de chaque glande en cas de lésion unilatérale.

Les importants travaux de Widal ont toutefois démontré que dans la majorité des cas de néphrite, point n'est besoin de recourir à la détermination de la constante uréo-sécrétoire, dont la technique est toujours délicate et complexe. En effet, dès que la fonction uréo-sécrétrice du rein est altérée notablement, l'urée insuffisamment éliminée tend à s'accumuler dans le sang, où il suffit de la doser pour déceler sa rétention. On admet que l'urémie commence quand le taux dépasse 0 gr. 50 par litre, et, sauf le cas où une oligurie trop accentuée peut avoir causé cette rétention (voir p. 131), le taux de l'azotémie peut suffire à apprécier l'intensité de l'altération rénale.

LES SYNDROMES D'INSUFFISANCE RÉNALE

En combinant les diverses méthodes d'exploration que nous venons d'exposer, Widal a reconnu qu'au cours de bien des néphrites, la perméabilité rénale vis-à-vis des différentes substances n'est pas également altérée : tantôt ce sont les chlorures qui sont retenus, et le plus souvent alors il y a rétention hydrique simultanée, il se fait des œdèmes ; tantôt ce sont les déchets azotés que le rein élimine incomplètement, et cette rétention azotée détermine une série de symptômes toxiques qui font partie du cadre de l'urémie.

Cette étude de la perméabilité rénale, et en particulier des dissociations de cette perméabilité (Widal), offre un intérêt considérable. Elle permet en effet de comprendre la diversité des symptômes provoqués par les lésions rénales, et de les classer en une série de grands syndromes qui répondent beaucoup mieux aux réalités cliniques que les classifications basées sur les formes anatomiques ou même évolutives des néphrites ; car il n'y a pas de concordance bien régulière entre les types anatomiques et les types cliniques.

A. *Syndrome albuminurique simple.* — Souvent des lésions rénales légères se traduisent uniquement par de l'albuminurie et de la cylindrurie, sans aucun autre symptôme. Le fait est fréquent dans les néphrites aiguës légères; il s'observe aussi dans certaines néphrites chroniques (néphrites albumineuses simples de Castaigne), dans lesquelles, pendant des années, l'albuminurie ne s'accompagne d'aucun trouble de la perméabilité rénale.

B. *Syndrome hydropigène.* — Certaines néphrites aiguës ou chroniques ont pour symptômes capitaux de l'albuminurie et des œdèmes plus ou moins généralisés, sans phénomènes cardio-artériels ni symptômes urémiques.

En pareil cas, il semble y avoir une imperméabilité élective du rein pour l'eau et le chlorure de sodium (dont on a vu plus haut le rôle dans la pathogénie des œdèmes brightiques), sans imperméabilité pour les autres déchets urinaires. En effet, les différents procédés d'exploration montrent qu'il n'y a pas d'azotémie et que la valeur de la constante uréo-sécrétoire est restée normale. Par contre, pour une concentration donnée du NaCl dans le sang, le rein en déverse moins dans les urines que normalement ; si on admet avec Ambard que la constante chloro-sécrétoire est restée normale comme la constante uréo-sécrétoire, on ne peut expliquer ce phénomène qu'en disant que l'excès du NaCl sur le seuil d'excrétion est diminué, c'est-à-dire que le seuil d'excrétion du NaCl est plus élevé que normalement.

Quoi qu'il en soit de cette explication théorique, le fait à retenir c'est qu'en pareil cas le rein ne peut éliminer qu'une quantité restreinte de NaCl ; donc, pour éviter les œdèmes il importe d'instituer un régime hypochloruré ; mais les éliminations azotées étant bien assurées, il est inutile de restreindre l'alimentation en albuminoïdes.

C. *Syndrome urémigène.* — Au contraire des précédentes, d'autres néphrites, et particulièrement les néphrites scléreuses à évolution lente, ne s'accompagnent pas d'œdèmes, mais se caractérisent exclusivement par des troubles toxiques divers, portant surtout sur l'appareil digestif (anorexie, vomissements, diarrhée) et sur le système nerveux (céphalée, troubles visuels, myosis, prurit, dyspnée *sine materia*, délire et convulsions, et surtout torpeur aboutissant au coma).

Dans ces cas, l'exploration des fonctions rénales montre que la sécrétion du NaCl se fait normalement, tandis qu'il existe une imperméabilité plus ou moins accentuée vis-à-vis des déchets toxiques de toute nature et surtout azotés : le pouvoir de concentration maxima du rein vis-à-vis de l'urée est affaibli, et pour une concentration donnée de cette substance dans le sang le débit urinaire est plus faible que normalement, d'où élévation du rapport $\dfrac{\text{Ur}}{\sqrt{\text{D}}}$ (c'est-à-dire de la constante uréo-sécrétoire). Les déchets azotés, notamment l'urée, insuffisamment éliminés, s'accumulent dans le sang où ils paraissent être l'agent principal des accidents.

Le dosage de l'azotémie permet donc de préciser le pronostic, qui devient très sombre lorsqu'au cours d'une néphrite chronique le taux de l'urée dans le sang dépasse 1 gramme.

Un régime hypoazoté s'impose chez ce genre de malades, et le régime lacté remplit le mieux cette indication.

D. *Syndrome cardio-artériel.* — Au syndrome urémigène s'associe presque toujours un syndrome d'hypertension artérielle ; dans certains cas, celui-ci prend la première place dans le tableau symptomatique (Widal), alors que les symptômes rénaux sont très effacés. L'hypertrophie du cœur avec bruit de galop, l'hypertension artérielle, la polyurie et la pollakiurie, et surtout les hémorragies (épistaxis, hémorragie cérébrale, etc...) appellent seuls l'attention ; l'albuminurie est minime, et il faut recourir à la mesure de la constante uréo-sécrétoire et aux épreuves d'élimination provoquée, pour dépister la lésion rénale qui commande cette hypertension.

E. *Syndrome d'hyperperméabilité rénale.* — Dans certaines néphrites dégénératives (amyloïdes, etc...), la perméabilité rénale est au contraire exagérée dans tous ses modes : suivant l'expression classique, le rein se comporte comme un filtre percé, et laisse filtrer non seulement toutes les substances qu'il doit normalement éliminer, mais encore une grande quantité d'albumine (Bard, Léon Bernard). Les procédés d'exploration de l'activité rénale montrent en pareil cas que, pour une teneur faible du sang en urée, le débit urinaire de cette substance est relativement fort, et par conséquent la valeur de la constante uréo-sécrétoire sera diminuée (0,025 à 0,050 au lieu de la normale 0,070). De même, chez les malades non œdémateux, le seuil de sécrétion du NaCl est plus bas que normalement (Rist et Kindberg). Le syndrome clinique sera donc caractérisé par une albuminurie abondante et de la polyurie (d'où hypotension artérielle), et par l'absence de phénomènes toxiques urémiques. Quant aux œdèmes, ils sont inconstants.

Ce coup d'œil rapide sur les grands syndromes rénaux montre l'importance capitale de la notion de perméabilité rénale. L'étude de la valeur fonctionnelle des reins chez tout néphropathique permettra, en effet, d'une part, de formuler avec plus de certitude le pronostic ; d'autre part, d'instituer d'une façon rationnelle le régime alimentaire qui convient au malade.

CHAPITRE VII

MÉTABOLISME ALIMENTAIRE

PAR

M. LAEDERICH

L'alimentation répond à quatre besoins essentiels de l'organisme (1). Elle doit :

1° Fournir la quantité d'énergie mécanique nécessaire pour le travail musculaire, tant extérieur (déplacements du corps) qu'intérieur (circulation du sang, respiration, etc...);

2° Fournir la quantité d'énergie calorifique nécessaire pour maintenir le corps à une température constante;

3° Fournir les matériaux nécessaires pour réparer l'usure des cellules et assurer le maintien de la composition constante des tissus et des humeurs;

4° En outre, pendant une longue période de la vie, elle doit fournir les matériaux nécessaires à l'accroissement des tissus; enfin chez la femme pendant la gestation et l'allaitement, elle doit fournir les matériaux nécessaires au développement du fœtus et du nourrisson.

Des matériaux apportés à l'organisme par l'alimentation, une part est brûlée par l'oxygène puisé dans l'atmosphère grâce à la respiration, et cette oxydation dégage une certaine quantité d'énergie calorifique et mécanique; l'autre part sert à réparer l'usure des tissus.

L'alimentation doit donc apporter à ces tissus tous les éléments qui entrent dans leur composition.

Le *métabolisme alimentaire* (μετα-βαλλω = lancer à travers) est l'étude du passage des aliments à travers l'organisme, et des modifications qu'ils subissent pour être absorbés, assimilés, puis décomposés et rejetés au dehors.

---

(1) Voir : L'éducation alimentaire rationnelle par L. Landouzy : *Bulletin de la Société scientifique d'Hygiène alimentaire et d'alimentation rationnelle de l'homme,* 1911. — Les tableaux d'Éducation alimentaire, à l'usage des ouvriers et employés, par L. Landouzy, Henry et Marcel Labbé. Masson et Cie, éditeurs.

Nous devons étudier successivement l'apport, l'utilisation, la décomposition et l'élimination des principales substances alimentaires.

Métabolisme de l'eau.

1° Rôle de l'eau. — L'eau joue un rôle extrêmement important dans le fonctionnement de l'organisme.

Tout d'abord *elle entre pour une part considérable dans la composition des tissus ;* elle représente 65 p. 100 environ du poids total du corps.

En second lieu, *elle sert de véhicule à toutes les autres substances alimentaires,* aussi bien pour leur absorption et leur répartition dans les tissus, que pour l'élimination de leurs produits de décomposition : rien n'est absorbé par les voies digestives et rien n'est éliminé si ce n'est à l'état de dissolution.

En outre, *l'eau joue un grand rôle dans la régulation thermique du corps :* c'est grâce à la perspiration et à la transpiration cutanées et à l'évaporation de l'eau à la surface des téguments que l'organisme se débarrasse en grande partie de l'excès de calorique dégagé au sein des tissus.

2° Absorption de l'eau. — Les échanges journaliers en eau sont très actifs ; ils atteignent en moyenne 2 litres 500.

L'eau est apportée par les boissons et aussi par les aliments solides qui en contiennent presque tous une notable proportion : la viande contient 60 p. 100 de son poids en eau, les fruits jusqu'à 80 p. 100.

En outre, une minime quantité d'eau est formée au sein même des tissus au cours de la décomposition des hydrates de carbone et des graisses, comme nous le verrons plus loin.

L'eau, absorbée en nature, passe dans le sang, où elle sert à véhiculer tous les autres principes constituants et à les répartir dans les tissus.

3° Élimination de l'eau. — Puis elle est éliminée par différentes voies :

Par le poumon, l'air expiré étant saturé de vapeur d'eau, dont il entraîne 400 grammes environ par 24 heures ;

Par la peau, la perspiration cutanée entraînant 500 grammes en moyenne ;

Par l'intestin, les fèces en contenant 100 grammes environ ;

Par les reins surtout, qui éliminent en moyenne 1.200 à 1.500 grammes d'eau, celle-ci servant à véhiculer les nombreux déchets que nous allons étudier plus loin.

Les quantités d'eau éliminées par ces différentes voies varient suivant de nombreuses conditions ; elles se balancent réciproquement : ainsi des transpirations ou une diarrhée abondantes diminuent d'autant le volume des urines ; inversement, en cas d'insuffisance rénale avec oligurie, il peut se produire une diarrhée vicariante, sinon l'eau qui n'est pas éliminée infiltre les tissus en les œdématiant.

Métabolisme des aliments minéraux.

1° *Rôle des aliments minéraux*. — L'apport journalier de sels minéraux est indispensable à l'organisme pour remplacer ceux qui ont été désassimilés du fait de l'usure cellulaire, et par conséquent pour assurer le maintien de la composition constante des tissus et des humeurs.

Ceux-ci en effet contiennent un grand nombre de substances minérales, qui représentent 4,5 p. 100 du poids total du corps; certains tissus, tels que les os, renferment même jusqu'à 65 p. 100 de leur poids en phosphates et carbonates de chaux et de magnésie.

La plupart des tissus de l'organisme contiennent des sels de sodium, de potassium, de calcium, de magnésium, sous forme de chlorures, sulfates, carbonates, phosphates; certains tissus contiennent aussi du fer, de l'iode, de l'arsenic, du manganèse, du fluor, du brome, etc...

Ces diverses substances minérales ne font pas seulement partie de la constitution chimique des tissus; un grand nombre d'entre elles remplissent des *rôles physiologiques fort complexes* : ainsi le fer, accumulé à l'état d'hémoglobine dans les globules rouges du sang, sert de véhicule à l'oxygène (1); les sels de potassium sont indispensables à la contractilité musculaire; les sels de calcium à la coagulabilité du sang; la présence de certains sels minéraux paraît indispensable à l'activité des ferments de l'organisme; enfin le chlorure de sodium joue le rôle principal dans la régulation de la concentration moléculaire du sang et des humeurs, car, grâce sans doute à la petitesse de sa molécule, les échanges osmotiques de ce sel se font très facilement à travers les parois des vaisseaux; en outre, ce même sel sert à favoriser la dissolution de certaines albumines du sang; et enfin c'est par son intermédiaire que la muqueuse de l'estomac élabore l'acide chlorhydrique du suc gastrique.

En raison même de leurs rôles si importants dans la constitution et dans le fonctionnement des tissus, les substances minérales partagent la destinée de ces tissus, de sorte que l'usure cellulaire incessante entraîne la désassimilation d'une certaine quantité de sels minéraux : d'où la nécessité pour l'organisme de puiser chaque jour dans l'alimentation une quantité correspondante de ces sels; et en effet la privation complète d'aliments minéraux suffit à entraîner la mort.

2° *Absorption des aliments minéraux*. — Tous les aliments empruntés au règne animal ou au règne végétal contiennent des substances minérales, soit à l'état de sels libres, soit à l'état de combinaisons orga-

____

(1) La masse totale du sang contient environ 3 grammes de fer. Les muscles contiennent également une notable quantité de cette substance sous forme d'hémoglobine, mais on ne sait pas exactement quel est son rôle ici. Enfin le foie et la rate contiennent aussi des réserves de fer qui proviennent sans doute de la destruction des hématies dans ces organes.

niques. Les premiers traversent l'organisme sans subir pour la plupart de modifications chimiques; les secondes sont en général décomposées, et les sels minéraux mis en liberté. La quantité des sels minéraux journellement absorbés dépasse en général de beaucoup la quantité strictement nécessaire à l'organisme.

Ainsi, en ce qui concerne le chlorure de sodium, le chiffre moyen des échanges journaliers est de 12 à 15 grammes, alors que 1 gr. 50 serait parfaitement suffisant pour assurer le fonctionnement normal de l'organisme; il y a donc une consommation « de luxe », destinée uniquement à satisfaire nos habitudes gustatives.

De même en ce qui concerne les sels de calcium, les phosphates, etc., des doses très faibles seraient suffisantes pour assurer l'équilibre entre les ingesta et les excreta et pour maintenir la composition constante des tissus.

Par conséquent, des sels minéraux absorbés, une partie seulement est incorporée dans les tissus pour remplacer une quantité égale de sels éliminés par usure cellulaire; le reste ne fait que traverser l'organisme et est éliminé sans avoir été à proprement parler assimilé.

3° *Élimination des substances minérales*. — L'urine constitue la principale voie d'élimination des sels minéraux, notamment pour le chlorure de sodium; la sueur n'en élimine que des traces négligeables; mais par contre les matières fécales, si elles ne contiennent que fort peu de chlorure de sodium, emportent des quantités importantes de certaines substances minérales, notamment de sels de calcium, de phosphates, de sulfates et de sels de fer.

La quantité de substances minérales excrétées par ces différentes voies est égale, chez l'adulte, à l'état normal, à la quantité apportée par l'alimentation. Pendant la période de croissance et pendant la grossesse, les excreta sont moins abondants que les ingesta, puisqu'une certaine quantité de ceux-ci est retenue pour l'édification des tissus. D'autre part, chez les individus en état de dénutrition, qui maigrissent, les excreta minéraux l'emportent sur les ingesta, on dit qu'il y a déminéralisation.

Nous reviendrons plus loin sur l'étude des troubles pathologiques du métabolisme des sels minéraux.

Métabolisme des aliments organiques.

Les aliments organiques, c'est-à-dire ceux qui contiennent du carbone, sont empruntés soit au règne animal, soit au règne végétal; ils se divisent au point de vue chimique en trois grandes classes : les graisses, les hydrates de carbone et les albuminoïdes.

A. — **Métabolisme des graisses** :

1° **Rôle des aliments gras**. — Tandis que les aliments minéraux ont surtout pour rôle, comme nous venons de le voir, d'assurer le maintien de la composition constante des tissus, les matières grasses alimentaires *servent surtout à fournir à l'organisme une grande partie de l'énergie calorique* dont il a besoin; elles servent aussi à *constituer le tissu adipeux,* qui non seulement représente d'importantes réserves alimentaires, mais en outre joue un rôle plastique et mécanique.

2° **Absorption des graisses.** — Les graisses alimentaires sont d'origine végétale (huile d'olives, etc...) ou animale (graisse, saindoux, beurre, jaune d'œuf, cervelle, etc...).

Dans l'intestin elles sont rendues absorbables, comme on l'a vu plus haut, grâce à l'action combinée des ferments lipasiques du suc pancréatique et du suc intestinal d'une part, et de la bile d'autre part.

Une partie de ces graisses est simplement *émulsionnée* très finement, l'autre partie est *saponifiée*, c'est-à-dire dédoublée en glycérine et acides gras, une partie de ces derniers se combinant aussitôt aux carbonates alcalins apportés par les aliments, de manière à constituer des savons alcalins. La muqueuse intestinale absorbe donc d'une part des graisses neutres émulsionnées, d'autre part des acides gras, des savons et de la glycérine; mais en traversant l'épithélium de la muqueuse, la plus grande partie des graisses dédoublées se reconstitue par combinaison des acides gras et de la glycérine, par une véritable action de synthèse exercée par l'épithélium intestinal. C'est donc finalement presque exclusivement sous la forme de graisses neutres que les aliments gras sont absorbés.

Une petite partie de ces graisses pénètre dans les radicules de la veine porte, et est amenée dans le foie; là, l'endothélium des capillaires intra-lobulaires (cellules de Kupffer) arrête au passage une certaine quantité de granulations graisseuses; puis celles-ci pénètrent dans les cellules hépatiques; on ne sait pas exactement ce qu'elles y deviennent, si elles y sont détruites ou si elles sont rendues ultérieurement à la circulation.

La plus grande partie des graisses absorbées par la muqueuse intestinale pénètre dans les chylifères des villosités intestinales, et après avoir traversé les ganglions mésentériques, parcourt le canal thoracique, qui la déverse dans la veine sous-clavière gauche, et par conséquent dans la circulation générale. Grâce à l'ultra-microscope, on peut reconnaître la présence dans le sang circulant de cette graisse, sous forme de très fines granulations réfringentes, appelées hémoconies.

3° **Destinée des graisses dans les tissus. Combustion immédiate; mise en réserve.** — Les graisses, répandues par le sang dans tous les tissus, *y sont détruites par oxydation,* grâce à l'oxygène charrié par l'hémoglobine du sang; cette transformation paraît être sous la dépendance d'action de certains ferments lipolytiques et oxydants, qu'on décèle dans la plupart des tissus, notamment dans les leucocytes mononucléaires du sang.

Cette combustion des graisses dans les tissus, donne comme *produits ultimes de l'acide carbonique et de l'eau,* déchets qui sont éliminés par les voies respiratoires.

On peut donner de cette combustion la formule chimique suivante :
Graisse mixte $C^{55}H^{104}O^6 + 156\ O = 55\ CO^2 + 52\ H^2O$.

L'oxydation des graisses donne-t-elle d'emblée ces déchets CO^2 et H^2O; ou bien se produit-il d'abord certains termes intermédiaires, acide β-oxybutyrique, acide acétylacétique, acétone, etc..., qui seraient secondairement oxydés et transformés en CO^2 et H^2O ? C'est là une question qui n'est pas encore élucidée. On sait seulement que les urines éliminent normalement des traces d'acétone qui, pour certains auteurs, proviendraient de l'oxydation des graisses.

Quoi qu'il en soit, cette oxydation des graisses produit un *dégagement considérable d'énergie calorique :* 9,3 calories pour 1 gramme de graisse.
Les graisses alimentaires fournissent ainsi à l'organisme une grande partie de l'énergie calorifique dont il a besoin. De tous les aliments, ce sont ceux dont la valeur calorifique est la plus élevée. Il est probable que l'énergie calorifique fournie par la combustion des graisses peut se transformer partiellement en énergie mécanique, c'est-à-dire servir au travail musculaire, car tout individu gras qui travaille beaucoup consomme ses réserves adipeuses, et maigrit.

Les graisses absorbées ne sont pas nécessairement brûlées immédiatement en totalité : Une minime quantité de graisse est éliminée par la peau, avec les sécrétions sudorales et sébacées. Mais surtout, lorsque les apports alimentaires dépassent les besoins de l'organisme, l'excès de graisse absorbée peut se fixer dans les tissus, et y former des amas plus ou moins considérables de tissu adipeux, véritables *réserves alimentaires* qui seront utilisées ultérieurement en cas de besoin.

Ces dépôts de graisse présentent suivant les espèces animales une composition chimique un peu différente. Les proportions de trioléine, de tripalmitine et de tristéarine, et par conséquent le point de fusibilité, restent à peu près fixes pour chaque espèce animale; ainsi la graisse humaine, riche en trioléine, fond à 15°; la graisse de chien fond à 20°, et celle de mouton, plus riche en tripalmitine et en tristéarine, ne fond qu'à 40°. Dans les conditions d'alimentation normale, l'organisme faisant lui-même la synthèse des graisses qu'il absorbe, les graisses qu'il met en réserve prennent la composition habituelle à l'espèce animale, quelles que soient l'origine et la composition des graisses ingérées. Mais on peut artificiellement faire varier cette composition des réserves adipeuses : on soumet un chien à l'inanition jusqu'à ce qu'il ait résorbé toutes ses réserves graisseuses, et on le nourrit alors avec de grandes quantités de graisse de mouton; il va accumuler cette graisse dans ses tissus sans lui faire subir de modifications chimiques, de sorte qu'elle aura un point de fusion à 40° au lieu de l'avoir à 20°. Cette expérience démontre donc que les graisses ingérées peuvent être mises directement en réserve dans l'organisme, sans subir des modifications chimiques.

En outre, une certaine quantité de graisses ingérées en excès *peut se transformer en glycogène,* s'accumuler en réserve dans les muscles, et y être ensuite oxydée pour fournir de l'énergie mécanique.
Enfin, chez la femme pendant la lactation, une quantité importante de graisses est éliminée par les glandes mammaires.

B. Métabolisme des hydrates de carbone :

1° *Rôle des aliments hydro-carbonés*. — Les hydrates de carbone occupent une place très importante dans l'alimentation, car ce sont eux qui *fournissent à l'organisme une notable partie de l'énergie calorifique et la majeure partie de l'énergie mécanique dont il a besoin.*

2° *Absorption des hydrates de carbone*. — Les aliments hydro-carbonés sont fournis surtout par le règne végétal : sucres, féculents, amidons, fruits. Les aliments d'origine animale en apportent aussi une petite quantité (viande, lait).

Ces différents hydrates de carbone sont transformés dans le tube digestif, sous l'influence de la ptyaline de la salive et des ferments amylolytiques des sucs pancréatique et intestinal. La plupart d'entre eux sont hydratés, leurs molécules se dédoublent et finalement ne forment plus que du glucose ou des sucres isomères de formule $C^6H^{12}O^6$.

C'est à cet état de *glucose* que les hydro-carbonés sont absorbés par les radicules de la veine porte. Ils arrivent ainsi au foie, où nous savons déjà qu'ils sont arrêtés en grande partie au passage, déshydratés et tranformé, en *glycogène* ($C^6H^{10}O^5$), et *emmagasinés* sous cette forme dans les cellules hépatiques, puis rendus au sang circulant, après réhydratation et *retransformation en glucose*, au fur et à mesure des besoins de l'organisme, en vertu d'un mécanisme régulateur fort complexe.

3° *Destinée des hydrates de carbone dans les tissus. Combustion immédiate; mise en réserve*. — Ainsi répandu dans les tissus, *le glucose y est oxydé;* il fixe l'oxygène apporté par le sang, et *donne finalement de l'acide carbonique et de l'eau*, qui sont éliminés par la voie pulmonaire. On peut donner de cette oxydation la formule suivante :

$$C^6H^{12}O^6 + 6\ O^2 = 6\ CO^2 + 6\ H^2O.$$

Mais, en réalité, les choses sont plus complexes : l'oxydation du glucose n'aboutit pas d'emblée à ce stade ultime; parmi les produits intermédiaires, on connaît surtout l'acide lactique.

C'est surtout dans les muscles, et pendant leurs contractions, que le glucose est oxydé (1). C'est qu'en effet cette oxydation du glucose conditionne essentiellement la contraction musculaire : c'est une réaction chimique exothermique, et, l'énergie calorifique qu'elle dégage est en grande partie transformée par le muscle en travail mécanique; en d'autres termes, *c'est cette oxydation du glucose qui fournit au muscle l'énergie nécessaire à ses contractions;* en même temps une grande partie de l'énergie dégagée par cette oxydation du glucose s'ajoute à celle dégagée par la combustion des graisses, pour fournir à l'organisme l'énergie calorifique nécessaire à l'entretien de sa température.

On a calculé que l'oxydation d'un gramme de glucose dégage 4,1 ca-

---

(1) On comprend ainsi pourquoi les muscles, fatigués par un travail prolongé, contiennent une notable quantité d'acide lactique, produit d'oxydation incomplète du glucose.

lories. On estime qu'un individu de poids moyen, exerçant un travail modéré, consomme environ 450 grammes de glucose en 24 heures ; mais on comprend combien ce chiffre doit varier suivant le travail musculaire exécuté.

Lorsque l'alimentation apporte un excès de glucose, et que cette substance ne peut être brûlée en totalité, l'organisme *l'accumule en réserve,* soit sous forme de glycogène dans le foie et dans les muscles, soit sous forme de graisses : l'organisme en effet *transforme avec grande facilité les hydro-carbonés en graisses,* et on sait que les régimes alimentaires riches en féculents favorisent l'engraissement.

C. **Métabolisme des albuminoïdes :**

1° *Rôle des aliments albuminoïdes.* — Si l'organisme peut à la rigueur se priver, sans en souffrir beaucoup, soit d'hydrates de carbone, soit de graisses, ces deux sortes d'aliments énergétiques pouvant au besoin se suppléer réciproquement et l'organisme étant capable de les transformer l'un dans l'autre, — il n'en est pas de même des aliments albuminoïdes. Ceux-ci sont *indispensables pour remplacer les albumines cellulaires au fur et à mesure de leur usure et de leur destruction :* l'organisme animal est, en effet, contrairement aux végétaux, incapable de faire la synthèse d'albuminoïdes avec des corps plus simples. Les aliments albuminoïdes vont donc servir avant tout à *remplacer les albuminoïdes protoplasmiques usés;* on a cru longtemps que cette usure cellulaire était considérable ; on sait aujourd'hui qu'elle est en réalité assez faible, et qu'une ration quotidienne de 0 gr. 50 d'albumine par kilog de poids du corps est suffisante à assurer l'équilibre. Tout l'excès d'albumine ingérée *sera décomposé immédiatement* comme les graisses et les hydrates de carbone, *en dégageant une certaine quantité d'énergie mécanique ou calorifique,* et en produisant des déchets très complexes, qui s'ajoutent à ceux provenant de la destruction des protoplasmas cellulaires, et s'éliminent en presque totalité par les urines.

2° *Constitution chimique des albuminoïdes.* — Les aliments albuminoïdes peuvent être empruntés au règne animal (viande, lait et fromages, blancs d'œufs) et au règne végétal (légumineuses, céréales et féculents en contiennent une certaine proportion).

L'étude de leur métabolisme est extrèmement complexe, en raison de la complexité même de la constitution chimique de la molécule albuminoïde. Cette constitution chimique, variable à l'infini suivant les innombrables variétés de substances albuminoïdes, est d'ailleurs encore incomplètement précisée. Tous les albuminoïdes contiennent du carbone, de l'oxygène, de l'hydrogène, de l'azote et du soufre ; en outre certains contiennent du fer, du phosphore, etc... En ce qui concerne l'albumine d'œuf, une des variétés les mieux étudiées, Lieberkuhn lui assigne la formule suivante : $C^{72} H^{112} Az^{18} SO^{22}$; et d'après Gautier, son poids moléculaire serait d'environ 6.000.

Les atomes élémentaires qui composent la molécule albuminoïde sont d'abord réunis entre eux, de façon à former une série de groupes complexes, qui s'agglomèrent les uns avec les autres pour constituer la molécule.

Une molécule d'albumine ordinaire est donc constituée par une série de groupements. Les plus nombreux sont des ACIDES AMINÉS (*glycocolle, alanine, leucine, tyrosine, arginine, lysine, histidine, etc...*); ces acides aminés ne sont pas unis entre eux d'une façon uniforme : ils s'agglomèrent d'abord par groupes de 2, 3, 4, ou plus, constituant des complexes qui prennent le nom de di-, tri-, polypeptides; un certain nombre de ces polypeptides s'agglomèrent entre eux pour constituer la masse principale de la molécule albuminoïde. A ces groupements aminés s'ajoutent un GROUPEMENT SULFURÉ (*cystine* ou *cystéine*), un GROUPEMENT CHROMATOGÉNIQUE (dont la constitution chimique est le plus souvent celle du *tryptophane*), enfin un GROUPEMENT HYDROCARBONÉ.

Cette structure chimique de la molécule d'albumine peut être schématisée dans le dessin ci-joint (voir planche I).

La nature, le nombre, le mode d'agencement de ces différents groupements peut varier, et ce sont ces variations qui font les différentes variétés des albumines ordinaires.

Certains albuminoïdes ont une structure plus complexe encore, ce sont les *protéides*. Ils sont constitués par l'union d'une molécule d'albumine ordinaire avec un composé organique spécial, qui prend le nom de groupement prosthétique (πρόσθετος = ajouté).

On divise ces protéides en 3 groupes, suivant la nature du groupement prosthétique :

1° Les *glyco-protéides* sont constitués par l'union d'une molécule d'albumine avec un hydrate de carbone : ainsi par exemple la mucine, la choudrine;

2° Les *nucléo-protéides*, qui forment la substance essentielle des noyaux cellulaires, sont constitués par l'union d'une molécule d'albumine avec une nucléine. Celle-ci elle-même résulte de l'union d'une molécule d'albumine avec l'acide nucléinique. Ce dernier est lui-même composé d'une molécule d'hydrate de carbone, d'un noyau d'acide phosphorique et d'une base purique ou xanthique (xanthine, hypoxanthine, adénine, guanine);

3° Les *chromo-protéides* sont constitués par l'union d'une molécule d'albumine avec un groupement chromatogénique plus ou moins complexe. Ainsi par exemple l'hémoglobine est composée d'une molécule d'albumine (globine), et d'une molécule chromatogénique, ferrugineuse, l'hématine.

Cette composition si complexe des protéides peut être résumée dans les schémas ci-joints (voir planche II).

Connaisssant maintenant la composition complexe des molécules albuminoïdes, nous pouvons étudier les transformations qu'elles subissent pour être absorbées, assimilées, puis désassimilées.

3° Dislocation de la molécule albuminoïde dans le tube digestif. — La molécule albuminoïde ne peut être absorbée par la muqueuse intestinale qu'après avoir subi l'action des sucs digestifs qui la disloquent et la décomposent en une série de fragments. On a vu dans un chapitre précédent que les ferments digestifs qui agissent sur les substances albuminoïdes sont d'une part la pepsine du suc gastrique, d'autre part le trypsinogène du suc pancréatique combiné à l'entérokinase du suc duodénal, enfin l'érepsine et l'arginase élaborées par la muqueuse intestinale.

Dans l'estomac, sous l'influence de l'acidité du suc gastrique, la molécule d'albumine est d'abord transformée en *acidalbumine*; celle-ci, sous l'action de la pepsine dans l'estomac, puis de la trypsine et de l'entérokinase dans l'intestin, s'hydrate et *se fragmente en segments d'abord volumineux qui répondent chacun à un ou plusieurs polypeptides*, et présentent les caractères chimiques des substances appelées *albumoses*. Puis, *la segmentation continue*, les polypeptides sont eux-mêmes disloqués, on arrive au stade des *peptones;* enfin, sous l'influence de ferments spéciaux, l'érepsine et l'arginase, la dislocation de la molécule est poussée plus loin, elle *arrive à isoler chacun des acides aminés* qui étaient agglomérés pour constituer les polypeptides. En même temps le *groupement sulfuré et les groupements prosthétiques des protéides* (chromatogénique, hydrocarboné et nucléinique) *sont mis en liberté*.

Ainsi se trouvent disloquées dans le canal intestinal, les molécules protéiques.

4° Absorption des produits de fragmentation de la molécule albuminoïde; leur destinée dans les tissus : assimilation ou combustion. — Les fragments qui proviennent de cette protéolyse digestive sont absorbés par l'épithélium intestinal. On a cru longtemps qu'ils ne passaient pas dans le sang dans cet état de fragmentation, car les analyses chimiques n'avaient pu déceler la présence d'acides aminés dans le sang de la circulation générale, et leur présence dans le sang de la veine porte restait très discutée; il fallait donc admettre que ces acides aminés se recombinaient entre eux soit dans l'épaisseur même de la paroi intestinale, soit dans le foie, de façon à reconstituer de nouvelles molécules albuminoïdes, lesquelles passaient alors dans la circulation générale.

On sait aujourd'hui, grâce aux travaux de Delaunay (thèse de Bordeaux, 1910), confirmés par Van Slyke et Meyer, et par Abel, que le sang de la circulation générale contient une notable proportion d'acides aminés (environ 0 gr. 030 par litre); il n'est donc pas douteux que les produits de segmentation des molécules albuminoïdes dans l'intestin sont absorbés par la muqueuse intestinale sans y subir aucune reconstitution; ils passent dans la veine porte, traversent le foie, arrivent dans la circulation générale qui les amène au contact de tous les tissus.

Là, ils peuvent subir deux destinées différentes :

A. — *Une certaine quantité se recombinent entre eux de façon à reconsti-*

tuer de nouvelles molécules albuminoïdes, que les cellules de l'organisme s'incorporent pour remplacer la portion de leur protoplasma qui a été détruite au cours du fonctionnement cellulaire, en d'autres termes pour réparer leur usure.

Or, ces molécules albuminoïdes ainsi reconstituées sont bien différentes des albumines ingérées. On sait en effet que les albuminoïdes constituantes de l'organisme diffèrent très notablement d'une espèce (animale ou végétale) à l'autre et même, pour une espèce donnée, d'un tissu à l'autre : ainsi le muscle contient de la myosine, le tissu élastique de l'élastine, l'épiderme de la kératine, et le sang contient cinq espèces d'albuminoïdes : une sérine, une globuline, une nucléo-albumine, du fibrinogène et de l'hémoglobine. Toutes ces substances albuminoïdes diffèrent les unes des autres par la nature, le nombre et le mode de groupement des acides aminés et des groupements prosthétiques qui les composent.

Il est donc évidemment nécessaire que chaque tissu puise parmi les acides aminés que lui apporte le sang, ceux dont il a besoin pour reconstituer la variété d'albumine qui lui est spéciale; et les autres acides aminés, inutiles ou surabondants devront être éliminés ou détruits. Ainsi, par exemple, si d'une gliadine de la farine de froment, qui contient 34 p. 100 d'acide glutamique (variété d'acide aminé), l'organisme doit faire de la sérum-globuline, qui ne contient que 8 p. 100 de cet acide, il est évident que l'excès de l'acide glutamique ne sera pas utilisé à cette fin.

Grâce à la dislocation intestinale, suivie de reconstitution des molécules albuminoïdes alimentaires, la fixité de composition des albuminoïdes des tissus peut être assurée, quelle que soit la nature des albuminoïdes ingérés. On ignore encore par quel mécanisme les tissus sont capables de procéder à cette sélection des acides aminés et à la reconstitution de l'albumine spécifique propre à chacun d'eux. Mais on conçoit que ce phénomène ne saurait se passer que dans l'intimité de chaque tissu; et c'est là un argument important contre l'ancienne théorie d'après laquelle les molécules albuminoïdes disloquées dans l'intestin se reconstituaient dans la paroi même de cet organe. On aurait peine à comprendre comment la paroi intestinale saurait prévoir les besoins de chaque tissu en telle ou telle espèce d'albuminoïde.

On a cru pendant longtemps que l'organisme renouvelait chaque jour une grande proportion des albuminoïdes constituant ses protoplasmas cellulaires; et on pensait que la plus grande partie des albuminoïdes absorbées servait à cette réparation des tissus usés.

On sait aujourd'hui que l'usure cellulaire est en réalité assez faible et que la quantité d'albuminoïdes entrant dans la ration alimentaire habituelle est très supérieure aux besoins de réparation des tissus; on estime qu'une quantité de 0 gr. 50 d'albumine par kilogramme de poids du corps est suffisante pour répondre à ce besoin. Mais il faut ajouter que la ration alimentaire en albumines doit fournir à l'organisme une quantité suffisante *de chacune des variétés* d'acides aminés dont cet organisme a besoin pour reconstituer ses propres albumines ; on ne peut nourrir un animal avec une espèce unique d'albumine, quelle qu'en soit la quantité ingérée ; les expériences d'Hopkins et Villcocks montrent qu'un animal soumis à un régime dont la partie protéique comprend exclusivement de l'albumine de maïs (zéine) succombe en seize jours, parce que cet albumine ne contient pas de tryptophane. D'où la nécessité d'introduire dans la ration alimentaire des matières protéiques variées et en quantité suffisante pour que l'organisme y puisse choisir les amino-acides dont il a besoin. La carence de telle ou telle de ces substances entraîne des troubles de la nutrition générale (béri-béri, scorbut, et peut-être pellagre) pouvant aller jusqu'à la mort (1).

B. — *Le surplus des acides aminés non utilisés par les tissus pour leur reconstitution subit, soit dans ces tissus, soit dans le sang, une oxydation comparable à celle que subissent les aliments énergétiques (hydrates de carbone et graisses).* Nous étudierons plus loin le processus chimique de cette oxydation et les déchets auxquels elle donne naissance. Mais disons ici que cette oxydation des acides aminés donne lieu à un dégagement de chaleur et d'énergie au même titre que l'oxydation des graisses et des hydrocarbones. Berthelot estime qu'un gramme d'albumine dégage en se décomposant 5, 6 calories ; Chauveau réduit ce chiffre à 3 calories. Mais, quoi qu'il en soit, le *rôle calorigène et énergétique des aliments albuminoïdes est relativement accessoire*, car ce sont les hydrates de carbone chez l'adulte, et les graisses chez le nourrisson, qui, dans les régimes alimentaires normaux, fournissent plus des 3/5 de la ration énergétique. Les

(1) On ne connaît pas encore avec précision la nature chimique de tous les composés d'origine protéique qui sont indispensables pour assurer le fonctionnement régulier du métabolisme nutritif ; mais il est dès maintenant établi que les acides aminés ne constituent pas (avec les hydro-carbonés, les graisses et les sels minéraux) les seuls besoins de l'organisme : lorsqu'on nourrit un animal exclusivement avec des aliments ayant subi un chauffage à 120°, ou avec des graines entièrement décortiquées, on observe, bien qu'on lui fournisse une ration alimentaire théoriquement complète, des troubles importants de la nutrition : arrêt de croissance, émaciation, troubles névritiques et convulsifs, et mort en 15 à 50 jours. Ces accidents sont identiques à ceux qu'on observe chez l'homme nourri exclusivement de riz décortiqué, et qu'on désigne sous le nom de béri-béri. Les uns et les autres guérissent si, à l'alimentation indiquée ci-dessus, on ajoute des aliments frais (lait, œufs, cuticules de graines, etc...). Il semble donc que ces derniers aliments contiennent une substance indispensable au métabolisme alimentaire, substance que Funck a dénommée *vitamine ;* les troubles qui résultent de la carence de cette vitamine dans l'alimentation sont appelés *avitaminose ;* le béri-béri en est le type actuellement le mieux établi. On ignore encore la nature chimique des vitamines ; on sait seulement qu'elles sont abondantes surtout dans le lait, les œufs, la cuticule des graines (c'est-à-dire dans les aliments naturellement destinés à la nutrition des jeunes organismes en période de croissance). Il semble probable que ces vitamines agissent dans le métabolisme alimentaire à la manière d'un ferment, d'un catalyseur, exerçant une action de présence, pour la mise en marche des réactions bio-chimiques du métabolisme, car il suffit de doses minimes pour assurer ces réactions normales. L'organisme des animaux et des plantes supérieures paraît incapable de fabriquer de toutes pièces ces vitamines ; il est probable qu'il les emprunte à certaines bactéries (b. du sol, notamment) qui les élaborent.

albuminoïdes ont donc surtout un rôle plastique pour l'entretien de la composition constante des tissus. Chez l'adulte en équilibre de poids, il y a nécessairement égalité entre la quantité d'albuminoïdes absorbés et la quantité d'albuminoïdes détruits puisque la part des albuminoïdes absorbés qui n'est pas brûlée immédiatement remplace une quantité égale d'albuminoïdes protoplasmiques détruits par usure cellulaire. Dans les organismes en voie de croissance ou de gestation, l'assimilation l'emporte sur la désassimilation ; inversement dans les organismes en état d'inanition ou de dénutrition, la quantité d'albuminoïdes détruits est supérieure à la quantité absorbée.

Quand la quantité d'albuminoïdes absorbés est en grand excès sur les besoins de l'organisme, il est possible qu'une certaine quantité en soit partiellement transformée en glycogène ou en graisse, après élimination de l'azote, et mise en réserve dans les tissus pour y être oxydée ultérieurement.

5° ***La désassimilation des albuminoïdes.*** — Comme nous venons de le voir, la destruction journalière de substances albuminoïdes porte, d'une part sur une certaine quantité d'*albumines constituantes* des tissus (usure cellulaire), d'autre part sur la portion des albuminoïdes alimentaires non utilisés pour la restauration des protoplasmas usés (*albumines circulantes*) ; nous avons vu que ces albuminoïdes alimentaires sont apportés par le sang dans les tissus à un état de fragmentation de leurs molécules, c'est-à-dire sous forme d'acides aminés et de groupements divers.

Le processus de désagrégation des albumines constituantes des tissus consiste d'abord à cliver les molécules albuminoïdes pour les fragmenter en ces mêmes éléments ; ce processus est en somme très analogue à celui qui se passe dans l'intestin sous l'influence des ferments protéolytiques et, en effet, les tissus contiennent des ferments autolysants assez semblables aux ferments digestifs ; mais l'action de certains de ces ferments des tissus pousse plus loin la décomposition de la molécule albuminoïde : les acides aminés qui proviennent, soit de la dislocation des albumines constituantes des tissus, soit de l'absorption des albumines décomposées dans l'intestin, sont attaqués par les ferments tissulaires et dédoublés en acides gras et ammoniaque ; les acides gras subissent ensuite l'oxydation, de la même façon que ceux provenant des graisses alimentaires ; quant aux molécules d'ammoniaque, elles vont pour la plupart se combiner avec du gaz carbonique pour aboutir à la formation de l'urée.

Cette désintégration de la molécule albuminoïde est poussée si loin que cette molécule, dont le poids est de 6.000 environ, se fragmente en une série d'acides aminés dont le poids moléculaire moyen est de 100 et dont le déchet ultime est l'ammoniaque, lequel, après synthèse, s'éliminera sous forme d'urée, dont le poids moléculaire est de 60, cent fois plus petit par conséquent que celui de la molécule albuminoïde dont il provient.

Ce processus de désassimilation des albuminoïdes, tant tissulaires qu'alimentaires, s'effectue au niveau de tous les tissus, puisque toutes les cellules de l'organisme subissent l'usure quotidienne ; mais il est certain que *le foie joue un rôle prédominant* dans cette désassimilation : c'est dans cette glande qu'on trouve en plus grande abondance certains ferments protéolytiques (désaminases) qui interviennent dans le processus, et surtout c'est dans cet organe que se forme la majeure partie de l'urée, principal déchet de la désassimilation albuminoïde.

Les produits de désintégration de la molécule albuminoïde sont très nombreux et très complexes. La plupart sont des composés azotés ou sulfurés ; quelques-uns sont des composés ternaires, non azotés. Si l'on excepte ces derniers, qui donnent comme produits ultimes de décomposition de l'acide carbonique et de l'eau (lesquels s'éliminent par la voie pulmonaire), tous les déchets azotés et sulfurés s'éliminent par la voie rénale, et nous les retrouverons en totalité dans les urines.

Nous devons étudier successivement ces différents déchets.

A. Déchets azotés : *a)* **Acides aminés. — Ammoniaque. — Urée. —** La masse principale de la molécule albuminoïde est constituée, comme nous le savons, par un agrégat de molécules d'acides aminés. Sous l'influence des ferments protéolytiques des tissus (et surtout du foie), la molécule se fragmente, et, par clivage, les acides aminés sont isolés les uns des autres.

Des acides aminés ainsi mis en liberté, un très petit nombre passent dans le sang et sont éliminés en nature par le rein : nous les retrouverons dans les urines (1).

Mais la presque totalité des acides aminés provenant du clivage de la molécule albuminoïde sont décomposés dans l'intimité même des tissus avant d'être éliminés.

Le mécanisme de cette décomposition des acides aminés est encore mal connu. On sait que, sous l'influence de ferments, l'azote des acides aminés se sépare sous forme d'ammoniaque, le reste de la molécule « désaminée » devenant un *acide gras* qui sera lui-même oxydé et transformé en $CO^2 + H^2O$; quant à l'*ammoniaque* formée, elle se combine aux acides résultant des oxydations cellulaires, soit, pour une petite part, aux acides sulfurique et phosphorique, soit, pour la plus grande part, au gaz carbonique des tissus du sang. Les sels ammoniacaux (*sulfate et phosphate d'AzH³*) formés aux dépens des acides autres que CO^2, passent directement dans le sang et sont éliminés en nature par les urines. Quant au produit, beaucoup plus abondant, de la combinaison de l'AzH^3 avec CO^2, il aboutit finalement à la formation d'*urée*, forme sous laquelle il passe dans le sang

(1) Un de ces acides aminés, le glycocolle, se combine dans le foie avec un acide, l'acide cholique, qui provient de la désintégration de la cholestérine ; le produit de cette combinaison, l'acide glycocholique, est éliminé par les cellules hépatiques dans la bile, et déversé dans l'intestin, où il est partiellement réabsorbé.

et est éliminé par les urines. Cette formation d'urée peut se faire soit d'emblée, par synthèse directe, suivant la formule :

$$2\,Az\,H^3 + CO^2 = CO \Big\langle {Az\,H^2 \atop Az\,H^2} + H^2O\,;$$

soit par synthèse indirecte, en formant d'abord du carbonate d'ammoniaque, qui deviendra urée par déshydration, suivant les formules :

$$2\,Az\,H^3 + CO^2 + H^2O = CO \Big\langle {O\,Az\,H^4 \atop O\,Az\,H^4}$$

$$CO \Big\langle {O\,Az\,H^4 \atop O\,Az\,H^4} = CO \Big\langle {Az\,H^2 \atop Az\,H^2} + 2\,H^2O.$$

Enfin certains acides aminés, tels que l'arginine, peuvent, sous l'action d'un ferment hépatique, l'arginase, donner *in vitro* de l'urée par simple hydratation, suivant la formule :

$$Az\,H - C \Big\langle {Az\,H^2 \atop Az\,H.\,C^3H^6.\,CH.\,(Az\,H^2.)\,CO.\,OH} + H^2O$$

Arginine.

$$= CO \Big\langle {Az\,A^2 \atop Az\,H^2} + Az\,H^2.\,C^3\,H^6.\,CH.\,\Big(Az\,H^2.\Big)\,CO.\,OH.$$

Urée.   Ornithine.

Tels sont les divers processus chimiques par lesquels s'explique la formation de l'urée aux dépens des acides aminés provenant de la fragmentation des molécules albuminoïdes. Il est probable, en outre, qu'une petite quantité d'urée est élaborée aux dépens d'autres éléments que les acides aminés, comme nous allons le voir en étudiant la désassimilation des nucléines.

b) **Acide urique.** — **Purines.** — La seconde série des déchets azotés provenant de la désassimilation des albuminoïdes est représentée par l'acide urique et les purines (ou bases puriques ou xanthiques).

On croyait, il y a encore peu d'années, que ces corps étaient le produit d'une oxydation incomplète des albuminoïdes, tandis que l'oxydation parfaite de ces substances aboutissait à la formation de l'urée.

On sait aujourd'hui que cette opinion est inexacte. *L'acide urique et les purines ne sont pas des déchets des albumines proprement dites; ils proviennent exclusivement du groupement nucléinique des nucléo-protéides*, ainsi que l'a démontré Horbaczewski.

En effet, nous avons vu en étudiant la structure chimique des molécules protéiques, que les nucléo-protéides contiennent un groupement préformé de bases xanthiques, combiné à un noyau d'acide phosphorique et à un noyau d'hydro-carbone. C'est ce groupement qui est mis en liberté lors de la dislocation de la molécule nucléo-protéique, puis clivé de manière à libérer les bases xanthiques.

Il est facile de démontrer que telle est bien l'origine des bases xanthiques dans l'organisme : tandis que l'ingestion d'albumines ordinaires augmente la quantité d'urée excrétée sans augmenter celle des corps xantho-uriques, l'ingestion d'aliments riches en nucléo-protéides (thymus, foie, etc.) augmente à volonté la quantité de ces corps xantho-uriques.

Mais ce n'est pas seulement des nucléo-protéides de l'alimentation que proviennent les déchets xantho-uriques : nous savons que les noyaux de toutes les cellules de l'organisme contiennent une forte proportion de nucléo-albumine; la destruction de ces noyaux du fait de l'usure cellulaire va donc mettre en liberté une certaine quantité de déchets xantho-uriques.

Ceux-ci ont, par conséquent, une double origine, de même que les déchets uréiques des albumines ordinaires : origine exogène (alimentaire), et origine endogène (usure cellulaire). Le régime alimentaire peut donc faire varier la quantité de ces déchets xantho-uriques; mais même en cas de suppression absolue d'aliments nucléo-protéiques, l'usure cellulaire continuera à produire une certaine quantité de ces déchets.

Du moment que toutes les cellules de l'organisme produisent par leur usure des déchets xantho-uriques, il est évident que ceux-ci peuvent prendre naissance dans tous les tissus; mais, de même que pour l'urée, il semble que c'est dans le foie qu'ils se forment principalement.

Leur mode de formation est très simple : les bases xanthiques, existant préformées dans les molécules nucléo-protéiques, sont simplement mises en liberté lors de l'hydratation de cette molécule et de son clivage. Ainsi prennent naissance la *xanthine*, l'*hypoxanthine*, l'*adénine*, la *guanine*, etc...

Une portion de ces bases xanthiques passe dans la circulation et est éliminée en nature par le rein. Mais une portion importante est transformée soit dans les tissus mêmes, soit surtout dans le foie, et devient de l'*acide urique*.

Le mécanisme de cette transformation est assez complexe : sous l'influence d'une diastase spéciale « désaminante » contenue dans les tissus, la guanine et l'adénine (amino-purines) sont transformées en xanthine et en hypoxanthine (oxypurines); puis une diastase oxydante transforme cette dernière en xanthine, et celle-ci en acide urique.

Les formules de constitution de ces différents corps permettent de mieux comprendre ces étapes de transformation.

$$
\begin{array}{ll}
\textit{Guanine.} & \textit{Adénine.} \\[4pt]
\begin{array}{l}
\mathrm{Az\,H-CO} \\
\mathrm{Az\,H^2-C\quad\ \ C-Az\,H} \\
\qquad\mathrm{Az\ -\ C-Az}
\end{array}\!\!\Big\rangle\mathrm{CH}
&
\begin{array}{l}
\mathrm{Az=C-Az\,H^2} \\
\mathrm{CH\quad C-Az\,H} \\
\mathrm{Az-C-Az}
\end{array}\!\!\Big\rangle\mathrm{CH}
\end{array}
$$

Hypoxanthine.

```
Az H — CO
 |        |
CH        C — Az H
 ||       ||        > CH      ,
Az   —  C — Az      //
```

Xanthine.

```
Az H — CO
 |        |
CO        C — Az H
 |        ||        > CH
Az H  —  C — Az      //
```

Acide urique.

```
Az H — CO
 |        |
CO        C — Az H
 |        ||        > CO.
Az H  —  C — Az H   /
```

Une partie seulement de l'acide urique ainsi formé par oxydation des bases puriques est éliminée directement dans les urines ; l'autre partie est hydrolisée et transformée en urée par le foie, ainsi qu'en témoignent diverses expériences : en faisant circuler artificiellement à travers le foie du sang défibriné additionné d'urates, on constate qu'une partie de ces sels est transformée en urée ; en faisant ingérer à des animaux en équilibre azoté une certaine quantité d'urates ou de bases xanthiques, la quantité d'urée excrétée augmente.

S'il n'est donc pas exact de considérer l'acide urique comme un déchet dû à la combustion incomplète des albumines, il est cependant vrai que l'acide urique, déchet dû à l'oxydation des nucléines, peut être comburé plus complètement et transformé en urée.

Nous verrons plus loin l'intérêt de ces données physiologiques appliquées à la pathologie.

. c) **Acide hippurique ; Créatinine ; Acide oxyprotéique.** — Si l'urée et les corps xantho-uriques sont de beaucoup les plus abondants et les plus importants parmi les déchets azotés provenant de la désassimilation des albuminoïdes, ils ne sont pourtant pas les seuls. Nous devons encore mentionner l'acide hippurique, la créatinine et l'acide oxyprotéique.

L'*acide hippurique* qui existe constamment en petite quantité dans l'urine humaine, et qui est plus abondant en cas d'alimentation végétale, résulte de la combinaison d'un acide aminé, le glycocolle (déchet de la molécule albuminoïde), avec l'acide benzoïque, autre déchet d'origine albuminoïde (voir plus loin). Cette synthèse se fait probablement dans le rein, car on ne trouve pas d'acide hippurique dans le sang circulant.

La *créatinine* provient de la désassimilation des albumines musculaires. Celles-ci donnent d'abord de la créatine, dont une partie se déshydrate pour devenir de la créatinine, tandis que le reste s'hydrate et se décompose en sarcosine (ou méthylglycocolle) et en urée.

L'*acide oxyprotéique*, qui se trouve en notable quantité dans les urines normales (3 à 4 grammes par 24 heures), est un acide azoté très complexe, à poids moléculaire très élevé, ainsi que le montre sa formule $C^{43}H^{82}Az^{14}O^{31}S$.

Il provient donc d'une dislocation relativement peu avancée de certaines molécules albuminoïdes.

B. DÉCHETS SULFURÉS. — **Taurine, cystine, sulfates et phényl-sulfates.** — La molécule albuminoïde contient, avons-nous vu, du soufre, qui s'y trouve combiné à du carbone, de l'oxygène, de l'hydrogène et de l'azote, le plus souvent sous forme d'un groupement *cystéinique*, d'autres fois sous la forme d'un acide aminé sulfuré, la *taurine*.

La désintégration des molécules albuminoïdes met ces groupements en liberté. Les groupements de *taurine* se combinent dans le foie avec un acide cholique qui provient de la désintégration de la cholestérine; l'acide taurocholique ainsi formé est éliminé par la bile.

Quant aux groupements de *cystéine*, un très petit nombre d'entre eux sont simplement hydrolysés et transformés en *cystine*, qui est éliminée dans les urines. Mais la presque totalité subissent une désintégration bien plus profonde, le soufre est mis en liberté, puis transformé en *acide sulfurique*. Celui-ci s'unit aussitôt d'une part à des alcalis, soude et potasse, d'autre part à des groupements phénolés dont nous allons voir l'origine dans un instant. Les *sulfates* et *phényl-sulfates* ainsi formés sont éliminés par les urines.

C. DÉCHETS AROMATIQUES. — Parmi les nombreux déchets provenant de la décomposition des albuminoïdes se trouvent encore une série de composés de la série aromatique.

Ces déchets aromatiques peuvent provenir de plusieurs des groupements qui entrent dans la composition de la molécule albuminoïde : de certains acides aminés à fonction phénolique, tels que la tyrosine et la phénylalanine; et du groupement chromatogénique, qui est le plus souvent du tryptophane.

La désintégration de ces divers groupements paraît se faire surtout dans l'intestin sous l'action des fermentations microbiennes ; les produits auxquels elle donne naissance seraient absorbés par la muqueuse intestinale et amenés au foie par la veine porte. Mais il est probable que ces mêmes déchets aromatiques peuvent prendre naissance lors de la décomposition des albuminoïdes dans les tissus.

Quoi qu'il en soit de ce point, sur lequel nous aurons à revenir plus loin, — les déchets en question provenant de la désintégration des groupements aromatiques des albuminoïdes sont très nombreux. Ce sont des *phénols* (phénol, paracrésol, pyrocatéchine, etc...), des *acides* (ac. phénylpropionique, ac. benzoïque, etc...), et surtout de l'*indol* et des *acides indol-acétique, indolpropionique*, etc...

Ces corps sont toxiques pour l'organisme; aussi celui-ci ne les laisse-t-il pas se répandre sous cette forme chimique; mais il les combine avec la quantité voulue d'acide sulfurique (que nous avons vu provenir des sulfates ingérés ou de la décomposition du groupement sulfuré des albumines), de manière à former des corps dits *sulfo-conjugués* (*phénylsulfate, indoxylsulfate* ou *indican*) dont la toxité est beaucoup plus faible. C'est dans le foie que s'opère cette sulfo-conjugaison ; on a vu plus haut que cette action faisait partie des fonctions antitoxiques de la glande hépatique (voir chap. V, page 97).

Ces corps sulfo-conjugués passent alors dans la circulation générale et sont éliminés par les reins.

D. Déchets phosphorés. — Nous avons vu que les nucléoprotéides contiennent dans leur groupement nucléinique un noyau d'acide phosphorique. Celui-ci sera mis en liberté lors de la désintégration de la molécule, et il se combinera aussitôt avec une base alcaline, donnant du phosphate de potassium, de sodium, de magnésium, ou de calcium ; c'est à cet état qu'il sera éliminé dans les urines, s'ajoutant aux phosphates qui avaient été ingérés à l'état de sels, ainsi qu'aux phosphates provenant de la destruction des lécithines (ou graisses phosphorées).

ÉTUDE D'ENSEMBLE DES DÉCHETS ÉLIMINÉS PAR LES URINES

VALEUR SÉMIOLOGIQUE DES ANALYSES D'URINES

L'étude que nous venons de faire du métabolisme alimentaire nous a montré que les déchets provenant de la désassimilation des hydrocarbones et des graisses sont éliminés par les poumons sous forme d'acide carbonique et de vapeur d'eau ; au contraire les déchets provenant des sels minéraux et des albuminoïdes sont éliminés en presque totalité par les urines.

On comprend donc que les analyses d'urines peuvent donner des renseignements extrêmement importants sur le métabolisme des albuminoïdes et des sels minéraux et, par conséquent, sur l'état de la nutrition.

Jusqu'à ces dernières années, on se contentait de doser les principaux excreta urinaires, et de comparer les chiffres observés avec les chiffres moyens obtenus par les analyses répétées sur des sujets normaux. Par cette comparaison, on jugeait s'il y avait ou non une altération pathologique de la désassimilation. On pensait en effet que les éléments constitutifs de l'urine provenaient, pour la plus grande part, de la désassimilation cellulaire ; et par conséquent, pour un organisme de poids donné, à une nutrition normale devait correspondre une quantité fixe de déchets.

Depuis quelques années, sous l'influence des travaux de nombreux auteurs, et particulièrement de Von Noorden en Allemagne, de Marcel et Henri Labbé et de Fauvel en France, on a reconnu que cette conception de la nutrition n'est pas exacte, et que l'interprétation des analyses d'urines basée sur elle était susceptible de nombreuses et grossières erreurs. En effet, on sait aujourd'hui que *la désassimilation cellulaire proprement dite est en réalité minime, la majeure partie des excreta urinaires* provient du métabolisme des aliments introduits dans l'organisme et brûlés aussitôt pour produire de la chaleur et de l'énergie. Et comme le principe de la conservation de la matière et de l'énergie est applicable à la machine humaine, il est évident que chez l'individu adulte dont le poids reste stationnaire il doit y avoir équilibre entre les entrées et les sorties, entre la quantité d'aliments absorbés et la quantité de déchets éliminés. Si un trouble pathologique de la nutrition vient rompre l'équilibre, il est évident qu'on ne pourra l'apprécier avec exactitude qu'à la condition de connaître avec précision aussi bien les entrées que les sorties ; en d'autres termes, *pour interpréter une analyse d'urine, il est indispensable de connaître le régime alimentaire correspondant à la période pendant laquelle ont été sécrétées les urines analysées.* Or, si les ingesta et les excreta sont normalement en équilibre constant, cela ne veut pas dire pourtant que les excreta d'un nycthémère correspondent exactement aux ingesta absorbés pendant ces mêmes vingt-quatre heures ; il y a un peu plus de latitude laissée à l'organisme pour régler les excreta sur les ingesta. D'où la règle de pratique suivante : pour juger de l'état de la nutrition, il est nécessaire d'instituer un repas d'épreuve apportant à l'organisme une quantité connue des divers aliments ; il faut faire suivre ce régime pendant trois jours consécutifs, afin de laisser à l'organisme le temps de régler ses excreta sur ses ingesta ; et ceci fait, on dosera les excreta éliminés pendant le troisième nycthémère ; il sera ainsi facile de juger si la quantité de ces excreta répond ou non à ce qu'elle doit être.

Nous devons voir successivement quels renseignements peuvent fournir les dosages des substances minérales et des déchets d'origine albuminoïde (1).

1° Déchets minéraux.

A. **Dosage des chlorures.** — Parmi les sels minéraux, celui dont les échanges journaliers sont les plus importants est le chlorure de sodium.

On a vu plus haut, en effet, que c'est à ce sel que revient le principal rôle dans le mécanisme régulateur de la concentration moléculaire et de la tension osmotique du sang et des humeurs de l'organisme.

On a vu également que le rein, à l'état normal, élimine de ce sel une quantité égale à la quantité ingérée, quelle que soit celle-ci, du moins dans des limites très étendues, entre 1 gr. 50 et 20 ou 25 grammes par jour. Si la quantité moyenne de chlorures éliminée par les urines en 24 heures est de 12 à 15 grammes, c'est que telle est la ration que nos habitudes alimentaires et gustatives nous font en général ingérer ; mais une ration de 1 gr. 50 par jour est suffisante pour les besoins réels de

(1) Nous ne reviendrons pas ici sur le volume des urines, c'est-à-dire sur la quantité d'eau sécrétée, ayant suffisamment insisté plus haut sur les causes physiologiques et pathologiques de ses variations (voir chapitre VI).

l'organisme; il est vrai par contre qu'un rein normal peut en éliminer des doses bien plus élevées.

C'est dire que la quantité des chlorures urinaires n'a aucune signification si on ignore la quantité de chlorures alimentaires. Au contraire la comparaison de ces deux quantités offre le plus grand intérêt, puisqu'elle indique d'une façon mathématique si l'organisme retient ou non les chlorures ingérés.

En pratique, on n'a habituellement pas à tenir compte de la quantité de chlorures éliminés par les fèces, cette quantité étant insignifiante; cependant, dans certains cas de rétention chlorurée, il s'établit une véritable diarrhée vicariante, dans laquelle il devient nécessaire de doser les chlorures éliminés.

Nous ne reviendrons pas ici sur les conséquences de ces rétentions chlorurées, déjà exposées à propos de la physiologie du rein.

B. **Dosage des phosphates**. — Après le dosage des chlorures, c'est celui des phosphates qui offre le plus d'intérêt. Ici encore, il est d'absolue nécessité de connaître la teneur exacte des ingesta en phosphore, car ici encore il y a normalement égalité entre les ingesta et les excreta.

Le phosphore est apporté par beaucoup d'aliments, soit sous forme de phosphates (surtout abondants dans les végétaux), soit sous forme de combinaisons organiques, lécithines et nucléo-protéides.

Il est éliminé en presque totalité sous forme de phosphates de K, Na, Ca et Mg; en outre une minime quantité (0 gr. 02 environ), incomplètement oxydée, est éliminée sous forme d'acide phospho-glycérique.

La teneur moyenne des urines en acide phosphorique (calculé en P^2O^5) est d'environ 2 gr. 50 par vingt-quatre heures.

Certains malades (notamment des tuberculeux) éliminent plus de phosphates qu'ils n'en absorbent : on dit en pareil cas qu'il y a phosphaturie, que les malades se déminéralisent. C'est qu'en effet ils désassimilent une partie des phosphates accumulés dans leurs tissus et surtout dans leur squelette. Mais pour juger l'existence de phosphaturie, il est indispensable de connaître la dose de phosphore ingéré, et de ne pas se contenter du dosage des phosphates urinaires; souvent en effet ces malades sont soumis à un régime de suralimentation, le chiffre des phosphates urinaires est supérieur à la moyenne sans qu'il y ait déminéralisation.

C. **Dosage des autres sels minéraux**. — Ceux-ci ont moins d'intérêt pratique.

Les *sulfates* urinaires proviennent en très faible partie de ceux que contiennent les aliments, en majeure partie de l'oxydation du soufre des albuminoïdes. Nous les retrouverons donc en étudiant les déchets d'origine albuminoïde.

Les *carbonates* urinaires proviennent soit directement des carbonates alimentaires, soit indirectement de certains sels organiques (malates, tartrates, etc...) contenus dans divers aliments, notamment dans les fruits, et qui, par oxydation, donnent des carbonates. Leur dosage ne parait pas offrir à l'heure actuelle d'intérêt pratique.

Certains auteurs se sont efforcés de déterminer la *proportion de chacun des différents sels minéraux dans les urines* à l'état normal. Ce *pourcentage minéral* (Robin) ne donne en réalité que des renseignements de faible valeur, puisque normalement la proportion des sels excrétés varie parallèlement à celle des sels ingérés.

D. **Dosage du fer**. — Le fer, qui est mis en liberté par la destruction de l'hémoglobine des hématies et des fibres musculaires ne passe dans l'urine qu'en quantité minime; la majeure partie est éliminée par le foie (bile) et par la muqueuse intestinale. A l'état normal, on estime à 10 milligrammes la quantité de fer nécessaire chaque jour à l'organisme.

On sait que cette quantité est augmentée toutes les fois qu'il se produit des destructions exagérées des globules rouges. Mais les analyses d'urines ne peuvent permettre d'apprécier l'état du métabolisme du fer; les analyses des matières fécales sont indispensables à pratiquer simultanément, et encore faut-il connaître très exactement la quantité de fer ingérée avec les aliments.

Comme, en outre, il est impossible de savoir si le fer retrouvé dans les matières fécales est du fer absorbé puis excrété, ou du fer non absorbé, on voit combien est délicate l'étude du métabolisme du fer à l'état normal et pathologique.

2° Déchets d'origine albuminoïde.

L'étude du métabolisme de la molécule albuminoïde nous a montré que la plupart des déchets qui en proviennent sont éliminés par le rein. Seuls les acides gras qui proviennent de la désamination des acides aminés, sont transformés finalement en CO_2 et H_2O et éliminés par les voies respiratoires. Mais tous les déchets azotés, sulfurés, phosphorés, aromatiques, sont éliminés par le rein.

A. **Dosage des déchets azotés**. — Ceux-ci sont les plus importants et les plus intéressants. En effet tous les albuminoïdes contiennent une proportion d'azote qui varie peu, de 16 à 17 p. 100; et ce sont les seuls aliments azotés. Comme tous les déchets azotés sont éliminés par le rein, leur dosage dans l'urine pourra renseigner avec beaucoup de précision sur la quantité d'albuminoïdes désassimilés.

L'analyse doit porter d'une part sur la quantité d'azote total éliminée, et d'autre part sur la proportion des différents déchets azotés les uns par rapport aux autres.

a) **Dosage de l'azote total**. — Le dosage de l'azote total est extrêmement important, puisqu'il permet de calculer la quantité des albuminoïdes désassimilés.

C'est bien à tort qu'on se contente souvent, dans la pratique médicale, de doser l'urée, et non l'azote total. Sans doute l'urée est le plus abondant des déchets azotés, mais sa proportion par rapport aux autres n'est pas fixe, et on s'expose à de grosses erreurs en voulant juger le métabolisme des albuminoïdes d'après la seule quantité d'urée éliminée.

La quantité d'azote total éliminée en vingt-quatre heures doit être normalement égale à la quantité d'azote ingérée sous forme d'albuminoïdes, déduction faite de la petite proportion qui n'a pas été absorbée par l'intestin et qui est éliminée dans les fèces. Pour une alimentation convenable, lorsque les fonctions digestives s'exercent normalement, 95 p. 100 environ des albuminoïdes ingérés sont absorbés; par conséquent, lorsque la nutrition est également normale, dans un organisme en équilibre de poids, l'azote total urinaire doit être égal à 95 p. 100 environ de l'azote ingéré.

Cette proportion peut se trouver modifiée dans un sens ou dans l'autre.

Tantôt l'azote total urinaire est en quantité trop faible par rapport à l'azote ingéré; trois cas sont possibles : 1° ou bien il s'agit d'un défaut d'absorption intestinale, comme le fait est très fréquent chez les dyspeptiques, et en pareil cas le dosage de l'azote dans les matières fécales montrera que ce corps s'y trouve en excès; 2° ou bien il s'agit d'un excès d'assimilation des albuminoïdes absorbés : chez les sujets en état de croissance, chez la femme pendant la gestation, ou chez les convalescents qui réparent leur amaigrissement; dans ces cas, le dosage de l'azote fécal donnera un chiffre normal, et la balance montrera que le sujet augmente de poids; 3° ou bien enfin il s'agit de malades atteints de néphrite avec imperméabilité relative du rein pour les déchets azotés; certains symptômes urémiques trahiront alors cette rétention azotée, et l'analyse du sang montrera l'augmentation de sa teneur en urée.

b) ***Dosage des différents déchets azotés.*** — Si le dosage de l'azote total peut seul permettre de mesurer la *quantité* d'albuminoïdes qui ont été désassimilés, le dosage des différents déchets azotés fournit d'utiles indications sur la *qualité* et le *mode* de cette désassimilation.

1° **Urée.** — **Rapport azoturique.** — L'urée est de beaucoup le plus abondant des déchets azotés; pour un régime alimentaire ordinaire, la quantité d'urée éliminée en vingt-quatre heures est de 25 à 30 grammes. L'azote éliminé sous cette forme représente 80 à 90 p. 100 de l'azote total éliminé par l'urine.

Il est classique d'attribuer aux variations de cette proportion de l'azote uréique par rapport à l'azote urinaire total, ou *rapport azoturique*, une grande valeur sémiologique.

L'importance primordiale attribuée à ce rapport vient de ce qu'on considérait jusqu'à ces dernières années l'urée comme le terme ultime de la désassimilation azotée, celui auquel aboutit l'oxydation parfaite des albuminoïdes; donc, pour une quantité donnée de substances albuminoïdes détruites, mieux se feront les oxydations, et plus il se formera d'urée, moins il restera d'autres déchets; le rapport azoturique tendra vers l'unité; à l'état normal, il est de 0,84 à 0,85, ce qui veut dire que pour 1 gramme d'azote éliminé dans les urines, il y en a 0,84 à 0,85 centigrammes qui s'y trouvent à l'état d'urée. Si les oxydations se font d'une manière imparfaite, il y aura proportionnellement moins d'urée et davantage d'autres déchets azotés : le rapport azoturique tendra à s'abaisser; c'est ce qui se passe chez certains sujets, goutteux, rhumatisants, migraineux, que Bouchard a réunis pour cette raison sous une même étiquette morbide, comme atteints de « ralentissement de la nutrition ».

C'est également ce qui se passe chez les malades atteints d'insuffisance hépatique, ce qui est facile à expliquer, puisque c'est dans le foie que se réalise en grande partie la désassimilation albuminoïde et la formation de l'urée; aussi l'abaissement du rapport azoturique est-il considéré comme un des signes les plus nets de l'insuffisance hépatique.

Les connaissances nouvelles acquises depuis quelques années sur le métabolisme des albuminoïdes et sur le chimisme urinaire imposent de faire actuellement certaines réserves sur l'interprétation de ces variations du rapport azoturique.

Comme nous l'avons vu en effet plus haut, certains déchets azotés, les purines et l'acide urique, ne proviennent aucunement d'une oxydation imparfaite des albumines, mais ont pour origine exclusive la désintégration du groupement nucléinique des nucléo-protéides.

On peut faire varier à volonté leur quantité dans les urines en donnant des régimes alimentaires plus ou moins riches en nucléines, et bien entendu le rapport azoturique variera simultanément. D'autre part, dans presque toutes les études concernant ce rapport azoturique, les dosages d'urée ont été faits avec la méthode de l'hypobromite; or, on sait aujourd'hui que cette technique comporte de nombreuses causes d'erreur.

Malgré ces réserves, il est incontestable que le rapport azoturique est ordinairement très abaissé dans le cas d'insuffisance hépatique, et le fait s'explique facilement, non seulement parce que bien d'autres déchets azotés que les corps xantho-uriques peuvent être augmentés en pareil cas, mais encore parce qu'une partie de ces corps xantho-uriques est vraisemblablement transformée en urée à l'état normal, et ne l'est plus quand le foie est altéré.

Il y aurait donc grand intérêt à reprendre toute cette question, en faisant les dosages par des techniques rigoureuses, et en tenant un compte exact des ingesta.

2° **Acide urique et purines.** — Nous avons vu que les purines et l'acide urique dérivent de la désintégration des nucléo-protéides, dont le groupement nucléinique contient des bases xanthiques préformées. Or de ces nucléo-protéides désintégrés, les uns proviennent directement de l'alimentation, les autres faisaient partie intégrante des tissus; les déchets xantho-uriques ont donc une double origine, exogène ou alimentaire, et endogène ou par usure cellulaire.

Il est probable qu'une partie de ces corps est détruite dans le foie et transformée en urée; le reste est éliminé par le rein.

L'urine contient en moyenne 70 centigrammes de ces substances en 24 heures, mais cette quantité varie considérablement suivant l'alimentation, qui apporte plus ou moins de nucléine, et suivant le travail musculaire, qui use plus ou moins les tissus.

Dans certains cas pathologiques, la quantité d'acide urique est considérablement augmentée : ainsi chez les leucémiques, lorsqu'il se produit de grandes destructions leucocytaires; ainsi surtout chez les goutteux : ici l'exagération de la proportion d'acide urique dans les tissus est le substratum chimique de la maladie; est-elle due à une surproduction, ou bien à une insuffisance de transformation dans le foie, ou encore à une insuffisance d'élimination rénale? Ces diverses théories ont chacune leurs partisans.

3° **Sels ammoniacaux.** — Les varaitions de la teneur des urines en sels ammoniacaux sont encore assez mal connues. On sait que cette teneur augmente chez les malades atteints d'insuffisance hépatique, le foie devenant sans doute incapable de transformer en urée toute l'ammoniaque dérivant de la décomposition des acides aminés.

L'augmentation de l'ammoniaque urinaire est surtout importante chez les diabétiques lorsqu'ils font l'auto-intoxication acide dont le terme est le coma diabétique : il semble que l'organisme cherche à se défendre lui-même en fabriquant davantage d'ammoniaque pour saturer les acides en excès.

4° **Phénylsulfates.** — L'origine et le mode de formation des phényl-sulfates sont actuellement discutés, de sorte qu'il est difficile de se prononcer sur la valeur sémiologique des variations de leur abondance dans les urines.

Pour les classiques, les corps aromatiques (phénol, indol, etc.) prennent naissance dans l'intestin, aux dépens des albuminoïdes, sous l'influence des fermentations microbiennes; ils sont ensuite absorbés par la veine porte, combinés à des déchets sulfatés dans le foie, puis éliminés par le rein à l'état de corps sulfoconjugués. Par conséquent leur surabondance est fonction de fermentations microbiennes intestinales : on sait en effet l'abondance de l'indicanurie au cours des entérites, dans la fièvre typhoïde, etc.

D'après Henri Labbé et Vitry, les corps aromatiques sont des déchets normaux des albuminoïdes, provenant de la mise en liberté du groupement chromatogénique de ces substances, lors de leur décomposition par les ferments protéolytiques des sucs digestifs ou des tissus. Leur abondance varierait donc non point avec les fermentations intestinales, mais avec l'importance de la désassimilation albuminoïde, que celle-ci porte sur les albumines ingérées ou sur les albumines constituantes des tissus (inanition).

5° **Indosé urinaire organique**. — Lorsque dans une urine on a dosé l'urée, les corps xantho-uriques, et les corps sulfoconjugués, si on fait le total de ces diverses substances, et si d'autre part on dose l'extrait organique total, on constate que les deux chiffres sont loin d'être égaux : la différence atteint souvent le chiffre de 32 p. 100. Cet « indosé organique » (Lambling, H. Labbé et Vitry) varie, en valeur absolue, de 6 à 20 grammes; en moyenne il est de 12 à 13 grammes : c'est donc une quantité très importante, si l'on songe que la quantité totale de substances organiques éliminées par l'urine en vingt-quatre heures est d'environ 40 grammes.

Par quoi est constitué cet indosé organique? Il comprend une portion de substances azotées, notamment de la créatinine, des acides aminés et de l'acide oxyprotéique que nous avons vu dériver des albuminoïdes; mais en outre, il comprend très probablement des hydrates de carbone et diverses substances azotées encore indéterminées, et dont l'étude est à l'ordre du jour.

On voit combien il reste encore de points obscurs dans l'histoire du métabolisme alimentaire et des excreta urinaires.

Nul doute que les progrès de la Physiologie et de la Chimie ne les éclairent un jour, ce qui permettra d'élucider bien des questions de Pathologie du plus haut intérêt, telles que la pathogénie de la goutte, des lithiases et du diabète.

CHAPITRE VIII

VOIES RESPIRATOIRES SUPÉRIEURES

PAR

M. S. I. DE JONG

ANATOMIE MACROSCOPIQUE

Peu de chapitres soulignent plus nettement la différence qui existe entre l'anatomie dite médicale et l'anatomie descriptive que celui que nous abordons. En effet, pour étudier l'appareil respiratoire et suivre le trajet de l'air inspiré, nous devons grouper dans ce même chapitre des organes étudiés en anatomie descriptive, soit avec le tube digestif (pharynx et amydales), soit avec les organes des sens (fosses nasales et larynx), soit avec l'appareil respiratoire (trachée et grosses bronches). En ce qui concerne les fosses nasales, l'anatomie descriptive s'obstine à ne voir que leur rôle olfactif, et se préoccupe peu de leur rôle respiratoire, fondamental en médecine humaine. C'est par elles que l'homme *doit* respirer à l'état normal, c'est par elles que l'air pénètre dans l'organisme; nous les étudierons en premier.

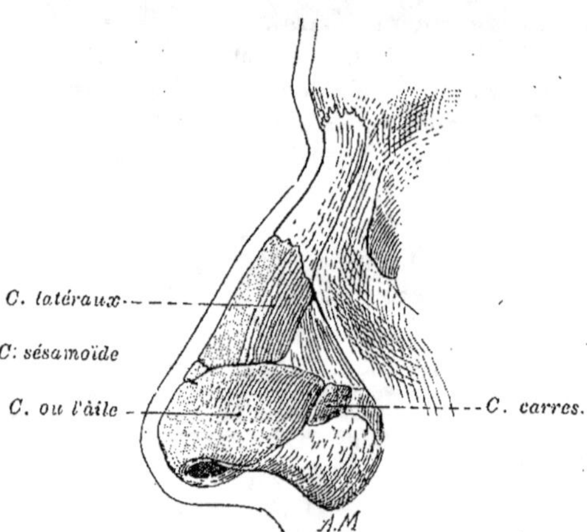

Fig. 42. — Squelette du nez, vu de profil
(Jacques, *in* Poirier-Charpy).

Nez et fosses nasales. — Les fosses nasales, creusées dans le massif facial supérieur, au-dessus de la cavité buccale, au-dessous des cavités orbitaires, comprennent un ensemble de cavités anfractueuses, se prolongeant dans les os de la face par des cavités, ou sinus, dont l'importance pathologique est considérable. Elles sont protégées par la saillie du nez qui s'ouvre à l'extérieur par les narines, et communiquent en arrière avec une région de transition avec le pharynx : le rhino-pharynx.

A. — Le **nez** est une formation ostéo-cartilagineuse qui surplombe l'entrée des fosses nasales, en avançant au milieu de la figure à laquelle elle donne un de ses aspects caractéristiques. Formé d'une charpente ostéo-cartilagineuse, d'une couche musculaire, et d'une enveloppe cutanée, le nez présente parfois des déformations extérieures, intéressantes au point de vue du diagnostic. L'aspect dit en lorgnette, par effondrement des os du nez, est caractéristique de l'hérédo-syphilis. Six os participent à la formation du squelette nasal. Ce sont les apophyses montantes du maxillaire supérieur, les os propres du nez, la partie antérieure de la lame verticale de l'ethmoïde, l'épine nasale, du frontal. Les cartilages du nez, reliés entre eux par une membrane fibreuse,

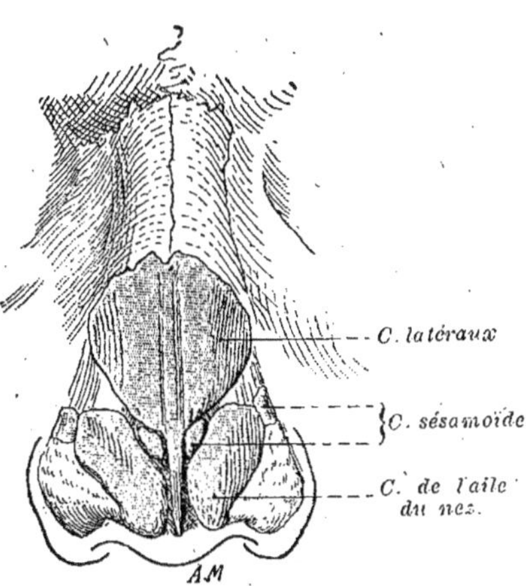

Fig. 43. — Squelette du nez, vu de face (Jacques, *in* Poirier-Charpy).

résistante, qui les unit et leur permet une certaine mobilité, sont au nombre de trois :

1) Le cartilage supérieur, ou cartilage quadrangulaire, complète la séparation des deux fosses nasales.

2) Les cartilages latéraux, qui sont tout simplement l'expansion latérale du cartilage quadrangulaire, se continuent en haut avec les os propres du nez, en bas avec le cartilage de l'aile du nez.

3) Le cartilage de l'aile du nez, en fer à cheval à concavité postérieure, soutient l'aile du nez pendant l'inspiration et l'empêche de s'accoler à la cloison médiane en raison du vide intra-nasal. Son atrophie et la paralysie des muscles qui le font mouvoir donnent lieu à des troubles respiratoires.

Le cartilage de l'aile du nez et le bord antéro-inférieur du cartilage quadrangulaire médian limitent les *narines*, ou vestibule des fosses nasales, intéressantes parce que leur revêtement est un revêtement cutané, garni des poils ou vibrisses, et possédant d'importantes glandes sébacées.

B. **Les fosses nasales.** — Nous devons rappeler, en premier lieu, sommairement, leur constitution ostéologique, puisque l'on donne ce nom à des cavités creusées dans les os de la face et tapissées d'une muqueuse spéciale. Mais un point doit attirer notre attention. L'axe des narines est vertical, l'axe de la cavité des fosses nasales est antéro-postérieur. Aussi l'air se dirige-t-il de bas en haut, en pénétrant dans les narines, vers la région olfactive du nez, puis il est rejeté d'avant en arrière. Les narines sont donc un organe olfactif, alors que les fosses nasales sont surtout un

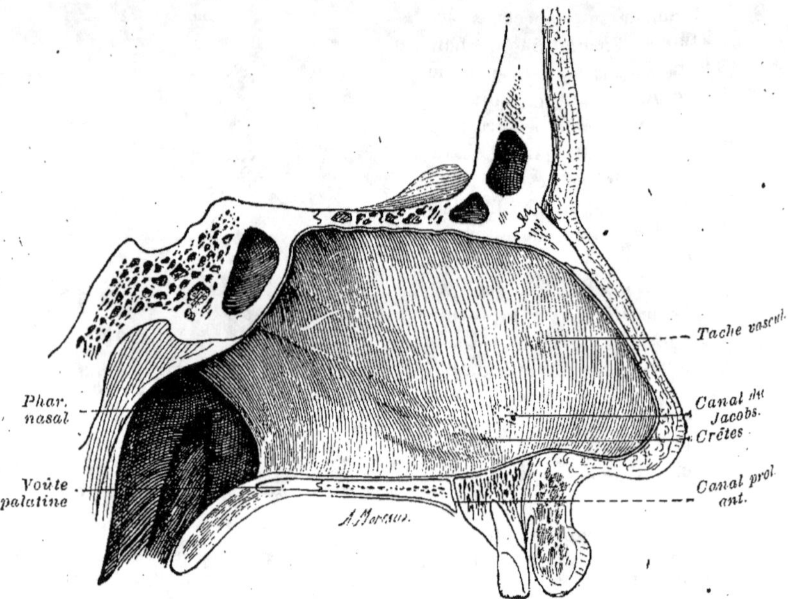

Fig. 44. — Cloison des fosses nasales (Jacques, *in* Poirier-Charpy).

organe respiratoire. Il est indispensable de se rappeler ce fait lors de la moindre intervention sur les fosses nasales, cathétérisme par exemple, ou insufflation. Il faut diriger les instruments d'avant en arrière, et non de bas en haut, car on serait arrêté par les formations osseuses. Répondant en haut à la partie moyenne de l'étage antérieur du crâne, en bas à la cavité buccale dont les sépare la voûte palatine, les fosses nasales sont séparées en deux par une mince cloison verticale, et présentent à étudier des parois, une voûte, la cloison qui les divise en deux, et des orifices qui les font communiquer soit en avant avec les narines, soit en arrière avec le rhino-pharynx, soit latéralement avec les autres cavités ou sinus creusés dans le massif facial.

La *voûte* des fosses nasales est une longue gouttière antéro-postérieure, qui suit une direction assez complexe.

Elle est successivement :

a) Obliquement ascendante et concave, formée par la face postérieure des os du nez, et l'épine nasale du frontal.

b) Horizontale, étroite, formée par le frontal et la lame criblée de l'ethmoïde, vraie dentelle osseuse.

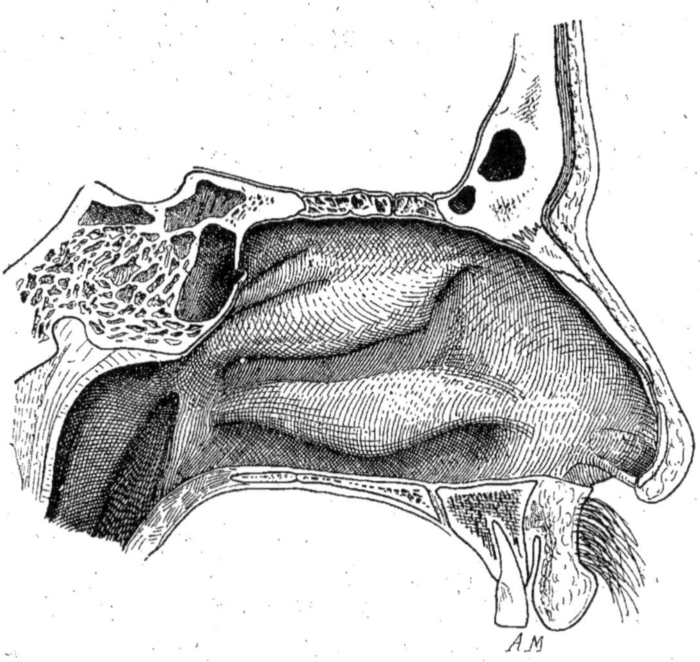

Fig. 45. — Paroi externe des fosses nasales (Jacques, *in* Poirier-Charpy).

c) Légèrement descendante, presque verticale, constituée par la face antérieure du corps du sphénoïde où s'ouvre le sinus sphénoïdal.

d) Très obliquement descendante, formée par la face inférieure du corps du sphénoïde, les expansions latérales du vomer et les apophyses sphénoïdales du palatin.

La *paroi inférieure* des fosses nasales est formée par l'apophyse palatine du maxillaire supérieur, et la portion horizontale du palatin.

La *cloison* qui sépare les fosses nasales droite et gauche est formée en haut par la lame verticale de l'ethmoïde, en bas par le vomer. Ses déviations ont une certaine importance, car elle gêne alors la pénétration de

ANAT. MÉD.

12

l'air à travers une des fosses nasales, et contribue à faire respirer l'individu par la bouche. Parfois ces déviations arrivent à obstruer complètement une des fosses nasales. On remarque sur la cloison un épaisissement ou tubercule de la cloison, et une tache vasculaire, petit carrefour artériel où s'anastomosent des branches de la sphéno-palatine, de l'artère ethmoïdale antérieure, de l'artère de la sous-cloison, et dont la lésion serait l'origine des épistaxis graves, qui seules nécessitent le tamponnement antérieur des fosses nasales. La connaissance de ce fait et la localisation de la tache vasculaire, à la partie antérieure de la cloison, a fait abandonner complètement aujourd'hui le tamponnement postérieur des fosses nasales. Encore faudra-t-il ne pas trop se presser de faire même un tamponnement antérieur chez les individus âgés. Les relations de ces artérioles ethmoïdales avec les artères cérébrales font en effet que l'arrêt brusque d'une épistaxis entraîne une hypertension dans les artères du cerveau et favorise l'hémorragie cérébrale par rupture d'une artériole cérébrale à parois fragiles chez les individus scléreux, pour qui l'épistaxis sert de décharge utile à une circulation encombrée.

La *paroi externe* est formée par les masses latérales de l'ethmoïde, le maxillaire supérieur et l'unguis, le cornet inférieur, et le palatin.

Le point intéressant ici, c'est la présence des *cornets*.

Ce sont trois lames osseuses, allongées d'avant en arrière, et enroulées de haut en bas, et de dehors en dedans, qui se détachent de la paroi et s'avancent dans chaque cavité nasale. On donne le nom de *méats* à l'espace compris entre les cornets et la paroi où ils semblent accrochés. Seul le cornet inférieur est un os indépendant, accroché à la paroi des fosses nasales; il se continue assez loin en arrière, et atteint en avant les limites osseuses des fosses nasales. Des deux autres cornets, le cornet supérieur est à peine individualisé de l'ethmoïde, dont il fait partie, le cornet moyen est un peu mieux détaché de l'ethmoïde; il descend comme un volet osseux, qui se rapproche de la cloison, limitant, avec le tubercule de la cloison, la fente olfactive.

L'importance des méats, qui séparent les cornets entre eux et de la paroi externe, réside dans ce fait que c'est là que s'ouvrent les orifices des cavités de la face ou sinus qui communiquent tous avec les fosses nasales.

a) Dans le méat supérieur, se trouvent les orifices de communication avec l'ethmoïde; c'est là que passent les vaisseaux communiquant avec les vaisseaux encéphaliques.

b) Dans le méat moyen s'ouvrent les orifices du sinus maxillaire et du sinus frontal.

c) Dans le méat inférieur s'ouvre l'orifice du canal lacrymo-nasal.

Sur les narines, sur ces parois osseuses avec leurs cornets et leurs orifices passe une muqueuse ou *muqueuse pituitaire*, qui tapisse toutes les anfractuosités, pénètre dans tous les orifices que nous avons mentionnés, et se continue par conséquent : avec la peau au niveau des narines (par une transition insensible); avec les muqueuses des sinus et des conduits (conduit lacrymo-nasal); avec la muqueuse du rhino-pharynx.

Rhino-pharynx. — Portion intermédiaire entre le pharynx et les fosses nasales, c'est une cavité à six parois.

1. — La *paroi supérieure* est un plan incliné en bas et en arrière se continuant avec la voûte des fosses nasales. Elle est formée par le corps du sphénoïde et le corps de l'occipital, et présente sur la ligne médiane un épaississement ou amygdale pharyngée, série de sillons antéro-postérieurs limités par des bourrelets, très nets chez l'enfant, moins marqués chez l'adulte. Chez l'enfant un de ces sillons se termine par un cul-de-sac assez marqué, ou bourse pharyngienne. La signification et l'existence même de ces formations sont très discutées.

2. — La *paroi postérieure* n'est en réalité que la suite de la précédente, avec laquelle elle se continue par une courbe douce; sa limite inférieure passe par le bord supérieur de l'arc antérieur de l'atlas. Elle répond à l'occipital recouvert par la terminaison des muscles grands droits antérieurs de la tête et les aponévroses fibreuses qui les recouvrent.

3. — La *paroi antérieure* n'est en réalité représentée que par les deux orifices postérieurs des fosses nasales ou *choannes*, et la prolongation de la cloison qui les sépare. Ces orifices, avec les parties molles qui les limitent, ont une forme ovale; on y voit par la rhinoscopie postérieure les extrémités postérieures des cornets, dont les fréquentes hypertrophies gênent la respiration (queues de cornets).

La rhinoscopie postérieure consiste à examiner l'arrière-nez avec un miroir qu'on introduit par la bouche, derrière la luette et qu'on éclaire avec un miroir frontal.

4. — Les *parois latérales* sont surtout intéressantes, à cause de *l'orifice de la trompe d'Eustache*. On sait que la trompe fait communiquer l'oreille moyenne avec le rhino-pharynx, assurant ainsi une pression moyenne d'air dans la caisse de l'oreille moyenne; on voit immédiatement les rapports de l'état du rhino-pharynx avec celui de l'oreille moyenne; l'obstruction de la trompe par un catarrhe chronique, venu du rhino-pharynx obstrué par un cornet hypertrophié ou des végétations adénoïdes (formations lymphoïdes dues à l'hypertrophie de l'amygdale pharyngée) est une des causes les plus fréquentes de surdité. Cet orifice de la trompe regarde en bas en dedans, et en avant.

Triangulaire à base inférieure, il mesure 8 à 9 millimètres de haut sur 4 millimètres de long. Il est situé à 1 centimètre en arrière du cornet inférieur, à 1 centimètre au-dessus du voile du palais, à 6 ou 7 centimètres de l'ouverture des narines, par où on peut aller le cathétériser, avec une sonde spéciale (sonde d'Itard). Au-dessus de l'orifice tubaire est une fossette, fossette tubaire; en arrière de lui existe une fossette plus profonde, fossette de Rosenmuller.

5. — Le *plancher* du rhino-pharynx est formé par la face postérieure du voile du palais, quand celui-ci se relève.

12*

Il faut se rappeler que les *lymphatiques du nez et du rhino-pharynx* vont aux ganglions sous-maxillaires et aux ganglions de la chaîne carotidienne.

Oro-pharynx. — La portion buccale du pharynx a la forme d'une gouttière ouverte en avant, dont le fond est formé par les 2 premières vertèbres cervicales recouvertes de leurs parties molles (muscles préver-

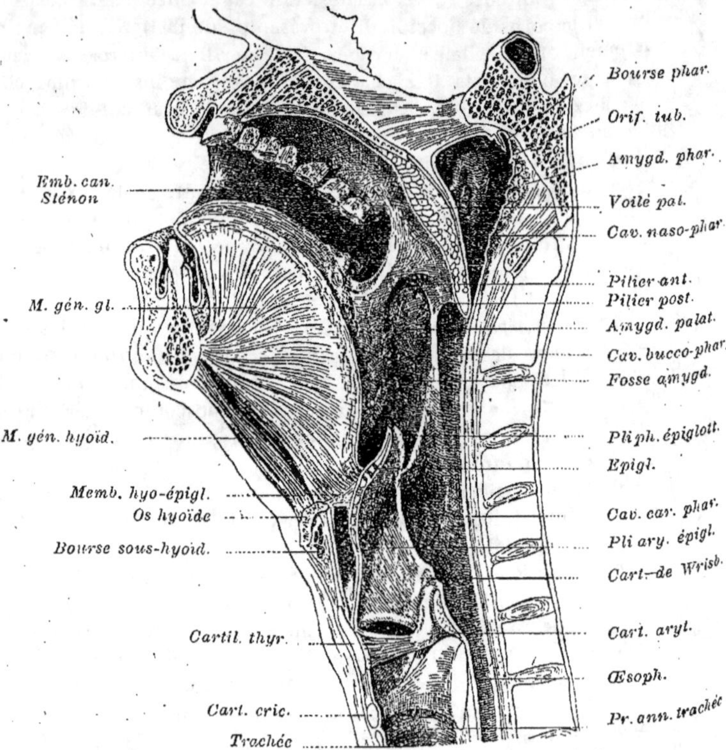

FIG. 46. — Cavité buccale et cavité pharyngienne (d'après Luschka).

tébraux, muscles et aponévroses pharyngés, muqueuse). Son aspect est inégal et mamelonné. Un sillon latéral l'unit à l'orifice antérieur qui s'ouvre sur le vestibule pharyngo-buccal, orifice antérieur limité par le *voile du palais*. Sans entrer ici dans le détail de la constitution musculaire du voile, nous ne ferons que rappeler ses 4 piliers, 2 antérieurs naissant sur sa face antérieure, et 2 postérieurs continuant son bord postérieur; l'intérêt du voile du palais réside dans ce fait que pendant la déglutition il se relève, ferme le rhino-pharynx et forme alors à l'oro-pharynx une paroi supérieure.

La région du voile est encore intéressante par la présence, entre ces piliers, d'une importante formation lymphatique, les *amygdales palatines*. Si on donne en effet le nom d'amygdales aux formations lymphatiques assez individualisées qui se trouvent dans le rhino-pharynx (amygdale pharyngée, amygdale tubaire) ou sur la base de la langue, les amygdales palatines qui contribuent, avec les amygdales indiquées ci-dessus, à former « l'anneau lymphatique de Waldeyer », sont les plus importantes, et leur rôle considérable en pathologie courante mérite plus qu'une simple mention. Il faut en effet toujours regarder le pharynx d'un malade, quelle que soit l'affection dont il est atteint.

Normalement les amygdales ne doivent ni dépasser le plan des piliers, ni faire bomber le pilier antérieur; elles n'adhèrent qu'inférieurement, et en haut on doit pouvoir passer un stylet entre les piliers et l'amygdale, d'où l'indication d'ouvrir en haut les abcès amygdaliens. L'extrémité inférieure des amygdales est à 5 à 8 millimètres du bord de la langue ; c'est tout près également que passe le glosso-pharyngien, qui leur abandonne des filets nerveux dont l'anastomose avec les filets de la 7e paire, explique les irradiations douloureuses des angines vers l'oreille. Aussi faut-il toujours regarder la gorge d'un individu qui se plaint de l'oreille. Il faut se rappeler enfin que la face externe de l'amygdale, adhérente aux plans musculo-aponévrotiques, répond par leur intermédiaire à la partie antérieure de l'espace maxillo-pharyngien et que 2 centimètres seulement la séparent de la carotide externe (danger d'hémorragie dans l'amygdalotomie).

Larynx et Trachée. — De l'oro-pharynx l'air pénètre à travers le larynx dans les voies respiratoires véritables. Les conduits aériens supérieurs sont essentiellement formés d'une série d'arcs cartilagineux, unis par une gaine fibro-élastique. Les arcs cartilagineux supérieurs sont différenciés pour former le larynx, organe de la voix. La palpation de la face antérieure du cou permet de se rendre compte de ses principales caractéristiques. De haut en bas sur la ligne médiane on sent la saillie du cartilage thyroïde (*vulgo* pomme d'Adam); sous le cartilage thyroïde on sent une dépression, c'est la membrane cricothyroïdienne, puis un nouvel anneau cartilagineux, l'anneau du cricoïde, puis une nouvelle dépression,

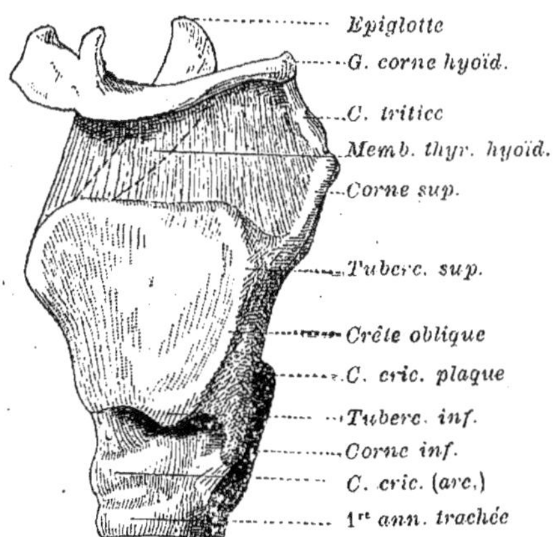

Fig. 47. — Le cartilage thyroïde, face latérale (Nicolas).

où l'on sent le premier anneau de la trachée qui n'est pas volumineux.

Sur un larynx isolé par dissection, on constate qu'il est formé en arrière par les 2 cartilages aryténoïdes et qu'un cartilage mobile ou cartilage de l'épiglotte, partant de la face postérieure du cartilage thyroïde et dirigé en arrière et en haut ferme, en cas de besoin, le larynx par en haut, pour empêcher les particules alimentaires de pénétrer de l'oro-pharynx dans les voies aériennes, et leur permettre de pénétrer dans l'œsophage.

Au larynx fait suite la *trachée*. C'est un canal impair, médian, unique, qui commence au niveau d'un plan passant par le bord inférieur de la

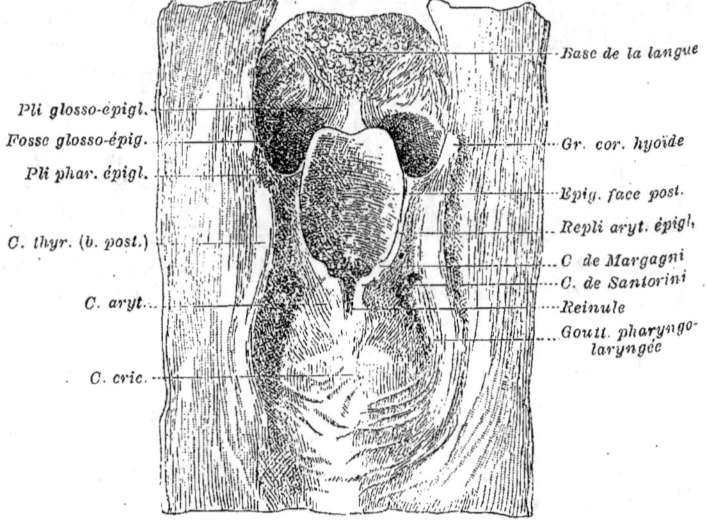

FIG 48. — Face postérieure (pharyngée) du larynx, avec son orifice (Nicolas).

7e cervicale, pénètre dans le thorax et se termine à la hauteur de la 3e ou 4e dorsale pour se diviser en 2 grosses bronches. C'est un tube cylindrique plus large en bas, aplati en arrière sur toute sa hauteur : ses rapports au niveau du cou se confondent en partie avec ceux du corps thyroïde, au niveau du thorax avec ceux de la crosse de l'aorte, où on les étudiera. Au cou l'*isthme du corps thyroïde* recouvre en avant les 2e, 3e et 4e anneaux de la trachée, quelquefois le 1er, quelquefois le 5e ; on rencontre là le paquet veineux des veines thyroïdiennes inférieures qui peuvent fortement gêner l'opération au cours d'une trachéotomie. Latéralement la trachée répond en haut aux lobes latéraux du corps thyroïde, plus bas au paquet vasculo-nerveux du cou (carotide primitive, jugulaire interne, pneumogastrique) et au récurrent (branche de ce pneumogastrique).

Dans sa portion thoracique la trachée descend entre le médiastin antérieur et postérieur. En arrière elle repose sur l'œsophage comme au cou. En avant, dans sa partie supérieure, elle est croisée par le tronc veineux brachio-céphalique gauche, qui la sépare du thymus, et plus encore des muscles sterno-thyroïdiens et du sternum. Dans sa partie inférieure elle est recouverte, à droite par le tronc artériel brachio-céphalique et à gauche par la carotide primitive gauche. Latéralement la trachée répond aux plèvres médiastines, à la crosse aortique et au récurrent gauche, à la veine cave supérieure et à l'azygos à droite.

Au niveau de sa bifurcation, la trachée est située derrière la branche droite de l'artère pulmonaire, contre la face supérieure de l'oreillette gauche. Elle est entourée de ganglions lymphatiques, très importants, au point de vue pathologique, divisés par Barety en ganglions juxta et inter-trachéo-bronchiques, augmentés de volume dans la plupart des affections broncho-pulmonaires des enfants (adénopathie trachéo-bronchique).

ANATOMIE MICROSCOPIQUE

Si l'on considère d'ensemble les premières voies aériennes depuis les fosses nasales jusqu'au larynx il ne s'agit que de parois osseuses recouvertes de muscles, d'aponévroses, et d'une muqueuse qui, seule, a des caractères spéciaux, respiratoires. En revanche la trachée et les bronches forment un conduit bien individualisé. La trachée est formée d'une gaine fibro-élastique entre les deux lames de laquelle sont compris les cerceaux cartilagineux et des fibres musculaires qui unissent ces cerceaux cartilagineux. En effet, ces cerceaux cartilagineux ne sont pas fermés en arrière ; ils ont la forme d'un C couché, dont la concavité regarde la colonne vertébrale. La membrane fibreuse, se continue en arrière, formant la membrane transverse. De plus, en dedans de la membrane transverse, des fibres musculaires lisses forment une couche continue, le *muscle trachéal*, tendu entre les extrémités libres des arcs cartilagineux. Ces fibres lisses sont entourées de fibres élastiques. Ce sont ces mêmes fibres musculaires qui se différencient au niveau des cartilages également différenciés du larynx, cartilages mobiles les uns sur les autres pour tendre les cordes vocales inférieures, organe principal de la voix.

Ces formations cartilagineuses sont formées de cartilage hyalin, mais infiltrées de sels calcaires chez les sujets âgés. Elles existent encore sur les grosses bronches : toutefois il ne s'agit plus d'anneaux complets, mais de simples noyaux cartilagineux.

Quoi qu'il en soit, séparée par un tissu celluleux de ce fond, formé de muscles et d'aponévrose, ou des anneaux entourés de leur gaine fibro-élastique, la muqueuse des voies aériennes supérieures présente des caractères communs, et certaines variétés de détail suivant les régions.

Muqueuse. — La muqueuse des voies aériennes supérieures présente à étudier quatre parties, un chorion ou membrane basale qui l'isole des autres couches, un épithélium, des glandes et des formations lymphatiques. De ces quatre parties l'épithélium est le plus typique.

L'épithélium type des voies aériennes supérieures est un épithélium cylindrique cilié stratifié mélangé à des cellules muqueuses.

a) **Les cellules ciliées** présentent à étudier plusieurs couches. Les plus superficielles sont allongées avec un pied qui s'enfonce entre les cellules voisines, un corps allongé au milieu duquel se trouve un gros noyau, une extrémité qui regarde la lumière du conduit et porte un plateau et des cils vibratiles. Quand ces cellules sont en activité, leur noyau augmente de volume, fait bomber le corps cellulaire latéralement et modifie ses propriétés colorantes. Quant au protoplasma il peut disparaître ainsi que le plateau et les cils, et la cellule peut prendre le type des cellules caliciformes, c'est-à-dire revêtir l'aspect d'un verre à pied, d'où s'échappe un peu de mucus : Prenant affirme avoir vu en revanche des cellules caliciformes à mucus évoluer vers le type cilié.

Si les cellules les plus superficielles sont ciliées, et allongées, les cellules des assises plus profondes sont polyédriques, avec un gros noyau central.

b) **Les cellules muqueuses**. — Ces cellules ont la forme d'un verre à boire, le pied effilé est surtout incurvé. Le noyau ovoïde occupe la base de la cellule. Dans le protoplasma on trouve soit du mucogène, soit des vacuoles avec du mucus, quand la cellule est en activité. La cellule est alors gonflée, le noyau est rejeté vers la base et incurvé et le mucus coiffe la cellule comme un bouchon d'ouate.

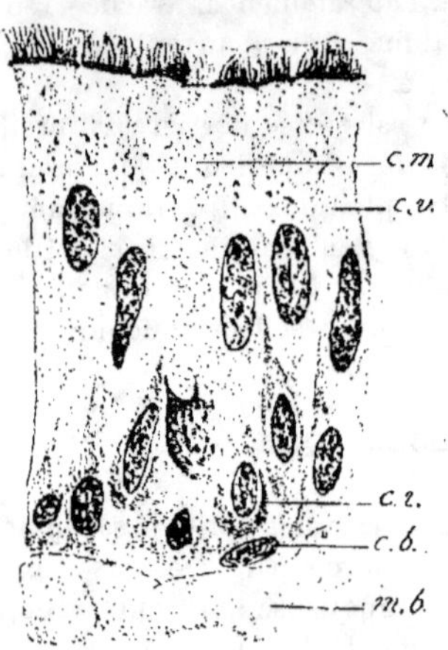

Fig. 49. — Épithélium bronchique (bronche de 1 cent. de diam.) chez l'homme (Prenant).

cv, cellules vibratiles. — cm, cellule muqueuse présentant à sa surface un reste de la bordure ciliée et des corpuscules basaux. — ci, cellules moyennes ou intercalaires. — cb, cellules basales. — mb, tissu conjonctif condensé au-dessous de l'épithélium en une épaisse membrane basale. × 500.

c) **Les glandes** sont très nombreuses surtout au niveau de la trachée et des grosses bronches, où elles siègent soit dans les espaces intercartilagineux, soit à la partie postérieure, membraneuse, où elles sont situées tantôt en arrière, tantôt dans l'épaisseur du muscle; leur canal excréteur traverse alors le muscle transverse qui unit les extrémités des anneaux cartilagineux. Dans les autres parties des voies aériennes, elles sont sous-muqueuses, ou situées à la partie profonde de la muqueuse. Elles sont du type des glandes tubuleuses simples ou ramifiées. Leur canal excréteur est plus ou moins long. Le corps de la glande est formé d'un enchevêtrement de tubes, plus ou moins profondément situés.

En dedans de leur membrane basale, qui les isole du tissu qu'elles occupent, ces glandes présentent un épithélium ayant les caractères suivants :

1) Au niveau du canal excréteur : prolongement de l'épithélium cylindrique cilié, là où la glande s'ouvre à la surface de la muqueuse, puis cellules prismatiques basses.

2) Au niveau du corps glandulaire : deux types de cellules; les glandes

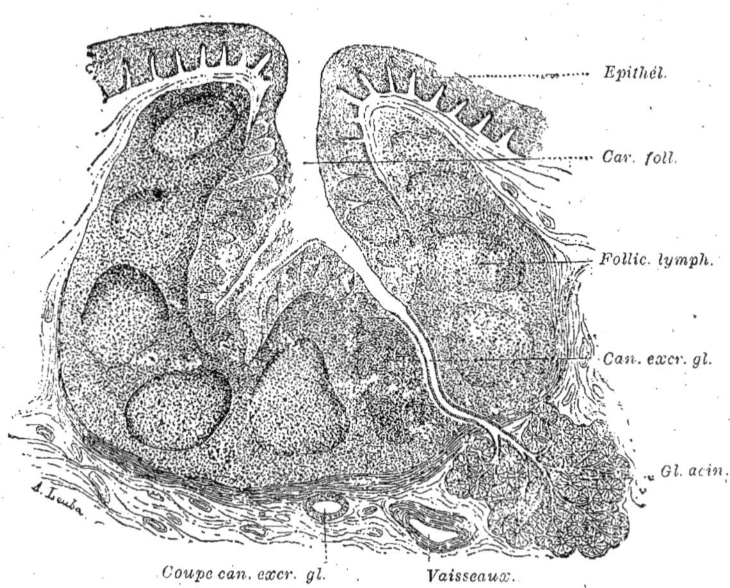

Fig. 50. — Follicule amygdalien (d'après Stöhr, modifiée).

bronchiques sont des glandes mixtes, c'est-à-dire renferment des cellules séreuses et des cellules muqueuses :

α) Cellules pyramidales claires, granuleuses (cellules muqueuses).

β) Cellules séreuses, petites, avec un protoplasma un peu gros rappelant les croissants de Gianuzzi des glandes salivaires.

d) **Les amas lymphatiques** sont essentiellement constitués par des follicules clos identiques à ceux de l'intestin.

L'amygdale elle-même n'est qu'une série de plissements de la muqueuse du pharynx enchâssés dans une coque fibreuse, la capsule qui l'isole. Mais le tissu conjonctif du chorion est là très développé, infiltré de tissu réticulé (voir ch. XII) et de follicules clos. Les invaginations de la muqueuse à la surface de l'amygdale forment des cryptes dont l'orifice extérieur est très petit et dans la profondeur desquelles s'accumule un magma d'aspect caséeux, renfermant des débris épithéliaux, des globules blancs venus des follicules de la profondeur par diapédèse, et des microbes. La

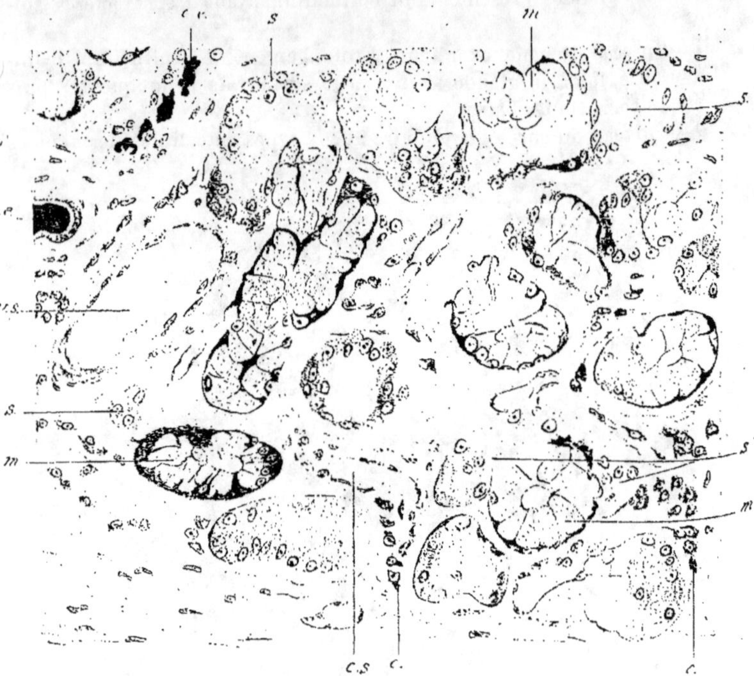

FIG. 51. — Glandes bronchiques de l'homme (Prenant).

Bronche de 1 centimètre de diamètre. — Ces glandes sont du type séro-muqueux. — *m*, parties muqueuses. — *s*, parties séreuses (croissants de Giannuzzi) souvent très importantes et presque distinctes de l'acinus muqueux. — *ce*, canaux excréteurs remplis par le produit de sécrétion (coloré en noir). — *vs*, vaisseau sanguin (veinule). — *cs*, capillaires sanguins. — *c*, cellules spéciales du tissu conjonctif, accompagnant souvent les capillaires sanguins. × 250.

pathologie générale montre que ces cryptes sont à la fois un lieu de défense et une source d'infection de l'organisme.

Le tableau ci-joint offre une vue d'ensemble sur la structure des régions que l'air traverse avant d'arriver aux bronches.

PHYSIOLOGIE

La structure des voies aériennes supérieures permet de prévoir leur rôle : celui-ci dépasse de beaucoup la fonction d'adduction d'air aux voies respiratoires, en raison de l'importance des formations glandulaires et lymphatiques dans les premières régions que traverse l'air inspiré, chargé de poussières et de germes. Deux fonctions distinctes seront donc envisagées ici : rôle des voies aériennes supérieures en physiologie respiratoire proprement dite; rôle des voies aériennes supérieures (et des amygdales), en physiologie générale.

1. — LES VOIES AÉRIENNES SUPÉRIEURES ET LA PHYSIOLOGIE RESPIRATOIRE

Les voies aériennes supérieures ont avant tout un rôle de conduction de l'air vers les bronches et le poumon.

Elles doivent donc rester béantes. Pour le nez et le pharynx la muqueuse est adhérente à des formations aponévrotiques et osseuses immobiles, ou à des muscles qui se contractent. Aussi au niveau du pharynx la contraction des muscles pharyngés et des muscles du voile diminue le passage de l'air vers le larynx, mais seulement pendant la déglutition.

Au repos le pharynx est béant. Au niveau de la partie individualisée, larynx, trachée et tronc bronchique, le système des anneaux cartilagineux assure la rigidité du conduit et évite son aplatissement; d'autre part les muscles intercartilagineux assurent un certain degré de tonicité et de dilatation à ces anneaux cartilagineux.

Ce rôle de conduction peut être troublé, et ceci est évident, par toute cause d'obstruction de la trachée (corps étranger) et du larynx. En ce qui concerne le larynx, il présente déjà normalement un rétrécissement dû aux cordes vocales inférieures (glotte), que l'air fait vibrer à son passage pour produire la voix, et il faut remarquer que les muscles qui agissent sur les cartilages laryngiens sont surtout différenciés pour permettre des variations de tension des cordes vocales, et faciliter la phonation. Il n'y a qu'un seul muscle dilatateur, donc respiratoire : le crico-aryténoïdien postérieur.

Comme pour tendre les cordes vocales, un certain nombre des autres faisceaux musculaires laryngés sont constricteurs, leur spasme est grave et peut entraîner rapidement l'asphyxie (spasme de la glotte).

D'autre part la paralysie de certains des muscles des cordes vocales entraîne également des troubles respiratoires, paralysie liée surtout à des altérations des nerfs qui aboutissent aux muscles du larynx (laryngé supérieur et sa branche laryngée externe, et laryngé inférieur ou récurrent). Il est d'ailleurs à peine besoin de signaler la nécessité de la perméabilité pharyngée, laryngée, ou trachéo-bronchique pour le bon fonctionnement des voies respiratoires.

Mais ce fait est moins évident pour le nez et le rhino-pharynx, parce que, *a priori*, on voit dans la bouche une voie de suppléance pour le pas-

TABLEAU DE LA STRUCTURE DE LA MUQUEUSE DES PREMIÈRES VOIES AÉRIENNES

	FOSSES NASALES	RHINO-PHARYNX	ORO-PHARYNX	VOILE DU PALAIS		AMYGDALES	LARYNX	TRACHÉE ET GROSSES BRONCHES
CHORION	Tissu conjonctif. pauvre en lymphatiques, quelqu'' amas lymphatiques.	Tissu conjonctif avec quelques papilles, infiltré de follicules clos | amygdale tubaire, amygdale pharyngée.	Aponévroses avec fibres élastiques et quelques follicules clos.	Face nasale tissu conj. follic. clos	Face buccale pas de fol. clos.	Nappe de tissu conjonctif épaissie à la périphéric pour former une capsule. Formé de tissu réticulé et de follicules clos, jamais de polynucléaires.	Beaucoup de fibres élastiques, quelques follicules clos.	Fibres élastiques et tissu conjonct. se continuant avec gaines fibro-élastiques qui entourent les arcs cartilagineux.
ÉPITHÉLIUM	Prismatique cilié, stratifié. Quelques cellules caliciformes en petits amas.	Prismatique cilié stratifié, mais avec quelques ilots d'épithélium pavimenteux à la face postérieure du voile du palais et au sommet des plis limitant les sillons de l'amygdale pharyngée.	Pavimenteux stratifié mais, jusqu'à la naissance, plus tard cylindrique cilié.	a) *segm. ant.* prismat. cilié vibrat. b) *segm. post.* pavimenteux avec ilots ciliés.	stratifié paviment.	Pavimenteux stratifié.	Prismatique cilié, sauf le bord libre des cordes vocales inferieures, et l'épiglotte où se trouvent des ilots d'épithélium stratifié.	Prismatique cilié stratifié avec cellules muqueuses, quelques polynucléaires.
GLANDES	Nombreuses séreuses ou mixtes (séreuses et muqueuses).	Mixtes avec un canal excréteur tapissé d'épithélium cilié.	Mixtes.	Mixtes	Surtout muqueuses	Quelques glandes mixtes.	Abondantes : groupe épiglottique; — ary-aryténoïde — cordes vocales supérieures mixtes.	Très abondantes surtout à la partie postérieure. Tube excréteur très long, tapissé à l'extrémité d'hé-pithélium cilié.

sage de l'air. Or, le nez est plus important que la bouche au point de vue respiratoire.

Le nez est un organe respiratoire, la bouche est un organe digestif. En effet dans certaines espèces animales la bouche n'est pas en communication avec la trachée, tandis que le nez l'est toujours. La respiration buccale est impossible chez les pachydermes, chez les cétacés, l'épiglotte se prolongeant jusqu'au rhino-pharynx, où le larynx s'ouvre directement.

Les chevaux qui ont une paralysie faciale double et dont les naseaux sont aplatis, doivent être trachéotomisés. En effet l'épiglotte monte chez eux plus haut que le voile du palais, et c'est en vertu du même principe qu'on comprime les naseaux des chevaux rétifs avec un filet.

D'ailleurs les animaux qui ont besoin de fournir des courses rapides, ont un pharynx nasal très développé, et l'axe de leur pharynx nasal, et de leurs fosses nasales est situé presque dans la continuité de l'axe de leur trachée. A mesure que le cerveau se développe, le crâne augmente de proportions, aux dépens de la face; l'angle facial augmente, et l'espace laissé aux fosses nasales et au pharynx diminue à mesure que la tête se relève; en même temps le voile du palais remonte, et la respiration buccale devient impossible.

Physiologiquement on doit donc respirer par le nez; la respiration buccale ne se voit exclusivement que dans l'inspiration par bâillement à l'état physiologique. A l'état pathologique, quand le nez est obstrué, on est obligé de respirer en même temps par la bouche, mais c'est un acte volontaire et conscient qui s'accompagne de troubles prouvant qu'il s'agit d'une suppléance anormale.

On connaît déjà la gêne qu'entraîne un fort coryza, la sensation de bouche sèche et pâteuse, surtout marquée au réveil, chez les individus au nez obstrué par un état pathologique (hypertrophie des cornets, déviation de la cloison, végétations adénoïdes surtout); ces états chroniques provoquent même à la longue chez les enfants des altérations thoraciques qui seront étudiées au chapitre suivant, et qui prouvent encore le caractère pathologique de la respiration buccale. Chez le nourrisson ce fait peut être constaté avec le maximum de netteté : le nourrisson dont le rhino-pharynx est obstrué par des végétations, ou un simple coryza, s'endort la bouche fermée, et se réveille avec des lèvres cyanosées, asphyxiant.

Les fosses nasales sont supérieures à la bouche comme organe respiratoire pour des raisons faciles à saisir :

Le nez réchauffe l'air. Il existe à ce sujet une ancienne expérience de Gréhant : l'air entre à 22°, et l'air rendu par le nez a 2°,5 de plus que l'air sorti par la bouche.

Le nez humidifie l'air et le purifie; la disposition des fosses nasales, cornets, méats, méandres sinueux, permet un contact plus large et plus prolongé entre l'air et la muqueuse. L'air est tamisé à l'entrée des narines par les poils qui arrêtent les poussières, comme on ne le constate que trop au lendemain d'une soirée passée dans un lieu clos poussiéreux (théâtre, wagon).

La muqueuse nasale et rhino-pharyngée contribue à protéger les voies aériennes situées plus bas contre les infections par différents moyens de défense dont l'étude va suivre. Nous ferons remarquer seulement que, entre la cavité buccale et l'oro-pharynx aérien, existent les amygdales qui font partie également de ce système de défense.

2. — LES VOIES AÉRIENNES SUPÉRIEURES ET L'INFECTION

A. — Les voies aériennes renferment-elles des germes ? Leur rôle dans la genèse des maladies infectieuses.

On a prétendu que les premières voies étaient stériles. En réalité cela dépend de la région envisagée. Il y a beaucoup moins de germes au niveau de la bifurcation des bronches que dans les fosses nasales. D'autre part on trouve certainement moins de germes dans les fosses nasales que dans la bouche, mais on y trouve des germes nombreux et très variés, susceptibles dans des conditions qui nous échappent d'exalter leur virulence et de devenir la cause d'infections diverses. Ce sont les saprophytes ou germes banaux des voies respiratoires (pneumocoque, streptocoque, catarrhalis, staphylocoque, et même coli, parfois Pfeiffer).

Si les germes qui pénètrent avec l'air ne sont pas arrêtés par les méandres des fosses nasales, le rhino-pharynx en arrête encore un grand nombre au niveau de ses formations lymphatiques. Une place doit être faite encore aux amygdales. Placées à la limite de l'oro-pharynx et de la bouche, elles renferment, comme nous l'avons dit, dans les magmas de leurs cryptes des germes extrêmement nombreux. Nous devons rappeler à ce point de vue que les premières voies aériennes sont considérées aujourd'hui comme la porte d'entrée d'un grand nombre de maladies infectieuses. Si les fosses nasales ont été supposées transmettre la rougeole et la coqueluche, leur rôle est presque prouvé pour la lèpre. On sait que c'est au niveau du rhino-pharynx que séjourne l'agent pathogène de la méningite cérébro-spinale, et que c'est dans le rhino-pharynx que l'on va chercher la sécrétion à cultiver pour le diagnostic de cette maladie.

Le rôle des premières voies dans la transmission de la tuberculose est particulièrement important. Déjà Straus avait trouvé le bacille de Koch dans les fosses nasales, et Dieulafoy avait admis que les végétations adénoïdes étaient de nature tuberculeuse. Mais en dehors même de la question de ces réactions locales, on s'est demandé si c'était par l'air ou par le tube digestif que pénétrait le bacille tuberculeux. On sait qu'il est à peu près démontré que la tuberculose peut se transmettre par les poussières humides, qui passent par les voies aériennes, et si on peut admettre que les deux voies, aérienne et digestive, peuvent transmettre la tuberculose, le rôle de l'air contaminé par les crachats est considéré aujourd'hui comme prépondérant. Or, étant donné la quantité de poussières chargées de bacilles que tout individu respire, il faut admettre que chez la plupart d'entre nous une partie de ces bacilles est arrêtée et détruite au cours de leur passage dans les premières voies. Le rôle des moyens de défense de ces premières voies est d'ailleurs démontré par ce fait que Flügge, étudiant la transmission de la tuberculose chez les animaux par des poussières humides bacillifères, a obtenu des résultats positifs chez des animaux trachéotomisés, et que M. Landouzy a démontré depuis longtemps la fréquence de la tuberculose chez les anciens trachéotomisés. Quels sont donc ces moyens de défense des premières voies contre l'infection, contre les germes venus par l'air inspiré?

B. — Les moyens de défense des premières voies aériennes.

a) **L'épithélium à type respiratoire cilié**. — Grâce aux mouvements très actifs de bas en haut des cils de l'épithélium respiratoire, les poussières et peut-être les germes sont balayés et écartés des voies respiratoires profondes. Deux expériences sont à rappeler. Saint-Clair Thomson et Hewlett observent qu'un fragment de liège déposé sur la muqueuse bucco-pharyngée d'une grenouille parcourt 25 millimètres par minute. M. Duval et Bowditch appliquent sur une surface couverte de sérum artificiel la face épithéliale d'un pharynx de grenouille. Ils la voient avancer avec une force capable parfois d'entraîner l'arrière-train de l'animal (expérience de la limace artificielle).

b) **Le mucus**. — Les glandes des voies aériennes supérieures sécrètent de l'eau et de la mucine, formant un mucus, peu abondant à l'état physiologique, mais qui augmente beaucoup, quand les glandes sont irritées (corps étranger, infection). Ce mucus est d'ailleurs beaucoup plus épais au niveau du rhino-pharynx et des fosses nasales, qu'au niveau de la trachée et des bronches. Cette sécrétion de mucus est moins peut-être une réaction de défense qu'une réaction banale d'irritation. Le mucus a un rôle lubréfiant. On a pourtant prétendu que le mucus nasal était bactéricide (Wurtz et Lermoyez, Park et Wright, etc.), mais il semble actuellement qu'on ne doive pas réellement admettre que le mucus soit bactéricide. Ce n'est pas non plus un milieu favorisant. On a bien pu récemment cultiver des pneumocoques et du bacille diphtérique dans du mucus, et le bacille du charbon qui avait semblé subir *in vitro* une action bactéricide de la part du mucus, est considéré aujourd'hui comme un microbe producteur de mucus. Cette question est très controversée et difficile à préciser. Ce qui est certain c'est que le mucus n'est pas un milieu favorisant, et que probablement le mucus rhino-pharyngé, très épais, a un rôle de fixation, d'immobilisation sur les microbes. En effet, on est frappé en regardant au microscope un crachat pharyngé, ce crachat banal d'irritation des fumeurs, de la quantité de microbes agglutinés qu'il renferme.

c) **Les réflexes nerveux** jouent également un rôle parfois utile. Par l'éternuement, la toux, l'organisme cherche à se débarrasser des corps étrangers, ou des produits toxiques, exogènes et parfois endogènes, qui irritent les premières voies. Sans entrer dans le détail du mécanisme compliqué et encore obscur de la toux, il ne faut pas croire que la toux soit surtout liée à une lésion profonde des bronches et des poumons. Les lésions de la bouche, du larynx, et même du pharynx peuvent créer des toux opiniâtres.

d) **Les formations lymphatiques rhino-pharyngées.** — Nous avons insisté sur l'importance des formations lymphatiques dans les régions que nous venons d'étudier, et dont les amygdales pharyngées sont les plus importantes. On a donné le nom d'anneau lymphatique de Waldeyer à cet ensemble d'amygdales, pharyngée, tubaire, palatine, linguale. Les globules blancs qui s'y forment et y arrivent par de nombreuses voies lymphatiques jouent certainement là leur rôle habituel dans la lutte contre l'infection, rôle étudié très complètement dans le chapitre consacré aux ganglions lymphatiques.

On est en droit de supposer que ce rôle est un rôle de défense, et c'est là un des rôles principaux, notamment, des amygdales palatines. De plus on trouve de nombreux polynucléaires libres dans la muqueuse trachéale. Mais cette fixation de germes au niveau des amygdales et du tissu adénoïdien rhino-pharyngé peut également être un danger pour l'organisme, ces formations lymphatiques, et surtout les cryptes amygdaliennes, pouvant à leur tour être le point de départ d'infections plus ou moins graves.

CHAPITRE IX

THORAX

PAR

M. S. I. DE JONG

ANATOMIE MACROSCOPIQUE

L'étude anatomique médicale du thorax comprend avant tout l'étude des aspects thoraciques normaux et pathologiques. Si l'on néglige à l'excès, comme nous l'avons vu, l'étude de la respiration nasale, on n'attache pas toujours non plus une importance suffisante à l'inspection et à la palpation, dans un examen de l'appareil respiratoire. Avant de percuter et d'ausculter un malade, il faut le regarder, et le regarder respirer après l'avoir fait déshabiller jusqu'à la ceinture.

L'anatomie médicale du thorax comprend donc surtout l'étude du thorax recouvert de ses parties molles, mais nous rappellerons tout d'abord la constitution de son squelette, les principaux muscles qui recouvrent ce squelette, et surtout les rapports de celui-ci avec les poumons et la plèvre qu'il recouvre.

A. — Le thorax osseux. — Sa constitution et ses rapports superficiels. — Le diaphragme.

Le thorax osseux est formé par les 12 vertèbres dorsales, les côtes et le sternum.

De la colonne vertébrale dorsale se détachent 12 pièces squelettiques en arcs qui se portent en avant et en bas, circonscrivant une enceinte en forme de cage : le thorax. Dans leur partie antérieure ces arcs sont cartilagineux, et se terminent au niveau d'une pièce osseuse, sorte de colonne antérieure, le sternum. Pour saisir les aspects thoraciques il est indispensable de se rappeler les notions ostéologiques fondamentales concernant le sternum et les côtes.

ANAT. MÉD.

Le *sternum* est une colonne osseuse, aplatie, oblique en bas et en avant. Il est limité en haut par un plan horizontal passant au niveau de la 2e dorsale, en bas par un plan passant au niveau de la 10e dorsale.

La partie inférieure, effilée, porte le nom d'appendice xyphoïde. Les bords latéraux présentent les insertions des 7 cartilages costaux. Le sternum présente 3 parties : la partie inférieure, ou appendice xyphoïde, la partie moyenne ou corps du sternum, la partie supérieure, ou poignée. La poignée présente surtout à signaler son bord supérieur dont la partie médiane est désignée sous le nom de fourchette sternale, et dont les parties latérales correspondent aux insertions de la clavicule (facettes claviculaires). Dès maintenant il faut remarquer l'angle que forme la poignée avec le corps, angle appelé *angle de Louis*, et qui peut être plus ou moins marqué.

Des 12 *côtes* 7 vont directement au sternum; les 8e, 9e et 10e, s'unissent par leurs portions cartilagineuses en un seul cartilage qui aboutit au sternum; les 11e et 12e sont flottantes.

Les côtes changent plusieurs fois de direction, à partir de la colonne vertébrale. Obliques d'abord en arrière et en dehors, elles forment un angle, *angle postérieur*, et se dirigent ensuite en avant par une courbe à concavité interne, puis forment un nouvel angle, *angle costal antérieur*, et se continuent par les cartilages, pour aboutir au sternum. Dans ce trajet elles présentent deux courbures, suivant les faces, courbure d'enroulement, et suivant l'axe, courbure de torsion. Elles ont donc en réalité la forme d'une S italique très allongée.

La première côte présente un aspect différent des 11 autres. Aplatie de haut en bas, elle présente une face supérieure et une face inférieure. Sur sa face supérieure, de chaque côté d'une saillie osseuse, tubercule de Lisfranc, passent l'artère sous-clavière, le plexus brachial, et la veine sous-clavière.

Si l'on regarde le thorax osseux, tel qu'il nous apparaît sur le squelette, on constate qu'il est cylindro-conique à base inférieure; que les côtes sont d'autant plus obliques qu'elles sont plus inférieures; que les espaces intercostaux s'élargissent d'arrière en avant. Ce cône thoracique présente de plus à étudier un orifice supérieur, et un orifice inférieur. *L'orifice supérieur* est limité par la fourchette sternale, les bords internes des premières côtes, le corps de la 1re dorsale. Cet orifice est elliptique, en haricot; il n'est pas dans un plan horizontal, mais il continue le plan de la face antérieure du sternum; en effet un plan horizontal rasant la fourchette sternale atteindrait le disque entre la 2e et la 3e dorsale.

L'orifice inférieur formé par le bord inférieur des derniers cartilages costaux et de la 12e côte, ne présente d'intéressant que le muscle diaphragme qui le ferme, et *l'angle xyphoïdien de Charpy*, nom donné à l'angle à sommet supérieur formé par l'appendice xyphoïde et les cartilages costaux qui en partent.

Le *diaphragme* est une cloison musculo-aponévrotique dont le centre est tendineux, et la périphérie charnue, qui sépare le thorax des viscères abdominaux situés au-dessous. Transversalement il s'étend des 6 dernières côtes droites aux 6 dernières côtes gauches, d'avant en arrière; il va de l'appendice xyphoïde et des cartilages des 7 dernières côtes aux 3 premières vertèbres lombaires. Le centre tendineux, ou centre phrénique, est, en réalité, le tendon où aboutissent les fibres charnues. Il a la forme d'une feuille de trèfle, avec un pédicule échancré, regardant la colonne vertébrale, une foliole médiane, une foliole droite et une foliole gauche.

Ces fibres charnues se décomposent en :

1° *Fibres sternales.* — Elles naissent de la partie inférieure de la face postérieure du sternum.

2° *Fibres costales.* — Elles se détachent des six dernières côtes — de trois arcades aponévrotiques allant de la 10ᵉ côte à la 11ᵉ, de la 11ᵉ à la 12ᵉ et de la 12ᵉ côte à l'apophyse transverse de la 1ʳᵉ ou 2ᵉ vertèbre lombaire. Des fibres musculaires qui partent de ces arcades aponévrotiques ou ligament cintré du diaphragme, un certain nombre peuvent manquer ; par cet hiatus costo-lombaire peuvent se faire des communications pathologiques (passage d'abcès, infections par continuité) entre le tissu cellulaire sous-pleural et le tissu cellulaire sous-péritonéal de cette région qui entoure le rein.

3° *Fibres vertébrales.* — Elles se détachent :

De l'arcade aponévrotique qui va du corps de la 1ʳᵉ lombaire à l'apophyse transverse de la 1ʳᵉ ou 2ᵉ lombaire.

Du corps des vertèbres lombaires par deux faisceaux triangulaires ou piliers du diaphragme : le pilier droit est un large tendon plat qui part du corps des 2ᵉ et 3ᵉ lombaires et des disques intervertébraux. — Le pilier gauche part de la 2ᵉ lombaire et des disques voisins. — Par leurs bords internes ces piliers se réunissent en formant une arcade ou passe l'aorte, — d'autre part ils s'envoient des faisceaux anastomotiques limitant un orifice par où l'œsophage passe du thorax dans l'abdomen. Ajoutons enfin que l'orifice œsophagien est antérieur à l'orifice aortique qu'avec l'œsophage y passent les pneumogastriques, tandis que le canal thoracique accompagne l'aorte. De plus la veine cave inférieure a son orifice spécial, à droite, entre la foliole droite et la foliole moyenne du centre phrénique, centre où aboutissent toutes ces fibres charnues que nous venons de décrire.

Le diaphragme est le muscle fondamental de la mécanique respiratoire.

Les *muscles intercostaux* sont déjà bien moins importants que le diaphragme, au point de vue du jeu du thorax. On s'accorde à leur reconnaître un rôle de remplissage des espaces intercostaux, et un rôle de tension musculaire de la paroi thoracique, plutôt qu'un rôle actif.

Les intercostaux externes s'étendent des articulations costo-vertébrales, à la naissance des cartilages. Ils sont obliques en bas et en avant.

Les intercostaux internes ne commencent qu'à l'angle costal, mais vont jusqu'au sternum. Ils sont obliques en bas et en arrière. Tandis que l'intercostal externe s'insère par un seul faisceau musculaire aux deux côtes entre lesquelles il chemine, l'intercostal interne s'insère à la côte supérieure par deux faisceaux musculaires, entre lesquels cheminent de haut en bas la veine, l'artère et le nerf intercostal. Nous noterons que le nerf intercostal donne des branches perforantes en arrière près de la colonne vertébrale, dans la ligne axillaire et en avant près du sternum. Ce sont là les trois points douloureux à rechercher pour le diagnostic de la névralgie intercostale, si fréquente dans les affections thoraciques.

Les autres muscles thoraciques qui recouvrent le squelette osseux et le séparent de la peau, n'ont qu'un rôle accessoire.

En dehors des sur-costaux et des sous-costaux qui ne sont que des intercostaux, un grand nombre de muscles unissent le squelette thoracique à la clavicule, qui coupe le thorax en haut, et à l'omoplate qui recouvre le thorax en arrière, du 1er espace à la 8e côte. Rappelons ces muscles, et les rapports extérieurs du thorax.

En avant le petit pectoral et le grand pectoral séparés de la peau par la glande mammaire qui s'étend de la 3e à la 7e côte.

En haut ce sont les scalènes et le sterno-cléido-mastoïdien qui vont du cou et de la nuque au thorax, limitant l'espace sus-claviculaire.

En dehors le grand dentelé part du thorax et de l'omoplate, et fait partie du creux axillaire qui sépare le thorax de l'épaule.

En arrière le trapèze en haut, l'omoplate et ses muscles, le grand dorsal en bas, recouvrent la cage thoracique.

Les vrais rapports intéressants du thorax osseux, au point de vue médical, sont ceux qu'il affecte avec les organes thoraciques, poumons et plèvres, cœur et organes médiastinaux. Pour ceux-ci on en trouvera l'étude au chapitre X ; les rapports des poumons et de la plèvre doivent seuls ici nous occuper.

L'insertion sternale de la clavicule recouvre en partie la 1re côte. Quand on comptera les espaces intercostaux de haut en bas, pour fixer, par exemple, la place de la pointe du cœur, on ne prendra pas comme 1er espace intercostal l'espace entre la clavicule et la 1re côte. Le premier espace est au-dessous. Ainsi s'explique l'erreur qui consiste à placer la pointe du cœur dans le 5e espace, alors qu'elle est normalement dans le 4e (Landouzy).

B. — Aspect extérieur des poumons. — Rapports des poumons et des plèvres avec le thorax.

Appendus aux deux branches du conduit aérien, trachéo-bronchique, les deux poumons sont situés en entier dans la cavité thoracique dont les parois se moulent sur eux. Ils sont séparés des viscères abdominaux par le diaphragme, et séparés l'un de l'autre par l'ensemble des organes du médiastin. Le poumon droit est plus volumineux que le gauche (de 1/6 environ). Leur forme est celle d'un demi-cône, cette comparaison avec un solide géométrique étant d'ailleurs très approximative.

Leur diamètre vertical est de 25 centimètres environ — leur diamètre transversal est de 10 centimètres pour le poumon droit, de 7 centimètres pour le poumon gauche, pris au niveau de la base — leur diamètre antéro-postérieur est de 16 centimètres.

On décrit aux poumons une face externe ou costale, une face interne ou médiastine, un bord antérieur, un bord postérieur, un bord inférieur, un sommet et une base. Les rapports de ces différentes parties se font par l'intermédiaire de la séreuse pleurale. Comme toute séreuse, la plèvre présente un feuillet pariétal, dont nous rappelons plus loin le trajet, et un feuillet viscéral intimement appliqué sur le poumon, et dont il partage les rapports.

La **face externe** du poumon, lisse de par ce feuillet pleural qui la recouvre, répond à la cage thoracique. Elle présente surtout à étudier les *scissures interlobaires*. Le poumon gauche présente une seule scissure qui le divise en 2 lobes, supérieur et inférieur. — Le poumon droit présente une scissure bifurquée, qui le divise en 3 lobes, supérieur, moyen, et inférieur. Dans 20 p. 100 des cas il existe un 4e lobe, ou lobe azygos, normal chez les quadrupèdes. La plèvre pénètre au fond des scissures. Elle descend sur l'une des lèvres de la scissure, et arrivée au fond, remonte sur la lèvre opposée de celle-ci. Aussi quand il se produit une inflammation de la plèvre à ce niveau, les adhérences qui se forment entre les deux lèvres pulmonaires de la scissure, peuvent isoler entre les deux lobes une collection séreuse ou purulente, et pour aller ouvrir cette « pleurésie interlobaire », les chirurgiens ont cherché à établir les repères de topographie thoraco-pulmonaire de ces scissures.

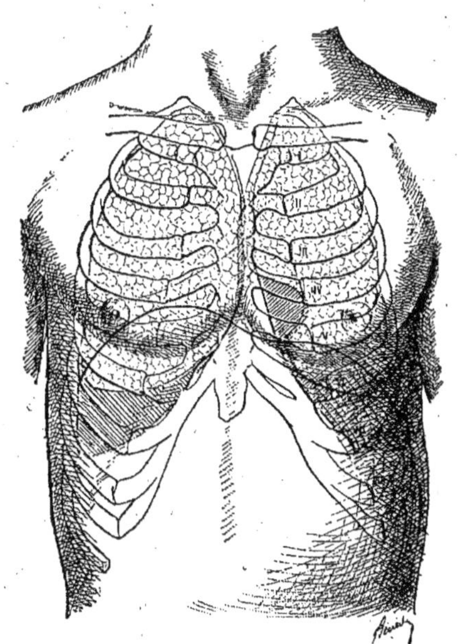

Fig. 52. — Limites des poumons (en bleu) et des plèvres (en rouge) (imité de Merkel). État moyen, vue antérieure.

On décrit donc aux scissures les rapports suivants bien qu'ils soient très variables :

La scissure gauche commence en arrière au niveau de la 3e côte ou du 3e espace intercostal. De là elle se dirige obliquement en dehors et en bas sous l'omoplate et vient aboutir sur la ligne mamelonnaire près de la face interne de la 6e côte.

A droite, la scissure principale oblique ou inférieure naît en arrière au niveau de l'extrémité vertébrale du 4e espace ou de la 5e côte. En avant elle aboutit à l'extrémité antérieure du 5e espace sur le bord supérieur de la 6e côte, à 5 ou 10 cm. de la ligne médiane. La scissure accessoire horizontale ou supérieure se détache de la précédente, le plus souvent dans la ligne axillaire à la hauteur du 4e espace ou de la 4e côte. De là, elle monte en haut et en avant et aboutit à l'extrémité antérieure du 3e espace.

Ces données topographiques sur les rapports des scissures ont été confirmées dans ces dernières années, par l'examen radioscopique. L'examen aux rayons X a considérablement facilité le diagnostic des affections scissurales. On sait qu'à l'état normal les rayons X sont arrêtés par la colonne vertébrale, les côtes, les clavicules, le cœur, l'aorte, tandis que le poumon normal rempli d'air est perméable aux rayons, se révélant à l'écran par une large zone claire, avec laquelle les ombres des organes opaques aux rayons forment contraste. En cas de lésion scissurale interlobaire, on aura une ombre horizontale plus ou moins opaque « suspendue » entre les deux zones claires du sommet et de la base, et variant suivant l'incidence des rayons.

En somme, toute la partie du poumon située au-dessus de la racine de l'épine de l'omoplate appartient au lobe supérieur, toute la partie située au-dessous au lobe inférieur.

La **face interne** présente deux points importants, d'une part le hile du poumon, d'autre part, dans sa région inférieure, la fosse cardiaque.

Le hile du poumon est situé à l'union du quart postérieur et des trois quarts antérieurs de la face interne et à peu près à égale distance du sommet et de la base. On sait qu'on donne ce nom de *hile* à la région où pénètrent les bronches et les vaisseaux et nerfs qui les accompagnent. Dans son ensemble, il a la forme d'une raquette haute de huit à neuf centimètres, large en haut, effilée en bas. Par rapport au thorax, le hile est compris entre deux plans horizontaux, le supérieur passant par la 4e côte, l'inférieur par le bord inférieur de la 6e.

Les organes qui passent par le hile appartiennent au médiastin postérieur avec lequel on étudiera leurs rapports. Quant à sa constitution, et aux rapports que présentent entre eux les éléments du pédicule pulmonaire, on les trouvera plus loin.

Le **bord antérieur** est mince et ondulé. A gauche au-devant du cœur, il présente une échancrure plus ou moins profonde ou incisure cardiaque limitée en bas par une languette assez mince. Le véritable rapport intéressant du bord antérieur se fait avec la cage thoracique sur laquelle on peut schématiser son trajet. L'intérêt de cette topographie thoraco-pulmonaire réside en ce qu'elle nous fixe sur les limites dans lesquelles nous devons trouver le poumon dans nos explorations cliniques. Le trajet du bord antérieur diffère d'ailleurs à droite et à gauche :

Le bord droit naît derrière l'articulation sterno-claviculaire. Puis il descend obliquement en dedans, derrière la poignée du sternum et atteint le milieu d'une ligne qui unirait les bords inférieurs des extrémités antérieures des cartilages de la 2º paire costale. Il dépasse alors un peu la ligne médiane, se place à gauche de celle-ci, puis devient vertical, et suit la face postérieure du sternum jusqu'à la hauteur de l'extrémité sternale de la 4º ou de la 5º côte droite. Il s'incline ensuite à droite et gagne la face postérieure de l'extrémité sternale de le 6º côte, parfois de la 7º, pour se continuer à ce niveau avec l'origine antérieure du bord inférieur.

Le bord gauche part comme le droit de l'articulation sterno-claviculaire et se dirige en bas et en dedans pour atteindre le bord droit au niveau de l'extrémité antérieure de la deuxième côte. Il descend alors verticalement un peu à gauche de la ligne médiane jusqu'au niveau de l'insertion sternale de la 4º côte gauche, se dirige obliquement en dehors, sous la face postérieure du cartilage de la 4º côte, puis s'incurve en bas, croise le cartilage de la 5º côte (à environ 3 centimètres du bord gauche du sternum), et rejoint l'extrémité antérieure du bord inférieur du cartilage de la 6º côte, à une distance plus ou moins considérable du

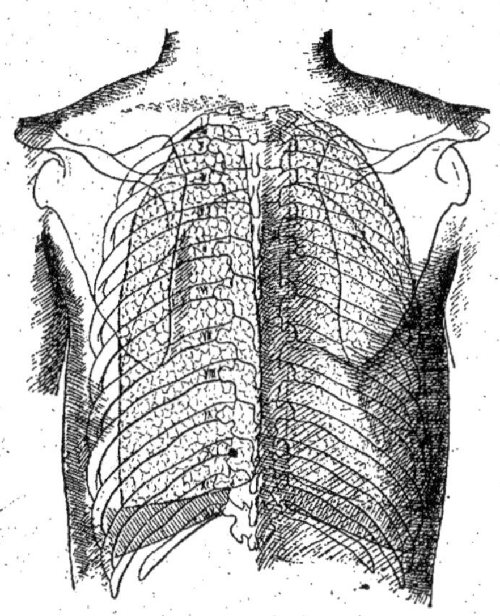

Fig. 53. — Limite des poumons et des plèvres (imité de Merkel) (vue postérieure).

sternum. Ce trajet différent de la partie inférieure du bord antérieur du poumon est dû à la présence de l'échancrure cardiaque.

Le poumon gauche laisse donc à découvert une partie du cartilage de la 4º côte, la moitié interne du cartilage de la 5º côte, le tiers interne ou plus du cartilage de la 6º. D'ailleurs, la forme et l'étendue de l'incisure cardiaque sont très variables. A son niveau, la limite de la plèvre reste toujours séparée du bord antérieur du poumon par un espace ou sinus précardiaque, où s'insinue le poumon dans les mouvements respiratoires, sans jamais le remplir complètement.

Le **bord postérieur** est presque une face plutôt qu'un bord. Il correspond à la rencontre des faces latérales et antérieures des vertèbres thoraciques.

Le **bord inférieur** comprend deux segments : l'un, externe, résulte de la réunion de la face externe du poumon avec la face inférieure; l'autre, interne, est formé par la rencontre de celle-ci avec la face interne. Le segment externe, mince, convexe, s'insinue dans la gouttière formée par les insertions du diaphragme sur les côtes ou sinus costo-diaphragmatique. Le segment interne concave suit la ligne d'insertion du péricarde sur le diaphragme.

Les rapports avec le thorax osseux sont les suivants : le bord inférieur commence, à droite, en arrière de l'extrémité sternale du cartilage de la 6e côte ; à gauche, plus en dehors, sur le bord supérieur du tiers externe du cartilage de la 6e côte, à l'union de l'os et du cartilage ; puis, décrivant une légère courbure, coupe successivement les côtes sous-jacentes : le bord inférieur de la 7e dans la ligne axillaire, la 9e dans la ligne scapulaire. Il atteint enfin la 11e côte, et la suit jusqu'à son extrémité vertébrale. Le point le plus déclive de la courbe du bord inférieur est situé latéralement entre la ligne axillaire et la ligne scapulaire.

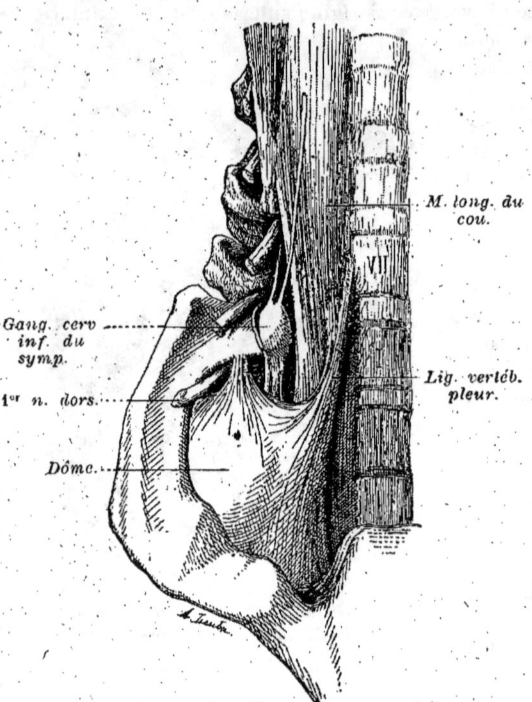

Fig. 54. — Le dôme pleural et ses faisceaux de renforcement (Nicolas *in* Poirier-Charpy).

Le ligament costo-pleural non indiqué par un tiret passe entre le 1er nerf dorsal et le ganglion cervical.

Base. — La base, ou face inférieure des poumons, est concave, et se moule sur la face supérieure du diaphragme qui la sépare : à droite, du lobe droit du foie ; à gauche, du lobe gauche de la grosse tubérosité de l'estomac et de la rate.

Sommet. — Le sommet des poumons comprend toute la partie de l'organe située au-dessus d'un plan horizontal passant par le bord supérieur de la deuxième côte ; sa face supéro-externe, très convexe, présente deux gouttières déterminées : l'antérieure, par l'artère sous-clavière; la postérieure, par la première côte. Les rapports du sommet avec la clavicule sont variables; en général il déborde la clavicule de 1 à 3 centimètres. Cette hauteur s'élève dans l'expiration. Par rapport à la 1ʳᵉ côte, le sommet dépasse sa partie moyenne de 10 à 15 millimètres. En arrière, il ne dépasse pas son col. On a discuté pour savoir si les sommets droit et gauche sont à la même hauteur. Beaucoup d'anatomistes admettent que le sommet droit est plus haut que le gauche.

On notera que des vaisseaux et des nerfs importants passent entre le sommet et l'os, vaisseaux et nerfs séparés de ce sommet, par la plèvre qui le coiffe portant à ce niveau le nom de *dôme pleural*.

Par l'intermédiaire de ce dôme pleural, le sommet entre en effet en rapport d'arrière en avant avec le plexus brachial et le ganglion cervical inférieur du grand sympathique, puis l'artère sous-clavière sous-croisée à droite par le récurrent, sus-croisée à gauche par le canal thoracique, enfin la veine sous-clavière. Il est croisé, de plus, latéralement par le tendon du scalène antérieur. Enfin, le sommet gauche est plus antérieur que le sommet droit, l'aorte passant derrière le poumon, tandis qu'à droite la veine cave supérieure, le tronc brachio-céphalique et l'artère sous-clavière repoussent le sommet vers la colonne vertébrale.

En dehors des vaisseaux, le sommet des poumons est encore gêné dans son expansion par l'épaississement des faisceaux conjonctifs qui forment à ce niveau des ligaments unissant la plèvre et le poumon sous-jacent aux vertèbres cervicales et à la 1ʳᵉ côte. Ces formations conjonctives sont parfois assez denses pour que l'on s'explique que les anciens auteurs (Bourgery) aient pu parler d'un diaphragme thoraco-cervical. Les modernes avec Sébileau décrivent plutôt ces formations comme un appareil suspenseur de la plèvre, comprenant plusieurs ligaments et un muscle.

L'appareil suspenseur de la plèvre comprend les éléments suivants :

a) *Muscle petit scalène.* — Inconstant, ce muscle s'étend des apophyses transverses des 6ᵉ et 7ᵉ vertèbres cervicales, au bord supérieur de la 1ʳᵉ côte, son tendon terminal adhère intimement à la plèvre sur laquelle il est appliqué et qu'il tend lorsqu'il se contracte.

b) *Faisceaux fibreux.* — Le fascia prévertébral et la gaine viscérale envoient au dôme pleural de nombreux tractus souvent mal individualisés. Il faut y joindre deux cordons apparaissant surtout quand le petit scalène fait défaut. Ce sont : le ligament costo-pleural, et le ligament vertébro-pleuro-costal.

Le ligament costo-pleural part du bord inférieur du col de la 1ʳᵉ côte et va se perdre sur la partie antérieure du dôme pleural.

Le ligament vertébro-pleuro-costal part du corps des 6ᵉ et 7ᵉ vertèbres cervicales, ou seulement de la 7ᵉ, passe sur le dôme pleural en s'y attachant, et se prolonge jusque sur la 1ʳᵉ côte, au niveau de l'insertion du scalène antérieur.

Entre ces deux ligaments, se trouve une fossette, logeant le ganglion cervical inférieur du grand sympathique, et l'artère intercostale supérieure. Le ligament pleuro-costal limite avec la 1re côte une deuxième fossette d'où émerge le 1er nerf costal.

Les rapports du sommet méritent une mention particulière parce que c'est la région où par l'auscultation on cherche à dépister le plus tôt possible une tuberculose commençante. Encore devrait-on avec le stéthoscope, ausculter, au-dessus de la clavicule, là où le sommet est plus accessible. On s'est demandé depuis longtemps pourquoi chez l'homme la tuberculose débutait plutôt par le sommet et notamment par le sommet droit.

La gêne qu'apportent à l'expansion de cette partie du poumon les importants vaisseaux et les formations fibro-conjonctives que nous avons indiquées, explique peut-être cette prédisposition autant que certains détails de distribution bronchique étudiés plus loin.

Nous rappellerons enfin, à propos du sommet, que l'on se rend bien compte par l'exploration aux rayons X de leur transparence. Ils apparaissent à l'état normal, sous forme de deux régions claires qui dépassent l'ombre des clavicules. Même à l'état normal cette transparence est d'ailleurs moins marquée que celle du reste du poumon, précisément à cause des vaisseaux, et de la double ombre superposée des parties postérieures et antérieures de l'arc costal, et de la clavicule. Quand il existe une lésion d'un des sommets, on voit une ombre ou des taches obscures du côté lésé.

Plèvre. — Nous avons indiqué chemin faisant que la plupart des rapports du poumon se font par l'intermédiaire de la plèvre. Il existe deux sacs pleuraux, sacs séreux, présentant par conséquent une cavité close, virtuelle à l'état normal, limitée par deux feuillets. De ces deux feuillets, l'un est appliqué sur le poumon, plèvre viscérale; l'autre tapisse la face interne de la cavité thoracique, plèvre pariétale.

A. *Plèvre viscérale*. — Elle entoure toute la surface du poumon, sauf au niveau du hile et de l'attache du ligament pulmonaire, où elle se réfléchit pour se continuer avec la partie médiastine de la plèvre pariétale. On a vu qu'elle pénétrait dans les scissures. Mince et transparente elle adhère intimement au poumon dont elle est séparée par une mince couche de tissu cellulaire le tissu sous-pleural.

B. *Plèvre pariétale*. — La plèvre pariétale tapisse la face profonde de la cage thoracique, la face supérieure du diaphragme, et les parties latérales du médiastin. On distingue une plèvre costale, une plèvre diaphragmatique et une plèvre médiastine. Ces trois portions du feuillet pariétal s'unissent entre elles en formant les culs-de-sac pleuraux.

a. **Plèvre costale**. — La plèvre costale, épaisse et résistante, est doublée sur sa face externe par une couche conjonctive assez dense, le fascia endo-thoracique. Elle recouvre: une partie de la face postérieure du sternum; la face interne des côtes, des espaces intercostaux, du triangulaire du sternum ; les faces latérales des corps des vertèbres thoraciques et des disques intervertébraux ; les vaisseaux mammaires internes, en avant ; les vaisseaux et nerfs intercostaux, les deux veines azygos, et la chaîne du grand sympathique, en arrière.

b. **Plèvre diaphragmatique.** — La plèvre diaphragmatique adhère solidement au diaphragme. Elle n'en recouvre que les parties latérale et s'arrête aux limites du péricarde et du médiastin.

c. **Plèvre médiastine.** — La plèvre médiastine se comporte différemment, suivant qu'on la considère au-dessus du pédicule, au niveau du pédicule ou au-dessous de lui.

Au-dessus du pédicule pulmonaire, la séreuse s'étend sans interruption d'avant en arrière, du sternum à la colonne vertébrale.

Au niveau du pédicule, au contraire, la plèvre s'arrête devant celui-ci elle se réfléchit de dedans en dehors sur tout son pourtour, et se continue avec la plèvre viscérale, en formant un cul-de-sac.

Au-dessous du pédicule, la même disposition se reproduit ; les deux lames pleurales, antérieure, venue du sternum, et postérieure, venue de la colonne vertébrale, se réfléchissent dans le feuillet pleural viscéral, formant deux petits culs-de-sac, qui se juxtaposent et descendent ainsi jusqu'au diaphragme auquel ils adhèrent, ou dont ils restent séparés. Les deux culs-de-sac adossés forment une sorte de petit méso qui porte le nom de ligament du poumon.

La plèvre médiastine n'adhère intimement qu'au péricarde. Elle est unie aux autres organes par un tissu cellulo-graisseux lâche.

Elle est mince, et les organes du médiastin qu'elle tapisse la soulèvent en relief. C'est ainsi qu'apparaissent sous elle : à droite, le cœur et le péricarde, l'aorte ascendante, la veine cave supérieure et le nerf phrénique droit, la trachée et le pneumogastrique droit, la crosse de la grande veine azygos, le pédicule pulmonaire droit ; — à gauche, le cœur encore, mais plus saillant, la crosse de l'aorte et le phrénique gauche, le tronc veineux brachio-céphalique gauche, la carotide primitive, la sous-clavière, la veine intercostale supérieure, le pédicule du poumon gauche ; et, en arrière, l'azygos, l'œsophage, l'aorte thoracique.

Culs-de-sac pleuraux. — Les trois portions de la plèvre pariétale s'unissent entre elles pour former les culs-de-sac pleuraux : cul-de-sac costo-diaphragmatique, culs-de-sac costo-médiastinaux et cul-de-sac supérieur ou dôme pleural.

Dôme pleural. — Appliqué exactement sur le sommet du poumon il affecte les mêmes rapports que celui-ci. Le dôme pleural est renforcé et fixé au squelette environnant par des faisceaux fibreux et souvent par un petit muscle, le petit scalène, comme nous l'avons vu en étudiant le sommet.

Cul-de-sac costo-diaphragmatique. — Formé par la rencontre de la plèvre costale et de la plèvre diaphragmatique qui s'unissent à angle aigu, ce cul-de-sac commence, en avant, au niveau du bord inférieur du cartilage de la 6e côte se dirige obliquement en bas et en dehors,

derrière l'articulation de la 7⁰ côte osseuse avec son cartilage, atteint
le 7⁰ espace dans la ligne mamillaire, puis se courbant en arrière,
croise la 10⁰ côte dans la ligne axillaire. Il devient alors horizontal, et
atteint la 12⁰ côte (bord inférieur ou bord supérieur), qu'il suit jusqu'à
la colonne vertébrale. Il peut descendre jusqu'au niveau du bord inférieur de l'apophyse transverse de la 1ʳ⁰ vertèbre lombaire ; on est alors
exposé à l'ouvrir au cours d'une opération sur le rein.

Cul-de-sac costo médiastinal-antérieur. — Les culs-de-sac costo-
médiastinaux antérieurs répondent aux bords antérieurs des poumons
qui les remplissent presque complètement, sauf au niveau de l'échancrure cardiaque.

Le trajet de la plèvre est donc le même que celui du poumon correspondant. Les deux culs-de-sac, d'abord séparés en haut par un espace
triangulaire, à sommet inférieur, s'adossent à partir des deuxièmes cartilages costaux, et descendent ainsi parallèlement un peu à gauche de la
ligne médiane, jusqu'à la hauteur de l'extrémité sternale de la 4⁰ côte
droite. A partir de ce point, ils s'écartent à nouveau. Le gauche s'incline
en dehors du bord gauche du sternum qu'il quitte au niveau de la
4⁰ côte, décrit une légère courbure à convexité interne et atteint la 6⁰ côte
à une certaine distance en dehors de l'extrémité sternale de son cartilage,
découvrant l'extrémité interne du 5⁰ espace gauche, lieu de la ponction
péricardique. Le droit s'écarte plus lentement, et gagne l'extrémité
sternale de la 6⁰ ou de la 7⁰ côte. Le trajet de ces culs-de-sac est d'ailleurs sujet à des variations considérables.

Cul-de-sac costo-médiastinal postérieur. — Formé par l'union de la
plèvre costale et de la plèvre médiastinale, il suit à droite la veine azygos ;
à gauche, l'aorte thoracique, et correspond au bord postérieur du poumon.

Déplacements des poumons. — Les limites des poumons se
déplacent dans une proportion qui dépend de l'intensité des mouvements
respiratoires. Ce déplacement varie encore avec la région considérée.
Certaines régions, en raison de leurs connexions spéciales, restent fixes
ou à peu près. C'est le cas pour la région du hile et pour le sommet.

Le déplacement des poumons atteint sa plus grande amplitude vers le
bas. Le bord inférieur, en effet, joue dans le sinus pleural costo-diaphragmatique, s'y enfonce dans l'inspiration, le quitte dans l'expiration. Les
bords antérieurs coïncident avec les limites antérieures de la plèvre, sauf
en une région qui correspond à l'incisure cardiaque. En cet endroit seulement, le bord antérieur du poumon gauche pourra se déplacer dans les
deux sens.

Quant au bord inférieur, ses changements de position sont beaucoup
plus importants : pendant une inspiration profonde, il s'abaisse en
moyenne de 3 à 4 centimètres (bord inférieur de la 9⁰ côte) sur la ligne
axillaire, de 2 centimètres (bord supérieur de la 11⁰) sur la ligne scapulaire. Mais jamais les sinus pleuraux ne sont complètement remplis, dans
la station verticale du moins.

Le déplacement est plus grand encore dans le décubitus dorsal, et, dans le décubitus latéral, du côté opposé à celui qui repose, le poumon pouvant alors, dans une profonde inspiration, remplir le sinus pleural.

L'examen du thorax par les rayons X a précisé les données que nous possédons sur ce sujet. Le diaphragme apparaît comme une ligne nette, limitant en bas la clarté pulmonaire. A droite l'ombre du foie fait corps avec le diaphragme, à gauche la ligne diaphragmatique est mieux isolée. On constate à la radioscopie que le diaphragme est plus bas à gauche qu'à droite à l'état normal.

D'autre part on constate à l'écran que l'ombre du diaphragme parcourt une course de 8 à 10 centimètres, remontant jusqu'à la 6ᵉ côte dans l'expiration, et s'abaissant jusqu'à la 8ᵉ ou 7ᵉ dans l'inspiration forcée. La mobilité de l'ombre diaphragmatique est moindre dans certains états pathologiques ; ainsi sous le nom de signe de Williams on décrit la diminution de la descente inspiratoire du diaphragme du côté atteint de tuberculose du sommet.

Variation de la situation des poumons suivant l'âge. — L'âge a une influence essentielle sur la situation des limites inférieures des poumons.

Chez le nouveau-né qui n'a pas respiré, les poumons sont rejetés dans la partie postéro-latérale de la cavité thoracique. Dès que l'enfant commence à respirer, le poumon se gonfle et se déplisse, mais d'une façon progressive, le droit plus et plutôt que le gauche.

A partir des premières années de la vie et jusqu'à la vieillesse, les limites inférieures du poumon tendent à devenir de plus en plus basses.

Le bord inférieur du poumon se trouve répondre ainsi successivement sur la ligne mamelonnaire, au 5ᵉ espace dans les 10 premières années, à la 6ᵉ côte de 10 à 40 ans ; au 6ᵉ espace ou à la 7ᵉ côte à partir de 40 ans. On peut, par la radioscopie, se rendre compte de ces mouvements du bord inférieur des poumons et du diaphragme. Avant d'ailleurs d'étudier les aspects thoraciques que nous révèle l'examen du thorax chez l'homme normal, nous rappellerons quelques données physiologiques sur la mécanique respiratoire, qui découlent des notions anatomiques exposées ci-dessus.

PHYSIOLOGIE

Les côtes, os longs, courbes, s'élèvent ou s'abaissent autour de leurs articulations vertébrales, et toute cause élevant le corps des côtes détermine un élargissement transversal de la cage thoracique en portant leur corps en dehors, et un élargissement antéro-postérieur en projetant le sternum en avant. Cet élargissement du thorax se produit à l'inspiration. Or le diaphragme en se contractant est inspirateur; pourtant par son insertion sur les dernières côtes il semble à première vue qu'il devrait rapprocher les côtes. Mais en réalité c'est le centre phrénique qui s'abaisse (d'où l'allongement du diamètre vertical du thorax) et les viscères abdominaux comprimés transmettent la pression qu'ils subissent aux parois thoraciques et abdominales en écartant les côtes. On voit donc que le diaphragme a peu d'action directe sur les côtes, il agit surtout en augmentant le diamètre vertical. Mais son action au point de vue respiratoire est considérable, c'est le vrai muscle inspirateur. Deux expériences intéressantes le prouvent.

François Franck a montré que si on anesthésie un chien, la tonicité musculaire disparaît. Si on place ce chien verticalement, il est asphyxié par chute du diaphragme. Si on lui soutient artificiellement la paroi abdominale dont les muscles ont perdu leur tonicité à cause de l'anesthésie, il recommence à respirer normalement.

Mosso a fait une expérience analogue. Si un lapin anesthésié est placé verticalement, il asphyxie; si on le met dans un vase rempli d'eau qui annule l'action de la pesanteur, il recommence à respirer. Enfin, cliniquement on constate de la dyspnée chez les malades présentant de la ptose intestinale.

En plus du diaphragme les surcostaux aident à l'inspiration normale; les scalènes, les sternocléido-mastoïdiens, le petit pectoral, le petit dentelé n'agissent que dans les cas d'inspiration forcée; enfin ce n'est qu'en cas de dyspnée extrême qu'interviennent le trapèze, le rhomboïde, le grand dentelé et le grand dorsal.

Les muscles thoraciques n'ont pas d'action sur l'expiration. Celle-ci se fait normalement en vertu de l'élasticité du poumon qui revient sur lui-même. Ce sont les muscles de la paroi abdominale qui jouent un rôle expirateur accessoire, en abaissant les côtes, et en soulevant le diaphragme. Il se produit là une double action. Ceux qui s'insèrent sur les côtes, les abaissent; ceux qui ne s'y insèrent pas compriment les viscères abdominaux et remontent le diaphragme.

Quant aux intercostaux leur rôle principal est de maintenir la tension des parois thoraciques. Enfin la participation prépondérante, soit du diaphragme, soit d'autres muscles, et notamment des surcostaux, à l'augmentation de capacité de la cavité thoracique, fait décrire deux types respiratoires: tantôt l'inspiration se fait exclusivement ou principalement par contraction du diaphragme, c'est le type abdominal; — tantôt l'inspiration se fait principalement par élévation des côtes, c'est le type costal. Dans l'espèce humaine, la respiration normale est surtout abdominale chez l'homme, costale chez la femme à l'état de veille. Elle est abdominale chez l'homme et chez la femme pendant le sommeil naturel ou artificiel. La respiration forcée est costo-abdominale, avec prédominance du type costal dans les deux sexes.

EXPLORATION CLINIQUE

L'étude anatomique médicale du thorax serait absolument incomplète, si elle se bornait à l'étude du thorax osseux. Le thorax que nous devons connaître est le thorax recouvert de ses parties molles présentant des saillies et des dépressions dont l'examen nous renseigne sur la vitalité du poumon sous-jacent. En effet, chez le sujet sain, le thorax est en rapport avec le développement général de l'individu. Il présentera une configuration générale qui ne changera guère avec les années et qui nous renseignera déjà sur la capacité respiratoire de cet individu. En revanche le thorax subira avec les années des modifications liées soit à des exercices professionnels soit à des affections pleuro-pulmonaires. On devra tenir compte des unes et des autres dans un examen thoracique. (Albert Bezançon.) Nous ne parlerons dans ce chapitre que de l'examen par la vue, ou *inspection*, réservant au chapitre suivant l'examen du thorax et du poumon normal par les autres méthodes.

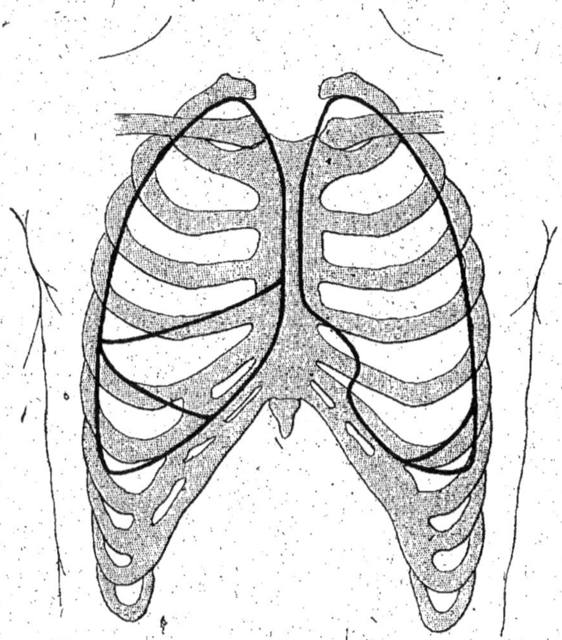

Fig. 55. — Topographie des scissures interlobaires (terminaison à la face antérieure).

A l'examen du thorax d'un individu sain, on est frappé tout d'abord de la contradiction apparente entre l'aspect du thorax osseux et celui du thorax recouvert de ses parties molles. On décrit le thorax osseux comme un cône à base inférieure. Au contraire les attaches musculaires donnent au thorax recouvert de ses parties molles l'aspect d'un cône à base supérieure s'étendant d'une épaule à l'autre.

Examen de la partie antérieure. — Cet examen montre en premier lieu qu'une ligne horizontale formée par la fourchette sternale et les clavicules sépare le cou de la poitrine. Les clavicules sont très obliquement dirigées en arrière et en dehors. Derrière elles, un creux, le creux sus-claviculaire qui, à l'état pathologique, peut être ou exagéré (phtisiques) ou remplacé par une voussure (emphysémateux). Avec Richer, on peut diviser la poitrine (qui s'étend de cette ligne horizontale supérieure à un plan tangent à la 10ᵉ côte qui forme sa limite inférieure) en une région sternale médiane et une région mammaire et sous-mammaire latérale.

La région sternale est en réalité la partie la plus saillante du thorax. Deux points sont ici à signaler : l'*angle de Louis*, qui correspond à l'union de la poignée et du corps du sternum et sur la valeur duquel on a beaucoup discuté comme symptôme thoracique de tuberculose, quand il est très marqué ; l'*angle de Charpy*, déjà signalé plus haut, formé par l'union des fausses côtes avec le sternum. Cet angle est en rapport avec l'ampleur et la forme de la base du thorax. Il est de 70 degrés en moyenne pour l'homme sain.

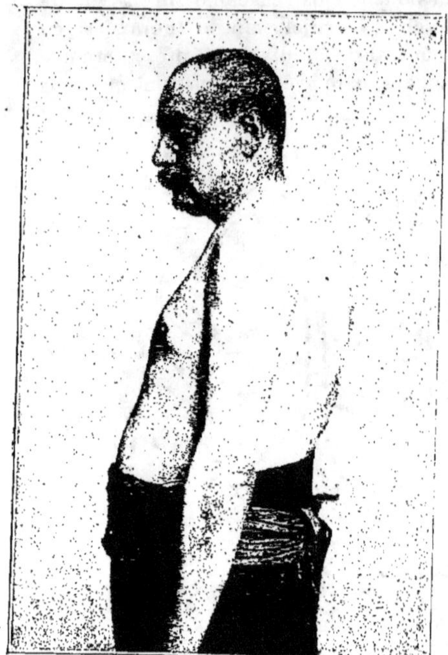

Fig. 56. — Thorax globuleux avec voussure sus-claviculaire chez un emphysémateux (A. Bezançon).

La région mammaire est recouverte par le grand pectoral, et on a donné le nom de *sillon de Sibson* au sillon limité par la saillie prononcée du bord inférieur de ce muscle. La partie supérieure de la région présente une dépression légère sous la clavicule ou creux sous-claviculaire. Ce creux s'accentue à la partie externe. Il y a là une dépression, *dépression de Morhrenheim*, de forme triangulaire à sommet inférieur que limite en bas la réunion des bords du deltoïde et du grand pectoral, et en haut le tiers moyen de la clavicule. Cette dépression est particulièrement accentuée chez les individus présentant une lésion du sommet et du côté où siège cette lésion. Ainsi le simple aspect du thorax permettra déjà de diriger l'examen de ce côté.

La région sous-mammaire est celle où apparaît la saillie des fausses côtes.

Examen du dos. — Au milieu nous trouvons ici la région spinale ; de chaque côté, la région scapulaire et sous-scapulaire.

La région spinale est très importante à considérer surtout chez l'enfant. On sait combien sont fréquentes les déformations de la colonne vertébrale qui entraînent des attitudes vicieuses, des déformations thoraciques.

Le sillon vertébral décrit une légère courbure à convexité postérieure, sillon plus ou moins profond, suivant le relief des muscles vertébraux, et au fond duquel on sent les crêtes des apophyses épineuses. A la partie supérieure de la région, le bord spinal de l'omoplate empiète légèrement sur elle ; plus bas, ce bord spinal descend obliquement au dehors ; de sorte que son angle inférieur est plus éloigné de la ligne médiane que son angle supérieur. Le quadrilatère compris entre les deux bords internes de l'omoplate est la région d'examen (percussion, auscultation) pour les lésions des ganglions trachéo-bronchiques.

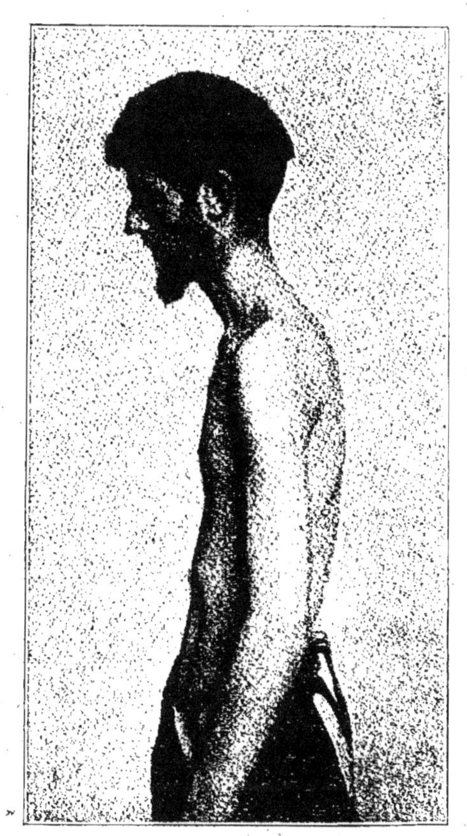

Fig. 57. — Thorax aplati d'avant en arrière, chez un tuberculeux fibro-caséeux (A. Bezançon).

La *région scapulaire* recouvre l'omoplate. A l'union du quart supérieur avec les trois quarts inférieurs de la région on voit une saillie légèrement oblique en bas et en dedans, qui répond à l'épine de l'omoplate. Au-dessus c'est la région sus-épineuse bombée par les muscles et qui se continue en dehors avec l'épaule.

La région sus-épineuse est celle où l'on percute et l'on ausculte en arrière le sommet du poumon. En réalité, quand les lésions sont peu prononcées, et que la graisse et la musculature de la région ont leur développement normal, la percussion et même l'auscultation de cette région ont moins de valeur dans sa partie externe que dans sa partie interne. C'est dans la région qui va des premières vertèbres dorsales au milieu de l'épine de l'omoplate, qu'il faudra chercher les modifications des signes physiques. On pourra marquer au crayon dermographique l'angle supéro-interne de l'omoplate. A l'état normal il se déplace, à chaque inspiration, également des deux côtés. Chez les tuberculeux ce déplacement serait moindre du côté lésé (signe de Bacelli).

De même pour la *région sous-scapulaire* c'est surtout dans la zone qui s'étend entre le sillon du grand dentelé et la ligne de la colonne vertébrale qu'il faudra rechercher les amaigrissements, les déformations thoraciques, ou faire porter la percussion et l'auscultation. Là, en effet, seul le grand dorsal recouvre la cage thoracique.

On n'oubliera jamais non plus de regarder les *régions latérales*, qui prolongent en bas la région axillaire. Les côtes y sont superficielles, on pourra étudier leurs mouvements, se rendre compte notamment des rétractions de la paroi dues à des adhérences pleurales.

C'est là qu'il faudra percuter et ausculter pour l'examen des régions entourant les scissures interlobaires, et chaque jour la séméiotique de cette région scissurale augmente d'importance en pathologie pulmonaire.

Examen des épaules. — Les épaules enfin font cliniquement partie du thorax. L'épaule droite est presque toujours plus forte que la gauche. D'autre part les moignons antérieurs sont dans le plan passant verticalement par le sternum chez un sujet debout.

Diamètres thoraciques.

Il est difficile de définir exactement les qualités d'un thorax bien conformé.

On admet qu'il doit être symétrique. Woillez avait montré que le côté droit est presque toujours plus développé que le gauche, à cause de l'usage du bras droit. C'est un point à se rappeler dans les mensurations, en ce sens qu'une différence au détriment du côté droit a plus de valeur que le résultat inverse.

On a admis également qu'un thorax normal doit être aplati légèrement, le diamètre transversal étant plus étendu que l'antéro-postérieur.

On ne s'est pas contenté en effet des données de la simple inspection du thorax, on a recherché à mesurer sa circonférence, et ses diamètres, en utilisant des points de repère marqués au crayon dermographique : union du corps et de la poignée du sternum en avant : 4e dorsale en arrière ; point xiphoïdien en avant et 10e dorsale en arrière. Il faut noter que la ligne médiane ne passe pas par le milieu du sternum ; un fil à plomb partant du milieu de la fourchette sternale l'indique seul réellement (Pitres).

Sans entrer dans le détail des appareils qui servent à ces mesures (double centimètre pour le périmètre ; compas d'épaisseur pour les diamètres ; cyrtomètre (1) pour le contour du thorax) et permettent de reproduire sa surface de section, nous en rappellerons les résultats.

La circonférence supérieure (à hauteur des aisselles) du thorax chez l'homme est en moyenne de 88 cm. 4, la circonférence moyenne (bord inférieur des pectoraux) 82 cm. 2, l'inférieure de 79 cm. 7. Ces chiffres sont un peu moindres chez la femme. On sait qu'en médecine militaire on admet la loi de Dally, que le périmètre d'un adulte normal doit être supérieur à la moitié de la taille.

Il est plus intéressant d'examiner l'ampliation thoracique, en mesurant la circonférence successivement en inspiration, et à la fin de l'expiration. Normalement cette ampliation est de 6 à 9 centimètres environ. Cette recherche peut se faire avec un simple centimètre.

Des diamètres deux sont intéressants. Le diamètre antéro-postérieur ou vertébro-sternal, pris au niveau de la ligne mamelonnaire, est en moyenne de 18 centimètres.

Le diamètre transversal, pris au niveau des deux creux axillaires, est de 26 à 28 centimètres.

On a attaché une grande importance au diamètre bi-deltoïdien, en médecine militaire notamment, la largeur d'épaules représentant le développement des organes respiratoires. C'est peut-être exagéré. Il serait normalement en moyenne de 40 centimètres.

Enfin la forme générale de la coupe thoracique est prise avec le cyrtomètre appliqué généralement à hauteur du mamelon. On a ainsi l'aspect de la surface de section du thorax, aspect en haricot dont le hile regarde en arrière et qui se modifie suivant les modifications des diamètres.

Les types thoraciques pathologiques qui sont liés aux modifications de ces diamètres sont nombreux. Certains de ces types thoraciques pathologiques frappent à première vue, c'est le thorax en entonnoir (enfoncement du sternum), le thorax en carène (aplatissement latéral des adénoïdiens (2) ; chez ceux-ci, les déformations thoraciques par diminution des diamètres, attitude serrée des épaules, sont très importantes

Un des types thoraciques pathologiques fréquemment rencontré est le type aplati, par diminution du diamètre antéro-postérieur. Il peut s'observer, ainsi qu'un rétrécissement général du thorax, chez les rachi-

---

(1) Le cyrtomètre (κυρτος, courbe ; μετρον, mesure) le plus usité est formé de deux lames de plomb, unies par une charnière et graduées en centimètres ; il peut se mouler sur le thorax. On l'applique à différentes hauteurs et, on reporte sur un papier le contour qu'il dessine.

(2) On appelle végétations adénoïdes l'augmentation de volume pathologique des formations lymphatiques du rhino-pharynx, amygdale pharyngée et follicules clos. Elles s'accompagnent le plus souvent d'hyperthrophie des amygdales palatines.

tiques, chez les enfants adolescents dont les premières voies aériennes
sont obstruées (hypertrophie des amygdales, végétations adénoïdes) ou
altérées (trachéotomie).

L'examen des diamètres thoraciques permettra précisément de se rendre compte de ces déformations thoraciques accompagnées fréquemment

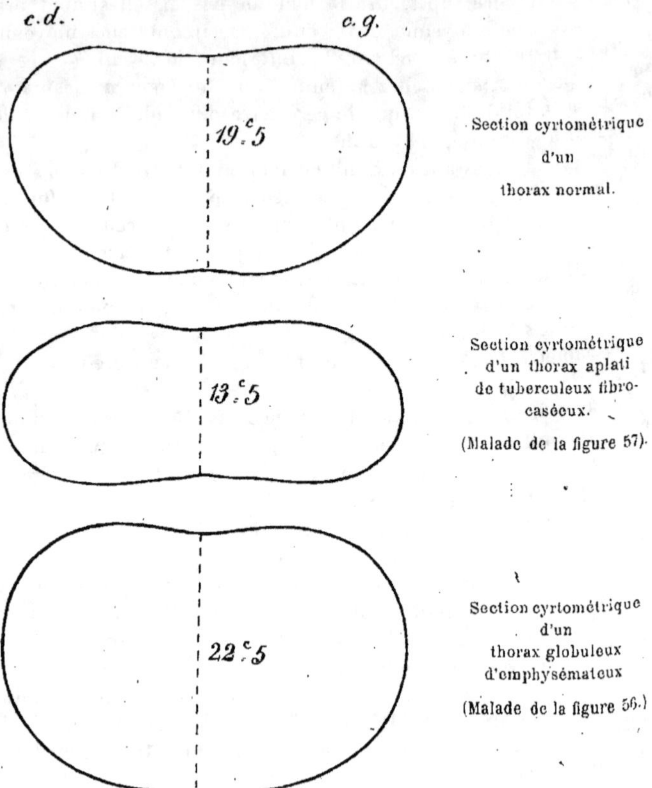

Fig. 58. — Schémas des sections cyrtométriques empruntés à la thèse
d'Albert Bezançon.

d'un certain degré de scoliose, et qui expliquent certains troubles de
croissance de ces malades dont l'hématose est gênée par le trouble de la
mécanique respiratoire.

Le type thoracique des emphysémateux est également un de ceux qui
frappent le plus à première vue. Ces malades, dont l'élasticité pulmonaire est diminuée, et dont le poumon ne se vide jamais complètement

de l'air contenu dans les alvéoles, présentent dans les cas typiques, une voussure des creux sus-claviculaires et une augmentation du diamètre antéro-postérieur, dans sa partie inférieure surtout, donnant l'aspect de thorax globuleux (fig. 56).

Chez les tuberculeux on observe d'une part des déformations générales du thorax qui expliquent la prédisposition à la tuberculose par la gêne respiratoire qu'elles provoquent, ce sont les déformations que nous venons de rappeler ci-dessus, et d'autre part des déformations locales qui traduisent l'état du poumon sous-jacent (Albert Bezançon). C'est la rétraction d'un sommet ou d'une base traduisant une pleurésie ancienne, c'est la dépression sus et sous-claviculaire du côté lésé, amyotrophie sus et sous-épineuse.

Ce qu'on observe le plus souvent c'est : 1° l'aplatissement antéro-postérieur dans les formes fibro-caséeuses (fig. 57) ; 2° un thorax aplati au sommet, dilaté par sa base, chez les emphysémato-tuberculeux. Ce dernier aspect est d'ailleurs d'un pronostic plus favorable par le fait même qu'il traduit l'association de l'emphysème à la tuberculose.

On voit donc l'intérêt de l'étude des aspects thoraciques.

Il faut noter que l'on tend à faire jouer un rôle de plus en plus important au retentissement des lésions du thorax sur le poumon sous-jacent. Non seulement on a insisté sur la nécessité d'apprendre par une gymnastique appropriée à respirer et à dilater leur thorax à tous les rétrécis thoraciques, et de supprimer chirurgicalement les causes d'obstruction nasale qu'ils peuvent présenter, mais on a repris récemment une ancienne théorie de Freund qui faisait jouer un rôle fondamental aux altérations des cartilages costaux dans la production de l'emphysème, et dans la localisation de la tuberculose au sommet (par raccourcissement excessif de la 1re côte). Ces théories ont eu pour conséquence des tentatives chirurgicales, dont l'étude est à l'ordre du jour actuellement.

CHAPITRE X

POUMONS

PAR

M. S. I. de JONG

ANATOMIE MACROSCOPIQUE

Un appareil respiratoire, dit Laguesse, n'est qu'une surface empruntée aux téguments externes ou internes, surface au niveau de laquelle le sang vient continuellement se mettre en rapport avec le milieu extérieur pour lui emprunter son oxygène et lui céder son acide carbonique. Chez l'homme, l'appareil respiratoire proprement dit comprend les ramifications bronchiques et le petit organe appendu aux dernières bronchioles, ou lobule pulmonaire. Nous les étudierons successivement.

Ramifications bronchiques. — La trachée se divise, au niveau d'un plan passant par la 3e vertèbre dorsale, en deux bronches : la grosse bronche droite, et la grosse bronche gauche. La radioscopie montre que la bronche droite répond à un plan passant par la 6e côte, et la bronche gauche au 6e espace. La bronche droite est plus verticale que la gauche.

Jusqu'ici les troncs bronchiques primitifs ont été considérés comme pénétrant dans le poumon au niveau du hile, et se divisant ultérieurement en 3 bronches à droite et 2 bronches à gauche, une pour chaque lobe pulmonaire. Chacune de ces bronches se diviserait dichotomiquement. De plus on décrit à ce pédicule pulmonaire des rapports constants au niveau du hile entre les bronches et les éléments vasculaires du pédicule : artères pulmonaires au-dessus des bronches, veines pulmonaires au-dessous des artères, artères et veines bronchiques derrière le tronc bronchique; autour de ces éléments un plexus nerveux et des ganglions, *groupe péribronchique* de Baréty. L'importance de ces ganglions, qui reçoivent les lymphatiques du poumon, est considérable. Ils sont le siège le plus habituel de la tuberculose infantile; le bacille tuberculeux peut y rester cantonné pendant de longues années, et s'essaimer plus tard dans le poumon et les autres organes. Cette adénopathie trachéo-bronchique de l'enfance tire non seulement son importance de sa nature fréquemment tuberculeuse, mais encore des signes fonctionnels qu'elle provoque et qui sont liés à la compression des autres éléments des pédicules par les ganglions hypertrophiés : dyspnée, toux quinteuse, œdèmes, etc. Ces ganglions trachéo-bronchiques accompagnant les bronches à l'intérieur des poumons et les examens radiographiques du médiastin montrent la fréquence de l'hypertrophie soit des ganglions du hile, soit de ceux qui sont intra-pulmonaires.

On décrit aujourd'hui un peu différemment es rapports de ces divers

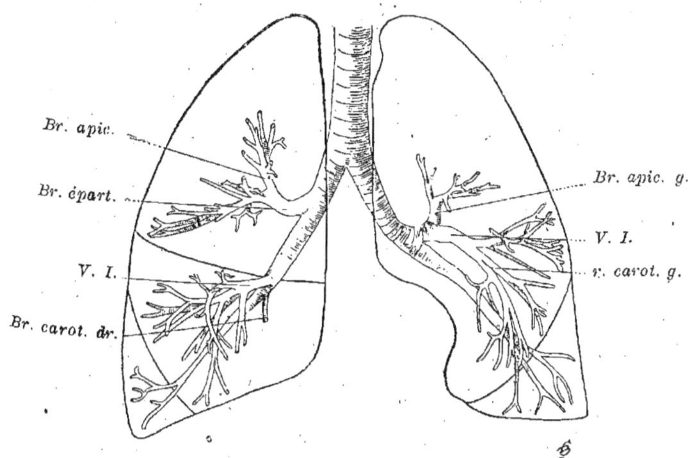

Fig. 59. — L'arbre bronchique chez l'homme et sa distribution dans les différents lobes du poumon, d'après Hasse (vue antérieure).

organes. La trachée donne une bronche souche descendant du hile vers la base du poumon. Ce tronc constitue un conduit axial principal d'où partent les divisions bronchiques secondaires, comparables à des collatérales artérielles vasculaires, ou, plus vulgairement, aux rameaux branchés sur le tronc d'un sapin. Ces bronches se divisent très irrégulièrement par ramification collatérale. Plus loin la ramification dichotomique finit par prédominer; mais comme les rameaux naissant d'une même bronche se groupent en bouquets irréguliers, la ramification paraît très touffue et correspond difficilement à une description schématique (1). De fait, quel que soit leur degré dans la division bronchique, on distingue les bronches, comme nous le verrons, d'après leur calibre, en bronches de gros, moyen et petit calibre, ces dernières ou bronchioles pénétrant dans le

(1) Nous suivons exactement, dans la description des bronches et du poumon, le travail de Laguesse : *Trois leçons sur la structure du poumon*, 1904, qui est le plus récent et le plus clair existant actuellement sur ce sujet.

lobule pulmonaire. On trouvera partout citée une distinction des divisions bronchiques, d'après Aeby, basée sur les rapports des bronches avec les divisions de l'artère pulmonaire. On distingue les collatérales bronchiques en hyparterielles et éparterielles, suivant qu'elles naissent du tronc principal avant ou après qu'il a croisé la branche correspondante de l'artère pulmonaire. Chez l'homme, il n'y a qu'une bronche épartérielle, c'est la bronche qui va au lobe supérieur droit (chez le lapin,

d'après d'Hardiviller, il y aurait une bronche épartérielle gauche, ce qui donne un lobe homologue au lobe supérieur droit, mais elle s'atrophie de bonne heure). D'ailleurs, les artères pulmonaires n'accompagneraient pas toujours nécessairement les bronches, et plusieurs rameaux artériels pénétreraient isolément dans le lobe supérieur (Poupardin). Il faut rappeler qu'on a attribué à la direction particulière de la bronche épartérielle droite, bronche coudée, à

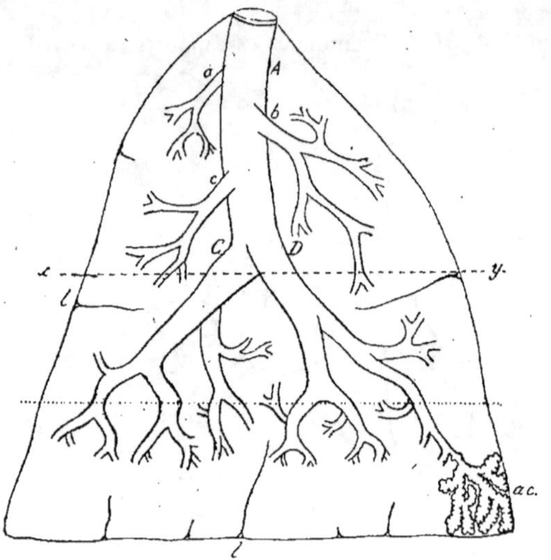

FIG. 60. — Schéma du lobule pulmonaire.

A, bronche intra-lobulaire. — *abc*, branches collatérales. — C. D., les deux branches de division de la bronche intra-lobulaire. — *ac*, un acinus. — *l, l*, cloisons limitantes du lobule. — Au-dessus de *xy*, étage supérieur du lobule. — Au-dessous, l'étage inférieur, divisible lui-même en deux sous-étages. (D'après Laguesse.)

concavité supérieure, la plus grande fréquence du début, au sommet droit, de la tuberculose pulmonaire. Nous avons vu, au chapitre précédent, que certains rapports extérieurs du lobe supérieur expliqueraient en partie cette prédilection. On s'est aussi demandé si la respiration ne serait pas plus rude normalement à droite qu'à gauche, à cause de cette disposition. La plupart des cliniciens admettent aujourd'hui que la respiration est normalement égale des deux côtés.

Quoi qu'il en soit, les bronches de petit calibre, ou bronchioles, pénètrent dans le lobule pulmonaire qui leur est appendu.

Lobule pulmonaire. — Le lobule pulmonaire est « l'unité anatomique indépendante » du poumon qui reçoit une seule bronchiole qui lui sert de pédicule et d'axe, comme le canal excréteur d'un lobule glandulaire, et une seule artère. Pour se rendre compte de son individualité, il n'y a qu'à regarder le poumon extérieurement. Chacun des polygones, limités par les dépôts charbonneux qu'on voit sous la plèvre, représente la base d'un lobule pulmonaire sous-pleural. De forme polyédrique, haut de 1 centimètre à 1 cm. 5, chaque lobule est séparé du lobule voisin par du tissu conjonctif. Chez certains animaux l'isolement par dissection est facile; chez l'homme adulte cet isolement est difficile.

La distribution réciproque des organes du lobule, bronches, vaisseaux, tissu conjonctif et cavités respiratoires, appelée par Charcot « topographie du lobule pulmonaire », est décrite actuellement comme suit :

La bronchiole dite suslobulaire, avant de pénétrer dans le lobule, devient intra-lobulaire, puis elle se ramifie.

Dans une première partie de son trajet elle abandonne quelques collatérales qui se ramifient à leur tour. Dans la seconde partie de son trajet la bronche intra-lobulaire se bifurque successivement, cinq ou six fois de suite, en une sorte de « panache terminal » touffu. A la dernière des bronchioles de ce panache terminal [il y en a 50 à 100 par lobule], on donne le nom de bronchiole acineuse.

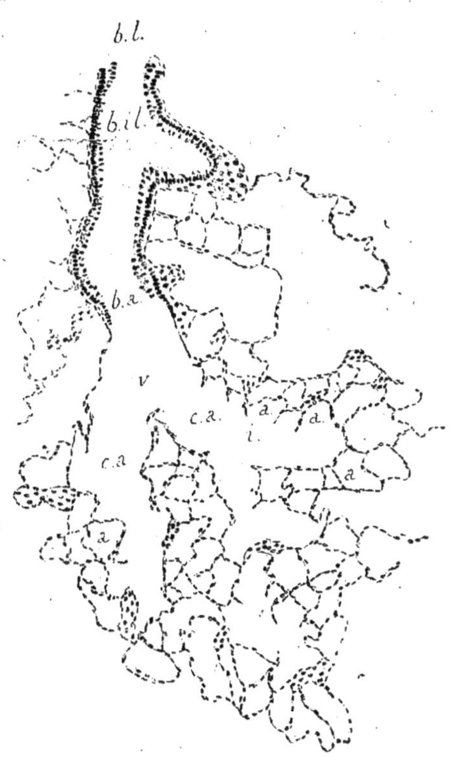

Fig. 61. — Coupe du poumon du rat, pour l'ensemble de la constitution du lobule pulmonaire (Prenant).

bl, bronche lobulaire ou sus-lobulaire. — *bil*, bronche intra-lobulaire. — *ba*, bronche acineuse ou terminale. — *v*, carrefour correspondant au vestibule. — *ca*, canaux alvéolaires. — *i*, infundibulum. — *a*, alvéoles pulmonaires, que la coupe montre soit ouverts dans l'infundibulum, soit clos de toutes parts. × 60.

Les descriptions classiques de Grancher et de Rindfleisch-Charcot considéraient que ces divisions dichotomiques étaient plus régulières et nombreuses. Il n'y aurait que 20 à 30 bronchioles acineuses.

Cette bronchiole acineuse, étroite, s'élargit (c'est le *vestibule* de Charcot); de cette partie élargie partent 6 à 7 canaux, dont la paroi est déjà formée de logettes ou alvéoles pulmonaires; ce sont les *canaux alvéolaires* de Schulze. Ces canaux alvéolaires se bifurquent encore en canaux alvéolaires par dichotomie égale ou inégale, et la paroi de toutes ces divisions est formée par des logettes ayant une structure spéciale, ou *alvéoles pulmonaires*. En se divisant ainsi dans un espace restreint, les bosselures alvéolaires qui forment les parois des canaux alvéolaires s'adossent les unes aux autres, et, sur une pièce corrodée après injection de matière solide dans les bronches, l'aspect extérieur de ces canaux avec leurs alvéoles tassés les uns contre les autres est celui d'un chou-fleur. Pour comprendre le mode de division des bronches, il faut se rappeler que l'arbre bronchique et ses ramifications sont creux.

Nous avons donc décrit à la trachée et aux bronches les divisions successives suivantes :

1. Trachée.
2. Bronches extra-pulmonaires ou bronches souches (au nombre de 2).
3. Bronches intra-pulmonaires de gros calibre (appelées aussi bronches de distribution, Prenant).
4. Bronches intra-pulmonaires de moyen calibre.
5. Bronches intra-pulmonaires de petit calibre ou bronchioles.
6. Bronchiole sus-lobulaire.
7. Bronchiole intra-lobulaire avec ses bifurcations successives.
8. Bronchiole acineuse.
9. Vestibule de Charcot (bronchiole acineuse élargie avec quelques alvéoles sur sa paroi).
10. Canaux alvéolaires de Schulze dont les parois sont formées par :
11. Les alvéoles pulmonaires.

On désigne parfois sous le nom d'*acinus* (Rindfleisch) le bouquet de canaux alvéolaires qui partent de la bronchiole acineuse (c'est-à-dire à l'ensemble 9, 10 et 11).

On trouvera également le terme d'*infundibulum* qui désignait, pour son auteur (Rossignol, 1841), les divisions terminales des canaux alvéolaires avec leurs alvéoles, et qui sert dans certains traités à désigner l'acinus.

Nous avons suivi les divisions successives des bronches, et vu que l'artère et les veines pulmonaires accompagnent la bronche sus-lobulaire. Que deviennent les vaisseaux quand la bronche pénètre dans le lobule pulmonaire, devient intra-lobulaire ?

L'artère pulmonaire se divise comme la bronchiole qu'elle suit, mais sa division est moins régulière.

Les artères bronchiques ne pénètrent pas dans le lobule et se perdent dans la paroi de la bronche sus-lobulaire.

Les veines pulmonaires ne suivent pas l'artère, mais vont à la périphérie du lobule, et s'anastomosent dans sa capsule, accompagnées des lymphatiques principaux.

Le tissu conjonctif entoure chaque lobule d'une capsule mince, qui se continue à la périphérie avec le tissu sous-pleural, et vers le centre avec le tissu conjonctif qui entoure les bronches extra-lobulaires où il accompagne les artères et les veines. Une traînée de tissu conjonctif accompagne également l'artère et la bronche intra-lobulaire. De ce tissu conjonctif péri-lobulaire partent quelques cloisons conjonctives qui tendent à diviser le lobule en lobulins. Avec Charcot et Grancher on décrit deux aspects principaux de ces différents éléments si on fait une coupe transversale du lobule.

Si la coupe porte au niveau de l'étage supérieur, peu après la pénétration de la bronchiole dans le lobule, on trouve au centre un faisceau broncho-artériel entouré de tissu conjonctif, et à la périphérie la capsule conjonctive avec les veines, les lymphatiques d'où partent quelques cloisons qui pénètrent dans le lobule. Parfois, dans un coin, la coupe d'une collatérale bronchique isolée.

Si la coupe est faite plus bas, quand la bronchiole intra-lobulaire commence à se diviser, on trouve quatre ou six faisceaux broncho-artériels dans le polygone limité par la cloison conjonctive avec les mêmes éléments, veineux et lymphatiques, et les cloisons conjonctives sont plus nombreuses.

ANATOMIE MICROSCOPIQUE

Il ne faudrait pas croire que la bronche, la bronchiole, le lobule, l'alvéole pulmonaire soient des organes distincts, que le canal alvéolaire succède brusquement, comme un organe tout à fait différent, à la bronchiole acineuse dont il dépend. Le passage de l'épithélium bronchique à l'endothélium alvéolaire se fait progressivement par adaptation de la muqueuse à sa fonction respiratoire.

1) **Grosses bronches**. — Elles ont la même structure que la trachée : anneaux cartilagineux dans la portion extra-pulmonaire, commençant à se fragmenter dans la portion intra-pulmonaire.

2) **Bronches de gros et moyen calibre** (1 centimètre à 1 cm. 5 de diamètre extérieur). — C'est un canal devenu cylindrique, béant et d'une certaine rigidité. On y trouve, de dehors en dedans :

La *tunique adventice*, formée de tissu conjonctif lâche, qui se confond avec le tissu conjonctif du poumon. Elle renferme des vaisseaux, des nerfs, des follicules clos, etc.

Le *squelette cartilagineux*, qui n'est plus représenté que par des plaques de cartilage hyalin, irrégulières, inégalement réparties, incluses dans l'épaisseur d'une membrane fibro-élastique.

La *musculeuse*, formée de petits faisceaux transversaux, ou légèrement obliques, de fibres lisses. Ce sont les muscles de Reissessen ou muscles bronchiques.

Une *couche élastique*, formée de faisceaux longitudinaux, anastomosés entre eux, formant une véritable tunique élastique ajourée.

La *muqueuse proprement dite*. Elle est soulevée par la saillie des faisceaux élastiques de la couche précédente, qui forme aussi des plis. Ces plis ne s'effacent pas complètement par la distension.

Le chorion de la muqueuse est formé de fibres élastiques et conjonctives, et est infiltré plus ou moins de follicules clos.

L'épithélium est identique à celui de la trachée : prismatique stratifié à cils vibratiles avec des cellules caliciformes.

Les glandes sont très nombreuses, plus nombreuses que dans la trachée. Elles sécrètent un mucus épais, très adhérent. Ce sont de petites glandes en grappe. Leur épithélium est formé par des cellules séreuses finement granuleuses, et des éléments à gros grains de ferment (Renaut et Bonne). Ce sont des glandes séreuses à l'état normal, et qui deviendraient muqueuses sous l'influence de la moindre irritation.

3) Bronches de moyen calibre (2 à 10 millimètres de diamètre). — L'élément cartilagineux, l'élément élastique et l'élément glandulaire diminuent. — L'élément musculaire augmente relativement, et arrive à être dominant. La lumière de la bronche est étoilée. La muqueuse a toujours la même structure, mais les cellules caliciformes sont plus abondantes.

4) Les bronchioles. — Très contractiles, ne présentent plus ni cartilages, ni glandes. On y distingue : Une tunique conjonctive adventice, mince, avec quelques éléments lymphoïdes ; — une musculeuse formant une sorte de sphincter ; — une muqueuse, où des changements importants commencent à se produire.

Les cellules caliciformes disparaissent peu à peu ; les cellules ciliées ne forment plus qu'une couche, et, au niveau de la bronchiole acineuse, elles s'abaissent, perdent leurs cils, et on ne trouve qu'une couche de cellules cubiques.

Enfin, dans cette bronchiole de transition entre le canal alvéolaire et la bronchiole acineuse, aux cellules cubiques se mêlent déjà quelques cellules aplaties à type respiratoire ; d'ailleurs quelques alvéoles hérissent déjà la paroi du vestibule.

5) Les canaux alvéolaires, sur une coupe longitudinale, ont l'aspect communément comparé à un couloir de couvent bordé de chaque côté d'une rangée de cellules serrées les unes contre les autres, et largement ouvertes sur ce couloir.

La structure du canal alvéolaire qui fait suite à la bronchiole acineuse est celle de cette bronchiole s'amincissant de plus en plus. La paroi de la bronchiole n'est plus guère représentée dans les premières bifurcations que par l'élément musculaire, et à chaque éperon de bifurcation, à chaque crête inter-alvéolaire, par quelques faisceaux musculaires plus épais et des fibres élastiques. Peu à peu celles-ci prédominent sur les fibres musculaires. La muqueuse, réduite à une mince couche élastique avec l'épithélium, présente un mélange d'épithélium cubique et d'endothélium alvéolaire.

6) L'alvéole pulmonaire. — Chacune des logettes placées sur la paroi des canaux alvéolaires et où ceux-ci se terminent en cul-de-sac porte le nom d'alvéole. Elle est caractérisée par l'absence de formations musculeuses, et par ce fait que c'est la seule région où on trouve une surface respiratoire.

a) La **paroi propre** est formée d'une membrane de fibres conjonctives, mais surtout de fibres élastiques, représentant une sorte de réseau en bourse autour de l'alvéole. Ces fibres élastiques très nombreuses, assez fines, présentent des épaisissements au niveau de l'ouverture de l'alvéole sur le canal alvéolaire. De plus, il existe des fibres communes à plusieurs alvéoles.

b) Le **réseau capillaire** est situé en dedans de la membrane propre, et intimement intriqué avec elle. Il existe à la surface de l'alvéole une mince nappe de sang circulant, presque continue. Ces capillaires font saillie dans la cavité de l'alvéole, mais d'autre part ils sont enclavés en partie dans la membrane propre. Il ne faut pas croire que l'on puisse décrire ici une couche externe, une couche vasculaire, etc. L'intrication est intime.

c) L'**épithélium pulmonaire** tapisse la face interne de la membrane élastico-capillaire. Il comprend, de l'avis de tous les auteurs contemporains, deux espèces de cellules :

α) Des petites cellules, polyédriques, irrégulières, présentant un noyau ovale ou rond relativement volumineux, un protoplasma un peu granuleux ;

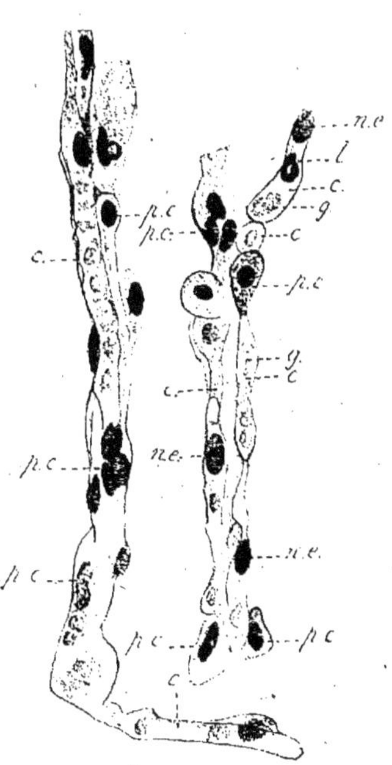

Fig. 62. — Coupe des parois alvéolaires chez l'homme (Prenant).

Chacun des dessins comprend les parois adossées de deux alvéoles contiguës. — *c*, capillaires absolument superficiels, coupés transversalement ou longitudinalement. — *ne*, leurs noyaux endothéliaux. — *g*, globules rouges contenus dans ces capillaires. — *l*, un leucocyte. — *pc*, petites cellules épithéliales isolées ou en groupes, l'une paraissant desquamée. × 250.

β) De grandes plaques sans noyau, lamelles énormes, irrégulières, unies par un ciment déchiqueté, et formant un revêtement endothélial continu à l'alvéole.

Les petites cellules occupent les fossettes inter-capillaires, c'est-à-dire les trous des mailles du réseau capillaire. Les grandes lamelles recouvrent ces capillaires du côté de la lumière de l'alvéole. On décrivait jadis une seule cellule, la large lamelle dont le noyau se trouvait dans la fossette inter-capillaire. En réalité les petites cellules sont des cellules jeunes, les grandes lamelles des cellules qui ont perdu leur noyau par adaptation fonctionnelle, comme les hématies ou les fibres cristalliniennes.

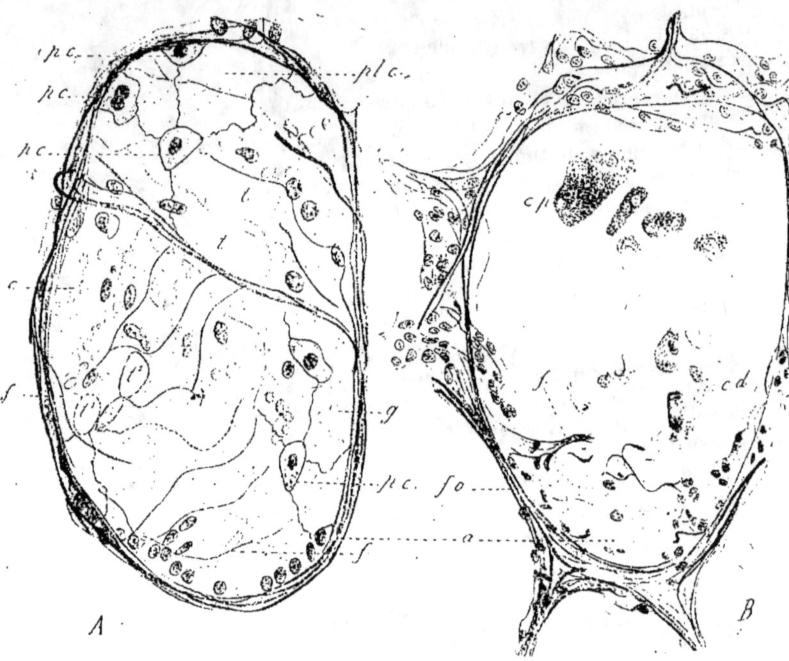

Fig. 63. — Structure de la paroi des alvéoles pulmonaires chez l'homme (Prenant).

Nitratation (incomplète) de l'épithélium pulmonaire. Coloration des fibres élastiques. A, alvéole montrant de face le fond de la paroi du sac alvéolaire. — B, alvéole dont on voit surtout la cavité et un peu la paroi *a*. — *fo*, fibres élastiques plus fortes entourant les bords de l'alvéole (fibres d'orifice). — *f*, fibres formant la paroi du fond de l'alvéole (fibres du sac). — *plc*, grande plaque cellulaire. — *pc*, petites cellules. — *c*, capillaires sanguins dont on ne voit presque que les globules. — *g*, globules sanguins. — *t*, trous de la paroi ; *t'*, trous entourés par une ligne noire à laquelle aboutissent les lignes de contour des plaques cellulaires ; *cd*, cellules épithéliales desquamées et tombées dans la cavité. — *cp*, cellules à poussière, dont une cellule géante. En A × 250. En B × 180.

Dans l'alvéole on trouve quelques cellules libres, chargées de poussières ; ce sont des cellules épithéliales irritées. La question de la communication entre les alvéoles voisines par des orifices de communication est encore discutée.

Vaisseaux sanguins. — Nous avons déjà dit que les poumons reçoivent deux systèmes de vaisseaux : l'un, fonctionnel, respiratoire, artère et veines pulmonaires; l'autre, nourricier, artères bronchiques.

Artère pulmonaire. — Le tronc de l'artère pulmonaire se divise en deux branches qui accompagnent les bronches, et nous les avons suivies jusqu'aux bronches intra-lobulaires. Elles se capillarisent au niveau de l'acinus en un premier réseau, réseau péri-acineux, qui donne lui-même naissance à un deuxième réseau, réseau alvéolaire ou de l'hématose, que nous venons de décrire dans les parois de l'alvéole.

Veines pulmonaires. — Les veines pulmonaires naissent du réseau capillaire péri-alvéolaire, du réseau de la plèvre viscérale, du réseau capillaire de la portion terminale des petites bronches. Les veines venues du réseau capillaire péri-alvéolaire occupent la périphérie du lobule. Les veines sous-pleurales, ou veines pleuro-pulmonaires de Lefort, rejoignent les veines péri-lobulaires des lobules sous-pleuraux, ou vont aux veines du hile. Les veines des bronches ou veines broncho-pulmonaires de Lefort correspondent au territoire de distribution des artères bronchiques et aboutissent pourtant aux veines sus-lobulaires, qui formeront les veines pulmonaires, satellites des divisions bronchiques. Les deux troncs principaux où aboutissent ces veines pulmonaires se jettent dans l'oreillette gauche, tant pour les veines pulmonaires droites que pour les veines pulmonaires gauches.

Vaisseaux bronchiques. — Les artères bronchiques viennent de la crosse aortique. Elles suivent les bronches, et se terminent dans l'épaisseur de celles-ci avant qu'elles deviennent intra-lobulaires. Les veines bronchiques ne correspondent qu'à une partie du territoire des artères de même nom. Nous avons vu que celles qui naissent des petites bronches vont aux veines pulmonaires. Les troncs des veines bronchiques vont surtout aux azygos. Quelques-uns vont aux veines pulmonaires.

Anastomoses des vaisseaux du poumon. — On peut les répartir en plusieurs groupes :

1° **Anastomoses des branches terminales de l'artère pulmonaire**. — Les branches terminales de l'artère pulmonaire ne communiquent entre elles que par la continuité des réseaux capillaires. Aussi l'oblitération d'une de ces branches aboutit-elle à la production d'un infarctus.

2° **Anastomoses des artères pulmonaires et bronchiques**. — Elles communiquent par des vaisseaux d'un 1/2 millimètre; ces vaisseaux anastomotiques sont superficiels, sous-pleuraux ou profonds, sur la paroi des ramifications bronchiques secondaires.

3° **Anastomoses entre les veines pulmonaires**. — Il y a de larges anastomoses veineuses broncho-pulmonaires et nous avons vu que certains troncs terminaux bronchiques vont se jeter dans les veines pulmonaires.

4° **Anastomoses entre les veines pulmonaires et médiastinales**. — Elles existent entre les veines pulmonaires et celles de l'œsophage, de l'aorte, du diaphragme, et de la plèvre pariétale.

5° Anastomoses artério-veineuses. — Celles-ci sont discutées.

Lymphatiques. — Il existe des lymphatiques superficiels qui sont sous-pleuraux et vont aux ganglions du hile. Il existe des lymphatiques profonds naissant des parois bronchiques, du tissu conjonctif interstitiel, et aboutissant en suivant les bronches et les vaisseaux aux ganglions du hile.

Les anastomoses entre les lymphatiques superficiels et profonds sont discutées.

Nerfs. — Les nerfs proviennent des plexus pulmonaires antérieurs et postérieurs, formés par des branches du grand sympathique et du nerf pneumogastrique.

PHYSIOLOGIE

Le rôle fondamental de l'alvéole pulmonaire est de mettre le sang en contact avec le milieu extérieur pour lui emprunter l'oxygène, et céder de l'acide carbonique. Ces échanges sont assurés en premier lieu par les mouvements d'inspiration et d'expiration, dont la mécanique a été étudiée précédemment. Il faudrait faire intervenir, à un certain degré, les petites bronches, auxquelles la contractilité, qu'elles doivent à leur musculeuse, donne un certain rôle dans la circulation de l'air. D'après Cadiat, elles assureraient la répartition de l'air dans tout le poumon, en rétrécissant les voies d'accès de l'air dans les lobules déjà déplissés, pour permettre aux autres de se remplir. Elles joueraient également un rôle dans l'expiration forcée.

Les mouvements respiratoires sont de 45 par minute à la naissance. Chez l'adulte ils sont de 16 pendant la veille, de 12 pendant le sommeil. Par rapport à la contraction cardiaque ils sont dans le rapport de 1 à 4.

Quoi qu'il en soit, l'air inspiré arrive chargé d'oxygène (20,8 p. 100) avec très peu de CO^2 (0,04 p. 100). L'air expiré contient au contraire 16 p. 100 d'O, et 4,4 p. 100 de CO^2. De même, le sang de l'artère pulmonaire contient pour 100 c. c. : 48 c. c. de CO^2, et 12 c. c. d'O, alors que le sang des veines pulmonaires renfermerait 40 c. c. de CO^2 et 20 c. c. d'O. Sous quelle forme ces gaz se trouvent-ils dans le sang ?

L'azote est dissous — l'oxygène est uni à l'hémoglobine sous forme d'oxyhémoglobine. — L'acide carbonique se trouve à l'état de carbonates et de combinaison carbonico-protéique. L'oxyhémoglobine, les carbonates et les combinaisons carbonico-protéiques sont dissociables à la température du corps. La mise en liberté de CO^2 ou d'O dépend donc de la proportion de ces gaz libres existant dans le sang à une tension égale à la tension de dissociation de ces corps. On admet aujourd'hui que les échanges gazeux pulmonaires sont des phénomènes physiques, et qu'il est inutile de faire intervenir la vitalité de l'épithélium alvéolaire dans ces échanges. Ils suivent les lois des échanges gazeux à travers une membrane perméable aux gaz. D'ailleurs les troubles de l'équilibre de tension des gaz extérieurs et pulmonaires expliqueraient les accidents du mal de montagnes, ou ceux dus aux décompressions brusques au cours des travaux exécutés dans l'air comprimé. En ce qui concerne l'oxygène, les lois purement physiques ne suffiraient pas pourtant, pour certains auteurs, à expliquer sa fixation sur les globules rouges et on devrait faire intervenir une oxydase, ou ferment oxydant. On a vu au chapitre VI que l'oxygène est indispensable à l'organisme. Il ne faudrait pas croire que c'est au niveau du poumon seulement que se fait la fixation d'oxygène et l'élimination de CO_2. En réalité l'oxygène absorbé par les poumons disparaît dans les tissus où l'amène le sang artériel, et c'est dans les tissus que se produit le CO_2 que le poumon éliminera. Il se produit un échange gazeux au niveau des capillaires généraux des tissus. C'est la respiration interne.

Le poumon élimine également de l'eau, et la quantité de vapeur d'eau expirée n'est pas négligeable, 320 à 440 grammes par 24 heures si l'air inspiré était sec. A côté de l'alvéole d'ailleurs il existe une importante voie d'élimination pulmonaire : ce sont les glandes et les cellules muqueuses des bronches. Si à l'état normal la quantité de mucus éliminée est insignifiante, à l'état pathologique les crachats éliminent une certaine quantité d'eau (parfois considérable dans certaines bronchites chroniques), des substances volatiles, certains médicaments (salicylates), les poumons devenant ainsi une voie secondaire de décharge et d'excrétion.

Enfin, si les expériences récentes montrent que l'air expiré n'est pas toxique, on a pu constater que, lorsque la ventilation et la circulation du poumon sont normales, cet organe possède une certaine action d'arrêt, de fixation, sur les alcaloïdes en circulation (nicotine, atropine, strychnine).

Les fonctions du poumon s'exercent normalement, à condition que le rythme respiratoire soit régulier, à amplitude uniforme, l'inspiration représentant 1/3, et l'expiration 2/3 de la durée d'une respiration totale. L'harmonie du fonctionnement de ce rythme respiratoire dépend de l'intervention du système nerveux central, dans lequel on décrit un *centre respiratoire*, qui serait, pour les auteurs actuels, plutôt un groupement physiologique qu'un centre anatomique défini.

Cette opposition, entre un centre physiologique et un centre anatomique, signifie qu'il n'existe pas d'une façon certaine un groupe cellulaire du bulbe, dont le rôle unique serait de régler le rythme respiratoire. Mais on peut concevoir que les noyaux d'origine des nerfs, qui proviennent des différents organes respiratoires ou y aboutissent, représentent, de par leurs connexions, un *centre physiologique de la respiration*.

Nous avons dit, au chapitre précédent, que le diaphragme innervé par le phrénique, de même que les surcostaux innervés par les nerfs intercostaux, jouent le rôle principal dans l'inspiration. L'expiration est due à l'élasticité du tissu pulmonaire qui revient sur lui-même, et qui est innervé par le pneumogastrique et le grand sympathique. Ces filets nerveux pénétreraient assez loin dans les alvéoles pulmonaires ; or, si on sectionne la moelle épinière, il y a conservation des mouvements respiratoires normaux tant que les relations normales existent entre les origines des nerfs phréniques et intercostaux et les origines du pneumogastrique.

Quand le bulbe est sectionné, il se fait un arrêt complet et définitif de la respiration. On admet donc que c'est au voisinage des origines bulbaires de la 10e paire qu'existerait le groupement physiologique, qu'on appelle centre respiratoire.

Ce centre fonctionnerait automatiquement : son activité respiratoire serait provoquée par la veinosité du sang, c'est-à-dire l'excès d'acide carbonique, et certains produits de désintégration des tissus. Ainsi l'excès de travail musculaire accumule dans la circulation des produits toxiques de désintégration du tissu musculaire et accélère la respiration.

Ce centre automatique recevrait une excitation contraire du poumon par l'intermédiaire du pneumogastrique. Le mécanisme se déclancherait donc de la façon suivante :

La distension du poumon à l'inspiration produit une irritation de la terminaison des filets alvéolaires du pneumogastrique qui se transmet au centre respiratoire, et arrête l'inspiration. Le poumon revient sur lui-même de par son élasticité, mais pendant ce temps le centre respiratoire accumule les excitations dues à la surface du sang en CO_2, et il se produit une décharge inspiratoire. Enfin le cerveau aurait un rôle de régulation générale sur ce mécanisme.

On peut enfin se demander pourquoi le poumon reste accolé à la paroi, malgré son élasticité, qui tend à le faire se rétracter sur son hile. C'est le vide pleural qui, s'il est égal à l'élasticité pulmonaire, maintient cette adhérence du poumon à la paroi. Ce vide pleural facilite également la béance des vaisseaux, qui se dilatent à l'inspiration facilitant la circulation intra-pulmonaire.

EXPLORATION CLINIQUE DU POUMON NORMAL

Il est difficile de clore les chapitres consacrés à l'Anatomie médicale des voies respiratoires sans étudier les méthodes d'exploration clinique de celles-ci. Mais, à cause de leur importance même, les limites de ce volume seraient singulièrement dépassées, si on donnait à l'exposé de ces méthodes la place qu'elles méritent. Nous passerons en revue rapidement les résultats de l'examen clinique *du poumon normal*, renvoyant aux livres de séméiologie respiratoire pour l'étude de la séméiologie pathologique. Nous n'aurons donc à parler ici ni de la toux, ni de la dyspnée, ni de l'examen des crachats.

L'exploration clinique (1) se fait en premier lieu par la vue. Les rapports intimes de la plèvre et du poumon avec le thorax expliquent l'intérêt de cette *inspection*, que nous avons longuement étudiée au chapitre précédent, car elle est entièrement liée à l'anatomie médicale normale.

La *palpation* a pour principal objet de rechercher les vibrations thoraciques produites par l'émission de la voix, en appliquant sur le thorax nu, les paumes des deux mains, dans deux régions différentes, pour comparer les impressions obtenues. On fait répéter tout haut au malade un mot comprenant des consonnes vibrantes ; le chiffre 33 est considéré comme le plus favorable. A l'état normal les vibrations sont un peu plus fortes à droite qu'à gauche, plus fortes chez l'homme que chez la femme et l'enfant. Elles varient suivant la tonalité de la voix.

La *percussion* consiste à déterminer, d'après la qualité des sons produits à l'aide de chocs portés sur la paroi du thorax, le siège, l'étendue et la profondeur des lésions qui affectent les organes respiratoires En France on pratique aujourd'hui surtout la percussion médiate (due à Piorry, mais il se servait d'un marteau et d'un plessimètre), et uniquement avec les doigts. La percussion médiate digitale se fait avec les doigts de la main droite, faisant office de marteau, sur un doigt de la main gauche, faisant office de plessimètre. A l'état physiologique on a, en percutant le thorax, une sonorité *sui generis* dont l'intensité varie suivant les sujets ; à la partie antérieure du thorax cette sonorité est remplacée à gauche, à partir de la 4ᵉ côte par la matité cardiaque ; au-dessous de cette matité on constate la sonorité exagérée de l'estomac : espace de Traube. A droite cette sonorité est limitée en bas par la matité du foie, à partir du 6ᵉ espace environ. En arrière la percussion est délicate et ne donne des résultats vraiment nets, que dans la partie interne de la fosse sus-épineuse près de la colonne vertébrale, dans la partie tout inférieure de la fosse sus-épineuse et au-dessous de l'angle de l'omoplate, jusqu'à la 10ᵉ côte. La percussion donne des résultats nets dans les régions axillaire et sous-axillaire. Les données de la percussion varient suivant la musculature et l'embonpoint du sujet.

La percussion donne, également, à l'état normal, une sensation d'élasticité de la paroi thoracique, sensation tactile perçue par le doigt sur lequel on percute.

L'*auscultation* du poumon se pratique en France presque exclusivement

(1) Jusqu'au commencement du dix-neuvième siècle, on peut dire que l'examen de l'appareil respiratoire n'existait pas. On commençait à connaître la percussion, inventée à Vienne en 1761 par Avenbrügger, étudiée surtout par Corvisart et Piorry. Mais le nom de LAENNEC domine la séméiologie respiratoire. Aucun étudiant en médecine français n'a le droit d'ignorer le nom et l'œuvre de Laënnec. Né en 1781 à Quimper, Laënnec est mort en 1826. Professeur de clinique médicale, en 1823, il avait publié en 1819 son traité : « De l'auscultation médiate, ou traité du diagnostic des malades du poumon et du cœur, fondé principalement sur le nouveau moyen d'exploration ». Il se servait du stéthoscope ; son mérite n'a pas seulement été de créer et codifier l'auscultation, mais de vérifier par ses études anatomo-pathologiques les lésions dont il décrivait les signes.

avec l'oreille nue, appliquée successivement sur les différentes parties du thorax à travers un linge fin. Les régions les plus importantes pour l'auscultation sont : en avant la région sous-claviculaire (sommet [1]), en arrière la partie de la fosse sus-épineuse, proche de la colonne vertébrale, la partie inférieure de la fosse sous-épineuse, et la région sous-jacente ; enfin la région axillaire ne devra pas être oubliée (scissures interlobaires, v. p. 197).

A l'état normal le murmure vésiculaire, perçu par l'oreille, est dû au passage de l'air à travers l'espace rétréci par lequel les bronchioles aboutissent aux alvéoles. Il comprend deux bruits de durée inégale, l'inspiration étant environ trois fois plus longue que l'expiration.

Malgré de nombreuses discussions sur ce sujet on peut admettre que le murmure vésiculaire a la même intensité à droite et à gauche à l'état normal. Le murmure vésiculaire, envisagé au point de vue de son timbre, est normalement doux et moelleux.

Il faut remarquer que si, à l'auscultation, l'inspiration paraît plus longue que l'expiration, physiologiquement c'est le contraire, mais pendant les 2/3 de l'expiration, le courant d'air est trop lent et trop faible pour déterminer un bruit. La section des deux pneumogastriques supprime le murmure vésiculaire, en amenant la paralysie des muscles des petites bronches, et la dilatation exagérée du passage des bronchioles dans les canaux alvéolaires. C'est donc bien au passage de l'air par le rétrécissement qui fait communiquer le canal alvéolaire avec la bronchiole, qu'est dû le murmure vésiculaire normal.

L'examen par les rayons X se fait, le sujet étant traversé par les rayons d'arrière en avant, c'est l'examen antérieur, d'avant en arrière, c'est l'examen postérieur ou latéralement.

L'examen antérieur montre trois zones : *a*) une zone sombre médiane, qui correspond aux organes du médiastin (cœur et vaisseaux).

b) Deux zones claires latérales correspondant aux poumons remplis d'air, sur lesquelles se détachent l'ombre de la clavicule en haut et l'ombre des côtes dans toute la hauteur. Ces champs clairs pulmonaires sont limités en haut par la première côte, latéralement par la ligne d'ombre, que forment les points de courbure des côtes, en bas par la ligne convexe du diaphragme. La zone claire, présente à sa partie supérieure, une région limitée par l'ombre de la clavicule, grossièrement triangulaire et correspondant au sommet du poumon. L'étendue de cette zone claire apicale, varie suivant la conformation thoracique de chaque sujet, et suivant la position de la tête, au moment de l'examen.

La moitié inférieure du champ pulmonaire gauche est partiellement masquée par l'ombre cardiaque.

L'examen postérieur montre une zone médiane sombre, formée par les

____

(1) Pour les rapports du *sommet* du poumon, si importants pour la séméiotique, et la distribution des bronches à son niveau, voir p. 200.

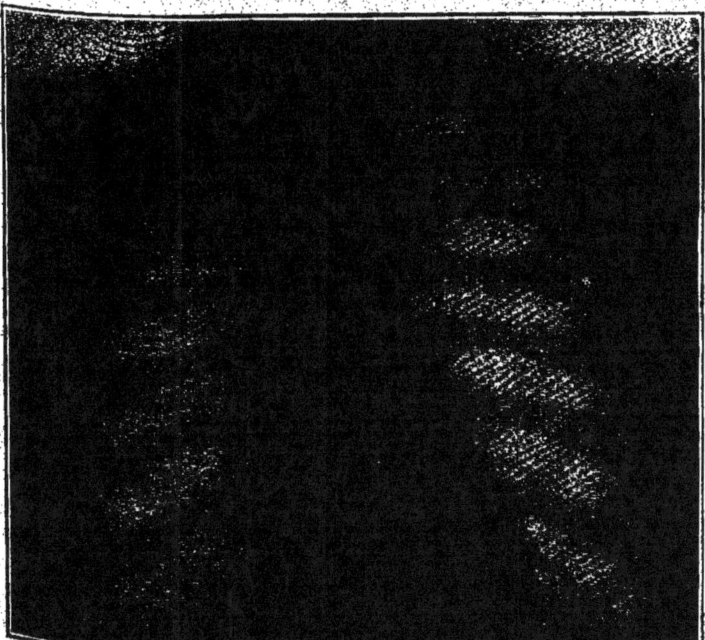

Thorax (vue antérieure).

Thorax (vue postérieure).

vertèbres et les organes du médiastin, et également deux zones claires latérales. Les ombres des côtes sont plus nettes et plus étroites, vues par la face postérieure. L'ombre de la clavicule apparaît presque horizontale. L'omoplate obscurcit un peu la partie moyenne du champ pulmonaire, et le bord interne de l'omoplate est très visible. Les sommets paraissent moins étendus qu'à l'examen antérieur.

Le degré de transparence normale, de clarté des champs pulmonaires varie d'ailleurs suivant l'adiposité du sujet, l'épaisseur de sa musculature thoracique.

Le *diaphragme* est très intéressant à étudier à l'examen radioscopique. En réalité nous ne voyons que la ligne convexe qui représente le profil de la coupole diaphragmatique, et qui nous donne les points les plus élevés de la courbure. Au-dessous de cette ligne on distingue la masse sombre du foie à droite, la poche à air de la grosse tubérosité gastrique à gauche.

On a pu vérifier par la radioscopie certains rapports anatomiques du diaphragme. On a vu que le diaphragme monte plus haut à droite qu'à gauche. Il atteint à droite la 4e côte, à gauche le 4e espace intercostal.

On est frappé également à l'examen radioscopique de l'étendue des mouvements du diaphragme, qui atteindrait 2 cm. 5 dans la respiration tranquille, 7 cm. dans la respiration profonde.

A l'inspiration l'abaissement du diaphragme détermine un allongement vertical du champ pulmonaire, mais surtout, en s'abaissant, il découvre à la base du poumon, une région où la clarté pulmonaire s'insinue entre l'ombre de la paroi thoracique latérale, et la ligne diaphragmatique ; cette région claire qui apparaît dans les inspirations profondes, correspond au sinus pleural costo-diaphragmatique, normalement clair, aigu, mobile.

CHAPITRE XI

CŒUR

PAR

M. HALBRON

L'étude du développement établit l'identité d'origine du cœur et des vaisseaux. On retrouve également une très grande analogie de structure entre les diverses parties de l'appareil circulatoire, et, les mêmes relations apparaissant encore en physiologie, il faudra toujours en clinique avoir ces connexions présentes à l'esprit.

On aura ainsi une notion plus précise de beaucoup de troubles circulatoires et on sera également mieux préparé à comprendre les règles thérapeutiques qui devront être appliquées dans les troubles de cet appareil.

DÉVELOPPEMENT

L'étude du développement de l'appareil circulatoire est d'un intérêt pratique tout spécial : sa connaissance est indispensable pour comprendre les affections congénitales du cœur qui occupent une place importante en clinique.

L'appareil circulatoire est formé à la fois aux dépens de l'endoderme et du mésoderme. Un certain nombre d'amas cellulaires de la surface de l'endoderme pénètrent dans le mésoderme en le refoulant. Il se forme ainsi des îlots qui s'anastomosent entre eux, constituant une sorte de réseau dont les nœuds sont les *îlots de Wolff*.

Ilots vasculaires. — Les cordons ainsi formés sont d'abord pleins, composés d'une partie centrale, endodermique, et d'une gaine, mésodermique. Le centre donnera naissance aux globules rouges et, de plus, en se creusant, formera la paroi endothéliale du futur vaisseau. Toutes les autres portions de la paroi du vaisseau, artère ou veine, auront leur origine dans le manchon mésodermique.

Développement du cœur. — Le développement du cœur n'est pas différent au début de celui des vaisseaux. Deux bourgeons vasculaires

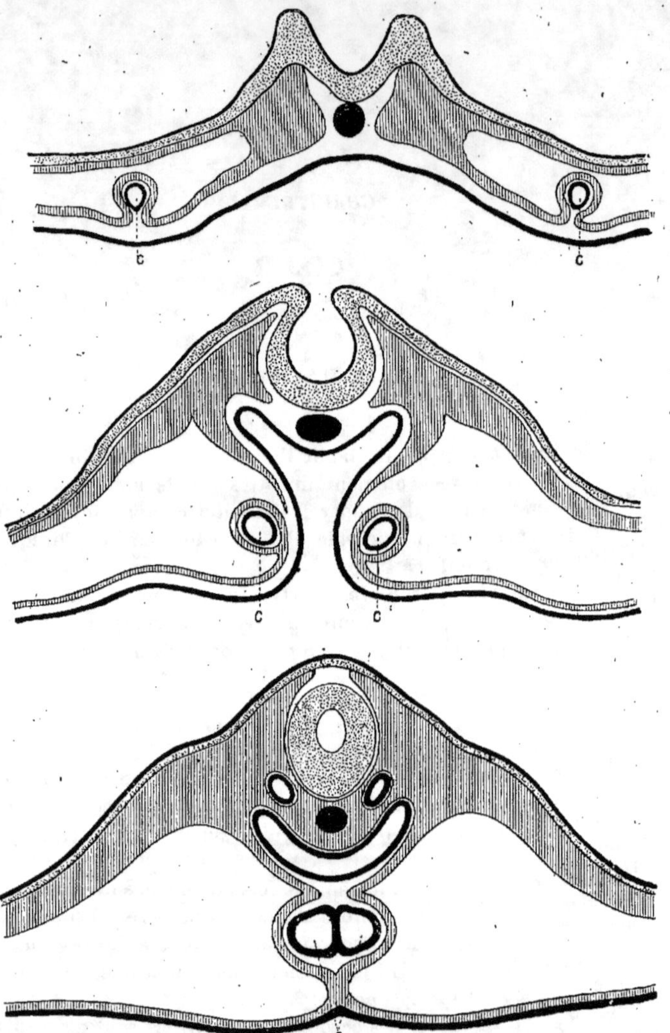

Fig. 64. — Coupes schématiques d'un embryon montrant la formation des tubes vasculaires cardiaques, leur invagination dans le mésoderme, leur situation de chaque côté du pharynx et leur réunion en un tube unique.

d'origine endodermique apparaissent de chaque côté du pharynx. Ils s'accoleront ensuite pour former un tube unique. C'est l'existence de ce stade primitif de double tube cardiaque qui explique la malformation tout à fait rare où l'on retrouve un cœur formé de deux tubes séparés. Il faut retenir qu'il se constitue un tube cardiaque unique, aux dépens duquel se fera tout le développement ultérieur du cœur définitif. Le cœur sera recouvert par les lames thoraciques, l'accolement de ces lames peut ne pas se faire, d'où hernie du cœur à travers la paroi antérieure. Le cœur est, à l'origine, au-devant du pharynx, dans la région céphalique. Si, ultérieurement, la migration thoracique ne se fait pas, il y aura ectopie cervicale. Cette origine cervicale du cœur explique pourquoi, dans la position définitive de l'organe, les nerfs cardiaques conservent une origine cervicale.

Le cœur est, à la période initiale, le centre d'une circulation représentée par les deux troncs aortiques qui partent de l'extrémité antérieure du tube cardiaque et envoient des branches dans la membrane vitelline, et par les deux veines omphalo-mésentériques qui ramènent le sang à la partie postérieure du tube.

Une série de modifications transforment la forme et la disposition du cœur. Le tube cardiaque s'allonge, et, limité dans cet allongement par la situation des vaisseaux, il va subir une double inflexion, en S italique : l'aorte sera reportée en avant et à droite, la portion veineuse en arrière et à gauche. En même temps le cœur cesse d'avoir un calibre uniforme. Deux étranglements, le *canal auriculaire* en arrière, le *détroit de Haller* en avant, vont délimiter trois renflements : 1° en arrière l'*oreillette* primitive reçoit les veines omphalo-mésentériques réunies en un tronc très court, le *sinus veineux* ; cette oreillette primitive se renfle de chaque côté en deux saillies, origine des oreillettes et des auricules définitives ; 2° le renflement compris entre le canal auriculaire et le détroit de Haller sera le *ventricule*, auquel fera suite au delà du détroit de Haller la troisième partie dilatée, le *bulbe artériel*.

A partir de ce moment commence le travail qui aboutira à la division de l'organe en cœur droit et cœur gauche et à la constitution d'orifices munis de leurs valvules définitives. Entre l'oreillette et le ventricule se forme une cloison constituée par la réunion d'une lèvre antérieure et postérieure, les lèvres auriculo-ventriculaires. Elles laissent à chacune de leurs extrémités latérales une fente, qui constituera l'orifice auriculo-ventriculaire. C'est sur cette cloison inter-auriculo-ventriculaire que viendront s'appuyer, en haut la cloison inter-auriculaire, en bas la cloison inter-ventriculaire.

La cloison inter-ventriculaire est constituée par une lame qui monte de bas en haut en forme de croissant, à pointes antérieure et postérieure. La cloison est incomplète à sa partie supérieure : elle se complétera par la cloison inter-aortico-pulmonaire et par un petit prolongement des lèvres auriculo-ventriculaires. Un point de cette cloison ne deviendra pas musculaire, il y aura un espace membraneux : c'est l'*undefended space*. On place volontiers, en ce point, sans que cela soit bien certain, le siège ordinaire des perforations inter-ventriculaires.

La séparation des oreillettes se fait de manière analogue. Il descend de

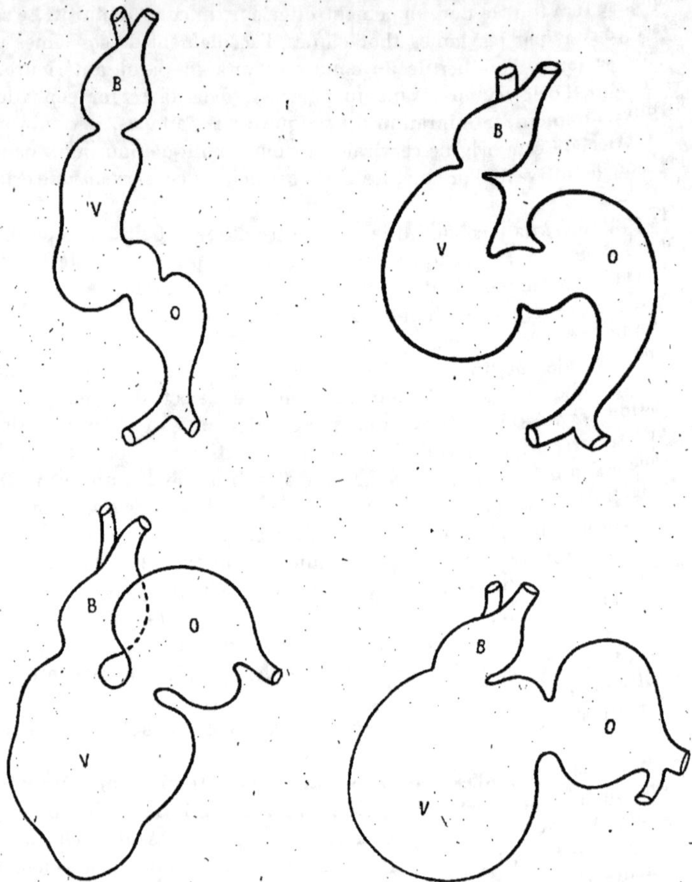

Fig. 65. — Schémas montrant la division du tube cardiaque en oreillette, ventricule et bulbe, puis ensuite la torsion du tube sur lui-même et la dilatation des différents segments.

la paroi supérieure une cloison qui va se réunir aux lèvres auriculo-ventriculaires. Leur union incomplète peut former un orifice, le *foramen ovale*, qu'on désigne sous le nom de trou de Botal. En réalité le trou de Botal ne se constituerait pas ainsi : ce foramen primitif serait comblé par une seconde cloison apparaissant parallèlement à la première : le véritable foramen se constituerait par perforation de la cloison primitive.

La séparation du bulbe artériel s'opère par l'apparition d'une cloison qui se place entre l'artère pulmonaire, en avant, et l'aorte, en arrière. Dans sa descente, cette cloison, décrit une torsion telle, qu'elle fasse aboucher l'artère pulmonaire dans le ventricule droit, l'aorte dans le ventricule gauche, et cette même cloison vient achever de séparer les deux ventricules, formant le complément de la cloison inter-ventriculaire, décrite plus haut.

Les valvules auriculo-ventriculaires proviennent de bourgeons d'abord musculaires, qui sont peut-être dus à un plissement de la paroi. Les valvules sigmoïdes apparaissent avant le cloisonnement ; sur les parois du bulbe on voit quatre petits bourgeons, un antérieur, un postérieur, deux latéraux. La cloison inter-artérielle sépare les deux bourgeons latéraux, c'est ainsi que l'artère pulmonaire possède une sigmoïde antérieure et deux latéro-postérieures ; l'aorte, deux sigmoïdes antéro-latérales et une postérieure.

Le développement des branches de l'aorte et de l'artère pulmonaire se fait de façon complexe aux dépens d'un certain nombre de parties du système des arcs aortiques. Une portion intéressante est le canal artériel qui, unissant l'artère pulmonaire à l'aorte, joue un rôle très important dans la circulation fœtale.

Il faut retenir, en effet, que le sang chassé dans l'artère pulmonaire va pour une petite partie dans le poumon, pour la partie principale dans l'aorte par le canal artériel qui s'oblitérera à la naissance. D'autre part le trou de Botal est incomplètement obturé par la valvule de Vieussens : le sang de la veine cave inférieure, en partie artériel comme composition puisqu'il contient le sang venu du placenta par la veine ombilicale, est dirigé à travers le trou de Botal dans l'oreillette gauche et va directement dans l'aorte.

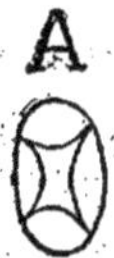

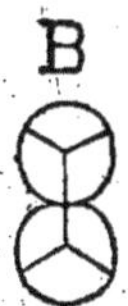

Fig. 66. — Schéma du développement des valvules sigmoïdes (d'après Gegenbaur).

Affections congénitales du cœur. — Les principales *anomalies cardiaques* se comprennent facilement, si on se rappelle les principales étapes de ce développement. On peut les grouper de façon schématique.

Les anomalies peuvent porter sur la *position du cœur*, ce sont les ectopies cervicale, thoracique ou même abdominale.

On rencontre surtout les *altérations de cloisonnement du cœur et de formation des troncs vasculaires*.

On a signalé des cœurs à deux cavités, à trois cavités, à quatre cavités mal cloisonnées, par persistance de la communication inter-ventriculaire ou inter-auriculaire.

L'affection congénitale peut être caractérisée par un vice dans la constitution des orifices, tels sont le rétrécissement tricuspidien ou le rétrécissement mitral.

Les anomalies des troncs vasculaires peuvent être soit la transposition des vaisseaux, soit leur malformation par rétrécissement ou insuffisance.

Enfin nous avons déjà signalé la persistance possible du canal artériel.

Il ne faut pas oublier que, très souvent, ces malformations sont combinées entre elles, et souvent aussi unies à d'autres malformations viscérales.

L'intérêt clinique de ces malformations est extrêmement variable : certaines sont purement anatomiques, incompatibles avec l'existence ; d'autres au contraire sont latentes pendant une suite plus ou moins longue d'années, sont quelquefois même une trouvaille d'autopsie.

Le symptôme clinique le plus manifeste des affections congénitales du cœur est la *cyanose*, ou maladie bleue. La cyanose peut se manifester dès la naissance ou dans les premiers mois de la vie, quelquefois tardivement, à la suite de maladies accidentelles. On y trouve habituellement réunies des lésions multiples : rétrécissement de l'artère pulmonaire, perforation de la cloison interventriculaire, déviation à droite de l'origine de l'aorte et hypertrophie du ventricule droit. La cyanose entraîne habituellement l'augmentation de nombre des globules rouges ou hyperglobulie. La cyanose et l'hyperglobulie peuvent d'ailleurs se rencontrer sans lésions congénitales du cœur.

La communication inter-ventriculaire ou maladie de Roger se caractérise par l'absence de cyanose, mais un frémissement intense et un souffle systolique rude, s'entendant souvent à distance, siégeant à la partie moyenne de la région précordiale font faire le diagnostic.

L'étude du développement explique l'anatomie pathologique des cardiopathies congénitales ; explique-t-elle aussi leur pathogénie ? Il en a paru ainsi longtemps, les malformations étant considérées comme des faits tératologiques, des arrêts dans l'évolution normale de la formation du cœur. On tend à rattacher beaucoup de ces cardiopathies (comme, du reste, tant d'autres vices congénitaux) à des processus infectieux ; on a trouvé des foyers inflammatoires dans le cœur ; les communications entre les cavités ou les rétrécissements seraient des perforations par fonte des tissus, ou des sténoses cicatricielles, comme on peut en voir chez l'adulte ; ce serait la trace d'endocardites fœtales, de cause variée, mais il est certain que, comme l'ont montré MM. Landouzy et Laederich, l'ascendance tuberculeuse et l'hérédo-syphilis peuvent revendiquer une partie importante de ces faits.

SITUATION ET EXPLORATION PHYSIQUE

La situation du cœur dans la cavité thoracique est facile à apprécier sur le vivant, par les procédés courants d'exploration clinique.

Rapports et examen clinique. — A *l'examen*, on peut voir battre

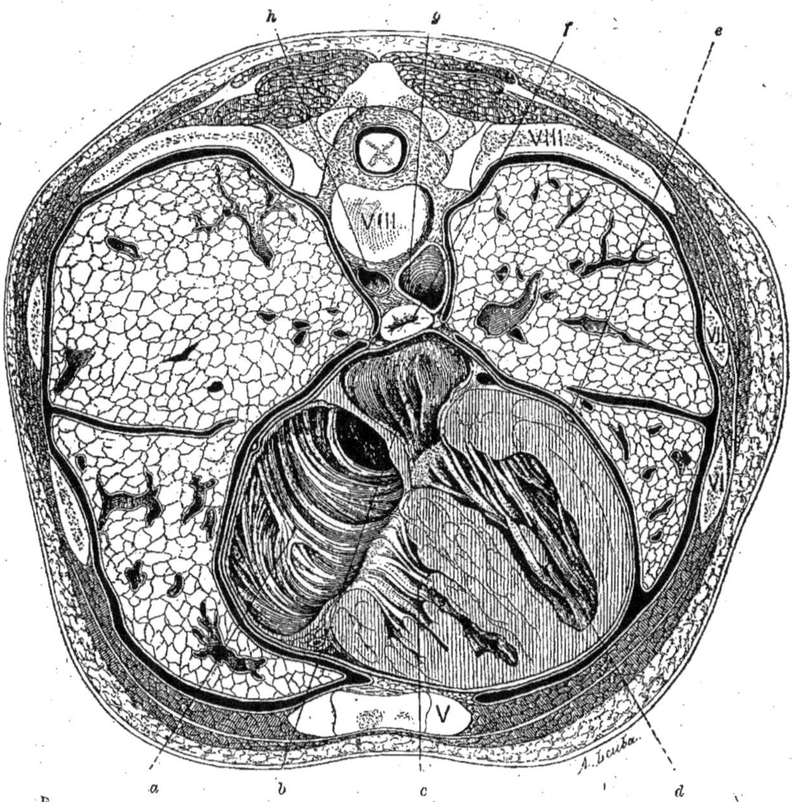

Fig. 67. — Rapports du cœur sur une coupe horizontale du thorax (Poirier).
a, oreillette droite. — *b*, oreillette gauche. — *c*, ventricule droit. — *d*, ventricule gauche
e, nerf phrénique. — *f*, œsophage. — *g*, aorte. — *h*, veine azygos

le cœur au niveau de la paroi thoracique. Il est possible d'observer une voussure de la région thoracique gauche, lorsque le cœur présente une augmentation de volume considérable ou lorsqu'un épanchement distend la cavité péricardique. On constate plus rarement une rétraction permanente de la région précordiale : cette déformation est en rapport avec une péricardite adhésive, réalisant la symphyse des feuillets péricardiques et s'accompagnant d'adhérences de la face externe du péricarde avec les organes de voisinage.

On peut observer aussi en pareil cas un mouvement de roulis de la région précordiale. C'est une sorte d'ondulation de la paroi, qui se produit alternativement de haut en bas pendant la systole, de bas en haut dans la diastole et qui a une réelle valeur séméiologique quand elle s'étend à plusieurs espaces intercostaux.

Pointe du cœur. — Le plus important repère anatomique fourni par l'inspection, et mieux encore par la palpation, est le siège des battements de la pointe. Il y a eu de nombreuses discussions pour fixer l'espace intercostal où on doit normalement placer la pointe. Chez l'enfant on admet de façon assez générale que la pointe bat dans le 4e espace intercostal. Chez l'adulte, il y a des divergences très grandes entre les différents cliniciens et anatomistes, qui localisent les battements de la pointe soit dans le 4e espace (L. Landouzy), soit sous la 5e côte, soit dans le 5e espace (Poirier). Il semble acquis que le 4e espace représente la localisation la plus ordinaire, surtout chez les individus jeunes. On sera donc en droit de penser à une modification de l'état du cœur si on sent battre la pointe dans le 5e espace. Par rapport à la ligne médiane, la pointe bat ordinairement à 8 ou 10 centimètres à gauche. Quant au repère souvent donné, qui localise la pointe sous le mamelon, il ne saurait avoir de valeur, étant donné, même chez l'homme, les différences de situation et de volume du mamelon.

Il est parfois difficile de localiser la pointe par la vue ou la palpation ; en pareil cas on fera placer le malade dans le décubitus latéral gauche et la pointe du cœur se trouvera alors plus aisément.

Les *caractères* du choc de la pointe ont une grande valeur séméiologique : l'affaiblissement de l'impulsion peut indiquer une myocardite ou une péricardite ; un choc violent peut être symptomatique de l'hypertrophie du cœur gauche. Bard a signalé que dans l'insuffisance aortique la paume de la main largement appliquée sur la région de la pointe éprouve au moment du choc la sensation d'une boule se durcissant sous la main ; c'est le *choc en dôme*.

Les *déplacements* de la pointe du cœur ont une grande valeur séméiologique. La dilatation du cœur droit repousse la pointe en dehors, vers la région axillaire gauche. Une hypertrophie du ventricule gauche se traduit par l'abaissement de la pointe, sans déplacement latéral. Sans qu'il y ait lésion du cœur, les changements de situation de la pointe traduisent les déplacements en masse du cœur. Par exemple dans les pleurésies gauches abondantes, la pointe du cœur peut être fortement déplacée, on peut la sentir battre au bord gauche du sternum, ou même à droite du sternum, jusque dans la région mamelonnaire. La recherche du déplacement de la pointe est très utile pour apprécier l'abondance d'un épanchement pleural.

A l'état normal, la pointe est mobile avec les déplacements du corps. Après avoir marqué sur la paroi le siège des battements de la pointe, le sujet étant couché sur le dos, on le fait mettre dans le décubitus latéral gauche, et on voit que, si l'individu est normal, la pointe est déviée de 3 centimètres vers l'aisselle, et inversement dans le décubitus latéral droit. Au contraire, la fixité de la pointe peut être considérée comme un des meilleurs signes de symphyse péricardique.

La **face antéro-supérieure** du cœur est en rapport avec la face postérieure du plastron sterno-costal et des espaces intercostaux. Ces rapports ne sont immédiats que pour une assez faible partie de la surface ; pour le reste, le cœur est recouvert par le poumon gauche, dont le bord antérieur présente l'encoche qui permet à la face antérieur du cœur de se mettre en rapport avec la paroi. La pointe elle-même

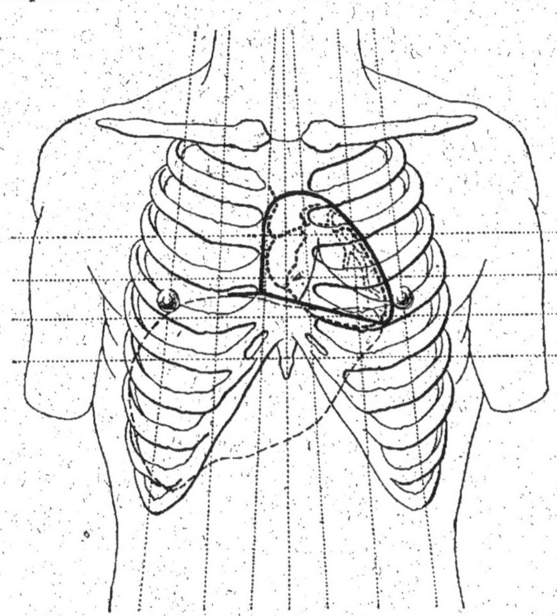

Fig. 68.— Percussion du cœur, matité relative (Merklen et Heitz).

n'est pas en contact direct avec l'espace intercostal, elle en est séparée par la languette cardiaque. Le poumon est en plus séparé du cœur par le cul-de-sac pleural, qu'il remplit plus ou moins suivant le temps de la respiration : c'est pendant l'inspiration que le cœur se trouve masqué au maximum par le bord du poumon qui distend le cul-de-sac. Ces rapports intimes du cœur avec la plèvre gauche expliquent le refoulement de l'organe par les épanchements pleuraux.

PERCUSSION DU CŒUR. — Des rapports médiats et immédiats du cœur avec la paroi découle cette conclusion clinique, que la percussion de la région précordiale fera distinguer une zone de matité relative et une zone de matité absolue. La zone de matité absolue, facile à déceler par une percussion faible, sera petite, elle délimitera la partie du ventricule droit qui est en contact direct avec la paroi. La matité relative, qui tranchera sur la sonorité pulmonaire, sera beaucoup plus étendue. C'est sa délimitation qui donnera l'étendue de la grande matité cardiaque, d'après laquelle Potain a enseigné à mesurer la surface du cœur.

La **face inférieure** du cœur repose directement sur le diaphragme et par son intermédiaire sur le foie : ce rapport explique la continuité de la matité cardiaque avec la matité hépatique. Comme d'autre part les troubles circulatoires du cœur droit retentissent directement sur la circulation hépatique et provoquent par congestion l'augmentation de volume, l'hypertrophie du foie, les cliniciens délimitent souvent en même temps la matité cardiaque et la matité hépatique. Ils obtiennent ainsi des tracés où est figurée la matité absolue cardiaque se continuant avec la matité hépatique ; ce double tracé peut être comparé aux tra-

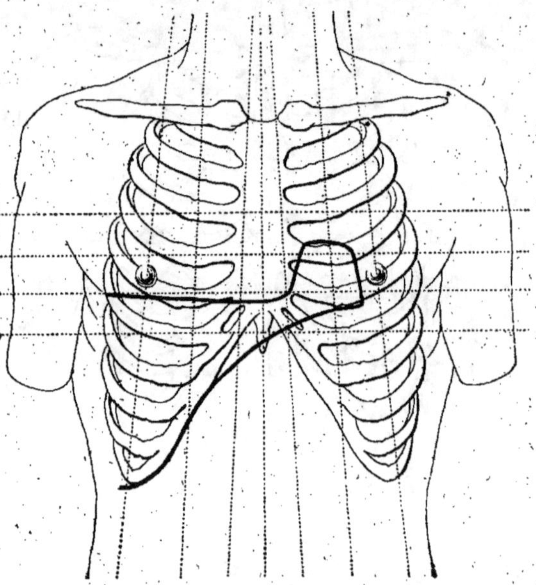

Fig. 69. — Matité absolue (cardio-hépatique) (Merklen et Heitz).

cés de matité relative obtenus par la méthode de Potain.

Le bord droit du cœur est particulièrement facile et important à délimiter. La matité ne doit pas dépasser normalement le bord droit du sternum et on appréciera par son extension vers la droite la dilatation des cavités droites. Dans les péricardites avec épanchement, on constate également l'apparition de la matité à droite du bord droit du sternum.

La **face ou bord gauche** du cœur est en rapport avec le poumon gauche, qui se creuse pour la recevoir : elle est inaccessible à l'examen clinique.

Les épanchements abondants intrapéricardiques arrivent à refouler le poumon gauche vers la partie postérieure du thorax. On constate à la base gauche en arrière des signes de congestion pulmonaire ou d'épanchement pleural. Ces signes, dépendant d'une péricardite, se modifient ou disparaissent quand on examine le malade penché fortement en avant ou en position genu-pectorale.

La **base** du cœur, constituée par les deux oreillettes, présente des rapports différents pour l'oreillette droite et l'oreillette gauche. L'oreillette droite, placée sur un plan antérieur, répond à la face interne du poumon gauche. L'oreillette gauche est en rapport avec les organes du médiastin postérieur. Un cul-de-sac péricardique la sépare des pneumogastriques et de l'œsophage. C'est ce qui explique la dysphagie qui accompagne par-

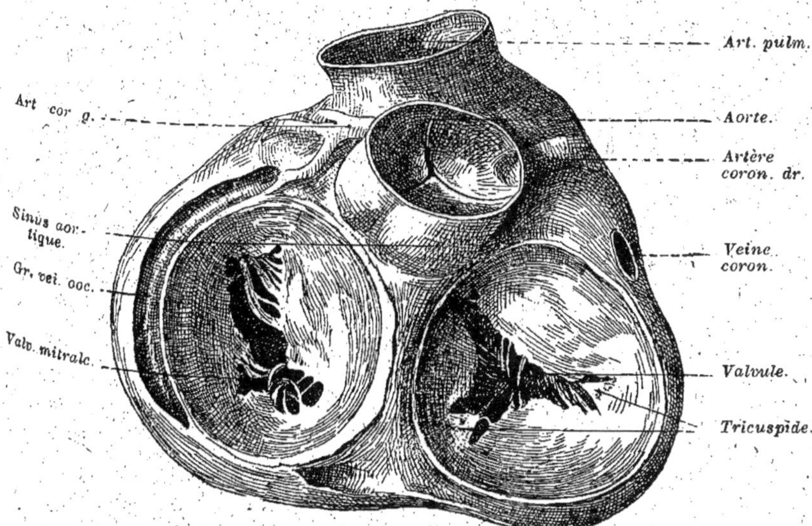

Fig. 70. — Base des ventricules. On voit les rapports des orifices auriculo ventriculaires et des orifices artériels (Poirier).

fois les péricardites. Ces rapports de l'oreillette gauche et de l'œsophage ont été mis à profit pour l'étude graphique des contractions auriculaires : une ampoule pneumatique introduite par cathétérisme de l'œsophage jusqu'au contact de l'oreillette permet l'enregistrement des mouvements de l'oreillette. Plus en arrière la base du cœur se met en rapport avec l'aorte, l'azygos, et enfin le corps des 6e, 7e et 8e vertèbres dorsales. Ainsi l'oreillette gauche arrive à ne plus être séparée de la région dorsale que par une faible épaisseur de tissu pulmonaire, d'où la possibilité d'explorer l'oreillette gauche en pratiquant la percussion sur la partie gauche de la colonne dorsale, au niveau des 6e, 7e et 8e vertèbres.

Situation du cœur et épanchements du péricarde. — On a longtemps admis que les épanchements formés dans la séreuse refoulaient le cœur en haut et en arrière, éloignant la face antérieure de l'organe du plastron sterno-costal.

Il semble qu'il n'en soit pas ainsi. L'épanchement se collecte au-dessous
du cœur et surtout en arrière. Dans ces conditions la ponction du péricarde ne devrait plus se faire en avant, dans le 4° ou 5° espace intercostal
gauche, en dehors de la ligne mamelonnaire, comme le préconisait Dieulafoy. Marfan recommande de faire la paracentèse par la voie xiphoïdienne

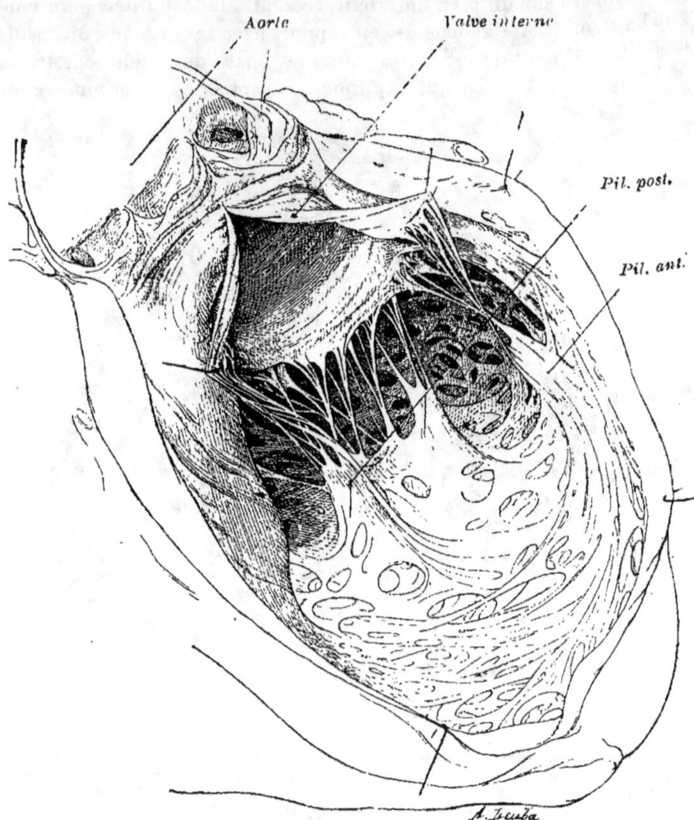

Fig. 71. — Configuration intérieure du ventricule gauche. Rapports de l'orifice
mitral et de l'orifice aortique (la grande valve de la mitrale a été incisée et
réclinée pour permettre de voir la valve gauche) (Poirier).

l'aiguille pénètre dans l'abdomen, passe derrière le sternum, traverse le
diaphragme et aborde le péricarde au point déclive.

La voie abdominale transdiaphragmatique a été également préconisée
dans certains cas de chirurgie cardiaque.

Les renseignements sur la situation du cœur et le volume respectif des différentes portions du cœur sont encore enrichis par la *radiographie* et la radioscopie. Les rayons X permettent de confirmer les résultats donnés par la percussion, et, dans un certain nombre de cas, les complètent.

Poids. — Le poids du cœur est variable. On peut admettre que le poids moyen du cœur chez l'adulte est de 250 à 270 grammes ; il est un peu plus élevé chez l'homme que chez la femme. Dans les cas pathologiques, le poids peut s'élever dans des proportions considérables ; chez des malades morts de néphrite chronique, le cœur peut être énorme, rappelant le cœur de bœuf, et peser plus de 1.000 grammes.

Configuration intérieure. — Le cœur présente à considérer, lorsqu'il a été coupé selon ses bords, suivant la technique habituelle aux autopsies, deux cavités séparées, le cœur droit et le cœur gauche.

Autopsie du cœur. — Aux autopsies, le cœur doit être ouvert de façon à ce que les orifices et leurs valvules ne soient pas altérés. On ouvre successivement le cœur droit et le cœur gauche. Une première incision faite suivant le bord droit du cœur ouvre l'oreillette et le ventricule de ce côté et permet l'examen de l'orifice triscupidien. Une incision perpendiculaire à la première ouvre l'infundibulum et l'artère pulmonaire. A gauche, on fait également une incision le long du bord gauche. Avant d'ouvrir l'aorte, il est nécessaire de la libérer complètement de ses adhérences avec l'artère pulmonaire. L'incision de l'aorte doit fendre obliquement la face antérieure du ventricule gauche et passer à gauche de la grande valve mitrale. A ces incisions faites selon l'axe des cavités cardiaques et des grosses artères il faut ajouter des incisions transversales faite sur la paroi et destinées à montrer, en particulier, l'état du myocarde et des coronaires.

Il sera utile avant d'ouvrir le cœur de s'assurer avec le bout des doigts de l'état des valvules, de la dimension des orifices. En remplissant les cavités ventriculaires ou artérielles, avec de l'eau, on vérifiera que l'occlusion des valvules se fait normalement.

L'*oreillette droite* montre l'abouchement des veines caves supérieure et inférieure, ainsi que de la grande veine coronaire. Il faut signaler sur la cloison interauriculaire, formant la face interne, la fosse ovale limitée par l'anneau de Vieussens, elle est le vestige du trou ovale et parfois la mince membrane qui l'obstrue se laisse déprimer.

L'orifice auriculo-ventriculaire présente les trois valves de la tricuspide. A l'intérieur du ventricule on trouve les saillies que forment les différents piliers ou colonnes charnues, dont les plus saillants, piliers de premier ordre, constitueront les muscles papillaires, tenseurs des valves de la tricuspide.

Le ventricule droit se trouve divisé par un pilier et par une valve de la tricuspide en une portion en communication directe avec l'oreillette et une autre partie antérieure, l'infundibulum, qui conduit dans l'artère pulmonaire. Souvent aux autopsies l'infundibulum est encombré par des caillots, qui en rendent l'entrée difficile.

Dans l'*oreillette gauche* s'ouvrent les quatre veines pulmonaires. L'orifice auriculo-ventriculaire est formé par la valvule mitrale. La valvule mitrale a une valve externe ou petite valve, et une valve interne ou grande valve. L'orifice aortique est situé en avant et en dedans de l'orifice mitral, il est situé au même niveau. La partie externe de la grande valve de la mitrale est lisse, elle se continue avec une des valvules sigmoïdes de l'orifice aortique et contribue avec la cloison interventriculaire à former le canal aortique qui conduit le sang dans l'aorte. Cette contiguïté de la mitrale et de l'orifice aortique, par où se constitue la *zone mitro-aortique*, est extrêmement intéressante en pathologie ; par elle s'explique la simultanéité fréquente des lésions mitrales et aortiques ou la propagation des lésions d'un orifice à l'autre.

Normalement les valvules sont minces, souples, lisses, pâles, leurs bords sont réguliers. Les principales altérations pourront être la soudure des valvules et leur épaississement régulier comme dans le rétrécissement mitral ; leur rétraction avec épaississement comme dans les insuffisances. Elles pourront être enflammées, recouvertes d'exsudats fibrineux ou purulents, de végétations, ou même ulcérées et parfois perforées comme dans les endocardites aiguës.

ANATOMIE MICROSCOPIQUE

Le cœur entouré du sac fibro-séreux péricardique est essentiellement constitué par une épaisse poche musculaire, le myocarde, doublée du revêtement endothélial, l'endocarde.

Le *péricarde* comporte tout d'abord un épais sac fibreux qui entoure le cœur et se prolonge jusque sur les gros vaisseaux. Du péricarde fibreux partent extérieurement un certain nombre de ligaments qui s'insèrent sur les organes voisins et constituent les moyens de fixité du cœur. Le tissu cellulaire qui entoure le péricarde a les connexions les plus étroites avec le tissu conjonctif du médiastin, aussi la concomitance des péricardites et des médiastinites est-elle fréquente. Les adhérences de la face externe du péricarde avec les organes voisins, plastron sternoscostal ou plèvres, jouent un grand rôle dans l'étiologie et la symptomatologie des péricardites.

Le sac fibreux est doublé par le sac séreux, auquel, comme à toute séreuse, on distingue un feuillet pariétal et un feuillet viscéral. L'espace compris entre les deux feuillets est normalement virtuel. Il est peu intéressant de rechercher, comme on l'a fait, quelle est la quantité de liquide qui, injectée dans la cavité péricardique, produit la rupture du sac. Il faut savoir que, s'il y a distension brusque par hémorragie, la mort survient par compression du cœur, quand il y a environ 250 grammes de sang épanchés. Quand, au contre, la distension du sac fibreux se fait progressivement, on peut trouver dans la cavité 2.000 grammes de liquide et même davantage. Sous l'influence des inflammations, les deux feuillets séreux peuvent se souder plus ou moins complètement en formant une symphyse péricardique.

La disposition des fibres musculaires qui composent le *myocarde* est très complexe et on en a fait des descriptions très diverses. Il faut en retenir les traits essentiels. Les fibres musculaires s'insèrent sur des anneaux de tissu fibreux très dense qui entourent les quatre grands orifices du cœur : ce sont les cercles tendineux de Lower qui forment le squelette fibreux du cœur.

Les oreillettes et les ventricules ont des faisceaux musculaires différents :

Le système des fibres des oreillettes est simple : chaque oreillette est constituée par des anses qui entourent sa paroi et les deux cavités sont unies par des fibres communes, dont un faisceau passe en avant, l'autre en arrière des deux oreillettes.

Pour les ventricules il y a un triple système de fibres partant toujours des cercles tendineux.

Tout d'abord, chaque ventricule a des fibres propres qui l'entourent en anse. En plus, des fibres unitives existent : elles partent de la partie supérieure des ventricules, descendent vers la pointe et se réfléchissant pénètrent dans l'intérieur des ventricules et vont se terminer en passant sous la face profonde des fibres propres de chaque ventricule.

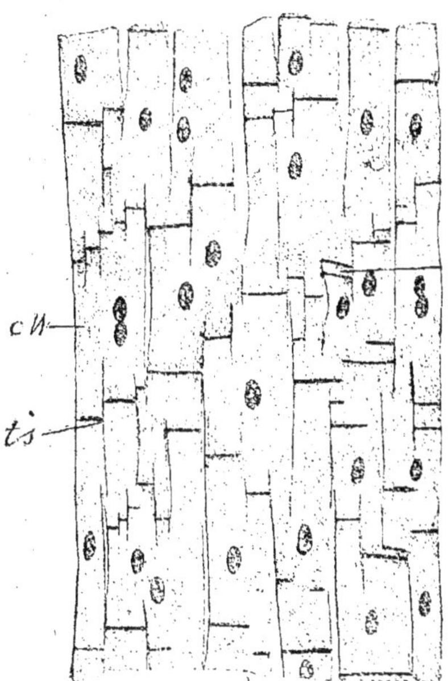

Fig. 72. — Schéma du réseau musculaire cardiaque (Prenant).

En outre un faisceau profond, de fibres scissurales, passe de la face profonde du ventricule droit à la face profonde du ventricule gauche, unissant fortement ces deux moitiés de l'organe.

La *fibre myocardique* a une structure spéciale : c'est une fibre musculaire striée caractérisée par sa finesse, par la position centrale du noyau, par des anastomoses entre les fibres qui forment un véritable réticulum. De place en place existent des cloisons transversales qu'Éberth, qui les mit en évidence, dénomma traits scalariformes. On les a considérés comme divisant les fibres musculaires en cellules anastomosées. Nombre d'auteurs n'admettent pas que ces traits aient la valeur de séparations cellulaires. En tout cas MM. Landouzy et Renaut ont montré la fréquence de la disparition des traits scalariformes dans les cas pathologiques. Le tissu interstitiel du myocarde est fin, mais s'insinue intimement entre les fibres : ses altérations (œdème, infiltration) sont fréquentes dans les affections aiguës du myocarde et jouent un rôle important au cours des myocardites chroniques.

L'endocarde est formé d'une couche endothéliale, d'une couche élastique sous-endothéliale et d'une couche conjonctive. Il se continue sur les gros vaisseaux. Au niveau des valvules, on trouve les couches endothéliales et sous-endothéliales entourant une lame fibreuse venue des cercles tendineux. L'existence de vaisseaux sur la partie libre des valvules à l'état normal a été longtemps contestée et leur présence aurait indiqué une altération pathologique. Des recherches récentes ont cependant montré l'existence normale de vaisseaux et l'endocardite valvulaire pourrait être d'origine embolique.

Vaisseaux. — La circulation cardiaque est assurée par le système des *vaisseaux coronaires.* Les deux artères coronaires naissent de l'aorte immédiatement au-dessus des sigmoïdes. La gauche ou coronaire antérieure descend dans le sillon interventriculaire antérieur, la droite ou coronaire postérieure contourne le cœur, descend dans le sillon interventriculaire postérieur ; en outre, une branche de la coronaire gauche chemine dans la partie gauche du sillon auriculo-ventriculaire. Le cœur se trouve enserré ainsi dans un double cercle artériel, dont l'un suit les sillons interventriculaires, dont l'autre est situé dans le sillon auriculo-ventriculaire. Cependant, les anastomoses sont très grêles, et, en pratique, l'oblitération d'une coronaire, la gauche, par exemple, entraîne l'ischémie du territoire irrigué, comme s'il s'agissait d'une artère terminale. C'est ainsi que se constituent les infarctus du cœur et les grandes plaques scléreuses.

On a rattaché aussi à l'oblitération d'une coronaire les accès d'angine de poitrine.

Le *système veineux* est formé par des veines dépourvues de valvules allant se réunir dans la grande veine coronaire, qui se jette dans l'oreillette droite et par un certain nombre de veines coronaires accessoires aboutissant dans l'oreillette droite, et même dans la gauche.

Le réseau capillaire intermédiaire forme des réseaux sous-péricardique, sous-endocardique et enfin intra-myocardique. Les altérations des capillaires du myocarde joueraient un rôle prépondérant dans la constitution des lésions aiguës et chroniques du muscle cardiaque.

Nerfs. — *L'innervation* du cœur est complexe : les nerfs du cœur lui viennent du plexus cardiaque, formé lui-même par la confluence de *douze* nerfs cardiaques. L'origine des nerfs cardiaques est double : de chaque côté le pneumogastrique fournit trois nerfs cardiaques, et de même de chaque côté le grand sympathique fournit trois nerfs. Les branches du pneumogastrique portent le nom de nerf supérieur, moyen et inférieur : le nerf supérieur se détache du pneumogastrique au cou et suit un long trajet avant d'aboutir au plexus cardiaque. Les nerfs moyens ne viennent pas du tronc du pneumogastrique, mais de sa branche laryngée inférieure ou nerf récurrent. A gauche le récurrent se détache très bas pour se réfléchir autour du ligament artériel, le nerf cardiaque moyen naît à ce niveau et a un trajet très court. Enfin les nerfs cardiaques inférieurs ou thoraciques se détachent du pneumogastrique après l'origine des récurrents. Les nerfs cardiaques du sympathique, également au nombre de trois de chaque côté, se détachent respectivement du ganglion cervical supérieur, du ganglion moyen, enfin le nerf inférieur se détache du ganglion cervical inférieur et du premier ganglion dorsal. Tous ces nerfs constituent le plexus cardiaque qui se loge au-dessus du cœur, au-devant de la bifurcation de la trachée, entre l'aorte et la branche droite de l'artère pulmonaire.

Du plexus cardiaque, de très nombreux filets nerveux descendent vers le cœur en suivant les troncs artériels ; arrivés au cœur, les nerfs suivent les artères coronaires et se distribuent sous le péricarde, dans le myocarde et sous l'endocarde.

On observe chez l'homme tout le long de ces nerfs de petits amas de cellules nerveuses, qui constituent les *ganglions cardiaques* ; chez l'adulte on trouverait les groupes ganglionnaires réunis en trois sièges principaux : au niveau de l'embouchure de la veine cave inférieure dans l'oreillette droite, au niveau de l'embouchure des veines pulmonaires dans l'oreillette gauche, et enfin dans le sillon auriculo-ventriculaire.

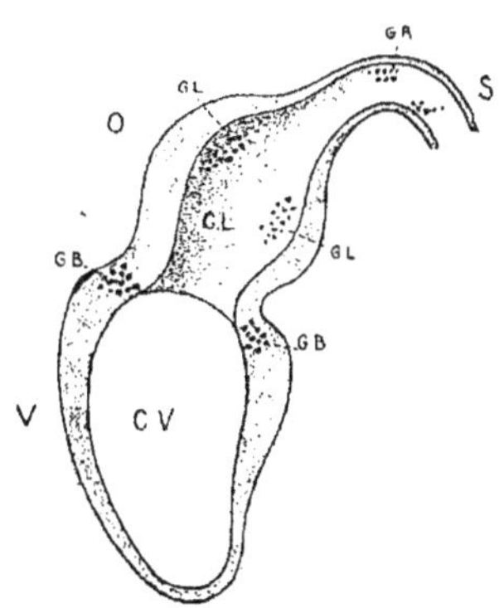

Fig. 73. — Schéma des ganglions du cœur de grenouille (imité de Pitres).

S, sinus veineux ; O, oreillette ; V. ventricule ; CL, cloison interauriculaire ; CV, cavité ventriculaire ; GR, ganglion de Remak ; GL. ganglion de Ludwig ; GB, ganglion de Bidder.

C'est chez les vertébrés inférieurs que ces ganglions sont le mieux individualisés : chez la grenouille on distingue trois ganglions cardiaques principaux : le ganglion de Remak situé à l'abouchement du sinus veineux dans l'oreillette droite, le ganglion de Ludwig placé dans la cloison inter-auriculaire, enfin le ganglion de Bidder situé dans la cloison auriculo-ventriculaire et dans la partie supérieure du ventricule.

Ces différents nerfs sont des nerfs centrifuges. E. de Cyon a décrit dans le cœur un nerf centripète isolé chez le lapin, non isolable anatomiquement chez l'homme. Ce nerf part du cœur, gagne le pneumogastrique, se réunit à lui pour gagner le bulbe et redescendant par les deux premières paires dorsales rejoint le grand sympathique et aboutit aux viscères abdominaux. En raison de son rôle physiologique, on lui donne le nom de *nerf dépresseur*.

PHYSIOLOGIE NORMALE ET PATHOLOGIQUE

La contraction du cœur apparaît dès qu'il existe un tube cardiaque. Haller, au xviii° siècle, avait déjà vu les battements du cœur chez l'embryon de poulet et on sait actuellement que dès le second jour de l'incubation des battements existent dans ce cœur formé d'un tube épithélial revêtu extérieurement d'une couche de cellules mésodermiques.

Les moyens d'étude des fonctions cardiaques sont nombreux. Tout d'abord cliniquement, par l'auscultation des bruits, on peut avoir la vérification des données physiologiques.

On a pu directement apprécier la circulation cardiaque en ouvrant le thorax d'animaux vivants ; c'est ainsi qu'Harvey a pu mettre en évidence la circulation sanguine.

La circulation intracardiaque peut aussi s'observer utilement sur les cœurs isolés d'animaux à sang froid et qui continuent à battre.

Nous verrons d'ailleurs qu'on peut entretenir longtemps les contractions cardiaques en faisant dans le cœur une circulation artificielle avec un liquide approprié.

Chez l'homme on a pu, sur des cœurs en ectopie, ou même au cours d'opérations chirurgicales, suivre la révolution cardiaque.

Méthode graphique. — La méthode d'étude par excellence est la méthode graphique ; c'est elle qui nous permet aujourd'hui de connaître non seulement ce qui se passe à la surface des parois du cœur, mais même dans la profondeur des cavités.

Chauveau et Marey ont réalisé la cardiographie intracardiaque chez le cheval. En introduisant des sondes exploratrices dans la jugulaire ou la carotide, ils ont pu inscrire sur des tambours enregistreurs les variations de pression intra-auriculaire ou intra-ventriculaire qui correspondaient aux temps de la contraction cardiaque et à la marche du sang.

Chez l'homme, la première application de la méthode graphique fut faite avec le sphygmographe direct de Marey, qui enregistrait les mouvements du pouls (voir le chapitre : *Artères*).

On inscrivit ensuite les contractions ventriculaires, avec le cardiographe de Marey, consistant en un tambour pneumatique appliqué au niveau de la pointe du cœur. Cet appareil donne des renseignements intéressants, avec certaines précautions. Pachon a montré la nécessité pour ces tracés

Schémas d'orthodiagrammes du cœur (d'après Vaquez et Bordet).

a) Cœur et gros vaisseau en position frontale ; — *b*) Position oblique postérieure droite ; — *c*) Rétrécissement mitral pur. (On voit la saillie de l'oreillette gauche dans l'espace rétrocardiaque) ; — *d*) Insuffisance mitrale, augmentation de volume des deux ventricules ; la pointe est déviée en dehors, mais n'est pas abaissée ; — *e*) Insuffisance aortique. La pointe est abaissée, mais peu rejetée en dehors ; — *f*) Épanchement péricardique. Augmentation générale de l'ombre péricardique, portant surtout sur le diamètre transversal.

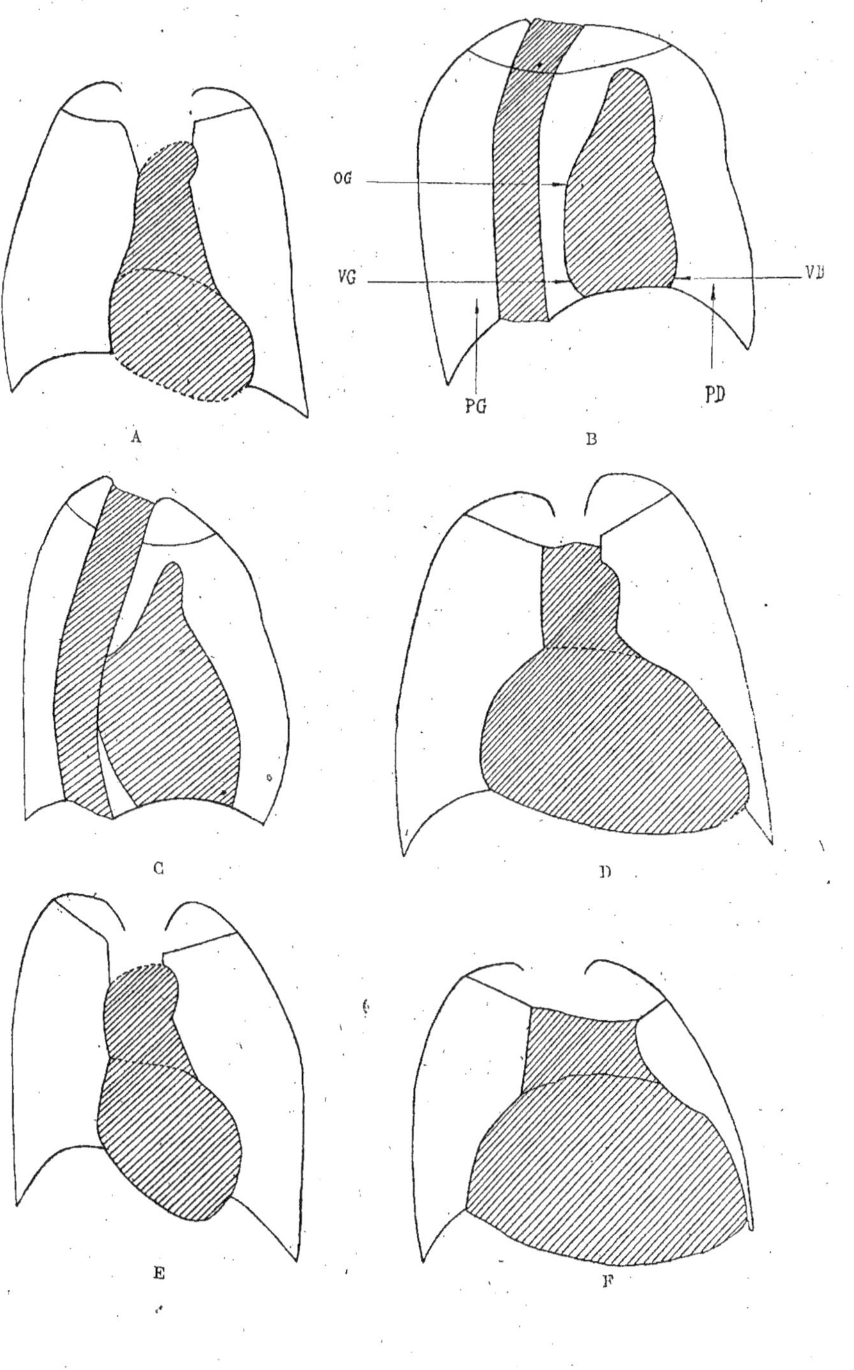
OG
VG
PG
PD
VD
A
B
C
D
E
F

de placer le malade dans le décubitus latéral gauche, qui assure au mieux l'application du cardiographe à la pointe.

Actuellement la méthode graphique a pris une place prépondérante dans l'étude du fonctionnement normal et pathologique du cœur, en particulier des arythmies. On doit inscrire sur un appareil enregistreur, cylindre ou appareil analogue des *tracés simultanés* : le temps est repéré, en cinquièmes de seconde généralement, on inscrit en même temps un tracé des mouvements de la pointe ou mieux des pulsations cardiaques, traduisant les contractions ventriculaires et un tracé des battements des veines jugulaires, manifestant l'activité de l'oreillette droite.

L'exploration graphique des jugulaires se fait en reliant à l'appareil enregistreur un entonnoir en verre ou une ampoule appliquée au niveau du golfe de la jugulaire interne, au-dessus de la clavicule. Il faut avoir soin d'appliquer l'appareil de telle sorte qu'il n'enregistre pas les battements de l'artère carotide sous-jacente. Dans certains cas pathologiques, on pourra enregistrer au niveau du foie les battements hépatiques dont les renseignements concordent avec ceux des tracés jugulaires.

Nous avons déjà vu comment on avait pu utiliser les rapports anatomiques de l'œsophage et de l'oreillette gauche pour enregistrer les battements auriculaires, grâce à une ampoule introduite par cathétérisme de l'œsophage jusqu'au point de contact avec l'oreillette. Si ingénieuse et intéressante que soit cette méthode en certains cas elle ne saurait être qu'exceptionnelle.

Étude radiologique. — L'examen du cœur aux rayons X donne des renseignements intéressants sur l'état normal ou pathologique du cœur. Le cœur et les gros vaisseaux artériels forment une ombre dont on peut étudier la forme et les mouvements. La *radiographie* peut être employée, à condition d'être rapide, en raison des mouvements cardiaques et respiratoires. Il y a avantage à placer l'ampoule à distance du thorax (*téléradiographie*) pour éviter les déformations de l'image dues à la divergence des rayons.

La véritable méthode est la radioscopie, mais les images sont déformées si on n'emploie pas l'*orthoradioscopie :* dans ce procédé, l'ombre examinée est celle qui est fournie par un rayon perpendiculaire au point considéré. On fait un calque, un orthodiagramme, où, par suite des déplacements de l'ampoule, le tracé indique des ombres fournies par des rayons à incidence normale. Ainsi les contours ne sont pas déformés, on obtient la forme réelle du cœur et on peut en mesurer la surface avec une grande précision. L'examen doit être fait en position frontale et dans les diverses positions obliques (antérieures ou postérieures, suivant que le malade place la face antérieure ou postérieure du thorax contre l'écran, droite ou gauche, suivant l'épaule appuyée contre l'écran). On étudie dans les positions obliques l'espace clair compris entre l'ombre cardiaque et l'ombre vertébrale, on peut y étudier en particulier l'état, si important en clinique, de l'oreillette gauche.

Electrocardiographie. — Einthoven (de Liége) a montré qu'on pouvait enregistrer photographiquement grâce à son électromètre ultra-sensible les courants électriques développés sous l'influence de la contraction du myocarde.

Dans un muscle qui travaille, le myocarde en l'espèce, se développent à chaque contraction des variations du potentiel électrique. Les courants sont recueillis par des électrodes placées dans chaque main du sujet et transmis à l'électromètre : ils y amènent des oscillations d'un fil de 2 à 3 μ. Ces oscillations invisibles à l'œil nu, grossies 3 à 500 fois, sont projetées sur une pellicule photographique qui se déplace et on recueille ainsi les électrocardiogrammes. Le galvanomètre et l'enregistrement peuvent se faire à distance du point où est le malade. C'est une méthode très pré-

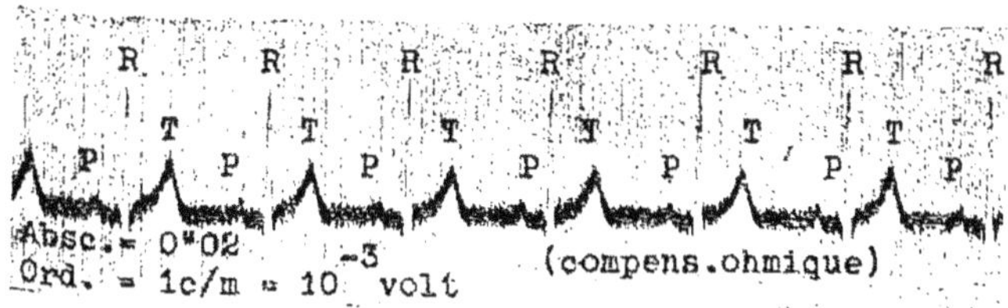

Fig. 74. — Electrocardiogramme.

cise, mais très délicate, exigeant une installation très compliquée et d'une application encore exceptionnelle.

Le même physiologiste a réalisé par un dispositif aussi complexe la photographie des bruits du cœur.

La révolution cardiaque.

La révolution cardiaque débute par la contraction ou systole auriculaire, qui chasse le sang dans le ventricule. Il y passe librement et facilement. Il ne tend pas normalement à refluer dans les veines : 1° parce que l'augmentation de la pression intra-auriculaire produite par la systole est faible ; 2° parce que la contraction de l'oreillette oblitère à peu près complètement les orifices veineux.

La systole ventriculaire survient ensuite. Il y a entre la systole auriculaire et la systole ventriculaire un très léger espace de temps appelé par Chauveau *intersystole ;* c'est, nous le verrons, un fait intéressant au point de vue du mécanisme de la contraction cardiaque. La systole ventriculaire se fait en deux temps : dans une première période de mise en tension, la contraction doit élever la pression intra-ventriculaire suffisamment pour qu'elle devienne égale à la pression intra-aortique et que les valvules sigmoïdes s'ouvrent. Dans la deuxième partie de la systole, le ventricule chasse son contenu dans l'aorte. Ensuite se produit la pause ou diastole cardiaque, pendant laquelle toutes les parties sont en relâchement.

Pendant ce temps, les cavités auriculaires se remplissent de sang sous l'influence de l'aspiration propre du cœur et de l'aspiration thoracique.

On a pu vérifier que dans les deux tubes cardiaques, droit et gauche, les différents temps étaient simultanés.

La *méthode graphique* avec l'enregistrement simultané des battements jugulaires et du pouls met en évidence la succession des temps de la révolution cardiaque.

Sur le tracé jugulaire, le soulèvement *a* correspond à la systole de l'oreillette, il est présystolique.

Le soulèvement *c* qui vient ensuite est à peu près synchrone à la pulsation carotidienne. Il est dû en partie à la transmission de cette pulsation, il a d'autre part une cause intracardiaque, il traduit l'ébranlement du sang contenu

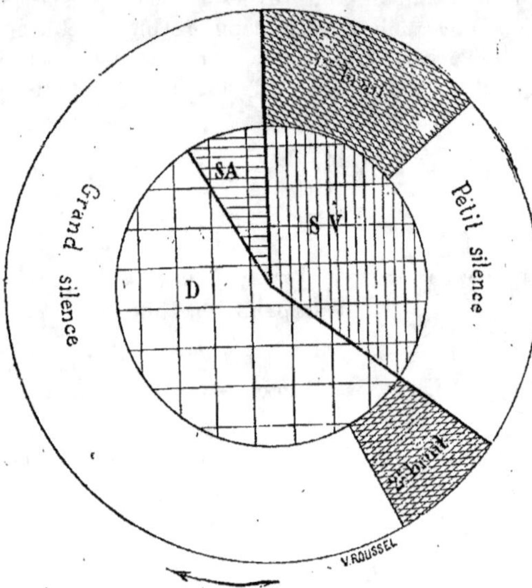

Fig. 74 *bis.* — Schéma montrant les temps de la révolution cardiaque et les bruits qui leur correspondent (François-Franck).

dans l'oreillette par la fermeture de la valvule tricuspide.

La dépression *x* qui suit le soulèvement *c*, est contemporaine de la chute de la pression auriculaire, quand la systole de l'oreillette est terminée.

Elle précède le soulèvement *v* qui est attribué à l'accumulation de sang dans l'oreillette, pendant que se termine la systole ventriculaire, et aussi à la diminution de la capacité de l'oreillette par refoulement des valvules tricuspides.

L'affaissement *y* qu'on constate aussitôt après occupe dans le tracé un point fixe et peut servir de repère. Il est produit par l'ouverture de la tricuspide et le passage du sang dans le ventricule. Il marque le début de la diastole.

La pulsation radiale se produit un dixième de seconde après la pulsation carotidienne. Celle-ci correspond au point *c* du tracé jugulaire. On peut ainsi faire le repérage du tracé jugulaire. La traduction extérieure, la manifestation clinique de ces phénomènes se trouve dans le choc de la pointe du cœur et dans les bruits perçus à l'auscultation.

Le choc ou pulsation cardiaque se produit au moment de la systole ventriculaire ; il répond pour une faible partie à un déplacement du cœur qui au moment de la systole ventriculaire subit un mouvement de torsion sur lui-même. Le choc répond surtout à deux autres phénomènes : un contact plus intime du cœur avec la paroi, par augmentation du diamètre antéro-postérieur des ventricules au moment de la systole et un changement de consistance du ventricule durci par sa contraction. On comprend donc que les variations en plus ou en moins de l'intensité du

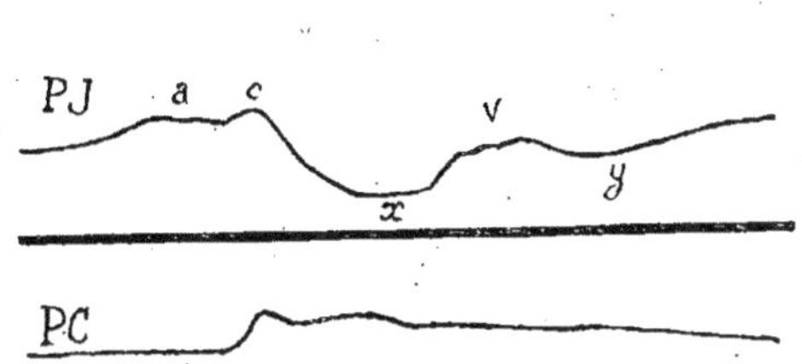

Fig. 74 *ter*. — Tracés graphiques jugulaire et carotidien.

choc traduisent bien l'intensité de la contraction cardiaque, l'hypertrophie ou la dégénérescence de la paroi cardiaque.

Bruits du cœur. — Ils sont en rapport avec le fonctionnement des valvules auriculo-ventriculaires et sigmoïdes. Au moment de la systole ventriculaire, le sang mis en tension refoule les valvules auriculo-ventriculaires vers l'oreillette dans laquelle elles viennent faire saillie. En même temps s'ouvrent les valvules sigmoïdes aortiques et pulmonaires. Pendant la diastole, la pression artérielle tend à obturer les valvules sigmoïdes qui retombent. La conséquence de ces faits est qu'au moment de la systole on entend un bruit sourd, prolongé : il répond au claquement des valvules auriculo-ventriculaires qui se ferment, et aussi, probablement, au bruit musculaire produit par la contraction du myocarde ventriculaire. Ce premier bruit est suivi d'un court silence, puis on perçoit un second bruit plus bref, plus clair : il correspond à l'occlusion des valvules sigmoïdes. Ce deuxième bruit est suivi d'un silence prolongé. Ces deux bruits ne s'entendent pas également bien en tous les points de la surface cardiaque. Le premier bruit, systolique, a son maximum au niveau de la pointe du cœur et au niveau de l'appendice xiphoïde : la transmission du bruit mitral se fait vers la pointe, car la région même de la mitrale est séparée de la paroi par une couche épaisse de poumon. Le bruit tricuspidien se perçoit nettement au niveau de l'appendice xiphoïde qui est voisin de l'orifice. Le second bruit est surtout bien caractérisé dans la région de la base du cœur : ce bruit diastolique, d'origine sigmoïdienne, a son maximum derrière la partie moyenne du sternum ; c'est là, et à la partie interne du deuxième espace intercostal droit, que se perçoit surtout le bruit aortique, alors que le bruit pulmonaire se localise surtout à la partie interne du deuxième espace intercostal gauche.

Les modifications de ces bruits constituent une part importante de la séméiologie des affections cardiaques.

Les bruits normaux peuvent être modifiés dans leur caractère ou remplacés par des souffles.

Les altérations des bruits normaux peuvent être dues à des exsudats mous et œdémateux, se produisant à la surface des valvules : on constate alors un assourdissement du bruit normal, ce qu'on observe dans les endocardites aiguës. La valvule peut, au contraire, être indurée et épaissie, le bruit devient plus intense, claqué : c'est ce qu'on observe pour le deuxième bruit qui prend un timbre métallique, clangoreux, au niveau de l'aorte, en cas d'athérome. Les bruits normaux peuvent paraître dédoublés ; s'il y a des modifications de tension dans une partie de la circulation, si, par exemple, il y a excès de tension dans la circulation pulmonaire, les valvules sigmoïdes pulmonaires se ferment avant les sigmoïdes aortiques, les deux bruits ne sont donc plus exactement synchrones, on observe alors un dédoublement du second bruit à la base du cœur, comme dans le rétrécissement mitral.

Bruit de galop. — Au rythme à trois bruits produit par le dédoublement du second bruit, s'oppose le bruit de galop ; il est caractérisé par un bruit surajouté qu'on entend pendant le grand silence, un peu avant le premier bruit normal. On a constaté l'existence du bruit de galop au niveau du cœur droit ; cependant, dans la très grande majorité des cas, il se produit au niveau du cœur gauche. On l'a appelé bruit-choc, car, outre la perception auditive, on a constaté à la palpation, et encore mieux au cardiographe, un soulèvement de la paroi qui coïncide avec le bruit de galop. Le bruit de galop se constate surtout au-dessus et en dedans de la pointe, il ne se propage pas. On l'a noté dans les péricardites, les myocardites, etc., mais il se rencontre surtout au cours de l'hyperthrophie cardiaque qui accompagne la néphrite chronique. Il dépend ordinairement de la distension brusque de la paroi ventriculaire pendant la diastole.

Frottements péricardiques. — Les lésions exsudatives des péricardites se traduisent à l'auscultation par des bruits surajoutés aux bruits normaux, par des frottements. Ce sont des bruits qu'on perçoit vers la partie moyenne du cœur ; ils sont superficiels, s'intercalent aux bruits normaux et ne se propagent pas. Ils donnent la sensation de deux corps rugueux frottés l'un contre l'autre et ils sont tantôt doux, tantôt rudes. Ils disparaissent lorsqu'un épanchement vient séparer l'un de l'autre les deux feuillets de la séreuse péricardique.

La persistance des frottements ne doit pas faire éliminer le diagnostic d'épanchement péricardique : celui-ci peut se développer en arrière et en bas, sans modifier les rapports de la face antérieur du cœur.

Souffles. — Les bruits de souffle qui remplacent les bruits normaux du cœur ou qui s'y ajoutent sont un des éléments essentiels du diagnostic des affections cardiaques. Les souffles les plus importants sont les souffles valvulaires qui se produisent au niveau des orifices auriculo-ventriculaires ou artériels. Ils peuvent indiquer un rétrécissement de l'orifice qui ne s'ouvre pas largement pour laisser le sang passer librement de l'oreillette dans le ventricule ou du ventricule dans l'artère. Dans d'autres cas, il y a insuffisance quand les valvules n'assurent pas l'occlusion complète de l'orifice et qu'une partie de l'ondée sanguine peut refluer de l'artère dans le ventricule ou du ventricule dans l'oreillette. Le sang qui s'échappe ainsi à travers un orifice étroit forme une *veine liquide*. Chauveau a montré que le bruit de souffle était dû aux vibrations de la veine liquide ainsi constituée. Les souffles se présentent à l'auscultation avec des caractères qui dépendent de nombreuses causes. Si les parois de l'orifice sont rugueuses, le souffle est intense, il est faible lorsque les parois de l'orifice sont molles. L'intensité du souffle dépend aussi de la tension intra-cardiaque ; au cours de l'asystolie, les souffles s'entendent mal et la digitale peut faire réapparaître un souffle qui avait disparu. Un souffle très intense, s'entendant parfois à distance du malade indiquera une lésion congénitale. Le timbre des souffles est souvent caractéristique, un souffle de l'insuffisance mitrale est comparé à un jet de vapeur, celui de l'insuffisance aortique est humé, aspiratif. Un timbre musical, un piaulement révèle souvent une lésion destructive des valvules ou une rupture de pilier.

Le diagnostic de la lésion orificielle qui produit le souffle se fait en étudiant le temps de la révolution cardiaque où existe le bruit et le point de la surface du cœur où il s'entend le mieux.

Les souffles peuvent être systoliques et, suivant le point auquel ils s'entendent le mieux, ils indiquent une insuffisance mitrale ou tricuspidienne, un rétrécissement aortique ou pulmonaire, ou encore une communication interventriculaire. S'ils sont diastoliques, et en ce cas ils auront leur maximum à la base, ils signifieront insuffisance pulmonaire ou, bien plus souvent, insuffisance aortique. Le siège anatomique des souffles se reconnaît à la localisation du souffle, qu'on entend uniquement ou principalement au foyer d'auscultation. Il faut ajouter que pour chaque lésion d'orifice, il existe une propagation du bruit du souffle qui dépend des causes physiques du bruit. Le souffle se propage dans le même sens que la veine fluide dont les vibrations le produisent : c'est ainsi que le souffle du rétrécissement aortique se propage en haut et à droite, celui de l'insuffisance aortique en bas et à gauche vers la pointe, comme le sang qui retombe dans le ventricule. Il faut faire exception pour la propagation du souffle de l'insuffisance mitrale. La propagation vers l'aisselle, ordinaire en ce cas, n'est pas expliquée par la marche du sang, mais on entend souvent le souffle systolique dans la région dorsale la plus rapprochée de l'oreillette gauche : or, c'est dans l'oreillette que revient la veine fluide en vibration qui produit le souffle. Il faut ajouter que tous les souffles ne sont pas en rapport avec des altérations anatomiques des valvules ; des lésions du myocarde ou des troubles fonctionnels amenant des modifications dans le jeu des valvules peuvent se traduire par des souffles, c'est ainsi qu'on peut trouver chez les asystoliques un souffle systolique tricuspidien, traduisant l'insuffisance fonctionnelle des valvules tricuspides par dilatation de l'orifice sans lésion des valvules. Vaquez a insisté sur la fréquence de ces insuffisances fonctionnelles et montré qu'on pouvait les observer au niveau des divers orifices du cœur.

Enfin Potain a montré qu'en outre des bruits de souffle se produisant dans le cœur, il existait des *souffles inorganiques* cardio-pulmonaires ; ceux-ci sont en rapport avec les mouvements aspiratifs se produisant dans la languette pulmonaire précordiale, sous l'influence des variations systoliques du volume du cœur. Ces souffles cardio-pulmonaires n'ont ni la précision de siège, ni la constance, ni le timbre, ni la propagation des souffles intra-cardiaques.

L'interprétation de ces souffles n'est pas admise par tous : certains auteurs les considèrent comme dus à l'anémie. Ces souffles peuvent s'entendre vers la base ou vers la pointe. Il est nécessaire de savoir les reconnaître pour ne pas porter indûment un diagnostic d'affection cardiaque.

Rythme du cœur. — L'étude du mécanisme de la contraction cardiaque et de ses causes présente un très grand intérêt en raison des nombreuses discussions qu'elle a soulevées. Le myocarde est un muscle strié, mais très particulier dans son fonctionnement, comme il l'est dans sa structure. C'est un muscle qui se contracte constamment et qui n'a point de période de repos. Sa contraction échappe complètement à l'influence de la volonté, et ce muscle strié se rapproche par là des muscles lisses.

Le cœur a une vitalité considérable : ses contractions après la mort ne cessent que tardivement, et c'est l'oreillette droite qui cesse de battre la dernière. D'autre part, on ranime facilement les contractions cardiaques en pratiquant une circulation artificielle, soit avec du sang défibriné oxygéné, soit avec une solution saline complexe, dont le type est le liquide de Locke (solution de chlorure de sodium, chlorure de calcium, chlorure de potassium, bicarbonate de chaux).

Le myocarde excité par un courant électrique possède des propriétés particulières ; la contraction du cœur n'est pas, comme celle d'un muscle du squelette, proportionnelle à l'intensité de l'excitation électrique : elle est d'emblée maxima. En augmentant la fréquence des excitations, on met un muscle en état de contraction permanente, c'est-à-dire de tétanos ; on ne peut obtenir sur le cœur un véritable tétanos.

Le fait capital qu'ont démontré les physiologistes est la *loi de l'inexcitabilité périodique du cœur*. Si l'on excite le cœur par un courant continu, on voit l'organe présenter des contractions rythmiques. Si on emploie des excitations discontinues, le cœur se contracte encore rythmiquement, mais selon un rythme qui lui est propre, et qui n'est pas le rythme des excitations. Les tracés montrent qu'un certain nombre d'excitations ne sont pas suivies de contractions ; ces excitations inefficaces atteignent le myocarde pendant sa période réfractaire, qui correspond au moment de la systole ventriculaire.

Quelle est la cause et le mécanisme de ce rythme propre du cœur ?

Faut-il faire jouer le rôle essentiel aux nerfs du cœur ? Quelle est leur fonction ?

Fonctions des nerfs du cœur. — Le rôle des pneumogastriques a été mis en évidence par les frères Weber en 1845. La section des pneumogastriques au cou amène l'accélération des mouvements du cœur ; de plus, chez le chien, dont les battements sont normalement irréguliers, la régularité apparaît après section du pneumogastrique.

Après section du pneumogastrique au cou, l'excitation du bout périphérique produit un ralentissement des battements du cœur. Si l'excitation du nerf est plus forte, on note l'arrêt du cœur en diastole.

On a admis longtemps que les fibres modératrices venaient en réalité de nerf spinal. On tend à admettre aujourd'hui que cette action appartient en propre au pneumogastrique.

Un certain nombre de poisons suppriment l'action d'arrêt du pneumogastrique ; parmi eux il faut citer l'atropine : cette propriété a été utilisée en clinique pour reconnaître la cause des ralentissements du cœur.

Le *réflexe oculo-cardiaque* met en évidence l'action du pneumogastrique. Si on exerce une compression au niveau des globes oculaires, le pneumogastrique est excité par voie réflexe et chez le sujet normal il se produit un ralentissement du cœur de 5 à 12 pulsations par minute. Le réflexe oculo-cardiaque a été utilisé pour le diagnostic des arythmies et la différenciation des souffles organiques et inorganiques.

Les pneumogastriques contiennent également un certain nombre de fibres accélératrices. Enfin l'action des deux nerfs vagues n'est pas égale ; ils ne contiennent pas chacun le même nombre de fibres modératrices, et quelquefois l'action cardiaque de l'un des deux vagues est nulle au cours des expériences sur l'animal.

L'existence des nerfs accélérateurs a été prouvée par de Cyon. Il a obtenu une accélération considérable des battements du cœur en excitant la moelle préalablement sectionnée au-dessous du bulbe et ne gardant plus de connexions avec le cœur que par les ganglions sympathiques. D'ailleurs, après extirpation des ganglions sympathiques, l'excitation de la moelle ne change plus rien au nombre des battements du cœur. Les nerfs sympathiques sont donc des nerfs accélérateurs.

L'accélération du cœur ainsi produite modifie le rythme du cœur : la systole et surtout la diastole sont raccourcies. En même temps les systoles deviennent plus énergiques.

Le cœur ne possède pas de nerfs sensitifs, au sens ordinaire du mot, mais il part de l'organe des nerfs centripètes très importants, les nerfs dépresseurs découverts chez le lapin par Ludwig et de Cyon. L'excitation du bout périphérique de ce nerf ne produit aucun effet ; au contraire, l'excitation du bout central provoque un ralentissement du cœur et amène une chute de la tension artérielle. Cette chute résulte d'une vaso-dilatation énorme dans les viscères abdominaux, produite par l'excitation réflexe des splanchniques.

L'excitation des terminaisons intra-cardiaques du nerf dépresseur résulte de l'augmentation de travail du cœur produite par l'augmentation de tension dans l'aorte ; son effet immédiat est de diminuer le travail du cœur.

Centres nerveux du cœur. — On peut admettre que le cœur possède deux centres nerveux : un centre accélérateur, localisé dans la moelle cervicale et le premier ganglion thoracique du sympathique : un centre modérateur, situé dans le bulbe, dans les noyaux d'origine des pneumogastriques.

Ces centres cardiaques peuvent être le siège de différents réflexes, résultant d'excitations de tout genre. En général, l'accélération succède aux excitations faibles, le ralentissement ou l'arrêt du cœur résultent d'excitations fortes et brusques.

Le cœur paraît particulièrement sensible aux excitations parties des muqueuses respiratoires et digestives, et il réagit par un arrêt en diastole avec syncope. C'est ainsi que s'expliquent les accidents cardiaques du début de la chloroformisation, les syncopes consécutives à un choc sur l'abdomen ; celles-ci ne sont que la répétition de l'expérience classique de Goltz, qui arrête en diastole le cœur de la grenouille en frappant l'intestin exposé au dehors.

Le cœur réagit par des palpitations ou des syncopes aux excitations d'origine cérébrale produites par les émotions, la colère, etc. Le cerveau semble être le point de départ d'incitations réflexes qui atteignent le bulbe et la moelle, et de là agissent sur le cœur.

Enfin les centres cardiaques sont sensibles aux modifications de la composition du sang : dans l'état asphyxique le cœur se ralentit.

Il existe encore des synergies entre les centres cardiaques et respiratoires : pendant l'inspiration, le cœur s'accélère ; il se ralentit à l'expiration.

Automatisme cardiaque. — Malgré le rôle indiscutable qu'ils jouent, les nerfs ne semblent pas indispensables au fonctionnement du cœur. En effet, séparé de l'organisme, le cœur peut battre longtemps chez les animaux à sang froid. Même chez des mammifères adultes, on a pu démontrer que le cœur privé de ses nerfs continuait à fonctionner : par une série d'opérations, on a isolé complètement le cœur du système nerveux central : les animaux ainsi opérés restent en vie et ne diffèrent en rien des animaux normaux.

Le cœur peut donc se passer de ses nerfs, et on sait que le cœur isolé continue sous l'influence d'une circulation artificielle à battre avec son rythme normal. On a fait intervenir ici les ganglions du cœur soit qu'ils soient bien isolés comme chez la grenouille, par exemple, soit qu'ils forment un système diffus comme chez l'homme.

Les expériences classiques de Stannius montrent le rôle des différents ganglions du cœur de la grenouille.

1° Si l'on pose une ligature sur le sinus veineux, exactement au point où il s'abouche dans l'oreillette, entre le ganglion de Remak et l'oreillette, les trois veines caves et le sinus veineux conservent leurs contractions rythmiques normales ; le cœur s'arrête en diastole. L'arrêt n'est d'ailleurs pas définitif : quelque temps après, le cœur reprend ses battements spontanés et rythmiques.

2° Si, pendant l'arrêt du cœur provoqué par la première ligature on en pose une seconde sur le sillon auriculo-ventriculaire, en plein ganglion de Bidder, le ventricule se remet à battre rythmiquement, l'oreillette reste immobile.

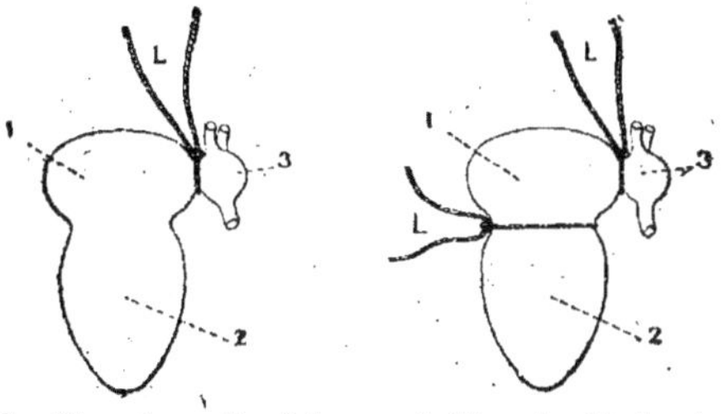

Ce sont les expériences principales ; l'interprétation qu'en donnent les auteurs est très variable. L'hypothèse la plus vraisemblable est celle-ci : le ganglion de Remak est le moteur principal du cœur ; le ganglion de Bidder est un moteur accessoire ; le ganglion de Ludwig est un inhibiteur.

Fig. 74 *quater.* — Expériences de Stannius (Arthus)

L, ligature ; 1, oreillette ; 2, ventricule ; 3, sinus veineux.

Théorie myogène de la contraction cardiaque. — A cette théorie nerveuse de l'activité myocardique s'oppose aujourd'hui avec une grande faveur une théorie myogène. Pour les partisans de cette théorie, les expériences comme celles de Stannius sont explicables sans l'intervention du système nerveux. De plus, l'embryologie montre que les ganglions du cœur appartiennent au système des ganglions sympathiques, organes uniquement doués de propriétés sensitives, et ils ne sauraient intervenir dans la motricité cardiaque.

La pointe du cœur isolée ou un fragment isolé de ses connexions nerveuses, ou même une région du myocarde découpée en zigzag sans souci des trajets nerveux, bat rythmiquement, sous l'influence d'une excitation appropriée, et cela uniquement grâce aux propriétés particulières de la fibre myocardique. On peut expliquer, il est vrai, ce phénomène, par l'existence de fibres nerveuses et de ganglions microscopiques, constatée aujourd'hui dans toutes les régions du cœur.

Faisceau primitif. — Le fonctionnement normal et pathologique du myocarde a été grandement éclairci par la notion d'éléments différenciés transmettant dans tout le muscle l'excitation motrice, ce sont les divers éléments du *faisceau primitif* de Mackenzie.

On a reconnu dans le cœur l'existence de zones qui ont gardé la structure du tube cardiaque primitif : ce sont ces parties qui entretiennent le mouvement du cœur et transmettent d'une partie à l'autre l'incitation motrice. On a décrit ces éléments sous le nom de *faisceau primitif* (Mackenzie). Ce faisceau part de l'oreillette droite, à l'abouchement de la veine cave supérieure. Ce point correspond au *sinus du tube cardiaque primitif*. *Keith* et *Flack* y ont démontré la présence d'un *nodule* à fibres différenciées constituant l'origine du faisceau primitif ; il se dirige vers la cloison interauriculaire, présenteà la région interauriculo-ventriculaire un nodule, le *nodule de Tawara*, puis comprend la partie la plus étudiée, le *faisceau de His*, à l'origine de la cloison interventriculaire. Pour Tawara, le faisceau de His se terminerait sur toute la face profonde de l'endocarde ventriculaire par les *fibres de Purkinje*. Les fibres de Purkinje, connues depuis longtemps et considérées comme des formations intermédiaires aux fibres lisses et aux fibres striées, ont été extrêmement discutées quant à leur signification et à leur rôle. On tend de plus en plus à les considérer comme des éléments qui auraient gardé la structure embryonnaire et qui représenteraient l'épanouissement du faisceau primitif sur les parois des ventricules.

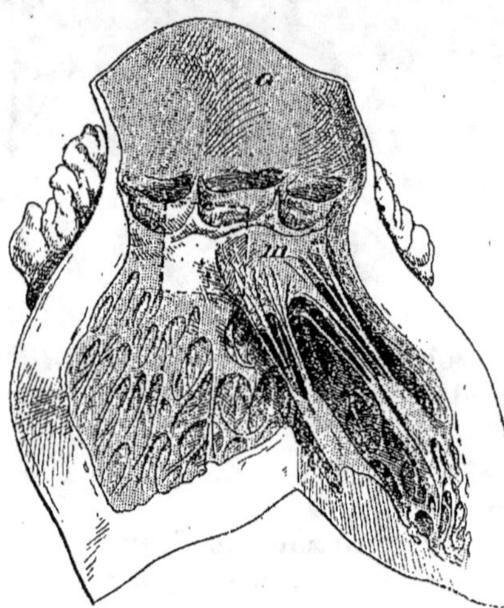

Fig. 75. — Situation du faisceau de His chez l'homme (d'après Roussy et Ameuille).

Figure schématique montrant la région de la cloison interventriculaire qui doit être prélevée pour l'étude microscopique du faisceau de His.

La partie la plus connue est le faisceau de His. On peut suivre assez facilement son trajet chez le veau et le mouton. Chez l'homme, il est difficile à suivre à l'œil nu, il faut aux autopsies prélever la partie supérieure de la cloison interventriculaire et rechercher ses altérations au microscope sur des coupes en série de cette région.

On a étudié expérimentalement les lésions du faisceau de His en sectionnant ce faisceau ou en l'écrasant, enfin on a réalisé son excitation.

On a pu par divers moyens voir que l'excitation se transmet de l'oreillette au ventricule par le faisceau de His et le temps de la transmission répond à l'intersystole vue par Chauveau.

Après section du faisceau, les ventricules continuent à battre régulièrement mais plus lentement que les oreillettes et avec un rythme différent.

Une excitation ne se transmet plus des oreillettes au ventricule.

L'excitation du faisceau de His amène une série de systoles désordonnées.

Si on rapproche ces résultats de ceux obtenus en agissant sur le pneumogastrique, la différence réside en ce que, par l'excitation du pneumogastrique, on ne peut obtenir que des absences *temporaires* de systoles ventriculaires, jamais on ne soustrait définitivement les ventricules à l'action des oreillettes, jamais le rythme ne reste ralenti d'une façon variable.

Les expériences faites sur le faisceau de His peuvent se calquer sur les expériences de Stannius destinées à montrer le rôle des ganglions cardiaques, et on a pu se demander si les expériences de Stannius n'atteignaient pas le faisceau [de His. Inversement les adversaires de la théorie

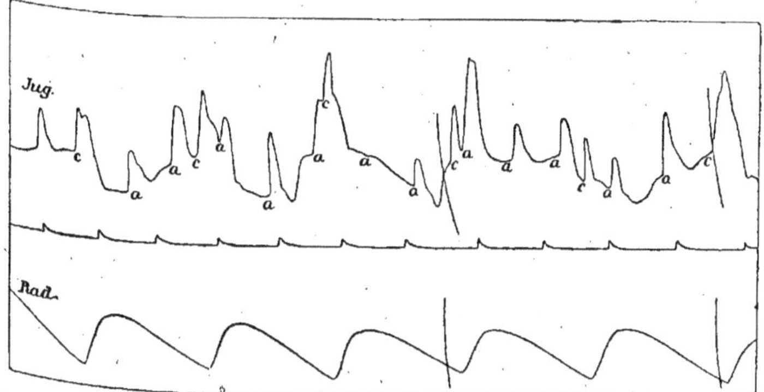

Fig. 76. — Pouls lent permanent par dissociation complète (Merklen et Heitz).

myogène estiment que, des nerfs passant avec le faisceau de His, les lésions expérimentales ou pathologiques du faisceau peuvent intéresser les éléments nerveux.

LES ARYTHMIES. — L'étude des troubles du rythme cardiaque a été transformée par des méthodes nouvelles d'examen (tracés simultanés) et par l'application des conceptions récentes du rythme (théorie myogène). Le rythme normal peut être modifié par des troubles ou des lésions du système nerveux et par des altérations du myocarde. Le rôle du faisceau primitif explique la perturbation profonde apportée par une lésion minime localisée sur une portion de ce faisceau, contrastant avec l'absence d'arythmie, alors qu'il existe des lésions graves et étendues du myocarde.

A *l'état physiologique*, il existe parfois de *l'arythmie respiratoire*. Cette modification, normale chez le chien, s'observe assez souvent chez l'enfant : le cœur et le pouls s'accélèrent dans l'inspiration, se ralentissent dans l'expiration. On peut en rapprocher *l'arythmie de position*, ou *tachy-*

cardie orthostatique. L'origine nerveuse de ces phénomènes a été admise.

Parmi les *troubles pathologiques* du rythme, il faut mettre au premier plan l'*extrasystole*. C'est une contraction prématurée du cœur, survenue trop tôt après une contraction normale et empêchant généralement, par suite du repos compensateur nécessaire du cœur, la systole physiologique suivante de se produire, d'où un bref arrêt du cœur et du pouls. L'extrasystole a le caractère très important de s'accompagner de phénomènes subjectifs : le sujet ressent un choc intra-cardiaque et une impression variable d'angoisse. On retrouve là les battements de cœur, les palpita-

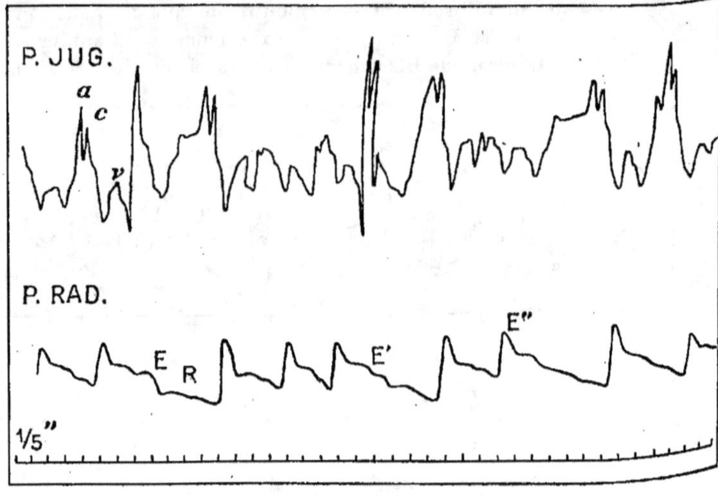

Fig. 76 *bis*.

Plusieurs extrasystoles ventriculaires : E, E', E", R, repos compensateur.

tions, les arrêts du cœur, si souvent notés par les malades et jusqu'à ces derniers temps sans explication physiologique. Les extrasystoles en se produisant à la suite de chaque contraction normale peuvent donner le pouls bigéminé. Des extrasystoles apparaissant trop vite après la systole normale sur un cœur vide n'envoient pas d'ondée sanguine dans les artères, d'où absence de pouls ; il y a une fausse bradycardie. L'extrasystole peut se rencontrer dans les affections de l'endocarde ou du myocarde, dans l'intoxication cardiaque par l'ictère ou la digitale. Elle est surtout fréquente dans les troubles dyspeptiques et l'hypertension. Son pronostic est très variable et on a pu admettre qu'elle était bénigne dans le jeune âge, grave dans un âge avancé.

A la bénignité fréquente des extrasystoles, s'oppose la gravité habituelle du *pouls alternant*, caractérisé par la succession régulière d'une pulsation forte et d'une pulsation faible. Il y a là l'indice d'un grand affaiblissement de la fibre cardiaque.

L'*arythmie perpétuelle* ou arythmie complète se caractérise à la fois par l'accélération, l'irrégularité et l'inégalité des battements. L'arythmie perpétuelle peut exister chez des individus indemnes en apparence de toute lésion cardiaque, mais elle est l'aboutissant ordinaire de toutes les lésions cardiaques, en particulier des affections mitrales. Cette arythmie traduit un trouble spécial, la disparition des contractions de l'oreillette droite, remplacées par une simple fibrillation.

L'accélération ou le ralentissement du rythme produit la tachycardie et la bradycardie.

La tachycardie peut constituer un syndrome isolé, la *tachycardie paroxystique essentielle*. Il s'agit d'après les travaux de Mackenzie d'une accumulation d'extrasystoles, pouvant avoir l'origine organique et la gravité pronostique des extrasystoles habituelles ; le syndrome perdrait ainsi le caractère d'être essentiel et il pourrait être dû à une excitation légère de ce faisceau de His, dont nous allons voir la suppression fonctionnelle amener la bradycardie.

La *bradycardie peut être totale* ou par *dissociation auriculo-ventriculaire*. Dans la bradycardie totale, le ralentissement porte à la fois sur les contractions des oreillettes et des ventricules. L'origine des accidents doit être cherchée habituellement dans une lésion ou un trouble du nerf pneumogastrique.

La *bradycardie par dissociation auriculo-ventriculaire* est due au défaut de transmission au ventricule des excitations parties du sinus ou de l'oreillette. La systole auriculaire au lieu de se transmettre se trouve *bloquée* au niveau du faisceau de His et l'expression de blocage du cœur est aujourd'hui classique. Le blocage peut être incomplet, un certain nombre de contractions auriculaires sont arrêtées et n'amènent pas les systoles seulement ventriculaires correspondantes. Si le blocage est total, il n'y a plus de transmission et sur les tracés jugulaires on voit des contractions auriculaires nombreuses, tandis que les ventricules battent lentement à leur rythme propre de 30 contractions environ par minute.

Dans le *syndrome de Stokes-Adams* caractérisé par de la bradycardie avec accidents nerveux (vertiges, syncopes, accidents épileptiformes), les accidents nerveux résultent de l'anémie bulbaire due à l'ischémie consécutive à la rareté des contractions cardiaques, et ce n'est pas le trouble bulbaire qui amène la bradycardie par l'action du pneumogastrique, ainsi qu'on le croyait. L'origine cardiaque des accidents est prouvée par l'étude graphique qui montre la dissociation auriculo-ventriculaire : il y a habituellement une première phase de blocage incomplet, puis une deuxième de blocage complet. L'anatomie pathologique a confirmé ces faits en montrant la fréquence des lésions du faisceau de His, en particulier celle des gommes syphilitiques. En opposition avec ces lésions destructives, entraînant la bradycardie, nous avons signalé les lésions légères, qui amène-

17"

raient la tachycardie paroxystique, syndrome d'excitation du faisceau de His.

Diagnostic des bradycardies en dehors de la méthode graphique. Épreuve de l'atropine. — L'atropine paralyse les terminaisons du pneumogastrique, et les physiologistes ont montré qu'une injection sous-cutanée d'atropine amène une accélération du cœur. En clinique, si on injecte sous la peau un ou mieux deux milligrammes de sulfate d'atropine on observe une accélération des contractions cardiaques. Une bradycardie qui persiste après l'injection doit être considérée comme d'origine myocardique.

M. Josué a proposé de remplacer l'injection d'atropine par une inhalation de *nitrite d'amyle*, méthode plus simple et donnant des résultats plus rapides et plus nets.

Le *réflexe oculo-cardiaque* a pour effet d'augmenter le ralentissement dans les bradycardies d'origine nerveuse.

Enfin la *radioscopie* peut, dans certains cas. rendre apparente la dissociation auriculo-ventriculaire.

L'insuffisance cardiaque.

L'insuffisance cardiaque résultant des troubles dans le fonctionnement du cœur a son origine dans les lésions des valvules. du myocarde ou du péricarde, et souvent les lésions s'associent et contribuent à donner des syndromes complexes.

On peut considérer le cœur comme formé par l'accolement de deux pompes fonctionnant rigoureusement en même temps, le cœur droit qui chasse le sang veineux dans le poumon, le cœur gauche qui chasse le sang artériel dans l'aorte et. la grande circulation. Dans chaque système, les orifices laissent passer le sang d'une cavité dans l'autre et les valvules orificielles empêchent le reflux. Si un orifice est rétréci, l'écoulement se fait mal et il y aura stase en amont ; si un système valvulaire se ferme mal au moment voulu, il y aura reflux du sang en arrière, dans le ventricule ou dans l'oreillette, et par suite encore stase. Ainsi s'expliquent les troubles de circulation pulmonaire succédant à l'insuffisance mitrale, la congestion du foie et les œdèmes périphériques, consécutifs à l'insuffisance tricuspidienne. La dyspnée, la congestion et l'œdème du poumon, puis l'augmentation de volume du foie et le subictère, l'œdème des membres inférieurs, puis de tout le corps, des signes de congestion rénale (albuminurie, diminution des urines) sont les étapes de l'insuffisance cardiaque, qui a reçu le nom d'*asystolie*.

Les lésions cardiaques n'ont pas, on le sait, l'asystolie comme conséquence immédiate et nécessaire. Les cardiopathies, même celles qui se diagnostiquent le plus aisément par l'évidence de leurs signes physiques, peuvent n'entraîner aucun trouble fonctionnel et pourraient rester méconnues. Il y a une période, parfois très longue, de tolérance, au cours de laquelle se produisent des phénomènes de compensation. Dans le rétrécissement mitral, par exemple, l'oreillette gauche s'hypertrophie pour arriver à chasser le sang dans le ventricule. Lorsque le muscle est fatigué et la cavité dilatée, la phase de tolérance est terminée et l'asystolie apparaît.

Le mécanisme de l'asystolie est d'ailleurs complexe : le jeu plus ou moins parfait des valvules, les dimensions des orifices n'interviennent pas seuls. L'état du myocarde, sa résistance, son hypertrophie ont une importance considérable. L'insuffisance cardiaque apparaîtra en peu de temps, si le bacille typhique ou la toxine diphtérique viennent altérer rapidement et profondément la fibre cardiaque. L'asystolie peut encore apparaître, en l'absence de toute lésion de l'endocarde dans les cas de myocardite chronique, où les infections chroniques ou les intoxications lentes remplacent par du tissu fibreux le tissu différencié du myocarde. Le cœur forcé ou asystolie aiguë sera le résultat d'un effort physique trop violent ou d'une surcharge brusque de la circulation par excès de boisson.

L'asystolie peut être passagère, céder au traitement et la compensation se rétablir ; mais, plus ou moins tôt, la déchéance devient irrémédiable et l'asystolie permanente est dite irréductible.

Suivant les causes, la prédisposition du sujet, l'état des organes, il peut y avoir prédominance des troubles sur certains organes, constituant les asystolies partielles, dont la plus typique est la localisation sur le foie.

M. Vaquez a distingué dans l'asystolie divers syndromes, syndromes d'insuffisance auriculaire, d'insuffisance ventriculaire gauche, d'insuffisance ventriculaire droite.

L'insuffisance auriculaire se manifeste par l'arythmie complète, due à la disparition des contractions de l'oreillette. Les symptômes peuvent rester discrets, mais habituellement liée à des lésions d'orifice, l'insuffisance auriculaire s'associe bientôt à d'autres syndromes asystoliques.

L'insuffisance ventriculaire gauche succède le plus souvent à l'hypertrophie du ventricule gauche par hypertension artérielle ou aux lésions de l'orifice aortique. Elle peut être précédée par une phase de palpitations ou de dyspnée douloureuse. Elle se manifeste sous deux formes principales également graves et pénibles, des accès douloureux et angoissants à type d'angine de poitrine, répondant à la distension ventriculaire ou des crises d'œdème pulmonaire aigu, par troubles de la petite circulation.

Le syndrome peut être rapidement mortel par angine de poitrine ou œdème pulmonaire, ou bien il se modifie, le ventricule droit se dilate et l'insuffisance ventriculaire droite apparaît.

L'insuffisance ventriculaire droite, quand elle ne succède pas au syndrome d'insuffisance ventriculaire gauche, apparaît comme la suite de la gêne de la petite circulation. Elle succède surtout aux lésions mitrales, souvent aussi à des lésions scléreuses du territoire de la circulation pulmonaire. Elle est peu douloureuse, mais la dyspnée, y est la règle, les œdèmes s'installent et elle réalise le type classique de l'asystolie.

CHAPITRE XII

VAISSEAUX SANGUINS ET LYMPHATIQUES

PAR

M. HALBRON

ARTÈRES

L'étude anatomique exacte du trajet des artères n'a pas la même importance pour le médecin que pour le chirurgien. Autant lui importe la connaissance des conditions physiologiques de la circulation artérielle, aussi peu le préoccupent les questions de distribution précise si importantes pour les interventions. Certains rapports artériels sont cependant capitaux : il n'est pas indifférent de penser à l'existence du cercle artériel de l'estomac et à la possibilité d'une grave ulcération artérielle dans le maladie de Cruveilhier (ulcère rond). La connaissance précise de la distribution des artères cérébrales est nécessaire au neurologiste. Il faut de même connaître les anastomoses artérielles et les voies de suppléance en cas d'oblitération artérielle.

ANATOMIE MACROSCOPIQUE

L'aorte. — La crosse de l'aorte. — Les rapports de l'aorte et en particulier de la crosse de l'aorte ont une importance toute particulière.

Dans une première portion ascendante, l'aorte est intrapéricardique pour une grande partie de son trajet. Elle est en rapport intime avec l'artère pulmonaire et leur communication pathologique constitue une forme d'anévrisme artério-veineux. Dans sa partie supérieure, c'est avec la veine cave supérieure qu'elle entre en contact et c'est avec elle que des communications pathologiques peuvent s'établir.

Dans cette portion il y a deux rapports importants à considérer, avec les nerfs cardiaques et avec le plastron sterno-costal. Le plexus cardiaque est situé au-dessous de la portion horizontale de la crosse de l'aorte : de là

les filets nerveux descendent vers le cœur en entourant la crosse de l'aorte ;
ces rapports expliquent les douleurs si vives de l'aortite, les crises d'an-

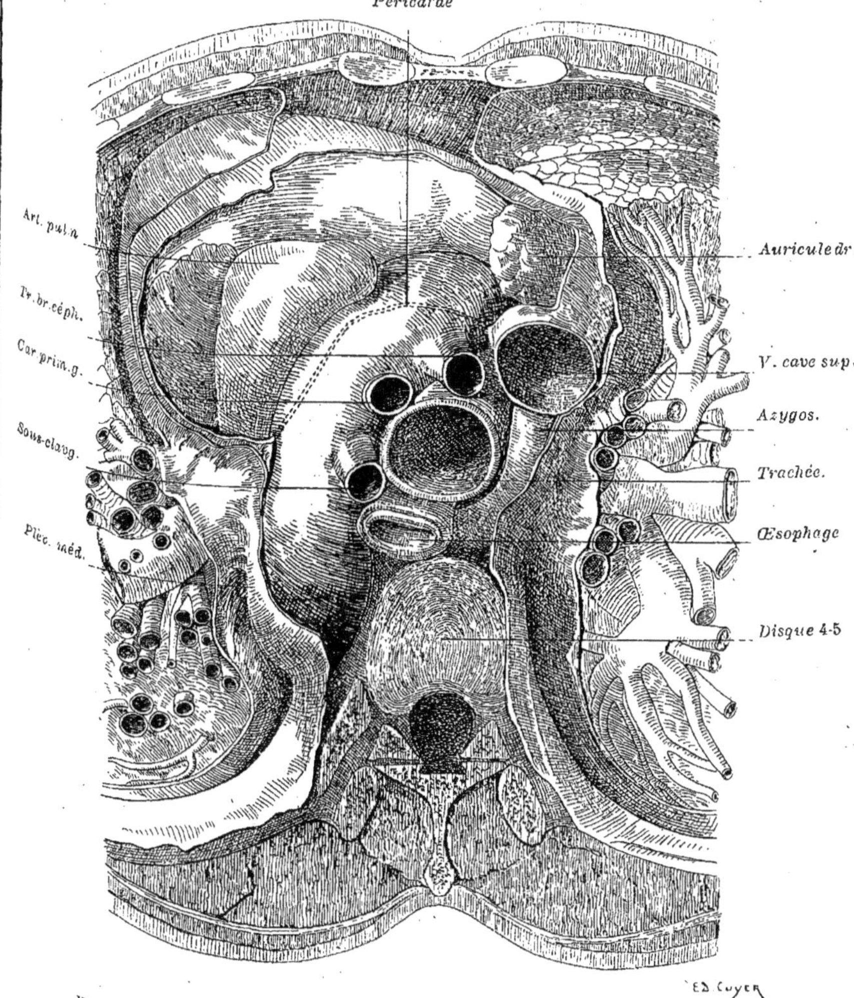

Fig. 77. — Coupe horizontale du thorax, montrant le trajet de la crosse aortique
(d'après Bourgery).

gine de poitrine qui accompagnent la dilatation aortique ; nombre de
crises d'angor seraient dues à ce que par suite de l'hypertension arté-

rielle, il y aurait, sous l'influence de l'effort, distension de l'origine de l'aorte et excitation des nerfs cardiaques.

Les rapports de l'aorte ascendante avec la paroi thoracique antérieure en permettent l'exploration clinique. Normalement, elle répond à la face postérieure du sternum et le bord droit de l'aorte suit le bord droit du sternum au niveau des deuxième et premier espaces intercostaux droits. Potain a bien montré comment la percussion de dehors en dedans dans le deuxième espace droit permet de reconnaître la dilatation aortique, dont on peut admettre l'existence si la matité dépasse le bord droit du sternum. Les rapports de l'aorte dilatée avec l'os peuvent être assez intimes pour que les pulsations usent l'os, et qu'un anévrisme vienne faire saillie et même se rompre à la peau. En haut, l'aorte ne déborde pas une ligne horizontale passant par le milieu des premiers cartilages costaux : si l'aorte s'allonge et se distend, l'extrémité supérieure, ou grand sinus, remonte vers la fourchette sternale, le doigt recourbé derrière l'os peut en sentir les battements ; on peut même voir battre l'artère entre les chefs d'insertion du muscle sterno-cléido-mastoïdien.

Pour être moins appréciables à l'exploration, les rapports de la portion horizontale n'en sont pas moins importants. L'aorte se dirige obliquement d'avant en arrière, de droite à gauche. Les rapports de la face antérieure gauche sont les moins complexes : elle est en contact en avant avec le péricarde fibreux, en arrière avec la partie médiastine de la plèvre et du poumon gauche. A droite, elle est en rapport intime avec les différents organes du médiastin. L'aorte rencontre d'abord la trachée, sur laquelle elle laisse son empreinte, puis l'œsophage auquel la relie un petit muscle. Il n'est pas besoin d'insister sur les troubles dyspnéiques et dysphagiques qu'entraîne, du fait de ces rapports, une ectasie aortique. Les procédés nouveaux de trachéoscopie et d'œsophagoscopie permettent d'étudier l'état de l'aorte : normalement, on voit des pulsations au niveau de la paroi trachéale ; un anévrisme s'y manifeste sous la forme d'une tumeur pulsatile, régulière entraînant parfois des changements d'aspect de la muqueuse ; mais cette exploration est dangereuse en risquant de provoquer la rupture de l'ectasie. Tout à fait en arrière, l'aorte s'applique au flanc gauche de la colonne vertébrale, et tout comme le sternum en avant, les vertèbres peuvent être usées par les pulsations anévrismales ; on observe ainsi des compressions médullaires d'origine aortique.

La face inférieure de la crosse embrasse le pédicule pulmonaire gauche. L'aorte passe au-dessus de la bronche gauche et une ectasie peut comprimer le conduit, se manifestant par des troubles respiratoires et des symptômes d'auscultation. Dans les mêmes conditions, on peut, en soulevant le cricoïde, la tête étant dans l'extension, sentir la transmission des pulsations anévrismales déprimant la bronche et abaissant le larynx (signe d'Oliver-Cardarelli ou de Mac Donnel).

Dans la même région le nerf laryngé inférieur ou récurrent gauche, détaché du pneumogastrique, décrit une anse autour de la crosse, ou plus exacte-

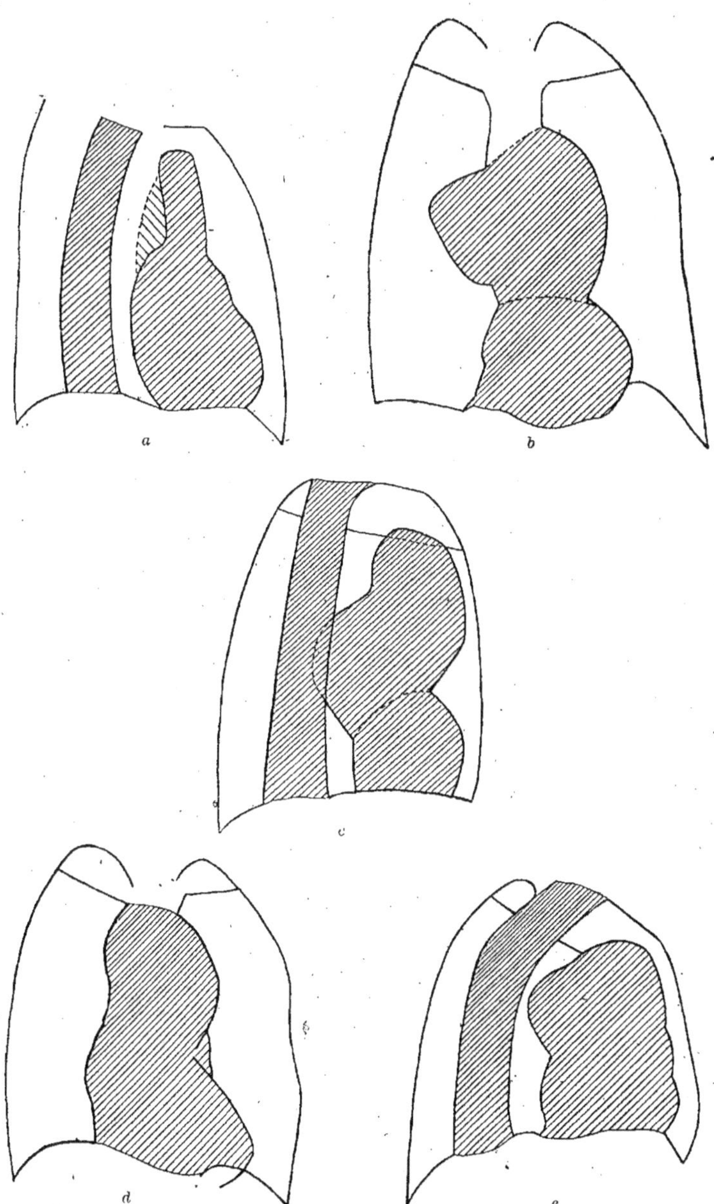

Fig. 77 *bis*. — Ortodiagrammes de l'aorte normale et pathologique
(d'après Vaquez et Bordet).

a) Aorte normale en position oblique antérieure droite à 95°. — *b*) Anévrysme de l'aorte en position frontale (image en sablier). — *c*) Même malade en position oblique antérieure droite. — *d*) Anévrysme de la portion descendante de la crosse de l'aorte. — *e*) Même malade en O. A. D.

ment du rudiment du canal artériel, avant de remonter vers la partie inférieure du larynx : un anévrisme peu volumineux est parfois décelé très précocement s'il siège en ce point, par les troubles de la voix qu'il détermine et surtout par la constatation laryngoscopique d'une paralysie de la corde vocale.

Aorte thoracique et abdominale. - L'aorte poursuit son trajet thoracique et abdominal sur la partie gauche, puis antérieure de la colonne vertébrale, jusqu'au niveau de la quatrième vertèbre lombaire où elle se bifurque en formant les deux artères iliaques primitives. Il faut signaler dans ce trajet les rapports du vaisseau avec les nerfs intercostaux, avec la plèvre gauche ; dans l'abdomen l'aorte peut, chez les individus amaigris, être perçue à la palpation profonde ; elle soulève alors la région épigastrique ou ombilicale, communique des battements aux organes ou tumeurs sus-jacentes, et rend parfois fort hésitant le diagnostic des affections abdominales.

Actuellement l'exploration de l'aorte doit se compléter par un examen radiologique, si on soupçonne l'existence d'une lésion. Normalement, chez un sujet jeune, l'aorte ne se révèle pas sur l'écran à l'examen antéro-postérieur : elle est dissimulée par l'ombre médiane sterno-vertébrale. Toute opacité dépassant le bord sternal devra faire diagnostiquer une dilatation de l'aorte, dont l'examen radioscopique fait en position oblique, permettra de préciser les caractères. Normalement on voit ainsi entre la face postérieure du cœur et la face antérieure de la colonne vertébrale l'*espace clair médian*, au niveau duquel on reconnaîtra facilement un obscurité due à un anévrisme. L'emploi des rayons X a permis de faire le diagnostic des anévrismes aortiques avec une facilité, une précocité et une précision beaucoup plus grandes que ne le permettaient les méthodes purement cliniques.

ANATOMIE MICROSCOPIQUE

Les artères ont une structure assez différente suivant leur dimension : il y a tous les intermédiaires entre la structure complexe de l'aorte et la constitution d'une fine artériole viscérale. On envisage ordinairement trois types principaux : l'aorte et les gros vaisseaux qui naissent de sa crosse, les artères moyennes comme les artères des membres, et les artérioles. Les gros vaisseaux sont caractérisés par la prédominance du tissu élastique, les autres par leur richesse en tissu musculaire.

Une *artère de type musculaire*, de taille moyenne, la radiale, par exemple, comporte trois couches, interne, moyenne, externe ou adventice. La couche interne se compose d'un endothélium à cellules plates et allongées, qui représente l'élément essentiel, d'origine endodermique qui est le prolongement de l'endothélium de l'endocarde et qui se retrouvera dans les capillaires et dans les veines.

Sous l'endothélium on rencontre la couche striée formée de faisceaux conjonctifs avec un certain nombre de fibres élastiques et même quelques fibres musculaires. La tunique moyenne est limitée à sa face interne par une lame élastique festonnée, la lame limitante interne, qu'on reconnaît facilement sur les coupes à sa forme festonnée. En dehors de la couche moyenne, on trouve une autre lame élastique, la limitante externe.

La tunique moyenne est essentiellement formée de faisceaux de fibres musculaires transversales, au milieu desquelles sont des fibres conjonctives et élastiques.

La tunique externe est formée surtout de faisceaux conjonctifs ; on y rencontre également des fibres élastiques et musculaires.

Dans les artérioles, la paroi se ramène à un endothélium, à une limitante interne, à une tunique moyenne réduite à une seule assise de fibres lisses et enfin l'adventice n'est parfois représentée que par quelques cellules conjonctives.

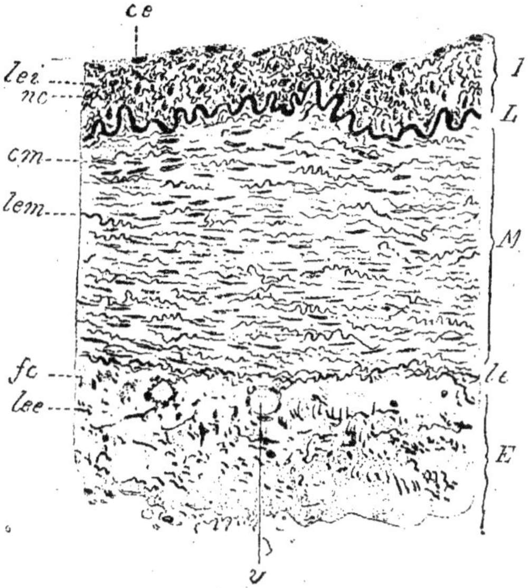

Au niveau de l'*aorte*, la différence capitale réside dans la structure de la tunique moyenne. En dehors d'une épaisse limitante, on trouve une série de lames élastiques superposées, entre lesquelles s'intercalent de courtes fibres musculaires dont l'importance est minime auprès du développement considérable du tissu élastique. L'adventice est peu développée, on y trouve des vaisseaux nourriciers.

Les *nerfs des artères* présentent deux variétés de terminaisons : sensitives sous l'endothélium et surtout motrices dans la couche musculaire. Les nerfs des artères ont une importance considérable : ce sont les nerfs vasomoteurs qui en modifiant le calibre du vaisseau règlent la circulation périphérique. Leur étude anatomique et physiologique est inséparable de celle de la tension artérielle.

La nutrition de la paroi artérielle est assurée dans les petits vaisseaux

Fig. 78. — Coupe transversale de l'artère radiale de l'homme (d'après Sobotta).

I, tunique interne. — *L*, limitante interne. — *M*, tunique moyenne. — *le*, limitante externe. — *E*, tunique externe.

par le sang circulant, mais les artères et également les veines dont le calibre atteint environ un millimètre ont un système nourricier de vasa vasorum : ceux-ci forment un réseau capillaire qui ne dépasse pas l'adventice, sauf sur les très gros vaisseaux où il pénètre dans la tunique moyenne. C'est ce qui existe à l'état normal, car dans les inflammations artérielles et veineuses les trois tuniques se vascularisent abondamment.

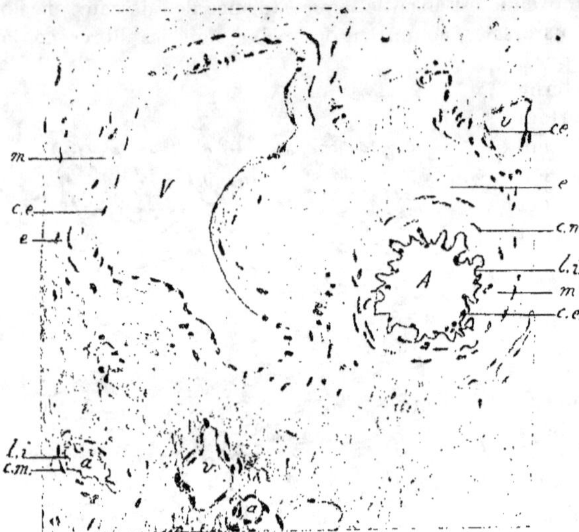

FIG. 79. — Coupes d'artérioles et de veinules (paroi intestinale) (d'après Prenant).

A, artériole. — V, veinule.

PHYSIOLOGIE

Circulation artérielle. — La circulation du sang dans les grosses artères a pour caractère d'être un écoulement continu avec des renforcements, c'est ce qui peut se vérifier aisément si on observe une hémorragie artérielle. Les renforcements sont dus aux systoles cardiaques, chaque contraction cardiaque chassant dans l'aorte une certaine masse de sang. La continuité de la circulation est l'œuvre de l'élasticité artérielle.

Marey a montré, en comparant l'écoulement d'un liquide à la sortie d'un tube de verre et d'un tube élastique, que le liquide qui arrivait de façon discontinue dans les tubes sortait également par saccades du tube de verre, alors que l'écoulement par le tube élastique était devenu continu. La paroi élastique des artères agit de même que le tube de caoutchouc. De cette façon la régularité de la circulation se trouve assurée et en même temps l'élasticité artérielle a pour résultat de diminuer le travail du cœur. Si la colonne sanguine était contenue dans un conduit rigide, elle resterait au repos pendant la diastole et devrait être remise en mouvement à chaque systole. Au contraire pendant la diastole, la force élastique de la paroi aortique qui revient sur elle-même assure la continuité de la circulation.

Le pouls. — Chez l'homme, le procédé ordinaire d'exploration de la circulation artérielle est l'étude du pouls. Si on déprime légèrement une artère superficielle reposant sur un plan profond résistant on a, à chaque contraction cardiaque, l'impression d'un battement de l'artère, coïncidant avec le durcissement de la paroi. Dans certains cas, on peut même voir les battements artériels à la surface de la peau, ordinairement il s'agit alors d'artères scléreuses.

Par l'étude du pouls, on constate tout d'abord la fréquence des contractions cardiaques. La fréquence du pouls est très variable à l'état normal suivant les sujets. Il varie suivant l'âge ; chez l'adulte, il bat de 60 à 80. Chez le vieillard, il est plus lent descendant parfois à 50. Chez l'enfant, il est très fréquent, 130 à la naissance, de 100 à 120 à un an. Il est encore de 80 à 90 vers la sixième année.

Le pouls s'accélère par l'émotion, la fatigue. La fièvre augmente la fréquence du pouls, on sait que longtemps, la fièvre fut surtout appréciée par le chiffre des pulsations. Il n'y a pas d'ailleurs concordance régulière entre le pouls et la température. Dans la fièvre typhoïde, le pouls est relativement lent. Il peut y avoir dissociation du pouls et de la température : dans les péritonites, on observe dans les cas les plus fâcheux une température peu élevée avec un pouls très accéléré ; dans les méningites, l'association d'une température élevée avec un pouls ralenti a une grande importance diagnostique. On apprécie surtout la valeur de la systole cardiaque et la façon dont le sang circule. Cependant l'étude de la circulation artérielle ne peut être faite complètement que par la méthode graphique et au moyen d'instruments appropriés.

On peut inscrire directement les phénomènes de la circulation en recueillant sur un plan qui se déplace un fin jet de sang qui s'écoule d'une plaie artérielle. C'est le tracé hématographique qui a un certain intérêt en physiologie.

En clinique, on inscrit les pulsations radiales grâce au sphygmographe de Marey, qui peut se combiner avec le cardiographe et permettre d'inscrire simultanément plusieurs tracés.

Sur les sphygmogrammes, on distingue une ligne d'ascension, suivie immédiatement d'une ligne de descente plus ou moins inclinée, qui correspond à la diastole. Le tracé normal du pouls radial ne présente pas de plateau. Sur la ligne de descente, on voit un petit crochet, correspondant au dicrotisme, c'est-à-dire à une pulsation secondaire qu'on ne perçoit pas normalement au doigt : lors de la diastole ventriculaire, la colonne sanguine lancée dans l'aorte retombe sur les sigmoïdes qui obturent l'orifice ; sous l'influence du choc qui se produit alors, une onde secondaire se propage dans l'artère et produit le dicrotisme.

En inscrivant simultanément les contractions cardiaques et les pulsations périphériques, on a pu constater qu'il y avait un synchronisme presque complet. On aurait pu conclure que le sang chassé par le cœur arrivait avec une rapidité extrême dans les extrémités. En réalité la

vitesse du sang n'est pas si grande, elle n'est que de 50 centimètres à la
seconde, mais le pouls n'est pas dû à une ondée sanguine ; il résulte de
la transmission de l'onde produite par l'impulsion donnée par la systole à
la colonne sanguine. Cette onde se propage avec une vitesse de 9 mètres

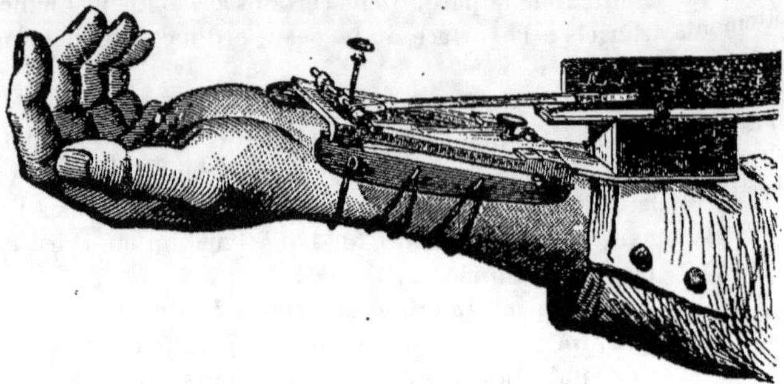

Fig. 80. — Sphygmographe de Marey.

environ à la seconde. Ainsi on comprend mieux le faible écart de temps
entre la systole cardiaque et le pouls, qui permet de considérer cliniquement comme systoliques les bruits cardiaques perçus à l'oreille en même
temps que la pulsation radiale au doigt.

L'étude des sphygmogrammes fournit des renseignements sur les états
pathologiques. On peut constater tout d'abord l'arythmie des battements,
qui peuvent être irréguliers, dans leur fréquence et dans leur mode de
succession. Nous avons vu comment les arythmies étaient actuellement
interprétées par les partisans de la théorie myogène et le rôle que joue
dans leur production le faisceau primitif du cœur. Les intermittences du

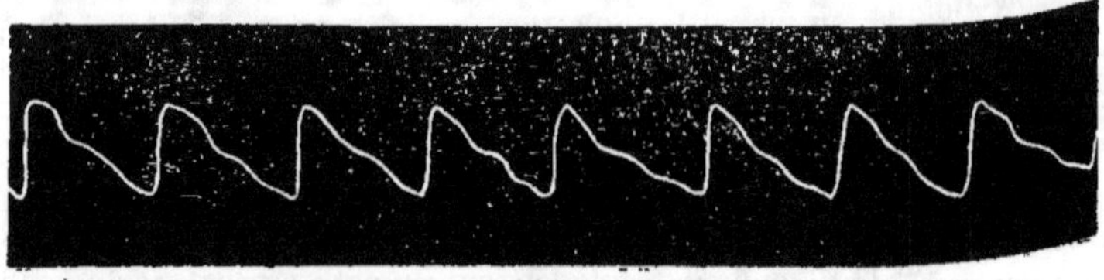

Fig. 81. — Tracé de pouls normal.

pouls peuvent être diversement interprétées, tantôt elles coïncident avec
l'absence d'une ou plusieurs contractions cardiaques, tantôt il s'agit de
fausses intermittence, dues à ce que la contraction cardiaque a été trop
faible pour être transmise à l'artère. On peut observer des arythmies
régulières : par exemple le pouls bigéminé est caractérisé par deux pulsations se succédant rapidement et suivies d'un intervalle assez long, on

l'observe en particulier après l'administration de la digitale. L'inscription simultanée des deux pouls radiaux montre quelquefois de l'inégalité entre eux ou du retard d'un pouls par rapport à celui du côté opposé, qui pourront indiquer l'existence d'un anévrisme de la crosse de l'aorte.

La forme même du tracé de chaque pulsation est instructive. L'exagération du dicrotisme, qui se manifeste même au doigt peut se rencontrer dans la fièvre typhoïde. L'existence d'un plateau ascendant entre les lignes

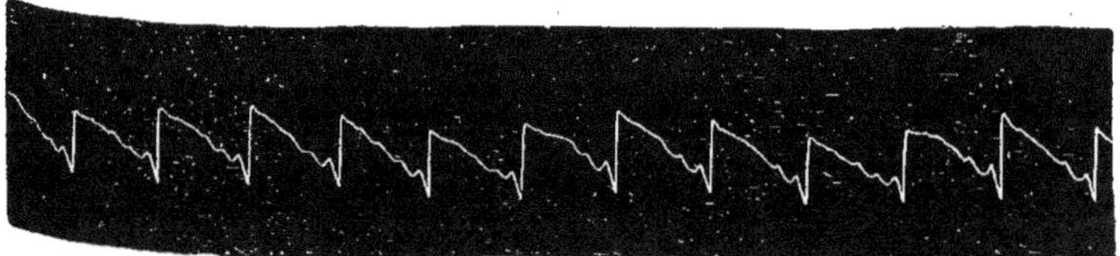

Fig. 82. — Tracé du pouls d'un malade atteint d'insuffisance aortique.

d'ascension et de descente témoigne de lésions d'athérome aortique et d'un manque d'élasticité du vaisseau. L'insuffisance aortique se caractérise par le crochet très aigu que fait le sommet de la courbe.

Tension artérielle. — La paroi élastique de l'artère est distendue par le sang qui circule. Elle a sans cesse tendance, en raison même de son élasticité, à revenir sur elle-même et les physiologistes désignent sous le nom de tension artérielle l'énergie de cette tendance au retrait de la paroi élastique. Cette tension dépend directement de la pression exercée sur la paroi de l'artère par le sang qui circule. C'est pourquoi on emploie couramment l'un pour l'autre en physiologie normale et pathologique les termes de tension artérielle et de pression sanguine. La résistance plus ou moins grande opposée par l'artère à la pression du doigt renseigne grossièrement sur l'état de la tension.

L'étude de la tension artérielle, sa mesure et ses variations ont une très grande importance pour le médecin. Ce n'est pas seulement une très intéressante question de physiologie ; dans ces dernières années on a montré que la tension artérielle avait une grande importance séméiologique.

On a imaginé différents procédés pour mesurer la pression artérielle chez l'homme.

La plupart des appareils cherchent à mesurer la pression qui, exercée sur une artère, est suffisante pour empêcher les battements au-dessous du point comprimé : on part de ce principe que la compression qui suffit ainsi à aplatir le vaisseau est égale à la pression du sang circulant. La première application fut faite par von Basch, mais on a employé surtout le *sphygmomanomètre* de Potain : la pression est exercée par un doigt sur l'ampoule de caoutchouc appliquée sur l'artère et en communication avec un manomètre, la suppression des battements s'apprécie avec un autre doigt qui explore l'artère immédiatement au-dessous de l'ampoule.

Riva Rocci comprime l'artère à l'aide d'un brassard élastique posé sur le bras et dont l'ampoule pneumatique communique avec le manomètre. Il juge à distance, au niveau du poignet, de l'abolition des battements artériels.

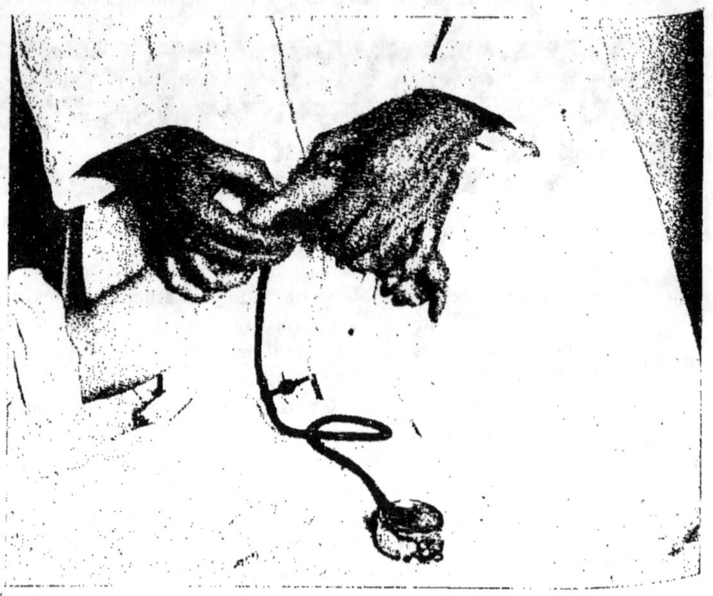

Fig. 83. — Position de la main du sujet dans la mesure de la pression artérielle avec le sphygmomanomètre de Potain. La main du sujet doit être en pronation complète et en flexion assez prononcée ; elle doit être placée aussi près que possible du plan horizontal qui passe par le cœur (d'après Marfan).

M. Vaquez a fait construire sous le nom de *sphygmotensiomètre* un appareil dérivé de celui de Riva-Rocci, mais plus précis et d'application plus commode.

Pour éviter les causes d'erreur personnelles dans l'appréciation des battements artériels persistant ou supprimés au poignet, M. Vaquez a ajouté à l'appareil de Riva Rocci un second brassard, également pneumatique, appliqué sur le poignet et transmettant à une aiguille indicatrice les battements artériels. Quand cette aiguille cesse de battre, on peut lire sur le manomètre en communication avec le brassard brachial le chiffre de la tension. C'est le *sphygmo-signal*.

L'appareil construit par M. Pachon, l'*oscillomètre*, a rencontré une grande faveur auprès des physiologistes et des cliniciens.

Il a construit un appareil qui permet de comprimer l'artère humérale ou radiale par un brassard suffisamment large, condition indispensable (Weiss). On se propose de mesurer les deux valeurs de la pression artérielle, la pression maxima ou systolique et la pression minima ou constante.

1° *Pression maxima.* — Comme avec les autres appareils, la pression maxima est celle qu'on note au moment où les pulsations artérielles sont supprimées, c'est-à-dire, ici, ne se manifestant plus par des oscillations du manomètre. On prend, comme valeur de cette pression, celle qui existe dans le brassard, quand les oscillations ayant disparu, il reparaît une première oscillation différenciée. La différence entre l'oscillomètre et

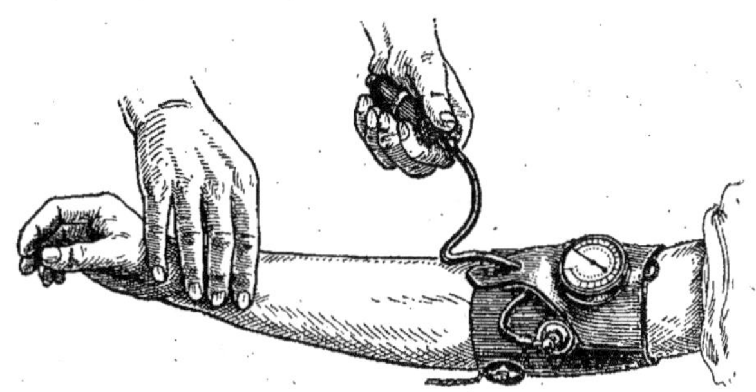

FIG. 84. — Sphygmotensiomètre de Vaquez appliqué.

l'appareil de Riva Rocci, en ce qui concerne la pression maxima est, qu'avec l'oscillomètre on s'assure de la disparition des battements au niveau même de l'artère comprimée, alors que l'appareil Riva Rocci ne permet de juger la disparition des battements qu'en un point éloigné du siège de la compression.

2° *Pression minima.* — Sa mesure repose sur un principe particulier, le principe des oscillations de Marey. Ce physiologiste a démontré que, si une artère est soumise à une pression extérieure, les mouvements d'oscillation de la paroi vasculaire ont leur plus grande amplitude quand la valeur de la contre-pression excentrique est juste égale à la pression artérielle minima ou constante. L'application de ce principe à la mesure de la tension artérielle en clinique était empêchée par une difficulté technique : il fallait pour constater les oscillations maxima et mesurer la tension artérielle à ce moment une capsule manométrique de sensibilité très grande et constante, c'est-à-dire montrant des oscillations de même amplitude, quelle que fût la valeur de la tension. Cette difficulté pratique a été vaincue par M. Pachon dans la construction de son appareil. On voit au fur et à mesure qu'on diminue la pression dans le brassard augmenter l'amplitude des oscillations ; à un moment, la tension artérielle s'abaisse au-dessous de la tension minima, les oscillations décroissent et on prend comme chiffre de la tension minima celle qu'indique le manomètre au moment de la première oscillation décroissante. Il est parfois difficile de reconnaître la première oscillation différenciée, qui marque la pression maxima, et l'appareil peut indiquer des chiffres trop élevés pour la tension maxima, surtout chez les individus en état d'hypertension artérielle.

Certaines causes d'erreur ont pu être éliminées en employant un bras-

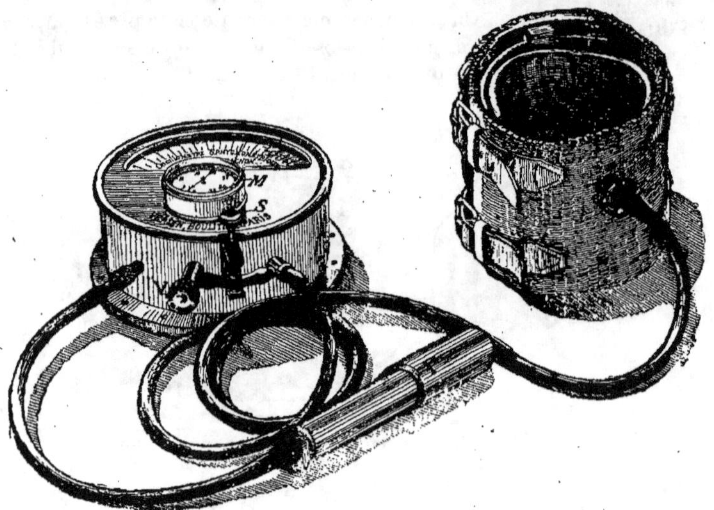

Fig. 85. — Oscillomètre de Pachon.

sard à double manchon, le manchon supérieur étant isolé de l'oscillo-mètre et servant à amortir les pulsations (dispositif de Enriquez et Cottet).

M. Amblard a construit un appareil, le *sphygmométroscope*, qui semble permettre de façon très satisfaisante l'étude comparée de la tension artérielle systolique et diastolique.

Mesure de la tension diastolique avec l'appareil de Riva Rocci ou le sphyg-motensiomètre de Vaquez.

Méthode d'Ehret. — Lorsqu'on décomprime le bras, lors de l'apparition des battements le manomètre indique la tension systolique. Si on continue très progressivement la décompression, le doigt sent que les battements augmentent d'intensité, de vibrance, jusqu'à une pulsation très vibrante, que suit une pulsation très diminuée. Au moment de cette pulsation diminuée, le manomètre indique la pression minima. Les sensations du doigt sont comparables aux oscillations de l'aiguille dans l'appareil de Pachon.

Méthode auscultatoire de Korotkow. — On applique au niveau de l'humérale le pavillon d'un sthétoscope biauriculaire. Quand, au moment de la décompression, le sang commence à passer, on entend le bruit d'une première pulsation, répondant à la tension systolique. La décompression continuant, le bruit des pulsations augmente, atteint un maximum, puis diminue, brusquement les vibrations cessent ou deviennent imperceptibles : c'est à ce moment qu'on peut lire la pression diastolique.

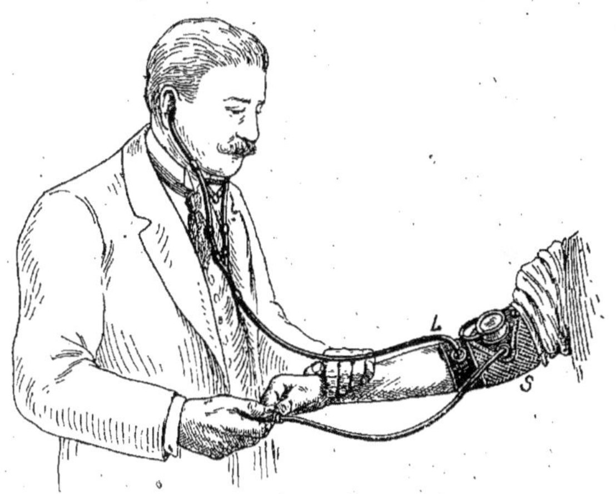

Fig. 86. — Méthode auscultatoire. Dispositif de Laubry.

Laubry a remplacé le pavillon du sthétoscope par une caisse de résonance ou sphygmophone.

La méthode auscultatoire est très sensible, facile à employer et paraît devoir se répandre.

Ces différentes méthodes ont permis d'approfondir nos connaissances sur la tension artérielle.

L'étude des tracés obtenus chez l'animal montre qu'il faut distinguer deux éléments dans la pression artérielle, un élément constant et un élément variable. Sur les tracés, en effet, la pression n'est pas représentée par une ligne droite. Au-dessus d'un certain niveau qui est fixe, le tracé décrit un certain nombre d'oscillations. Le niveau constant mesure la *tension minima*, le sommet des oscillations indique la valeur de la tension *maxima* et le grand intérêt de l'oscillomètre de Pachon est qu'il permet chez l'homme d'apprécier les deux valeurs.

La pression artérielle n'est pas la même en tous les points du système artériel. Cela dérive de la loi générale de l'écoulement des liquides : il y a écoulement du liquide parce que les molécules du système liquide sont à une pression inégale et l'écoulement se fait de la pression la plus forte à la pression la moins forte, comme on le démontre par l'expérience classique des tubes piézométriques de Bernouilli. La tension artérielle décroît de même du cœur à la périphérie : chez le chien elle est de 17 centimètres de mercure dans l'aorte et 13 seulement dans la fémorale.

La pression artérielle est sous la dépendance de nombreuses causes qui peuvent la faire varier.

Les oscillations de la tension maxima sont causées par les systoles cardiaques, dont chacune élève la tension, en même temps qu'elle produit l'onde pulsatile.

En prenant simultanément des tracés de la tension artérielle et de la respiration, on voit que les respirations se traduisent par des oscillations du tracé artériel. Ces oscillations respiratoires varient de type suivant les animaux et suivant les individus. Si l'inspiration n'a pas pour effet d'accélérer le cœur, l'inspiration abaisse la tension artérielle. Si, au contraire, comme c'est le cas normal pour le chien, et le cas le plus ordinaire chez l'homme, l'inspiration accélère le rythme cardiaque, la tension artérielle augmente à ce moment et on la voit s'abaisser pendant l'expiration.

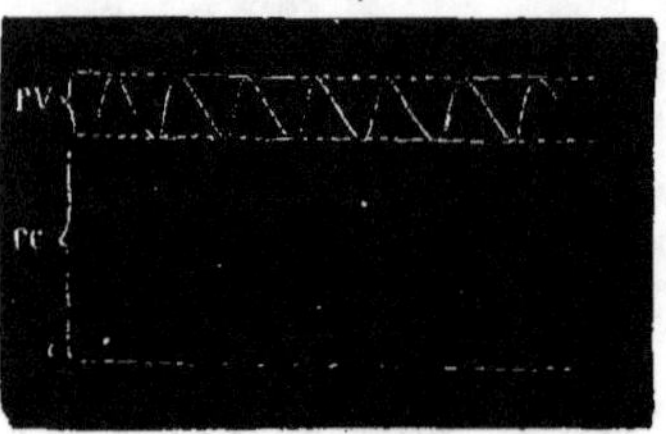

Fig. 87. — Élément constant et élément variable de la tension artérielle (Arthus).

PC, pression constante ; PV, pression variable.

La pression constante dépend avant tout de la puissance cardiaque. Celle-ci a pour effet d'imprimer à la masse sanguine une pression telle qu'elle distende la paroi artérielle. Dans l'intervalle des systoles cardiaques, la paroi élastique restitue cette force et continue à faire progresser le sang.

La tension artérielle dépend aussi de la masse du sang contenue dans le système artériel : une injection de liquide dans le système artériel augmente la pression, mais de façon transitoire. Le liquide injecté distend les veines, séjourne dans le foie et l'excès est rapidement éliminé par le rein. Une soustraction de sang abaisse la tension artérielle, mais des phénomènes de vaso-constriction, indépendamment des appels d'eau des tissus dans le sang, ont pour effet de relever la tension.

En effet, la tension artérielle dépend en grande partie de la résistance périphérique des vaisseaux, soit des artères, soit des capillaires. Pour régler cette résistance intervient le système nerveux, l'appareil vaso-moteur.

Nerfs vaso-moteurs. — Nous avons signalé l'existence des terminaisons nerveuses dans la couche musculaire de la paroi artérielle. En effet, la contraction ou le relâchement des fibres musculaires vont avoir pour effet, sous l'influence des nerfs vaso-moteurs, de régler la circulation.

L'existence des nerfs vaso-constricteurs a été mise en évidence par Claude Bernard. Sur un lapin de pelage clair, à oreilles transparentes, on sectionne le sympathique cervical d'un côté, ou mieux encore, on arrache le ganglion. L'oreille de ce côté rougit, les vaisseaux s'élargissent et deviennent très apparents. Le sang s'écoule plus abondant et la circulation étant accrue, les veines contiennent du sang rouge. On note pour la même raison une élévation notable de la température de cette oreille.

Brown-Sequard a fait l'expérience inverse : il excite par un courant induit le sympathique cervical et produit ainsi la pâleur de l'oreille, son refroidissement et le rétrécissement des vaisseaux.

On connaît la distribution des nerfs vaso-constricteurs. Venus de la moelle par les racines antérieures, ils gagnent le sympathique et se rendent aux artères soit directement, soit en empruntant le trajet des nerfs mixtes.

La conséquence la plus importante de l'excitation d'un nerf vaso-constricteur est d'augmenter la pression en amont du point de l'artère resserrée et de diminuer la pression dans la veine.

L'existence des nerfs vaso-dilatateurs a été également mise en évidence par Claude Bernard : l'excitation du bout périphérique de la corde du tympan sectionnée se traduit par une augmentation de la sécrétion, par le gonflement de la glande, la turgescence des petites artérioles. La veine est gonflée et contient du sang aussi rouge que l'artère.

La mise en évidence des actions vaso-dilatatrices est plus difficile que celle des vaso-constricteurs. Le trajet des vaso-dilatateurs a été également plus malaisé à établir, ainsi que leur origine. Comme les vaso-constricteurs, ils viennent du sympathique et le plus souvent les deux ordres de fibres, quoique d'action antagoniste, sont mélangés dans le même tronc nerveux.

L'excitation des vaso-dilatateurs amène un abaissement de la tension artérielle et une élévation de la tension veineuse.

Parmi les vaso-dilatateurs certains ont un rôle particulier, ce sont les nerfs vaso-dilatateurs du pénis qui jouent le rôle essentiel dans le phénomène de l'érection.

Le mode d'action des nerfs vaso-constricteurs et vaso-dilatateurs est tout à fait différent. Les vaso-constricteurs agissent en faisant contracter la musculature artérielle, composée de fibres lisses, à la façon de tout nerf agissant sur tout muscle. Ils ont encore pour rôle de maintenir le tonus de cette musculature. Les nerfs vaso-dilatateurs n'ont, au contraire, aucun rôle moteur direct : leur excitation ne produit pas la contraction de faisceaux musculaires artériels à direction longitudinale, qui n'existent pas. Ils agissent comme nerfs d'arrêt des vaso-constricteurs dont ils suppriment la fonction.

Il existe des centres nerveux réglant les phénomènes vaso-moteurs.

Le centre vaso-constricteur siège dans le bulbe au niveau du plancher du quatrième ventricule. On décrit, en outre, des centres secondaires dans la moelle, dans les ganglions sympathiques, et enfin, dans la paroi même des vaisseaux. Les centres vaso-dilatateurs semblent avoir la même disposition et leur centre principal est également au bulbe.

Il est nécessaire de savoir que les actions vaso-constrictives et vaso-dilatatrices entrent ordinairement en jeu simultanément, sous l'influence de la même excitation. La chaleur, par exemple, produit une vaso-dilatation périphérique, accompagnée de vaso-constriction centrale. C'est par l'intermédiaire de ces réactions que se fait la distribution du sang dans les différents organes, selon les nécessités de leur fonctionnement.

La tension artérielle se trouve maintenue à un taux constant par le jeu des vaso-constricteurs qui assurent la persistance du tonus.

D'autre part, il se fait de véritables balancements circulatoires dont le meilleur type est le fonctionnement du nerf dépresseur de Cyon. Si, par suite de vaso-constriction périphérique, la tension s'élève dans l'aorte, les extrémités sous-endocardiques du nerf dépresseur sont irritées : il y a un relâchement des vaisseaux abdominaux, qui permet rapidement l'écoulement du sang.

On voit ainsi que la tension artérielle dépend à la fois du travail du cœur, de la masse du sang et des phénomènes vaso-moteurs au niveau de la paroi artérielle. Il faut ajouter à ces facteurs l'influence de la viscosité plus ou moins grande du sang. On peut se rendre compte par cela même de la diversité des variations pathologiques de la tension.

Variations de la tension artérielle. — Il faut d'abord établir quels sont les chiffres moyens de la tension artérielle chez l'homme sain. Ces chiffres varient avec l'appareil adopté. Potain avec son appareil a indiqué un certain nombre de chiffres, variables selon l'âge chez les individus considérés comme sains : de 6 à 10 ans, 9 centimètres ; de 20 à 25, 17 ; de 50 à 60, 21 centimètres. L'appareil de M. Vaquez donne, en général, pour les mêmes individus des chiffres plus faibles, l'appareil de M. Pachon des chiffres plus forts.

Ces chiffres classiques de la tension systolique chez l'individu normal semblent excessifs. En particulier l'appareil de Pachon paraît donner des chiffres trop élevés. M. Marfan dans des recherches récentes a abouti aux chiffres suivants comme étant les chiffres moyens chez l'homme sain.

Appareil de Potain	12,5
— de Riva Rocci.	12,8
— de Laubry	13,4
— de Pachon	16,3
— avec manchette d'Enriquez et Cottet . .	14

La pression diastolique est au contraire sensiblement la même pour les divers appareils et est de 9 centimètres à 9 cm. 5 de mercure.

Il ne faut pas oublier, d'ailleurs, que l'oscillomètre donne à la fois la tension maxima et la tension minima : il ne faut pas négliger cette dernière, car il semble que la différence entre les deux chiffres de la pression ait une importance très grande et sa valeur fait actuellement l'objet de recherches importantes.

En particulier l'existence d'une tension maxima élevée avec un chiffre bas de la tension minima est une grande présomption d'insuffisance aortique. Dans les cas d'affections cardiaques, une tension maxima peu élevée coïncidant avec une tension minima élevée, implique habituellement un mauvais pronostic et signifie insuffisance cardiaque.

SYNDROMES ARTÉRIELS

Hypotension. — L'hypotension pathologique peut relever de causes multiples.

Elle peut tenir à la diminution de l'impulsion cardiaque et traduire la défaillance du myocarde ; c'est ainsi que, décelée par la faiblesse du pouls, elle accompagne les états asystoliques.

On peut l'attribuer à la diminution de la masse du sang, mais elle est alors d'assez courte durée, on l'observe ainsi dans les hémorragies graves, et cette diminution de la tension artérielle est un des effets thérapeutiques qu'on cherche à obtenir par la saignée.

Dans certaines infections, la diminution de la tension est un élément important pour le diagnostic. Elle fait partie du tableau de la fièvre typhoïde, et M. P. Teissier a montré qu'une augmentation brusque de la tension au cours d'une fièvre eberthienne devait faire redouter l'apparition d'une hémorragie ou d'une perforation intestinale. L'abaissement de la tension artérielle a été indiqué par Potain, puis par M. Marfan, comme un des signes révélateurs du début de la tuberculose pulmonaire.

Certains extraits glandulaires ont une action hypotensive (extrait d'hypophyse, de testicule, d'ovaire, de corps thyroïde), on attribue cette action à la choline, dérivé de la lécithine, dont l'action serait ainsi antagoniste de celle de l'adrénaline.

En effet, le type de l'hypotension pathologique est fourni par le syndrome d'insuffisance surrénale de MM. Sergent et Léon Bernard, apparaissant primitivement ou après une infection comme la diphtérie.

La thérapeutique de l'hypotension sera fondée sur ces notions pathogéniques. Elle s'adressera par la spartéine, par exemple, au myocarde ; par la strychnine, aux vaso-constricteurs. Les injections intraveineuses de sérum physiologique rétabliront la masse sanguine ; enfin on emploie de plus en plus l'adrénaline dans les états d'hypotension.

Hypertension. — L'hypertension peut apparaître de façon passagère.

On avait noté depuis longtemps l'état de dureté du pouls au cours de la migraine, au cours des diverses coliques abdominales, en particulier au cours de la colique de plomb. Pal a groupé ces divers symptômes caractérisés par l'hypertension artérielle spasmodique sous le nom de crises vasculaires ; parmi les crises vasculaires thoraciques, il range l'angine de poitrine ; parmi les crises vasculaires abdominales, les crises douloureuses des tabétiques.

L'hypertension permanente a fait l'objet de recherches nombreuses et on lui a donné une importance particulière chez de nombreux malades. On observe fréquemment un syndrome caractérisé par l'hypertension, de l'albuminurie peu abondante, de la polyurie, un bruit de galop cardiaque. C'est ce qu'on décrit sous le nom de néphrite interstitielle avec hypertrophie cardiaque. On considérait que ce syndrome comporte de façon habituelle des lésions d'artérite chronique, et de l'athérome aortique, mais le symptôme hypertension était mis au second plan. Actuellement on sait en plus qu'on rencontre chez ces malades des lésions surrénales, soit de véritables adénomes, soit des modifications en rapport avec le fonctionnement exagéré de ces glandes, l'*hyperépinéphrie* de Léon Bernard et Bigart. On a rapproché ces constatations anatomiques des résultats expérimentaux ; l'adrénaline, extraite de la substance médullaire de la surrénale, est le facteur le plus actif de vaso-constriction et d'hypertension ; d'autre part en faisant des injections répétées d'adrénaline à des lapins, M. Josué a obtenu des lésions typiques d'athérome aortique. On a été amené à voir dans l'hypertension non plus, comme on le croyait, la conséquence de l'obstacle circulatoire formé par le rein scléreux, mais le résultat d'une hyperactivité surrénale, dépendant peut-être elle-même des lésions rénales ; les lésions de sclérose aortique seraient dues également à l'action de l'adrénaline (Vaquez). Il paraît avéré qu'entre les lésions surrénales, l'athérome et l'hypertension, il existe un lien.

Les agents thérapeutiques actifs contre l'hypertension sont peu nombreux, et leur efficacité n'est pas toujours absolue. La saignée veineuse diminue fortement la tension artérielle, mais nous avons déjà indiqué que cette action était passagère. On considère comme les agents hypotenseurs les plus constants les iodures alcalins, qui n'agiraient d'ailleurs que par l'élément iode, et les composés nitreux. C'est par des phénomènes d'hypotension, consécutifs à la vaso-dilatation périphérique, facilement appréciable, qu'on explique l'action du nitrite d'amyle dans l'angine de poitrine, considérée alors comme une crise localisée d'hypertension.

Athérome artériel. — Cette lésion dont nous venons de voir les rapports avec l'hypertension et l'hyperépinéphrie se manifeste sur les artérioles, les grosses artères ou l'aorte par l'apparition de plaques jaunes, parfois ramollies ou ulcérées, souvent infiltrées de calcaire. On trouve surtout l'athérome dans la deuxième partie de l'existence. Il peut être localisé ou généralisé. La lésion microscopique débute à la partie profonde de l'endartère par une zone de dégénérescence, qui se transforme en pustule, et peut ultérieurement être envahie plus ou moins complètement par les dépôts calcaires. Ces lésions diminuent la souplesse et l'élasticité de l'artère. Elles peuvent ou amener la rupture, ou faciliter les processus d'oblitération.

Anévrysmes artériels. — Ce sont des dilatations irrégulières de la paroi artérielle. Ils peuvent être traumatiques, par destruction mécanique d'une partie de la paroi ou par nécrose de voisinage. Spontanés, ils sont dus le plus souvent à la syphilis. L'inflammation détruit les éléments musculaires et surtout élastiques de la paroi, qui se transforme en un tissu fibreux. Celui-ci se laisse distendre, forme une poche où circule le sang et où s'accumulent des caillots. Les anévrysmes peuvent siéger sur les artérioles, comme au cerveau, sur les artères des membres ou enfin sur l'aorte. Ils peuvent produirent des troubles par compression ou amener la mort par hémorragie si la paroi distendue se rompt et si le sang s'épanche au dehors à travers la peau ou une muqueuse ulcérée, ou au dedans dans une cavité naturelle.

Par une communication entre une artère et une veine peut se constituer un *anévrysme artérioso-veineux.*

Oblitérations artérielles. —. Les oblitérations artérielles ont pour résultat l'arrêt de la circulation dans le territoire irrigué. L'oblitération de l'artère peut se faire par embolie : un corps étranger ou un caillot venu du cœur ou de l'aorte vient boucher l'artère. Dans d'autres cas l'oblitération se fait par thrombose : une altération de l'endartère amène la précipitation de la fibrine du sang et la formation d'un caillot qui occupera toute la cavité. Enfin le calibre de l'artère peut être rétréci jusqu'à disparaître à la suite de l'épaississement progessif de la paroi même de l'artère, et aucune cause n'agit aussi puissamment que la syphilis pour produire cette oblitération.

Si l'artère oblitérée est terminale, on note l'ischémie des tissus, puis leur dégénérescence : au cerveau, il se forme ainsi des foyers de ramollissement ; au niveau des membres, c'est le sphacèle qui apparaît. Si l'oblitération est incomplète ou si la circulation peut se rétablir par des voies indirectes, les accidents seront transitoires ; au niveau d'un membre, on voit ainsi reparaître la coloration et la chaleur des téguments. Des accidents transitoires du même genre peuvent s'observer au niveau du cerveau ou de la moelle, donnant ainsi des paralysies passagères.

VEINES

Le système veineux constitue la voie de retour du sang des capillaires vers le cœur : on peut le considérer comme un arbre dont les racines multiples draineraient le sang à la périphérie et dont le tronc le ramènerait vers le centre. Le système veineux comprend un double réseau : un système périphérique dont le sang va se déverser dans l'oreillette droite par la veine cave supérieure et la veine cave inférieure : et un réseau pulmonaires, formé par les quatre veines pulmonaires qui ramènent le sang du poumon dans l'oreillette gauche.

Il faut ajouter qu'à ces systèmes veineux calqués sur les systèmes artériels correspondants, s'ajoute un système veineux tout à fait particulier, le système porte. On appelle de façon générale système porte tout système veineux interposé entre deux réseaux capillaires : la veine porte reçoit le sang des capillaires de l'intestin, du pancréas et de la rate et l'amène au foie, où elle se résout à nouveau en un système capillaire.

ANATOMIE MACROSCOPIQUE

L'aspect des veines est très différent de celui des artères et permet de les distinguer. Les veines sont moins épaisses que les artères ; si on les sectionne, elles s'aplatissent au lieu de rester béantes. Elles n'ont pas un calibre régulier, mais d'une part présentent çà et là des dilatations irrégulières, et d'autre part présentent par places des renflements, qui répondent aux valvules placées dans l'intérieur du vaisseau.

Le **nombre** des veines est beaucoup plus considérable que celui des artères ; une artère, à l'exception de quelques très grosses artères, est ordinairement accompagnée de deux veines satellites. En plus des veines placées sous l'aponévrose des membres, il existe un système de veines superficielles, sous-cutanées qui n'accompagnent aucune artère. Il faut ajouter encore au système veineux les volumineux canaux qui collectent les veines du cerveau et de l'œil, les sinus veineux du crâne : ce sont des canaux fibreux occupant des dépressions sur la face interne de la paroi cranienne. Les os du crâne contiennent encore entre leurs deux tables les veines diploïques.

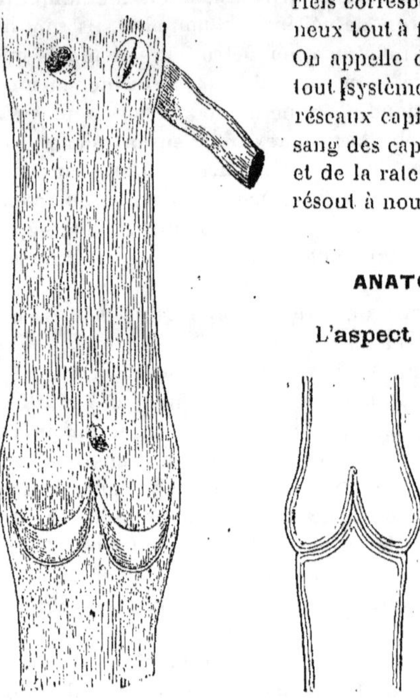

Fig. 88. — Valvules des veines (Charpy).

A. En bas valvules pariétales, en haut, valvules ostiales sur une veine ouverte et étalée - B. Coupe longitudinale d'une veine remplie par une injection de gélatine. Valvules adossées.

La présence de très nombreuses **anastomoses** constitue une des caractéristiques du système veineux. Les anastomoses peuvent être de véritables canaux de dérivation unissant deux points de la même veine. Ordinairement les anastomoses unissent deux veines voisines, tantôt très proches, tantôt très éloignées. Ces anastomoses peuvent se faire sur un même plan, entre deux veines superficielles par exemple ; dans d'autres cas, elles unissent, en perforant l'aponévrose, une veine superficielle à une veine profonde.

La surface interne des veines n'est pas comme celle des artères parfaitement régulière et uniforme. On y trouve la saillie des **valvules**. Celles-ci ont la forme d'un nid de pigeon, avec un bord adhérent à la paroi, un bord libre, une face qui regarde la paroi de la veine et une autre dirigée vers la lumière du vaisseau. Le bord libre est toujours dirigé vers le cœur, la barrière formée par la valvule étant disposée de façon à empêcher le reflux du sang. Les valvules se reconnaissent sur une veine non ouverte à la déformation qu'elles déterminent : au bord adhérent répond un rétrécissement : au sinus de la valvule, un renflement de la paroi. On peut trouver les valvules disposées de deux façons, soit réparties sur le trajet de la veine, soit à l'embouchure du vaisseau dans un autre (valvules ostiales),

La présence des valvules n'est pas absolument générale : on n'en rencontre pas sur la veine cave supérieure et le tronc brachio-céphalique, ce qui explique l'apparition facile du pouls jugulaire dans l'asystolie. Ces formations manquent également sur la paroi de la veine porte et cette disposition facilite les phénomènes d'hypertension portale. Ce sont les veines des régions, où, comme au membre inférieur, la pesanteur se fait le plus sentir, qui sont les plus riches en valvules.

ANATOMIE MICROSCOPIQUE

La paroi des veines se compose en réalité de deux tuniques seulement, interne et externe. C'est par analogie avec les artères qu'on a décrit trois tuniques, qu'en réalité on retrouve moins nettement.

La tunique interne est essentiellement constituée par l'endothélium. Cette membrane fondamentale du système vasculaire est représentée ici par des cellules plus courtes et plus larges que celles de l'endothélium artériel. Ces cellules peuvent être doublées d'une couche fibro-élastique, formée de l'entre-croisement de différents faisceaux. Cette lame peut manquer, dans les plus grosses veines, et l'endothélium repose directement sur la lame élastique interne de la couche externe.

La tunique externe est formée de fibres élastiques, de faisceaux musculaires et de tissu conjonctif. Elle est séparée de la tunique interne par la lame limitante interne : celle-ci est formée d'un tassement de fibres élastiques qui ne forment pas une véritable membrane ; cette lame a un aspect plus ou moins onduleux, mais elle ne présente pas les festons réguliers qui font reconnaître sûr les coupes la limitante interne des artères. Le tissu conjonctif est l'élément le plus abondant de la paroi, qu'il peut former presque complètement. Les fibres élastiques ont une disposition irrégulière, elles ne s'ordonnent jamais en lames épaisses, comme celles qu'on rencontre dans la paroi aortique.

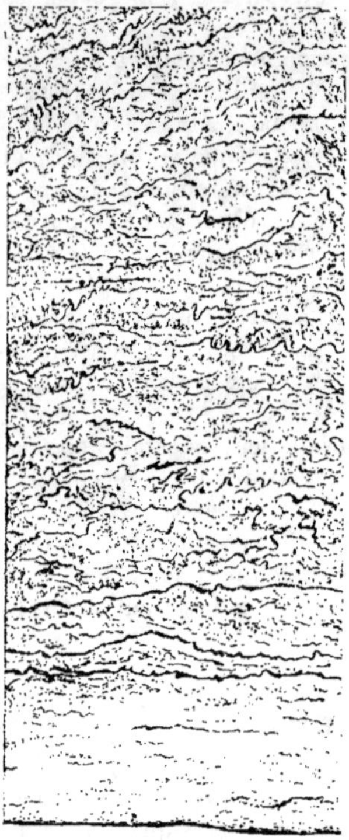

Les fibres musculaires lisses sont réparties entre les fibres élastriques ; on en décrit ordinairement deux couches, une de fibres circulaires, une autre de fibres longitudinales. Mais la répartition de tissu musculaire dans la paroi veineuse est très inégale suivant les veines : certaines n'ont que des fibres longitudinales, d'autres que des fibres circulaires, d'autres pas de fibres musculaires du tout ; en d'autres points de l'économie, on a trouvé jusqu'à trois couches différentes de fibres musculaires, et on a pu répartir en cinq classes les différentes veines de l'économie, suivant la disposition de leur paroi musculaire. Dans les veinules, on rencontre des fibres à direction transversale, mais elles ne sont pas très abondantes et ne forment pas une couche continue.

Les *valvules* ont une structure particulière, elles sont formées d'une lame élastique, doublée par un endothélium sur chacune de ses faces, quelquefois la base d'implantation de la valvule possède quelques faisceaux musculaires.

La distribution des vaisseaux nourriciers et des nerfs est dans la veine comparable à ce qu'elle est dans l'artère.

Fig. 89. — Structure de la veine (Prenant).

PHYSIOLOGIE

Circulation veineuse. — Les conditions de la circulation veineuse ont été mises en évidence dès les premières expériences de Harvey. Posant une ligature entre le cœur et la périphérie, il vit que le sang s'accumulait dans les veines périphériques ; dès qu'on cessait la compression, la veine se vidait de la périphérie vers le centre.

Sans avoir la même importance que la paroi artérielle, la paroi veineuse a, par son élasticité, un rôle notable dans la circulation veineuse. La mise en jeu de l'élasticité de la paroi est d'autant plus nécessaire que, grâce à leur pauvreté en fibres musculaires, les veines se laissent très facilement distendre, en jouant le rôle de réservoirs.

La contractilité veineuse est appréciable, mais son rôle est cependant très secondaire.

L'influence de la contraction cardiaque et de la pression artérielle se fait sentir sur les veines. Magendie l'a mis en évidence de façon très simple : il exerce une compression sur tous les éléments du membre, sauf l'artère. En dénudant la veine et en la piquant, on voit que le sang s'écoule. L'écoulement du sang, la circulation veineuse par conséquent, s'arrête dès qu'on vient à comprimer l'artère.

On peut mesurer la pression du sang dans les veines, en faisant communiquer le vaisseau avec un manomètre rempli d'une solution aqueuse incoagulable. Elle n'est jamais considérable. Sa valeur maxima se trouve dans les veines périphériques et ne dépasse pas 5 à 10 millimètres de mercure. Elle s'abaisse progressivement et dans le voisinage du cœur elle arrive à n'avoir plus qu'une valeur négative, ce qui est en rapport avec les phénomènes d'aspiration thoracique.

Les phénomènes de l'*aspiration thoracique* ont une influence essentielle sur la circulation veineuse. Ils dérivent de l'élasticité pulmonaire qui est telle que le poumon tend toujours à revenir sur lui-même et à déterminer un vide dans la cavité thoracique. Même dans l'expiration, quand le poumon est rétracté, son élasticité entre encore en jeu et il exerce son action aspiratrice sur les organes intra-thoraciques. Dans l'inspiration, l'aspiration veineuse est renforcée, car le poumon est alors distendu et sa force élastique exerce tout son effet. L'aspiration thoracique n'est possible que si les veines ainsi vidées ne s'affaissent pas sous l'influence de l'aspiration : aussi à leur entrée dans le thorax, toutes les grosses veines sont en rapport avec des expansions fibreuses des aponévroses du cou, qui les maintiennent béantes et permettent à l'aspiration de s'exercer sur le sang circulant bien au delà du thorax. Cette béance des veines à la base du cou n'est pas sans danger : une plaie de ces veines, plaie accidentelle ou chirurgicale, s'accompagne d'aspiration d'air par la veine maintenue ouverte et ne s'affaissant pas. L'air va du cœur droit dans l'artère pulmonaire et provoque en s'accumulant des accidents mortels, subits ou rapides. C'était autrefois un accident extrêmement redouté des interventions chirurgicales sur le cou ; actuellement on semble considérer ce péril comme moins grand.

Les phénomènes de la respiration ont une action favorable sur la circulation veineuse : l'inspiration renforce considérablement l'aspiration thoracique, l'inspiration a une action efficace par un autre mécanisme tout différent : pendant que les muscles inspirateurs dilatent le thorax, le diaphragme élargit à sa façon la cage thoracique ; il s'abaisse et appuie fortement sur tous les viscères abdominaux qu'il comprime ; par cet intermédiaire, la pression veineuse augmente et l'écoulement du sang se fait plus facile.

Les contractions cardiaques ont comme répercussion d'accélérer la circulation veineuse ; la systole ventriculaire dilate indirectement l'oreillette et y aspire le sang, et de même le sang se trouve aspiré, lorsque, après sa systole propre, l'oreillette se dilate et reprend ses dimensions.

La contraction musculaire est considérée habituellement comme un des facteurs importants de la circulation veineuse. En réalité, il faut soigneusement distinguer la contraction musculaire permanente et les contractions successives. La contraction musculaire permanente, telle qu'elle peut s'exercer dans la station debout ou dans un effort musculaire longuement prolongé, gêne l'écoulement du sang, en diminuant le calibre des vaisseaux. Au contraire les contractions successives des différents muscles chassent à chaque contraction la quantité de sang contenue dans le muscle à ce moment.

Les battements artériels aident également à la circulation veineuse en

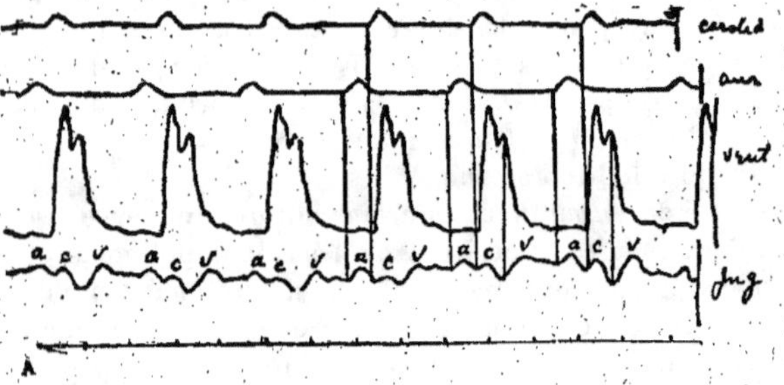

Fig. 90. — Tracés simultanés de la carotide, des oreillettes, des ventricules et de la jugulaire, chez un chien (Merklen et Heitz).

se communiquant à la veine placée dans la même gaine conjonctive.

Les *valvules* ont un rôle considérable. La contraction musculaire grâce aux valvules pousse toujours le sang dans le même sens, puisque la disposition des nids valvulaires s'oppose au retour du sang à la périphérie, d'autre part elles empêchent le réflux du sang dans l'intervalle des contractions.

Les valvules sont nécessaires pour neutraliser l'influence de la pesanteur dans les parties inférieures du corps. Si les veines des membres inférieurs, par exemple, étaient avalvulées, la hauteur de la colonne liquide veineuse serait considérable et la pression veineuse n'en permettrait pas l'écoulement vers le cœur. Les valvules, en fractionnant la colonne sanguine en autant de segments dans chacun desquels l'action de la pesanteur est peu marquée, permet aux forces actives de la circulation de faire sentir leur effet.

Les pouls veineux. — On appelle pouls veineux un soulèvement du vaisseau en rapport avec les contractions cardiaques. C'est habituellement au niveau des jugulaires externes ou au niveau du golfe de la jugulaire interne droite qu'on l'observe. Il n'est pas un phénomène visible et constant comme le pouls artériel. On peut le voir chez certains sujets normaux, mais on le constate surtout à l'examen dans les cas pathologiques.

L'*étude graphique* du pouls veineux a été faite très complètement et l'inscription simultanée des battements jugulaires et radiaux a permis d'établir la plupart des notions récentes sur la physiologie et la pathologie du cœur.

Le premier soulèvement, a, qui se produit $0'',3$ avant le pouls radial est causé par la contraction de l'oreillette droite. Puis le relâchement de l'oreillette amène la dépression x, qui est interrompue par le soulèvement c dû soit à la pulsation de la carotide contiguë, soit à la transmission du choc de la valvule tricuspide brusquement soulevée au début de la systole ventriculaire. Le soulèvement v a pour cause le remous produit dans le système veineux par l'arrêt du sang, lorsque l'oreillette est remplie et que la valvule triscupide est fermée par la systole ventriculaire. C'est à ce moment que se ferment les sigmoïdes. La chute y est déterminée par l'appel du sang au moment de l'ouverture de la tricuspide et de la diastole du cœur.

M. Josué a montré que l'auscultation soigneuse de la jugulaire permettait d'entendre successivement trois bruits, un premier présystolique dû à la contraction auriculaire, les deux suivants dus au claquement des valvules auriculo-ventriculaires, puis des valvules sigmoïdes. Ces bruits répondent aux moments a, c et v des tracés et l'étude de leurs modifications pourrait dans les troubles du rythme suppléer la méthode graphique.

On distingue en clinique le faux pouls veineux présystolique, dû au choc imprimé à la colonne sanguine par la contraction de l'oreillette et le pouls veineux vrai, systolique dû au reflux du sang du ventricule dans l'oreillette.

Le pouls présystolique s'observe dès qu'il y a gêne de la circulation du cœur droit et on note alors les battements des jugulaires gonflées, sous forme d'ondulations. Dans certains cas de syndrome de Stokes-Adams avec distension de l'oreillette droite, on peut mettre en évidence la dissociation auriculo-ventriculaire ; à deux battements jugulaires correspond une pulsation radiale.

Le pouls veineux systolique peut apparaître, lorsqu'il existe de l'insuffisance tricuspidienne : en ce cas, le sang reflue du ventricule dans l'oreillette et, si on a vidé la jugulaire de haut en bas, on voit qu'elle se remplit au moment de la systole. A chaque systole, on voit ainsi au niveau de la jugulaire distendue un battement qui est synchrone au pouls radial. L'existence du pouls veineux systolique est un des meilleurs signes de l'insuffisance tricuspidienne.

L'insuffisance tricuspidienne peut se manifester d'une autre manière sur la circulation veineuse. Elle transmet les contractions cardiaques à la colonne sanguine qui circule difficilement dans la veine cave inférieure, la veine sus-hépatique, et qui distend les capillaires du foie : c'est ainsi qu'on sent à la main des battements systoliques du foie, constituant un véritable *pouls veineux hépatique*.

Système porte abdominal. — Un *système porte* est un système veineux intermédiaire à deux réseaux capillaires. La veine porte ramène le sang des capillaires d'une grande partie de l'abdomen et se résout au niveau des espaces portes du foie en un nouveau réseau capillaire, intra-lobulaire. La veine porte joue un rôle considérable dans la physiologie du foie, en lui apportant les substances qu'il doit transformer ou retenir. Les troubles de la circulation porte sont d'autre part l'origine de perturbations graves dans la circulation abdominale. Une compression de la veine porte au hile, par un ganglion cancéreux par exemple, ou une oblitération des ramuscules de la veine porte par de la sclérose hépatique, comme dans la cirrhose de Laënnec, voilà deux causes importantes d'ascite par hypertension portale. Des voies de suppléance peuvent s'établir entre la veine cave inférieure et les origines de la veine porte, permettant à la circulation veineuse de se faire sans passer par le foie : c'est ainsi que la circulation collatérale sous-cutanée abdominale si développée chez certains cirrhotiques pourra avoir une influence favorable sur l'évolution de l'affection. Certaines opérations, comme l'opération de Talma consistant à fixer le grand épiploon dans la paroi abdominale, cherchent à réaliser cette dérivation de la circulation portale. (Voir chapitre V.)

SYNDROMES VEINEUX

Les altérations veineuses peuvent être directement appréciables à la vue ; c'est le cas des varices superficielles, dues à la sclérose et à la distension des veines sous-cutanées. Dans d'autres cas, les lésions veineuses ne se traduisent que par la gêne circulatoire qu'elles déterminent. La phlegmatia alba dolens, caractérisée par la coagulation du sang de la veine, sous l'influence d'une lésion de la paroi, produit une gêne considérable de la circulation de retour : la phlébite se manifeste ainsi par un œdème énorme, et le diagnostic se confirme par les douleurs qui existent le long de la veine et même par la constatation du cordon induré que forme la veine oblitérée, thrombosée. Ce caillot, ce thrombus qui oblitère la veine, peut se détacher, emporter avec lui des germes microbiens qui infecteront les organes à distance ; le fragment de caillot, s'il est volumineux, peut en allant jusque dans une branche de l'artère pulmonaire y déterminer les graves accidents de l'embolie pulmonaire.

A côté des phlébites des membres, il faut citer les phlébites localisées comme celles des sinus craniens ou celles des veines rectales, constituant les hémorroïdes. L'inflammation des fins rameaux veineux, microscopiques, tient une grande place en pathologie : lésions des veinules dans la syphilis des centres nerveux, phlébite des radicules de la veine porte dans la cirrhose alcoolique du foie.

La thérapeutique a utilisé les troubles de la circulation veineuse créés artificiellement. La *méthode de Bier*, employée dans le traitement des diverses inflammations microbiennes, consiste à réaliser dans la région malade l'hyperémie veineuse, en appliquant un temps plus ou moins long une bande élastique ou une ventouse spéciale.

CAPILLAIRES

Les vaisseaux capillaires sont distribués dans tout le corps, on les trouve partout, aussi bien dans la profondeur des organes que dans les papilles du derme ou à la surface des muqueuses. Ils ne pénètrent pas dans l'intérieur des éléments cellulaires, mais les entourent d'un réseau plus ou moins serré. Normalement on ne trouve pas de capillaires en

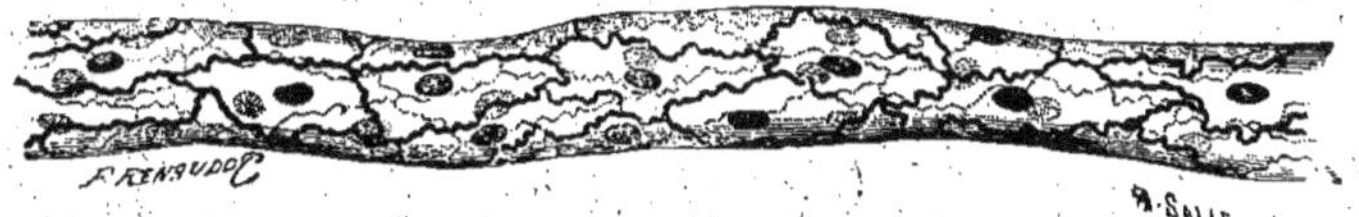

Fig. 91. — Vaisseau capillaire du mésentère (d'après Ranvier).

certains points, comme la cornée, et peut-être la partie libre des valvules auriculo-ventriculaires. Leur présence y témoigne des phénomènes inflammatoires. Le calibre des capillaires est très variable : leur diamètre est particulièrement petit au niveau du tissu nerveux, il est au contraire très grand dans les glandes, la moelle osseuse et le tissu osseux. Suivant les organes, on trouve un réseau capillaire plus ou moins riche, à mailles plus ou moins serrées et il y a un rapport direct entre l'abondance de la circulation capillaire et l'activité fonctionnelle de l'organe : les capillaires sont spécialement abondants dans les centres nerveux, les glandes et les muqueuses, sans parler du poumon où le réseau capillaire est si remarquable et tient une place si grande dans l'anatomie et la physiologie de l'organe.

STRUCTURE

La structure des capillaires est des plus simples et représente à son degré de développement le plus réduit la constitution typique des vaisseaux.

L'endothélium est la partie essentielle. Le pourtour du vaisseau est occupé par trois à quatre cellules, qui suffisent à former le revêtement.

Ce sont des cellules allongées, dirigées dans le sens de l'axe du vaisseau. Ces cellules sont très longues, mesurant de 25 à 30 μ. Le noyau a une forme ovalaire. Les contours des cellules sont rendus apparents par l'imprégnation au nitrate d'argent et on voit que les bords de la cellule ont un aspect crénelé et s'engrènent avec les bords des cellules voisines. En certains points, à l'union d'une ou plusieurs cellules, on peut voir des espaces clairs, sans noyau, les stomates, qu'on a considérés comme des orifices préformés, pour livrer passage aux éléments migrateurs. Il semble que les orifices n'existent que lorsqu'ils ont été déterminés par le passage de cellules et qu'ayant une origine accidentelle, ils n'ont qu'une durée temporaire.

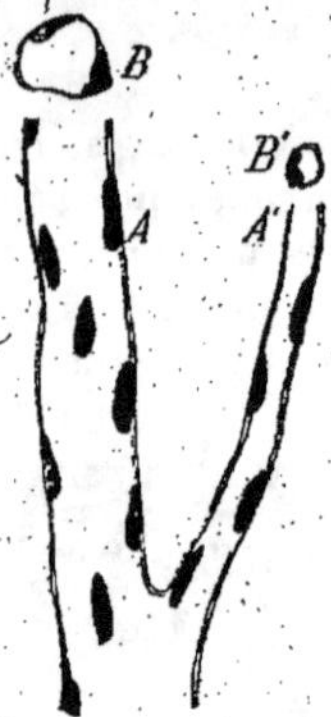

FIG. 92.— Capillaires en coupe (Prenant).

L'endothélium repose dans les capillaires adultes sur une mince membrane anhiste ou vitrée, dont l'existence n'est d'ailleurs pas admise par tous les auteurs. Cette vitrée représenterait la dernière trace de la limitante élastique interne des artères.

L'adventice est constituée par du tissu conjonctif. Au voisinage des artérioles, l'adventice forme une couche continue. Ordinairement l'adventice est très simplifiée et n'est représentée que par quelques cellules non continues. Quand l'adventice compose une véritable membrane, on la décrit sous le nom de *périthélium*. Les gaines périvasculaires du cerveau ne sont qu'une dépendance de cette tunique adventice.

Sur les coupes l'aspect des capillaires est assez différent, suivant que le vaisseau est vide ou plein s'il est vide, la cellule se gonfle et devient très apparente; s'il est plein, au contraire, les cellules endothéliales sont tassées et seul le noyau est apparent.

La structure des capillaires est toute différente chez l'embryon. On ne peut y déceler de séparations intercellulaires et la paroi apparaît comme une lame protoplasmique indivise, semée de noyaux. Cet aspect se retrouve encore dans certains organes de l'adulte, les capillaires hépatiques et choroïdiens ; les anses des glomérules rénaux possèdent encore des capillaires embryonnaires ainsi constitués.

PHYSIOLOGIE

La circulation capillaire a été reconnue dès le dix-septième siècle par Malpighi. On peut observer au microscope sur l'animal vivant la circulation capillaire dans les membranes minces et transparentes, comme le mésentère du lapin, la membrane interdigitale de la grenouille. On voit ainsi les globules du sang se mouvoir dans les capillaires d'un mouvement uniforme, sans saccade. Dans les capillaires un peu volumineux le sang se divise en deux parties, une couche périphérique de plasma, adhérente à la paroi et contenant quelques leucocytes qui cheminent lentement, une colonne centrale contenant les leucocytes et les hématies, qui avancent assez rapidement.

La tension sanguine dans les capillaires est très réduite, conformément à la loi générale de physique d'après laquelle l'écoulement des liquides se fait à une tension rapidement décroissante dans les tubes rétrécis, en raison de l'accroissement de résistance qu'ils présentent.

On a cherché à mesurer cette tension en cherchant à quel moment la circulation capillaire se rétablissait au bout d'un doigt préalablement comprimé ; on est arrivé ainsi au chiffre de 45 millimètres de mercure chez l'homme.

On a calculé par l'observation directe sous le microscope la vitesse des hématies dans les capillaires, elle est d'environ un millimètre par seconde, alors que la vitesse du sang dans l'aorte est d'environ 50 centimètres. La vitesse étant en raison inverse des surfaces des sections, on en conclut que la somme des surfaces de section des capillaires est cinq cents fois plus grande que la surface de l'aorte.

La circulation capillaire présente des variations très grandes, étroitement liées aux variations de la tension artérielle. Les capillaires suivent passivement les modifications de la circulation artérielle ou veineuse. La vasodilatation artérielle s'accompagnera de distension des capillaires, c'est ainsi qu'au niveau de la peau on verra apparaître de la rougeur ; inversement la pâleur de la peau indiquera l'existence de vasoconstriction artérielle. Les troubles de la circulation veineuse retentissent également sur la circulation capillaire : l'hypertension veineuse des affections mitrales mal compensées et des états asystoliques se manifeste par de la cyanose des téguments, en particulier par cet état violacé des pommettes qui a été considéré comme caractéristique du « facies mitral ».

Les variations brusques de la tension artérielle ont leur répercussion sur les capillaires : le pouls capillaire, c'est-à-dire les alternatives de rougeur et de pâleur, qu'on observe dans l'insuffisance aortique, traduit la chute de la tension artérielle consécutive au reflux du sang dans le ventricule au moment de chaque diastole.

Diapédèse. — La minceur de la paroi des capillaires permet l'issue des éléments du sang hors du vaisseau. Cohnheim a découvert les phénomènes de la diapédèse en examinant au microscope les vaisseaux du mésentère de la grenouille vivante. On voit se produire de la dilatation de tous les vaisseaux, et en particulier des capillaires. Puis les globules blancs se disposent à la périphérie du vaisseau, ralentissent leur marche et enfin, s'accolant à la paroi, émettent des pseudopodes et finissent par traverser la paroi capillaire. Ils forment ainsi autour du vaisseau un véritable manchon. Les leucocytes, en traversant la paroi, écartent les cellules endothéliales et forment les stomates. Ces phénomènes de diapédèse sont importants, car ils jouent un rôle considérable dans la défense de l'organisme contre les infections. La diapédèse des globules rouges peut s'observer également dans les états pathologiques. Elle se fait surtout au niveau des capillaires de néoformation, à type embryonnaire.

Osmose et lymphogenèse. — La paroi du capillaire sépare le sang du plasma interstitiel qui circule entre les cellules et qui constitue la lymphe. La nutrition et la vie des cellules s'opèrent en puisant les aliments nourriciers et en rejetant les produits de sécrétion et les déchets dans cette lymphe. Le sang lui-même a pour rôle d'apporter et d'emmener ces différents produits. La vie n'existe que grâce aux échanges qui se font à travers la paroi capillaire. Différents processus entrent en jeu. La paroi capillaire peut être considérée comme un simple filtre. La pression sanguine est plus grande que la pression de la lymphe et le plasma sanguin filtre vers les espaces lymphatiques. La ligature des veines augmente, la ligature des artères diminue la quantité de lymphe qui s'écoule d'un organe. L'augmentation de la masse du sang augmente aussi la quantité de la lymphe.

D'autres phénomènes doivent intervenir, une simple filtration n'expliquerait pas les différences de composition qui existent entre le plasma sanguin et la lymphe. On fait intervenir des phénomènes d'osmose à travers la paroi capillaire, assimilée à une membrane semi-perméable. Suivant la concentration moléculaire de chacun des liquides placés en dedans et en dehors du capillaire, il se fait des échanges moléculaires. La concentration moléculaire de la lymphe est plus grande que celle du sang, les molécules de déchet passent ainsi de la lymphe dans le sang, en même temps que de l'eau passe du sang dans la lymphe. Il se fait ainsi des échanges constants. Cette circulation est réglée par ce fait, que M. Achard a démontré, qu'il y a un système régulateur de la composition du sang, assuré par l'élimination rénale des déchets contenus dans le sang ou par leur accumulation dans les tissus si le rein ne peut en débarrasser le sang. C'est ainsi que les lésions rénales, avec oligurie et rétention de chlorure de sodium, ont pour effet d'accumuler l'eau et le chlorure de sodium dans les espaces lymphatiques, tandis que la composition sanguine reste uniforme.

D'après certains auteurs, l'endothélium capillaire aurait une fonction encore mieux différenciée. Les phénomènes physiques de filtration et d'osmose ne sauraient expliquer tous les phénomènes de la lymphogenèse. Les cellules endothéliales auraient par elles-mêmes une activité sécrétoire leur permettant de choisir certains éléments dans le sang ou la lymphe et de les déverser électivement dans le plasma, ou bien encore, de modifier la composition de certaines molécules pour en permettre le passage.

Toute la lymphe ne passe pas ainsi dans les capillaires sanguins. Il existe un réseau collecteur spécial, les vaisseaux lymphatiques, et la circulation lymphatique ramène la lymphe dans le courant sanguin par deux gros troncs, le canal thoracique et la grande veine lymphatique.

CANAL THORACIQUE

Trajet. — Le canal thoracique a son origine au-devant des 2e et 3e vertèbres lombaires. Il forme là une dilatation, le réservoir du chyle ou citerne de Pecquet. Le canal traverse le diaphragme en empruntant l'orifice aortique et pénètre dans le thorax. Il passe au-devant de la colonne vertébrale et, se dirigeant à gauche et en avant, il se termine à la base du cou, au niveau de la 6e vertèbre cervicale, en se jetant dans la veine sous-clavière gauche, au niveau de son confluent avec la veine jugulaire interne. Au-devant de la colonne vertébrale, il est placé entre l'aorte et la grande veine azygos et est difficile à isoler. Aux autopsies, il est difficile à voir, il faut, après avoir extrait les organes en masse, le chercher à la face postérieure de l'aorte, dont on l'isole à la sonde cannelée. Le canal thoracique apparaît comme un cordon blanc décrivant des flexuosités, de dimensions très irrégulières, son calibre est de 5 à 6 millimètres au niveau de la citerne de Pecquet, il n'est plus que de 2 millimètres dans le thorax; et on trouve une nouvelle dilatation au niveau de l'abouchement du canal.

Le canal thoracique est formé au niveau de la citerne par la réunion de troncs lymphatiques ascendants, venant des membres inférieurs, du bassin et des reins, de troncs descendants venus des derniers espaces intercostaux et surtout par un gros tronc antérieur, le plus important, car il réunit les chylifères intestinaux, et les lymphatiques de l'estomac, du foie et de la rate. A sa terminaison, le canal thoracique reçoit encore les lymphatiques du membre supérieur gauche et du côté gauche de la tête, ainsi que ceux du cœur et du poumon gauche.

Le canal thoracique présente 2 à 3 valvules sur son trajet, mais le fait important est l'existence d'une paire de valvules complètes au niveau de l'abouchement dans la sous-clavière; ces valvules empêchent le reflux du sang dans le canal thoracique.

Les lymphatiques du côté droit de la tête, du membre supérieur droit et du poumon droit se réunissent pour constituer la grande veine lymphatique. Celle-ci, après un très court trajet, va se terminer en formant une crosse à l'union de la veine sous-clavière et de la jugulaire interne du côté droit.

Structure. — La structure du canal thoracique rappelle celle des artères, on y distingue trois tuniques, interne, moyenne et externe. La tunique interne est formée d'un endothélium, doublé d'une couche sous-endothéliale, comprenant des faisceaux conjonctifs et du tissu élastique. La tunique moyenne est essentiellement contractile; outre les éléments conjonctifs et élastiques ordinaires, elle se compose d'une triple couche musculaire. La tunique externe est surtout constituée par du tissu conjonctif et elle contient les vaisseaux et les nerfs.

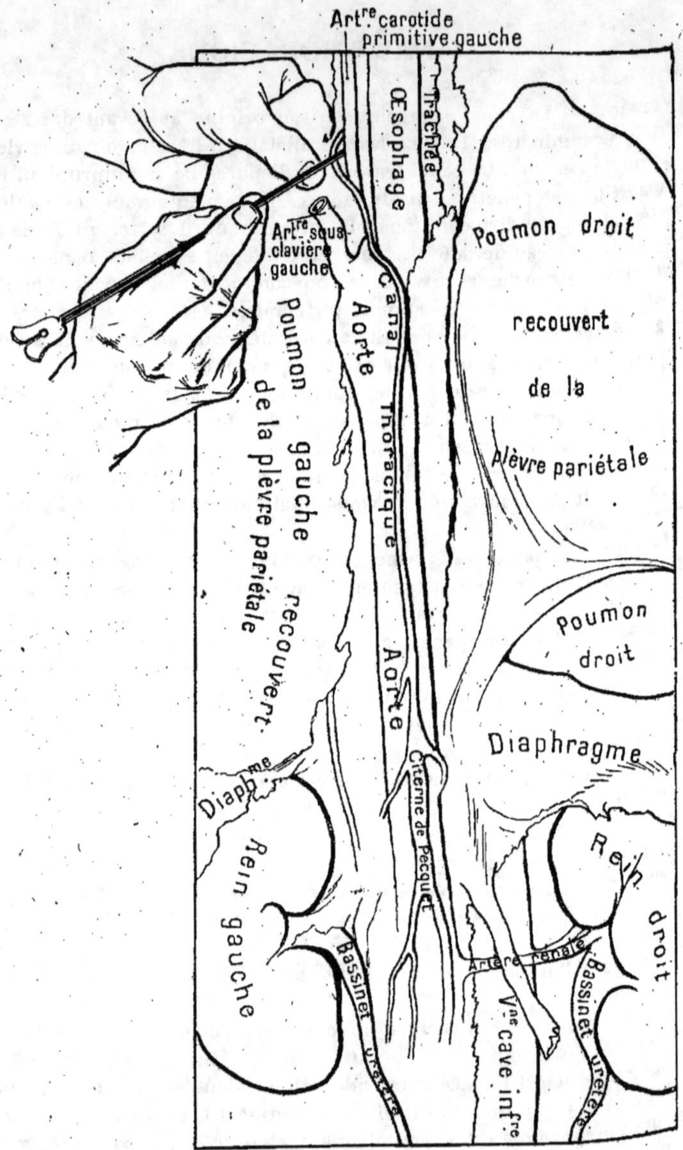

Fig. 93. — Rapports schématiques du canal thoracique (les organes sont vus par la face postérieure et la figure montre comment le canal thoracique doit être cherché à l'autopsie, après éviscération) (Letulle).

La circulation de la lymphe dans le canal thoracique se fait sous l'influence de causes très comparables à celles qui régissent la circulation veineuse. On y retrouve l'influence de la vis a tergo, de l'aspiration thoracique, des contractions musculaires ; et enfin, les battements de l'aorte, accolée au canal thoracique, contribuent à faire progresser la lymphe. Le sens de la circulation est maintenu par les valvules. Ainsi le canal thoracique et, avec lui, la circulation lymphatique apparaissent comme une annexe de la circulation de retour, ramenant des tissus la partie de la lymphe qui n'est pas rentrée au niveau des capillaires dans la circulation générale.

Syndrome d'oblitération.— L'oblitération cancéreuse du canal thoracique détermine en clinique un syndrome très particulier (Ménétrier). Il se caractérise essentiellement par un œdème généralisé à tout le corps, sauf l'hémithorax droit, le bras droit et la tête qui sont respectés ; par un épanchement péritonéal et surtout un épanchement pleural, ce dernier localisé ou prédominant au côté gauche. Il peut s'y joindre des adénopathies, surtout au niveau des ganglions sus-claviculaires gauches, et quelquefois des phlébites des gros troncs veineux de la base du cou.

CHAPITRE XIII

SANG

PAR

M. SALOMON

Le sang est un liquide qui, sous l'influence des mouvements du cœur, circule dans les cavités cardiaques, dans les vaisseaux et dans les capillaires. Il entraîne au contact des éléments anatomiques les principes introduits dans l'organisme, et amène au niveau des organes chargés de les éliminer, les déchets de la vie cellulaire. Comme la lymphe, il mérite le nom de *milieu intérieur* que lui a donné Claude Bernard.

CARACTÈRES GÉNÉRAUX

Coloration. — Le sang a une coloration rouge. Rutilant au sortir des artères, il est beaucoup plus foncé, presque noir, dans les veines. Sa coloration varie en raison directe de sa teneur en oxyhémoglobine. Rosé dans les états anémiques, il devient noirâtre dans les cyanoses, brunâtre dans l'ictère grave et dans les empoisonnements par les substances méthémoglobinisantes (nitrites, chlorates), rutilant dans l'intoxication oxycarbonée.

Densité. — La densité varie de 1.055 à 1.060 chez l'homme, de 1.050 à 1.055 chez la femme.

Elle est diminuée chez les anémiques et les cachectiques, et augmentée chez les cholériques, les asystoliques, etc.

Le sang normal renferme en moyenne 20 grammes p. 100 de *résidu sec*. Le poids des matières fixes diminue dans les anémies chroniques, et augmente dans les leucémies (Grimbert et Guiart).

Réaction. — Le sang présente, à l'état normal, une réaction alcaline due à ce qu'il renferme des phosphates alcalins et alcalino-terreux, et, suivant Henri Labbé, des bases ammoniacales et alcaloïdiques. Cette alcalinité diminue depuis le moment où le sang sort du vaisseau jusqu'à celui où il se coagule. Dans l'organisme, l'alcalinité diminue dans l'état de fatigue, phénomène qui a été attribué à la production d'acide lactique dans les muscles. Elle diminue de même à l'état pathologique, au cours des maladies fébriles, dans un grand nombre d'infections ou d'intoxications chroniques et surtout dans le coma diabétique.

Volume. — D'après Vierordt, la masse totale du sang correspondrait environ au treizième du poids du corps, soit environ 5 kilogrammes pour un individu du poids moyen de 63 kilogrammes.

Cependant les différents procédés employés pour évaluer cette masse sanguine ont donné des résultats variables (Bezançon et Marcel Labbé) :

Elle serait relativement élevée chez le nouveau-né, augmentée chez la femme enceinte. Chez l'adulte elle paraît proportionnelle au développement de la musculature.

Elle n'est modifiée que d'une façon tout à fait passagère par des saignées même copieuses, aussi bien que par des injections de sérum ou des transfusions de sang.

A l'état pathologique elle peut subir des variations; elle est parfois augmentée (*polyémie, pléthore* des diabétiques, des brightiques, de certains arthritiques, etc.); elle est d'autres fois diminuée (*oligémie* des inanitiés, des cachectiques, des malades soumis à des pertes importantes de sérosité, ascitiques, cholériques, ou des malades atteints congénitalement d'hypoplasie cardio-vasculaire et hématique).

Composition. — Le sang se compose d'*éléments figurés* (globules sanguins) en suspension dans un liquide, *le plasma*, qui constitue les 6 ou 7 dixièmes de la masse totale.

Les éléments figurés représentent deux types de globules : les uns sont jaunâtres et discoïdes, on les appelle globules rouges ou hématies; les autres, beaucoup moins nombreux, sont incolores et ont un noyau; on leur donne le nom de globules blancs ou de leucocytes. Aux éléments figurés, il faut ajouter les hématoblastes d'Hayem (plaquettes sanguines de Bizzozero), et des granulations libres.

Le sang, sorti des vaisseaux, se coagule : il forme un caillot constitué par de la *fibrine* qui emprisonne les globules blancs et rouges, puis se rétracte en laissant transsuder le *sérum*. Si l'on recueille le sang dans un vase préalablement refroidi, les éléments figurés se déposent au fond du vase sous la forme d'une nappe rouge au-dessus de laquelle surnage le *plasma*. Si la température s'élève à 42°, le plasma se coagule en donnant naissance à deux corps : l'un solide, la *fibrine*, l'autre liquide, le *sérum*.

Viscosité. — On sait que la viscosité est la propriété qui s'oppose à l'écoulement d'un liquide à travers un tube très étroit dont il mouille la paroi. Bien que le sang soit un milieu complexe, un certain nombre d'auteurs (Roger, Gay, Martinet, Gouget, Josué et Parturier) ont étudié sa viscosité, et ont vu que les modifications de celles-ci peuvent avoir des conséquences physiologiques ou pathologiques importantes.

On utilise généralement le viscosimètre de Hess. Cet appareil se compose d'un tube recourbé en fer à cheval, dont la convexité communique avec une poire de caoutchouc. L'une des deux branches du tube, graduée et munie d'un robinet à sa partie supérieure, est destinée à aspirer de l'eau distillée. L'autre, à laquelle s'adapte un petit tube mobile terminé en cupule, sert à l'aspiration du sang. On détermine, à l'aide de la poire, le vide dans l'appareil, et l'on charge le tube à eau en faisant monter celle-ci jusqu'au 0 de la graduation, et en la maintenant en ce point par la fermeture du robinet. On pratique une piqûre au sujet dont on veut étudier la viscosité sanguine ; on remplit de sang le petit tube mobile et sa cupule. On adapte ce tube à la deuxième branche de l'appareil et, en aspirant avec la poire, on fait monter le sang jusqu'au 0 marqué sur cette branche, au même niveau que le 0 de la première. Après avoir ouvert le robinet du tube à eau, on fait une aspiration jusqu'à ce que le sang monte en un point marqué 1. L'eau ayant monté simultanément dans son tube, on lit le chiffre auquel correspond son niveau supérieur. Ce chiffre indique conventionnellement le degré de viscosité du sang par rapport à l'eau. Cette viscosité, augmentant dès que le sang est sorti des vaisseaux, MM. Josué et Parturier recommandent de prélever le sang dans une veine avec une seringue et de le rendre incoagulable en l'additionnant d'un centimètre cube d'une solution de citrate de soude à 1/10, pour 9 centi-

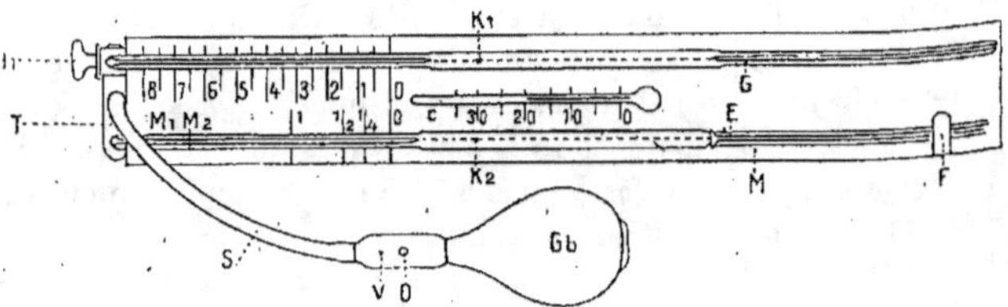

FIG. 93 *bis*. — Viscosimètre de Hess.

mètres cubes de sang. Le coefficient de viscosité du sang citraté suivant cette méthode devient invariable. De plus, ces auteurs ont montré qu'il y a intérêt à étudier non seulement la viscosité totale du sang (V), mais aussi la viscosité plasmatique (Vp) et la viscosité des globules (Vg), cette dernière n'étant que la différence entre les deux premières (V — Vp = Vg). Toute variation de la viscosité sanguine est en effet la conséquence de variations, relatives ou absolues, du volume global des hématies, ou d'une modification de la viscosité du plasma. La viscosité plasmatique est intéressante à considérer au point de vue des échanges de l'organisme, la viscosité totale au point de vue de la mécanique circulatoire (Josué et Parturier).

La viscosité plasmatique présente des variations peu étendues (1,5 à 2,2). La viscosité totale offre des écarts plus considérables. A l'état normal, elle oscille entre 4 et 5,5 chez l'adulte, entre 3 et 4,5 chez l'enfant. A l'état pathologique, ses variations sont encore plus grandes : elle peut descendre à 2 ou monter à 8 et au-dessus. Évoluant d'une façon sensiblement parallèle au nombre des éléments figurés du sang, elle diminue dans les états hydrémiques, dans les anémies. Elle augmente dans les polyglobulies, dans les leucémies, chez les cyanosés, les asphyxiques. Elle s'élève aussi chez les diabétiques et chez les goutteux sous l'influence de l'hyperglycémie et de l'uricémie.

ÉLÉMENTS FIGURÉS DU SANG

Technique générale. — Les éléments figurés du sang peuvent être observés *en circulation* dans les vaisseaux si on les étudie sur l'épiploon du hérisson, comme le pratiqua pour la première fois Malpighi, ou chez la grenouille au niveau de la membrane natatoire, du mésentère, du poumon ou de la langue.

Chez l'homme, on les étudie surtout soit sur des préparations de sang frais, soit sur des préparations de sang sec.

L'examen du sang frais permet de faire la numération des globules, de voir les mouvements amiboïdes des leucocytes, d'étudier le réseau fibrineux, d'apprécier la richesse en plaquettes sanguines, de rechercher la présence de microbes mobiles, tels que le vibrion septique, les flagella de l'hématozoaire de Laveran, les filaires, etc. Pour pratiquer cet examen on se sert de la cellule à rigole de Ranvier. Cette cellule est constituée par un petit disque isolé au centre d'une épaisse lame de verre par une rigole circulaire. Après lavage et séchage, on étend autour de la rigole une mince couche de vaseline. La goutte de sang est déposée sur le disque central, et la cellule est fermée par une lamelle sur les bords de laquelle on appuie légèrement. Le sang, à l'abri de la dessiccation, se trouve réparti en une mince nappe d'épaisseur uniforme, qu'on examine avec un objectif à sec assez fort.

Numération des éléments figurés. — Cette numération consiste à compter au microscope les éléments contenus dans un volume connu de sang. Elle comprend deux opérations successives : la *dilution* du sang, qui est un temps préparatoire indispensable, et la *numération* proprement dite.

HÉMATIES. — On fait la dissolution avec un liquide sensiblement isotonique au sang et n'altérant pas les hématies ; tels sont le liquide amniotique, le liquide A, de Hayem (1), le liquide de Marcano (2). Avec une pipette capillaire graduée (*pipette de Hayem* portant les graduations 2 mmc ; 2,5 mmc ; 4 mmc et 5 mmc) on recueille une quantité connue de sang. Avec une seconde pipette contenant 500 mmc, on recueille le liquide destiné à la dilution. On fait écouler ces deux liquides dans une petite éprouvette en aspirant plusieurs fois le mélange dans la pipette pour entraîner le sang qui en humecte les parois, puis on assure l'homogénéité du mélange en agitant avec une baguette. On peut également se servir du *mélangeur de Potain* constitué par un tube capillaire gradué et surmonté d'une ampoule. Le volume de l'ampoule représente 100 fois, 200 fois, 400 fois, 500 fois, celui du tube capillaire jusqu'aux marques de la graduation. On aspire le sang jusqu'à l'un de ces traits marqués, puis le liquide, de façon à remplir l'ampoule qui renfermera pour 1 volume de sang, 100, 200, 400, 500 volumes de liquide. Une petite perle de verre, contenue dans l'ampoule, permet de réaliser l'homogénéité du liquide par agitation de l'appareil.

Pour faire la *numération*, on se sert d'un *hématimètre* ou *compte-globules*. Deux

(1) La formule du liquide A. de Hayem est la suivante :
Eau distillée . . . . 200 cc.
NaCl pur . . . . 1 gr.
Sulfate de soude pur . . . . 5 gr.
Bichlorure de mercure . . . . 0 gr. 50
2) Liquide de Marcano :
Solution de sulfate de soude pesant 1020 . . . . 100 cc.
Formol à 40 p. 100 . . . . 1 cc.

types d'hématimètres sont couramment utilisés en France : celui de Malassez et celui de Hayem.

L'hématimètre de Malassez comprend : 1° une cellule à rigole, enchâssée dans une plaque métallique, et portant, sur le disque isolé en son centre, un quadrillage formé de rectangles ayant 1/5ᵉ de millimètre de longueur et 1/4ᵉ de millimètre de largeur, soit une surface de 1/20ᵉ de millimètre carré ; 2° une lamelle couvre-objet plane, maintenue par un compresseur, et reposant sur trois vis disposées de telle façon que la hauteur de la cellule ainsi limitée soit de 1/5ᵉ de millimètre. On dépose au milieu de la cellule une goutte du mélange, on recouvre de la lamelle, et on compte les globules compris dans plusieurs rectangles. On divise le chiffre obtenu par le nombre des rectangles examinés, pour obtenir la moyenne des globules par rectangle. Les cubes dont chaque rectangle forme la base mesurant 1/100ᵉ de millimètre cube ($\frac{1}{20}$ mmq $\times$ $\frac{1}{5}$ mm.), et la dilution du sang ayant été faite à 1/100, on multiplie le chiffre des globules d'un rectangle par 10.000 (100 $\times$ 100) et l'on a ainsi le nombre des globules compris dans 1 millimètre cube.

L'hématimètre de Hayem se compose d'une lame de verre plane creusée d'une cavité cylindrique de 1/5ᵉ de millimètre de profondeur, à fond également plan. Un système de lentilles, contenues dans un tube fixé à une platine spéciale s'adaptant au microscope, projette sur le fond de la cavité l'image d'un quadrillage, composé de carrés de 1/5 de millimètre de côté. Ceux-ci forment donc, quand la lamelle couvre-objet est en place, la base de cubes de 1/125 de millimètre cube. La dilution étant faite à 2/500, on multiplie le chiffre moyen des globules trouvés dans un carré, par 31.000 ($\frac{125 \times 500}{2} = 31.250$), ce multiplicateur variant nécessairement avec le taux de la dilution employée (1).

Leucocytes. — La numération des leucocytes se fait comme celles des hématies ; mais les leucocytes étant beaucoup moins nombreux, on ne dilue le sang qu'au 10ᵉ ou au 20ᵉ et on fait la numération sur un plus grand nombre de carrés. Ordinairement on se sert, comme liquide de dilution, d'une solution d'acide acétique à 1 p. 100, colorée (2), qui détruit les hématies et rend les leucocytes plus apparents.

Hématoblastes. — La numération des hématoblastes repose sur le même principe. On emploie souvent comme liquide de dilution le sérum iodo-ioduré de Hayem (3) qui en assure assez bien la conservation. On peut aussi (Aynaud) utiliser

---

(1) On se sert parfois pour évaluer rapidement, par centrifugation et sans dilution, le chiffre approximatif des hématies, de *l'hématocrite de Daland*. Cet appareil se compose d'une armature métallique qui se fixe sur le centrifugeur et à laquelle s'adaptent deux tubes de verre capillaires de 50 millimètres de long, divisés en 100 parties de 0 mm. 5. Les deux tubes sont remplis de sang par capillarité ou aspiration ; on les fixe sur l'armature, on centrifuge pendant deux minutes (77 tours de manivelle à la minute). On lit à la loupe le chiffre du tube correspondant au point où s'arrête la colonne des globules rouges, et on multiplie par 100.000 le chiffre trouvé. On obtient par ce procédé des résultats satisfaisants et comparables entre eux, à condition que la durée et la vitesse de centrifugation soient les mêmes, à condition aussi que les hématies du sang étudié soient de dimensions normales.

(2)   Acide acétique . . . . 1 cc.
       Eau distillée . . . . 100 cc.
       Solution alcoolique de bleu ou de vert de méthyle . . . . . 1 cc.
(3)   Sérum iodo-ioduré de Hayem . . . . Eau distillée. 200 cc.
       Chlorure de sodium . . . . 1 gr.
       Sulfate de soude. 5 gr.
       Solution iodo-iodurée :
       Eau . . . . 100 gr. ⎫
       KI . . . . 5 gr. ⎬ 3 cc. 5
       Iode en excès . . . . 5 gr. ⎭

un sérum citraté et formolé, le sang ayant été recueilli par ponction veineuse, et évaluer le nombre des hématoblastes par rapport au chiffre des hématies, qu'on note d'abord dans une première numération.

Examen du sang sec. — On utilise l'examen du sang sec pour étudier la forme et les dimensions des hématies, le nombre des hématoblastes, les pigments contenus dans le sang. Après coloration, il permet de reconnaître les altérations des globules rouges et surtout d'établir les formules leucocytaires normales et pathologiques.

Pour faire cet examen du sang sec, on étale sur une lame bien propre et très sèche une goutte de sang recueillie par piqûre, à l'aide du bord d'une lame rodée, ou d'une large lamelle, puis on dessèche rapidement le sang ainsi étalé, par agitation à l'air. — Avant de faire agir sur le sang des substances colorantes il est indispensable de le fixer. — La *fixation* est obtenue soit à l'aide de la chaleur sèche à 110 degrés sur platine chauffante ou dans une étuve (Procédé d'Ehrlich), soit par un contact de la préparation pendant 4 à 5 secondes avec un mélange à parties égales d'alcool absolu et d'éther (Nikiforoff), ou avec de l'alcool absolu (Bensaude), ou avec une solution à 1 p. 100 d'acide chromique (Malassez), ou avec du chloroforme pur (Josué), ou avec les vapeurs d'un mélange de sublimé et d'iode pendant deux minutes (Dominici et Lenoble), etc.

Pour *colorer* la préparation on met successivement à son contact une solution d'éosine ou d'éosine orange, puis la solution d'hématéine alunée de Mayer ou une solution de bleu de méthylène, ou encore une solution de thionine phéniquée, ou de bleu de toluidine (Dominici). On peut employer des colorants plus complexes, tels que le triacide d'Ehrlich, le bleu polychrome de Unna, l'éosinate de bleu de méthylène de May et Grundwald, le liquide de Giemsa dilué, le panchrome, le bi-éosinate de Tribondeau, l'éosinate à la soude (de Ch. Hollande). — Les couleurs étant conventionnellement assimilées à des sels (Ehrlich), on donne le nom d'acides à celles dans lesquelles la substance colorante tient la place d'un acide dans la combinaison chimique, alors que la base est incolore. — Les couleurs basiques sont constituées au contraire par une base colorante combinée à un acide non colorant. — Certains éléments du sang sont dits *basophiles*, parce qu'ils prennent avec élection les couleurs dites basiques (bleu de méthylène, vert de méthylène, thionine, bleu de Unna, l'azur (Giemsa), bleu de toluidine, etc.). Tels sont sur, tout les noyaux cellulaires.

D'autres éléments se colorant par l'éosine, l'orange, la fuchsine acide, etc.- sont dits *acidophiles*. Tels sont le protoplasma des hématies et certaines granula, tions protoplasmiques des leucocytes.

Certains éléments enfin prennent indifféremment les colorants basiques ou acides et revêtent une couleur intermédiaire quand on emploie un mélange de couleurs basiques et acides ; ils sont dits *amphophiles* ou *neutrophiles*. Tels sont le protoplasma de nombreux corps cellulaires et les granulations de certains leucocytes.

Dans certains cas, on colore les éléments du sang à l'état frais sans les fixer, ou avant de les fixer (*colorations vitales*). On peut utiliser dans ce but, suivant la méthode de Chauffard et Fiessinger, le réactif de Pappenheim (mélange à parties égales de solutions aqueuses saturées de pyronine et de vert de méthyle). On en met une goutte sur le frottis de sang, séché et non fixé, et l'on recouvre d'une lamelle, qui est lutée à la paraffine. — On peut aussi employer la méthode de Widal, Abrami et Brulé : on laisse tomber quelques gouttes de sang, dans un centimètre cube d'une solution salée à 1 p. 100, additionnée à parties égales d'une solution d'oxalate de potasse à 2 p. 100 et de dix gouttes d'un bleu basique (bleu polychrome ou thionine phéniquée) ; on centrifuge, et on examine les étalements faits avec le culot de centrifugation, après dessiccation et fixation par la chaleur.

ANAT. MÉD.

20

Par ces *colorations vitales*, on décèle, dans le protoplasma des hématies, des granulations colorées, rouges dans le premier procédé (pyronine), bleu foncé tranchant sur la teinte verte ou bleue des globules dans la seconde méthode, granulations qui sont rares à l'état normal (1 p. 100), mais qui peuvent devenir très nombreuses au cours de certains états pathologiques (ictères hémolytiques) (V. fig. 95).

GLOBULES ROUGES OU HÉMATIES

Découverts en 1658 par Swammerdam dans le sang de la grenouille, et étudiés en 1673 chez l'homme par Leuwenhoek, les *globules rouges ou hématies* (Ch. Robin) sont des éléments constants du sang des vertébrés (excepté l'amphioxius) et sont caractérisés par un pigment ferrugineux, l'hémoglobine, dont ils sont chargés.

Nucléée chez l'embryon et chez les vertébrés ovipares, l'hématie perd son noyau chez les mammifères adultes.

Nombre. — A l'état normal on trouve environ cinq millions de globules rouges par millimètre cube.

Morphologie. — Les hématies sont des corpuscules arrondis, plats, biconcaves. Vues de face, elles se montrent discoïdes à contour circulaire.

De profil, elles prennent l'aspect d'un sablier légèrement étranglé en son milieu. — Chez l'homme, leur diamètre moyen est de 7,5 μ, leur épaisseur est de 2 μ.

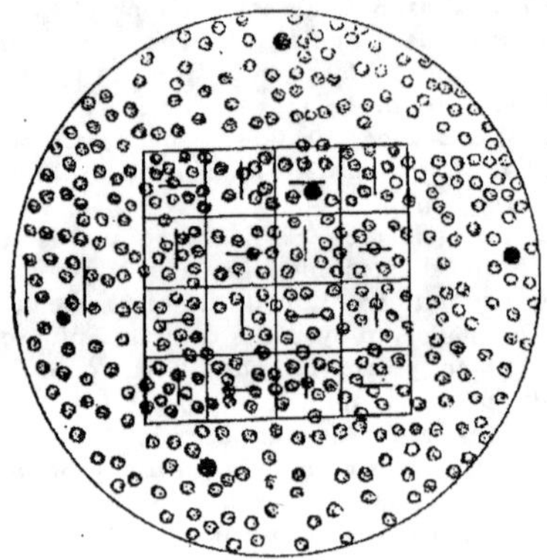

Fig. 94. — Quadrillage de Hayem. — Les globules blancs paraissent plus foncés à cause de leur réfringence.

Isolées, les hématies ont une couleur jaune orangé, légèrement verdâtre ; groupées, elles prennent une coloration très voisine de celle du sang.

L'hématie est constituée par un stroma albuminoïde d'aspect homogène et par un pigment, l'hémoglobine.

Le stroma est formé d'une matière albuminoïde, la *globuline* (Denis) insoluble dans l'eau, coagulable par la chaleur et par l'alcool. — La plupart des histologistes n'acceptent plus l'existence d'une membrane d'enveloppe, admise autrefois par Schwann.

Chez les vertébrés ovipares (batraciens, oiseaux, poissons), les hématies sont nucléées. Elles ont une forme elliptique de face, fusiforme de profil. Leurs dimensions, plus considérables que chez l'homme, atteignent chez les oiseaux 15 μ dans le grand diamètre, 7 μ dans le petit, et, chez la grenouille 22 μ et 15 μ.

Le noyau ovalaire prend les couleurs basiques d'une manière uniforme, mais on y perçoit un réseau chromatique si, après fixation par l'acide osmique, on colore par le vert de méthyle acétifié. Il renferme un ou deux nucléoles (Ranvier).

Caractères physiques. — Les hématies présentent deux propriétés physiques principales : *l'élasticité* et la *viscosité*. Grâce à leur élasticité elles se déforment à la moindre pression et reprennent ensuite leur forme. Par leur viscosité, elles adhèrent entre elles. Sur les préparations microscopiques elles prennent la forme de piles de monnaie et se disposent en îlots, séparés par la mer plasmatique.

Fonctions. — Le globule rouge des mammifères est un fragment de cellule spécialisé vers la fonction respiratoire. En effet, grâce à leur hémoglobine, les hématies fixent l'oxygène de l'air au niveau des capillaires des poumons et le distribuent ensuite aux tissus. Au niveau de ceux-ci ils se chargent d'acide carbonique, qu'ils ramènent aux poumons où il sera exhalé dans l'expiration. La forme biconcave des hématies favorise leur fonction respiratoire car c'est la forme qui, pour un même volume, offre la plus grande surface d'oxydation. Les hématies sont d'autant plus petites et par suite d'autant plus nombreuses que l'activité de la respiration est plus marquée ; elles sont plus petites chez les animaux à sang chaud que chez les animaux à sang froid.

Altérations pathologiques. — Les globules rouges peuvent subir des altérations portant sur leur *nombre*, sur leur *mobilité*, leur *forme*, leurs *réactions colorantes*, leurs *dimensions*, la présence anormale d'un *noyau*.

Dans les *anémies* post-hémorragiques, toxiques, ou infectieuses, on peut observer une diminution plus ou moins marquée du nombre des hématies. Cette diminution peut même devenir considérable (400.000 à 500.000 au lieu de cinq millions) dans les anémies pernicieuses. — D'autres fois au contraire le nombre des globules rouges *paraît* très notablement augmenté (de 6 à 12 millions) dans les vaisseaux périphériques (*polyglobulie* physiologique des altitudes ; *polyglobulies* pathologiques de la cyanose congénitale ou acquise, de l'érythrémie ou maladie de Vaquez, de la tuberculose hépato-splénique).

Immobiles à l'état normal, les hématies pourraient, suivant Hayem, être animées, dans les anémies extrêmes, de mouvements partiels amiboïdes, ou de mouvements en masse. Elles ont été parfois confondues avec des parasites du sang, d'où le nom de *pseudo-parasites* que leur a donné Hayem.

Au lieu d'être arrondies, les hématies peuvent prendre une forme allongée, semi-lunaire, ou présenter des prolongements en forme de poire, de raquette, de crochet. — Ces déformations, connues sous le nom de *poïkilocytose* (1) (Quincke), s'observent dans les anémies chroniques graves, l'anémie cancéreuse, la chlorose, l'anémie pernicieuse progressive, et

______

(1) Ποικίλος, varié ; χυτος, cellule.

dans les intoxications qui produisent une destruction des globules rouges. Les hématies du sang normal peuvent d'ailleurs présenter des déformations identiques quand on dessèche les préparations trop lentement ou quand on les chauffe avant leur dessiccation.

Tandis qu'à l'état normal, les hématies ont toutes un diamètre à peu près identique, leurs dimensions peuvent devenir inégales dans certaines anémies : on dit qu'il y a *anisocytose*, et les globules sont, dans ce cas,

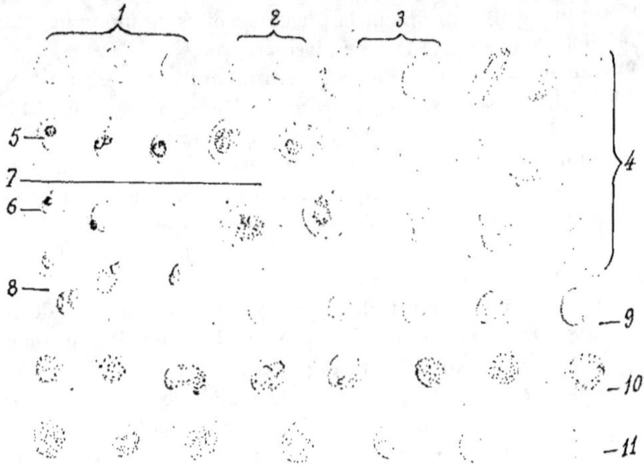

Fig. 95. — Globules rouges (d'après Bard).

1, globules normaux ; 2, microcytes ; 3, macrocytes ; 4, poïkilocytes ; 5, normoblastes ; 6, microblastes ; 7, mégaloblastes ; 8, normoblastes ponctués ; 9, polychromatophiles ; 10, érythrocytes ponctués (coloration au Giemsa) ; 11, hématies granuleuses (coloration vitale à la pyronine).

désignés suivant leurs dimensions sous les noms de *normocytes*, *microcytes* et *macrocytes*.

La coloration des globules peut être très diminuée dans les anémies ; elle peut même complètement disparaître dans certaines intoxications hémolytiques. Elle devient parfois inégale pour les différents globules (*anisochromie*).

A l'état normal, les hématies fixent exclusivement les colorants acides ; au cours de certaines anémies, elles prennent une affinité identique pour les colorants acides et pour les colorants basiques : elles sont dites *polychromatophiles* (anémies graves, anémie pernicieuse progressive, cancers, purpura, intoxication saturnine, etc.). Dans le diabète (Bremer, Le Goff), dans l'intoxication saturnine (Agasse-Lafont et Heim), dans les ictères hémolytiques, elles peuvent devenir exclusivement *basophiles*.

Dans quelques états pathologiques chez l'homme (saturnisme, anémies chroniques graves, anémie pernicieuse, ictères hémolytiques), au cours de certaines intoxications expérimentales par des poisons hémolysants (toluylène-diamine, nitrite de sodium, etc.) chez les animaux, on observe, dans le protoplasma des hématies, des *granulations basophiles*, parfois petites et disséminées, parfois plus volumineuses et peu nombreuses, parfois même uniques (*hématies ponctuées, hématies granuleuses*) parfois en forme de bâtonnets paraissant unis par un fin réseau (hématies granulo-réticulo-filamenteuses) (Sabrazès). Ces granulations signalées par Von Noorden, bien étudiées par Sabrazès, Chauffard, Fiessinger, sont généralement regardées comme dues à une altération protoplasmique des hématies. Peut-être indiquent-elles la transformation d'hématies jeunes nucléées en hématies adultes par destruction du noyau (Sabrazès).

Rarement chez l'adulte, plus souvent à la naissance, et au cours de certains états pathologiques (anémies graves, anémies pernicieuses plastiques, variole hémorragique, leucémie myélogène, saturnisme) on observe des *hématies nucléées*. Suivant leurs dimensions, égales, inférieures ou supérieures à celles de l'hématie normale, on les désigne sous les noms de *normoblaste, microblaste* et *mégaloblaste*. Le noyau du normoblaste et celui du microblaste, très petit, parfois punctiforme, se colorent avec une grande intensité par les couleurs basiques d'aniline ; celui du mégaloblaste est très volumineux et peu coloré.

Hémoglobine.

Les globules rouges contiennent dans leur protoplasma un pigment ferrugineux, l'*hémoglobine*, sorte de protéide formée par la combinaison d'un albuminoïde, la *globine*, avec une matière colorante soluble et cristallisable, l'*hématine*. — On peut l'extraire en agitant le sang défibriné avec de l'éther. Il en résulte une solution transparente de sang laqué qui par évaporation laisse déposer des cristaux d'hémoglobine dont la forme permet de savoir de quel animal provient le sang, ce qui présente une grande importance médico-légale. L'hémoglobine humaine cristallise difficilement et se présente alors sous la forme de prismes orthorhombiques, en rectangles allongés et rhombes d'un angle de 54° 6'. — Ses cristaux sont dichroïques, verts par transparence, rouge violet par réflexion. On ne peut guère les observer que dans l'alcool, car à l'air, ils deviennent déliquescents, s'oxydent et se transforment en oxyhémoglobine. Ils s'unissent aussi à l'oxyde de carbone (carboxyhémoglobine), à l'acide cyanhydrique. Quand on traite l'oxyhémoglobine par un oxydant tel que le ferricyanure de potassium, elle se transforme en un dérivé plus stable, la *méthémoglobine*, qui ne peut se former par l'action directe de l'oxygène et qui ne peut être ramenée à l'état d'hémoglobine que par l'action des réducteurs chimiques. Cette méthémoglobine peut se rencontrer dans le sang au cours de certains empoisonnements (nitrite d'amyle, vapeurs nitreuses, hydrogène arsé-

20**

nié, chlorate de potasse, etc.). — Si l'on additionne le sang d'une petite quantité de chlorure de sodium et d'acide acétique, et qu'on le chauffe, on obtient la précipitation de l'albuminoïde de l'hémoglobine, alors que son pigment ferrugineux donne des cristaux de chlorhydrate d'hématine, se présentant sous la forme de tablettes rhombiques d'un bleu noir (cristaux d'hémine ou de Teichmann). Sous l'influence des réducteurs, l'hématine devient de l'hémochromogène. Traitée par les acides forts, elle perd son fer et devient de l'hématoporphyrine, isomère de la bilirubine.

On considère comme identique à cette dernière un autre dérivé de l'hématine auquel on donne le nom d'hématoïdine, et que l'on rencontre, sous forme de cristaux de couleur orangée en tablettes losangiques, dans les vieux foyers hémorragiques.

L'oxyhémoglobine des hématies est peu stable. Au contact des tissus, et sous l'influence des ferments, elle se dédouble : l'oxygène se fixe sur les tissus ; l'acide carbonique des tissus se fixe sur l'hémoglobine de l'hématie. Cette combinaison se dissocie dans le poumon. L'hémoglobine abandonne à l'air son acide carbonique et se charge d'oxygène. Ces transformations cycliques d'oxydation et de réduction de l'hémoglobine au niveau des tissus et du parenchyme pulmonaire forment le principe de la respiration. — L'oxyhémoglobine et l'hémoglobine réduite donnent à l'examen spectroscopique des résultats différents : une solution d'oxyhémoglobine produit sur le spectre deux bandes d'absorption situées dans la région jaune vert, entre les lignes D et E de Frauenhoffer. Si l'on traite cette solution par un réducteur tel que le sulfure d'ammonium, les deux bandes d'absorption fusionnent en une large bande de réduction (Stokes), caractéristique de l'hémoglobine réduite. L'hémoglobine oxycarbonée présente un spectre sensiblement identique à celui de l'oxyhémoglobine, mais si l'on fait agir du sulfure d'ammonium, il ne se fait pas de réduction, et au spectroscope la bande de Stokes ne se produit pas. C'est là une réaction extrêmement simple à réaliser et qui offre un très grand intérêt en médecine légale.

Le dosage de l'hémoglobine est souvent utilisé en clinique, car il permet de se rendre compte de la richesse du globule sanguin en substance active et, par suite, de sa valeur fonctionnelle. Différents procédés de dosage ont été préconisés : les uns sont basés sur le dosage du fer dans le sang, 1 gramme de fer représentant 263 grammes d'hémoglobine (*procédés ferrométriques*), d'autres sur l'étude du spectre d'absorption de l'hémoglobine (*procédés spectroscopiques*) (Hénocque), d'autres enfin sont basés sur la comparaison de la coloration du sang à celle d'un étalon (*procédés chromométriques*). Nous ne retiendrons que ces derniers qui sont le plus souvent employés dans la pratique médicale et qui, bien que moins rigoureux que les procédés chimiques, donnent des résultats suffisamment précis pour les besoins de la clinique.

Procédés chromométriques. — Les principaux appareils employés sont ceux de Hayem, de Malassez, de Gowers, de Tallqvist.

Le *chromomètre de Hayem* se compose d'une double cellule de verre formée de deux anneaux en contact et collés sur une plaque de verre. Dans l'une des cellules, on verse une quantité déterminée du sang à examiner en solution étendue. Dans l'autre, on met un même volume d'eau et on fait circuler au-dessous de cette dernière une série de rondelles de papier colorié, de plus en plus foncées, jusqu'à ce qu'on ait obtenu une coloration à peu près identique à celle fournie par la dilution sanguine. La teinte de chaque rondelle correspond à celle d'une solution titrée de sang obtenue en mélangeant à 500 millimètres cubes d'eau distillée 1 millimètre cube de sang contenant un nombre défini de globules rouges supposés sains, c'est-à-dire chargés d'hémoglobine en quantité normale. Il est donc facile par un simple calcul de savoir quelle est la quantité d'hémoglobine contenue dans 1 millimètre cube du sang examiné.

Les autres hémoglobinomètres sont construits sur des principes sensiblement identiques : dans l'*hémochromomètre de Malassez*, on compare à un étalon coloré une dilution titrée du sang à examiner, contenue dans une cuve prismatique, et on cherche sous quelle épaisseur la teinte de la dilution correspond à la teinte de l'étalon. Une simple lecture sur une échelle graduée, située à côté de la cuve, permet de connaître le poids d'hémoglobine contenue dans 100 parties de sang. — L'*appareil de Gowers* se compose de deux tubes : l'un contient une solution ayant la coloration du sang normal dilué à un taux connu (1 p. 100) ; dans l'autre on met une certaine quantité de sang à examiner et on y ajoute peu à peu de l'eau jusqu'à ce que cette solution ait pris une coloration identique à l'étalon. La lecture sur une échelle indique la quantité d'hémoglobine contenue dans le sang examiné par rapport à la quantité contenue dans le sang normal (p. ex. 60 p. 100). Quant au *procédé de Tallqvist*, il consiste à comparer à des papiers ayant une coloration correspondant à une valeur connue, une rondelle de papier buvard imbibée du sang à examiner.

Pour comprendre l'énoncé des résultats obtenus avec ces appareils, il faut se rappeler qu'ils expriment des rapports qui diffèrent suivant l'appareil employé. L'appareil d'Hayem exprime la quantité d'hémoglobine par le nombre de globules rouges (supposés contenir une proportion normale d'hémoglobine), nécessaires pour obtenir la même coloration qu'avec le sang examiné (R = 5.000.000). L'appareil de Malassez exprime en poids la quantité d'hémoglobine contenue dans 100 parties de sang (R = 14 p. 100). Les appareils de Gowers et de Tallqvist expriment la quantité d'hémoglobine contenue dans un sang donné par rapport à la quantité que contient le sang normal (R = 100 p. 100).

On désigne sous le nom de RICHESSE GLOBULAIRE = R la quantité d'hémoglobine contenue dans 1 millimètre cube du sang examiné. — On donne le nom de VALEUR GLOBULAIRE = G à la proportion d'hémoglobine contenue dans un globule rouge. — Suivant la nomenclature d'Hayem, on désigne par la lettre N le nombre des globules rouges contenus dans 1 millimètre cube et on établit ainsi la formule du sang normal.

$$G = \frac{R}{N} = \frac{5.000.000}{5.000.000} = 1$$

Pour Hayem, il existe trois types de sang :

1° Le *sang normal* dans lequel R et N sont normaux et où G = 1.

2° Le *sang anémique* dans lequel : $R < N$
$$G < 1$$

3° Le sang de l'*anémie pernicieuse progressive* dans lequel : $R > N$.
$$G > 1$$

Outre leur valeur diagnostique, ces formules ont une valeur pronostique intéressante : à richesse globulaire égale, le pronostic est d'autant plus bénin que la valeur globulaire est plus faible. L'abaissement du chiffre des globules rouges est beaucoup plus grave que celui de l'hémoglobine.

Le sang artériel contient environ 14 p. 100 d'oxyhémoglobine et seulement 1 p. 100 d'hémoglobine réduite. Le sang veineux contient 10 p. 100 d'oxyhémoglobine et 7 p. 100 d'hémoglobine réduite.

Le taux d'hémoglobine subit des variations physiologiques : il est un peu plus élevé chez le nouveau-né (15 à 16 p. 100) que chez l'enfant. Il est généralement diminué dans la seconde enfance, pour redevenir normal après la puberté. Il augmente sous l'influence de la vie au grand air et des exercices modérés. Par contre, le surmenage, le séjour prolongé à des altitudes très élevées ont tendance à l'abaisser. A l'état pathologique, sa diminution est surtout marquée dans la chlorose, où elle est beaucoup plus intense que ne le comporterait la réduction du nombre des hématies. L'hémoglobine est également diminuée au cours de certaines maladies aiguës infectieuses, telles que la fièvre typhoïde, et dans les maladies chroniques cachectisantes, telles que la tuberculose ou le cancer.

Hémolyse. — A l'état normal, l'hémoglobine reste fixée sur le globule rouge grâce à *l'isotonie* de ce dernier avec le plasma sanguin. Si le globule est placé dans un milieu hypertonique, il perd de l'eau et se contracte. Si, au contraire, le milieu est hypotonique, le globule absorbe de l'eau, se gonfle et finalement laisse diffuser l'hémoglobine : il y a *hémolyse* (1). L'hémolyse peut aussi se produire quand le liquide, bien

(1) αἷμα, sang ; λύειν, dissoudre.

EXPLICATION DE LA PLANCHE

SANG NORMAL

Fig. I. — **Sang normal.** — (*Coloration par l'hématoxyline-éosine. Gr. 700*).

On voit : cinq petits et moyens mononucléaires (lymphocytes), des polynucléaires, deux éosinophiles dont l'un a ses granulations essaimées, des globules rouges, des hématoblastes caractérisés par un certain nombre de corpuscules arrondis réunis en plaquettes et formant trois groupes (Figure demi-schématique).

(DEGUY et GUILLAUMIN, *Microscopie clinique*.)

Fig. II.— **Globulins (Hématoblastes).**

1, 2, 3, Globulins de chien (*sang frais citraté à 1 pour 100. — Fixation à l'acide osmique sans étalement. Coloration au Giemsa. Gr. 1.500 diamètres*); — 4, Coloration vitale au rouge neutre (*Rouge 1 pour 25.000, sang de chien citraté à 1 pour 100. — 1 heure à 38°*)

(ACHARD et AYNAUD, *Arch. de Méd. expérimentale*, t. XXI.)

qu'isotonique, renferme certaines substances susceptibles de détruire le globule rouge. L'hémolyse peut donc résulter d'une action physique (action hémolytique de l'eau distillée, des solutions d'urée ou de chlorure d'ammonium) et on peut alors empêcher sa production en rendant les solutions isotoniques par addition de chlorure de sodium au taux de 9,1 p. 1.000. Elle peut aussi être consécutive à une action toxique : parmi les *poisons hémolytiques*, nous devons citer certains glycosides, tels que la solanine, la saponine, la digitaline, etc., les poisons d'origine animale, tels que le venin de serpents, les toxines microbiennes, telles que les cultures filtrées de bacilles typhiques, de bacilles pyocyaniques, de bacilles cholériques, de staphylocoques, de streptocoques; certaines substances chimiques telles que les acides, l'hydrogène arsénié, le chlorate de potasse, la phénylhydrazine, l'aniline et ses dérivé , les sels biliaires et la bile.

Le sérum d'un animal est toujours hémolytique pour les hématies d'un animal d'une espèce étrangère, propriété que l'on attribue à des substances particulières (hétérolysines). Il l'est parfois pour les hématies d'un individu de même espèce (isolysines). Ce pouvoir hémolytique peut être fortement exalté si l'on prépare le premier animal en lui injectant préalablement des hématies du second. Certains sérums ont spontanément une activité hémolytique toute spéciale, tel le sérum d'anguille (à 1 p. 20.000). Dans certaines conditions particulières (présence de substances toxiques, altérations des hématies), le sérum d'un sujet peut devenir hémolytique pour ses propres hématies (auto-hémolysines). Les hémolysines peuvent être libres dans le sérum, comme dans l'hémoglobinurie paroxystique, ou fixées dans les hématies comme dans certains ictères (Nolf, J. Troisier).

Quand l'hémolyse est massive et brutale, l'hémoglobine passe en nature dans les urines pour produire *l'hémoglobinurie*. Si la destruction globulaire est moins marquée, le pigment sanguin est transformé en pigments biliaires dans le foie (Hayem), ou directement dans le sang (Widal, Guillain et J. Troisier). Si l'hémolyse est moyenne, il se produit de la *cholurie*; à une hémolyse minime succède *l'urobilinurie* Quand la destruction sanguine se fait d'une façon lente et durable, le sang renferme en permanence de l'hémoglobine qui se transforme en pigments biliaires, d'où production d'un *ictère*.

Ces *ictères hémolytiques* ou par hémolyse peuvent être congénitaux (Chauffard) ou acquis (Widal, Abrami, Brulé), succédant alors à une maladie infectieuse ou parasitaire, à une intoxication, à une cirrhose hépatique, ou encore à un syndrome anémique ou leucémique. Ils sont dus à une fragilité globulaire spéciale, et s'accompagnent généralement de la présence dans le sang d'hématies granuleuses.

A côté de ces ictères hémolytiques ou par fragilité globulaire, il existe des *ictères hémolysiniques* (J. Troisier), dans lesquels la résistance globulaire est conservée, mais où le sérum renferme des hémolysines actives. Ces ictères sont peut-être dus à des destructions globulaires localisées en un point de l'organisme avec production d'hémolysines qui peuvent secondairement se fixer sur les hématies et les rendre fragiles.

Résistance globulaire. — Certains auteurs (Malassez, Chanel, Hamburger) ont pensé qu'il pourrait être intéressant en clinique d'apprécier le degré de résistance des globules aux solutions hypotoniques. Dans une série de tubes on met des solutions de chlorure de sodium de taux décroissant, allant de 0 gr. 68 p. 100 à 0 gr. 25 p. 100. A chacune de ces solutions on ajoute une même quantité de sang. Après centrifugation on examine les tubes et l'on note ceux où il s'est fait de l'hémolyse.

On donne le nom de *résistance minima* (R^1) au titre de la solution dans laquelle débute l'hémolyse. La *résistance maxima* (R^2) est le titre de la solution dans laquelle l'hémolyse est totale. On donne le nom d'*étendue de résistance* au chiffre marquant la différence entre les deux chiffres. Normalement, chez l'adulte (Vaquez et Ribierre), la résistance minima oscille entre 0,44 et 0,48 p. 100 ; la résistance maxima entre 0,34 et 0,36 p. 100. Chez l'enfant, l'étendue de résistance est souvent plus grande que chez l'adulte, la résistance maxima descendant fréquemment à 0,32 p. 100 (Paris et Salomon). Quand l'hémolyse ne se produit que dans une solution moins concentrée, on dit que la résistance est augmentée ; lorsqu'elle apparaît dans une solution de concentration supérieure, on dit qu'il y a fragilité globulaire ou que la résistance est diminuée.

Dans les maladies infectieuses, dans le purpura, la résistance globulaire peut être augmentée. Elle est augmentée d'une façon à peu près constante dans les ictères par rétention (Vaquez et Ribierre). En étudiant la résistance globulaire des hématies débarrassées du plasma et lavées, MM. Widal, Abrami et Brulé, ont vu que dans ces conditions (méthode des hématies déplasmatisées) (1), les hématies sont rendues plus sensibles, et qu'en particulier dans les ictères hémolytiques leur résistance, au lieu d'être augmentée, est diminuée. Cette diminution de la résistance globulaire au cours d'un ictère congénital (Chauffard et Fiessinger, J. Troisier) ou acquis (Widal, Abrami, Brulé), doit être regardée comme un argument en faveur de sa nature hémolytique, surtout si elle coïncide avec la présence d'hématies granuleuses (10 p. 100), et si l'on peut provoquer l'auto-agglutination des hématies du malade par son propre sérum.

---

(1) On reçoit 1 volume de sang dans 5 volumes d'une solution anticoagulante et isotonique :

NaCl	0 gr. 80
Oxalate de K	0 gr. 28
Eau distillée	100 gr.

On agite le mélange, puis on le centrifuge et on décante. On verse sur le culot 1 volume de sérum isotonique à 9 p. 1.000, et comme précédemment on agite, puis on centrifuge et l'on décante. Cette opération est répétée deux ou trois fois jusqu'à ce que le sérum ne renferme plus de plasma. On utilise ensuite les globules comme dans le procédé classique.

Origine des hématies.

Chez l'embryon, les hématies naissent avec les vaisseaux sanguins. Ceux-ci sont formés par des cordons cellulaires pleins, d'origine endodermique, plongés dans le mésoderme. Les cellules de ces cordons subissent une différenciation suivant laquelle celles qui sont situées à la périphérie s'aplatissent, s'allongent et se soudent pour former l'endothélium capillaire. Les cellules centrales s'isolent dans un liquide qui émane d'elles ; elles se teintent d'hémoglobine et forment les *hématies primaires* sphériques et nuclées, en suspension dans le plasma primaire. Ces hématies primaires se divisent par karyokinèse (1) surtout au niveau du foie et de la rate de l'embryon.

Après la constitution de l'appareil vasculaire, les hématies paraissent prendre naissance aux dépens du lymphocyte qui serait la véritable cellule mère du sang (Dominici).

GLOBULES BLANCS OU LEUCOCYTES

Le globule blanc ou leucocyte, découvert en 1770 par Hewson, n'est connu que depuis les travaux de Virchow sur la leucémie (1845). Hayem, Ehrlich en ont surtout fait connaître l'anatomie et les modifications pathologiques. Metchnikoff en a éclairé la physiologie par la mémorable découverte de la phagocytose (2). Il a démontré en effet que le leucocyte est l'élément chargé de protéger l'organisme contre les microbes, les poisons et les toxines.

Nombre. — Normalement on compte environ 7.000 leucocytes par millimètre cube, avec des variations pouvant aller de 4.000 à 10.000. D'après Malassez, le rapport des leucocytes aux hématies est de 1 p. 600.

Constitution des leucocytes. — Le leucocyte se compose d'une masse protoplasmique renfermant un noyau. On ne peut y déceler de membrane d'enveloppe. Sur l'élément vivant, le noyau est peu visible et se montre seulement sous l'aspect d'une tache légèrement sombre. Parfois double chez les animaux à sang froid, le noyau est toujours unique chez les animaux à sang chaud (Ranvier).

Formes leucocytaires. — Le noyau des leucocytes peut être arrondi ou au contraire découpé et lobé. On appelle *mononucléaires* les leucocytes dont le noyau est rond ; on donne conventionnellement le nom de *polynucléaires* à ceux dont le noyau est divisé en plusieurs lobes.

Normalement, à l'état adulte, lorsqu'on les colore avec l'hématéine-

(1) Καρυον, noyau ; κίνησς, mouvement.
(2) Φαγείν, manger ; κυτος, cellule.

éosine, le triacide, la thionine, les leucocytes mononucléés paraissent dépourvus de granulations, alors que le protoplasma des leucocytes polynucléés est granuleux.

Leucocytes mononucléés. — Les leucocytes mononucléés peuvent se présenter sous différents aspects. On en distingue quatre variétés : 1° les lymphocytes ; 2° les leucocytes mononucléaires moyens ; 3° les grands leucocytes mononucléaires ; 4° des formes dites de transition.

1° **Lymphocytes**. — Les lymphocytes sont les plus petits des leucocytes mononucléaires. Ils ont à peu près les mêmes dimensions que le globule rouge, soit de 6 à 8 μ. Ils se composent d'un volumineux noyau arrondi ou légèrement réniforme qui occupe presque toute l'étendue de la cellule, et d'une très mince couche de protoplasma qui entoure le noyau. Ce dernier fixe fortement les couleurs basiques d'aniline et on voit après coloration s'y dessiner un réseau irrégulier de granulations chromatiques. Le protoplasma du lymphocyte se colore également par les couleurs acides ou les couleurs basiques ; on dit qu'il est amphophile. Rose-lilas avec l'hématéine-éosine, il est bleu si l'on emploie le bleu de méthylène ou le bleu de Unna, et il se montre dans ce cas beaucoup plus basophile que le noyau qui apparaît en clair.

2° **Leucocytes mononucléaires moyens**. — Ils ont un diamètre double de celui des hématies, soit 10 à 14 μ. Leur noyau, arrondi, ovale ou réniforme, fixe avec moins d'intensité les colorants basiques que le noyau du lymphocyte. Il est vésiculeux et renferme des grains de chromatine. Le protoplasma présente les mêmes réactions amphophiles que celui du lymphocyte, mais il est beaucoup plus abondant que dans ce dernier.

3° **Grands leucocytes mononucléaires**. — Leur diamètre est de 15 à 20 μ. Leur noyau arrondi, ovale ou réniforme, est vésiculeux. Il occupe à peine la moitié de la cellule et a parfois une situation excentrique. Il ne prend qu'assez faiblement les colorants basiques. Le protoplasma très abondant reste pâle et fixe difficilement les matières colorantes.

4° **Formes dites de transition**. — Les leucocytes de ce type ont un noyau incurvé ou parfois lobé comme celui des polynucléaires, mais qui ne prend que faiblement les colorants. Le protoplasma a des caractères identiques à ceux des formes précédentes. On les considère parfois comme des formes de transition entre le polynucléaire et le mononucléaire.

Quand les préparations sont colorées avec des réactifs contenant de l'azur de méthylène (produit d'oxydation du bleu de méthylène en solution alcaline), et de l'éosine, tels que le May-Grundwald-Giemsa, le panchrome de Pappenheim, on distingue dans un tiers environ des mononucléaires du sang, des granulations prenant une teinte rouge violet, métachromatique : les *granulations azurophiles*. D'après Aubertin et Chabanier ces granulations répondent à deux types : les unes sont assez volumineuses, arrondies, ou en bâtonnets, entourées d'un halo clair, et se rencontrent surtout dans les mononucléaires moyens ; les autres sont plus fines, plus nombreuses, non entourées d'un halo, et se voient surtout dans les grands mononucléaires, rarement dans les lymphocytes.

Leucocytes polynucléaires. — Ils sont caractérisés par la présence d'un noyau contourné et multilobé, et par l'existence dans leur protoplasma de granulations dont la nature est mal connue, et qu'on a divisées, suivant leurs affinités colorantes, en granulations *neutrophiles*, *éosinophiles* et *basophiles*.

1° Leucocyte polynucléaire à granulations neutrophiles. — Il est le plus répandu des leucocytes. Il a environ 11 μ de diamètre. Son noyau est formé de plusieurs lobes ordinairement reliés par des filaments chromatiques. Il se contourne en des formes variables ressemblant plus ou moins aux lettres : Z, Y, Σ, V, etc. Le protoplasma est rempli de granulations fines, punctiformes, visibles si l'on fait agir un mélange de couleurs acides et basiques, et dites, pour cette raison, *neutrophiles*. C'est ainsi, par exemple, que si la préparation a été colorée avec le triacide d'Ehrlich, le noyau a une coloration bleu vert pâle, tandis que le protoplasma est à peu près incolore, mais rempli de nombreuses granulations punctiformes, violet et rouge.

2° Leucocyte polynucléaire à granulations acidophiles ou éosinophiles. — Un peu plus volumineux que le précédent, il se rencontre en beaucoup moins grand nombre dans le sang normal. Son noyau, qui prend les colorants basiques, est composé de deux ou trois masses vésiculeuses qui se disposent fréquemment en feuille de trèfle. Le protoplasma demeure clair, mais renferme une plus ou moins grande quantité de volumineuses granulations visibles même sans coloration. Elles sont arrondies et présentent un double contour.

Sur les préparations colorées à l'éosine elles prennent une coloration rose vif ; elles deviennent rouge violet sur celles colorées par le triacide. Quand on emploie exclusivement le bleu de Unna elles demeurent claires et tranchent par leur pâleur sur le fond bleuâtre du protoplasma.

3° Leucocyte polynucléaire à granulations basophiles. Mastzellen (Ehrlich). **Labrocytes** (1) (R. Blanchard). — Beaucoup moins nombreux encore que les précédents, ces leucocytes ont un noyau composé de plusieurs lobes réunis par des filaments chromatiques. Le protoplasma renferme des granulations volumineuses et irrégulières qui prennent avec les colorations basiques une teinte rougeâtre, métachromatique. Sur les préparations colorées au triacide, ces granulations revêtent l'aspect de grosses vacuoles claires, séparées par un réseau grisâtre. Elles se colorent en bleu avec l'azur de méthylène employé seul (Langeron).

On observe quelquefois dans le sang pathologique, au cours d'infections généralisées, de toxémies, de suppurations, parfois dans le coma diabétique, des leucocytes contenant des granulations colorées en brun acajou par l'iode (*leuco-*

(1) λαβρος, vorace

cytes iodophiles), ou des granulations devenant rouges, parce que constituées par de la graisse, sous l'influence de la coloration vitale par le Soudan (*leucocytes à granulations soudanophiles*).

Équilibre leucocytaire. — A l'état normal, les différentes variétés de leucocytes sont dans des rapports sensiblement toujours les mêmes et qui ne subissent que de légères variations. Il existe un véritable *équilibre leucocytaire* (Lereddc, Lœper). — Les différentes proportions de leucocytes sont les suivantes :

Leucocytes polynucléaires neutrophiles : 60 à 70 p. 100.

Leucocytes mononucléaires : 30 à 40 p. 100 (lymphocytes 20 à 30 p. 100. mononucléaires moyens ou grands lymphocytes 2 à 4 p. 100, grands mononucléaires et formes de transition 4 à 8 p. 100.

Polynucléaires éosinophiles, 2 à 4 p. 100.

Polynucléaires basophiles ou labrocytes, 0,25 à 0,50 p. 100.

Cette formule leucocytaire est utile à connaître en clinique parce qu'elle est susceptible de subir des variations physiologiques et pathologiques. Pour l'établir, on fait d'abord la numération totale des leucocytes. Ensuite on compte sur des préparations sèches et colorées les différentes variétés de leucocytes ; enfin on en établit le pourcentage.

Modifications physiologiques. — Quand le nombre des leucocytes augmente, on dit qu'il y a *leucocytose.*

Celle-ci existe et est à prédominance de polynucléaires pendant la grossesse et au moment du travail.

Au moment de la digestion on constate une légère polynucléose, marquée surtout chez les enfants. Chez le nouveau-né, dans les premiers mois, il y a également leucocytose (14.000 à 20.000), mais avec mononucléose.

Modifications pathologiques. — L'équilibre leucocytaire est rompu dans les maladies aiguës. La plupart d'entre elles (pneumonie, fièvre rhumatismale polyarticulaire, érysipèle, scarlatine, suppurations, etc.) s'accompagnent d'*hyperleucocytose* (15.000 à 30.000 leucocytes).

EXPLICATION DE LA PLANCHE

FIG. 1. — **Leucémie lymphatique**. (*Coloration par l'hématoxyline-éosine. Gr. 700*).

On voit de nombreux lymphocytes, petits et moyens mononucléaires, beaucoup plus nombreux qu'à l'état normal et dont le nombre dépasse de beaucoup celui des polynucléaires. On voit aussi trois polynucléaires et des hématies.

(DEGUY et GUILLAUMIN, *Microscopie clinique,* d'après des préparations de Dominici.)

FIG. II. — **Leucémie myélogène** (Gr. 700. — *Coloration par le triacide d'Ehrlich.*)

On voit de nombreux myélocytes (mononucléaires granuleux) bourrés de granulations neutrophiles, un éosinophile à granulations essaimées, deux éosinophiles à granulations conglomérées et des hématies.

(DEGUY et GUILLAUMIN, *Microscopie clinique,* d'après des préparations de Dominici.)

quelques-unes déterminent une hypoleucocytose ou *leucopénie* (3 à 4.000) (fièvre typhoïde, fièvre paludéenne). Les maladies chroniques (tuberculose, syphilis), ne provoquent en général qu'une leucocytose assez légère, avec des poussées d'hyperleucocytose correspondant à des poussées aiguës ou à des infections secondaires. Les cancers, surtout les cancers ulcérés, s'accompagnent d'une leucocytose marquée (15 à 20.000 leucocytes par millimètre cube) (Hayem). L'augmentation du nombre des leucocytes peut devenir considérable dans les leucémies surtout dans la leucémie myéloïde (200.000 à 600.000). — De plus, au cours de la plupart des maladies il se fait des modifications dans les proportions relatives des diverses formes de globules blancs :

La **polynucléose** (75 à 90 p. 100) s'observe au cours des maladies inflammatoires, des infections suppuratives.

La **mononucléose** (60 p. 100) se voit au cours de la fièvre typhoïde, de la coqueluche, de la variole, de la varicelle, des oreillons non compliqués, du cancer au début, dans le paludisme chronique, dans les intoxications chroniques (plomb, mercure). Elle est considérable au cours de la leucémie lymphoïde (90 p. 100).

Dans cette dernière affection, on voit des cellules très comparables aux lymphocytes, mais avec un noyau extrêmement coloré et un protoplasma très pâle. On les considère actuellement comme des cellules embryonnaires qui représenteraient le type initial du leucocyte.

Dans certains états pathologiques, le sang renferme des mononucléaires anormaux et non adultes, à protoplasma granuleux, les MYÉLOCYTES. Leurs granulations sont analogues à celles des polynucléaires, aussi les distingue-t-on, en *myélocytes neutrophiles, éosinophiles* et *basophiles*. On les rencontre au cours de la leucémie myéloïde, coïncidant alors avec une leucocytose considérable et avec la présence de nombreuses cellules azurophiles (Aubertin et Chabanier). Ils se trouvent d'une façon constante dans la variole, en même temps que des mononucléaires et des hématies nucléées. On peut enfin trouver la myélocytose dans les anémies marquées, les anémies pernicieuses plastiques, dans le purpura, les cancers, les suppurations de la moelle osseuse. Au cours des affections dans lesquelles les organes hématopoïétiques sont lésés (variole, leucémies), on rencontre de même, dans le sang, de grands mononucléaires dont le protoplasma non granuleux est si fortement basophile qu'il est plus coloré que le noyau. On leur donne le nom de *cellules de Turck*. On ne doit pas les confondre avec certaines autres cellules à protoplasma également basophile, à noyau excentrique, radié, renfermant un réseau chromatique, les *plasmocytes* (plasmazellen), qui sont des cellules du tissu conjonctif immigrées dans le sang.

Enfin on peut trouver dans le sang, d'une façon exceptionnelle, de grandes cellules de 15 à 20 μ, à noyau bourgeonnant, les *mégacaryocytes*, que l'on rencontre normalement dans la moelle osseuse, et qui ont été parfois considérées comme étant les cellules génératrices des globules rouges.

L'éosinophilie sanguine accompagne l'infestation de l'organisme par des vers intestinaux, par la trichine, l'échinocoque, la bilharziose, la filariose, etc. Elle s'observe aussi dans la leucémie myélogène et au cours d'un grand nombre d'affections cutanées, surtout bulleuses.

La **labrocytose** a été signalée surtout au cours de la leucémie myéloïde.

Au cours d'une même maladie la formule leucocytaire change suivant le moment considéré. C'est ainsi que la polynucléose fait place au moment de la convalescence à la mononucléose, l'apparition de celle-ci pouvant être dans certains cas considérée comme indiquant la constitution de l'immunité.

L'étude des formules leucocytaires fournit donc en clinique des indications utiles non seulement pour orienter un diagnostic, mais aussi pour établir un pronostic. La leucocytose peut être considérée comme le témoin de la lutte de l'organisme contre les microbes.

L'hypoleucocytose traduit parfois la sidération des organes hématopoïétiques par une infection ou une intoxication brutale.

Propriétés des leucocytes. — *Forme.* — A l'état de repos, les leucocytes sont sphériques. Si au contraire on les étudie à l'état frais, sur une platine chauffante, on voit que leur forme présente des modifications incessantes : les leucocytes s'allongent, se raccourcissent, poussent des prolongements, ils sont animés de *mouvements amiboïdes*.

Couleur. — Sur les préparations de sang frais, les leucocytes sont incolores, avec un reflet grisâtre ; ils ont un aspect granuleux.

Dimensions. — Chez la grenouille leur diamètre est de 14 μ. Nous avons vu précédemment que chez l'homme ce diamètre est variable suivant les espèces leucocytaires.

Action des agents physiques et chimiques. — Les leucocytes sont très sensibles aux modifications de température. La température optima est de 39°. Ils deviennent immobiles à 16° et meurent à 14°. Si la température s'élève, leur activité diminue quand elle atteint de 43 à 47°.

Une température prolongée de 42° à 45° est mortelle pour les leucocytes humains.

Moins sensibles que les hématies à l'action physique de l'eau distillée, ils finissent cependant par être détruits au contact de cette dernière.

Ils sont dissous par les solutions d'ammoniaque, de soude, ou de potasse. Les solutions d'acide acétique, en faisant disparaître leur protoplasma, rendent leur noyau plus apparent.

Les leucocytes sont tués par toutes les substances toxiques, et il est démontré que la dose toxique pour les globules blancs est souvent la dose toxique pour l'animal.

Résistance leucocytaire. — De même qu'on a étudié le degré de résistance des hématies aux solutions salines hypotoniques dans les maladies, on s'est appliqué dans ces dernières années à apprécier les degrés de la *fragilité leucocytaire* (Achard, Carles, P. Mauriac) dont les variations s'accompagnent de modifications simultanées des propriétés biologiques du sérum sanguin.

Dans une solution citratée hypotonique (Mauriac) (1), on recueille quelques gouttes de sang que l'on mélange au liquide par agitation. Après un repos prolongé, puis une nouvelle agitation, on prélève avec une pipette une petite quantité du mélange et on l'étale avec une lame. Après dessiccation, on colore la préparation avec une solution de bleu de méthylène dans de l'eau physiologique, on lave et on laisse sécher.

Au microscope, seuls les leucocytes sont perceptibles. Les uns ont gardé leurs contours, leur noyau est fortement coloré. Ce sont les *leucocytes résistants*. Les autres sont plus ou moins altérés : leurs contours sont mal limités, leur noyau est fragmenté, peu coloré. Ce sont les *leucocytes fragiles*. On numère les deux catégories de globules blancs sur toute la préparation et on peut ainsi établir le rapport $\dfrac{\text{Leucocytes résistants}}{\text{Leucocytes fragiles}} = \dfrac{\text{R}}{\text{F}}$, qui est l'*indice de résistance leucocytaire*. Normalement, à jeun, cet indice varie entre 0,70 et 0,90. La résistance leucocytaire est généralement diminuée au moment de la convalescence des maladies aiguës. Cette fragilité des leucocytes est regardée comme l'indication d'une réaction de défense, à condition toutefois de se manifester surtout sur des globules jeunes et actifs. Elle ne pourrait être regardée comme favorable que quand elle serait précédée d'une augmentation de la résistance (P. Mauriac).

Physiologie générale des leucocytes.

Mobilité. — Les globules blancs sont doués de mouvements propres servant à leur nutrition et à leur déplacement, auxquels on donne le nom de *mouvements amiboïdes*. Ils s'étirent, s'amincissent, pour traverser les parois vasculaires et cheminer dans les interstices des tissus.

Ils poussent des prolongements plus ou moins volumineux, les *pseudopodes*. Parfois le pseudopode, d'abord filiforme, augmente peu à peu de volume, puis arrive à contenir toute la masse protoplasmique du leucocyte ; tel est le mode employé par le globule blanc pour se déplacer et pour progresser dans une direction. L'activité amiboïde ne se manifeste qu'en présence d'oxygène et à partir d'une certaine température (25° chez l'homme).

Les polynucléaires neutrophiles ou éosinophiles ont des mouvements amiboïdes plus marqués que les lymphocytes.

Certaines influences toxiques peuvent faire disparaître cette mobilité. C'est ainsi que si l'on fait absorber de l'antipyrine ou du chloral à une poule inoculée avec du bacille charbonneux auquel elle est normalement

---

(1)

Citrate de soude.	2 gr. 06
Chlorure de sodium	3 gr. 60
Eau distillée	1.000 gr.

réfractaire, elle perd son immunité naturelle par suite de la diminution de la mobilité des phagocytes, et meurt.

Diapédèse. — La *diapédèse* est le passage dans le tissu conjonctif, au travers de la paroi des capillaires, des leucocytes en circulation dans le sang (Conheim et Recklinghausen).

Sensibilité des leucocytes. — Sensibilité tactile. — Il est démontré que le leucocyte, en présence d'un corps étranger, prend contact avec lui par la plus grande surface possible, et étale son protoplasma proportionnellement au degré de résistance rencontré.

Sensibilité aux agents chimiques. — Chimiotaxie. — Si l'on place dans les vaisseaux d'un animal de petits tubes capillaires renfermant différentes substances, on peut voir que les unes attirent les leucocytes, alors que les autres semblent au contraire les écarter. Pour les premières, on dit que les leucocytes ont une *chimiotaxie positive* (bactéries, produits de sécrétion des microbes, produits de désassimilation des cellules usées), pour les secondes une *chimiotaxie négative* (microbes très virulents, solutions concentrées de sels de sodium ou de potassium). A l'égard de certaines substances, la *chimiotaxie* est *indifférente* (eau distillée, sang, humeur aqueuse, peptone à 1 p. 100). On fait cesser la chimiotaxie positive si l'on détermine la narcose globulaire en anesthésiant l'animal.

Phagocytose. — Le rôle des leucocytes dans l'absorption des corps étrangers est de la plus haute importance dans les actes de la vie organique. L'action phagocytaire des leucocytes peut s'exercer soit contre des corps étrangers, ou des cellules usées, jouant le rôle de corps étrangers, soit contre des éléments microbiens. Aux leucocytes mononucléaires appartient la fonction d'absorber les corps étrangers et les éléments cellulaires; on les nomme *macrophages*. Les polynucléaires luttent contre les microbes; on leur donne le nom de *microphages*.

Phagocytose à l'état physiologique. — Les phagocytes détruisent les éléments cellulaires usés, hématies, leucocytes polynucléaires, corps étrangers (grains de charbon). Si l'on introduit sous la peau d'un animal des grains de cinabre ou de vermillon, ils sont englobés par les leucocytes (Ranvier).

Les cellules chargées de détruire et d'absorber les éléments cellulaires sont de grands leucocytes mononucléaires de 16 à 20 μ de diamètre, parfois de 40 à 50 μ.; on leur donne le nom de *grands macrophages*.

Phagocytose dans les états pathologiques. — Phagocytose des microbes. — Si l'on inocule sous la peau d'un animal, des microbes pyogènes, on voit se produire une vasodilatation avec congestion vasculaire très intense et diapédèse leucocytaire (*inflammation*). Si les microbes n'ont qu'une virulence légère, ils deviennent rapidement la proie des leucocytes et la guérison se produit. Une virulence plus forte donne naissance à une réaction fibrino-leucocytique (par exemple l'érysipèle), ou à la destruction d'un grand nombre de leucocytes (suppuration). Si les microbes inoculés sont très virulents, les leucocytes sont détruits et l'infection se généralise.

Phagocytose des cellules. — Quand les microphages ont ainsi absorbé les microbes, ils sont eux-mêmes englobés par de gros macrophages qui sont ensuite entraînés vers les ganglions voisins dans la pulpe desquels on peut les retrouver. On voit de même dans la pulpe et les vaisseaux spléniques de nombreux macrophages bourrés d'hématies et de leucocytes au cours du paludisme ou de la fièvre typhoïde.

La défense de l'organisme contre l'envahissement microbien se fait donc en deux phases : dans une première phase elle se traduit par un apport considérable de polynucléaires avec phénomènes de microphagie. Dans un second temps il se fait une diapédèse de leucocytes mononucléaires en même temps qu'une réaction des cellules fixes, endothéliales et conjonctives, du tissu infecté, et ces différents éléments cellulaires, mobiles et fixes, deviennent des macrophages qui englobent et digèrent les microphages chargés de leurs microbes et plus ou moins dégénérés. Dès le début de la réaction inflammatoire et de la diapédèse leucocytaire, l'organisme multiplie les leucocytes dont une grande partie sera dirigée vers le foyer. C'est ainsi que, pendant le développement d'un abcès, on trouve dans le sang jusqu'à six fois plus de globules blancs qu'à l'état normal (R. Petit). L'hyperleucocytose sanguine traduit donc l'intensité de la réaction défensive. Lorsqu'elle fait défaut, cela indique que l'organisme épuisé, ou sidéré par la virulence des microbes, n'est plus capable de se défendre.

Phagocytose des substances chimiques. — Les toxines microbiennes, les toxines végétales telles que l'abrine, la ricine, produisent une réaction diapédétique comme les microbes, et sont absorbées et détruites par les leucocytes. Les substances médicamenteuses, l'atropine, l'arsenic, le fer, le mercure, l'iode (Marcel Labbé et Lortat-Jacob) sont transportées par les leucocytes mononucléaires soit au niveau des organes hématopoïétiques, soit au niveau des foyers inflammatoires.

Les leucocytes jouent aussi un rôle bien établi dans la digestion des substances alimentaires : digestion et absorption des albuminoïdes, des graisses, du glycogène. Tous ces phénomènes de microphagie, de macrophagie, de digestion sont dus à la réaction intra-cellulaire de ferments solubles contenus dans le protoplasma des leucocytes sur les diverses substances qu'ils ont absorbées.

Sécrétions des leucocytes. — Les leucocytes sécrètent des substances qui ont été assimilées aux ferments solubles : oxydases, ferment coagulant du sang (fibrin-ferment de Schmidt, ou plasmase de Duclaux), ferment anticoagulant (thrombase de Duclaux), agglutinines, cytase ou ferment destructeur des corps cellulaires et microbiens (Bordet, Metchnikoff, Ehrlich), ferments glycolytique (Arthus), lipasique (Poulain), protéolytique. Ce dernier ferment, ou protéase (Leber, Achalme, N. Fiessinger et P.-L. Marie), analogue à la trypsine, et susceptible de digérer les albuminoïdes pour former des peptones et des acides amidés, serait produit par les polynucléaires neutrophiles et par les myélocytes. C'est surtout dans le pus des abcès chauds que cette protéase a été mise en évidence. Elle digère sur place les leucocytes par autolyse, les cellules mortes, et même les tissus voisins qui se défendent en se congestionnant, et en apportant, en même temps que de nouveaux phagocytes, un anti-ferment contenu dans le sérum. Cette autodigestion transforme les albumines des globules morts en substances solubles qui sont résorbées par les vaisseaux et éliminées par les émonctoires. La protéase, sécrétée par les polynucléaires, jouerait aussi un rôle important dans la résorption des épanchements hématiques dont elle déterminerait l'hémolyse. Dans les suppurations chroniques, particulièrement dans les abcès tuberculeux, pauvres en polynucléaires, le ferment protéolytique fait défaut. On y trouve, par contre, de la lipase qui prend naissance dans les mononucléaires (Poulain, Ramond).

On a admis aussi que les leucocytes produisent des antitoxines (Metchnikoff, Armand Gautier, J. Courmont). C'est ainsi que des leucocytes vivants de cheval, débarrassés du sérum et mis en suspension dans de l'eau salée isotonique, à laquelle on a ajouté des doses plusieurs fois mortelles de toxine diphtérique, neutralisent totalement ce poison (Kobsarenko). Ils seraient susceptibles dans la zone lymphoïde de l'intestin (Delezenne) de sécréter des ferments digestifs tels que l'entérokinase de Pawloff ou l'amylase.

Par cette sécrétion de substances microbicides et antitoxiques, le leucocyte joue le rôle essentiel dans l'établissement de l'immunité. A l'état normal il n'agit sur les différentes substances qu'après les avoir englobées par digestion intra-cellulaire. Mais quand les leucocytes ont été altérés, les ferments qu'ils renfermaient passent dans le sérum et les sérosités en leur transmettant les différentes propriétés qui appartenaient aux globules blancs.

Rôle d'élaboration des tissus. — Enfin les leucocytes peuvent se fixer dans les tissus, s'y transformer en cellules conjonctives jeunes ou en clasmatocytes (Metchnikoff, Ranvier), et jouer un rôle dans la formation des tissus de sclérose cicatricielle (V. chap. XVIII).

Origine et évolution des leucocytes.

Sans insister sur l'origine des leucocytes, qui sera traitée dans les chapitres suivants, nous nous bornerons à rappeler ici qu'on distingue avec Ehrlich deux groupes d'organes hématopoiétiques : 1° les organes lymphoïdes (ganglions lymphatiques, rate, amygdales, productions lymphoïdes du tube digestif) qui produisent les lymphocytes, cellule souche d'où naissent les autres leucocytes mononucléaires; 2° la moelle osseuse d'où naissent les polynucléaires granuleux. Pour Dominici le lymphocyte serait à l'origine de tous les leucocytes. Pour la formation des polynucléaires, il se produirait des modifications morphologiques du noyau et une infiltration granuleuse du protoplasma.

Destruction des leucocytes. — Les leucocytes à l'état physiologique vieillissent et sont détruits peu à peu. Leur destruction serait due à l'action de ferments du sang : les *leucocytolysines* (Manoukhine, Krolunitzky, N. Fiessinger), qui seraient libres dans le sang, et dont les caractéristiques sont de n'être détruites que par une température de 70° et d'agir sur les leucocytes du sujet chez qui on a prélevé le sérum. En détruisant les leucocytes, ou même seulement en les rendant plus fragiles, elles auraient une action puissante sur la mise en liberté des ferments qu'ils renferment. Les leucocytolysines prendraient naissance dans la rate. Le foie sécréterait un ferment antileucocytolytique qui, dans le sang, arrêterait la destruction des polynucléaires. L'équilibre leucocytaire serait donc en partie réglementé par ces deux variétés de ferments, suivant les besoins de l'organisme.

A l'état pathologique, dans les foyers inflammatoires, ils sont transformés en globules de pus, en cellules épithélioïdes, en cellules géantes. Ils subissent les dégénérescences vitreuse, granulo-graisseuse, amyloïde, caséeuse, etc.

Ainsi altérés, les leucocytes sont, comme nous l'avons vu précédemment, englobés et digérés par des macrophages, et, dans l'intérieur de ceux-ci ils restent longtemps perceptibles sous la forme de petits points réfringents, fortement teintés par les couleurs basiques (tingible Körper de Flemming).

HÉMATOBLASTES

Ainsi dénommés par Hayem, les hématoblastes, plaquettes sanguines de Bizzozero, Le Sourd et Pagniez, globulins de Donné, Achard et Aynaud, sont des éléments du sang dont l'anatomie et la physiologie présentent encore, malgré toute une série d'intéressants travaux, de nombreuses inconnues. D'après les recherches les plus récentes (Aynaud) l'hématoblaste serait très fragile et serait altéré par un simple contact du sang avec les tissus. Il faut donc, pour recueillir le sang, prendre de très grandes précautions.

Suivant la technique indiquée par Aynaud il faut faire le prélèvement dans un vaisseau à l'aide d'une canule paraffinée et recueillir le sang dans un vase paraffiné ou l'additionner, à sa sortie de la veine, de certains anticoagulants tels que les oxalates ou les citrates alcalins.

Morphologie. — D'après Hayem, les hématoblastes se présentent dans le sang frais sous l'aspect de petit corps réfringents, discoïdes, arrondis ou irréguliers, isolés, ou agglomérés en groupes de 2 à 5, occupant ordinairement les nœuds du réseau de fibrine.

Observés dans du plasma maintenu liquide et à la température de

38° ou dans du sérum iodé, les globulins se présentent sous la forme de bâtonnets de 2 à 6 μ. de long, et 4 à 6 fois plus longs que larges.

Ils sont incolores, réfringents à leur partie centrale, et présentent de légers mouvements browniens.

Pendant la coagulation, ils se déforment, deviennent irréguliers, anguleux, et sont finalement englobés dans une masse granuleuse et visqueuse à bords indécis d'où partent les filaments de fibrine.

Sur les préparations de sang sec, on voit que les hématoblastes se rencontrent à peu près exclusivement au point où la goutte de sang a été déposée sur la lame.

Colorés par la méthode vitale, à l'aide du rouge neutre (Ehrlich), ils présentent des granulations au nombre de deux ou trois, ayant à peu près les dimensions des granulations éosinophiles des leucocytes. Après dessiccation et coloration par le bleu de Unna, ils se colorent à peu près uniformément en bleu violet et non en bleu vert comme les hématies. Colorées par le Giemsa ou le Leishman, les plaquettes apparaissent comme de petits éléments granuleux, violet rouge. Le protoplasma est ordinairement peu visible et ses limites sont peu nettes. Parfois il est teinté en bleu pâle. Le plus souvent on ne distingue avec netteté que la matière chromatique qui se montre sous forme de petits grains groupés au centre de l'élément (Le Sourd et Pagniez).

Numération. — La fragilité des globulins, leur adhérence aux corps étrangers, leur facile destruction par les agents physiques ou chimiques, rendent très difficile leur numération exacte. A l'état normal il y aurait d'après Hayem, 200.000 à 300.000 hématoblastes par millimètre cube avec des variations pouvant aller de 180.000 à 500.000.

Le nombre des hématoblastes pourrait être notablement augmenté (800.000) à la suite des hémorragies et pendant la convalescence des maladies aiguës (crise hématoblastique). On trouverait de même une augmentation dans la chlorose et dans certaines anémies pernicieuses où se fait une réparation sanguine (anémies plastiques). Il y aurait au contraire diminution des hématoblastes dans les états fébriles prolongés, dans les purpuras hémorragiques, les cachexies progressives, le cancer, l'anémie pernicieuse progressive à type aplastique.

Ces données classiques ont été confirmées par les travaux de Le Sourd et Pagniez qui ont montré expérimentalement que la rénovation sanguine provoquée par la saignée, s'accompagne d'une augmentation rapide et considérable des plaquettes de la rate, dont le nombre paraît décuplé. Par contre, d'après Aynaud, il n'y aurait pas, à la suite de la saignée, d'augmentation importante des globulins en l'absence de complications septiques. De plus, pour cet auteur, le globulin serait un élément indépendant, sans relations constantes avec les variations numériques des hématies et des leucocytes.

Fonctions des hématoblastes. — **Coagulation du sang. Rétraction du caillot.** — Il est classique d'admettre que les hématoblastes jouent un rôle important dans la coagulation du sang, la formation de la fibrine et la rétraction du caillot (Hayem, Le Sourd et Pagniez, Bordet et Delange). Les liquides privés de globulins ne coagulent pas ou ne coagulent que très lentement. Au contraire, une trace de plaquette suffit à produire une dose très notable de plasmase. L'examen microscopique de la coagulation du sang montre que les fibrilles de fibrine se forment et rayonnent autour des hématoblastes. Si entre deux ligatures on immobilise du sang dans la veine d'un cheval et qu'on le laisse coaguler, on voit que le maximum de fibrine est produit au niveau de la partie moyenne du caillot qui correspond aux hématoblastes.

Pour Hayem, l'hématoblaste en se détruisant laisserait exsuder une substance qui se transformerait partiellement en fibrilles de fibrine. Plus les hématoblastes seraient fragiles, plus le sang serait coagulable, alors qu'au contraire la coagulation du sang serait entravée par toutes les causes empêchant l'altération des hématoblastes : solutions salines, peptones, etc.

Le rôle des hématoblastes dans la rétraction du caillot a été démontré expérimentalement par Le Sourd et Pagniez. Ces auteurs ayant obtenu, en injectant au cobaye des plaquettes de lapin, un sérum antiplaquette, ont vu que ce sérum ajouté au sang *in vitro* empêche la rétraction du caillot. Injecté au lapin, il fait disparaître les plaquettes de la circulation, et en même temps le sang de l'animal donne un caillot irrétractile. Hayem a depuis longtemps signalé l'irrétractilité du caillot dans les états morbides où existe une diminution des hématoblastes (purpura, anémie pernicieuse progressive, variole hémorragique, leucémie aiguë).

Pour Achard et Aynaud le globulin ne serait indispensable ni à la coagulation du sang, ni à la rétraction du caillot. En faisant varier la concentration saline du sang, on obtiendrait la rétractilité ou l'irrétractilité, et celle-ci ne serait pas modifiée par l'addition de globulins. L'incoagulabilité et l'irrétractilité seraient pour ces auteurs des troubles du même ordre, et la rétractilité ne serait pas une fonction spéciale.

Nature et origine du globulin. — La nature et l'origine du globulin sont très discutées. Pour Hayem, Bizzozero, les hématoblastes sont des cellules anucléées, comparables aux hématoblastes nucléés de la grenouille. Pour Hayem, l'hématoblaste dériverait du globule rouge et reproduirait une nouvelle hématie par maturation et absorption d'hémoglobine.

Un grand nombre d'hématologistes ont regardé les hématoblastes comme des produits de dégénération ou d'expulsion des hématies ou des leucocytes. On pense aujourd'hui qu'ils tirent leur origine des mégacaryocytes de la moelle osseuse. Peut-être le globulin serait-il un élément sanguin indépendant n'ayant aucune filiation ni avec le globule rouge ni avec le leucocyte (Aynaud). D'après Le Sourd et Pagniez, la rate serait pour lui un lieu important de multiplication.

Granulations libres. — **Hémoconies**. — Il existe dans le sang de petites granulations incolores, réfringentes, animées de mouvements browniens, que l'on décèle à l'examen du sang frais au microscope ou à l'ultra-microscope. On admet généralement qu'elles ont des origines et des significations différentes : les unes seraient des produits de désintégration des globules rouges ou des leucocytes. Ces granulations sont parfois englobées avec des hématoblastes et des leucocytes par de la fibrine pour constituer ce qu'on a appelé *plaques phlegmasiques* ou *plaques cachectiques*. Les autres sont des granulations graisseuses (hémoconies) qui apparaissent dans le sang une heure après l'ingestion de graisse et y persistent pendant plusieurs heures. D'après Lemierre et Brulé les hémoconies font défaut chez les sujets présentant une rétention biliaire complète, l'absence de sels biliaires dans l'intestin entravant presque absolument l'absorption des graisses. La recherche des hémoconies dans le sang par l'examen ultramicroscopique serait pour ces auteurs un moyen clinique très simple permettant d'apprécier l'absorption des graisses et par suite le passage des sels biliaires dans l'intestin au cours des ictères. Les hémoconies ont été trouvées particulièrement nombreuses au cours de certains états pathologiques tels que le mal de Bright (Muller, Cottin).

COAGULATION DU SANG

A la sortie des vaisseaux, le sang se coagule. Il se solidifie en un caillot, formé de fibrine, englobant des globules blancs et rouges. Secondairement ce caillot se rétracte et le sérum transsude.

Pour étudier la coagulation *in vitro*, on peut recueillir dans une éprouvette à fond plat une certaine quantité de sang prélevé au niveau du doigt par piqûre (Hayem et Lenoble). Cependant, pour éviter l'action coagulante des sucs tissulaires de la peau (Milian), on préfère généralement aujourd'hui faire le prélèvement dans une veine du pli du coude, à l'aide d'une grosse aiguille qui laisse couler le sang dans plusieurs tubes de calibre uniforme, rigoureusement propres et stérilisés, sans en souiller les parois. Dans ces conditions, le sang se coagule à l'état normal entre 5 et 10 minutes. Il est nécessaire que les tubes récepteurs soient toujours de même calibre si l'on veut pouvoir comparer les résultats, car le même sang coagule en un temps pouvant varier du simple au double suivant les dimensions des tubes où il a été recueilli.

Parfois, avant que ne se fasse la coagulation, on voit le sang se séparer en deux couches : l'une, inférieure, comprenant les globules rouges; l'autre, supérieure, composée d'un liquide jaunâtre tenant en suspension des globules blancs et des hématoblastes. Cette séparation est d'autant plus accusée que le sang se coagule plus lentement; c'est le phénomène de la *sédimentation spontanée* (Gilbert et P.-E. Weil, O. Claude). La sédimentation peut se maintenir après la coagulation (*coagulation plasmatique*) avec une couche inférieure cruorique, surmontée d'une couche leucocytique en gelée blanc laiteux, ou en forme de cylindre blanc étroit, vermiculaire, nageant dans le sérum. Ces modifications de la coagulation ont été regardées comme toujours pathologiques (O. Claude), mais cette opinion n'est pas acceptée par tous les auteurs (Marcel Bloch).

Rapidité de la coagulation. — *La coagulation est accélérée* par les injections de plasmase, de nucléo-protéides, de nucléo-albumines, par l'addition au sang d'une certaine quantité de sels de calcium. Parmi ces derniers on utilise en clinique le chlorure de calcium qu'on fait ingérer aux malades pour lutter contre les états hémorragiques. Il est d'ailleurs intéressant de noter que si le sang privé de chaux est incoagulable, et si sa coagulation est accélérée par l'addition d'une petite quantité de sel de chaux, un excès de ce dernier le rend également incoagulable (plus de 2 p. 100). Dastre et Floresco ont démontré que chez le chien l'injection intra-veineuse d'une solution de gélatine à 5 p. 100 dans du sérum artificiel, accélère fortement la coagulation du sang, qui se fait en dix secondes au lieu de deux à trois minutes. Chez l'homme on a employé avec succès (Lancereaux) les injections sous-cutanées de solutions stérilisées de gélatine contre les hémorragies viscérales.

La coagulation est retardée par l'ingestion d'acide tartrique, d'acide citrique, d'alcool, par le froid, par l'absence d'oxygène. Elle est supprimée par l'injection de thrombase des têtes de sangsues, ou de peptones, à la dose de trois décigrammes par kilogramme d'animal. Elle est également retardée dans certains états pathologiques : elle peut ne commencer qu'une demi-heure ou une heure après la sortie du sang dans les états phlegmasiques, chez les pneumoniques, les rhumatisants (petits retards de Hayem). Parfois elle est retardée à deux et jusqu'à dix heures (grands retards des états hémophiliques et des états post-hémorragiques).

In vitro, la coagulation est retardée si le sang est recueilli dans un vase huilé ou paraffiné, dans un tube de caoutchouc. Le sang devient incoagulable par précipitation des sels de chaux, si on l'additionne d'oxalate de soude (Arthus). De même, le *citrate de soude*, à la dose de 0,30 p. 100 (Hédon), empêche la coagulation du sang en immobilisant chimiquement le calcium sans former de précipité (Pekelharing). Cette notion est à l'origine de plusieurs procédés intéressants de transfusion du sang (Hédon). Celui-ci, prélevé dans les veines d'un donneur et recueilli dans des sortes d'éprouvettes (Jeanbrau), ou dans des ampoules (Ameuille) où il est rendu incoagulable par addition de citrate de soude, peut être ensuite injecté, soit immédiatement, soit au bout de quelques jours, dans les veines d'un récepteur. Le meilleur taux de dilution serait pour Jeanbrau de 3 à 4 grammes de citrate p. 1.000 centimètres cubes de sang. On peut traiter par cette méthode de la transfusion sanguine les anémies post-hémorragiques intenses, les hémorragies incoercibles de toute nature, l'hémophilie, les anémies pernicieuses, les septicémies chez les blessés fortement anémiés, certains cas de shock, les intoxications par l'oxyde de carbone et le gaz d'éclairage.

Lorsqu'on veut évaluer avec précision la rapidité de la coagulation *in vitro*, il peut n'être pas suffisant de recueillir le sang directement dans des éprouvettes et plusieurs procédés d'étude ont été préconisés :

Wright a adopté une méthode qui consiste à aspirer dans des tubes de verre exactement calibrés une même quantité de sang, en notant pour chaque tube le moment où le sang est recueilli. On place les tubes dans un récipient à 37°. Au bout de trois minutes on retire le premier et l'on en chasse le contenu sur un papier buvard à l'aide d'une poire de caoutchouc. En faisant de même pour les tubes suivants à intervalles de plus en plus rapprochés, on peut noter avec précision le moment où débute la coagulation et celui où elle est complète. Elle se fait en trois à six minutes.

Dans le procédé de Sabrazès, on emploie une série de tubes très fins dans lesquels le sang est aspiré par capillarité, et on note exactement le moment du prélèvement pour chaque tube. Puis ceux-ci sont brisés l'un après l'autre toutes les trentes secondes, jusqu'au moment où l'on trouve la limite de la coagulation et de la non-coagulation. Avec cette méthode, la coagulation se fait normalement en sept à huit minutes.

Milian a fait connaître une méthode beaucoup plus simple : on recueille le sang par gouttes sur des lames de verre bien propres, passées à l'alcool, séchées, et placées dans les mêmes conditions de température et de ventilation. Si on soulève de temps en temps la lame, on observe un léger mouvement à la surface de la goutte. Celle-ci devient immobile, même si l'on redresse la lame verticalement, quand la coagulation s'est produite, c'est-à-dire généralement à peu près en 15 minutes.

Sous le nom de *procédé de la bulle d'air*, Lenoble a décrit une méthode qui consiste à emprisonner une bulle d'air dans une colonne de sang recueillie dans l'éprouvette de l'hématimètre. La bulle d'air devient immobile quand la coagulation s'effectue. Celle-ci commence au bout de 2 minutes et demie pour finir au bout de 4 minutes un quart.

On a préconisé récemment sous le nom d'étude du *temps de saignement* (Duke) un procédé clinique pour apprécier la vitesse de coagulation *in vivo* qui, en réalité, renseigne sur la vitesse de l'*hémostase* :

On fait une piqûre au niveau du lobule de l'oreille et on recueille, de demi-minute en demi-minute, les gouttes de sang avec du papier buvard, de façon qu'elles aient environ un centimètre de diamètre. Normalement l'hémorragie s'arrête au bout d'un temps variant entre deux minutes et demie et trois minutes et demie. Dans les états anémiques graves et certains purpuras, le temps de saignement s'élève à 5, 10 minutes, et même parfois à une heure, une heure et demie (P.-E. Weil).

Mesure de la coagulabilité sanguine. — L'intensité du pouvoir coagulant ne correspondant pas nécessairement à la vitesse de coagulation, on a cherché dans ces dernières années à éliminer le facteur temps dans l'étude et dans la mesure de la coagulabilité sanguine. Dans ce but, Marcel Bloch a imaginé une technique ingénieuse qui consiste à rendre d'abord le sang incoagulable en l'additionnant de citrate de soude au sortir des vaisseaux, puis à lui restituer secondairement la possibilité de se coaguler en y ajoutant des traces de calcium.

Dans une petite éprouvette de 8 cm. de haut, de 1 cm. de diamètre, graduée exactement en dixièmes de centimètre cube, et contenant 2 cc. d'une solution citratée isotonique (citrate de soude, 1 gr.; chlorure de sodium, 7 gr.; eau distillée, 400 cc.), on recueille 1 cm³ de sang directement au sortir de la veine. On y ajoute de nouveau 2 cm³ de la solution citratée pour obtenir une dilution de 1 p. 4. Quand on n'a pu prélever exactement la quantité de sang désirée, on corrige l'erreur qui en résulterait, en augmentant ou en diminuant la seconde dose de solution citratée d'autant de fois 0 cc. 4 qu'on aura recueilli de dixièmes de centimètre cube de sang pur en plus ou en moins de la quantité qu'on voulait recevoir. Le sang est rendu ainsi spontanément incoagulable et peut être facilement transporté pour l'étude.

Dans un second temps, on dilue le premier mélange sang citraté avec une solution salée isotonique à 7 p. 1.000, puis on y ajoute du chlorure de calcium, de façon que la dilution sanguine soit finalement au 1/100ᵉ. Dans une série de tubes dits à hémolyse, renfermant : le premier 4 cc., les suivants 3 cc. 9, 3 cc. 8, 3 cc. 7, etc., de la solution salée à 7 p. 1.000, on verse avec une pipette graduée, autant de dixièmes de centimètre cube d'une solution de chlorure de calcium à 0 gr. 5 p. 1.000, qu'il en manque dans chaque tube pour faire un volume de 4 cc. A chacun d'eux ensuite on ajoute une quantité uniforme de 0 cc. 2 du mélange sang citraté. En douze à quinze heures, à la température de 18 à 20°, la coagulation est terminée. La rétraction du caillot se fait entre la 15ᵉ et la 20ᵉ heure.

Le chiffre exprimant le rapport de la quantité de calcium à celle du citrate de soude contenu dans chaque tube sert à désigner celui-ci et constitue, en outre, un indice coagulométrique (0 = témoin; 4; 2; 1,34; 1; 0,8). L'indice est d'autant plus élevé que la coagulabilité est plus forte.

A l'état normal, la coagulation commence dans le troisième tube, c'est-à-dire quand le rapport $\dfrac{\text{Citrate de soude}}{\text{Chlorure de calcium}} = 2$. C'est le *seuil de la coagulation*. La coagulation est complète dans le cinquième tube (rapport ou indice de coagulation = 1).

Chez l'enfant au-dessous de 10 ans, la coagulabilité est plus forte que chez l'adulte et débute à l'indice 4 (seuil), pour être complète à l'indice 1,33. Elle est très élevée dans la pneumonie, où son augmentation prend un intérêt diagnostique en même temps que pronostique, la pneumonie avec chute des indices devant être considérée comme grave. La coagulabilité serait diminuée dans l'insuffisance hépatique, dans les lésions rénales, dans la fièvre typhoïde, la tuberculose pulmonaire avancée. Dans l'hémophilie, les indices de coagulation seraient abaissés et cette anomalie serait marquée surtout pour l'indice de coagulation complète.

Rétraction du caillot. — Après la coagulation, le sang normal se rétracte et se sépare en deux parties, le caillot et le sérum. Quelques minutes après la constitution du caillot on voit la surface de ce dernier se creuser et s'humidifier. Au bout d'une demi-heure, ou d'une heure, la partie moyenne se détache du vase et laisse exsuder un peu de sérum. L'extrémité inférieure se détache après 6, 12, 18 heures et le caillot se rétracte peu à peu en laissant sourdre le sérum. Parfois, d'ailleurs, la rétractilité ne se fait qu'incomplètement et le caillot ne laisse exsuder que quelques gouttes de sérum. D'autres fois, le caillot demeure complètement adhérent : il est *irrétractile*. On n'a constaté aucun rapport entre la rapidité de la coagulation et la rétractilité du caillot.

D'après Hayem et Lenoble, la diminution et l'absence de la rétractilité peuvent s'observer dans deux conditions : 1° ou bien en coexistence avec un nombre normal d'hématoblastes (infections profondes, telles que la fièvre typhoïde, la pneumonie, intoxications expérimentales par la toxine diphtérique ou tétanique); 2° ou bien avec une diminution plus ou moins considérable du nombre des hématoblastes (purpuras, anémie pernicieuse, variole hémorragique primitive, états cachectiques très avancés).

Consistance du caillot. Redissolution. — Le caillot normal, après la rétraction, est ferme, difficile à fragmenter. Dans certaines toxémies, dans les ictères graves, dans l'hémoglobinurie, il se désagrège, s'effrite, et peut même se redissoudre dans le sérum, de 4 à 48 heures après la coagulation. On voit alors le sang redevenu fluide se séparer en deux couches : l'une, supérieure, plasmatique, l'autre, inférieure, faite de globules déposés. Cette redissolution paraît pouvoir être attribuée à l'existence, dans le sang, d'hémolysines et de fibrinolysines.

Étude microscopique de la coagulation. — Si l'on met une goutte de sang dans la cellule à rigole de Hayem, et si on l'examine au microscope, on voit d'abord les hématies s'empiler en petites colonnes comparables à des piles de monnaie, qui constituent des îlots séparés par des espaces libres plasmatiques, les lacs sanguins, où se voient des leucocytes, quelques hématies isolées, des plaquettes sanguines isolées ou en amas.

Quand la coagulation commence, on voit apparaître dans les espaces plasmatiques de fins filaments de fibrine qui rayonnent autour des plaquettes sanguines et constituent un mince réticulum fibrineux. Suivant l'intensité de cette production fibrineuse, Hayem a distingué 3 types de sang :

1° **Sang normal,** dans lequel le réticulum se forme au bout de 10 à 15 minutes et demeure discret (fièvre typhoïde, granulie, paludisme);

2° **Sang phlegmasique atténué,** dans lequel la coagulation est légèrement retardée. Le réticulum est formé de fibrilles épaisses en nombre modéré ou de fibrilles grêles et serrées. Les îlots de globules tendent à se rejoindre, et la leucocytose est modérée. (Grippe, érysipèle, fièvres éruptives, sérites tuberculeuses, pneumonie tuberculeuse, néphrites, blennorragie aiguë).

3° **Sang phlegmasique franc,** avec retard net de la coagulation. On y voit des filaments de fibrine nombreux et épais, des piles épaisses de globules rouges, circonscrivant des lacs, des globules blancs très abondants, des agglomérations d'hématoblastes formant des plaques phlegmasiques (pneumonie, fièvre rhumatismale, suppurations). Parfois l'on étudie le réticulum fibrineux sec après coloration par la fuchsine (Ranvier).

Ces différences d'aspect des préparations de sang peuvent être utilisées en clinique dans un but diagnostic (*fibrino-diagnostic*). Par exemple, dans un cas douteux, la constatation d'un sang phlegmasique franc appuiera le diagnostic de pneumonie franche pneumococcique alors qu'un sang phlegmasique atténué l'orientera plutôt vers une pneumonie tuberculeuse. De plus, si l'on tient compte de la coïncidence habituelle d'une réaction fibrineuse intense (hyperinose) et d'une leucocytose marquée, et si l'on considère ces deux processus comme de puissants moyens de défense de l'organisme contre les infections, on conçoit qu'il soit possible d'apprécier l'intensité et la qualité de ces moyens par le simple examen microscopique de la coagulation (*fibrino-pronostic*).

Mécanisme de la coagulation. — La coagulation est réalisée par la formation de fibrine aux dépens du fibrinogène du plasma, avec précipitation consécutive. La fibrine ne préexiste pas dans le sang liquide, mais résulte de l'action réciproque de deux substances : *matière fibrinogène* et *ferment* ou *plasmase*.

La *matière fibrinogène* est une sorte d'albuminoïde dans un état très voisin de la précipitation. Elle coagule par l'addition de plasmase ou par chauffage à 56°. Elle est soluble dans l'eau et est en solution dans le plasma sanguin, ainsi que dans les sérosités coagulables produites par l'organisme.

La *plasmase* (fibrin-ferment ou thrombine) est un ferment soluble qui a la propriété de faire coaguler tous les liquides renfermant du fibrinogène, même les sérosités non coagulables spontanément, telles que le liquide d'hydrocèle. Produite par le leucocyte, la plasmase n'est mise en liberté que quand celui-ci est altéré ou détruit. Dans le sang circulant, la plasmase préexiste sous la forme d'une matière zymogène (le proferment, prothrombine ou thrombogène inactif) qui se transforme en ferment actif par combinaison avec des sels de chaux. Les sels de chaux sont donc indispensables dans le mécanisme de la coagulation. Celle-ci peut, en outre, être favorisée par la plupart des solutions salines, par les sécrétions leucocytaires et endothéliales (thrombokinases), par les sucs de tissus. Tous les tissus de l'organisme sont, en effet, susceptibles de favoriser la coagulation en produisant soit du fibrinogène, soit des substances thrombo-activantes.

Quand on recueille du sang dans un vase, les leucocytes s'accolent aux parois, se détruisent et laissent transsuder le ferment, d'où coagulation. Si l'on empêche l'adhérence du sang en paraffinant le vase, la coagulation est retardée. Si l'on ajoute un corps étranger, la coagulation est accélérée.

Pourquoi, dans l'organisme, la coagulation ne se produit-elle pas, malgré la destruction constante de leucocytes et la mise en liberté de plasmase ? Peut-être parce que la plasmase n'est produite qu'en trop faible quantité, peut-être aussi parce qu'elle est neutralisée à l'état normal par des substances anticoagulantes auxquelles on donne le nom de *thrombases* ou *antithrombine*.

Ces substances anticoagulantes ou thrombases sont mal connues. On sait que la tête des sangsues en renferme, car une macération de têtes de sangsues empêche la coagulation du sang de l'animal à qui elle a été injectée *in vivo*, et a de même des propriétés anticoagulantes pour le sang auquel elle est mélangée *in vitro*. Si l'on injecte dans les veines d'un chien 0 gr. 30 de peptone Witte par kilogramme d'animal, le sang devient incoagulable pendant quelques heures. De plus, ce sang renferme une thrombase susceptible d'agir sur un autre sang *in vivo* et *in vitro*. Le foie joue un rôle important dans la production des substances anticoagulantes. C'est ainsi que l'injection de peptones reste inefficace si on a fait l'ablation du foie, et qu'au contraire la circulation de peptones dans les vaisseaux d'un foie enlevé de l'organisme donne un liquide anticoagulant.

La thrombase paraît être, comme la plasmase, sécrétée par les leucocytes. On peut admettre avec Lilienfeld que le noyau du leucocyte renferme une substance coagulante (leuconucléine) et une substance anticoagulante (histone). L'injection de peptones ou de certaines substances hémolytiques (sérum d'anguille, venin de serpent) détermine la leucolyse et provoque ainsi la mise en liberté dans le plasma des ferments coagulants et anticoagulants. Le foie retiendrait la plasmase et laisserait circuler la thrombase, qui transmettrait au sérum ses propriétés anticoagulantes. Toutefois, on tend à croire aujourd'hui que la thrombase, comme la plasmase, peut être sécrétée suivant les circonstances par tous les tissus. Si les leucocytes renferment de la plasmase, celle-ci paraît surtout produite par les plaquettes (Lesourd et Pagniez, Bordet et Delangé).

On peut donc admettre que, si le sang conserve sa fluidité dans l'organisme, il le doit à une neutralisation réciproque de la plasmase et de la thrombase. Si, sous une influence pathologique, la plasmase devient prépondérante, le sang devient plus coagulable et il en résulte la production de thromboses; parfois, au contraire, c'est la thrombase qui devient plus active, le sang devient plus difficilement coagulable, il en résulte un état hémorragipare. (Bezançon et Labbé.)

SÉRUM

Le sérum est le liquide exsudé après la rétraction du caillot. C'est un produit artificiel, non comparable au plasma vivant, dont il renferme cependant tous les éléments sauf le fibrinogène qui est remplacé par une fibrinoglobuline. Il contient les différents ferments (ferments coagulant, bactériolytique, cytolytique, etc.), qui, dans le sang circulant, sont contenus à l'intérieur du leucocyte. On a pu dire de lui qu'il est un véritable soluté de leucocytes, dont il possède les propriétés.

Le poids spécifique du sérum est de 1028 à 1030. Sa réaction est légèrement alcaline.

Coloration. — A l'état normal, le sérum est liquide, transparent ou très légèrement opalescent, de couleur jaune clair. Cette teinte est due à la présence d'un pigment : la *lutéine* de Thudicum ou *sérochrome* de Gilbert. — L'examen spectroscopique du sérum montre la production sur le spectre de deux bandes d'absorption : l'une, dans le vert bleu entre *b* et

F; l'autre, dans le bleu. — Le sérum contient une petite quantité d'hémoglobine dissoute. Il renferme de plus des traces de pigments biliaires (Gilbert et Herscher). Il est moins coloré dans les anémies, dans les états cachectiques. On a constaté, au contraire, de *l'hypersérochromie* par cholémie, chez certains sujets atteints de néphrite interstitielle.

Sérum bilieux. — Le sérum peut contenir différentes variétés de pigments biliaires : urobiline, bilirubine, ou pigments biliaires modifiés. — Quand le sérum ne contient que de l'urobiline, il reste pâle. Si l'urobiline y est associée à quelques pigments biliaires, il devient jaune ambré. Au spectroscope, on trouve la bande d'absorption de l'urobiline, à l'origine du bleu, un peu avant F. Il devient fluorescent en présence des sels de zinc.

Quand il renferme des pigments biliaires vrais, le sérum a une teinte jaune d'or, avec des reflets verdâtres. Il est d'autant plus coloré qu'il contient plus de bilirubine. Abandonné à l'air, il prend une coloration verte par l'oxydation de la bilirubine en biliverdine. Au spectroscope, toute la partie droite du spectre, du bleu au violet, paraît éteinte. — En versant doucement dans un tube contenant de l'acide nitrique nitreux, un sérum bilieux, on obtient la *réaction de Gmelin* caractéristique des pigments biliaires vrais : il se fait un caillot albumineux qui est d'abord blanc, et qui, secondairement, devient jaune au contact de l'acide. Au-dessus de la partie jaune se forme un petit anneau bleu à reflets verdâtres qui finit par disparaître à mesure que l'acide nitrique monte et que le caillot jaunit. Cet anneau bleu est spécifique de la bilirubine (Gilbert, Herscher, Posternak). En se servant d'une solution d'acide nitrique et de nitrite de sodium, dans de l'eau distillée, ces auteurs ont pu déceler la bilirubine dans le sérum normal, où elle ne se trouve qu'en quantité infinitésimale (1 p. 40.000), et doser la bilirubine du sérum au cours de diverses affections (cholémimétrie). L'augmentation dans le sérum de la quantité de ce pigment biliaire serait la véritable caractéristique de l'ictère (*cholémie*). Il n'y aurait élimination urinaire des pigments (*cholurie*) que quand ceux-ci seraient en excès dans le sérum.

Quand le sérum contient des pigments biliaires modifiés (*pigment rouge brun* ou *bilirubidine* de Tissier), il a la teinte particulière du sérum ictérique, mais avec un ton plus acajou et moins jaune d'or. Son spectre est le même qu'avec les pigments biliaires vrais ; mais la réaction de Gmelin est absente. De plus, il contient souvent aussi de l'urobiline et présente par suite la réaction de fluorescence.

Sérum laqué. — Le sérum est parfois teinté en rouge par la dissolution de l'hémoglobine des hématies. On dit qu'il est *laqué*. Sa coloration varie du rose léger au rouge rubis ; mais quelle que soit l'intensité de sa coloration, il demeure transparent.

Le sérum peut être d'emblée laqué après la rétraction du caillot ; parfois, il ne se colore que secondairement par dissolution tardive de l'hémoglobine du caillot. Dans le premier cas, le laquage du sérum correspond à une dissolution de l'hémoglobine dans le sang; on dit qu'il y a *hémo-globinémie*. L'hémoglobinémie, avec laquage du sérum, s'observe dans l'hémoglobinurie paroxystique (1), dans les hémoglobinuries toxiques (nitrite d'amyle, permanganate de potasse, etc.), au cours de certaines infections graves, de la pneumonie, du paludisme, dans certaines formes de purpuras et parfois dans l'ictère grave.

Sérum opalescent. — Le sérum prend parfois une teinte opalescente, due à l'émulsion de très fines granulations. Au microscope, celles-ci se présentent sous la forme de nombreux corpuscules ronds ou irréguliers.

Elles seraient de nature graisseuse pour A. Joussel ; pour Widal et Sicard, pour Achard, elles seraient de nature albuminoïde, et ne seraient peut-être que de la fibrine semi-précipitée ou de la globuline. On a signalé l'opalescence du sérum chez certains typhiques, au cours de certaines néphropathies, dans des cas d'infections diverses, tuberculose, pneumonie, diphtérie, au cours de l'asystolie, etc. — Cette constatation ne paraît d'ailleurs avoir aucune signification diagnostique ou pronostique particulière.

Composition. — Le sérum se compose d'eau contenant en dissolution des albuminoïdes, 70 gr. p. 1.000 (sérine, globuline, fibrino-globuline), du glycose, des matières azotées (urée, acide urique, créatine, xanthine, etc.), des graisses, 2 p. 1.000, de la cholestérine, des pigments, des gaz (oxygène, acide carbonique, azote), des sels inorganiques, 7 à 9 p. 1.000, des diastases.

La teneur du sang normal en *glycose* est d'environ 1 gr. p. 1.000 ; elle oscille d'après Roger entre 0,6 et 1 gr. 2 et peut atteindre 1 gr. 7 à la suite de l'ingestion de féculents ou d'hydrates de carbone. A l'état normal, le sang renferme donc toujours à peu près la même quantité de sucre. Il se fait un équilibre entre la quantité de sucre introduite par l'alimentation et la quantité utilisée pour le travail musculaire ou l'entretien des tissus (glycolyse). Cet état d'équilibre est entretenu par la fonction glycogénique du foie. S'il y a surproduction du sucre ou diminution de la glycolyse, le sucre augmente dans le sang : on dit qu'il y a hyperglycémie. Quand la glycémie atteint le taux de 3 p. 1.000, le glycose filtre à travers le rein et il se produit de la glycosurie. Celle-ci peut être observée avec une glycémie plus faible, ne dépassant pas 2 p. 1.000, quand le rein est altéré (Roger).

---

(1) Dans l'hémoglobinurie paroxystique on peut mettre en évidence la fragilité globulaire en faisant une ligature à la base d'un doigt, en plongeant celui-ci pendant quelques minutes dans de l'eau glacée, et en recueillant du sang dans un petit tube par piqûre de la pulpe. Après la coagulation et la rétraction du caillot, le sérum apparaît laqué, alors que celui provenant d'un autre doigt a une couleur normale (Expérience d'Ehrlich). On peut provoquer un phénomène de même ordre en prenant des globules rouges du malade, en les lavant à l'eau physiologique, en les mélangeant avec son propre sérum, en refroidissant à 0° pendant une heure, puis en mettant à l'étuve à 37° pendant deux heures. Le sérum est alors laqué par hémolyse des globules rouges. (Épreuve de Donath et Landsteiner.)

Le taux de l'*urée sanguine* est, avec une alimentation normale, de 0 gr. 30 à 0 gr. 50 par litre de sérum. Au cours de certains états pathologiques (néphrites aiguës, néphrites chroniques dites azotémiques, athrepsie des nourrissons, pneumonie, fièvre typhoïde, il peut se produire une rétention uréique qui atteint parfois 3 et même 6 grammes par litre. La constatation de cette rétention d'urée sanguine (*azotémie*) a une importance considérable, quand elle est *persistante*, pour le pronostic et le traitement des néphrites (Widal). Le pronostic devient en effet très grave quand le taux de l'urée se maintient d'une façon constante au-dessus d'un gramme pour 1.000. La persistance d'une azotémie marquée a aussi une valeur pronostique au cours des ictères (Lemierre, Merklen) (1).

La *cholestérine* se rencontre dans le sérum normal au taux de 1 gr. 50 p. 1.000 (Chauffard, Guy Laroche, Grigaut). Elle augmente pendant la grossesse (2 à 3 gr.) et dans certains états pathologiques : lithiase biliaire, brightisme (5 à 15 gr.). Les processus d'immunisation s'accompagnent d'hypercholestérinémie, et celle-ci semble présider à l'édification des anticorps (Grigaut). Au contraire, les infections aiguës s'accompagnent généralement d'hypocholestérinémie, que l'on retrouve aussi dans la tuberculose, le paludisme.

Le sérum renferme en moyenne 8 gr. 50 *d'éléments minéraux* par litre, dont 5 gr. 50 environ de *chlorure de sodium*, le reste étant constitué par de l'acide phosphorique, de la potasse, du fer, de la magnésie et de la chaux. Le taux du chlorure de sodium reste à peu près fixe dans le sang (Lœper); il ne se modifie que très peu et d'une façon toute transitoire au cours des maladies, notamment au moment des périodes dites de crise, où l'eau et le chlorure de sodium quittent les tissus ou les viscères pour être éliminés par les urines.

Les *gaz* du sang sont en proportions différentes dans le sang artériel et dans le sang veineux. Le sang artériel renferme pour 100 cc. : 2 cc. 7 d'azote, 20 cc. d'oxygène, 43 cc. d'acide carbonique. Le sang veineux contient 1 cc. 7 d'azote, 12 cc. d'oxygène, 50 cc. d'acide carbonique. L'azote ne s'y trouve qu'à l'état de dissolution; l'oxygène et l'acide carbonique y sont surtout au contraire à l'état de combinaisons chimiques. L'oxygène forme, en grande partie, une combinaison instable avec l'hémoglobine, et n'est dissous que dans la proportion de 1 p. 1.000. De même la plus grande quantité de l'acide carbonique est à l'état de combinaisons (soit stable : carbonates alcalins; soit instables : bicarbonates alcalins ou alcalino-terreux, combinaison avec les globulines et l'hémoglobine), et il n'est dissous que dans la proportion de 1,56 p. 100 dans le sang artériel, de 3,82 p. 100 dans le sang veineux (H. Labbé). — L'oxygène est le plus important au point

(1) Chauffard et Brodin pensent que la différence entre l'azote uréique et l'azote total du sang (*taux sanguin de l'azote résiduel*) est susceptible de renseigner sur la valeur de la cellule hépatique. Ce taux serait, à l'état normal, inférieur à 0 gr. 10 mais s'élèverait à mesure que s'accentuerait l'insuffisance du foie. Son augmentation serait donc fonction d'une lésion hépatique.

de vue physiologique, car c'est lui qui, amené par le sang dans les tissus, y permet les processus d'oxydation nécessaires à la vie cellulaire. L'acide carbonique est en quelque sorte un produit excrémentitiel dont les globules sanguins se débarrassent au niveau de l'alvéole pulmonaire. Cependant il a une action qui n'est pas négligeable sur certaines fonctions organiques : il est le principal excitant des centres respiratoires (Brown-Séquard); il augmente le pouvoir bactéricide du sang, malgré une influence légèrement inhibitrice sur l'activité leucocytaire. C'est par son action qu'on peut expliquer la rareté de l'infection tuberculeuse dans le poumon des cardiaques, et l'efficacité de la méthode de Bier dans le traitement des inflammations (Roger).

Le sang normal renfermerait aussi, d'après Nicloux, des traces (environ 0, 10 p. 100) d'oxyde de carbone, du moins chez le chien. Dans l'intoxication oxycarbonée, la mort surviendrait quand les 2/3 de l'hémoglobine sont combinés à l'état de carboxyhémoglobine.

Concentration moléculaire du sérum. — Les échanges entre le sang et la lymphe interstitielle, entre la lymphe et le contenu des cellules, étant réglés par les lois de l'osmose, ainsi qu'un certain nombre de phénomènes d'absorption et de sécrétion, l'étude de la concentration moléculaire du sérum sanguin devrait permettre de pénétrer le mécanisme de ces échanges osmotiques. C'est dans ce but qu'on a pratiqué l'étude *cryoscopique du sérum*. — La cryoscopie est basée sur l'observation du point de congélation des solutions. On sait que deux solutions ayant même concentration moléculaire ont le même point cryoscopique. Le rapport des points cryoscopiques de deux solutions fournit un chiffre proportionnel au rapport du nombre de molécules dissoutes dans chacune d'elles. De même, pour les solutions complexes, l'abaissement de température est égal à la somme des abaissements exigés par la solidification de chacun des composants.

Normalement, le point cryoscopique de sérum est de — 0°, 55 (Winter), — 0°, 57 (Bousquet). Il est isotonique avec une solution aqueuse de chlorure de sodium à 0,93 p. 100. La concentration moléculaire du sérum sanguin est à peu près fixe à l'état normal, et elle revient très rapidement à son taux initial si on la modifie par des injections de solutions hypotoniques ou hypertoniques. Cet équilibre osmotique est réglé par le balancement entre les fonctions des divers émonctoires : les reins diminuent la concentration par l'élimination de substances salines, les poumons ou les glandes sudoripares l'augmentent en éliminant surtout de l'eau. Les sels que renferme le sang peuvent avoir un rôle très important dans la constitution de cet équilibre, et à ce point de vue le rôle primordial échoit au chlorure de sodium, qui est le sel régulateur de la pression osmotique du sang.

A l'état pathologique, la concentration du sérum peut être modifiée : le sérum peut être rendu hypotonique par des phénomènes de dilution sanguine, ou hypertonique par la rétention de principes salins due à un défaut d'élimination rénale, ou à une gêne de l'hématose. Au cours des maladies fébriles, l'accumulation des chlorures et de l'urée dans le sérum sanguin au début de l'affection s'accompagne d'augmentation de la concentration moléculaire; à la période d'état, le sérum se débarrasse de ces sels en les fixant dans les tissus, d'où diminution de sa concentration; à la convalescence, les sels repassant dans le sérum pour être éliminés par les urines (crise urinaire), il se fait de nouveau une augmentation temporaire de la concentration. — On a admis que le sérum est le plus souvent hypertonique dans les affections qui entravent la fonction respiratoire (cardiopathies avec cyanose, pneumonies). Il peut aussi être concentré par imperméabilité rénale (Léon Bernard) et rétention saline. Mais la tendance de l'organisme à rétablir l'équilibre somatique en fixant dans les tissus les substances en excès (Achard et Lœper) rend paradoxales certaines constatations cryoscopiques et limite l'utilité clinique de cette méthode d'exploration.

Toxicité du sérum. — Lorsqu'on transfuse à un animal du sang d'un animal d'espèce différente, on provoque le plus souvent sa mort. Le sang est au contraire très peu toxique pour un animal de même espèce. Cette toxicité varie d'ailleurs suivant le point inoculé et va en augmentant suivant que l'injection est faite dans le tissu cellulaire, le péritoine, les veines, le cerveau. On se sert, pour mesurer la toxicité du sérum humain, de l'inoculation au lapin par voie intra-veineuse. On recherche la dose de sérum nécessaire pour produire la mort de l'animal. Pour cela, on injecte le sérum dans la veine marginale de l'oreille, en procédant avec lenteur, de façon à faire passer environ 6 cc. par minute (Léon Bernard) en faisant une pression continue, et en s'arrêtant quand on ne perçoit plus les mouvements respiratoires.

La toxicité du sérum humain normal pour le lapin est d'environ 10 à 15 cc. de sérum humain par kilogramme de lapin. Il faut une quantité de sérum infiniment moindre pour tuer le lapin si on l'inocule par voie intra-cérébrale. On a trouvé une augmentation de la toxicité du sérum dans l'éclampsie, dans l'épilepsie, dans la pneumonie au moment de la crise. La toxicité du sérum paraît due à des propriétés coagulantes et à des propriétés hémolytiques. Elle est détruite par le chauffage pendant une demi-heure à 55° et par vieillissement.

Propriétés préventives et antitoxiques du sérum. Immunité. — Certains animaux sont normalement réfractaires à l'introduction dans leur organisme de certains microbes ou poisons.

On a attribué cette *immunité* à des propriétés préventives antimicrobiennes ou à un pouvoir antitoxique de leur sérum. Le sérum de certains animaux sains n'ayant pas d'immunité naturelle pour un microbe donné peut, par inoculation, donner préventivement cette immunité à un autre animal.

Le plus souvent cependant pour déterminer dans un sérum l'apparition de telles propriétés préventives, il est nécessaire de faire à l'animal à qui on prélèvera ce sérum, des inoculations répétées de microbes à doses insuffisantes pour le tuer (*vaccination*). L'animal dont le sérum sera ainsi devenu préventif (*sérum antimicrobien*) n'est pas pour cela nécessairement immunisé lui-même, et il peut succomber à une nouvelle inoculation. Le sérum des animaux vaccinés contre une espèce microbienne (par exemple vibrion cholérique) n'a aucune action contre les toxines sécrétées par ce microbe; peut-être même les animaux y deviennent-ils plus sensibles. Les sérums antimicrobiens n'agissent donc pas par des propriétés antitoxiques. Il est démontré qu'ils n'agissent pas non plus par des propriétés bactéricides, car, tandis que la propriété bactéricide du sérum disparaît par le chauffage à 55°, la propriété préventive persiste.

On admet que ces sérums agissent soit en stimulant l'action des leucocytes (*stimulines*, Metchnikoff), soit en imprégnant les microbes et en les préparant à se laisser phagocyter (*opsonines* (1), Wright).

On a essayé d'évaluer ce pouvoir stimulant ou opsonisant des sérums au cours de certains états pathologiques, en le comparant à celui du sérum normal (Wright, Douglas, Milhit) (2). On met en contact avec une émulsion microbienne des leucocytes normaux auxquels on ajoute du sérum normal. Après séjour à l'étuve à 37° pendant vingt minutes, on fait des préparations colorées sur lames avec du violet de gentiane phéniqué ou de la thionine phéniquée, et l'on compte au microscope le nombre moyen de microbes englobés par les leucocytes. On fait de même d'autre part avec des leucocytes du même sujet, mais en y ajoutant le sérum du malade étudié. Le rapport entre la quantité de microbes phagocytés par les leucocytes en présence du sérum pathologique et ceux englobés au contact du sérum normal constitue ce qu'on appelle l'*index opsonique* et traduit le pouvoir opsonisant du sérum étudié. Cet index s'élèverait dans le sérum des sujets convalescents de maladies infectieuses ou immunisés contre elles. Comme l'a montré Wright, il s'abaisse pendant quelque temps après les injections de vaccins thérapeutiques pour monter ensuite progressivement. La période d'abaissement doit être considérée, d'après cet auteur, comme négative, et comme correspondant à un moment où une nouvelle injection vaccinale peut être plus dangereuse qu'utile.

Pour qu'un sérum devienne *antitoxique* (Behring et Kitasato), il faut que l'animal qui le fournit ait reçu de la toxine à petites doses, ou une toxine atténuée. Le sérum possède alors des propriétés antitoxiques préventives et curatives, et a même un pouvoir préventif contre le microbe. Le mode d'action d'un sérum antitoxique sur la toxine correspondante est compris de façon différente suivant les auteurs : pour Ehrlich, il se ferait une véritable combinaison chimique entre l'antitoxine et une partie

(1) ὀψονεῖν, préparer.
(2) Le sérum normal a, en dehors de toute spécificité, une action plus ou moins favorable sur la phagocytose, complètement distincte du pouvoir opsonisant spécifique (opsonine non spécifique, pouvoir leuco-activant) (Achard et Foix).

(groupement haptophore) de la toxine. Pour Metchnikoff, il n'y aurait pas là une réaction chimique, mais une action biologique : le sérum antitoxique stimulerait les moyens de défense pour permettre aux leucocytes de mieux détruire la toxine.

Propriétés bactéricides du sérum. — D'une façon générale, le sang atténue la virulence des microbes qu'il renferme, soit *in vivo* (1), soit en culture *in vitro*.

Cette propriété bactéricide du sérum peut être exaltée dans certains cas par l'inoculation préalable à l'animal, du microbe étudié. Les microbes sont alors tués, soit sans changer de forme, soit en se transformant en granules, soit en subissant la dissolution. Si, par exemple, on inocule des vibrions cholériques dans le péritoine d'un cobaye vacciné contre ces microbes, ces derniers perdent leur mobilité et se transforment en granules au bout de quelques minutes (phénomène de Pfeiffer). Le même phénomène se produit si, dans le péritoine d'un cobaye neuf, on injecte des vibrions cholériques en même temps que le sérum d'un animal vacciné (choléra-sérum). De même enfin si l'on mélange *in vitro* des vibrions cholériques avec du choléra-sérum, on voit se produire l'immobilisation des vibrions et leur transformation en granules (Bordet).

Propriétés agglutinantes du sérum. — L'observation du phénomène de Pfeiffer démontre que le sérum est susceptible d'acquérir dans certaines conditions des propriétés agglutinantes. Charrin et Roger ont vu que les bacilles pyocyaniques ensemencés sur le sérum d'animaux immunisés contre ce microbe se groupent en amas. Gruber s'est servi de cette réaction d'agglutination pour séparer des espèces microbiennes voisines. Widal a montré que la propriété agglutinante du sérum n'est pas une réaction d'immunité, mais une réaction contemporaine de la période d'infection et il en a fait la base du *séro-diagnostic*. D'abord utilisée pour le diagnostic de la fièvre typhoïde, cette méthode a été étendue au diagnostic d'un grand nombre de maladies infectieuses (paratyphoïdes, psittacose, choléra, dysenterie, tuberculose, pneumonie, méningite cérébro-spinale, mélitococcie, mycoses).

Propriétés cytotoxiques des sérums. — Le sérum d'un animal est sans action sur les globules rouges des animaux de même espèce (2).

(1) Cette atténuation de la virulence *in vivo* ne s'accompagne pas nécessairement de la destruction des microbes. C'est ainsi que par le procédé de l'hémoculture, on peut au cours d'un certain nombre de septicémies en prélevant dans les veines d'un malade 5 à 10 centimètres cubes de sang et en le mettant en culture dans 200 à 300 centimètres cubes de bouillon, mettre en évidence certains micro-organismes : bacille d'Eberth, paratyphiques, bacilles dysentériques, micrococcus melitensis, pneumocoque, streptocoque.

(2) Cependant la pratique de la transfusion du sang chez l'homme a montré que le sérum de certains individus est toxique et agglutinant pour les hématies d'autres sujets. Les hommes pourraient à ce point de vue être classés en *quatre groupes sanguins*, caractérisés par leurs réactions réciproques d'agglutination (Moos), chaque groupe comprenant tous les individus dont les sangs ne s'agglutinent pas entre eux et qui ont sur les sangs des autres groupes les mêmes propriétés d'agglutination (Giraud). Ces caractères des groupes sanguins seraient permanents, héréditaires, et familiaux. Ils expliquent, par l'incompatibilité des sangs mis en présence, certains accidents mortels survenus au cours de la trans

Il est toxique *in vivo* et *in vitro* pour les hématies des animaux d'espèces différentes. Ces propriétés hémolytiques peuvent être fortement exaltées si l'on injecte à un animal A des globules rouges d'un sujet B, d'autre espèce. Le sérum de l'animal A acquiert alors en effet un pouvoir hémolytique particulièrement intense pour les hématies de B. Par exemple : l'inoculation d'hématies de lapin au cobaye détermine l'apparition, dans le sérum de ce dernier, de propriétés hémolytiques puissantes vis-à-vis des hématies du lapin (Bordet). Cette loi, vraie pour les globules sanguins, est applicable à la plupart des cellules (leucocytes, spermatozoïdes, foie, cerveau, etc.). L'inoculation à un animal de ses propres globules *altérés* développe chez lui une *autohémotoxine*, et ce phénomène se produirait à l'état normal par l'action des cellules vieillies et dégénérées; mais ces cytolysines seraient neutralisées par d'autres substances du sérum.

Mécanisme de la bactériolyse et de la cytolyse. — L'inoculation de corps étrangers (microbes, cellules, toxines, sérums) aux animaux détermine dans leurs humeurs la production de substances destinées à neutraliser l'action de la substance étrangère.

A celle-ci on donne le nom d'*antigène;* aux substances destinées à la détruire, on donne le nom d'*anticorps.* Les anticorps sont au nombre de deux, la *sensibilisatrice* et le *complément,* et leur action combinée est nécessaire pour la neutralisation ou la destruction de l'antigène. La *sensibilisatrice* (fixateur, ambocepteur, substance intermédiaire) est une substance qui n'existe que dans le sérum des animaux préparés ou vaccinés, et qui agit seulement sur les corps étrangers qui ont servi à vacciner l'animal. Elle est donc spécifique, et un même sérum peut en renfermer plusieurs, puisqu'il peut y en avoir autant que de corps différents inoculés. Elle est précipitée par l'alcool et résiste au chauffage à 56°. On la dit pour cela thermostabile.

Le *complément* (alexine, cytase) est une substance qui existe dans tout sérum et qui est susceptible de neutraliser ou de détruire tout corps étranger, à condition que celui-ci ait été préalablement *sensibilisé* par la sensibilisatrice. Il est donc banal et non spécifique. Il est détruit par le chauffage à 56°; on le dit pour cela thermolabile. Il se rapproche des ferments, plus particulièrement des ferments digestifs. Metchnikoff le considère comme un ferment endo-leucocytaire qui agirait à l'intérieur des leucocytes sur les éléments phagocytés. Il serait abandonné au sérum au moment de la leucolyse qui accompagne la coagulation.

Le mécanisme intime de l'action des anticorps sur l'antigène n'est encore expliqué que par des hypothèses. Pour Ehrlich, il se ferait une véritable combinaison chimique entre le corps étranger, le complément et

fusion, accidents qui peuvent être évités, si l'on étudie préalablement l'action des deux sangs l'un sur l'autre, et en particulier l'action du sérum du récepteur sur les hématies du donneur la sensibilisatrice. La sensibilisatrice peut être considérée comme une molécule ayant deux valences (ou haptophores). L'une de ces valences s'unit au corps étranger, l'autre au complément; et secondairement le complément (cytase) pénètre dans le corps étranger et en détermine la cytolyse. Bordet compare la sensibilisatrice à un mordant qui préparerait le corps étranger et lui permettrait de fixer le complément (alexine). Pour Metchnikoff le dernier mot appartiendrait au leucocyte qui phago-cyterait et digérerait, grâce à la cytase (complément), le corps étranger pour lequel la sensibilisatrice rendrait la chimiotaxie leucocytaire plus active.

Si l'on met un antigène (bacille typhique par exemple) en présence des anticorps correspondants (sérum de typhique), la bactériolyse se produit. Mais quand celle-ci est complète, si l'on ajoute au mélange une nouvelle quantité de bacilles, la réaction n'a plus lieu, parce qu'il n'y a plus d'anticorps libres. Ils se sont *fixés* sur l'antigène.

Si à un antigène donné (bacille typhique, par exemple), on ajoute un sérum spécifique correspondant (sérum de typhique) chauffé à 56°, la bactériolyse ne se fait pas parce que le complément ayant été détruit par le chauffage, le sérum ne renferme plus que sa sensibilisatrice. Mais si à ce mélange A on ajoute un sérum B quelconque, pourvu qu'il ne soit pas chauffé, la bactériolyse se fait bientôt, ce second sérum ayant apporté le complément nécessaire. Pour savoir si ce complément a été ou non utilisé, on emploie le procédé suivant: on ajoute au mélange A B le sérum C, chauffé à 56°, d'un animal (lapin par exemple) dont on a exalté les propriétés hémolysantes pour les globules rouges de mouton, en lui faisant des injections intraveineuses répétées de globules rouges de ce dernier animal. Puis on met en présence du nouveau mélange A B C des hématies de mouton lavées et privées de leur plasma. Celles-ci ne peuvent être détruites que si la sensibilisatrice du sérum antimouton C chauffé a trouvé dans le mélange un complément libre. Or, comme ce complément aura été utilisé si la sensibilisatrice du premier sérum était spécifique pour le premier antigène, on peut conclure que l'hémolyse ne se fera que si le premier sérum n'était pas spécifique, et qu'elle est absente si le sérum était spécifique.

La connaissance des anticorps du sérum a permis à Bordet et Gengou d'imaginer une ingénieuse méthode de diagnostic connue sous le nom de *réaction de fixation*. Employée d'abord pour le diagnostic de la fièvre typhoïde, elle a été utilisée ensuite pour le diagnostic de la tuberculose, de la syphilis (réaction de Bordet-Wassermann), des kystes hydatiques (réaction de Weinberg), du mycosis fongoïde (Gaucher, Joltrain et Brin), de la sporotrichose (Widal), de la coqueluche (Bordet-Gengou), de certaines tumeurs cancéreuses ou non cancéreuses (Enriquez, M.-P. Weil, Carrié). Le principe de la méthode est le suivant : Quand on met en présence de bacilles typhiques : 1° le sérum chauffé à 56° d'un malade supposé atteint de fièvre typhoïde; 2° du sérum de cobaye non chauffé; 3° si l'on y ajoute un *système hémolytique* analogue à celui que nous avons décrit précédemment, l'hémolyse fait défaut si le malade est atteint de fièvre typhoïde, alors qu'elle se produit s'il est infecté par un autre agent microbien. (Widal et Le Sourd). De même si l'on met en présence d'un antigène syphilitique (foie de fœtus syphilitique) : 1° un sérum, supposé syphilitique, chauffé ; 2° du sérum de cobaye non chauffé ; 3° puis un système hémolytique dont le sérum aura été *inactivé* par chauffage, il n'y a pas d'hémolyse si le malade est syphilitique, alors qu'au contraire l'hémolyse se produit, si le sujet est indemne. (*Réaction de Bordet-Wassermann.*)

Debré et Paraf ont imaginé une autre application de ce phénomène pour le diagnostic de la nature tuberculeuse de certaines humeurs, en particulier de l'urine. Elle consiste à rechercher non la sensibilisatrice, mais l'antigène bacillaire, en retournant en quelque sorte les données de la réaction. C'est la *réaction de l'antigène*.

Réaction d'Abderhalden. — La pénétration dans le sang d'éléments étrangers, dont l'assimilation par l'organisme ne pourrait se faire qu'après un processus de digestion, provoquerait, outre les anticorps connus, l'apparition de ferments spéciaux d'origine hépatique ou leucocytaire, susceptibles de digérer ces substances étrangères, et de les transformer en peptones, en albumoses, ou en acides aminés. Pour déceler ces ferments qui seraient spécifiques pour chaque albumine, on met le sérum en contact avec un élément analogue à celui qu'il est supposé contenir (placenta, cancer, etc.). Quand le ferment correspondant à la substance albumineuse expérimentée existe bien dans le sérum, la digestion se fait et se traduit par la présence de peptones, albumoses, etc., que l'on recueille à travers un dialyseur, et qu'on peut déceler par la réaction violette en présence de la ninhydrine. Tel est le principe de la réaction d'Abderhalden qui a donné des résultats intéressants et très précoces dans le diagnostic de la grossesse et des cancers, dont elle permettrait même de différencier les variétés.

Propriétés précipitantes du sérum. — Quand un animal reçoit, par inoculation, du sérum d'un animal d'espèce différente, son sérum prend la propriété de déterminer un précipité s'il est mis en contact avec le sérum d'un animal de même espèce que celui qui a servi à l'inoculation (Bordet). Un précipité analogue peut être déterminé après inoculation à l'animal, de lait, d'urine albumineuse, etc. Cette réaction est utilisée pour le diagnostic du sang humain en médecine légale (Uhlenhuth), pour la différenciation des divers laits (Schultze), pour la séparation des albumines urinaires (globuline, sérine) (Leclainche et Vallée).

On l'a employée aussi sur le liquide céphalo-rachidien pour le diagnostic de la méningite cérébro-spinale (Vincent).

Anaphylaxie (1). — Sous le nom d'anaphylaxie (ἀνά γυλάσσειν, contre

____

(1) On a décrit sous le nom de *tachyphylaxie* (Gley et Champy) la propriété préventive immédiate que possède l'injection, à dose même minime, de certaines substances (peptone, extraits d'organes, sang défibriné, arsenicaux) contre les effets toxiques (anticoagulants,

protéger), Charles Richet et Portier, en 1902, ont désigné l'état de sensibilisation dans lequel l'injection de certaines substances met l'organisme à l'égard d'une nouvelle injection de ces mêmes substances. L'injection à un chien, d'une petite quantité d'actino-congestine (poison tiré des tentacules des actinies) détermine chez lui quelques troubles généraux passagers dont il se rétablit rapidement. L'injection d'une dose vingt fois plus faible faite trois semaines plus tard, produit des phénomènes d'intoxication très graves et parfois même mortels. L'animal a été *anaphylactisé* par la première inoculation. Toutes les albumines et tous les liquides albumineux (sérums d'animaux normaux ou antitoxiques, lait, blanc d'œuf, albumines végétales, extraits organiques, etc.) peuvent donner naissance à l'anaphylaxie.

La notion de l'anaphylaxie a permis d'expliquer : les accidents de la sérothérapie observés en médecine humaine ; ceux qui se produisent parfois à la suite d'une ponction de kyste hydatique ; peut-être certaines intoxications d'origine alimentaire jusqu'alors demeurées inexplicables (crustacés, poissons, fraises, œufs, lait), enfin peut-être aussi, mais moins probablement, certaines idiosyncrasies ou susceptibilités médicamenteuses.

L'anaphylaxie peut se manifester localement : si l'on fait à un lapin une série d'injections sous-cutanées de sérum de cheval, on voit se produire, à partir de la 5ᵉ ou 6ᵉ injection, aux points d'inoculation, de l'œdème et parfois de la gangrène (phénomène d'Arthus), et si la 7ᵉ injection est faite dans la veine de l'oreille, elle détermine la mort dans des convulsions, même si l'on n'a employé qu'une dose minime de sérum. L'anaphylaxie n'apparaît qu'après une incubation de durée variable mais d'au moins une dizaine de jours. Pour constituer l'anaphylaxie il faut donc une injection préalable et une incubation consécutive. Celle-ci peut être réduite au minimum si l'injection préparante est faite avec le sérum d'un animal lui-même en incubation (anaphylaxie passive). La durée de l'état anaphylactique est extrêmement longue et persiste probablement pendant toute la vie de l'animal.

Sous l'influence de l'injection déchaînante, l'anaphylaxie se manifeste par des accidents violents et soudains (convulsions, arrêt de la respiration, mort) que l'on a comparés à un choc (1). — L'anaphylaxie est spéci-

hypotenseurs) des injections ultérieures de la substance correspondante. C'est ainsi qu'une première injection de peptone ayant déterminé l'incoagulabilité passagère du sang chez le chien, immunise l'animal contre l'action des injections subséquentes, et que cette immunité est acquise même si la première n'a pas été faite à une dose suffisante pour produire l'incoagulabilité.

(1) Du choc anaphylactique on a rapproché le choc *peptonique*, *hémoclasique*, ou *colloïdoclasique* (Widal, Abrami, Et. Brissaud) qui se produit quand on injecte par voie veineuse ou par voie musculaire une substance colloïde. Comme le choc anaphylactique, le choc hémoclasique s'accompagne de réactions circulatoires et sanguines : hypotension artérielle, troubles de la coagulation sanguine, leucopénie avec diminution considérable des polynucléaires, raréfaction des plaquettes sanguines, aspect trutilant du sang veineux. Un syndrome hémoclasique analogue se produit au cours de certaines affections telles que l'hémoglobinurie paroxystique, l'urticaire, la migraine (Pagniez, Valery-Radot, Nast), au moment des accès.

fique : seule est susceptible de déterminer le choc anaphylactique la substance qui a produit la sensibilisation.

L'injection préparante détermine dans l'organisme la formation d'une substance nouvelle, un anticorps spécifique, qui se constitue pendant la période d'incubation, et à qui est due la sensibilisation de l'animal. Ce serait l'affinité de l'antigène, injecté par l'injection déchaînante, pour l'anticorps, qui serait la cause des accidents aigus anaphylactiques. Ch. Richet pense que de la combinaison de l'anticorps non toxique (toxogénine) avec l'antigène, résulte une substance toxique (apotoxine) et que l'anaphylaxie est due à l'empoisonnement du système nerveux par cette substance. Pour Besredka, au contraire, il n'y aurait pas de poison anaphylactique. L'anticorps se fixerait sur certaines cellules nerveuses; l'antigène pour se combiner avec lui pénétrerait brusquement dans ces cellules, d'où ébranlement nerveux qui se traduirait par le choc anaphylactique. Celui-ci ne se produit pas si les cellules sont anesthésiées, par exemple si au moment de la seconde injection, qui devrait être déchaînante, le cobaye est endormi par l'éther. Il ne se produit pas non plus si l'introduction de l'antigène est faite par fraction et par injections discontinues. Ce dernier mode d'introduction a même la propriété de désensibiliser l'animal, de le faire redevenir en quelque sorte un organisme neuf et de lui permettre de supporter des doses beaucoup plus élevées que celles qui auraient suffi à le tuer. Cette désensibilisation ou antianaphylaxie (Besredka) se produit très rapidement et presque sans incubation. Elle est spécifique comme l'anaphylaxie. Elle est utilisée dans la sérothérapie (Besredka) sous la forme d'injections subintrantes, pour éviter les accidents anaphylactiques.

CHAPITRE XIV

TISSU LYMPHOÏDE ET GANGLION LYMPHATIQUE

PAR

H. GOUGEROT

Le tissu lymphoïde est caractérisé par un fin réticulum de fibrilles collagènes dont les mailles renferment des petits et moyens mononucléaires. C'est l'un des tissus les plus intéressants à l'état normal et pathologique, car il représente la *réserve de cellules mésodermiques indifférenciées* dont on sait le rôle si important dans la défense de l'organisme. Le ganglion lymphatique est chez l'adulte le type le plus achevé de ce tissu lymphoïde, mais il n'en est pas le seul représentant : en effet, un peu partout dans les tissus conjonctifs, surtout dans les sous-muqueuses gastro-intestinales et dans les sous-séreuses, existent des amas lymphoïdes, points folliculaires, qui sont de véritables ganglions ébauchés.

GANGLIONS LYMPHATIQUES (1).

Les ganglions lymphatiques sont des amas de tissu lymphoïde situés sur le trajet des vaisseaux lymphatiques et localisés en certaines régions : ganglions sus-épitrochléens, axillaires, angulo-maxillaires, cervicaux, médiastinaux, etc.

ANATOMIE MACROSCOPIQUE

Il suffit de disséquer l'une de ces régions pour les apercevoir (fig. 96) : après avoir incisé la peau et les plans cellulo-adipeux de l'hypoderme, on

(1) Malgré que ce livre s'abstienne systématiquement de bibliographie, il nous est impossible de ne pas citer les travaux de Ranvier, de Bezançon et Marcel Labbé, notamment la remarquable thèse de Marcel Labbé et la très belle série des travaux de Dominici.

découvre, sous un feuillet conjonctif, reliquat atrophié d'aponévrose, et au milieu des lobules adipeux plus ou moins abondants, de petites masses arrondies, mobiles, de volume variable de 2 à 20 millimètres, de coloration blanc-rosé et de consistance rénitente. Leur forme est celle d'un haricot : par toute leur face convexe, ils reçoivent de fins vaisseaux lymphatiques afférents ; par leur côté concave, ou hile, ils laissent échapper deux à trois gros vaisseaux lymphatiques efférents.

SYSTÉMATISATION DES GANGLIONS

Les ganglions lymphatiques sont groupés en certaines régions et s'échelonnent les uns au-dessus des autres. Cette disposition anatomique n'est pas livrée au hasard ; elle est réglée par les besoins de la défense de l'organisme.

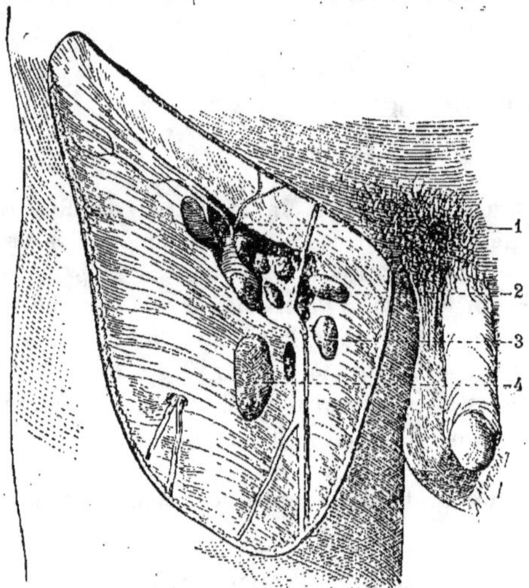

Fig. 96. — Aspect macroscopique des ganglions lymphatiques (Poirier et Cunéo).

Ganglions inguinaux superficiels. Le fascia crébriformis enlevé laisse voir la partie supérieure de vaisseaux fémoraux.

1, Gr. sup. ext. ; — 2, Gr. sup. int. ; — 3, Gr. inf. int. ; 4, Gr. inf. ext.

Si les ganglions luttent contre les infections et les intoxications générales dont les poisons les abordent par la circulation générale sanguine, ils ont surtout à lutter contre les infections dont les germes sont sans cesse inoculés par nos téguments cutanés et muqueux. Nous sommes, en effet, en état de guerre perpétuelle contre les microbes extérieurs. La peau saine est parasitée par des microbes saprophytes (staphylocoque presque constant, streptocoque plus rare) que la moindre éraillure peut laisser pénétrer dans nos tissus ; notre tégument cutané peut être encore souillé par d'autres microbes : bacilles tuberculeux, tréponème syphilitique, etc. Les muqueuses saines sont couvertes de microbes nombreux saprophytes : streptocoques et pneumocoques presque constants dans le buccopharynx, colibacille et anaérobies constants dans l'intestin, etc. ; l'alimentation peut apporter en outre d'autres germes : bacille d'Eberth, bacille de Koch, Sporotrichum Beurmanni... Des faits de plus en plus nombreux nous prouvent que ces microbes peuvent pénétrer non seulement à la faveur de plaies ou d'éraillures qui créent une solution de continuité, mais encore à travers la peau ou la muqueuse « saine » non traumatisée, en suivant les conduits pilo-sébacés ou les glandes muqueuses.

Ces germes, s'ils ne sont pas détruits immédiatement sur place ou dans le derme, sont drainés par les vaisseaux lymphatiques et arrivent aux ganglions lymphatiques, qui sont chargés de les arrêter et tentent de les détruire.

Le mode de groupement des ganglions, leur échelonnement le long des vaisseaux lymphatiques, en des relais successifs qui se renforcent les uns les autres, leur plus grande abondance dans les régions les plus exposées aux infections, sont des preuves de cette adaptation à la défense de l'organisme.

Les vaisseaux lymphatiques des membres inférieurs remontent le long du pied, de la jambe et de la cuisse; ils rencontrent un premier relai ganglionnaire : les ganglions poplités; puis ils arrivent au creux inguino-crural où des ganglions lymphatiques nombreux forment un deuxième relai (fig. 96). Ces ganglions ont à lutter contre les germes pénétrant par les inoculations des pieds et des jambes si souvent traumatisés; aux ganglions de la même région se rendent les lymphatiques des organes génitaux externes, du périnée et de l'anus, régions si riches en microbes saprophytes, où les occasions d'infection sont multiples.... De l'aine, les lymphatiques remontent le long des vaisseaux iliaques, puis le long de l'aorte, traversant de nouveaux ganglions échelonnés : groupes de l'iliaque externe et de l'iliaque primitive, chaînes périaortiques, qui renforcent la défense avant que le courant lymphatique aboutisse au canal thoracique.

Les vaisseaux lymphatiques des membres supérieurs remontent des doigts et de la main si souvent traumatisés vers l'avant-bras; ils rencontrent près du coude le premier relai ganglionnaire : le ou les ganglions sus-épitrochléens; puis ils gagnent les ganglions axillaires, qui constituent un deuxième relai. Aux ganglions de la même région se rendent les lymphatiques du sein et du mamelon qui, en période de lactation, sont en but à tant de causes d'infection. De l'aisselle, les vaisseaux lymphatiques se jettent dans les ganglions sus-claviculaires, troisième série de relai, et gagnent à droite la veine lymphatique sous-clavière, à gauche la crosse du canal thoracique.

Les vaisseaux lymphatiques de la tête se réunissent dans les ganglions préauriculaires, angulo-maxillaires et sous-angulo-maxillaires, sushyoïdien, puis dans les ganglions des chaînes latérales du cou pour aboutir aux groupes sus-claviculaires et de là à la veine sous-clavière droite et au canal thoracique à gauche. La cavité buccopharyngée, plus exposée que les téguments cutanés de la face, en raison des nombreux saprophytes de la bouche, est mieux défendue encore : sous la muqueuse se trouvent des formations lymphoïdes diffuses ou agminées : follicules de la base de la langue, amygdales palatines, amygdale pharyngée, formations qui constituent un anneau lymphatique oropharyngé, que doit franchir le parasite ; ce n'est qu'après avoir traversé cette première ligne de défense que le germe parvient aux ganglions cervicaux et Dieulafoy a insisté sur la marche progressive de l'infection tuberculeuse au cou. Il distingue trois étapes : 1ʳᵉ étape ou amygdalienne, 2ᵉ étape ou ganglionnaire cervicale, 3ᵉ étape pulmonaire : cette localisation pulmonaire est due soit à une infection des sommets pulmonaires par les anastomoses des lymphatiques pleuraux et des ganglions cervicaux et sous-claviers, soit plus simplement à une dissémination vasculaire : le bacille versé par la circulation lymphatique dans le sang veineux embolise au poumon, dont le filtre capillaire (le premier qu'il rencontre) l'arrête électivement.

Les muqueuses œsophagienne, gastrique et surtout la muqueuse intestinale présentent les mêmes lignes de défense étagées : ce sont dans la sous-muqueuse, les points folliculaires, follicules clos, plaques de Peyer, dont la structure lymphoïde est depuis longtemps reconnue ; puis, le long de l'attache mésentérique de l'intestin, de petits ganglions ; dans le mésentère, de gros ganglions, enfin les ganglions périaortiques...

Les poumons, qui ont à se défendre si souvent contre les microbes et les poussières (quels que soient le mode et la voie d'introduction), ont eux aussi, un système ganglionnaire à « forteresses étagées » : tout d'abord les ganglions péribronchiques, puis les ganglions péritrachéaux (groupe de Barety), enfin les ganglions médiastinaux périaortiques.

En résumé le fait principal que l'on doit retenir de l'anatomie macroscopique des ganglions lymphatiques, c'est leur groupement échelonné le long des voies lymphatiques en vue de la défense de l'organisme.

ANATOMIE MICROSCOPIQUE

La structure du ganglion donne une preuve nouvelle de l'adaptation du ganglion à la défense de l'organisme.

Topographie (fig. 97 et 98). Si l'on fait à travers le ganglion une coupe passant par le hile, on voit que le parenchyme ganglionnaire gris rosé, entouré d'une fine *capsule conjonctive*, est divisé en deux zones : l'une, périphérique, *corticale ;* l'autre centrale, *médullaire*, proche du hile du ganglion.

La capsule conjonctive enveloppe complètement le ganglion ; au niveau du hile elle se réfléchit sur les vaisseaux et les accompagne à l'intérieur du ganglion, elle forme ainsi près du hile un *noyau fibreux* ou mieux un *coin hilaire fibro-vasculaire*. De la face interne de la capsule et du noyau fibreux hilaire partent des cloisons nombreuses et minces qui divisent en loges et logettes l'intérieur du ganglion. Ces loges remplies de parenchyme ganglionnaire sont piriformes ou arrondies dans la substance corticale, allongées et irrégulières dans la substance médullaire. La capsule et ses cloisons sont constituées par des fibres collagènes serrées, entremêlées de quelques fibres élastiques, les cellules fixes ou fibroblastes y sont peu abondantes, les capillaires sanguins sont rares.

Un sinus étroit, *sinus. lymphatique sous-capsulaire*, sépare la capsule conjonctive du parenchyme ganglionnaire, sauf au niveau du hile.

De nombreux capillaires lymphatiques traversent la capsule pour déboucher dans le sinus sous-capsulaire : en abordant la capsule, ces vais-

Hile du ganglion : coin hilaire fibro-vasculaire.

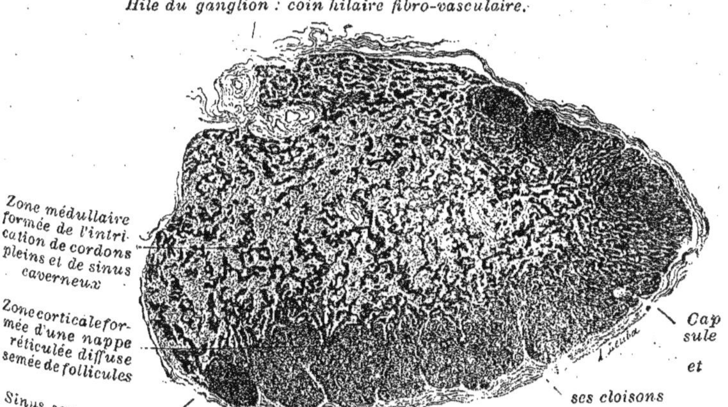

Fig. 97. — Aspect microscopique du ganglion.

Ganglion mésentérique d'un chien (Delamarre *in* Poirier-Charpy).

seaux lymphatiques perdent leurs tuniques externe et moyenne et se réduisent à leur endothélium (fig. 98).

La substance *corticale* périphérique est formée par une *nappe lymphoïde réticulée* tachetée de *follicules* arrondis, les uns *sombres*, les autres à *centre clair*; elle est traversée par des *sinus lymphatiques étroits* et parcourue de capillaires sanguins.

La substance *médullaire centrale* est en continuité avec la substance corticale; elle est formée par des cordons pleins : *cordons folliculaires*, qui sont la continuation de la nappe lymphoïde corticale; ces cordons sont séparés les uns des autres par des sinus lymphatiques ou *sinus caverneux*, qui sont la prolongation des sinus très étroits de la substance corticale.

Entre la substance corticale et la substance médullaire, il y a donc continuité de tissu; le sinus sous-capsulaire qui vient de recevoir les lymphatiques afférents perforant la capsule, communique, au moyen des sinus étroits de la substance corticale, avec les sinus caverneux plus larges de la substance médullaire (fig. 98); ces sinus caverneux médullaires se dirigent vers le hile et donnent bientôt un réseau d'où naissent les troncs lymphatiques efférents. A l'intérieur du ganglion existe, en un mot, une riche circulation lymphatique : lymphatiques afférents, sinus sous-capsulaire entourant la substance corticale, sinus traversant cette substance corticale, sinus caverneux étroitement intriqués avec les cordons follicu-

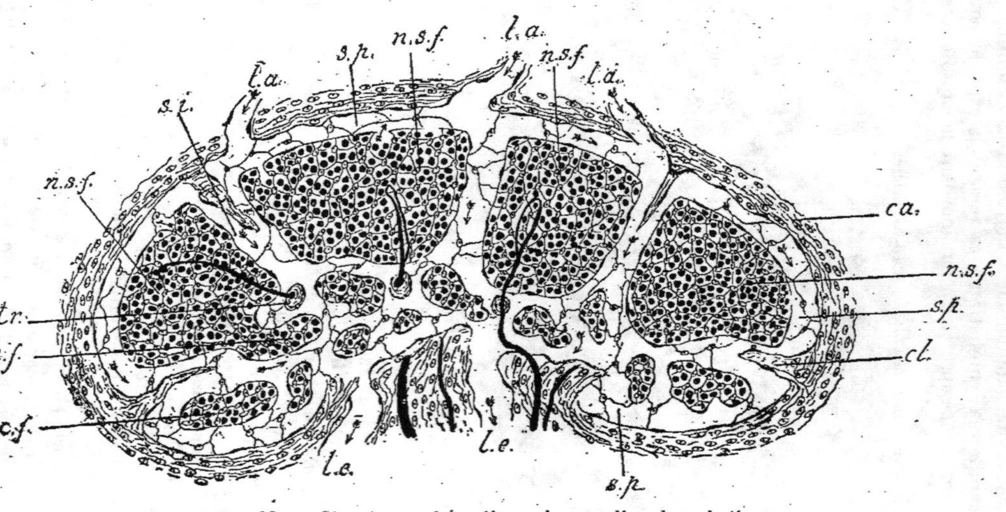

Fig. 98. — Structure schématique du ganglion lymphatique.

Ca, capsule avec ses travées *tr* et ses cloisons *cl* ; — *Sp*, sinus sous-capsulaire ; — *la*, lymphatiques afférents perforant la capsule : — *Si*, sinus traversant le ganglion servant à faire communiquer *la* et *le* ; *le*, lymphatiques efférents. Ces sinus sont cloisonnés par des fibrilles conjonctives.

Nsf, zone corticale formée d'un réticulum fibro-cellulaire (représenté ici par des traits et des noyaux clairs) dont les mailles contiennent des cellules lymphoïdes (représentées ici par des points noirs). Cette zone corticale se continue dans des cordons folliculaires *cf*, ceux-ci sont baignés par les sinus caverneux (Prenant).

laires de la substance médullaire, lymphatiques efférents. Toutes ces cavités lymphatiques sont closes, c'est-à-dire revêtues d'un endothélium continu (Ranvier).

Le parenchyme ganglionnaire est richement vascularisé par le sang : des *artérioles* abordent le ganglion par le hile, elles s'y divisent en branches qui pénètrent la masse ganglionnaire en suivant les cloisons conjonctives et se résolvent en capillaires. Le *réseau capillaire* est particulièrement riche dans les follicules qui représentent la partie la plus active du ganglion. Ces capillaires donnent en confluant des veinules qui suivent en sens inverse le trajet des artérioles et forment au niveau du hile les *veines ganglionnaires efférentes*.

L'existence de nerfs ganglionnaires a été longtemps discutée ; il ne s'agit que de nerfs vaso-moteurs pénétrant avec les vaisseaux et contenus dans leur gaine.

Cytologie. — Il importe de préciser la structure fine : — de la *substance corticale* ou *nappe lymphoïde réticulée*, tachetée de *follicules*, — de la *substance médullaire*, — *des sinus*.

Nappe lymphoïde réticulée. — Cette nappe lymphoïde réticulée, séparée de la capsule fibro-conjonctive par le sinus sous-capsulaire, est assez homogène : elle est constituée par un fin *réticulum* dont les mailles logent de nombreuses *cellules* lymphatiques.

La structure de ce fin *réticulum* à mailles étroites a été longtemps discutée (fig. 99). Pour les uns, le réticulum est formé par des cellules conjonctives étoilées anastomosées. Pour les autres, il est formé par des fibrilles collagènes entre-croisées,

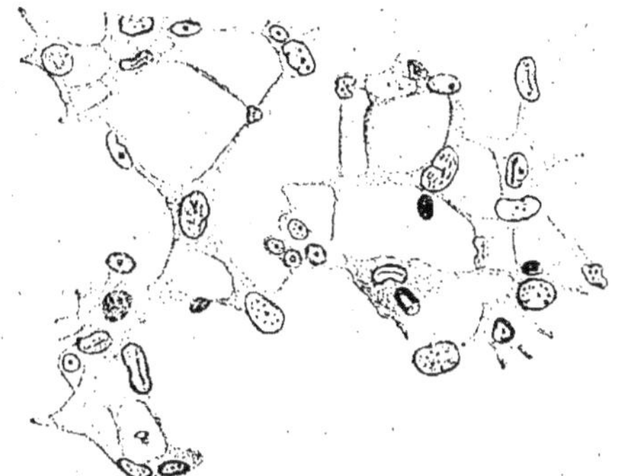

FIG. 99. — Cytologie du ganglion lymphatique.
Tissu réticulé : ganglion mésentérique du rat gris, fixé au sublimé alcoolo-acétique, sans pinceautage (Delamare *in* Poirier-Charpy).

à la surface desquelles s'étalent des cellules conjonctives : les noyaux, d'ordinaire situés à l'intersection des fibrilles, indiquent la place de ces cellules conjonctives. Dominici a montré que les deux conceptions sont exactes : primitivement le réticulum est constitué par les prolongements anastomosés des cellules conjonctives, puis ces cellules sécrètent de fines fibrilles collagènes, le protoplasma de la cellule et de ses prolongements devient hyalin, s'atrophie et ne se voit plus : d'où l'aspect décrit par Ranvier, mais ces prolongements cellulaires anastomosés n'en persistent pas moins et il suffit de la survenue d'un processus inflammatoire, pour qu'ils redeviennent visibles. Les fibrilles du réticulum partent des cloisons fibreuses de la capsule ou du hile, elles vont s'attacher sur les parois capillaires ou se continuer avec les fibrilles des autres parties du ganglion.

Les *cellules* logées dans les mailles de ce réticulum sont de taille variable. On distingue les espèces suivantes :

1° *Lymphocytes* ou petits mononucléaires, les plus nombreux : ce sont de

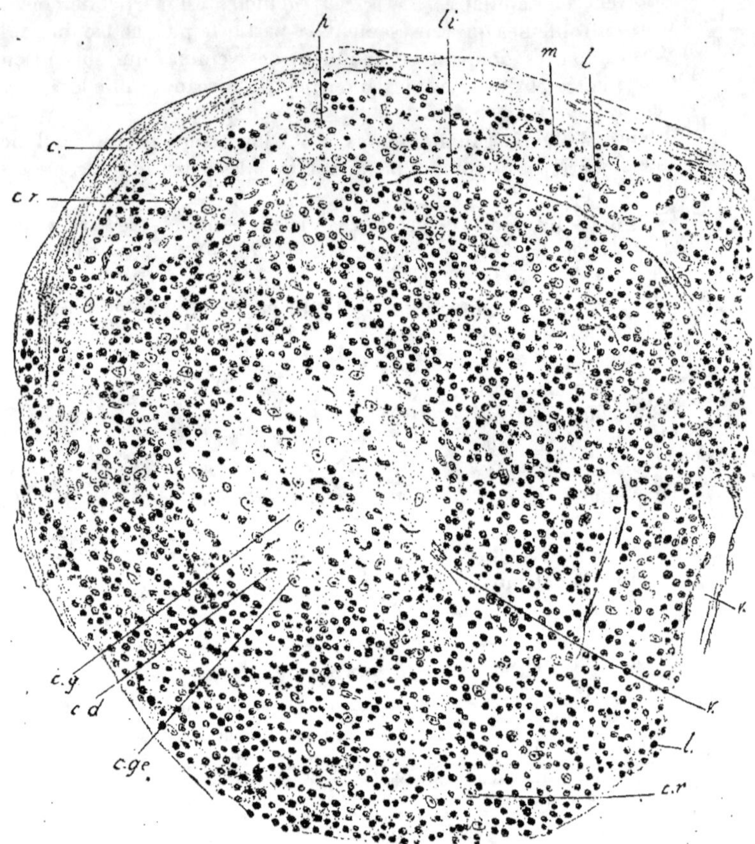

Fig. 100. — Cytologie du follicule d'un ganglion lymphatique humain.

c, capsule fibreuse et, en dedans d'elle, le sinus périphérique ; — *li*, limite de ce sinus et du follicule ; — *l*, lymphocytes ; *m*, mononucléaires ; — *p*, polynucléaires ; — *cr*, cellules du réticulum ; — *cg*, centre germinatif du follicule ; — *cd*, cellules dégénérées (il n'y a pas, dans ce centre germinatif, de cellules en division) ; — *cge*, cellules germinatives ; — *v*, vaisseaux sanguins (× 125. Prenant).

petites cellules arrondies de 6 à 7 µ de diamètre, donc de taille égale ou inférieure à celle d'un globule rouge ; elles sont formées d'un gros noyau coloré foncé à chromatine serrée réticulée si compacte que le noyau apparaît le plus souvent opaque ; ce noyau est entouré d'un protoplasma si étroit qu'autrefois une technique imprécise ne le révélait pas et on le croyait absent;

2° *Petits mononucléaires de transition* entre les lymphocytes et les moyeus mononucléaires; ce sont des cellules arrondies de 8 à 10 μ, à noyau plus clair, parce que la chromatine est moins serrée, à protoplasma plus abondant;

3° *Moyens mononucléaires*, moins nombreux : ce sont des cellules arrondies ou vaguement polygonales de 10 à 16 μ, à noyau clair souvent ovoïde, incurvé ou lobé, à large protoplasma légèrement basophile. Certains de ces mononucléaires ont un protoplasma bourgeonnant et donnent naissance aux plaquettes ou hématoblastes (cellules mères des plaquettes de Dominici) (voir fig. 154, p. 475);

4° *Grands mononucléaires* dits « macrophages », rares : ce sont de grandes cellules identiques au macrophage du sang circulant.

Il n'y a ni plasmocyte (plasmazelle), ni labrocyte (1) (mastzelle) ; les éosinophiles n'apparaissent qu'aux points où la nappe réticulée lymphoïde se continue avec les cordons folliculaires.

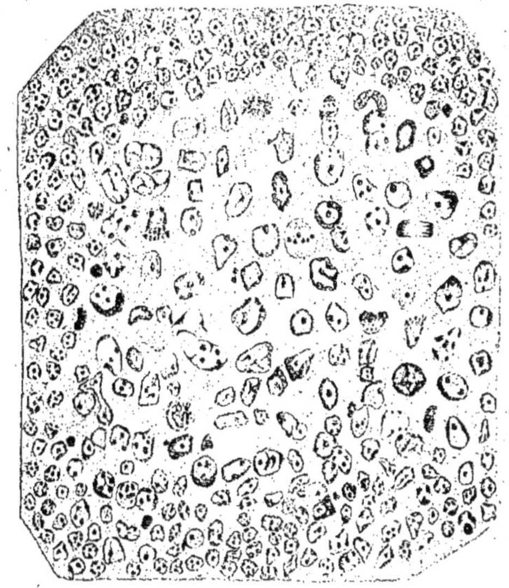

Fig. 101. — Cytologie. Centre d'un follicule à centre clair.

Ganglion mésentérique de cobaye. Le centre germinatif présente des mitoses (Delamare *in* Poirier-Charpy).

Les karyokinèses sont tout à fait exceptionnelles.

Les capillaires sanguins qui sillonnent la nappe réticulée sont étroits.

Les sinus lymphatiques qui traversent ce tissu lymphatique sont aplatis, peu visibles, ou même virtuels, sauf pendant les périodes d'infection.

Follicules (fig. 100 et 101). — Les follicules sont disséminés dans la nappe réticulée lymphoïde sur un ou deux rangs près de la capsule; on en compte environ une douzaine sur une coupe horizontale.

Les follicules sont de deux ordres :

Les uns, *follicules sombres*, sont formés dans toute leur étendue par des

(1) Aux termes allemands de plasmazelle et de mastzelle on doit substituer les mots de plasmocyte et de labrocyte proposés depuis longtemps déjà par R. Blanchard.

lymphocytes rangés en séries concentriques et tassés dans un fin réticulum. Ce réticulum est identique à celui de la nappe lymphoïde réticulée, avec ses cellules conjonctives aux points d'intersection des fibrilles, mais ses mailles sont plus serrées et à la périphérie du follicule les trabécules prennent une disposition circulaire ou concentrique. Il n'y a pas de karyokinèse.

Les autres, *follicules à centre clair*, plus nombreux, sont formés de deux zones (fig. 100 et 101) : la première, périphérique, est sombre, résultant de l'agglomération des lymphocytes sans karyokinèse; la seconde, centrale, est claire, constituée par des cellules claires, plus grosses, moins serrées, analogues aux moyens mononucléaires : leur noyau est gros, vésiculeux, muni d'un réseau chromatinien délié et tacheté d'un à deux nucléoles; leur protoplasma est assez large, légèrement basophile, et peut contenir des débris nucléaires pycnosés (*tingible Körper* des auteurs germaniques) témoins de l'activité macrophagique de ces mononucléaires. Plusieurs de ces cellules claires sont surprises en prékaryokinèse ou en karyokinèse (fig. 101) : on peut souvent compter jusqu'à douze figures de karyokinèse, pelotonnement, plaque équatoriale double, plaque polaire... dans un seul champ d'immersion; quelques cellules sont en voie de division directe (Ranvier). Le centre clair des follicules est la preuve de l'activité cellulaire de ces formations et mérite le nom de centre germinatif (*Keimcentren*) que leur a donné Flemming.

Entre la zone sombre et le centre clair d'un même follicule il n'y a pas de démarcation précise, mais au contraire une transition insensible et l'on peut retrouver, jusqu'au centre du follicule, des lymphocytes mêlés aux cellules claires.

Le follicule clair et le follicule sombre sont deux stades dans l'activité du follicule : le follicule sombre est au repos, le follicule à centre clair est le follicule en activité.

Un réseau serré de capillaires sanguins étroits parcourt radiairement les follicules, les pénétrant par leur périphérie; dans les follicules les plus petits, les boucles capillaires n'atteignent pas le centre.

Le follicule est-il limité à sa surface et forme-t-il une cavité close ?

Pour les uns, il n'existe pas de véritable membrane d'enveloppe ; les mailles du tissu réticulé deviennent plus fines, plus allongées, plus serrées à la périphérie du follicule, et se condensent en une couche corticale, criblée d'orifices en forme de fentes toujours béantes ; en sorte qu'il existerait une infinité de communications permanentes entre la substance folliculaire et les sinus.

Pour d'autres, la surface du follicule est revêtue d'un endothélium continu, démontrable par l'imprégnation d'argent. Cet endothélium est analogue à l'endothélium des vaisseaux lymphatiques avec lequel il se continue après avoir revêtu les trabécules du sinus et la surface interne de la capsule et des cloisons fibreuses. Il en résulte que les voies de la lymphe formeraient dans le ganglion une véritable cavité vasculaire close. Mais si cet endothélium est partout continu, il n'est pas imperméable; Ranvier, dans ses recherches sur le ganglion mésentérique du porc, parle seulement d'une pseudo-capsule, et constate qu'une masse à injection passe des voies lymphatiques dans la substance folliculaire.

En réalité, le follicule est assez mal limité à sa périphérie, nulle part le follicule n'est entouré d'un sinus apparent ou d'une capsule conjonctive; à peine note-t-on une sorte de « pseudo-capsule » due au tassement et au refoulement des fibrilles collagènes de la nappe réticulée par le follicule hypertrophié. Il y a continuité de tissus entre la nappe réticulée lymphoïde et le follicule; les échanges sont faciles entre les deux tissus.

Le follicule n'est qu'un point différencié de cette nappe lymphoïde corticale, il doit son aspect spécial à la multiplication et au tassement de ses cellules. Tous les intermédiaires existent, en effet, entre la nappe lymphoïde réticulée et les follicules bien constitués : il est même des ganglions où la nappe réticulée a presque disparu faisant place à des follicules nombreux presque tangents, c'est là le degré le plus élevé de la différenciation du ganglion. Le follicule n'est en somme qu'un point de la nappe lymphoïde réticulée différencié en vue d'une adaptation fonctionnelle : la leucopoïèse.

Cordons folliculaires médullaires (fig. 102). — Les cordons sont la continuation de la nappe réticulée lymphoïde corticale. Bifurqués et irrégulièrement anastomosés, ils forment un système plein, complexe, enchevêtré avec le système creux des sinus caverneux.

Leur structure est la même que celle de la nappe lymphoïde réticulée : un réticulum fibro-cellullaire à mailles étroites renferme de nombreux lymphocytes et petits mononucléaires intermédiaires, quelques moyens mononucléaires, les karyokinèses sont exceptionnelles. Fait à retenir, spécial à cette zone, on note de nombreux *éosinophiles* à noyau unique, arrondi ou bilobé, résultant de la transformation des mononucléaires lymphatiques en éosinophiles (origine locale des polynucléaires éosinophiles de Dominici) : le protoplasma de ces mononucléaires élabore des granulations éosinophiles de plus en plus nombreuses remplissant le protoplasma qui se décolore, le noyau se tuméfie, se lobe et devient polylobé.

Les capillaires ne présentent rien de spécial.

Sinus. — La structure des sinus est la même, qu'il s'agisse du sinus sous-capsulaire, des sinus étroits transcorticaux, des sinus caverneux médullaires. Les sinus représentent les voies lymphatiques intra-ganglionnaires. Ce sont des fentes ou espaces creux, cloisonnés par des fibrilles collagènes moins fines que celles du tissu lymphoïde et disposées en mailles plus larges; ces fibrilles partent de la capsule et de ses cloisons et se perdent sur la surface du parenchyme ganglionnaire. Les parois des sinus et les fibres qui les cloisonnent sont tapissées par un revêtement de cellules endothéliales; ce revêtement se continue avec celui des vaisseaux lymphatiques afférents et efférents.

Les sinus sont remplis par la lymphe circulante : dans le plasma de cette lymphe on voit des lymphocytes, des moyens mononucléaires, quelques grands mononucléaires arrondis libres (dits macrophages) qui proviennent soit de la tuméfaction d'un petit mononucléaire, soit de la desquamation et de la libération des cellules endothéliales ou des cellules conjonctives du réticulum. Les éosinophiles sont peu nombreux dans les sinus sous-capsulaires, abondants dans les sinus caverneux ; les labrocytes (mastzellen) sont rares ; les karyokinèses restent exceptionnelles.

Dans le ganglion normal on ne trouve pas de polynucléaire neutrophile.

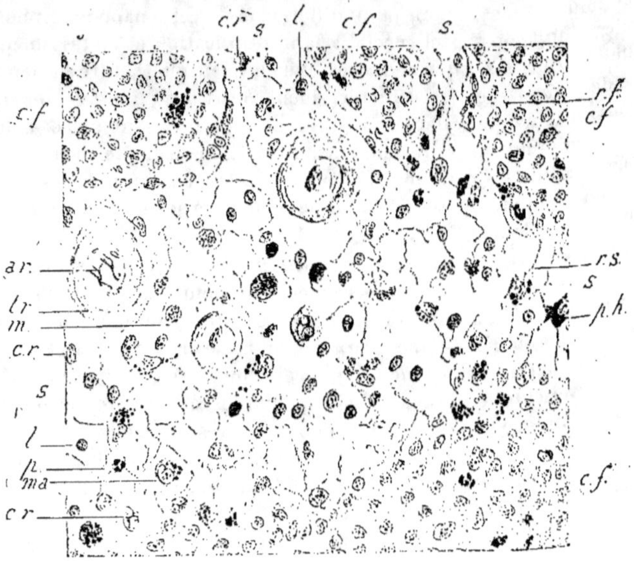

FIG. 102. — Cytologie. Portion de la substance médullaire d'un ganglion lymphatique.

cf, cordons folliculaires avec *rf*, leur réseau serré ; — *s*, sinus caverneux lymphatiques avec *cr*, cellules du réticulum, et *rs*, réseau lâche du tissu dans le sinus lymphatique ; *tr*, travée fibreuse avec *ar*, artériole au centre de la travée fibreuse ; — *l*, lymphocytes ; — *p*, polynucléaires ; — *m*, mononucléaires ; — *ma*, macrophages contenus dans les mailles des sinus caverneux ; — *ph*, cellules du réticulum en voie de phagocytose ($\times$ 370 ; ganglion de chien : Prenant).

Variations de structure. — La structure du ganglion chez l'homme varie suivant l'*âge*.

C'est chez l'*enfant* que le ganglion possède sa plus grande activité et atteint son développement le plus complet : la capsule est mince, les follicules à centres germinatifs sont nombreux, les réactions ganglionnaires sont souvent si vives qu'elles paraissent exclusives (fièvre ganglionnaire de Pfeiffer).

Chez l'*adulte*, le ganglion entre déjà en régression : la capsule, les cloisons, le réticulum s'épaississent, les mailles sont moins riches en cellules. Cette régression débute et prédomine dans les cordons folliculaires, le noyau hilaire envahissant par son tissu conjonctif la partie médullaire du ganglion. La nappe réticulée lymphoïde est moins active ; les follicules sont tous sombres, sans centre clair, et presque sans karyokinèse ; les sinus lymphatiques sont à moitié obstrués par l'épaississement de leur réticulum.

Chez le *vieillard*, l'atrophie scléreuse s'accentue (fig. 103) : la capsule est très épaisse et les cloisons fibreuses divisent le ganglion en segments isolés ; les parois des capillaires, le réticulum sont fortement épaissis ; le noyau fibreux hilaire envahit le parenchyme et l'on peut noter une transformation cellulo-graisseuse du hile et du centre du ganglion. Le ganglion se réduit à une mince couche de substance corticale ; les follicules se réduisent à quelques amas lymphocytaires, leur centre est souvent remplacé par une cicatrice étoilée ou par un placard de dégénérescence hyaline, quelques cellules sont chargées de pigment ocre ; on ne voit plus de karyokinèse. Les sinus sont souvent oblitérés par symphyse fibreuse de la capsule. « En un mot, il y a une véritable mort physiologique de l'organe » (M. Labbé). Cette disparition de la réserve des cellules jeunes est un témoin de la sénescence de l'organisme.

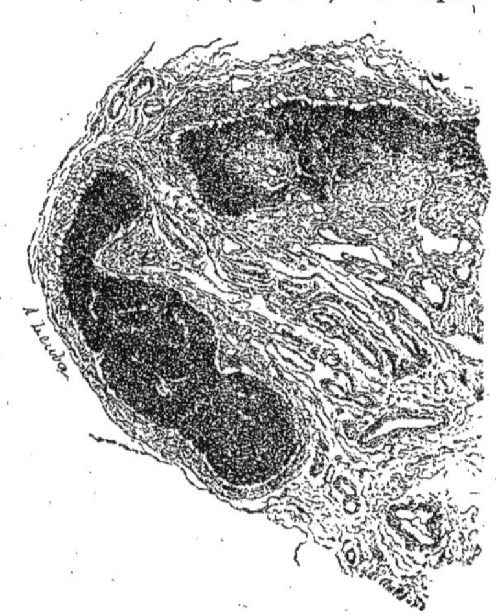

Fig. 103. — Atrophie sénile.
Ganglion mésentérique de vieillard (Delamare *in* Poirier-Charpy).

PHYSIOLOGIE NORMALE

Le ganglion normal à l'état de santé possède des fonctions de leucopoïèse et de leucolyse, d'arrêt, de sécrétion.

La *leucopoïèse* est évidente. La nappe réticulée lymphoïde et les cordons folliculaires, surtout les follicules à centre clair, qui sont simplement des points adaptés à la leucopoïèse, produisent, par leurs karyokinèses, des cellules mononucléées de la série lymphoïde : lymphocytes et moyens mononucléaires, cellules mères des globulins et quelques rares grands mononucléaires ; les cordons folliculaires fabriquent des polynucléaires éosinophiles. Benda se demande si le ganglion ne produit pas, par le même processus, des polynucléaires neutrophiles. Sur le ganglion normal le fait est douteux et semble erroné, mais en cas d'infection ou d'intoxication, la reviviscence myéloïde si fréquente (p. 459) donne en effet des leucocytes à granulations neutrophiles (Dominici). Le follicule à centre clair est la partie la plus active du ganglion; les cellules sortent des follicules par les lacunes du réticulum, cheminent dans le parenchyme ganglionnaire et traversent la paroi des sinus entre deux cellules endothéliales, en un point quelconque, ou en des points habituels appelés stomates; la lymphe circulante, entraîne ces cellules et les globulins; la lymphe efférente est donc plus riche en leucocytes que la lymphe afférente. Cette fabrication locale des leucocytes est la plus importante de toutes. Y a-t-il en outre (ce que soutient Ranvier) arrêt dans le parenchyme ganglionnaire des leucocytes circulants de la lymphe, afin qu'ils se multiplient dans les ganglions? Le fait est contesté.

La *cytolyse* et la *fonction d'arrêt* sont des plus importantes : les cellules vieillies du parenchyme ganglionnaire, les mononucléaires sénescents ou altérés apportés par le sang et surtout par le courant lymphatique, sont englobés par les grands mononucléaires, par les cellules du réticulum et par les moyens mononucléaires, par ceux du centre clair des follicules en particulier, quelquefois par les cellules endothéliales du revêtement des sinus. Tous les débris de cellules et de globules rouges, les poussières, « les grains » de pigment apportés au ganglion sont ainsi arrêtés et détruits. Toutes ces cellules font fonction de macrophages et débarrassent l'organisme de débris nuisibles ou au moins inutiles : les inclusions cellulaires, les « tingible Körper » des auteurs allemands, sont témoins de cette cytolyse.

Le tissu ganglionnaire sécrète des *ferments*. La mieux connue des sécrétions du ganglion normal est la *lipase* : ferment sécrété par les mononucléaires et capable de digérer les graisses. Les autres ferments sont moins individualisés, les éosinophiles semblent apporter des substances activantes pour les sucs digestifs (Simon), les cellules lymphoïdes doivent sécréter des substances antitoxiques qui, résorbées dans la circulation générale, favorisent la nutrition (sécrétion interne).

En résumé, la lymphe de nos tissus, drainée par les vaisseaux lymphatiques, passe par les ganglions étagés les uns au-dessus des autres. Circulant dans les sinus compliqués du ganglion, elle baigne le parenchyme ganglionnaire, qui l'épure, la débarrasse des cellules vieillies, des débris cellulaires, arrête les corps étrangers, neutralise sans doute les produits toxiques, l'enrichit de mononucléaires, d'éosinophiles, de globulins et de produits de sécrétion. A l'état normal l'activité du ganglion est réduite : il est un organe de réserve; mais survienne un processus pathologique, la réserve de tissu embryonnaire, que représente le ganglion, va proliférer pour concourir à la défense de l'organisme.

PHYSIOLOGIE PATHOLOGIQUE

Le ganglion lutte contre les infections et les intoxications en exagérant ses fonctions normales : leucopoïèse, leucolyse, fonction d'arrêt, sécrétion de ferments atténuant la virulence; sécrétion de ferments bactériolytiques (lipasiques) et antitoxiques, sécrétion d'anticorps immunisants. Les réactions sont d'autant plus vives que le tissu lymphoïde est plus actif et plus abondant, par conséquent les réactions ganglionnaires seront surtout marquées chez l'enfant, et souvent, chez lui, tout le système lymphatique réagit à la cause infectieuse : tuberculeuse ou autre (*réaction de système*).

Infections locales. — C'est surtout dans les infections, en particulier dans les infections locales, que le rôle du ganglion apparaît avec le plus de netteté. Le ganglion est un organe d'*arrêt;* la lutte contre l'infection inoculée en un point du tégument cutanéo-muqueux a souvent son maximum dans le ganglion lymphatique.

Les microbes, s'ils ont résisté à la phagocytose locale qui les attaque au point d'inoculation, arrivent au ganglion territorial, drainés par la lymphe, provoquant ou non, sur leur passage, une traînée de lymphangite tronculaire.

Dans la plupart des cas, le microbe est arrêté par les cellules endothéliales des sinus, englobé, et souvent rapidement détruit. Si ces cellules ne suffisent pas, les mononucléaires extravasés du parenchyme ganglionnaire, les polynucléaires apportés par le sang accourent et englobent le parasite, en même temps que les sécrétions ganglionnaires le bactériolysent et neutralisent ses toxines. La phagocytose du microbe par les leucocytes (Metchnikoff) se voit, elle n'a plus besoin d'être démontrée. L'action bactériolytique et antitoxique est prouvée par les mélanges *in vitro*. Le ganglion enflammé acquiert des propriétés que ne possède pas le ganglion normal : d'après Fontes, l'extrait de ganglion caséeux bactériolyse le bacille de Koch, ce que ne fait pas le ganglion normal; cette bactériolysine est détruite par la chaleur à 65-70°. Si les germes ne sont pas toujours détruits, ils s'atténuent d'ordinaire dans les ganglions : le fait a été prouvé par l'expérimentation (Perez, Courmont, Tixier, Bonnet) et l'histologie. En effet, d'après Cornil, les follicules tuberculeux sont peu nombreux dans les ganglions strumeux, le tissu de sclérose y est abondant et les bacilles y sont difficilement colorables.

Le plus souvent le ganglion sort vainqueur de la lutte, le microbe a été si rapidement détruit qu'il n'y a même pas eu de réaction ganglionnaire cliniquement appréciable.

D'autres fois, le microbe jugulé persiste, vivant, pendant quelques jours ou quelques semaines à l'état de corps inerte, sans provoquer de réaction : pendant ce temps la virulence du germe s'affaiblit de plus en plus, ainsi que l'ont montré des expériences précises pour le streptocoque, le pneumocoque, le staphylocoque, et même pour le bacille tuberculeux, la bactéridie charbonneuse : les germes subissent la dégénérescence graisseuse à l'intérieur des leucocytes et finissent par disparaître. Mais il faut se souvenir de la possibilité de ce microbisme latent, car, avant que le germe ne soit détruit, des causes connues ou inconnues peuvent réveiller sa virulence. Phisalix a vu des bactéridies charbonneuses atténuées rester

20 à 72 jours dans le ganglion du cobaye, sans provoquer de lésions, puis reprendre leur activité, se généraliser et tuer l'animal; nous avons montré que le bacille de Ducrey longtemps après la guérison du chancre mou porte d'entrée pouvait donner des adénites tardives. Le fait est surtout important à retenir pour le bacille tuberculeux : on sait que des bacilles tuberculeux peuvent rester ainsi à l'état latent sans susciter de réaction dans des ganglions médiastinaux par exemple, ainsi que l'ont démontré les inoculations systématiques au cobaye de ganglions trachéobronchiques sains en apparence (Loomis et Pizzini) : ces bacilles peuvent pulluler et provoquer une bacillémie mortelle, une méningite. Le ganglion, en un mot, peut être un repaire de microbes.

Dans d'autres cas, la lutte entre le microbe et le ganglion est plus vive, elle se traduit cliniquement par l'adénite : le streptocoque d'une angine aiguë ou d'un érysipèle facial tuméfie le ganglion sous-maxillaire; le staphylocoque d'un abcès du doigt enflamme les ganglions sus-épitrochléens et axillaires; le bacille de Ducrey d'un chancre mou, le tréponème d'un chancre syphilitique, engorgent les ganglions inguinaux; le bacille tuberculeux d'une hypertrophie amygdalienne irrite les ganglions du cou, etc. Les lésions ainsi provoquées sont plus ou moins intenses, donnant toute la gamme des adénites aiguës et chroniques.

Une infection hypertoxique provoque des dégénérescences cellulaires et de la nécrose avec ou sans exsudat fibrineux; c'est ce que produit la toxine diphtérique chez l'animal non immunisé.

Une infection de moyenne toxicité provoque des réactions élémentaires diverses : — 1° congestion des capillaires sanguins; — 2° afflux de sérosité; — 3° apport de polynucléaires neutrophiles; — 4° réaction des cellules fixes du réticulum et de l'endothélium des sinus lymphatiques : gonflement, desquamation, multiplication des cellules qui prennent la forme de macrophages; — 5° prolifération des cellules lymphoïdes du parenchyme ganglionnaire; — 6° parfois différenciation de ces cellules mononucléées en cellules de la série myéloïde (reviviscence myéloïde); — 7° si l'action toxinique est plus intense, des dégénérescences du réticulum et des cellules.

Suivant l'intensité et les prédominances de ces réactions élémentaires, et suivant leurs associations, il se produit des types variables d'adénites : — adénite congestive simple, avec ou sans péri-adénite œdémateuse; — adénite hémorragique, qui n'est que l'exagération de l'adénite congestive; — adénite suppurée, avec ou sans périadénite suppurée (adéno-phlegmon); — adénites dégénératives nécrosantes; — adénite caséeuse. Le processus peut progresser d'un côté, et tendre à se réparer sur un autre point : adénite fibro-caséeuse, scléro-suppurée. Dans tous les cas, le ganglion offre une grande résistance à l'envahissement de son parenchyme par les microbes, les microbes y sont peu nombreux, ils restent d'ordinaire dans les sinus et pénètrent difficilement dans le tissu lui-même.

L'adénopathie marque donc l'effort de l'organisme à circonscrire l'infection et, le plus souvent, elle réussit à localiser le microbe. A vrai dire, il est rare pourtant que l'infection reste strictement localisée ; les toxines, quelquefois les corps microbiens, dépassent le premier ganglion et vont impressionner l'organisme à distance. Ils déterminent de la fièvre et une réaction générale et quelquefois ils provoquent des localisations sur d'autres tissus. Même quand l'organisme est victorieux, lorsqu'un seul relai ganglionnaire est atteint, la toxi-infection a par conséquent tendance à imprégner tout l'individu.

Dans les infections aiguës qui semblent les mieux localisées et les plus bénignes, on peut donc noter un retentissement ganglionnaire à distance. C'est ainsi qu'on a parfois signalé, à la suite d'un furoncle du cou, une adénite inguinale assez aiguë pour provoquer de la douleur.

Si le premier relai ganglionnaire a été au-dessous de sa tâche, le microbe atteint le second relai de ganglions, qui à leur tour réagissent. Souvent la lutte est plus heureuse et l'organisme triomphe. Souvent aussi le microbe est victorieux et remonte de ganglions en ganglions, pour se déverser dans le sang et envahir la circulation générale ; la traînée de lymphangite et d'adénites marque la trace de son passage. Il en est ainsi dans le chancre syphilitique (Gaucher et Sabareanu), dans les septicémies streptococciques (Widal), etc...

La lutte terminée, le ganglion répare ses lésions : tantôt les lésions n'ont pas été destructives et le retour *ad integrum* est complet ; tantôt l'inflammation a été assez intense, la nécrose, la suppuration, même localisée, ont été assez marquées pour qu'une lésion persiste ; le tissu malade est résorbé, la sclérose comble la perte de substance, et il reste une sorte de cicatrice fibreuse (sclérose ganglionnaire) ; le ganglion scléreux est amoindri pour les luttes futures.

Même après la guérison clinique et souvent après la guérison anatomique, des microbes peuvent rester latents dans le ganglion, fait très important à retenir et qui explique certaines récidives d'érysipèle et d'angine post-scarlatineuse (Roger), certaines rechutes fébriles à la convalescence de maladies infectieuses. Ces germes latents peuvent être la cause d'une seconde infection avec nouvelles localisations : d'une néphrite par exemple.

C'est qu'en effet les microbes sont longs à disparaître des ganglions infectés : Marcel Labbé retrouve vivant dans les ganglions du chien le staphylocoque doré 30 jours après l'inoculation ; le bacille charbonneux 25 jours après l'injection et chez le cobaye le bacille typhique, 60 jours après l'inoculation : or il est capital de remarquer, qu'à ce moment, tous les autres tissus de l'organisme s'étaient débarrassés des microbes inoculés, les ganglions (et peut-être la rate) étaient restés les seuls repaires microbiens.

La même menace de récidive est à redouter après la « guérison » clinique des adénopathies tuberculeuses.

Le ganglion ne lutte pas toujours, il peut laisser passer sans réagir le microbe envahissant : tantôt il s'agit de microbe trop peu virulent, le germe passe sans provoquer de réaction, il arrive dans la circulation générale où il peut pulluler, et de là dans les viscères, où il peut créer des lésions importantes; il en est ainsi de nombre d'infections à porte d'entrée inconnue, qui se sont généralisées sans qu'il y ait eu au début défense de l'organisme. Tantôt au contraire, il s'agit de microbes trop virulents qui sidèrent le ganglion et empêchent la réaction défensive ganglionnaire de se produire : les microbes (des streptocoques d'infection puerpérale par exemple inoculés au doigt dans une autopsie) remontent ainsi de relai en relai ganglionnaire sans être arrêtés, ils tombent rapidement dans le courant sanguin, déterminant une septicémie des plus graves : l'absence d'adénite est un symptôme de mauvais pronostic, car elle montre que le ganglion n'a pas rempli son rôle de filtre.

Il y a donc tous les degrés de gravité depuis la simple réaction locale au point d'inoculation, depuis la lymphangite avec adénite, jusqu'à la septicémie d'emblée sans réaction locale défensive.

Infections générales. — Dans les infections générales, où le microbe et ses toxines, diffusés par la voie vasculaire sanguine, arrivent aux ganglions par les artérioles, ceux-ci prennent souvent une part active à la défense de l'organisme. Ils cherchent à remplir les mêmes fonctions que dans les infections localisées : ils tentent de détruire les bactéries et de neutraliser les toxines qui pénètrent jusqu'à eux (fonction bactériolytique et antitoxique); ils débarrassent l'organisme des déchets (leucolyse); ils fabriquent des leucocytes mononucléaires (leucopoïèse) : dans certaines infections, la mononucléose prédomine et est presque exclusive (fièvre typhoïde). Les ganglions produisent des sécrétions, les unes solubles diffusant dans le plasma, les autres contenues dans les mononucléaires, qui, véhiculés par la lymphe puis dans le sang, vont combattre au loin les microbes et leurs poisons. Les ganglions subissent les mêmes lésions que dans les infections localisées.

Dans les infections généralisées aiguës graves, l'atteinte des ganglions est de règle; il est même certaines infections où les adénites sont parmi les symptômes les plus précoces et les plus importants : telle est la peste bubonique.

Dans les infections généralisées bénignes, le retentissement ganglionnaire est fréquent, surtout chez l'enfant. Marfan et L. Bernard ont montré par exemple que l'adénopathie généralisée était constante dans la rougeole infantile, et Vipoud (de Montréal) affirme que les adénopathies généralisées sont assez précoces dans la plupart des infections infantiles pour permettre de dépister ces maladies contagieuses (rougeole, scarlatine, oreillons, coqueluche, etc...) pendant la période d'incubation, par conséquent dans la période dangereuse la plus intéressante au point de vue prophylactique. Il est même des cas où l'infection, de porte d'entrée inconnue, le plus souvent streptococcique, n'a pas d'autres localisations cliniquement appréciables que les tuméfactions ganglionnaires : d'où le nom de fièvre ganglionnaire que Pfeiffer a donné à ce processus, qui n'est pas une maladie, mais un syndrome.

Dans les infections généralisées chroniques, tuberculose, syphilis, pyodermites, etc., les mêmes réactions ganglionnaires multiples peuvent s'observer : la micropolyadénopathie se rencontre fréquemment dans la tuberculose infantile, bien que cette hypertrophie ganglionnaire paraisse s'observer au cours d'autres infections bénignes et larvées de l'enfance (infection des prurigos cutanés, etc.). On connaît depuis longtemps l'importance de la micropolyadénopathie de la syphilis secondaire qui coïncide avec de la splénomégalie. Il s'agit d'une réaction de défense utile, car Landouzy a montré que, dans les syphilis malignes graves, les adénopathies faisaient souvent défaut : l'absence d'adénopathies est la preuve que l'organisme infecté est incapable de réagir et se défend mal.

Il n'est pas besoin que le microbe vivant arrive lui-même au ganglion pour susciter les réactions ganglionnaires, les toxines solubles (toxine diphtérique, tuberculines), les toxines insolubles, représentées par des bactéries tuées ou des débris microbiens, suffisent à provoquer des réactions ganglionnaires.

Enfin, les ganglions semblent prendre une part importante à l'établissement de l'immunité et sécrètent des anticorps, comme d'ailleurs tous les tissus hématopoïétiques. L'action de l'iode sur les ganglions (M. Labbé et Lortat-Jacob), met en évidence cette importance des ganglions lymphatiques dans l'immunisation : l'iode, en effet, produit une leucopoïèse mononucléaire, sans polynucléose.

L'action excitatrice exercée par l'iode sur le tissu lymphoïde nous fait comprendre l'hyperleucocytose mononucléaire observée dans la circulation sanguine après les traitements iodés.

Elle nous explique le mécanisme thérapeutique de l'iode dans les adénites, la tuberculose ganglionnaire, la scrofule. C'est en surexcitant les fonctions lymphoïdes que l'iode aide les ganglions à se défendre contre les infections et les intoxications.

Elle nous fait saisir enfin le mode d'action de l'iode dans la pratique de l'immunisation des animaux producteurs de sérum antitoxique ; ce n'est pas seulement en agissant sur la toxine, mais aussi en permettant à l'organisme de se défendre mieux contre elle, et en provoquant des réactions mononucléaires favorables à l'établissement de l'immunité, que l'iode intervient dans la vaccination des animaux.

En résumé, la fréquence des réactions ganglionnaires dans les infections suggère l'hypothèse que le tissu lymphoïde est un lieu d'appel pour les microbes et leurs toxines, appel heureux puisqu'il s'agit d'un tissu particulièrement adapté à les combattre.

Dans les autres processus pathologiques, le ganglion cherche à remplir le même rôle : il arrête et immobilise les poussières absorbées par le poumon ou le tube digestif ; il cherche à circonscrire le cancer, se comportant, vis-à-vis de la cellule épithéliomateuse, comme vis-à-vis des microbes, il l'arrête un moment, puis la cellule infectante du cancer envahit un second relai ganglionnaire, et ainsi de suite avant de se déverser dans le courant sanguin. C'est ainsi que les cellules cancéreuses provenant d'un cancer sous-diaphragmatique peuvent remonter dans le canal thoracique jusqu'à sa crosse, et refluer dans le ganglion sus-claviculaire gauche : cette adénopathie cancéreuse constitue le signe de E. Troisier. Les ganglions luttent encore contre les intoxications exogènes ou endogènes surtout dans l'enfance : adénopathies des dermatoses auto-toxiques sans infection secondaire, etc...

Partout et toujours la réaction ganglionnaire est un acte de défense de l'organisme, souvent heureux et victorieux, quelquefois insuffisant.

FORMATIONS LYMPHATIQUES

Le tissu lymphoïde n'est pas représenté uniquement par les ganglions : le tissu lymphoïde est disséminé un peu partout et les ganglions lymphatiques ne sont que des points de condensation et de différenciation maxima de ce tissu, constituant une réserve fixe « assurée » de tissu non différencié, tissu dit « embryonnaire ».

Il existe de nombreuses formations microscopiques lymphoïdes, dites formations folliculaires incomplètes; — ganglions erratiques, rudimentaires, supplémentaires; — amas lymphatiques, etc.

Ces points se groupent parfois autour d'un ganglion type, formant de petits ganglions supplémentaires.

Ces formations lymphatiques sont le plus souvent éloignées des ganglions : elles sont surtout abondantes dans la muqueuse digestive.

Dans le buccopharynx elles se groupent dans les amygdales, elles infiltrent çà et là la muqueuse : aussi pour certains auteurs les ulcérations de Duguet dans la fièvre typhoïde, seraient-elles des inflammations lymphoïdes comparables aux ulcérations des plaques de Peyer.

Les formations lymphoïdes ne font pas défaut dans l'œsophage : des amas lymphatiques s'infiltrent autour de certaines glandes œsophagiennes.

Dans la muqueuse gastrique elles forment des points folliculaires diffus et de véritables follicules clos (Chauffard) (fig. 104).

On rencontre ces formations lymphoïdes sur l'intestin grêle, le cæcum, l'appendice (qui n'est qu'une plaque de Peyer tubulée), le côlon; elles atteignent le maximum dans la muqueuse de l'intestin grêle, constituant *l'appareil lymphoïde de l'intestin* (G. Simon) (fig. 105). Ces formations lymphoïdes se composent de deux tissus distincts : 1° les follicules clos, isolés ou agminés en plaques de Peyer, assimilables histologiquement et physiologiquement au follicule de la substance corticale du ganglion lymphatique; 2° le derme de la muqueuse, assimilable à la substance médullaire du ganglion par sa structure histologique, son réticulum, ses leucocytes mononucléaires, ses éosinophiles, ses fentes lymphatiques comparables aux sinus. Il s'y ajoute des plasmocytes et quelques rares labrocytes (mastzellen).

L'appareil lymphoïde de l'intestin est donc un vaste ganglion lymphatique diffus, « étalé » sur toute la longueur de la muqueuse intestinale. Il diffère du ganglion lymphatique, non seulement par sa diffusion, mais surtout par son adaptation fonctionnelle : en effet les cellules lymphoïdes s'éliminent non pas tant par les vaisseaux lymphatiques des villosités, que par la muqueuse intestinale et tombent dans le tube digestif. La diapédèse des leucocytes mononucléaires (ce qu'on appelle le phénomène de Stöhr), des polynucléaires éosinophiles (ce que l'on nomme le phénomène de Dominici et Simon) et de quelques polynucléaires neutrophiles se fait à travers l'épithélium creusé de thèques qui recouvre les follicules. De ces leucocytes éliminés, les uns apportent des produits utiles à la diges-

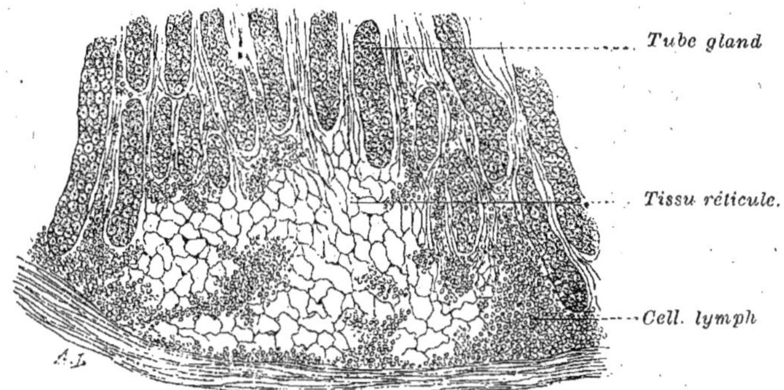

Fig. 104. — Tissu lymphoïde de la muqueuse stomacale chez l'homme. La coupe traitée au pinceau montre le tissu réticulé compris entre les culs-de-sac glandulaires et la musculaire-muqueuse (d'après Garel).

tion : les polynucléaires éosinophiles jouent un rôle important dans l'activation des sucs digestifs, surtout du suc entéritique ; les mononucléaires apportent de la lipase ; les autres, au contraire, éliminent des produits nocifs et des débris cellulaires, c'est qu'en effet le rôle dépurateur de la muqueuse intestinale s'affirme chaque jour plus grand à l'état normal, et surtout à l'état pathologique (Charles Richet fils et Saint-Girons).

Des formations lymphoïdes semblables ont été signalées dans les séreuses, dans le grand épiploon notamment, que Ranvier appelle « un ganglion lymphatique étalé ».

Histologiquement, ces points lymphatiques sont les uns peu différenciés, diffus, sans limite précise ; les autres, différenciés, reproduisent la structure du ganglion : une capsule les enveloppe, séparée du parenchyme par un sinus sous-capsulaire ; le parenchyme, formé par une nappe réticulée homogène, contient un follicule à centre clair germinatif ; on a donc un ganglion en miniature, un véritable ganglion élémentaire. On note, en un mot, toutes les transitions entre le simple infiltrat lymphoïde diffus, l'infiltrat avec follicule sombre, l'infiltrat à follicule clair et le ganglion complet microscopique (fig. 106) : ce ne sont

que des stades du tissu lymphoïde de plus en plus avancé dans son évolution.

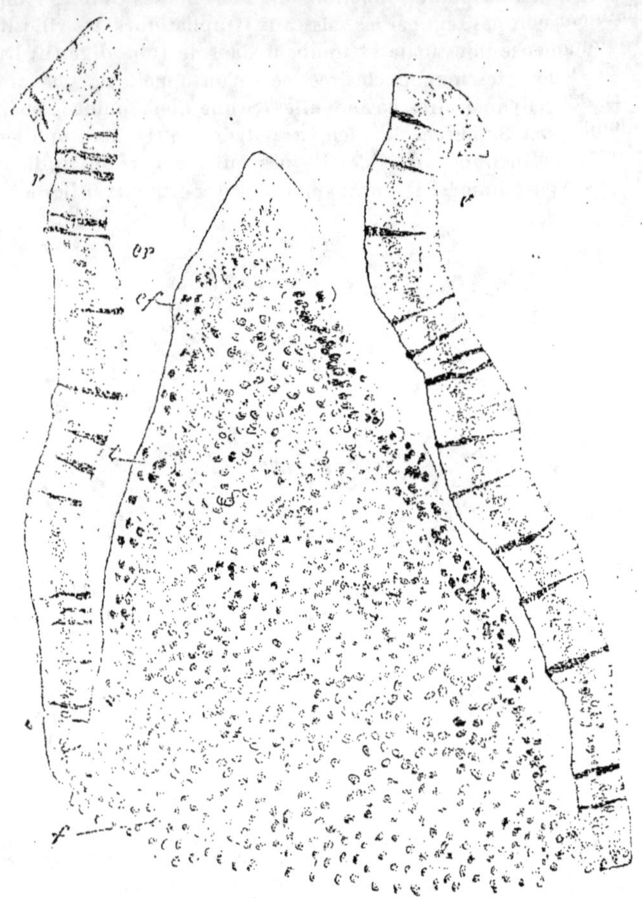

Fig. 105. — Follicule clos de la muqueuse intestinale du lapin. Migration
des leucocytes à travers l'épithélium.

ev, épithélium ordinaire recouvrant les villosités v, dont la bordure épithéliale est seule
figurée ; ef, épithélium qui revêt les follicules clos ; il est très modifié et creusé de trous !
habités par des leucocytes ; f, follicule clos formé par un amas de leucocytes (× 160.
Prenant).

En résumé : On voit quelle est la diffusion et la « généralité » du tissu
lymphoïde à l'état normal. Le tissu lymphoïde est la réserve de tissu
indifférencié de l'organisme humain.

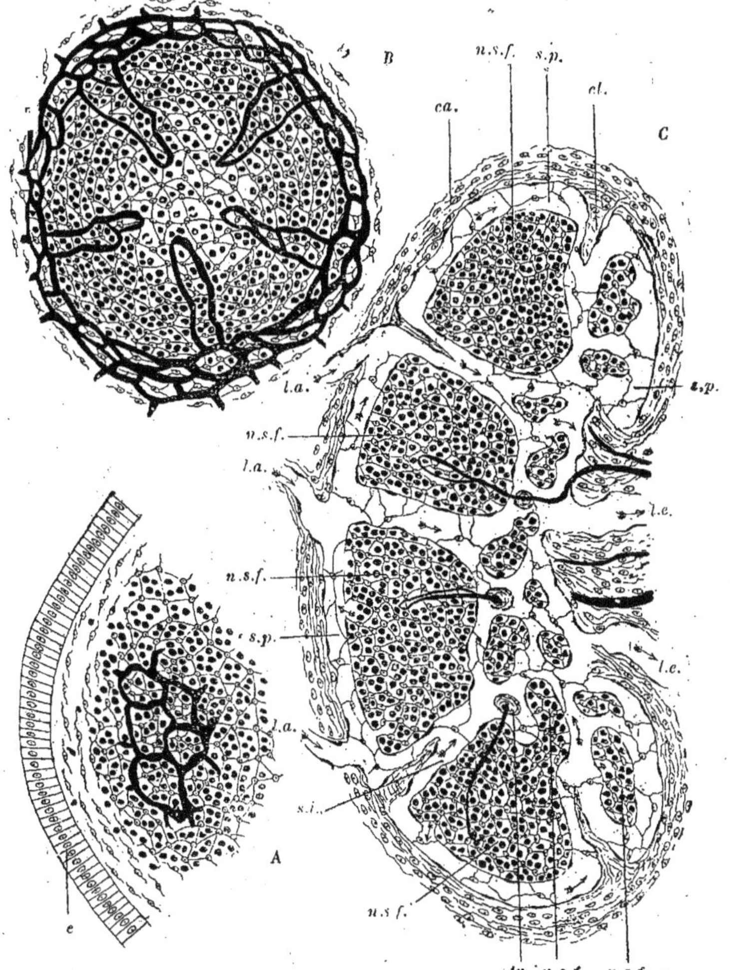

Fig. 106. — Formations lymphoïdes de plus en plus différenciées.

Figures schématiques montrant les trois états de plus ou moins grande perfection sous lesquels se présentent les organes lymphoïdes.
A. *Infiltration lymphoïde diffuse*, dans l'épaisseur d'une muqueuse. Réseau capillaire sanguin en noir ; tissu lymphoïde formé de cellules libres accumulées dans les mailles d'un tissu conjonctif transformé en tissu réticulé ; *e*, épithélium de la muqueuse.
B. *Organe lymphoïde simple et élémentaire* (par ex. follicule clos de l'intestin). Réseau capillaire sanguin périphérique, envoyant des anses capillaires dans l'intérieur du follicule clos. Tissu lymphoïde. La partie centrale plus claire est le centre germinatif, avec figures mitosiques.
C. *Organe lymphoïde complexe* (petit ganglion lymphatique). Plusieurs nodules élementaires ou nodules secondaires (follicules du ganglion) *nsf*, se prolongeant par des cordons folliculaires ; — *la, le*, vaisseaux lymphatiques afférents ou efférents ; *sp, si*, voies lymphatiques réticulées et caverneuses, se composant : du sinus périphérique, *sp*, des sinus intermédiaires *si* et des sinus lymphatiques interposés aux cordons folliculaires ;— *ca*, la capsule ; *cl*, les cloisons qui en partent : *tr*, travées prolongeant ces cloisons, coupées transversalement. Vaisseaux sanguins en noir. Deux sortes de tissu réticulé : l'un a mailles serrées, contenant des globules blancs, est le tissu lymphoïde des follicules et cordons folliculaires ; l'autre, à mailles lâches, cloisonne les voies lymphatiques. (Prenant.)

A l'état pathologique, du nouveau tissu lymphoïde peut naître : sous l'influence de l'inflammation, un tissu mésodermique quelconque enflammé, le tissu fibro-conjonctif du derme cutané ou de l'hypoderme par exemple, subit une atrophie proliférative (Voy. p. 491) qui aboutit à un infiltrat lymphoïde. L'inflammation peut ne pas se borner à ce simple infiltrat mononucléaire : Dominici et ses élèves ont montré, en effet, que des follicules sombres et à centre clair pouvaient être formés de toutes pièces : il y a donc une véritable *reviviscence lymphoïde*. L'organisme fabrique du tissu lymphoïde, parce que ce tissu, par son action proliférative de leucocytes mononucléaires, ses sécrétions lipasiques en particulier (Fiessinger), est le mieux adapté à la lutte contre les infections chroniques.

Le tissu lymphoïde normal ou de néoformation pathologique offre, avec les autres tissus mésodermiques, dont il est la matrice, les rapports les plus intéressants ; il n'est pas un tissu « fixé », non transformable ; tout au contraire, il peut se transformer en tous les tissus mésodermiques différenciés : fibroblaste, ostéoblaste, etc. ; il est susceptible de toutes les « flexions » (Voy. p. 483). Quelques-unes de ces cellules lymphoïdes peuvent donner des cellules granuleuses sans passer par le stade myélocyte (origine lymphoïde des polynucléaires éosinophiles et neutrophiles : Dominici) ; enfin, sous l'influence des infections, les cellules indifférenciées des tissus lymphoïdes peuvent se transformer en tissu myéloïde : (reviviscence myéloïde, voy. p. 459), faits importants à retenir pour comprendre la structure générale des tissus hématopoïétiques.

CHAPITRE XV

TISSU MYÉLOÏDE ET MOELLE OSSEUSE

PAR

H. GOUGEROT

Le tissu myéloïde est caractérisé : — par les myélocytes, myélocytes basophiles homogènes, myélocytes granuleux à granulations neutrophiles,
éosinophiles, basophiles, qui donnent naissance aux leucocytes polynucléaires ; — par les hématies nucléées qui donnent les globules rouges ; —
par les mégakaryocytes.

Il constitue un des tissus les plus importants de l'organisme, car c'est
lui qui fournit les globules rouges et les leucocytes polynucléaires.

La moelle osseuse en est le type le plus achevé. Mais elle n'est pas seulement un tissu hématopoïétique, elle est en même temps ostéopoïétique,
et souvent le processus qui lèse la moelle, lèse en même temps l'os.

MOELLE OSSEUSE (1)

La moelle osseuse est cette pulpe molle, rouge chez l'enfant, jaune
chez l'adulte, qui est contenue à l'intérieur des cavités osseuses. Si l'on
scie un os long suivant sa longueur, on voit que la moelle remplit tout
le canal diaphysaire, formant un cylindre pulpeux, et que, dans les
épiphyses, la moelle osseuse est renfermée dans de petites aréoles
limitées par des trabécules osseuses. Dans les os courts, dans les côtes,
les os du crâne, la moelle osseuse baigne les étroites logettes du diploé
osseux.

L'aspect de la moelle est différent chez l'enfant et chez l'adulte (fig. 107
et 108) : chez l'enfant, la moelle osseuse des os longs et des os courts est
rouge ; chez l'adulte, la moelle osseuse de la diaphyse des os longs est

(1) Nous devons rendre un juste hommage aux travaux de Roger et de Josué (V. notamment la remarquable thèse de Josué) et à la très belle série des publications de Dominici.

jaune, la moelle des épiphyses est jaune ou jaune rosée, les aréoles des os plats de la face et du crâne contiennent une moelle gélatineuse semi-transparente ; seuls les côtes et le sternum, quelques os courts spongieux, les corps vertébraux, les os de la base du crâne, contiennent

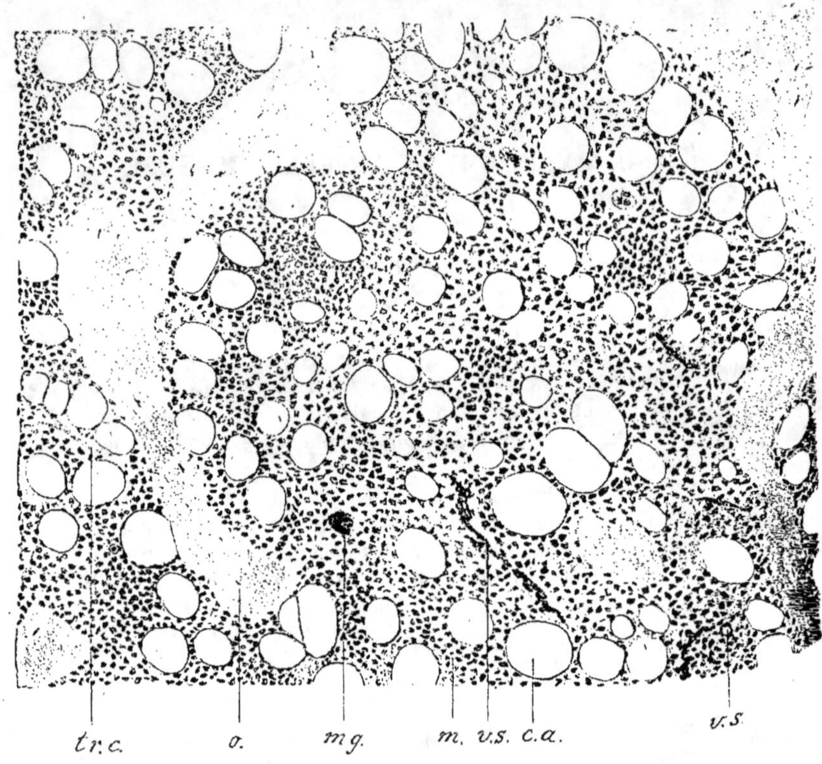

FIG. 107. — Moelle osseuse d'homme normal : moelle rouge en activité.

Coupe de l'épiphyse d'un tibia humain ; — o, travées osseuses ; — m. trabécules du tissu médullaire épaissies, formées de nombreuses cellules médullaires de type varié (V. fig. 109) parmi lesquelles on distingue déjà à ce faible grossissement les cellules gigantesques ou mégacaryocytes mg ; — ca, cellules adipeuses simulant les aéroles vides du réseau médullaire ; — vs, vaisseaux sanguins ; — trc, travées conjonctives du tissu médullaire (× 80 Prenant).

encore une moelle rouge ou rosée ; le reliquat de moelle rouge qui persiste chez l'adulte normal est donc minime.

La coloration rouge signifiant moelle active, riche en cellules myéloïdes, la teinte jaune témoignant d'une atrophie adipeuse du tissu myéloïde, on croyait autrefois qu'après avoir rempli son rôle ostéogénétique, la moelle perdait chez l'adulte toute importance et ne servait plus que de tissu de remplissage ; on se plaisait à opposer l'activité de la moelle rouge de l'enfant à la régression adipeuse de la moelle jaune de l'adulte. Cette op-position n'est qu'en partie exacte : la moelle osseuse de l'adulte joue encore un rôle important, elle n'est qu'à l'état de « repos », il suf-fit d'une infection qui demande un ef-fort leucocytaire, ou d'une anémie qui réclame un afflux d'hématies, pour que cette moelle graisseuse se trans-forme en moelle rouge, aussi active que l'était celle de l'enfant ou du fœ-tus. L'histologie, la physiologie nor-male et patholo-gique bien préci-sées par les travaux d'Ehrlich, de Roger et de Josué, de Dominici ; l'his-togénèse et la cytologie, rendues lumineuses par les études de Dominici, en donnent la preuve.

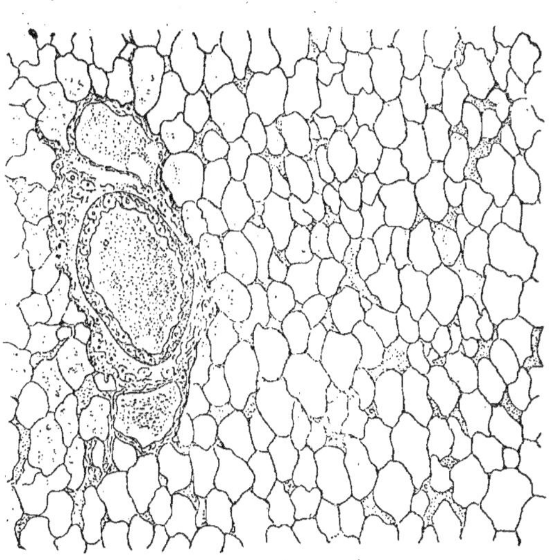

FIG. 108. — Moelle osseuse d'homme normal : moelle jaune au repos.

Topographie : sinus veineux contenant une artère. Travées grêles pauvres en cellules myéloïdes (représentée ici par des points). Aréoles graisseuses très volumineuses (Roger et Josué).

ANATOMIE MICROSCOPIQUE

Puisque la moelle osseuse n'a pas la même structure suivant les âges, il faut distinguer trois aspects au tissu médullaire : I, moelle rouge active, de l'enfant ; II, moelle jaune adipeuse au repos, de l'adulte ; III, moelle atrophiée du vieillard.

I. — MOELLE ROUGE ACTIVE (fig. 107).

Topographie. — Il existe suivant les races animales des différences topographiques. Sur une coupe transversale de la moelle diaphysaire d'un os long de lapin, on distingue trois zones (Roger et Josué) : — La zone cen-trale est représentée par l'artère principale engaînée dans les trois quarts de sa circonférence par un large sinus veineux. — La zone moyenne, qui représente le véritable tissu médullaire, est constituée par un réseau de fibrilles minces et déliées qui, en s'anastomosant, circonscrivent de larges aréoles arrondies ou polygonales; les espaces ainsi délimités sont occupés par des cellules graisseuses ; entre les fibrilles dissociées et aux points nodaux s'accumulent les cellules myéloïdes. — La zone corticale est formée par des fibrilles anastomosées en un réseau étroit qui renferme de nombreuses cellules myéloïdes ; les fibrilles ébauchent, en se tassant, une sorte de membrane incomplète appelée parfois « faux endoste ».

Chez l'enfant, la moelle n'est pas nettement divisée en trois zones. Il n'y a pas à la périphérie de fibrilles condensées ; la moelle humaine est simplement limitée par une fibrille un peu plus épaisse que les autres ; il n'y a donc pas de zone moyenne et de zone corticale différenciées. On trouve une ou plusieurs artérioles centrales ou excentriques, avec plusieurs sinus veineux plus petits et moins bien délimités que ceux du lapin : « quelques-uns, entourant plus ou moins régulièrement une artère, semblent former le centre d'une sorte de lobule, mais cette distribution est loin d'être régulière. Bien des sinus ne contiennent pas d'artériole, et d'autre part, il existe des artérioles volumineuses qui ne sont pas renfermées dans la cavité d'un sinus ou qui ne sont pourvues que d'une gaine très incomplète ; enfin parfois, on ne voit aucun vaisseau sanguin » (Roger et Josué).

Le tissu médullaire peut être comparé à une nappe cellulaire trouée de nombreuses vacuoles ou à un réseau à travées trapues limitant des mailles arrondies assez larges : les mailles arrondies et larges sont occupées par des cellules adipeuses, c'est-à-dire des cellules mésodermiques uni ou multinucléées dont le protoplasma est surchargé de grosses gouttes de graisse. Les travées trapues sont formées d'un réticulum fibrillaire et cellulaire (de même nature et soulevant les mêmes discussions que le réticulum du tissu lymphoïde voir page 353), rempli de *cellules myéloïdes* ; elles sont parcourues par quelques capillaires sanguins très étroits ou larges, appelés capillaires veineux, qui peuvent atteindre 100 μ. Ces

---

Fig. 109. — Cytologie et histogénèse des tissus hématopoïétiques. Cellule initiale I donnant, d'une part, les éléments lymphoïdes ; d'autre part, les éléments myéloïdes (planche dessinée par l'auteur).

Tissu LYMPHOÏDE : L, lymphocyte ; — MM, moyen mononucléaire, etc. ; — G, cellule mère des globulins qui naissent du protoplasma par bourgeonnement et effritement.
Tissu MYÉLOÏDE : *Série des hématies :* HP, hématie primordiale ou larvaire ; — HI, forme intermédiaire ; — HN, hématie nucléée ; -- PH, expulsion du noyau ; — H, hématie parfaite.
Série des mégakaryocytes : KP, mégakaryocyte larvaire ; — KI, mégakaryocyte intermédiaire ; — K, mégakaryocyte adulte.
Série des myélocytes granuleux et des polynucléaires : MP, Myélocyte larvaire ; — MH myélocyte basophile homogène (c'est-à-dire non granuleux); — MI, myélocyte intermédiaire dont le protoplasma commence à se charger de granulations ; — MG, myélocyte granuleux : ici myélocyte à granulations neutrophiles, souvent appelé elliptiquement myélocyte neutrophile. Il donne PN polynucléaire neutrophile. Une même série de myélocytes donne le polynucléaire éosinophile PE.

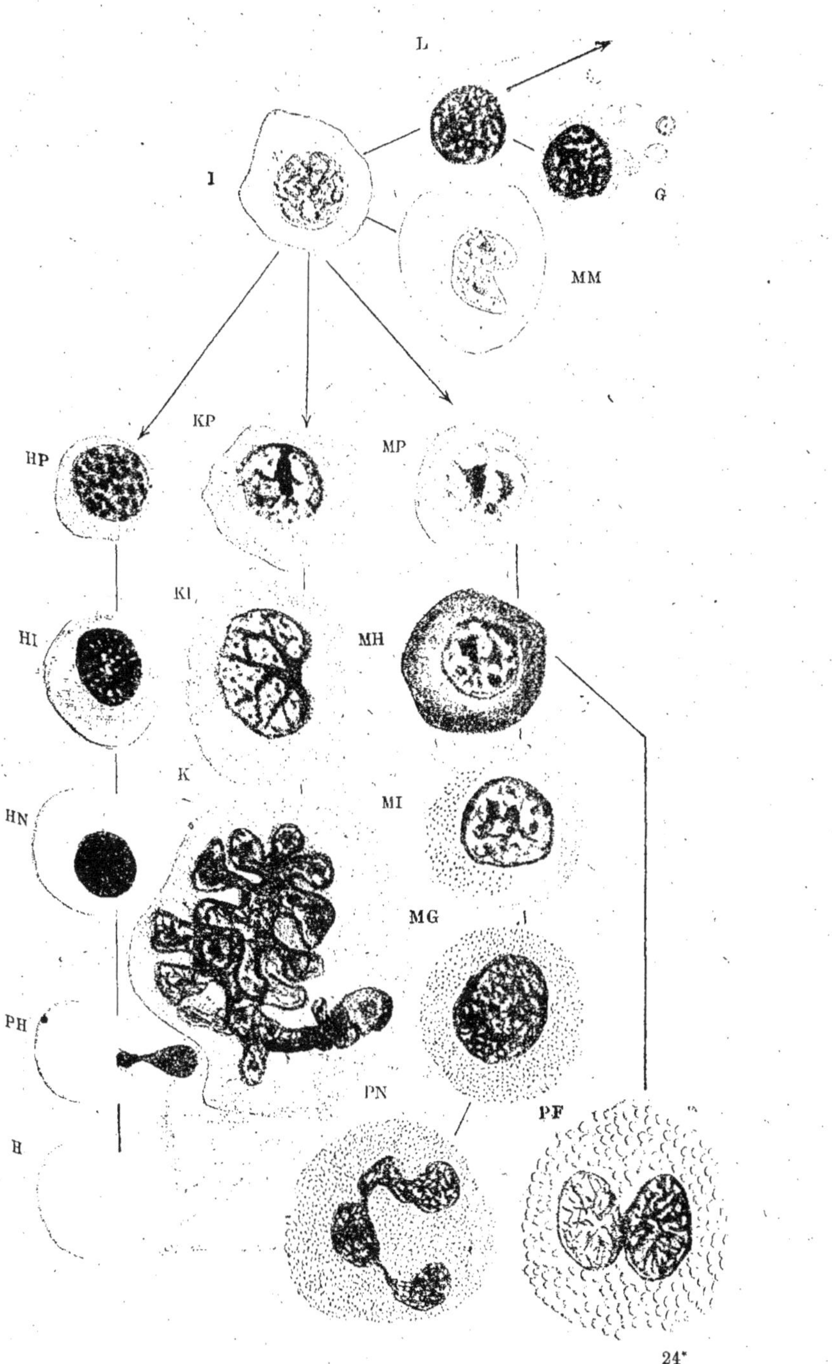

L
I
G
MM
HP
KP
MP
HI
KI
MH
HN
K
MI
MG
PH
PN
PF
H
24*

capillaires sanguins forment un système clos à revêtement endothélial continu pour les uns, perforé de stomates pour les autres : c'est par ces stomates que les cellules myéloïdes pénètrent dans le courant sanguin.

Il ne semble pas qu'il y ait de capillaires lymphatiques.

Les nerfs sont peu importants : ce sont des fibres vaso-motrices myéliniques ou amyéliniques accolées aux vaisseaux : un capillaire de 40 μ a deux fibrilles nerveuses ; un capillaire de 20 μ n'en possède plus qu'une seule ; leur terminaison, mal élucidée, se fait par une sorte de bouton sur la paroi vasculaire.

Cytologie (fig. 109). — Les éléments caractéristiques de ce tissu médullaire sont les **cellules myéloïdes** contenues dans les travées qui séparent les cellules adipeuses. Ces cellules myéloïdes, nombreuses dans la moelle rouge active, appartiennent à quatre séries : 1º cellules indifférenciées ; 2º série leucocytaire des myélocytes et des polynucléaires ; 3º série des hématies nucléées et des globules rouges normaux ; 4º série des mégakaryocytes. C'est le mélange irrégulier de ces cellules et de leurs nombreuses formes de transition qui donne au tissu myéloïde un aspect souvent si complexe. Rien de plus simple, au contraire, si l'on classe les éléments par séries et si l'on reconstitue avec Dominici l'évolution de chaque série (Voy. fig. 109).

1º *Cellules indifférenciées* (fig. 109). — Ces cellules sont identiques aux lymphocytes et aux petits mononucléaires de transition du tissu lymphoïde ; elles sont le reliquat du tissu indifférencié de la moelle osseuse ; c'est d'elles que dérivent les cellules différenciées, mais à ce stade elles sont morphologiquement identiques entre elles et l'on ne peut préjuger de leur destinée, elles sont à la fois lymphoblastes et myéloblastes. Leur embarrassante synonymie doit être connue : cellule originelle, cellule primordiale, macrolymphocyte, gonocyte, etc.

2º *Cellules de la série leucocytaire : myélocytes et polynucléaires* (fig. 109, MP, MH, MI, MG, PN, PE). La *cellule indifférenciée* (1er stade ou stade indifférencié embryonnaire) ou myélocyte larvaire (MP) élargit son protoplasma qui reste homogène, mais devient fortement basophile ; le noyau est plus clair, il est centré par un ou deux grains de chromatine plus volumineux que les grains périphériques, qui sont presque imperceptibles.

Cette cellule parvenue au 2e stade, ou stade larvaire, est le *myélocyte basophile homogène* de Dominici ou cellule d'irritation de Türck (MH). C'est une cellule de la taille d'un moyen mononucléaire, arrondie ou vaguement polygonale : le noyau, assez gros, arrondi, non lobé, ponctué au centre, de 2 à 3 gros grains chromatiniens, est plus clair que le protoplasma ; le protoplasma, assez large, très basophile (c'est-à-dire intensément coloré par les bleus), est homogène, non granuleux, plus foncé que le noyau, souvent plus foncé à la périphérie qu'au centre, si bien que le noyau est entouré d'une sorte d'auréole plus claire.

Le myélocyte basophile homogène se charge peu à peu de granulations, les granulations apparaissent dans le protoplasma basophile, habituellement sur un seul segment au début : en ce point, le protoplasma est moins basophile (il semble se décolorer, ne se teinte plus que de bleu clair, si bien que les granulations intensément colorées ressortent davantage)(MI) : c'est le myélocyte intermédiaire ou 3e stade.

Peu à peu les granulations se forment dans tout le protoplasma, on arrive au 4e stade ou *myélocyte granuleux parfait* (MG) : ce sont des cellules arrondies de la taille d'un polynucléaire, souvent plus grosses, de 14 à 20 μ et même 26 μ ; le noyau arrondi, régulier, assez gros, a un diamètre, le plus souvent supérieur à la moitié de celui de la cellule, il est plus ou moins foncé et riche en chromatine ; le protoplasma, large, clair, légèrement basophile ou neutrophile, est ponctué de nombreuses granulations.

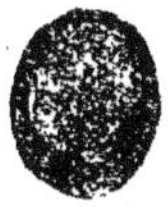

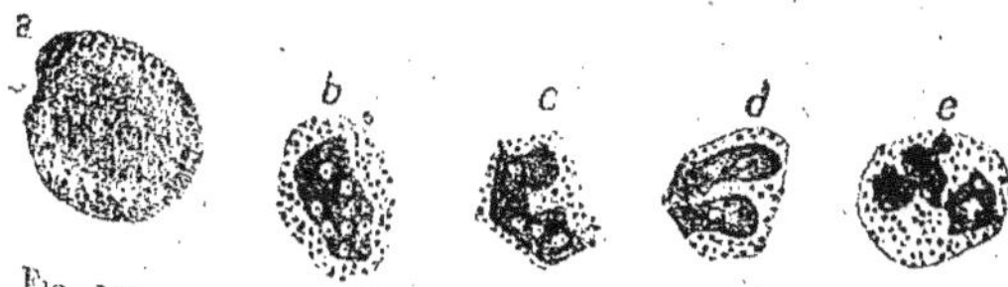

Fig. 110. — Myélocyte basophile homogène ou mononucléaire devenu apte à former des granulations neutrophiles. Le noyau est beaucoup moins foncé que le protoplasma dans lequel commencent à apparaître, vers la partie supérieure du dessin, des granulations neutrophiles (Dominici).

Suivant la nature de ces granulations, on décrit trois variétés de myélocytes granuleux : — les *myélocytes neutrophiles* à granulations neutrophiles très petites, « pointillées », teintées de rose vif ou rose violet par l'éosine orange-bleu de Dominici ; — les *myélocytes éosinophiles* à granulations éosinophiles, ou plutôt orangeophiles, grosses, arrondies, formant des boules brillantes, réfringentes, égales, rouges ou orangées par le Dominici ; — les *myélocytes à granulations basophiles* ou *labro-myélocytes* ou *mastzellen*, dont les granulations basophiles, petites ou grosses, souvent inégales sur une même cellule, de forme régulière ou irrégulière, sont métachromatiques, car elles se teintent

Fig. 111. — Myélocytes et polynucléaires neutrophiles.

a. Ce myélocyte neutrophile, criblé de granulations *neutrophiles* (ou *amphophiles*) donne naissance, par division directe ou indirecte, à un myélocyte neutrophile plus petit, de la taille d'un polynucléaire ordinaire. Le noyau arrondi de ce myélocyte va s'allonger, pour s'incurver, puis se découper incomplètement pour former le polynucléaire neutrophile ou amphophile (Ehrlich-Kurlow).
b. Myélocyte neutrophile de petite taille dont le noyau s'est aplati.
c. d. e. Evolution successive vers le stade de leucocyte à noyau polymorphe ou polynucléaire neutrophile du sang (Dominici).

en violet par les bleus, en rouge par les violets ; elles prennent par le Dominici une teinte rouge violacée ou violacée-foncée.

Les myélocytes granuleux lobent, bosselent, contournent et étranglent leur noyau, formant ainsi progressivement les *polynucléaires neutrophiles* (PN), *éosinophiles* (PE) et *labrocytes* (*mastzellen*) du sang. C'est le 5e stade ou stade de maturité. Ces éléments conservent leur spécificité durant toute leur évolution : jamais les fines granulations neutrophiles ne deviennent les boules brillantes de l'éosinophile ou inversement.

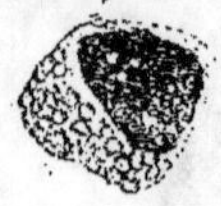

Fig. 112. — Myélocyte éosinophile.

Le noyau est unique. Le protoplasma est parsemé de grosses granulations sphériques différentes, par leur taille et par leur affinité colorante, des grains fins neutrophiles. Ces éléments sont la souche de polynucléaires éosinophiles, suivant le même mécanisme en vertu duquel les myélocytes neutrophiles donnent naissance à des polynucléaires neutrophiles (Dominici) (fig. 111).

3° *Cellules de la série hématique : hématies nucléées et hématies adultes* (fig. 109, HP, HI, HN, PH, H). La *cellule indifférenciée* (1er stade ou stade indifférencié embryonnaire) n'accroît pas son protoplasma, qui reste peu abondant ; son noyau tend à diminuer, les grains chromatiniens en sont plus nombreux et plus serrés, le noyau devient compact.

Cette cellule parvenue au 2e stade est l'*hématie larvaire* de Dominici (HP). Bien qu'elle ne contienne pas encore d'hémoglobine, on peut reconnaître sa tendance : c'est une cellule plutôt petite, à protoplasma arrondi basophile, à noyau moyen, arrondi, dont la chromatine serrée tend à prendre une disposition radiée.

L'hématie larvaire va peu à peu se transformer en cellule hémoglobinifère (HI) : le protoplasma se charge d'hémoglobine, il devient polychromatophile ; puis la teinte orangeophile de l'hémoglobine, se superposant à la teinte bleutée du protoplasma basophile, donne à cette cellule de transition un aspect orangé sale, la chromatine du noyau prend de plus en plus l'aspect radié et compact : c'est l'hématie « intermédiaire » ou 3e stade.

On aboutit ainsi au 4e stade, *hématie nucléée parfaite* (HN) : l'hématie nucléée est de taille variable, tantôt égale à celle d'un globule rouge normal (normoblaste = 6 à 8 μ), tantôt inférieure (microblaste = 3 à 5 μ), tantôt supérieure (macroblaste = 10 μ) ; sa forme est arrondie ou à peine ovalaire ou polygonale ; son protoplasma surchargé d'hémoglobine est vivement coloré en rouge-orange comme celui d'une hématie du sang ; le noyau, situé au centre ou près du centre, parfois tangent au bord cellulaire, est petit (2,5 μ à 3 μ), arrondi, très foncé, à bords nets (à l'emporte-pièce) ; il est souvent si compact qu'il paraît opaque, mais on peut quelquefois discerner une structure radiée à partir du centre du noyau comme les rayons d'une roue. Quelques hématies contiennent deux noyaux parfois inégaux, d'autres sont tri ou tétranucléées, d'autres ont un noyau coraliforme ou en couronne. On peut surprendre des karyokinèses.

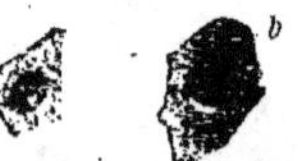

Fig. 113. — Hématies nucléées.

a, normoblaste ; — *b*, mégaloblaste. — Leur contour est polygonal, aspect que présentent fréquemment les hématies ordinaires (Dominici). Le normoblaste se transforme en hématie ordinaire en expulsant son noyau ou en poussant un bourgeon protoplasmique (Malassez). Le mégaloblaste se transforme en hématie géante, par fonte du noyau (Ehrlich).

L'hématie nucléée, en expulsant son noyau (PN), va donner un globule rouge normal (H) : c'est le 5ᵉ stade ou stade de maturité. Pour certains auteurs, l'hématie nucléée expulse son noyau : le noyau gagne le bord, soulève le protoplasma, semble percer la paroi, se tire en haltère, et bientôt devient extra-globulaire, puis se détache du globule (Dominici). Pour d'autres auteurs, le noyau est détruit à l'intérieur du globule (Roger et Josué) ; pour d'autres encore, l'hématie nucléée bourgeonne un globule rouge qui se détache de la cellule mère (Malassez).

4° *Cellules de la série des mégakaryocytes* (fig. 109, KP, Kl, K). — La *cellule indifférenciée* (1ᵉʳ stade ou stade indifférencié embryonnaire) élargit son protoplasma et tuméfie son noyau (KP) : la chromatine devient abondante, on a une cellule déjà grosse à large protoplasma, à noyau volumineux formé de travées chromatiniennes arborescentes et commençant à présenter des incisures ; c'est le 2ᵉ stade ou *mégakaryocyte larvaire* de Dominici (Kl).

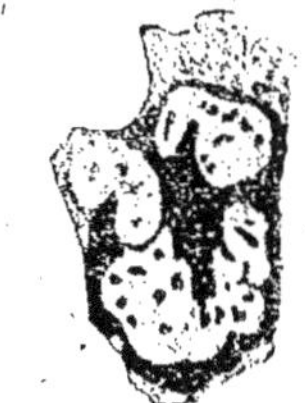

Fig. 114. — Mégakaryocyte ou grande cellule à noyau bourgeonnant (Dominici.)

Le mégakaryocyte larvaire grossit de plus en plus (= 27 à 40 μ), devient énorme ; son large protoplasma contient un noyau monstrueux, arborescent, large de 20 à 25 μ, formant au centre de la cellule, tantôt une masse arrondie mûriforme, tantôt une masse lobée bourgeonnante, tantôt une agglomération de noyaux semblant distincts, mais reliés les uns aux autres par de minces filaments, c'est le 3ᵉ stade ou *mégakaryocyte parfait*.

Le mégakaryocyte ne dépasse pas ce stade, c'est une cellule de signification énigmatique qui reste dans le tissu myéloïde et ne pénètre jamais dans les vaisseaux sanguins. Ces cellules gigantesques produisant des plaquettes sanguines dont Lesourd et Pagniez ont montré le rôle considérable dans la coagulation du sang et la rétractilité du caillot ; la moelle osseuse sécrète donc des ferments du type prothrombine et joue un rôle majeur dans la coagulation (C. K. et K. R Drinker).

Tel est le mélange de cellules indifférenciées, de leucocytes granuleux mononucléés et polynucléés, d'hématies nucléées et d'hématies, de mégakaryocytes, à leurs divers stades d'évolution et avec toutes leurs formes de transition, qui donne au tissu myéloïde un aspect si composite.

II. — MOELLE JAUNE AU REPOS (fig. 108).

Les cellules adipeuses ont presque totalement envahi le tissu médullaire, il ne reste plus que de très rares cellules myéloïdes : le tissu ressemble à du tissu adipeux banal, les cellules adipeuses sont tassées les unes contre les autres, polygonales ; les travées qui les séparent sont réduites à une fibrille et sont tapissées de rares cellules conjonctives ; aux points nodaux seulement, on aperçoit une ou deux cellules myéloïdes : il n'y a pas de mégakaryocyte net.

III. — MOELLE SÉNILE ADIPO-FIBREUSE

Les cellules adipeuses sont aussi nombreuses, mais les fibres conjonctives s'épaississent, marquant la tendance à la sclérose ; les parois capillaires sont hyalines, épaisses, les cellules myéloïdes deviennent de plus en plus rares.

C'est donc une inégale richesse en éléments myéloïdes qui distingue la moelle rouge de l'enfant, la moelle jaune graisseuse de l'adulte et la moelle sénile, mais les éléments sont toujours de même nature.

PHYSIOLOGIE NORMALE

Le tissu médullaire est pour ainsi dire double ; double par sa composition, double par sa fonction : hématopoïétique et ostéopoïétique.

La physiologie de la moelle osseuse normale se déduit facilement de l'examen histologique : la moelle apparaît comme un tissu de réserve leucocyto-hématopoïétique qui fabrique les globules rouges et les polynucléaires du sang, et en même temps les sécrétions appartenant à ces cellules. Ce rôle leucocyto-hématopoïétique de la moelle osseuse est assez démontré par l'histogénèse, pour qu'il soit inutile de rappeler les expériences anciennes qui cherchaient à en donner la preuve.

La moelle fabrique des globules rouges en élaborant dans certaines de ces cellules de l'hémoglobine : cette hémoglobine est empruntée, en partie, aux hématies décrépites qui sont détruites dans la moelle et dont la substance utile s'accumule parfois sous forme d'amas pigmentaires ferriques. La moelle osseuse, d'après certains auteurs, « réparerait » les globules rouges sénescents altérés, ce qui n'est pas démontré.

La moelle osseuse fabrique des leucocytes polynucléaires neutrophiles, éosinophiles, labrocytes (mastzellen) et les ferments complexes qu'ils renferment. Fabrique-t-elle d'autres substances de sécrétions qui ne seraient pas contenues dans les leucocytes, le fait est discutable : Heidenhain localise, sans grande preuve, la production des anticorps dans les mégakaryocytes et les myéloplaxes ; il est plus exact d'admettre avec Metchnikoff que les ferments complexes sont intra-leucocytaires.

Les récentes recherches de C. K. et K. R. Drinker ont montré que les liquides de lavages de la moelle osseuse étaient les plus riches de tous en *prothrombine*, ce ferment étant inclus dans les plaquettes sanguines que produisent les mégakaryocytes. La moelle joue donc un rôle important dans la coagulation du sang et dans la rétraction du caillot et les lésions de la moelle dans les intoxications et dans les infections expliquent, peut-être par un défaut des plaquettes, la tendance hémorragipare de certains purpuras et infections.

Les leucocytes et hématies passent de la moelle dans le sang à travers les parois des capillaires et tombent dans le sang circulant; jamais, à l'état normal, les éléments jeunes non parvenus à maturité (myélocytes et hématies nucléées), sauf exceptionnellement chez le nouveau-né, ne passent dans le sang.

En même temps que la moelle osseuse fabrique des cellules neuves : polynucléaires et hématies (leucopoïèse et hématopoïèse), elle détruit les cellules vieillies (leucolyse, hématolyse).

Ces fonctions leuco- et hématopoïétiques sont intenses, vivaces, permanentes, chez le fœtus et chez le jeune enfant ; elles s'atténuent chez l'adolescent, deviennent latentes, sommeillantes, chez l'adulte et ne se réveillent qu'à l'occasion de processus pathologiques. Roger et Josué ont montré que l'inanition suscitait l'activité de la moelle osseuse. « Tandis que, dans le jeûne, les myélocytes neutrophiles prédominent..., les moelles des animaux ayant repris l'alimentation sont remarquables par le nombre considérable de globules rouges nucléés qu'elles contiennent. L'analyse chimique de la moelle osseuse de lapins inanitiés montre que l'eau, qui, à l'état normal, oscille autour de 32 p. 100, peut dépasser 80 p. 100 ; en même temps la graisse se résorbe : de 50 p. 100, elle peut tomber au-dessous de 1 p. 100. Les albumines solubles, de 0,77 montent à 3 ou 4 ; les matières insolubles, au lieu de 2,47, atteignent 3,5 ou 4 p. 100. » Ces fonctions sont donc, chez l'adulte, intermittentes, occasionnelles : « elles fournissent l'armée qui détruira l'envahisseur » (Roger et Josué).

PHYSIOLOGIE PATHOLOGIQUE

Les trois grandes séries de processus qui suscitent l'activité médullaire sont : 1° les anémies ; 2° les infections ; 3° les intoxications, ainsi que l'ont si bien montré les belles recherches de Roger et Josué, de Dominici. En un mot, chaque fois que l'organisme a besoin de globules rouges ou de globules blancs et de leurs sécrétions, la moelle osseuse prolifère.

Si l'examen de la moelle osseuse est facile à l'autopsie par la méthode des coupes et des frottis, au moyen des techniques de l'éosine-bleu de Dominici et ses succédanés, il est malheureusement plus difficile d'apprécier cliniquement les réactions de la moelle osseuse. Quelquefois des douleurs spontanées, des douleurs provoquées par la palpation des régions juxta-épiphysaires attirent l'attention sur le tissu myéloïde. Le plus souvent, c'est par l'examen du sang, par les modifications de la formule leucocytaire, par la présence dans le sang circulant d'hématies incomplètement évoluées [polychromatophilie (1), poïkilocytose (2),

(1) Les globules « polychromatophiles » n'ont pas la teinte ni les affinités tinctoriales des hématies normales. Par exemple, au lieu d'être rouge-orangé par l'éosine-orange-bleu de Dominici, ils se teintent en violacé, en bleuâtre, etc.

(2) Ποιχίλος, irrégulier, χυτός, cellule.

anisotycose (1)], d'hématies nucléées (myélémie rouge), de leucocytes anormaux (myélocytes basophiles homogènes, myélocytes granuleux neutrophiles, éosinophiles, basophiles, ou myélémie blanche) que l'on jugera de la réaction médullaire. Mais le sang n'est pas toujours le « miroir fidèle » de la moelle osseuse, il peut être modifié par la reviviscence myéloïde d'un autre organe, de la rate par exemple, sans que la moelle soit troublée. Le sang peut, au contraire, n'être pas modifié alors que la moelle osseuse réagit ; aussi a-t-on proposé de pratiquer une biopsie de la moelle osseuse : on incise la peau sur une épiphyse superficielle, le tibia par exemple, on perfore l'os avec un fin trépan, puis on aspire la moelle avec une grosse aiguille. C'est là une méthode d'exception, peu employée en France, quoique inoffensive.

1° **Anémie.** — L'anémie est un syndrome : quelle que soit sa variété ; qu'elle succède à des grandes hémorragies externes (utérines), à des hémorragies répétées ; qu'elle soit due à l'ankylostomiase, à un ictère hémolytique, à une infection aiguë (rhumatisme) ou chronique (tuberculose), à une intoxication (oxyde de carbone), à une cachexie (cancer), l'anémie est caractérisée, avant tout, par la diminution des hématies et de l'hémoglobine, mais non exclusivement, car, à côté des « anémies cellulaires », existent des anémies plasmatiques (A. Robin et Fiessinger). Plus l'anémie est grave, plus le nombre des hématies diminue.

Contre cet appauvrissement en cellules hémoglobiniques, l'organisme réagit en fabriquant des globules rouges plus nombreux : la moelle osseuse, lieu principal de cette fabrication, entre en activité, et de jaune qu'elle était chez l'adulte, se transforme en moelle rouge. La réaction médullaire porte, avant tout, sur les cellules de la série rouge, la moelle est bourrée d'hématies nucléées ; mais les autres éléments myéloïdes prolifèrent eux aussi, bien qu'à un plus faible degré et on aperçoit des myélocytes et des mégakaryocytes.

Les globules rouges nouvellement fabriqués dans la moelle sont déversés par les capillaires dans la circulation générale. — Dans les anémies faibles et moyennes, il ne passe que des hématies bien conformées adultes, le sang circulant ne contient pas de globules rouges anormaux. — Dans des anémies plus intenses, l'effort de la moelle étant plus hâtif, la moelle doit fabriquer des globules plus nombreux ; beaucoup de ces globules passent dans le sang, incomplètement évolués : on retrouve donc, dans le sang circulant, des hématies nucléées, des hématies polychromatophiles, des globules inégaux. — Dans des anémies plus graves encore, l'effort de la moelle étant plus grand, il passe dans le sang, non seulement des hématies anormales, mais encore quelques myélocytes granuleux : il y a donc à la fois myélémie rouge intense et myélémie blanche ébauchée.

L'état du sang indique par conséquent jusqu'à un certain point quel est

____

(1) Ἄνισος, inégal, κυτος, cellule.

l'état de la moelle; en effet, dans la plupart des cas où existe dans le sang de la myélémie rouge, c'est la moelle qui a réagi, et l'on trouve à l'autopsie une moelle rouge ; mais l'inverse n'est pas vrai, il est des cas où l'examen du sang n'a pas montré de myélémie, et où l'autopsie découvre pourtant une moelle rouge.

Ces faits de clinique humaine, vérifiés expérimentalement par Dominici, sont la preuve de l'importance des modifications de la formule sanguine et de la présence de la myélémie rouge pour juger de l'état de la moelle. La reviviscence myéloïde est un acte de défense, un signe de bon pronostic ; tant qu'elle existe, on peut espérer la guérison, son absence au contraire est de mauvais augure, elle montre que l'organisme ne se défend pas ; aussi conçoit-on que nombre d'auteurs aient classé les anémies graves, et notamment les anémies pernicieuses, les plus graves de toutes, d'après l'état de la réaction médullaire jugée par la formule sanguine (Ehrlich, Vaquez et Aubertin) :

Anémie orthoplastique, où les variétés cellulaires sont peu modifiées : poïkilocytose, anisocytose, grandes hématies, rares hématies nucléées.

Anémie plastique . . $\left\{\begin{array}{l}\text{Myélémie rouge : hématies nucléés, poïkilocytose, etc.}\\ \text{et myélémie blanche : myélocytes granuleux.}\end{array}\right.$

Anémie métaplastique. $\left\{\begin{array}{l}\text{Pas de myélémie rouge : pas de poïkilocytose ni d'hé-}\\ \text{maties nucléées, — myélémie blanche ébauchée : quel-}\\ \text{ques mononucléaires indifférenciés ou quelques myélo-}\\ \text{cytes basophiles homogènes.}\end{array}\right.$

Anémie aplastique. . $\left\{\begin{array}{l}\text{Pas de myélémie rouge, pas de poïkilocytose, pas de}\\ \text{myélémie blanche : on ne note que de la leucopénie à}\\ \text{tendance mononucléaire.}\end{array}\right.$

Entre ces diverses formules de gravité croissante, existent toutes les transitions.

Quelle que soit l'importance de ces réactions myéloïdes sanguines, il ne faut pas toutefois se guider uniquement sur elles pour établir le pronostic ; il est en effet des cas où la moelle osseuse réagit sans que le sang soit modifié, aussi doit-on s'appuyer sur d'autres signes encore. Certains auteurs, avec Hayem, attachent une grande importance à la teneur en hématoblastes, à la rétractilité du caillot. D'autres auteurs (Ehrlich, Ewing), au volume des globules rouges et des hématies nucléées : le volume des hématies est-il normal, la moelle fonctionne normalement, le pronostic est bon; observe-t-on, au contraire, des mégaloblastes et des mégalocytes, la réaction médullaire est aberrante, le pronostic est fatal. Il faut tenir compte aussi des autres éléments constituants du sang, et notamment du plasma. Enfin, il faut considérer les variations de la formule de la réaction myéloïde sous l'influence du traitement : plus la réaction myéloïde augmente, c'est-à-dire plus les myélocytes et hématies nucléées deviennent nombreux, meilleur est le pronostic (Chauffard).

2° Infections (fig. 115 et 116). — Dans toutes les infections, la moelle

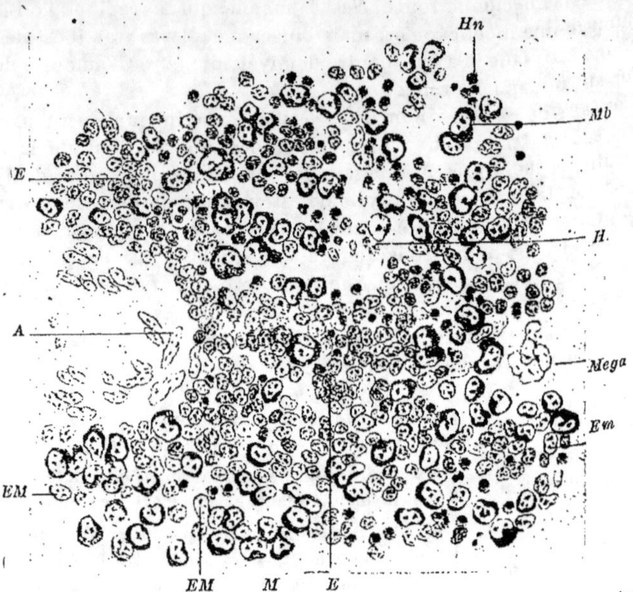

Fig. 115. — Réaction de la moelle osseuse à l'infection. Expérience de Dominici :
moelle osseuse au début de la réaction de l'infection.

« Éosine orange-bleu de toluidine. — Portion de la moelle osseuse d'un lapin de 10 jours,
ayant subi depuis 20 heures une injection intra-péritonéale d'un bouillon de culture de
bacille d'Eberth. Le territoire médullaire ne paraît pas sensiblement modifié, ce dont
nous nous sommes assuré en examinant la moelle d'un lapereau de la même portée
indemne de toute injection.

« De place en place, autour de l'artère principale, existent des îlots formés de cellules
dépourvues de granulations et entremêlées à des hématies nucléées *Hn*. Un de ces îlots
a été représenté ici.

« On y trouve des cellules de petite taille à protoplasma imperceptible moulé sur les contours du noyau *E*. Ces éléments peuvent être appelés suivant la nomenclature actuelle :
des lymphocytes, des cellules indifférentes, des cellules embryonnaires. Certaines de ces
cellules embryonnaires peuvent se transformer en mononucléaires ordinaires (ou de la
série lymphogène), comme le démontre l'étude d'autres portions de cette moelle osseuse.
Mais telle n'est pas la destinée de l'immense majorité de ces éléments.

« La plupart d'entre eux doivent devenir des myélocytes basophiles. Ils grandissent, puis
leur corps devient visible. Il est teinté en bleu violet *EM*, alors même que ses dimensions
sont encore rudimentaires. Au prorata de leur accroissement, ces cellules mettent en
évidence un corps fortement basophile, tandis que leur noyau s'éclaircit *Mb*.

« Ces myélocytes basophiles *Mb* sont, pour la plupart, destinés à se charger de granulations amphophiles, ce que démontre l'étude de la figure 116. » (Dominici).

A Artère principale.

E. Cellules embryonnaires ou lymphocytes.

EM. Cellules embryonnaires commençant à acquérir les caractères de myélocytes basophiles. La sertissure basophile apparaît, le noyau devient clair.

Mb, myélocytes basophiles ;

Mega, mégakaryocyte :

Hn, hématies nucléées :

H, hématies ordinaires.

osseuse, actionnée par les toxines microbiennes ou par les microbes eux-
mêmes que lui apporte la circulation sanguine, réagit pour fournir à
l'organisme les globules blancs et leurs sécrétions antitoxiques bactério-

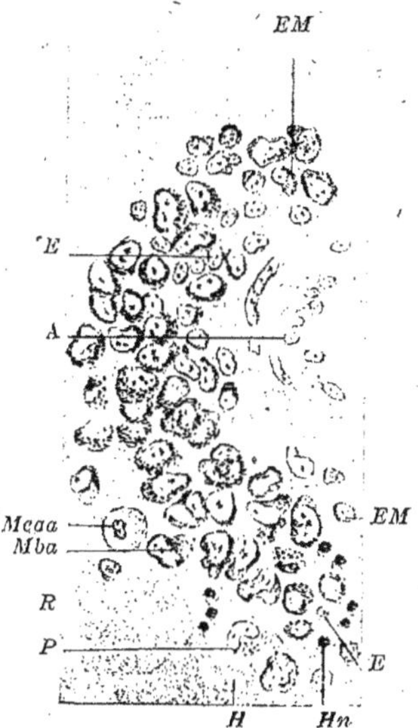

FIG. 116. — Réaction de la moelle osseuse à l'infection. Expérience de Dominici.
Moelle osseuse en réaction (comparer avec la figure 115).

Éosine orange-bleu de toluidine. — Un des lapins de même portée que celui auquel se rapporte la figure 115 a été sacrifié 50 heures après inoculation intra-péritonéale du bouillon
de culture du bacille d'Eberth.
« Dans ce cas, la réaction de la moelle osseuse était devenue appréciable et se caractérisait, entre autres faits, par une *surproduction notable de myélocytes amphophiles*.
(On a dessiné une portion d'un îlot correspondant à celui de la figure 115.)
« Ici la transformation des myélocytes basophiles en myélocytes amphophiles devient ma-
nifeste. Nous voyons, en effet, les granulations amphophiles se différencier au sein du
protoplasma basophile homogène de ces granulations. Ces myélocytes à granulations
amphophiles sont destinés à devenir des polynucléaires amphophiles. » (Dominici.)
A. Artère.
R. Réticulum.
E. Cellules embryonnaires.
EM Cellules embryonnaires muées en myélocytes basophiles de petite taille.
Mba. Myélocytes basophiles se chargeant de granulations amphophiles violet-rouges.
P. Un myélocyte à granulations amphophiles incurve son noyau pour devenir un polynu-
cléaire amphophile.
Mega, Mégacaryocyte coupé à son extrémité. On ne voit que l'extrémité du corps et du
noyau de cet élément.
Hn, Hématies nucléées et *H*, hématie normale.

lytiques et immunisantes, et pour fabriquer les globules rouges qui
remplacent ceux que l'infection a détruits (anémie symptomatique des
infections). La moelle osseuse déjà active de l'enfant prolifère encore davantage; la moelle jaune au repos de l'adulte se congestionne, résorbe

ANAT. MÉDIC.   25 une partie ou la totalité de sa graisse ; elle prolifère, multiplie ses cellules myéloïdes, redevient en un mot une moelle rouge : la graisse, élément inerte, cède la place aux éléments actifs. L'analyse chimique confirme les résultats histologiques : la teneur en graisse tombe de 50 à 27 p. 100 et même à 4 p. 100 ; l'albumine et les matières insolubles augmentent. Cette résorption de la graisse, dans la moelle osseuse des infectés, explique pour une part la lipémie constatée dans un grand nombre d'infections (typhoïde, granulie, morve) et aussi dans certaines intoxications, phosphorée, mercurielle, etc. (Roger et Josué).

La réaction est plus ou moins intense, tantôt généralisée avec résorption presque complète de la graisse, tantôt partielle, par îlots.

Elle est toujours rapide, elle apparaît dès la 24ᵉ heure dans l'infection expérimentale.

Tous les éléments myéloïdes prolifèrent plus ou moins ; on trouve donc dans la moelle de l'animal infecté tous les éléments myéloïdes : éléments blancs et éléments rouges ; il n'y a jamais prolifération exclusive d'une seule série cellulaire, rouge ou blanche ; mais, suivant les cas, la réaction prédomine sur tels ou tels éléments myéloïdes.

Dans les infections dues aux microbes pyogènes, streptocoques, staphylocoques, ce sont les cellules blanches neutrophiles qui prédominent (Roger et Josué) : la moelle est bourrée de myélocytes granuleux neutrophiles et de polynucléaires neutrophiles plus ou moins avancés en évolution ; la formule sanguine traduira cet état de la moelle par son hyperleucocytose polynucléaire ; il n'y a pas, sauf exception, de myélocytes passant dans le sang ; mais on voit parfois dans le sang circulant des infectés quelques hématies nucléées (Dominici), ce qui prouve que la réaction myéloïde n'est pas exclusivement blanche.

Dans la tuberculose, la réaction neutrophile est habituelle (Josué).

Dans la variole, la réaction myéloïde de la moelle est souvent peu intense, mais « panachée » : des éléments incomplets passent dans le sang circulant ; on trouve donc dans le sang : des myélocytes granuleux neutrophiles, des hématies nucléées, etc., « il semble que le tissu médullaire ne soit plus capable de fabriquer des leucocytes adultes » (Roger et P.-E. Weil) ; et, de fait, quand survient une infection secondaire, qui habituellement provoque de l'hyperleucocytose polynucléaire, une bronchopneumonie par exemple, la moelle ne produit pas de polynucléaires (Roger et Josué).

Dans la fièvre typhoïde, dans la colibacillose, la réaction médullaire est moins intense, aussi la formule sanguine est-elle très spéciale : leucopoïèse mononucléaire et parfois hématies nucléées.

Dans les protozooses, dans le kyste hydatique, la moelle osseuse fabrique de nombreux éosinophiles, ce dont témoigne l'éosinophilie sanguine.

Dans plusieurs infections hémorragipares, dans les purpuras, la réaction porte surtout sur la série rouge, la moelle osseuse produit de nombreuses hématies nucléées, quelques-unes passent dans le sang circulant, et « il y a peut-être un rapport à établir entre les phénomènes hémorragiques et l'état de la moelle » (Roger et Josué).

La réaction médullaire se modifie suivant les phases de l'infection, c'est-à-dire suivant les besoins de l'organisme : au début de la période d'état de l'infection aiguë, elle fournit surtout les leucocytes polynucléaires neutrophiles; à la défervescence, des mononucléaires, des éosinophiles, et elle répare les pertes en globules rouges : elle commande en un mot la formule sanguine.

La moelle contribue enfin à la sécrétion des corps immunisants, non seulement par les cellules blanches, mais aussi par ses cellules rouges. Ce rôle des globules rouges, issus de la moelle, dans la production de l'immunité, est une notion nouvelle en faveur de laquelle Dominici invoque les arguments suivants : — 1° l'essor des hématies nucléées dans l'appareil circulatoire cesse chez les animaux vaccinés au moment exact où l'immunité s'installe et au moment où la mononucléose se substitue à la polynucléose; — 2° certains états infectieux s'atténuent chez l'homme à la suite de poussées normoblastiques, etc.

Dans la plupart des cas, la moelle osseuse ne subit qu'une modification fonctionnelle et le retour à l'état normal est facile si l'individu survit; mais dans d'autres cas, des lésions médullaires apparaissent (Roger et Josué); elles sont dues à l'action de toxines trop puissantes, à l'embolie de microbes trop nombreux que la moelle ne peut plus détruire et qui prolifèrent : la congestion médullaire aboutit à l'hémorragie (myélite hémorragique de la variole); la dégénérescence, au lieu de frapper seulement les éléments les plus faibles et des cellules isolées, atteint de larges zones (myélite dégénérative et nécrosante du charbon, de la variole, etc.); les polynucléaires, au lieu de rester disséminés, s'agminent, donnent à la moelle un aspect grisâtre ramolli, puis forment du pus (ostéomyélite suppurée). L'ostéomyélite n'est, on le sait, que la localisation sur l'os et la moelle osseuse des microbes circulants; elle est la lésion la plus grave des réactions médullaires à l'infection. Le tissu osseux qui entoure cette moelle enflammée réagit suivant les modes habituels des tissus mésodermiques (Voy. p. 491). Le tissu conjonctif fibrillaire, irrité, proliféré à la suite d'une poussée aiguë, ou au cours d'une infection chronique (tuberculose), aboutit à la sclérose (Josué).

La moelle peut donc avoir à souffrir de l'infection qu'elle cherche à combattre. Son atteinte est constante dans les infections généralisées, elle peut revêtir toutes les formes cliniques, depuis la simple congestion que rien ne traduit cliniquement, jusqu'à l'ostéomyélite suppurée, en passant par les « douleurs de croissance ».

3° **Intoxications**. — Dans les intoxications par le phosphore, par l'arsenic, par le sublimé, par l'oxyde de carbone, par le plomb, etc., la réaction médullaire est fréquente et met en œuvre les mêmes moyens défensifs qu'elle emploie contre l'infection (Roger et Josué).

Dans beaucoup d'infections d'ailleurs, la moelle osseuse réagit à une intoxication : diphtérie, etc.; expérimentalement les toxines staphylococciques, la tuberculine provoquent la réaction médullaire (Roger et Josué).

La moelle fabrique des leucocytes qui sécrètent des substances antitoxiques. Le rôle antitoxique de la moelle s'exerce contre tous les corps étrangers introduits dans l'organisme, vis-à-vis des sérums hétérogènes notamment, par exemple vis-à-vis du sérum de cheval normal et surtout du sérum antidiphtérique : on sait que l'injection du sérum antidiphtérique au lapin provoque dans la moelle une réaction rouge normoblastique intense.

Il est intéressant, à ce point de vue, de comparer les réactions médullaires aux injections des toxines diphtériques et aux injections de sérum antidiphtérique, ainsi que l'ont fait Roger et Josué :

« Vingt-quatre heures après l'injection sous-cutanée de toxine diphtérique, les cellules de la moelle osseuse ont considérablement augmenté de nombre ; les normoblastes sont très abondants, du moins au centre de la coupe ; à la périphérie, ce sont les éléments de la série leucocytaire qui dominent, en même temps qu'il existe une congestion assez intense. Au bout de quarante-huit heures, la prolifération cellulaire est beaucoup plus marquée, mais le nombre des normoblastes a relativement peu augmenté ; ce sont les myélocytes neutrophiles et les formes de transition qui sont les plus nombreuses. Le quatrième jour ces éléments prédominent de beaucoup ; il y a de nombreuses cellules géantes (ou mégakaryocytes) présentant des inclusions cellulaires ; la graisse a disparu. On trouve quelques normoblastes mélangés aux autres cellules.

« Si nous injectons à l'animal du sérum antidiphtérique, nous obtenons une réaction de la moelle osseuse bien autrement élective et spéciale. Avec un centimètre cube, on constate déjà au bout de vingt-quatre heures une prolifération très marquée de petits éléments ronds à noyau très foncé qui ne sont autres que les globules rouges nucléés ; les autres variétés sont relativement peu abondantes ; on trouve un grand nombre de cellules géantes. Au bout de deux et quatre jours les normoblastes sont si nombreux qu'ils semblent constituer à eux seuls toute la partie cellulaire de la moelle osseuse. Si les animaux ont été sacrifiés huit jours après avoir reçu sous la peau 4 centimètres cubes de sérum antidiphtérique, presque toute la coupe est occupée par des normoblastes ; les aréoles graisseuses ont presque disparu ; il y a quelques éléments à grains neutrophiles, de rares cellules éosinophiles. Les noyaux des normoblastes, très foncés et réfringents, ronds, assez régulièrement disposés, donnent à la coupe un aspect granité particulier. Dans cette nappe de cellules uniformes on voit se détacher un certain nombre de cellules géantes ». (Roger et Josué.)

RETENTISSEMENT DES RÉACTIONS MÉDULLAIRES
SUR LE TISSU OSSEUX

Cette activation de la moelle osseuse, à la suite des infections et intoxications, retentit sur l'ostéogénèse : *ostéopathies myélogènes* de Marfan. C'est qu'en effet le tissu osseux n'est pas isolé, il fait partie des tissus hématoïétiques : embryologiquement, le même tissu donne, d'une part, la moelle osseuse; d'autre part, la cellule ostéoblaste. Par atrophie proliférative, la cellule médullaire différenciée peut devenir indifférenciée et se transformer en ostéoblaste; la cellule ostéoblastique irritée peut revenir à l'état indifférencié, manger l'os qu'elle avait fabriqué et se différencier en cellule myéloïde.

RAPPORTS DES PARTIES OSSIFIANTES ET DES PARTIES SANGUIFIANTES DE LA MOELLE OSSEUSE. — Marfan a bien mis en évidence ces rapports et montré l'état actuel de la question. « Pour les ostéoblastes, dit-il, l'opinion la plus accréditée est qu'ils dérivent des cellules conjonctives apportées dans les cavités de l'os en formation par les vaisseaux qui l'envahissent; cependant, celle qui les regarde comme issues de la transformation des cellules cartilagineuses, celle qui les considère comme pouvant, au moins en certains cas, provenir des cellules ordinaires de la moelle, comptent aussi des partisans.

« Quant aux cellules de la moelle proprement dites, leur apparition coïncide avec le début de l'ossification et accompagne la vascularisation du tissu cartilagineux ou conjonctif qui va être remplacé par du tissu osseux. L'opinion généralement admise est que les premiers éléments hémo-lymphatiques sont apportés par les vaisseaux. Mais on ne sait s'ils proviennent, comme les ostéoblastes, des éléments du tissu conjonctif qui ont pénétré dans l'os autour du vaisseau, ou s'ils sont issus de certains globules du sang qui quittent le vaisseau pour se fixer dans les espaces médullaires et y former des foyers de rénovation sanguine. Kassowitz et surtout Retterer pensent que les cellules cartilagineuses sont l'origine, non seulement des ostéoblastes, mais encore des myélocytes, des érythroblastes, et même des vaisseaux sanguins de la moelle; on a opposé à cette manière de voir qu'elle ne s'applique pas à ce qui se passe dans l'ossification endo-conjonctive.

« Nous devons dire ici que la tendance générale des anatomistes contemporains est de séparer les parties ossifiantes et les parties sanguifiantes de la moelle. Ziegler a particulièrement insisté sur ce point. Pour lui, le rôle ossifiant est dévolu aux cellules de la trame fibreuse de la moelle, laquelle se condense à la périphérie du canal médullaire des os longs pour former une sorte de périoste interne, pénètre dans les canaux de Havers et va par eux jusqu'au périoste, où elle se confond avec la couche sous-périostique; pour bien spécifier qu'il s'agit là d'un tissu spécial, il lui donne le nom d'endoste. L'endoste de Ziegler correspond à ce que d'autres appellent « moelle squelettique » ou « ostéopoïétique », ou encore « moelle de soutien ». Il l'oppose aux amas de cellules hémolymphatiques qu'il renferme dans ses mailles; à l'ensemble de ces cellules on donne le nom de moelle « lymphoïde », ou « splénoïde », ou « hématopoïétique ». Il n'est pas douteux que ces tissus ne soient distincts anatomiquement; mais, pour ne pas préjuger leur spécialisation fonctionnelle d'une manière aussi étroite, nous les désignerons sous les noms de moelle fibreuse et de moelle cellulaire.

« Sans prendre parti dans le débat, on peut constater qu'au début de l'ossification, durant la vie fœtale et les premiers temps de la vie extra-utérine, pendant cette période où aucun os n'a encore pris nettement la structure lamellaire, où tous les os sont spongieux, l'activité ossifiante et l'activité sanguifiante sont diffuses et n'occupent pas des parties bien distinctes de la moelle; plus tard, il paraît s'opérer, au moins dans les os longs, une certaine spécialisation; l'hématopoïèse paraît se localiser dans la moelle qui occupe le centre du canal diaphysaire des os longs et les grandes aréoles du tissu spongieux; l'ossification dans la moelle sous-périostique, dans celle des canaux de Havers, dans celle qui envahit le cartilage conjugal et dans celle qui occupe la périphérie du canal médullaire.

« Mais, quel que soit le parti qu'on adopte, on est obligé de reconnaître qu'entre tous ces éléments des cavités osseuses, hématopoïétiques et hématolytiques, ostéopoïétiques et ostéolytiques, il y a des relations étroites; ils vivent dans le même habitat et se nourrissent des mêmes sucs. Donc, même à défaut d'une communauté d'origine qui paraît d'ailleurs probable à quelques auteurs, la cohabitation et la conutrition établissent entre eux des rapports étroits. Nous sommes donc autorisés à penser qu'ils souffriront souvent ensemble; et cette souffrance commune sera la règle dans le jeune âge où les deux fonctions sont plus actives et plus solidaires. Chez l'adulte, en effet, le rôle de la moelle est assez réduit; il se borne à l'entretien du squelette existant et à la rénovation des éléments vieillis du sang; chez le sujet dont la croissance n'est pas achevée, la moelle est au contraire très active; elle fait croître le squelette; elle préside à l'augmentation des éléments du sang; cette activité est particulièrement intense chez le fœtus, le nouveau-né et la nourrisson.

« A ces périodes, on peut prévoir que les troubles de la sanguification et ceux de l'ossification seront associés plus fréquemment, puisque les éléments médullaires qui président à ces deux fonctions sont, sinon moins différenciés, au moins plus mélangés et, partant, plus aptes à subir les mêmes influences morbides.

« C'est la connaissance de ces rapports étroits de l'ostéopoïèse et de l'hématopoïèse dans le jeune âge, qui nous a conduit à la conception du rachitisme que nous allons exposer. » (Marfan, *le Rachitisme et sa pathogénie*, p. 32.)

Ostéopathies myélogènes. — La conception de Marfan se vérifie dans les ostéopathies de tous les âges.

Ostéopathies des nourrissons : *le syndrome rachitique suivant la conception de Marfan.* — Ces ostéopathies myélogènes de l'enfance ont une telle importance générale et cette conception pathogénique de Marfan, qui est une des fécondes acquisitions de l'école française, fait si bien comprendre l'unité de structure des tissus hématopoïétiques, qu'il est nécessaire d'y insister.

Marfan, avec ses élèves Baudouin et Feuillé, a suivi pas à pas, macroscopiquement et microscopiquement, ces *altérations médullaires et osseuses* dans les os rachitiques.

« L'altération osseuse qui caractérise le rachitisme parcourt trois phases que l'on trouve souvent réunies sur un même sujet, et que l'on peut parfois observer sur un même os. Mais il importe de remarquer que ces trois stades anatomiques ne répondent pas à des phases cliniques nettes et en voici la raison. La maladie rachitique qui a une longue durée, peut débuter sur un os, le tibia par exemple, alors qu'elle est déjà avancée sur d'autres os, les côtes par exemple : sur une côte, elle peut être au stade initial, tandis que sur une autre, elle peut-être à la période d'état.

« *Période initiale* (fig. 117). — Dans la première phase, le phénomène principal est une prolifération anormale et aberrante des cellules médullaires. Celles-ci deviennent plus nombreuses, remplissent les aréoles du tissu spongieux et les extrémités du canal diaphysaire des os longs. De plus, on les voit apparaître dans des points qui n'en renferment pas à l'état normal : dans les capsules du cartilage hypertrophique, dans les faisceaux vasculo-fibreux qui envahissent les diverses couches du cartilage, dans les canaux de Havers et dans les interstices du tissu compact, parfois sous le périoste. En même temps, il y a un développement excessif des vaisseaux médullaires. Cette prolifération anormale et aberrante des cellules hémolymphatiques et cette vascularisation semblent arrêter le dépôt de nouvelles couches osseuses, et, le processus normal de résorption continuant, peut-être avec exagération, on s'explique que, dès le début, l'os commence à se raréfier. Les cartilages d'ossification participent activement au processus irritatif ; leurs cellules prolifèrent d'une manière anormale et cette prolifération doit être rapprochée de celle des cellules médullaires. Ainsi les lésions microscopiques initiales des os rachitiques sont représentées par la prolifération des cellules de la moelle et du cartilage et par la vascularisation anormale de l'os et du cartilage ; ces altérations de nature irritative déterminent un trouble dystrophique, c'est-à-dire un commencement de raréfaction de l'os. Ces lésions histologiques rendent compte des altérations visibles à l'œil nu dans les parties du squelette atteintes par le rachitisme au début : légère augmentation de volume des cartilages d'ossification et des os qui sont plus faciles à couper ; infiltration rouge-sombre ou rouge-noir des régions osseuses malades ; agrandissement des aréoles du tissu spongieux et parfois dissociation par cette matière rouge des lames du tissu compact ; épaississement irrégulier et vascularisation anormale de la couche chondroïde et de la couche chondro-calcaire du cartilage épiphysaire.

« *Période d'état* (fig. 118). — Mais ces lésions sont transitoires. A mesure que le rachitisme poursuit son évolution, on voit cesser la prolifération anormale des cellules médullaires qui est le caractère principal de son début ; il semble que l'activité de ces cellules s'épuise plus ou moins rapidement ; peu à peu elles diminuent de nombre ; elles sont progressivement remplacées par du tissu fibroïde, semé de cellules fusiformes ou étoilées, parcouru par des vaisseaux, et renfermant par places des amas d'hématies ou de pigment sanguin ; dans ce tissu les cellules médullaires se font de plus en plus rares ; là où le rachitisme est entièrement constitué, on n'en rencontre presque plus. Ainsi, tandis que, au stade initial, c'est la moelle cellulaire qui prolifère, à la période d'état, c'est la moelle fibreuse ; dans une phase de transition entre les deux, les hématies ordinaires, sans noyau, nous ont paru particulièrement abondantes, surtout dans les os de la voûte du crâne et dans les corps des vertèbres. C'est lorsque la moelle est devenue fibreuse que l'on voit le processus d'ossification recommencer, mais ce processus est anormal, car, au lieu de donner naissance à des dépôts d'os nouveau calcifié, il n'aboutit qu'à produire ce tissu dépourvu de calcaire ou à peu près qui est le tissu ostéoïde. La transformation fibroïde de la moelle et la production abondante du tissu ostéoïde, tels sont les caractères essentiels des lésions osseuses à la période d'état du rachitisme. Joignons-y celles des cartilages épiphysaires, dont les cellules, à l'inverse de celles de la moelle, continuent à proliférer d'une manière anormale et aberrante, de telle sorte que le cartilage envahit irrégulièrement la zone d'ossification. Ces modifications expliquent les caractères visibles à l'œil nu de l'os rachitique à la période d'état : augmentation de volume plus marquée des cartilages épiphysaires, surtout au niveau de la zone chondroïde (bourrelet sus-malléolaire) ; os plus gros, plus mous, plus faciles à sectionner ; substitution à la matière rouge sombre épanchée au début, c'est-à-dire à la moelle hémo-lymphatique en prolifération, du tissu « spongoïde », c'est-à-dire de ce tissu finement aréolaire peu ou pas calcifié, rempli de moelle grise ou rose, et qui est formé par des travées de tissu ostéoïde pur, ou de travées osseuses anciennes recouvertes de tissu ostéoïde ; dans la zone diaphysoépiphysaire des os longs, présence de tissu cartilagineux dans le tissu spongoïde et de tissu chondroïde au niveau et dans le voisinage de la zone d'ossification.

« Dans toutes les phases du rachitisme, nous voyons qu'un processus dystrophique de la substance osseuse accompagne des modifications irritatives de la moelle. Au début, il y a prolifération anormale et aberrante des cellules hémo-lymphatiques et vascularisation excessive de la moelle ; en même temps, il y a arrêt ou ralentissement de la formation d'os nouveau, et, le processus de résorption continuant, la raréfaction osseuse commence. A la période d'état, c'est la moelle fibreuse qui prolifère et qui prend la place de la moelle hémo-lymphatique, la résorption de l'os ancien continue, mais il se forme pour le remplacer un tissu nouveau qui ne se calcifie pas, le tissu ostéoïde.

« Nous pensons donc, contrairement à la généralité des auteurs, que les lésions dystrophiques de la substance osseuse dépendent des lésions irritatives de la moelle et du cartilage, au moins pour une grande part. Les modifications de la moelle et du cartilage nous apparaissent comme la cause principale du trouble de la fonction des ostéoblastes ; et, en somme, nous arrivons à nous représenter l'ensemble du processus rachitique de la manière suivante :

« La formation de l'os est due à l'activité spéciale de l'ostéoblaste. L'origine de ces cellules est encore l'objet de discussions. Dans l'opinion la plus répandue aujourd'hui, on les fait provenir des cellules conjonctives de la trame fibreuse de la moelle ; cependant certains auteurs pensent qu'elles peuvent avoir pour origine, soit des cellules médullaires, soit des cellules cartilagineuses. Quoi qu'ils en soit, les ostéoblastes vivent dans le même milieu que les cellules médullaires et sont mêlés à elles avant d'aller se ranger sur les travées d'ossification ; la moelle leur sert de support, de matrice en quelque sorte. On peut donc présumer que, lorsque les cellules médullaires souffriront, les ostéoblastes souffriront aussi. Et si des lésions de la moelle osseuse se produisent dans la première enfance, c'est-à-dire à une période où l'ossification est extrêmement active et où les ostéoblastes fonctionnent d'une manière intensive, on comprend que leur travail d'élaboration de la substance osseuse puisse être arrêté ou modifié par des altérations médullaires. Au début du rachitisme, les ostéoblastes, troublés par les altérations des cellules médullaires et cartilagineuses, n'élaborent plus d'os nouveau, et, le processus de résorption continuant, on s'explique ainsi la raréfaction du tissu osseux.

« Plus tard, à la période d'état, les cellules médullaires sont comme épuisées et la trame fibreuse de la moelle prend leur place ; alors les ostéoblastes essaient de reconstituer l'os ; mais ils n'aboutissent qu'à produire ce tissu dépourvu de calcaire ou à peu près, qui est le tissu ostéoïde ; la présence de celui-ci caractérise, avec la transformation fibreuse de la moelle, la période d'état du rachitisme. Cette manière de voir permet de comprendre la localisation prédominante du rachitisme dans les zones d'accroissement des os, c'est-à-dire là où la moelle est la plus active, là où ses altérations troubleront facilement la fonction des ostéoblastes et là où le trouble de cette fonction se manifestera avec le plus d'évidence.

« D'après la description précédente, on voit que l'altération osseuse du rachitisme ne saurait être considérée comme le résultat d'un simple arrêt de développement ; elle ne saurait non plus être considérée comme le résultat d'une simple décalcification de l'os ; la décalcification n'est qu'une des conséquences de l'altération rachitique. La lésion du rachitisme nous apparaît comme le résultat d'un processus irritatif spécial.

« *Période de réparation.* — La troisième phase des lésions rachitiques est une phase de guérison. Par lui-même, le rachitisme ne tue pas ; mais il favorise certaines complications qui peuvent emporter le malade. Quand le malade ne succombe pas à une complication ou à une maladie accidentelle, il arrive un moment où l'altération osseuse guérit. La guérison s'annonce par une modification des ostéoblastes rachitiques ; ceux-ci émettent des prolongements qui s'anastomosent d'une cellule à l'autre ; ils s'entourent ensuite d'osséine normale, qui s'infiltre de phosphate de chaux. L'os se reconstruit ainsi peu à peu ; il se consolide ; il tend à reprendre sa forme normale ; souvent, il n'y parvient qu'incomplètement et il reste des déformations du squelette, plus ou moins accusées, mais toujours reconnaissables. La guérison du rachitisme entraîne parfois une ossification prématurée et un certain degré d'éburnation des os qui ont été atteints » (Marfan, *loc. cit.*) Ainsi s'expliquent les stigmates rachitiques anciennement et nouvellement décrits et, parmi ces derniers, le bourrelet sus-malléolaire de Marfan.

Causes du syndrome rachitique. — « Nos études anatomiques nous ont conduit à une conclusion que la clinique nous avait déjà permis de formuler : à savoir que le rachitisme peut avoir pour origine toute infection ou intoxication chronique, ces mots étant pris dans le sens le plus large. Nous avons pu voir, en effet, que le rachitisme peut être déterminé par les intoxications dyspeptiques, les toxi-infections digestives, la syphilis héréditaire, la tuberculose, la broncho-pneumonie à rechutes, les pyodermites chroniques...

« Pour qu'une infection ou une intoxication chronique puisse produire le rachitisme, une condition est nécessaire : il faut qu'elle survienne à une certaine phase de l'ossification et de l'hématopoïèse, phase qui va des derniers mois de la vie intra-utérine à la fin de la seconde année et durant laquelle les modifications de la moelle osseuse provoquée par ces maladies peuvent troubler l'édification, alors si active, du tissu osseux. Il faut ajouter que ces causes déterminantes seront d'autant plus efficaces qu'elles agiront sur un sujet prédisposé ; l'observation montre que parmi les causes prédisposantes du rachitisme, les deux plus puissantes sont l'allaitement artificiel, surtout quand il est institué dès le début de la vie, et l'hérédité (fréquence du rachitisme dans certaines familles, particulièrement dans les familles d'arthritiques ou de sujets dits « dégénérés ») ; ensuite vient, mais à un rang inférieur, l'habitation dans des lieux humides, privés d'air et de lumière. » (Marfan.) Et, reprenant les données anciennes de Parrot, Fournier, Gaucher, Marfan met au premier rang des causes du rachitisme l'*hérédosyphilis.*

Caractères résultant de l'association des déformations osseuses avec divers troubles : le syndrome rachitique. — « Il y a des cas où la maladie rachitique semble à première vue limitée aux altérations osseuses ; mais, en vérité, ces cas apparaîtront comme bien peu fréquents quand on pourra suivre un malade pendant assez longtemps ; il est assez rare que, à un certain moment de l'évolution, les lésions du squelette ne s'accompagnent pas d'autres symptômes. Cette constatation prouve que le rachitisme n'est pas une maladie localisée aux os, mais qu'elle est une maladie de tout l'organisme. »

Le rachitisme est un syndrome associé à :

— « 1° L'intumescence des organes lymphoïdes : hypertrophie des ganglions lymphatiques ou polyadénie (80 p. 100) ; hypertrophie des amygdales palatines ou pharyngées (végétations adénoïdes) (70 p. 100), mégalosplénie (20 p. 100) ; ajoutons que l'hypertrophie du thymus se voit surtout chez les rachitiques... Le léger gonflement des plaques de Peyer et des follicules clos, qu'on rencontre quelquefois, n'est également qu'un cas particulier de cette tendance à l'hyperplasie qu'ont, chez les rachitiques, tous les tissus hématopoïétiques et lymphopoïétiques... ;

— « 2° Une anémie plus ou moins profonde ; cette anémie manque rarement. Elle est le plus souvent légère et caractérisée par la diminution de la quantité d'hémoglobine, par la diminution peu considérable du nombre des globules rouges, et par une leucocytose qui porte plus souvent sur les mononucléaires que sur les polynucléaires. Dans les formes sérieuses les caractères précédents sont plus accentués et on voit apparaître dans le sang des hématies nucléées et des myélocytes ;

— « 3° Une asthénie neuro-musculaire plus ou moins marquée qui est une des causes principales du retard de la marche chez les rachitiques ;

— « 4° Une dyspepsie atonique caractérisée par l'irrégularité de l'appétit, une légère constipation et la formation du gros ventre flasque, dit ventre de batracien, lequel correspond à l'atonie de l'estomac qui est dilaté, de l'intestin qui est allongé, des muscles de la paroi abdominale dont la ligne blanche est élargie.

« L'observation montre que les états morbides désignés sous le nom d' « anémie splénique pseudo-leucémique », et « l'état lymphatico-thymique », coïncident presque toujours avec des altérations rachitiques,

FIGURE 117.

Coupe de l'extrémité antérieure d'une côte atteinte de rachitisme au début. — Garçon de 5 mois 1/2 atteint de dyspepsie chronique et mort d'une entérite aiguë avec broncho-pneumonie. Cet enfant avait du cranio-tabes et du rachitisme plus avancé sur d'autres côtes. — Coupe colorée avec l'hématéine, van Gieson. Grossi : 15 (Marfan).

C. h., cartilage hyalin ; — F, faisceaux fibro-vasculaires avec cellules médullaires ; — C. s., cartilage sérié ; — C. C., cartilage hypertrophique élargi et épaissi, à limites déjà irrégulières du côté de l'os ; — C. c., couche chondro-calcaire légèrement morcelée par la moelle cellulaire. — C. o., couche ossiforme. Les travées cartilagineuses sont recouvertes d'une couche de tissu ostéoïde plus épaissi qu'à l'état normal, qui les sépare de la moelle en prolifération ; — V., vaisseaux ; — M. c., moelle cellulaire en prolifération ; — T., travées osseuses amincies dont la plupart ne sont pas recouvertes d'ostéoblastes ; — C. P., périoste sous-pleural épaissi ; — M. s. p, moelle cellulaire sous le périoste ; — C. ob., canal oblique rempli de cellules médullaires. — C. H., ébauche d'un canal de Havers rempli de moelle cellulaire ; — T. sp., tissu spongieux un peu raréfié

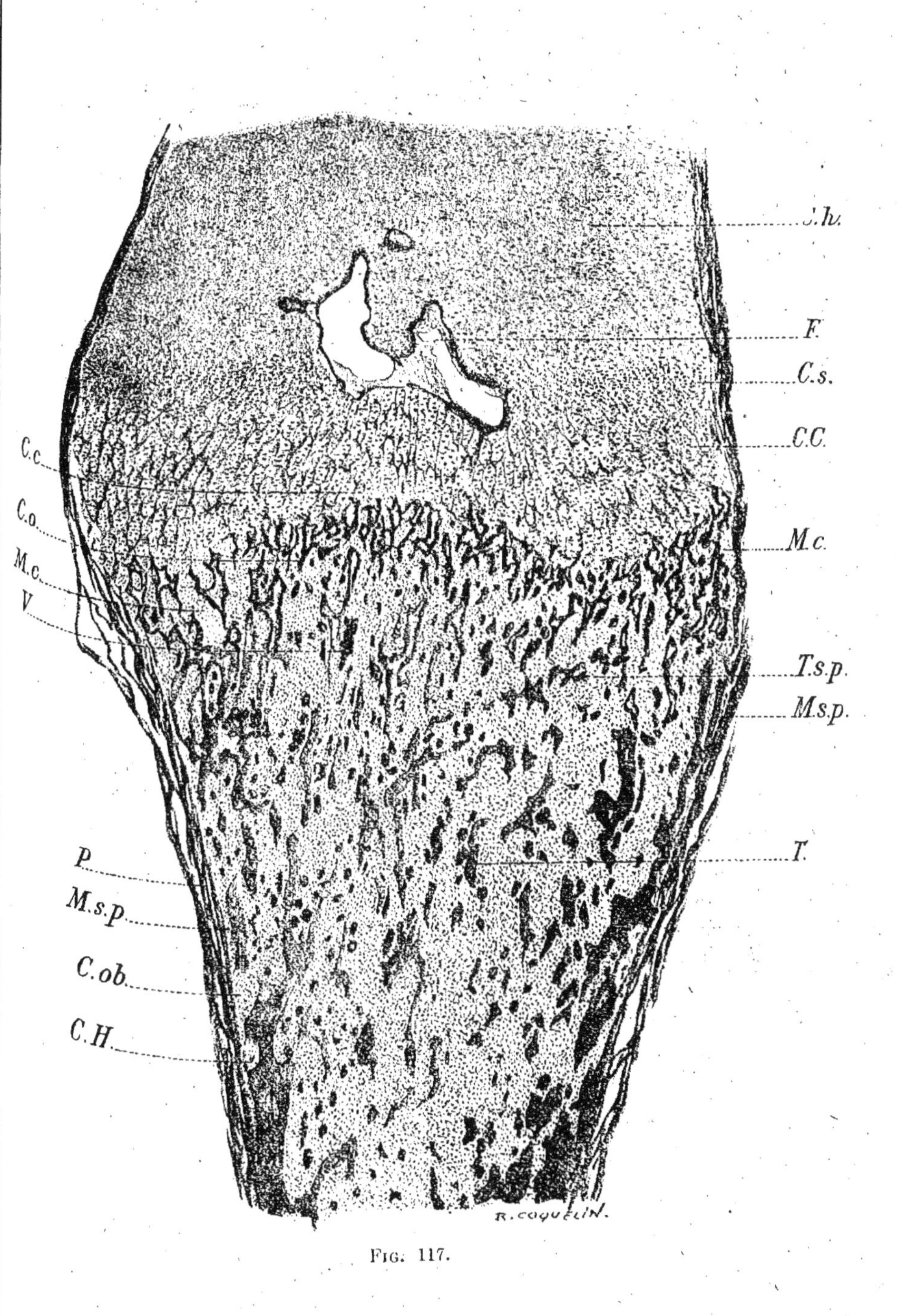

Fig. 117.

et nous avons été conduit à les considérer comme des aspects de la maladie rachitique.

« Enfin, les accidents de la diathèse spasmogène (tétanie latente ou évidente, laryngo-spasme) et la catalepsie sont, dans le jeune âge, presque toujours associés au syndrome rachitique. » (Marfan, *loc. cit.*, pp. 11, 26.)

C'est que les mêmes causes, aidées par des troubles digestifs, ont frappé simultanément les appareils de l'ostéopoïèse, de l'hématopoïèse, de la digestion... Comment agissent ces infections et intoxications ? Pendant plusieurs années les réactions médulloostéo-cartilagineuses, qui sont l'origine du rachitisme, ont été regardées par Marfan « comme une manifestation de cet ensemble de réactions des tissus hémo-lymphatiques, que peuvent déterminer toutes les infections ou intoxications chroniques et qui ont été regardées, à tort ou à raison, comme des réactions de défense. Aujourd'hui, écrit-il, je ne suis pas sûr que ces réactions de la moelle osseuse, et du cartilage ne soient pas dues à la présence dans ces tissus de l'élément pathogène lui-même : tréponème, bacille tuberculeux, poison autogène, etc. » (Marfan.)

Quoi qu'il en soit, la conception pathogénique de Marfan explique le rachitisme intra-utérin, congénital du nouveau-né (ce que ne pouvait pas la théorie alimentaire), les reviviscences du rachitisme chez les rachitiques devenus de grands enfants, le rachitisme tardif... Ce sont les mêmes causes agissant par le même mécanisme sur l'appareil ostéomédullaire, mais plus tôt ou plus tard que dans le rachitisme commun.

En résumé, chez le bébé, où les réactions médullaires sont si faciles et si vives, Marfan a prouvé que les infections et les intoxications les plus diverses, gastro-intestinale, pulmonaire ou cutanée, pyogène, tuberculeuse, mais surtout l'hérédo-syphilis (Parrot, Gaucher), peuvent amener une prolifération médullaire avec lésion osseuse constituant le syndrome rachitique qui frappe surtout les épiphyses parce que ce sont les parties les plus actives des os. Comme l'a si bien montré Marfan, la réaction osseuse qui, cliniquement, est au premier plan, est en réalité secondaire à la réaction du tissu hématopoïétique et commandée par elle.

A toutes les phases du rachitisme, et dans tous les rachitismes intra-

FIGURE 118.

Coupe de l'extrémité antérieure d'une côte atteinte de rachitisme à la période d'état. — Garçon de 16 mois mort de broncho-pneumonie coquelucheuse avec tuberculose des ganglions bronchiques. Coupe colorée à l'hématéine, van Gieson. Gross. : 8. (Marfan.)

C. h., cartilage hyalin ; — V., vaisseaux ; — C. s., cartilage sérié épaissi et très irrégulier ; — C. C., cartilage hypertrophique épaissi et très irrégulier ; — M. f., moelle fibroïde ; — C. c., fragments du cartilage calcifiés ; — T. sp. d., tissu spongoïde ; — T. o. d., travées de tissu ostéoïde ; — T. m., travées de tissu osseux calcifié recouvertes de tissu ostéoïde ; — L. s., lame osseuse superficielle amincie et lamellisée ; — P., périoste épaissi ; — T. o. r., tissu spongieux raréfié.

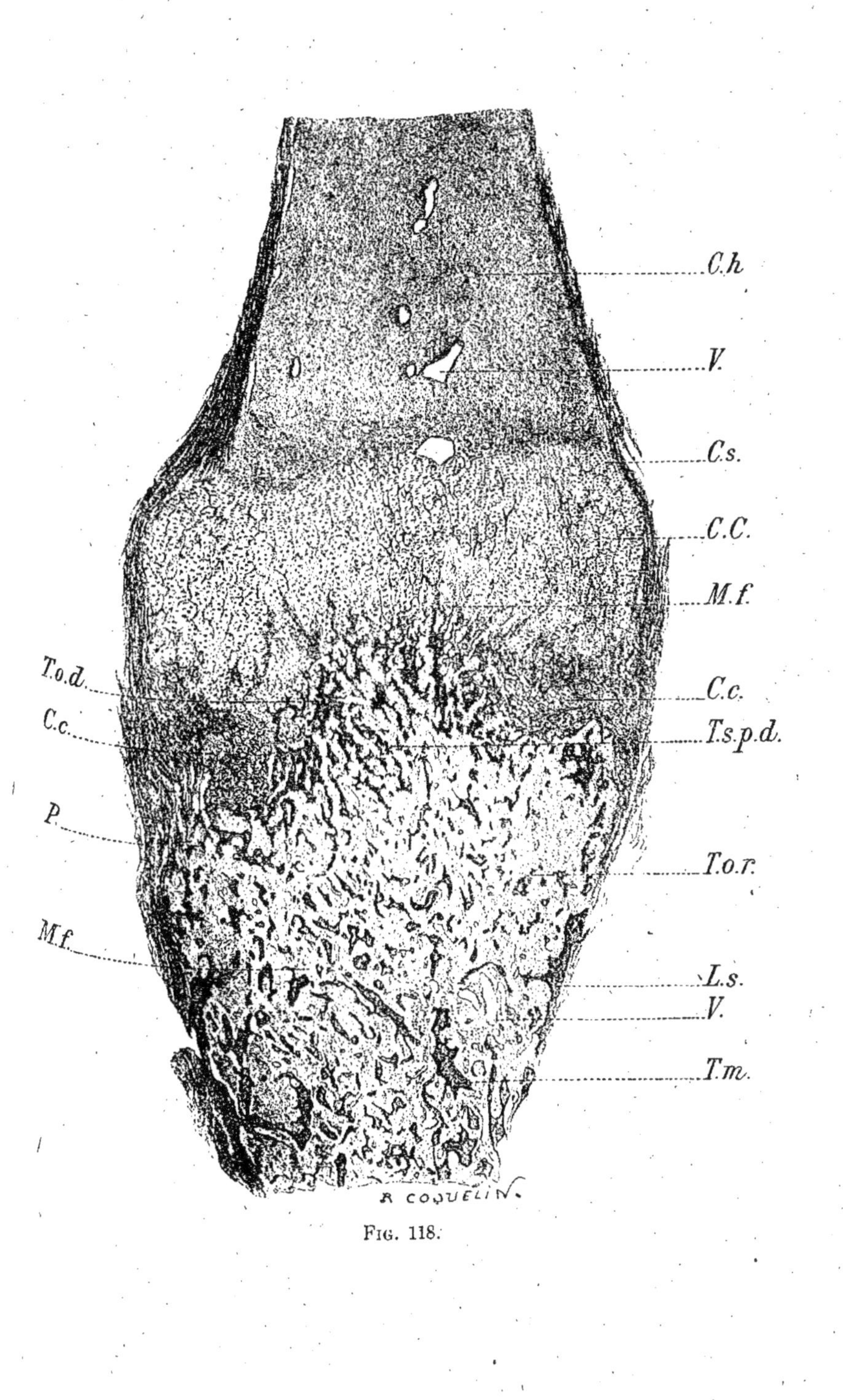

Fig. 118.

utérin, infantile, tardif (de l'adulte), les lésions osseuses s'accompagnent de lésions médullaires parallèles et déterminantes ; le sang reflète souvent cet effort : aux éléments habituels du sang s'ajoutent des hématies nucléées et parfois des myélocytes granuleux (myélémie), l'hématopoïèse est troublée, une anémie plus ou moins marquée est de règle ; mais, en outre, les tissus hématopoïétiques réagissent dans leur ensemble : tuméfaction des ganglions et souvent de l'amygdale pharyngée, de la rate (lymphatisme) ; aussi Marfan propose-t-il de substituer au terme si impropre de rachitisme le mot d'*ostéo-lymphatisme de l'enfance*. En effet, « tenant compte des objections soulevées par toutes les causes invoquées jusqu'ici, saisissant certaines affinités cliniques inaperçues encore, entre les déformations osseuses, la polyadénie, l'hypertrophie des amygdales, la splénomégalie, chez le nourrisson, M. Marfan considère, dit Léon Bernard, que ce syndrome, dont les éléments s'associent inconstamment, et dont le premier seul a accaparé la désignation de rachitisme, doit désormais constituer un groupement naturel de phénomènes anatomo-cliniques, qui traduit une réaction banale des organes hématopoïétiques à des processus morbides quelconques. En particulier les lésions osseuses ne sont que la conséquence de la suractivité de la moelle osseuse, constatée histologiquement. » C'en est fait de la théorie ancienne classique du rachitisme dû uniquement à une alimentation défectueuse et du rachitisme, maladie spéciale.

Ostéites de l'enfance. — Chez l'enfant atteint d'ostéomyélite même bénigne, l'infection de la moelle peut amener un accroissement exagéré dyssymétrique dans les os longs des membres.

Chez l'adolescent convalescent de fièvre typhoïde ou de toute autre grande infection, la moelle osseuse infectée ou, tout au moins, intoxiquée, a été irritée et retentit sur l'ostéogenèse, d'où cet accroissement souvent si rapide des os longs que le derme cutané étiré se déchire et présente des vergetures.

Ostéopathies de l'adulte. — Chez l'adulte, nombre de lésions osseuses cataloguées : rachitisme tardif, maladie osseuse de Paget, ostéo-arthropathie hypertrophiante pneumique de Pierre Marie, rhumatisme goutteux, ostéopathies des dyspeptiques, nombre de « rhumatismes chroniques », doivent relever d'une réaction médullaire à une infection banale, tuberculeuse, syphilitique, à une intoxication exogène ou endogène, amenant secondairement des proliférations osseuses. Il semble en être de même pour les ostéopathies raréfiantes et pour l'ostéomalacie (Léon Bernard).

« Les faits actuellement connus, dit Léon Bernard dans son *Étude de la pathogénie de l'ostéomalacie*, nous porteraient à comprendre de la manière suivante la série des phénomènes ; sous l'influence de certaines causes, la moelle, irritée, entre en réaction. Cette réaction se manifeste par la congestion, qui peut aller jusqu'à l'hémorragie, et par la prolifération cellulaire ; ce phénomène se localise moins sur la série hématique des cellules médullaires, dont l'atteinte peut cependant exister et se refléter alors dans la composition du sang, — que sur la série ostéo-poïétique, d'où il résulte une néoformation de cellules ostéoblastiques et de myéloplaxes. Par leur activité fonctionnelle les ostéoblastes néoformés participent à la décalcification, tandis que les ostéoblastes altérés sont les agents de l'apposition vicieuse ; il faudra vérifier cette conception dans les observations futures, voir si la présence des ostéoblastes ne coïncide pas avec les zones d'apposition vicieuse, et la présence des myéloplaxes avec les zones de décalcification.

« Ainsi se formeraient les deux variétés de tissu ostéoïde, avec l'adjuvance de modifications chimiques résultant de ce travail pathologique. Lorsque la médullisation de l'os serait achevée, en même temps que la substance osseuse serait tout à fait ramollie et atrophiée, la moelle perdrait son activité désormais sans objet ; aux stades ultimes du processus correspondrait donc l'état graisseux ou fibreux de la moelle.

« Dans cette conception l'ostéomalacie est caractérisée par un trouble du processus d'ossification de l'adulte, trouble dû à une irritation systématique de la moelle, qui provoque la perturbation de l'apposition ostéoblastique et la suractivité érosive des myéloplaxes. On comprend ainsi que des états pathologiques médullaires voisins provoquent des conséquences assez semblables : ainsi en est-il des lésions spécifiques de la moelle dans la syphilis ou le cancer. Mais, dans l'ostéomalacie proprement dite, les lésions médullaires ne représentent qu'une réaction banale, non spécifique, comportant toutefois la mise en travail pathologique des cellules ostéopoïétiques.

« Ainsi nous attribuons à la lésion ostéomalacique une origine médullaire ; nous considérons l'ostéomalacie comme une ostéopathie myélogène. Dans un précédent mémoire, nous nous sommes expliqués sur la légitimité de ce groupement nouveau d'ostéopathies, dont le type n'est autre que le rachitisme. La nature myélogène du rachitisme a été établie par M. Marfan sur des faits histologiques, tout à fait analogues à ceux que nous révèle l'étude encore inachevée de la structure de la moelle de l'os malacique. Pour nous, la même irritation systématique de la moelle, qui, par le trouble apporté à l'ossification dans la période de croissance, crée le rachitisme, cette même altération, par le trouble apporté à l'ossification chez l'adulte, crée l'ostéomalacie.

« Dans les cas habituels la seule différence consiste dans la distribution et l'intensité des lésions. Lorsque la réaction médullaire est légère et survient pendant la croissance, elle se localise sur les zones d'ossification en raison de leur activité prépondérante ; la production de tissu ostéoïde et le ramollissement osseux sont circonscrits à ces zones ; c'est le rachitisme ; toutefois dans le rachitisme le plus franc, on retrouve quelques lésions dans les parties de l'os, éloignées de ces zones. Lorsque la réaction médullaire est plus intense, elle étend ses conséquences sur la structure de l'os entier : c'est l'ostéomalacie. Chez l'adulte, elle se caractérise comme nous l'avons dit : chez l'enfant, ses lésions sont celles de l'ostéomalacie, sur l'os déjà formé ; elles sont semblables à celles du rachitisme, au niveau du cartilage de conjugaison ; le fait est explicitement noté dans l'observation de Bérard et Nordmann ; partout, d'ailleurs, elles sont identiques entre elles. D'ailleurs on connaît des cas où le même malade fut rachitique dans son enfance, ostéomalacique plus tard (Latsko, Peindlberger).

« A coup sûr, l'autonomie du groupe des ostéopathies myélogènes n'est pas fondée sur la notion de cause ; c'est un groupement physiopathologique, qui vient s'inscrire dans la pathologie osseuse en conformité avec les groupements de même caractère, que la médecine moderne tend de plus en plus à introduire dans la pathologie des organes. » (Léon Bernard.)

On voit quels horizons nouveaux ouvre, en pathologie osseuse, l'étude générale des réactions de la moelle osseuse vis-à-vis des infections et des intoxications. A côté des affections sanguines myélogènes, on doit aujourd'hui faire une place aux *affections osseuses myélogènes* de Marfan et de Léon Bernard.

En médecine pratique, la nouvelle doctrine de Marfan est féconde en conséquences : « Faire le diagnostic de rachitisme, c'est faire un diagnostic insuffisant, qui n'a pas plus de valeur que le diagnostic de polyadénie, de mégalosplénie, d'hypertrophie des organes lymphoïdes du pharynx… Pour que le diagnostic soit complet, il faut rechercher la cause qui a pu donner naissance aux déformations osseuses et cette cause connue, on devra s'efforcer de la supprimer, en même temps qu'on favorisera la croissance par les moyens thérapeutiques habituels. » (Marfan.)

En pathologie générale cette conception ouvre « un chapitre pathogénique nouveau : celui des altérations osseuses d'origine médullaire, celui des réactions médullaires à conséquences ostéopathiques ». (Marfan.)

FORMATIONS MYÉLOÏDES

La moelle osseuse chez l'individu normal ne représente pas le seul exemple du tissu myéloïde.

Chez l'adulte, sous l'influence de la digestion, la rate subit une réaction myéloïde, c'est-à-dire produit des cellules de la série myéloïde : hématies nucléées, myélocytes ; mais cette réaction est peu intense. Les cordons folliculaires des ganglions lymphatiques produisent des éosinophiles.

Chez le fœtus et le nouveau-né, les ganglions lymphatiques, la rate, renferment du tissu myéloïde.

Donc, à l'état physiologique, le tissu myéloïde n'est pas exclusivement localisé dans la moelle osseuse.

Sous l'influence de processus pathologiques multiples, le tissu myéloïde peut apparaître dans tous les organes hématopoïétiques, dans la rate, dans les ganglions, même dans le foie, dans le tissu cellulaire. Le tissu indifférencié des organes de structure lymphoïde (ganglion, rate), le tissu d'un organe quelconque redevenu indifférencié sous l'influence de l'inflammation, peut subir la transformation myéloïde. Les diverses séries cellulaires de ce tissu myéloïde pathologique naissent aux dépens de cellules indifférenciées, suivant le mode histogénétique que nous avons longuement décrit à propos de la moelle rouge normale de l'enfant (Voir p. 376 et fig. 109).

Le tissu myéloïde est en effet une *transformation spécialisée*, une *différenciation*, une *adaptation du tissu indifférencié mésodermique dans le sens de la production des globules rouges et des leucocytes polynucléaires*. Sa signification générale, précisée par Dominici, nous explique son apparition pathologique : l'organisme en produit chaque fois qu'il a besoin de globules rouges, de leucocytes et des ferments sécrétés par ces cellules (Voir p. 455).

CHAPITRE XVI

RATE

PAR

H. GOUGEROT

La rate est, suivant les anciens auteurs, « une glande vasculaire sanguine » ; elle est un organe lymphoïde doué de fonctions multiples qui, sauf pour l'hématopoïèse (1), restent encore obscures. La rate n'est pas indispensable à la vie.

ANATOMIE MACROSCOPIQUE ET EXPLORATION CLINIQUE

La rate occupe dans l'abdomen la partie gauche de l'étage supérieur sus-ombilical ou hypocondre gauche (fig. 119). Si l'on incise la paroi abdominale le long du rebord costal, on n'aperçoit tout d'abord que le bord antérieur aigu, souvent marqué d'incisures assez régulières, qui sont le reliquat de la lobulation ancestrale du viscère ; pour pénétrer dans la loge splénique, il faut refouler en dedans et vers la droite la grosse tubérosité de l'estomac et abaisser l'angle colique. On voit alors que la loge splénique est formée : en haut et en dehors, par la face inférieure concave de la coupole diaphragmatique ; en avant et en dedans, par la face postérieure de la grosse tubérosité stomacale ; en arrière et en bas, par le large bord supérieur du rein gauche, et plus en dedans, par la surrénale ; en bas et en avant, par l'angle colique gauche attaché à la paroi par son repli péritonéal.

Dans cette loge, la rate, ovoïde, aplatie, a une direction oblique en bas, en avant, en dehors, parallèle à la direction des côtes. Elle est maintenue par des replis péritonéaux que l'on appelle ligaments spléniques ; ces ligaments dérivés du mésogastre postérieur s'attachent sur la rate au ni-

(1 Nous devons rendre un juste hommage aux travaux de Bezançon (V. sa remarquable thèse), à la belle série des publications de Dominici, de Ciaccio et Pizzini.

veau du hile ; tout le reste du viscère est libre, recouvert par la séreuse
péritonéale. Le ligament antérieur est la partie du mésogastre postérieur
qui, partant du hile splénique, s'insère le long de la grande courbure de
l'estomac, on l'appelle épiploon gastro-splénique ; le ligament postérieur
va du hile splénique à la queue du pancréas en bas (épiploon pancréatico-

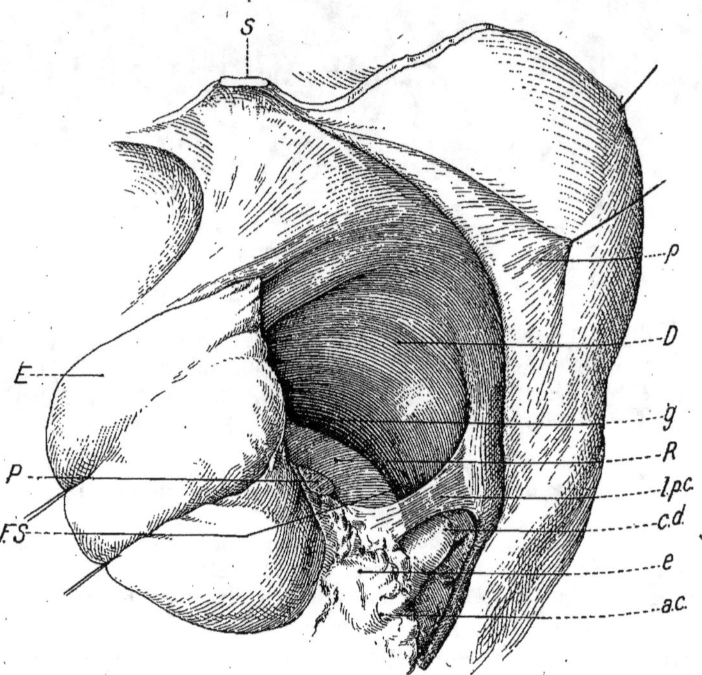

FIG. 119. — Loge splénique.

FS, loge splénique ; — *E*, estomac érigné à droite ; — *R*, extrémité supérieure du rein
gauche et capsule surrénale en dedans; — *P*, coupe de la queue du pancréas ; — *ac*, angle
colique attiré en bas ; — *cd*, portion initiale ; — *e*, épiploon du côlon descendant; — *lpc*,
ligament phréno-colique ; — *g*, gouttière formée par le rein et la paroi costale ; — *D*,
diaphragme ; — *p*, paroi thoraco-abdominale; *S*, sternum. (Picou, d'après Constantinesco,
in Poirier-Charpy.)

splénique), au diaphragme en haut (ligament phréno-splénique); à la
partie inférieure du hile se détache un repli qui se perd sur l'angle colique gauche et que l'on nomme ligament spléno-colique ou ligament inférieur.

Ces replis péritonéaux laissent à la rate une mobilité assez grande : la
rate est constamment en mouvement, l'inspiration l'abaisse et la porte un
peu en avant ; la distension des anses grêles et du côlon la soulèvent en

haut et en dehors ; la dilatation de l'estomac la refoule en arrière. Cette mobilité peut s'exagérer, surtout dans les cas de splénomégalie, donnant le syndrome de la « rate mobile ».

Il faut détacher la rate pour mieux l'examiner (fig. 120) : il suffit de couper les replis péritonéaux autour du hile et de sectionner les gros vaisseaux de ce hile ; il n'est pas rare que la queue du pancréas, insinuée entre les replis péritonéaux, touche au parenchyme splénique. La rate détachée a une forme variable, parce qu'elle se moule sur les organes

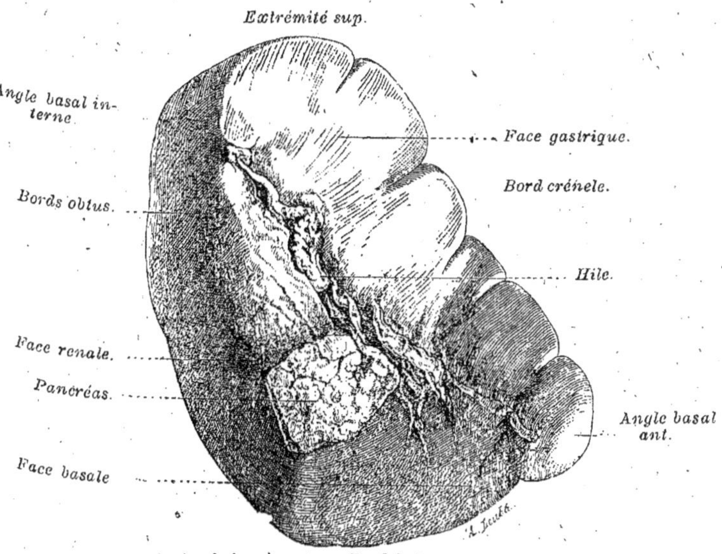

Fig. 120. — Forme de la rate vue par sa face interne (Picou, d'après Cunningham, *in* Poirier-Charpy).

voisins, et difficile à comparer à une forme géométrique : elle est un ovoïde aplati, avec une face supéro-externe et postérieure convexe, une face interne subdivisée par une crête mousse en deux facettes : l'une antérieure légèrement concave répondant à l'estomac et présentant le hile, l'autre postérieure plus étroite, presque plane, reposant sur le rein ; l'extrémité inférieure et antérieure de l'ovoïde, souvent appelée base de la rate, est marquée de l'empreinte du côlon.

La rate est rouge, violacée, vineuse, brillante à sa surface parce qu'elle est recouverte par le péritoine. Son parenchyme est mou et friable, ce qui explique qu'une contusion abdominale puisse amener une rupture de la rate en l'appuyant sur la 10ᵉ ou 11ᵉ côte ou en l'écrasant sur les vertèbres.

26*

Sa longueur est de 13 centimètres, sa largeur de 8 centimètres, son épaisseur de 3 centimètres à 4 centimètres.

Son poids oscille entre 180 et 200 grammes.

La dissection du hile situé sur la face antéro-interne gastrique montre que le hile plus ou moins allongé a la même direction que l'axe splénique ; l'artère splénique s'y divise en 6 à 8 branches qui pénètrent dans le parenchyme ; un même nombre de veines et de lymphatiques, quelques nerfs sont accolés à ces artères ; il n'y a pas de ganglions lympha-

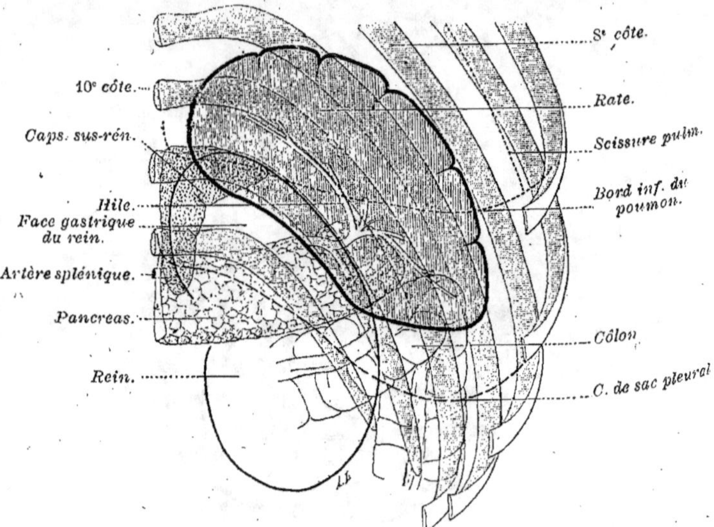

Fig. 121. — Topographie de la rate. Projection de la rate sur la paroi costale (Picou, *in* Poirier-Charpy).

tiques dans le hile, mais on découvre parfois des petites rates supplémentaires de la grosseur d'un pois ou d'une noix.

La rate normale cachée dans l'hypocondre gauche n'est ni palpable ni percutable, on peut en dessiner le contour par la phonendoscopie, et apprécier son volume par la radioscopie (fig. 121).

Sa face supéro-externe se projette sur le gril costal suivant un ovoïde appelé aire splénique. Elle est à cheval sur la 10ᵉ côte et son axe est parallèle à la 10ᵉ côte ; elle occupe les 9ᵉ et 10ᵉ espaces intercostaux à leur partie interne, quelquefois le 8ᵉ espace lorsque son bord supérieur atteint la 8ᵉ côte. L'extrémité supérieure interne et postérieure répond à l'articulation de la 10ᵉ côte sur le rachis à 10 ou 20 millimètres de la vertèbre, il faut donc marquer ce point à 30 millimètres en dehors de l'apophyse épineuse, à 10 millimètres en dehors de l'apophyse transverse.

L'extrémité inférieure externe et antérieure est à marquer à 13 centimètres du pôle supérieur dans le 10e espace ; avec ces repères il est facile de dessiner sur la paroi l'ovoïde splénique. La ligne axillaire moyenne laisse en arrière d'elle la presque totalité de la rate normale. La percussion révélant de la matité sur la ligne axillaire moyenne indiquera donc une tuméfaction splénique ; la rate en s'hypertrophiant tend à descendre en avant, à déborder le rebord costal et prend deux directions principales : la 1re vers la fosse iliaque gauche (rate leucémique) ; la 2e vers l'ombilic (rate paludéenne).

Quelques-uns des rapports de la rate avec les organes de la loge splénique sont intéressants au point de vue pathologique.

La face supérieure postéro-externe, libre, revêtue de péritoine, se moule sur la face inférieure du diaphragme dont la face supérieure forme le cul-de-sac pleural, le poumon descend dans le cul-de-sac pleural et recouvre en arrière les deux cinquièmes supérieurs de la rate. Ces rapports expliquent qu'une pneumonie, une pleurésie surtout, refoulent et abaissent la rate, qu'un abcès splénique primitif ou secondaire à un kyste hydatique adhère au diaphragme, détermine une pleurésie purulente, ou ulcère le poumon et se vide dans les bronches par vomique.

La face antéro-interne ou gastrique, libre, revêtue de péritoine, se moule sur la grosse tubérosité : un ulcère, un cancer peuvent provoquer des adhérences spléniques, envahir la rate ; le fond d'un ulcère peut se creuser dans le parenchyme splénique.

Le hile peut être contigu au pancréas, d'où la propagation de processus pathologiques de la rate au pancréas et inversement.

La face postéro-interne rénale revêtue de péritoine est séparée du rein par le feuillet péritonéal et la capsule rénale, d'où la rareté de l'envahissement du parenchyme splénique par des processus rénaux.

Enfin la base de la rate repose sur l'angle colique dont la paroi ulcérée peut servir à évacuer un abcès du pôle inférieur de la rate.

ANATOMIE MICROSCOPIQUE

Sur une coupe passant par le hile, on voit que la rate est formée d'un parenchyme rougeâtre qu'enveloppe une capsule fibreuse (fig. 122).

Cette enveloppe fibreuse est revêtue à l'extérieur par l'endothélium péritonéal si souvent atteint d'inflammation chronique (plaques chondroïdes, etc.), et que l'on ne peut disséquer ; elle adhère fortement au parenchyme splénique sous-jacent, et grâce à sa minceur et à sa demi-transparence, elle en laisse voir la couleur rouge-violacée. La capsule fibreuse au niveau du hile entoure les vaisseaux et pénètre avec ceux-ci dans le parenchyme splénique : chaque artériole est accompagnée d'une veine et d'un ou deux lymphatiques, l'ensemble de ce paquet vasculaire est englobé dans une gaine conjonctive dite capsule de Malpighi ou mieux *gaine de Malpighi*. De ces gaines péri-vasculaires et de la face interne de la capsule se détachent de nombreuses trabécules conjonctives qui se divisent et subdivisent en *cloisons*, lames et lamelles entrecroisées et anastomosées en tous sens, délimitant des cavités ou *aréoles* de 1 à 5 millimètres appelées autrefois « cellules de la rate » et communiquant toutes entre elles.

Une pulpe rougeâtre très vascularisée remplit ces aréoles (*pulpe rouge*). Elle est tachetée de petits corpuscules arrondis gris blanchâtres de 0,3 à 0 mm. 4 : *les follicules ou corpuscules de Malpighi* appelés souvent *pulpe blanche* pour les opposer à la pulpe rouge

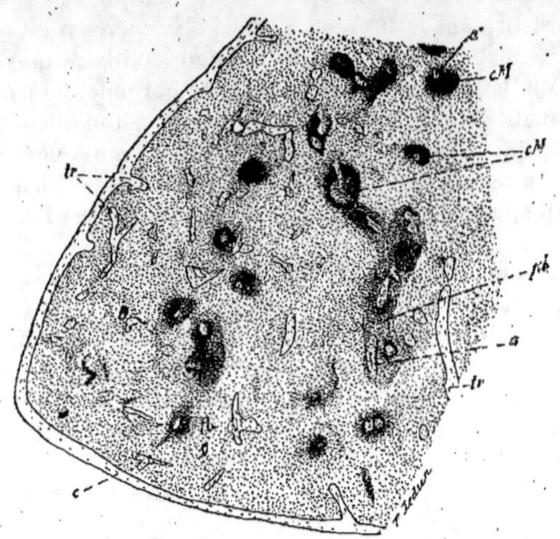

Fig. 122. — Aspect microscopique. Coupe de rate humaine (supplicié). Vue à un très faible grossissement.

c, capsule ; — *tr*, travées : les plus grosses sont trouées d'une veine ; — *a*, *a'*, artères. Sur la pulpe rouge, formant fond, se détachent d'épaisses gaines péri-artérielles de pulpe blanche *pb*, renflées par places en corpuscules de Malpighi *cM*. Dans la traînée blanche *pb*, on revoit plusieurs fois en coupe longitudinale ou oblique la même artériole (Laguesse, *in* Poirier-Charpy).

qui les enveloppe (fig. 123 et 124). Ces corpuscules séparés les uns des autres de 2 à 5 millimètres sont très nombreux, au nombre de 10.000 dans la totalité de la rate, d'après Sappey.

Pulpe rouge et pulpe blanche sont richement vascularisées.

Les artères hilaires se divisent et se subdivisent en *artérioles pénicillées terminales*, c'est-à-dire

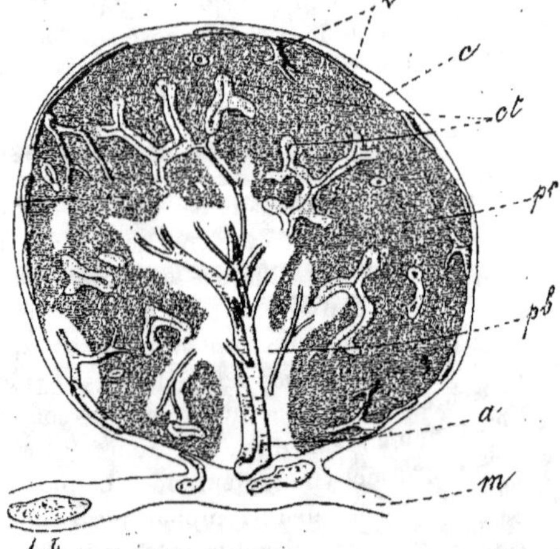

Fig. 123 — Le lobule splénique schématique chez les sélaciens (Carcharias).

m, mésogastre ; — *c*, capsule ; — *a*, artère ; — *vvv*, veines ; — *pr*, pulpe rouge ; — *pb* et *ct*, pulpe blanche.

non anastomosées, ce qui explique la fréquence des infarctus spléniques (fig. 125). Les dernières artérioles donnent les unes des capillaires pour la pulpe rouge, les autres irriguent la pulpe blanche. Il faut insister sur ce fait que les follicules de Malpighi sont accolés ou appendus aux arté-

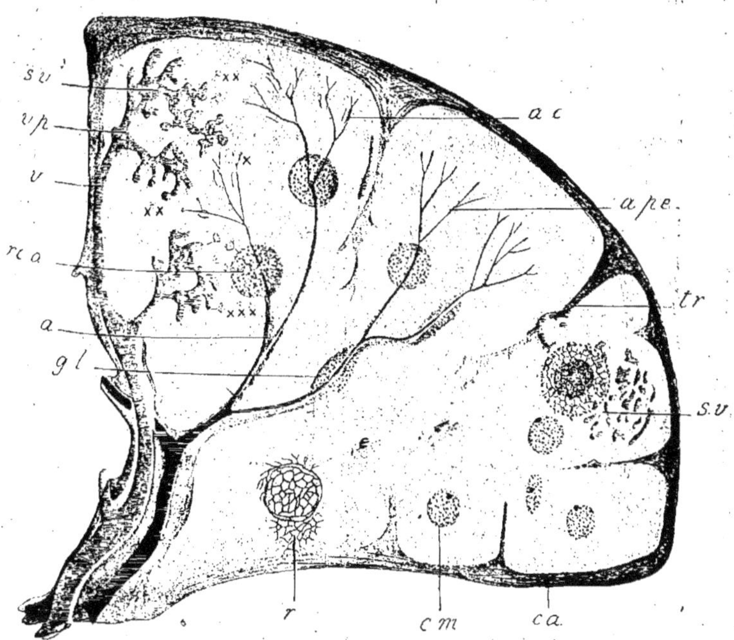

Fig. 124. — Schéma de la texture de la rate humaine, un peu modifié d'après Stöhr.

Artères et capillaires artériels en rouge ; — Veines et voies veineuses en bleu ; — ca, capsule ; — tr, travée dépendant de la capsule ; — r, réticulum d'un corpuscule de Malpighi en continuité avec le réticulum de la pulpe ; — a, artère centrale ; — ape, artère pénicillée ; rca, réseau capillaire artériel d'un corpuscule de Malpighi ; — cm, corpuscule de Malpighi ; — gl, gaine lymphoïde péri-artérielle ; — v, veine contenue dans une travée ; — vp, veine de la pulpe ; — sv, sinus veineux de la rate ; — x, abouchement des capillaires artériels dans les sinus de la rate ; — xx, ouverture des sinus veineux à l'extrémité des capillaires artériels ; — xxx, même ouverture au pourtour des follicules ; les sinus veineux, pour plus de netteté, ont été un peu éloignés du follicule. La circonférence pointillée délimite une unité morphologique ou lobe élémentaire de la rate comprenant un corpuscule lymphoïde, une zone corticale pulpaire avec sinus veineux, une artère afférente centrale, une veine périphérique (Prenant).

rioles, que l'artériole est le plus souvent engainée de pulpe blanche, le follicule n'étant qu'un renflement de cette gaine (fig. 124 et 125).

Les *capillaires* qui résultent de la ramification des artérioles terminales sont fins, étroits dans la pulpe blanche, larges, irréguliers « pseudo-lacunaires » dans la pulpe rouge. Ils se jettent dans des lacunes ou larges capillaires veineux, dont la paroi endothéliale est continue bien que trouée de stomates.

Les *veinules*, qui font suite à ces capillaires étroits et larges, se rassemblent en grosses veines qui rejoignent les artères dans les cloisons conjonctives et sortent au niveau du hile. Alors que les artérioles sont « terminales », les veinules sont anastomosées. Les 8 à 10 veines du hile se réunissent en une grosse veine pancréatico-splénique qui va se jeter dans la veine porte apportant au foie le sang splénique de retour. C'est là une disposition anatomique capitale en pathologie.

Les *lymphatiques* forment un étroit réseau dans la pulpe rouge et confluent vers les artérioles qui seraient entourées d'une gaine lymphatique. Ces lymphatiques se rassemblent en troncs vasculaires qui remontent vers le hile.

Cytologie. — Il importe de préciser la cytologie de chacun de ces éléments : capsule et cloisons ; pulpe blanche avec ses cordons périartériels et ses follicules de Malpighi ; pulpe rouge avec ses capillaires (fig. 126).

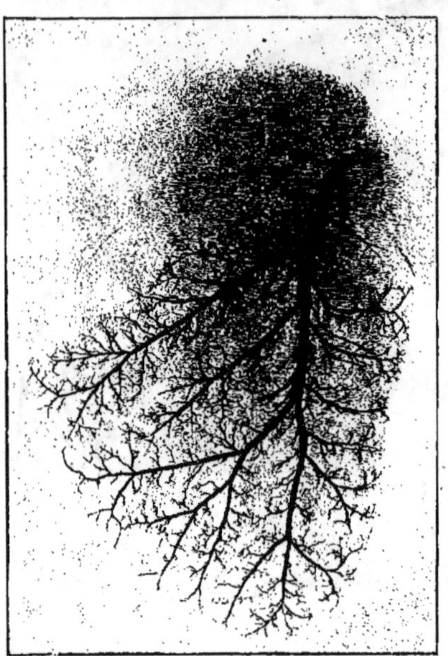

Fig. 125. — Artères de la rate. Injection artérielle d'une rate d'agneau. Radiographie de Charpy.

Capsule et cloisons. — Le squelette conjonctif est formé de fibres collagènes avec leurs cellules fusiformes entremêlées de fibrilles élastiques et chez certains animaux de quelques fibres musculaires lisses : on note quelques mononucléaires et quelques labrocytes (mastzellen).

Pulpe blanche : *cordons périartériels et leurs renflements ou follicules du Malpighi*. — La gaine de pulpe blanche, qui entoure l'artériole, est une infiltration de lymphocytes plus ou moins dense, plus ou moins large, dans la périartère.

Les follicules de Malpighi avec leur artériole centrale ou excentrique larges, de 30 à 50 µ, quelquefois davantage, ont la structure des follicules du ganglion lymphatique (voy. p. 355) et cette structure soulève les mêmes discussions. Ce sont des follicules sombres sur la rate au repos, des follicules à centre clair germinatif sur la rate en activité. L'artériole est située dans la partie sombre du follicule. Leur reticulum ou tissu de soutien formé de fines fibrilles collagènes avec çà et là de rares cellules conjonctives s'attache sur l'artériole centrale et se confond avec les fibrilles de la pulpe rouge environnante.

Dans la zone sombre des follicules les mailles, étroites, que dessine ce reticulum, contiennent des lymphocytes nombreux et de petits mononucléaires de transition; les moyens et grands mononucléaires (macrophages contenant des tingibles Körper) sont rares; la leucolyse intramacrophagique est peu marquée, sauf dans la rate active; plus rares encore sont les plasmocytes (plasmazellen), on peut noter quelques labrocytes (matszellen).

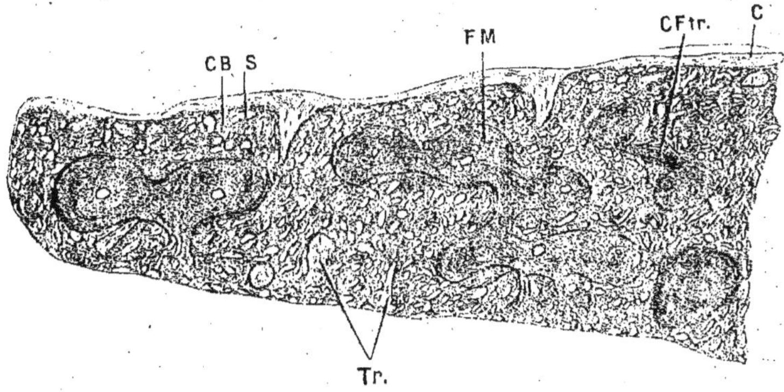

Fig. 126. — Vue d'ensemble d'une partie de la rate d'un lapin adulte.

FM, gaine périartérielle de pulpe blanche et groupe de follicules de Malpighi montrant les sections transversales de 4 artérioles; 2 artérioles réunissant 2 follicules voisins sont coupées longitudinalement et se montrent sous forme de fentes; — *C*, capsule; — *Tr*, travée capsulaire; — *CFtr*, cordon folliculaire transversal ou d'union réunissant deux follicules.
Entre la capsule et les follicules, se montre la pulpe creusée de sinus *S* entre lesquels apparaît une gangue grisâtre. Cette gangue est formée par le tissu lacunaire de la pulpe et les coulées qu'elle forme entre les sinus sont les cordons de Billroth (dessin schématique, Dominici).

Le centre clair des follicules a la structure du centre germinatif de Flemming : il est formé de *mononucléaires basophiles* de taille variable; leur noyau arrondi « caractéristique » est centré de 2 ou 3 grosses granulations sanguleuses unies par des fils chromatiniens aux petits grains épars dans le reste du noyau; leur protoplasma, plus ou moins large, est basophile, comme granuleux; fréquemment ces mononucléaires sont en karyokinèse. Ces cellules germinatives de Flemming, lymphogonies de Benda, mononucléaires basophiles de Dominici, sont des cellules indifférenciées susceptibles d'évoluer soit vers les mononucléaires lymphatiques sanguins (série lymphoïde), soit vers le myélocyte basophile homogène de Dominici (série myéloïde).

De fins capillaires radiés partis de l'artériole centrale sillonnent le follicule, et communiquent avec les larges capillaires de la pulpe rouge environnante. Les vaisseaux lymphatiques sont évidents à la périphérie des corpuscules et cheminent parallèlement à l'artériole centrale.

Capillaires sanguins et lymphatiques sont à l'état presque virtuel dans la rate au repos.

A la périphérie du follicule de Malpighi, les fibrilles tassées du reticulum

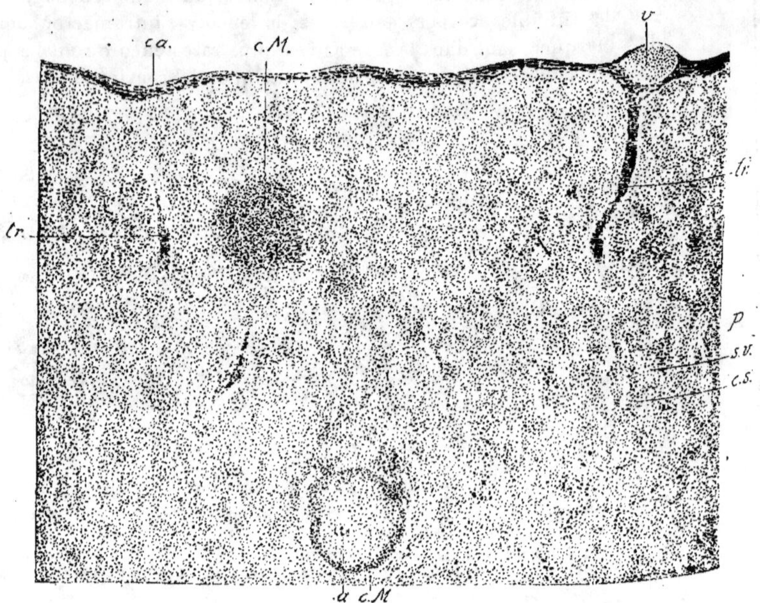

FIG. 127. — Coupe de rate humaine.

Faible grossissement ; — *P*. pulpe splénique ; — *sv*, sinus veineux ; — *cs*, cordons spléniques ou cordons de Billroth ; — *cM cM*, deux corpuscules de Malpighi, dont l'un coupé tangentiellement ; l'autre, sectionné suivant son grand diamètre, montre un centre clair et offre la coupe de l'artériole centrale ; — *ca*, capsule ; — *tr*, travées qui en partent ; — *v*, vaisseau situé dans l'épaisseur de la capsule. (× 30. Prenant.)

se condensent, et, en même temps que les lymphatiques, contribuent à séparer le follicule de la pulpe rouge, mais il n'y a pas de véritable membrane : le reticulum de la pulpe blanche se continue avec le reticulum de la pulpe rouge et les cellules des follicules essaiment dans la pulpe rouge (Besançon). Lorsque la rate est en état d'activité le follicule tend à diffuser, ses bords sont mal délimités.

Le follicule de Malpighi et les gaines blanches périartérielles représentent donc la partie lymphatique ou lymphoïde de la rate.

Pulpe rouge. — La pulpe rouge est caractérisée par sa riche circulation et ses larges capillaires; aussi a-t-elle l'aspect de cordons (*cordons de Billroth*) anastomosés, entremêlés de lacunes vasculaires, étroites à l'état de repos (fig. 126 et 127).

Les cordons de Billroth sont formés par un reticulum dont les mailles renferment des cellules nombreuses.

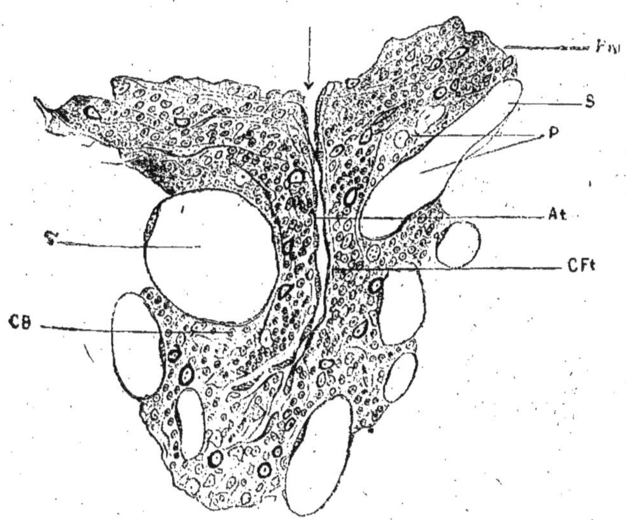

Fig. 128. — Pulpe blanche. Limite d'un corpuscule de Malpighi et cordon folliculaire de terminaison. Lobule splénique terminal.

FM. Limite d'un corpuscule de Malpighi.
P. Pulpe rouge formée par les sinus S et les cordons de Billroth. Le sinus S est séparé du follicule par un cordon de Billroth ou tissu lacunaire de la pulpe; sur une partie de son étendue, il lui est contigu en haut et à droite.
At. Artériole terminale allant du follicule dans la pulpe. Elle est reconnaissable à ses grandes cellules endothéliales. Elle sert d'axe à un cordon folliculaire terminal CFt. Celui-ci est reconnaissable à la présence de son axe vasculaire, à l'accumulation plus marquée des globules blancs à son niveau. Mais ceux-ci tendent à s'évacuer dans le tissu lacunaire voisin sur les bords du cordon folliculaire. A sa terminaison les cellules endothéliales de l'artère se dissocient et le tissu du cordon folliculaire ne peut être différencié de celui des cordons de Billroth. Ce cordon folliculaire de terminaison émanant d'un corpuscule de Malpighi, forme, avec la portion de pulpe contiguë dont les sinus s'orientent parallèlement à ses bords, *un lobule splénique terminal* (Dominici).

Le reticulum est analogue à celui du ganglion lymphatique (fig. 129), il est d'origine cytogène et formé par les prolongements cellulaires anastomosés d'après les uns, d'origine fibrillaire suivant les autres; l'existence des fibrilles ne peut être mise en doute, et de même que pour le ganglion lymphatique, on peut, grâce aux travaux histogénétiques de Dominici, faire la synthèse des deux opinions (voy. p. 353). Sur les fibrilles et aux points d'entrecroisement, sont accolées des cellules conjonctives plus ou moins tuméfiées, capables de macrophagie, en particulier de leucolyse.

Les cellules contenues dans ce réticulum appartiennent : sur la rate, au repos, à deux séries cellulaires, série lymphoïde et hématique ; sur la rate, en activité, à trois séries : série lymphoïde, série myéloïde, série hématique (voir fig. 109). Tous ces éléments cellulaires sont irrégulièrement entremêlés (fig. 130 et 131).

1° Série lymphoïde. — Lymphocytes et petits mononucléaires de transition, surtout groupés autour des vaisseaux ; — moyens mononucléaires, irrégulièrement disséminés, quelquefois en karyokinèse ; — grands mononucléaires, dits *cellules de la pulpe*, dont plusieurs en état de macrophagie, contiennent des polynucléaires pyknosés ou des globules rouges et du pigment sanguin ; — rares plasmocytes épars dans la pulpe, entourant parfois un capillaire au nombre de 5 à 6.

2° Série myéloïde. — Myélocytes basophiles homogènes de Dominici épars et isolés, ou agminés, de nombre très variable ; — myélocytes neutrophiles ; — myélocytes éosinophiles et polynucléaires éosinophiles ; — labrocytes (mastzellen) ; mégakaryocytes isolés ou groupés par 2 ou 3, disséminés dans toute la pulpe splénique, mais surtout

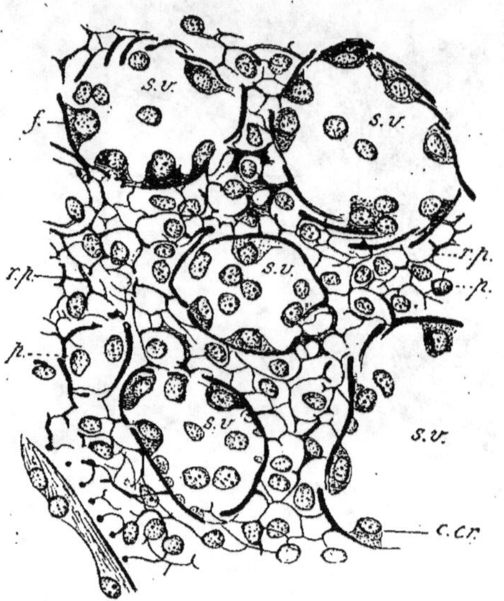

Fig. 129. — Réticulum de la pulpe splénique de l'homme : les fibres circulaires de la paroi des sinus veineux se continuent avec le réticulum de la pulpe.

sv, sinus veineux ; — *ccr*, cellules endothéliales (cellules en croissant) des sinus ; — *f*, fibres circulaires de la paroi des sinus ; — *rp*, fibres du réticulum pulpaire continues avec les précédentes ; — *p*, éléments de la pulpe. (D'après H. Hoges.)

abondants dans les régions sous-capsulaires, de taille très inégale.

Ces mégakaryocytes sont de trois ordres : — les uns ont un noyau bourgeonnant, un protoplasma abondant granuleux ; — les autres ont un noyau de plus en plus ramifié, un protoplasma distribué en deux zones, la première claire et étroite, la deuxième périphérique finement granuleuse ; — d'autres sont semblables aux précédents, mais pourvus d'une troisième zone protoplasmique, périphérique, vacuolée. Leur protoplasma a un contour assez indécis et émet de minces prolongements qui se perdent dans le tissu environnant. Les mégakaryocytes sont capables de macrophagie.

3° Série hématique. — Hématies normales éparses parmi les mononucléaires ; — hématies nucléées en nombre très variable, disséminées sans
ordre : presque toujours normoblastes, quelquefois mégaloblastes.

Mêlées à ces cellules, on rencontre des débris de globules rouges et de

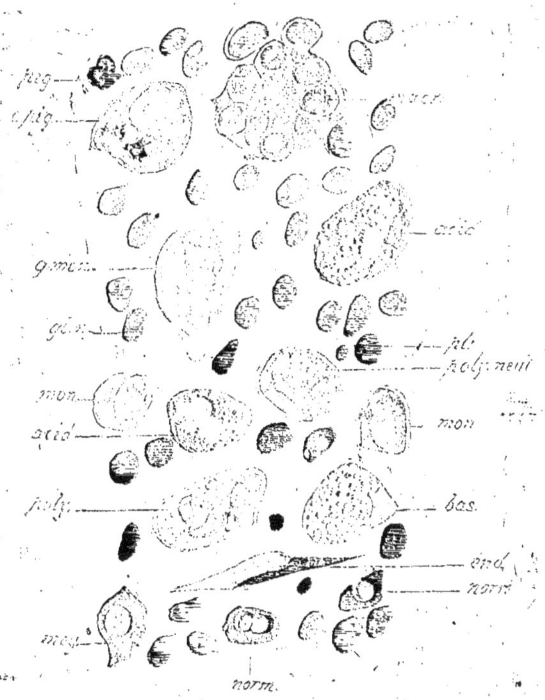

Fig. 130. — Pulpe splénique ; éléments libres de la rate obtenus par frottis.
gl. r, globules rouges ou hématies ; — *pl*, plaquettes ; — *mon*, mononucléaires ; — *g. mon*,
grand mononucléaire (à noyau non polymorphe) ; — *acid*, myélocyte granuleux acidophile ; — *bas*. myélocyte granuleux basophile ; — *poly.neut*, polynucléaires neutrophiles ;
— *poly*, polynucléaire à peine chargé de granules neutrophiles ; *meg*, mégaloblaste ; —
norm, normoblastes dont un en division ; — *macr*. grand macrophage ayant phagocyté
un grand nombre de globules rouges ; — *c, pig*, macrophages chargé de pigment résultant de la destruction de globules rouges ; — *pig*, amas pigmentaire libre ; — *nd*, cellule
endothéliale des capillaires, étirée et déformée. (× 750, Prenant, d'après une préparation
de Béclère.)

leucocytes que les mononucléaires englobent et détruisent : les débris
nucléaires pycnosés ou tingible Körper, les amas pigmentaires le plus
souvent intra-cellulaires, quelquefois extra-cellulaires, sont témoins de
ces processus de leucolyse et d'hémolyse.

Capillaires sanguins de la pulpe rouge (fig. 132). — Les capillaires larges, pseudo-lacunaires, de la pulpe rouge, s'opposent aux capillaires étroits et fins de la pulpe blanche (fig. 128).

Ces capillaires de la pulpe rouge, très irréguliers de forme, creusés dans la pulpe, enchevêtrés avec les cordons de Billroth, ne sont pas de simples lacunes dans lesquelles viendraient déboucher les artérioles; ce sont de véritables capillaires revêtus d'un endothélium non interrompu, prolongement de l'endothélium des artérioles et se continuant avec l'endothélium des veinules; souvent cet endothélium est un plasmode, c'est-à-dire que les cellules endothéliales sont fusionnées et peuvent

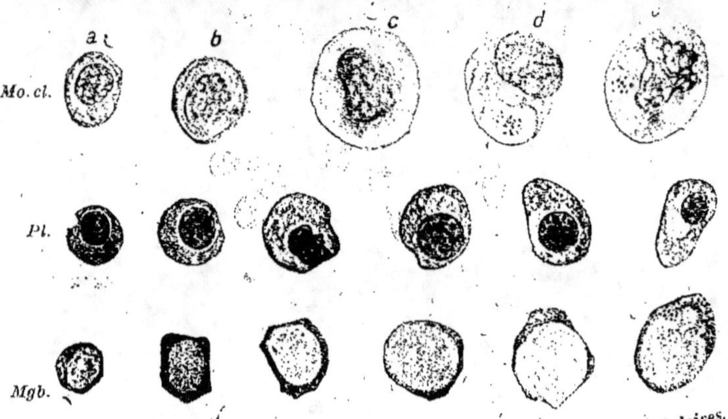

Fig. 131. — Pulpe splénique. Stades évolutifs de quelques éléments cellulaires.

Mo. cl. Mononucléaires clairs, *a* et *b* de taille moyenne, *c* de grande taille, *d* et *e* remplissant leur fonction de macrophages. Leur protoplasma est vacuolisé, *d* présentait dans une grande vacuole quelques granulations, les unes rouges, les autres bleuâtres et verdâtres, reliquat de la destruction d'un polynucléaire amphophile ou ordinaire; *e* renferme des débris identiques et, de plus, une hématie en état de fonte.

Pl. Évolution des plasmocytes ou plasmazellen dans la rate du lapin saigné.

Mgb. Mononucléaires basophiles de la rate du lapin saigné, transformés en myélocytes basophiles et en évolution. Dans les deux myélocytes basophiles situés à droite, les granulations neutrophiles et amphophiles font leur apparition. Le myélocyte basophile se transforme ainsi en myélocyte neutrophile. Ce myélocyte neutrophile est destiné lui-même à faire souche de polynucléaires neutrophiles (Dominici, d'après Kurlow, Ehrlich).

se confondre avec les cellules du réticulum de la pulpe, pousser des pointes d'accroissement, détacher, soit vers la pulpe, soit dans la cavité du vaisseau, des cellules endothéliales qui deviennent des macrophages.

Mais si l'endothélium est ininterrompu, il semble présenter des ouvertures ou *stomates* entre les cellules endothéliales. Ces stomates sont-elles permanentes et fixes, ou transitoires, créées passagèrement par la diapédèse des cellules? Cette deuxième hypothèse semble plus vraisemblable. Ces stomates, faisant communiquer l'intérieur de la pulpe et l'intérieur des vaisseaux, permettent un échange facile des éléments dans les deux sens.

Ces stomates n'existeraient pas seulement sur les capillaires, mais encore sur les dernières ramifications artérielles et sur les parois des veinules naissantes.

Ce réseau capillaire sanguin lacunaire, spécial à la pulpe rouge de la rate, est tout à fait comparable au système des sinus lymphatiques des ganglions ; mais, alors que dans ce dernier circule la lymphe, dans le réseau splénique circule du sang rouge.

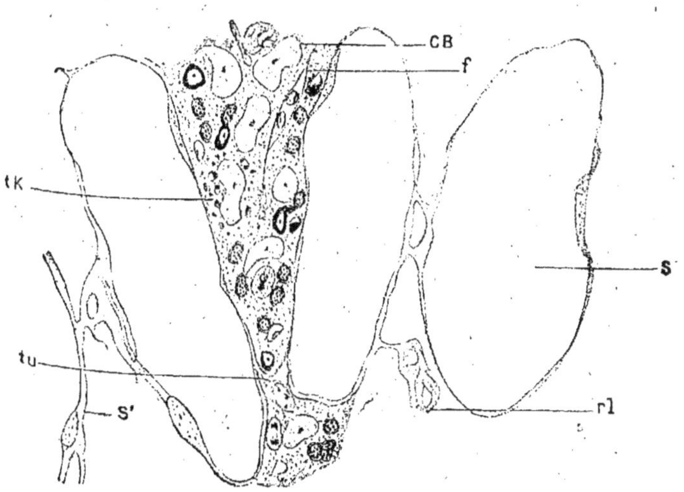

Fig. 132. — Capillaires de la pulpe splénique. (Dominici.)

Sinus veineux S, et cordon de Billroth CB, les contours de trois sinus ont été dessinés S et le contour d'un quatrième sinus est commencé S'. La paroi de chacun d'eux est formée d'une lame endothéliale irrégulière dans l'épaisseur de laquelle est inclus le noyau finement granuleux. De cette paroi endothéliale partent des travées unissant les sinus voisins ou se continuent avec le réticulum du tissu lacunaire rl. CB. Cordon de Billroth séparant deux sinus voisins. La charpente réticulée est voilée ici par les éléments figurés et par une sorte de gangue granuleuse. En haut, une fente le traverse f ; elle renferme deux hématies. Dans ce cordon de Billroth on voit les noyaux pâles de six ou sept macrophages au repos ; l'un d'entre eux est cependant entouré de débris nucléaires (tingible-Körper) tk. On y voit quelques lymphocytes, des hématies, des mononucléaires basophiles, etc. Une travée d'union entre les deux sinus voisins est visible tu. Ici les noyaux des macrophages au repos ont une taille colossale.

Comparaison de la rate au repos et de la rate en activité. — La rate active (par exemple en période de digestion) diffère de la rate à l'état de repos (par exemple à l'état de jeûne); (C. Ciaccio et B. Pizzini).

Macroscopiquement la rate au repos est petite, pâle, à bords aigus, revêtue d'une capsule plissée rugueuse; la rate active est tuméfiée, tendue, rouge, à bords arrondis.

Microscopiquement le stroma de la rate à l'état de repos a des cellules peu visibles; dans la rate active, les cellules conjonctives du réticulum sont élargies, leur protoplasma est nettement visible, elles prennent sou-

416   *RATE*

vent l'aspect de gros macrophages et, encore attachées aux fibrilles, elles
englobent des débris de leucocytes et d'hématies. — Dans la rate au repos,

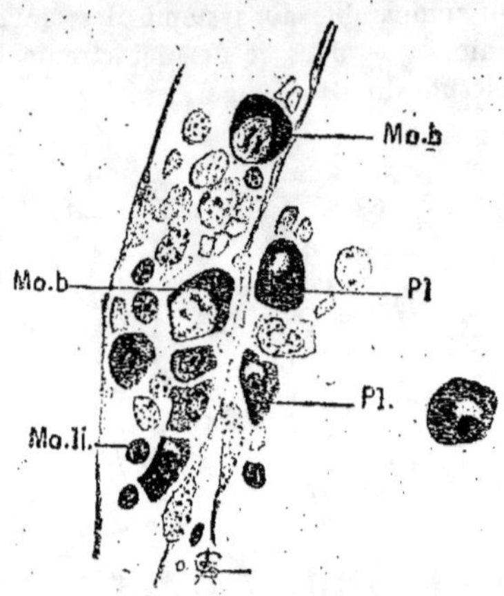

Fɪɢ. 133. — Vaisseau situé à l'extrême pointe d'un cordon folliculaire. A droite et
en bas sa paroi se dissocie, deux cellules conjonctives se séparent pour se continuer dans les travées du réticulum d'un cordon de Billroth adjacent. Ce dessin
est destiné spécialement à montrer les différences séparant les grands mononucléaires basophiles (Polyéidocytes de Darier) des plasmocytes (plasmazellen),
mais des plasmocytes jeunes. (Dominici.)

Mo. b. Mononucléaire basophile. Noyau vésiculeux, grand, clair: absence ou état rudimentaire des granules chromatiniens périnucléaires. Bordure protoplasmique proportionnellement étroite, eu égard aux différences de dimensions existant entre le corps des *PL.* et
leur petit noyau.
Pl. Plasmocytes. Noyau excentrique en général, foncé, plus petit par rapport au corps que
celui des *Mo. b :* un grain de chromatine central, d'autres grains chromatiniens visibles
à la périphérie du noyau. Une aérole claire sépare en général le noyau du corps sur un
côté. A remarquer ici la petite dimension des *granules chromatiniens périphériques du
noyau.* Ceci est dû à ce fait que les grosses granulations périphériques nucléaires du
noyau du plasmocyte ne se montrent que dans les cas où cet élément est irrité. Dans
cette préparation, on a dessiné à droite un plasmocyte voisin des précédents et commençant à offrir ce caractère spécial de son noyau. C'est là la transition vers le plasmocyte
tel que l'a décrit Unna qui n'a vu que les formes de ces cellules où elles sont très irritées.
Alors les grains de nucléine périphérique sont très gros, le protoplasma s'effrite en blocs
irréguliers basophiles, l'aréole claire périnucléaire s'étend.
Mo. li. Forme minuscule de mononucléaire basophile.
Dans les vaisseaux existent en outre des lymphocytes à noyau clair, souches de mononucléaires clairs, des lymphocytes à noyau foncé criblé de grains chromatiniens nettement
visibles, ou plasmocytes minuscules.
Remarquons, à propos des mononucléaires basophiles ici représentés, qu'ils se montrent à
ce stade où un mononucléaire basophile ne sait guère être différencié du myélocyte basophile en lequel il se transforme. Dominici continue à employer le terme de mononucléaire basophile pour la commodité de la description.

les follicules de Malpighi sont petits, *sombres*, bien limités, avec capillaires
virtuels et circulation réduite; dans la rate active les corpuscules sont
gros, pourvus d'un centre clair, ils sont diffus, mal délimités, richement

irrigués de capillaires congestionnés. — Dans la rate au repos, le réticulum de la pulpe rouge semble inerte; les hématies nucléées, les polynucléaires sont rares; les mégakaryocytes sont exceptionnels et petits; en un mot la réaction myéloïde manque ou est très peu marquée; les vaisseaux sont étroits; la leucopoïèse et l'hématopoïèse, la leucolyse et l'hémolyse sont torpides. Au contraire, dans la rate active, la pulpe rouge prolifère, le réticulum est tuméfié en activité macrophagique, les mononucléaires se multiplient, les cellules myéloïdes apparaissent : myélocytes et polynucléaires, hématies nucléées, mégakaryocytes; les vaisseaux sont dilatés; les capillaires sanguins sont bourrés d'hématies et de polynucléaires; l'endothélium est tuméfié comme dans les processus inflammatoires, le noyau des cellules endothéliales grossit, leur protoplasma s'élargit, devient finement granuleux; ces cellules endothéliales peuvent se détacher et devenir macrophages. Les capillaires lymphatiques renferment de nombreux lymphocytes. La leucopoïèse et l'hématopoïèse sont au maximum, la leucolyse et l'hémolyse sont actives.

De l'étude histologique ressort avec netteté que la rate est un organe hématopoïétique combinant les deux tissus : lymphoïde (follicules et gaines blanches périartérielles) et myéloïde (pulpe rouge active); elle est donc capable de produire des mononucléaires de la série lymphatique, des globules rouges, des polynucléaires avec leurs ferments de la série myélogène. En même temps qu'elle produit des cellules neuves, la rate détruit les cellules vieillies (leucolyse et hémolyse).

PHYSIOLOGIE NORMALE

La physiologie de la rate, sauf en ce qui concerne l'hématopoïèse, est encore assez mal connue ou tout au moins discutée; la rate semble pourtant avoir à l'état normal un rôle utile dans la nutrition générale, dans la digestion, dans la régulation de la circulation abdominale. Mais les splénectomies ont mis hors de doute que la rate n'est pas indispensable à la vie : la splénectomie n'entrave pas la grossesse et n'arrête pas le développement du fœtus; les hommes splénectomisés, les animaux dératés vivent et croissent sans présenter aucun trouble, sans doute parce que l'hypertrophie des autres tissus hématopoïétiques compense l'ablation de la rate. En effet, Dominici a montré qu'après l'ablation de la rate il se produisait « une multiplication très appréciable des macrophages dans tout le tissu lymphoïde », et souvent une mononucléose sanguine avec myélocytose et éosinophilie sans hyperleucocytose véritable (Arloing).

La fonction la plus manifeste de la rate, prouvée par l'histologie, est l'*hématopoïèse* : la pulpe rouge et surtout les follicules de Malpighi fabriquent des mononucléaires lymphatiques sanguins; la pulpe rouge active produit des polynucléaires et des hématies suivant le processus histogénétique décrit à la moelle osseuse (Voy. p. 376). A ces cellules sont attachés des ferments complexes : ferment lipasique des mononucléaires, ferment protéolytique des polynucléaires, etc. En même temps la rate épure la lymphe et le sang de leurs déchets, elle macrophage les débris cellulaires, elle détruit les globules rouges sénescents et emmagasine leur fer pour fabriquer de nouvelles hématies. C'est par cette fonction leucopoïétique et hématopoïétique que la rate est appelée à jouer un rôle important dans les infections et intoxications, dans les anémies.

L'*hémolyse intra-splénique* est certaine, mais les discussions sont encore vives sur son mécanisme et sur son importance. La fonction érythrolytique de la rate n'est-elle due qu'à la macrophagie (Gabbi, Hunter, Banti et l'École italienne, Gauckler) qui est indiscutable histologiquement, ou bien existe-t-il en outre de l'hématolyse par hémolysine ?

Gilbert et Chabrol, s'appuyant sur des expériences, résultant de mélange, *in vitro*, de globules et d'extraits de rate, admettent que la rate, normale et pathologique du chien contient des substances hémolysant les propres globules rouges du sujet. Ces auteurs attachant une grande importance à l'hémolyse splénique, en tirent des conclusions pathologiques multiples et une conception d'ensemble des processus hémolytiques (voir ci-dessous). Ces faits expérimentaux ont été admis par Nolf, mais contestés par Widal, Abrami et Brulé, Iscovesco et Zacchiri, etc.

Pour Widal, Abrami, et Brulé, la rate ne contient pas d'anticorps spécifiques hémolysants et n'a pas de rôle primordial dans les processus hémolytiques. « L'action hémolysante manifestée par certains extraits de rate, et qui n'apparaît qu'avec leur vieillissement n'est pas due à la présence dans ces extraits d'hémolysines spléniques. Elle résiste au chauffage à 56°. Elle semble bien plutôt relever de la formation, dans ces extraits, de produits d'autolyse. Il nous paraît, en tout cas, impossible de conclure de pareils faits expérimentaux à la réalité d'une action hémolytique de la rate *in vivo*. A la suite de nouvelles publications de MM. Gilbert, Chabrol et Bénard, nous nous sommes assurés que chez le chien pas plus que chez le lapin, l'intoxication diaminique ne fait apparaître les hémolysines spléniques. La splénectomie préalable ne modifie en rien chez le chien l'évolution de l'hémolyse et de l'ictère par intoxication diaminique. Jamais, au cours de cette intoxication, le sérum des animaux ne renferme d'hémolysines. Jamais les hématies circulantes ne sont sensibilisées. Enfin, l'apparition de la fragilité globulaire peut être extrêmement précoce ; cette précocité même impliquerait l'apparition quasi instantanée d'hémolysines, ce qui serait contraire à tous les faits jusqu'alors acquis. » (Widal, Abrami et Brulé.)

Achard, Foix et Salin ont pu démontrer que la substance hémolysante existant dans les extraits spléniques comme dans la plupart des autres extraits d'organes (poumon, surrénales, etc.) est une substance banale ne présentant aucun des caractères spécifiques des sensibilisatrices. Pour ces auteurs, il n'est pas possible, à l'heure actuelle, de démontrer que la rate, et d'une façon plus générale les organes lymphoïdes soient le lieu de production des sensibilisatrices. Ils émettent l'hypothèse d'une « origine plus diffuse provenant du système macrophagique de tout l'organisme ».

Le rôle de la rate dans la *nutrition générale* est discutable et secondaire : on a attribué à la rate une fonction uropoïétique. Plus que les autres tissus, la rate semble pouvoir fabriquer de l'urée et de l'acide urique ; en effet, le tissu splénique contient plus d'urée que le sang et Horbaczewski, plongeant des fragments de rate fraîche dans du sang frais, a obtenu des quantités notables d'acide urique. Mais tous les tissus de l'organisme produisent de l'urée et de l'acide urique. La fabrication d'acide urique est ici particulièrement intense, elle résulte de l'activité leucopoïétique et leucocytique de la rate : toute destruction de leucocytes s'accompagne en effet de production d'acide urique.

Le rôle de la rate dans la *digestion* n'est pas douteux. La rate se tuméfie et s'hyperémie pendant la digestion, atteignant son maximum cinq à six heures après le repas. Histologiquement, elle passe de l'état de repos à l'état d'activité avec apparition de tissu myéloïde. Physiologiquement, son rôle apparaît par la diminution du pouvoir protéolytique du suc pancréatique chez les chiens splénectomisés (Schiff). La rate ne fournit pas au pancréas les matériaux nécessaires à la fabrication de la trypsine, mais élabore pendant la digestion et verse dans le courant sanguin une substance capable de transformer le trypsinogène inactif de la sécrétion pancréatique en trypsine active. Ces faits ont reçu une application thérapeutique, car chez les dyspeptiques on a ordonné l'opothérapie splénique pour stimuler la digestion et aviver la faim. Quelle est cette substance activante sécrétée par la rate ? C'est un ferment leucocytaire. En effet, les leucocytes contiennent une substance analogue à l'entérokinase de Pawlow et capable d'activer le trypsinogène. Mais cette substance activante est-elle sécrétée par les leucocytes vivants et restant vivants, ou résulte-t-elle de la leucolyse intra-splénique des leucocytes morts ? On ne sait pas encore. Certains tendent à attribuer cette fonction aux mégakaryocytes. Le ferment, thermolabile à 100°, est déversé dans la circulation par la veine splénique (où on peut le retrouver). En tout cas, la sécrétion de la rate n'est pas indispensable à la digestion et les animaux dératés présentent une digestion pancréatique normale.

Le rôle de la rate dans la *régulation de la circulation abdominale* est démontré par de nombreux faits cliniques (Gilbert et Carnot) : tuméfaction de la rate dans l'hypertension portale, dans l'asystolie, etc., tuméfaction du foie après rétraction de la rate à la suite des accès paludéens (Chauffard), diminution de la splénomégalie à la suite de grandes hémorragies gastro-intestinales, etc. La rate est un réservoir sanguin posé sur la circulation porte, il sert à en régulariser les brusques variations.

PHYSIOLOGIE PATHOLOGIQUE

C'est surtout comme organe hématopoïétique que la rate intervient dans les processus pathologiques, dans les infections, dans les intoxications exogènes, dans les intoxications endogènes (ictère), dans les anémies. Son rôle est comparable à celui des ganglions et de la moelle osseuse, et ses réactions sont le plus souvent synergiques avec celles de ces tissus.

1° **Infections** (fig. 134, 135, 136). — Les réactions de la rate, la splénomégalie entre autres, sont très fréquentes dans les infections aiguës (F. typhoïde, paludéenne, etc.), chroniques (paludisme, syphilis, tuberculose, etc.), et un certain nombre de splénomégalies de cause encore indéterminée sont sans doute d'origine infectieuse.

La rate est actionnée par les toxines seules ou par les microbes arrivant à la rate par le sang, et sécrétant les toxines. Elle devient active, se congestionne, subit une réviviscence myéloïde intense. Elle participe à la lutte générale en fabriquant des leucocytes qui vont lutter au loin, qui phagocytent les microbes, apportent des substances parasiticides, et sécrètent les anticorps immunisants, etc...

La rate lutte contre l'infection locale par une phagocytose intense; ses macrophages détruisent ainsi de nombreux hématozoaires du paludisme et la surchage de pigment mélanique est le reliquat de cette lutte.

En même temps la rate, par leucolyse et hémolyse, débarrasse l'organisme infecté de ses impuretés, des cellules altérées; elle neutralise les corps toxiques, fabrique de nouveaux globules rouges et de nouveaux leucocytes qui remplacent les éléments sanguins décrépits.

Tantôt la lutte est heureuse, la rate se libère de l'infection, tantôt au contraire, elle est lésée ; ses lésions sont variables : congestion et hémorragie pouvant aller jusqu'à la rupture; dégénérescence et nécroses; infiltration polynucléaire et abcès ; sclérose, etc...

Que la septicémie soit restee latente, ou qu'elle ait déterminé une infection grave, que la rate ait paru ou non lésée, il faut retenir que les microbes peuvent persister dans la rate après la dissémination vasculaire sanguine. La rate reste un repaire microbien. De ce repaire, le microbe (hématozoaire de Laveran, *micrococcus melitensis*, bacille d'Eberth, bacille tuberculeux, tréponème syphilitique, etc.) peut sortir pour déterminer une nouvelle poussée générale septicémique; les étapes sont donc : 1° étape septicémique; 2° étape splénique; 3° poussée septicémique. D'autres fois se déversant par la veine splénique, le microbe (hématozoaire de Laveran, bacille tuberculeux, germe inconnu de la maladie de Banti et de certaines cirrhoses biliaires (Chauffard; etc.) va léser le foie et Chauffard a bien mis en lumière toute l'importance de ce repaire splénique pour les infections du foie : hépatites métasplénomégaliques. La

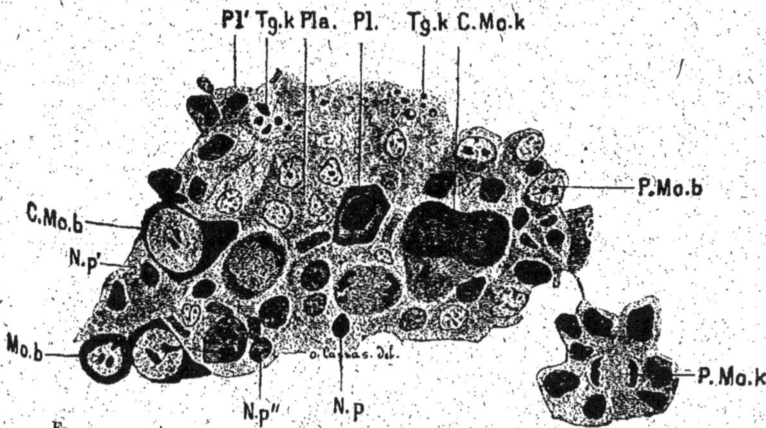

FIG. 134. — Réaction de la rate à l'infection : pulpe blanche (Dominici).

Portion d'un follicule de Malpighi de la rate d'un lapin adulte examiné à la 7ᵉ heure d'une septicémie éberthienne.

« *Au centre*, 8 grands mononucléaires basophiles en karyokinèse *GMOK* : sur un de ces éléments, la division est presque terminée. — *GMob. Grand mononucléaire basophile :* un mononucléaire basophile de cet aspect et un *myélocyte basophile* ne sauraient être différenciés ; en effet, ces deux variétés de cellules ont les mêmes caractères : homogénéité du protoplasma basophile, aspect clair du noyau renfermant 2 grains de chromatine centraux. La transformation du *mononucléaire* basophile en *myélocyte* basophile existe en fait. Un tel élément est prêt à se charger de granulations neutrophiles. Le type de myélocyte basophile serait tout à fait pur si les grains de chromatine centraux avaient un aspect plus flou. — Au-dessous de *GMob*, élément de même souche, identique au précédent à la différence de taille près. — A sa gauche, *Mob*, mononucléaire basophile ordinaire à protoplasma irrégulièrement grenu. Supposons un tel élément ayant grandi après avoir acquis un protoplasma plus homogène à basophilie plus accentuée, un noyau plus clair, il se sera transformé en un grand mononucléaire basophile du type de ceux qui sont ses voisins (éléments dont Benda avait remarqué la ressemblance avec les grandes cellules à protoplasma homogène de la moelle, éléments que se rattachant, nous le répétons, aux myélocytes basophiles par des transitions tellement ménagées que la délimitation est histologiquement impossible à établir). Remarquez ce fait que dans tous ces éléments le noyau est plus clair que le protoplasma.

« *P. Mo. K*, Cellule en mitose de petite taille du type des mononucléaires ordinaires du tissu lymphoïde qui lui font ici une couronne. Ces mononucléaires donnent naissance aux mononucléaires ordinaires du sang et de la lymphe aboutissant, par accroissement de taille, à la forme dite de transition d'Ehrlich, variétés de macrophage en réalité.

« *Tg. K.* Tingible Körper.

« *Pl.* Plasmocyte (plasmazelle) de grande taille à peu près méconnaissable, dévié du type primitif. On reconnaît cependant cet élément à son protoplasma basophile, à une ébauche d'aréole claire périnucléaire, à son noyau relativement plus petit que celui des mononucléaires basophiles et beaucoup plus foncé. Néanmoins ce noyau est ici proportionnellement plus large que celui des plasmocytes de type normal. (La désignation *Pl'* est affectée par erreur ici à un mononucléaire ordinaire).

« *Np. Np'.* Noyaux primitifs de Pouchet, lymphocytes de certains auteurs, cellules embryonnaires. En réalité, mononucléaires de très petite taille à protoplasma rétracté ou réduit à une sertissure imperceptible. — *Np'*. Cellule embryonnaire à protoplasma invisible, à noyau peu foncé destiné à se transformer par accroissement de taille en un mononucléaire ordinaire du sang et de la lymphe. — *Np"*. Cellule embryonnaire à protoplasma invisible destinée à se transformer en plasmocyte. (Noyau très foncé.)

« Que l'on veuille bien remarquer à côté d'éléments à protoplasma fortement basophiles ou faiblement basophiles, mais nettement différenciés, des formes cellulaires à corps flous coalescents. Ce sont des cellules « indifférentes », ou « formes de repos ». (Dominici.)

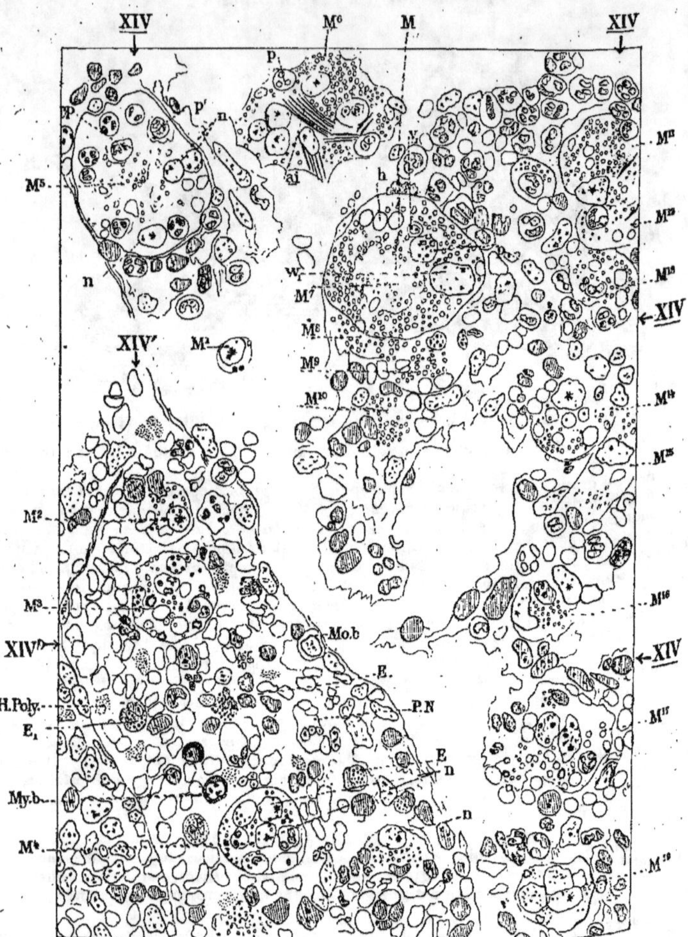

Fig. 135. — Réaction de la rate à l'infection (fig. : p. 423, calque : p. 422).
(Dominici.)

Pulpe de la rate d'un lapin adulte 20 heures après une injection intraveineuse d'un cm³ de bouillon de culture de bacilles d'Eberth. (Dominici.)

« Affluence de polynucléaires neutrophiles et d'hématies. Les polynucléaires ont ici un protoplasma rouge et homogène par suite de la forme des granulations neutrophiles (amphophile d'Ehrlich). Les noyaux de beaucoup d'entre eux sont fragmentés. Le tissu est bourré de macrophages M, dont certains M³, M⁶, M⁷, ont une taille gigantesque. Au-dessous du macrophage M⁷ et à droite M¹², M¹³, M¹⁴, M¹⁵, M¹⁶, le tissu splénique semble effondré. Cet aspect est dû à la proportion considérable des macrophages chevauchant les uns sur les autres M⁸, M⁹, M¹⁰, et ne figurant que partiellement dans la préparation en raison de leur grande taille. Dans toutes les portions de la coupe, on reconnaît l'exis-

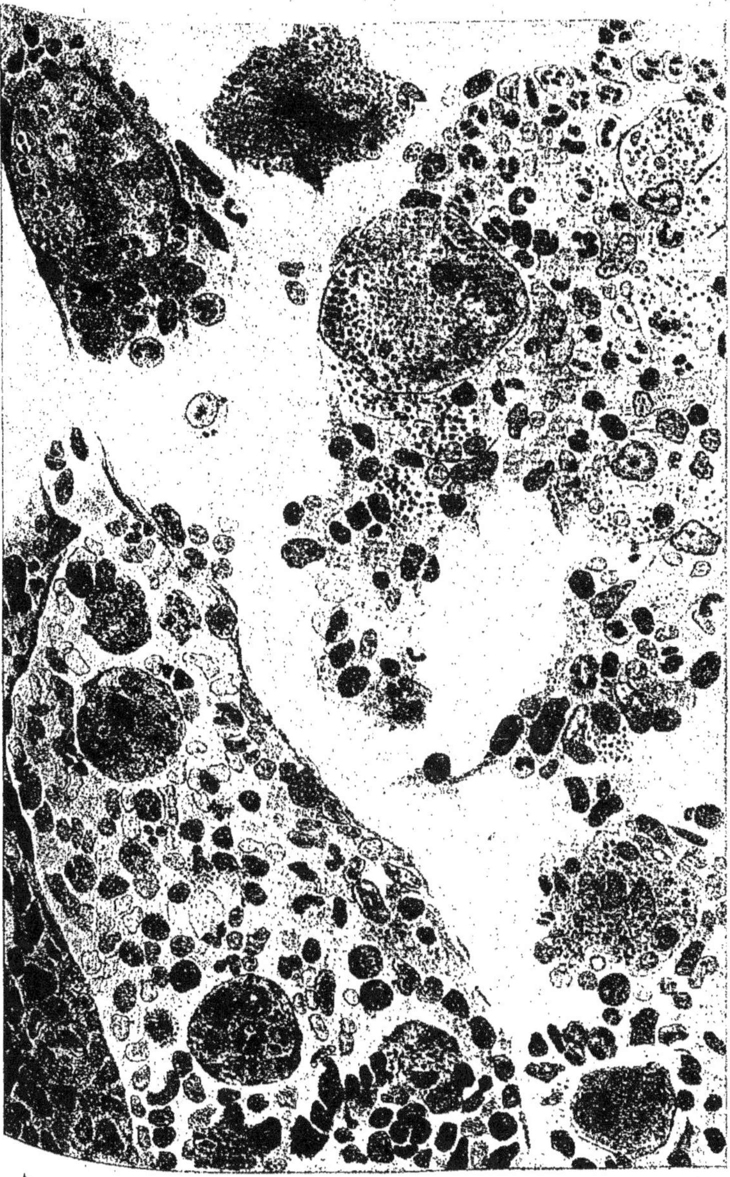

tence de ces éléments à la présence des noyaux vésiculeux d'aspect particulier et aux
débris de toutes sortes groupés autour du noyau.
« Dans ces macrophages on trouve des polynucléaires soit entiers, soit en voie de désinté-

gration. Les débris de leucocytes sont teintés de rouge ou de brun-violet, les noyaux se fragmentent en boules bleues, violettes ou vertes:

« Les hématies y subissent une désintégration aboutissant à la production de noyaux orangés M^7 ou de coques vides M^{13}, M^{14}. Le pigment ferrugineux forme des blocs irréguliers jaune clair M^{17} ou des masses brunâtres M^{18}.

« *XIV M^5*. Macrophage géant ayant accolé le contour de son protoplasma à la paroi d'un sinus. Il renferme 3 noyaux *n* et 2 polynucléaires *p* à protoplasma devenu homogène, à noyau en début de fragmentation. Ces polynucléaires ont un protoplasma rose. Le polynucléaire *p'* a un protoplasma teinté en violet. Les grains violets et grains verts résultent de la désintégration de noyaux de polynucléaires.

« *M^6*. Macrophage renfermant 5 noyaux propres, des grains verts et bleus, reliquat de la désagrégation nucléaire des polynucléaires. Un fond jaunâtre dû à la présence de grains très fins de pigment ocre, 3 polynucléaires à protoplasma devenu violacé. Le noyau du polynucléaire *p* est fragmenté, *ai*. Aiguilles violettes. Produits de transformation régressive de polynucléaires.

« *M^7*. Macrophage géant, contenant 3 hématies encore intactes, — *p*. Un polynucléaire à protoplasma violet sombre à noyau fragmenté en boules. Entre *p* et *h*, une vacuole où se montre un corps rose ponctué de 2 granules violet sombre : c'est un débris de protoplasma leucocytaire conservant 2 débris nucléaires. Au centre magma orangé dû à la désintégration fragmentaire d'hématies. Ce macrophage renferme un énorme noyau *W*, 2 noyaux propres au macrophage, 1 polynucléaire.

« *XIV'*. Grande cavité sinusale de la pulpe splénique d'une lapine pleine ayant subi une injection intra-cellulaire de seulement 1/2 centimètre cube de bouillon de culture de bacilles d'Eberth extrêmement atténué.

« *M'* Macrophage moyen situé en dehors du sinus veineux, il ne renferme que 3 grains bleu-verts, reliquat nucléaire de la désintégration d'un polynucléaire. M^2 M^3 M^4. Grands macrophages en activité. En bas on aperçoit une portion seulement de 2 autres macrophages.

« La pulpe de cette lapine pleine renferme un nombre proportionnellement considérable de polynucléaires éosinophiles *E*. On a dessiné autour de certains d'entre eux une membrane d'enveloppe, ce qui est inexact. *n*, noyau de macrophages.

« *PN*. Polynucléaires neutrophiles altérés. Les granulations des *PN* ont disparu

« *My. b*. Un myélocyte basophile nettement différencié. Protoplasma basophile homogène. Noyau grand, vésiculeux, clair, ponctué de 3 grains de chromatine isolés.

« *Mo. b*. Mononucléaire basophile.

« *H. Poly*. Hématie en désintégration polychromatophile.

« Dans les macrophages M^3 M^4 en particulier on peut suivre la transformation régressive des polynucléaires. Le protoplasma de ces leucocytes est soit rose, soit violacé. Leurs noyaux sont à tous les stades de fragmentation ; ils sont violet-sombre, bleus ou verdâtres. Le corps des macrophages renferme les débris nucléaires mis en liberté, des masses orangées, des hématies en état de fonte et des corps jaunâtres irréguliers (pigment ferrugineux). Ces derniers se voient nettement en M^5. » (Dominici.)

succession des phénomènes est alors : 1° étape septicémique ; 2° localisation latente dans la rate, étape splénique ; 3° infection du foie par la veine splénique, lésion hépatique métasplénique ; 4° du foie, le microbe peut réinfecter à nouveau la circulation générale. On saisit toute l'importance pratique de ce repaire microbien splénique et l'on conçoit qu'on ait proposé comme sanction thérapeutique, l'ablation chirurgicale de ce foyer résiduel d'infection menaçante : Banti a ainsi obtenu des guérisons durables dans la maladie qui porte son nom.

2° **Intoxications exogènes**. — Dans beaucoup d'intoxications, on observe une réaction splénique, la rate cherchant à lutter contre l'intoxication par production de leucocytes et de leurs ferments.

Dans un cas d'intoxication aiguë par le mercure, Moulinier a vu une rate transformée en bouillie sanglante avec nombreux myélocytes basophiles et hématies nucléées.

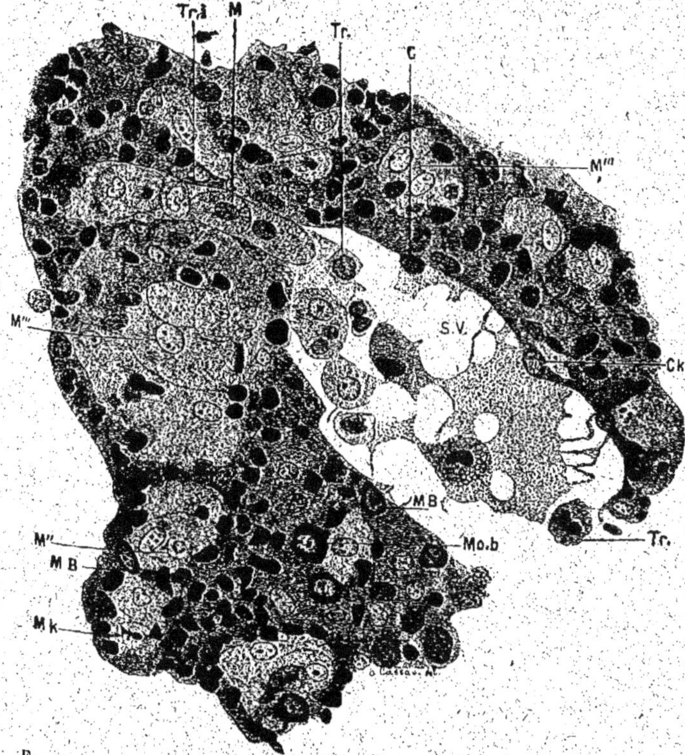

Fig. 136. — Réaction de la rate à l'infection : pulpe rouge (Dominici).

Portion de rate de lapin adulte examinée 7 heures après injection de 1 centimètre cube de bouillon de culture de bacilles d'Eberth. « Poussée intense des macrophages. Là où existe normalement un plasmodium semé d'imperceptibles noyaux pâles, formé de macrophages fusionnés et au repos, les éléments en question prennent corps et s'animent. Ils apparaissent sous l'aspect de cellules de dimensions variables dont certaines ont déjà une taille géante. Leur noyau est vésiculeux, leur protoplasma extrêmement fragile est clair, grenu et granuleux ou chargé de sphérules jaunes de pigment ocre. Çà et là certains éléments contiennent une hématie ou un polynucléaire. Ils sont en état d'accroissement numérique d'hyperplasie et de suractivité migratrice, mais non de suractivité phagocytaire, puisqu'ils n'englobent ici que très peu d'éléments figurés de la série myélogène (hématies et polynucléaires).

Tr. l. Trajet lacunaire bourré de macrophages et les dégorgeant dans un sinus veineux S. V.

S. V. Sinus veineux renfermant des macrophages. Certains sont petits. Tr. Éléments ayant un noyau incurvé, un protoplasma translucide clair ou grenu légèrement basophile. Il s'agit là des éléments correspondant aux grands mononucléaires du sang désignés sous le nom de types de transition parce qu'on les considère comme se transformant en polynucléaires neutrophiles, ce sont des macrophages. Se transforment-ils en de plus grands macrophages ? Je le crois, mais je n'en ai pas encore la démonstration absolue.

M. Grands macrophages se différenciant de la gangue plasmodiale primitive.

M'. Macrophage renfermant un polynucléaire.

M K. Un macrophage en karyokinèse.

M''. Macrophage à deux noyaux contenant un débris de polynucléaire inclus dans une vacuole et 2 hématies dont une en voie d'effacement.

Tr. Petits macrophages avec noyau en V.

C. Noyau de la paroi conjonctive du sinus bombant vers la cavité

C. K. Noyau de la paroi en karyokinèse.

Mo. b. Mononucléaire basophile.

M. B. Myélocyte basophile. » (Dominici.)

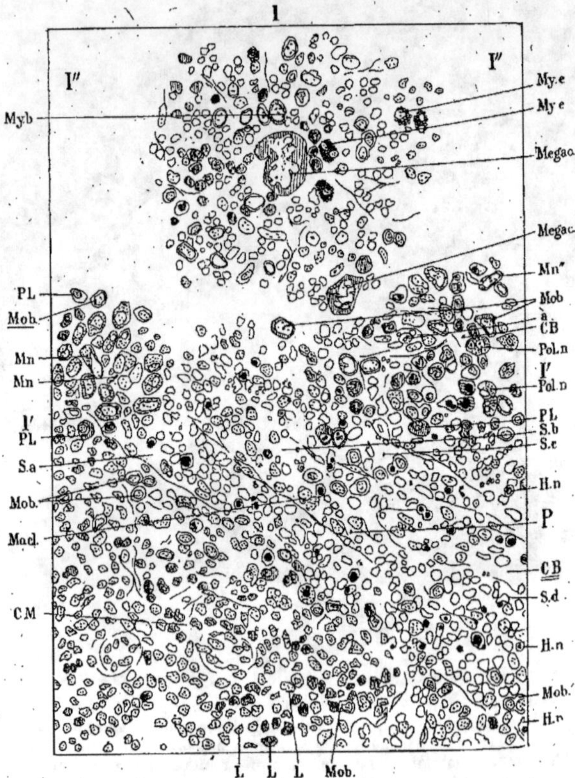

Fɪɢ. 137. — Réaction de la rate à l'anémie (figure p. 427, décalque p. 426).
(Dominici)

Portion de la rate d'un lapin adulte en état de transformation myéloïde (lapin de 3 kilogrammes anémié par soustraction de 280 grammes de sang en 14 jours).

« Je ferai remarquer que cette figure ne représente pas une portion de rate où la transformation myéloïde est poussée à un très haut degré. J'ai, au contraire, choisi le point en question, parce que les éléments du tissu myéloïde sont clairsemés, ce qui rend plus facile la lecture de cette préparation donnée à un faible grossissement. Nous subdivisons notre décalque en 2 zones : I′ zone moyenne et inférieure et I″ zone supérieure.

I′ (Partie inférieure).

« En I′, on a représenté le tiers d'un corpuscule de Malpighi et l'écorce pulpaire attenante (Une partie d'un lobule splénique malpighien, par conséquent.)

« On remarquera l'opposition existant entre la zone folliculaire du lobule splénique CM et la zone pulpaire P. La première est bourrée de petits mononucléaires (cellules embryonnaires, cellules indifférentes, noyaux primitifs de Pouchet, lymphocytes de certains auteurs) disposés en général en couches concentriques. La seconde est creusée de sinus dilatés, allongés parallèlement à la bordure folliculaire et séparés par des sortes de coins formés d'un tissu plus compact, tissu lacuneux de la pulpe, cordons de Billroth.

« *CM. Corpuscule de Malpighi :* travée folliculaire du lobule splénique en section transver-

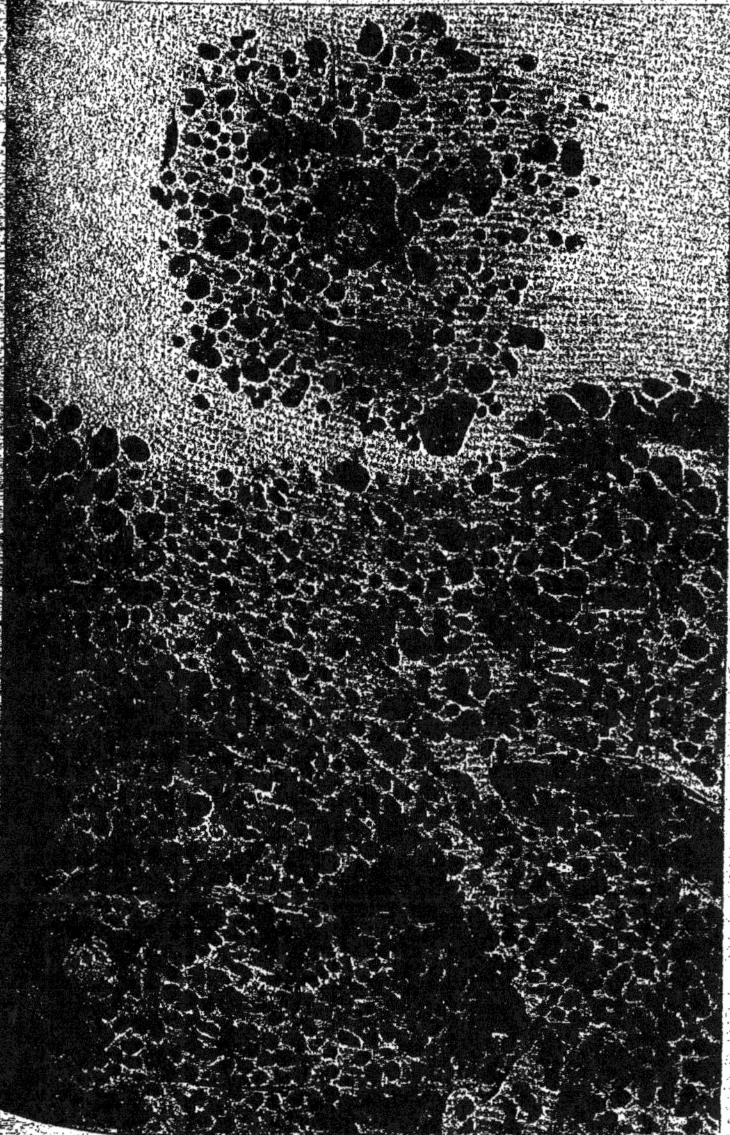

ale. Il renferme 2 artères (le tronc artériel primitif vient de se bifurquer, mais le corpuscule de Malpighi ne s'est pas encore subdivisé).
2. Lymphocytes ou cellules embryonnaires. Certains ont un noyau plus foncé que les

autres. Un grand nombre de ceux-ci se transformeront en plasmocytes. Parmi les lymphocytes à noyaux moins opaques, les uns deviendront des mononucléaires clairs ou ordinaires, les autres de mononucléaires basophiles.

« *PL. Plasmocyte.* Noyau petit foncé, corps relativement grand et basophile.

« *Mob. Mononucléaires basophiles.* Noyau grand et clair, corps relativement étroit et basophile. (Nous employons le terme de mononucléaire basophile ici comme équivalent à celui de myélocyte basophile. Il s'agit essentiellement ici de mononucléaires à protoplasma non granuleux, qui sont les formes larvaires de mononucléaires granuleux neutrophiles ou myélocytes neutrophiles.)

« *P. Pulpe.*

« *Sa. Sa. Sb. Sc. Sd.* Sinus veineux. *Sa.* Sinus veineux côtoyant la moitié de la circonférence du corpuscule de Malpighi. C'est là l'équivalent du sinus lymphatique périfolliculaire des ganglions lymphatiques.

« Les sinus *Sa*, *Sb*, *Sc*, *Sd*, renferment des éléments mobiles du tissu myéloïde et du tissu lymphoïde. Ce sont :

Hn. Hématies nucléées (noyau opaque, protoplasma orangé rouge).

H. Hématies ordinaires.

Mob. Mononucléaires basophiles ou myélocytes basophiles (formes larvaires des myélocytes neutrophiles).

Mn. Myélocytes neutrophiles reconnaissables à leurs granulations violettes.

« En *Mn'* sont groupés 18 myélocytes neutrophiles. Deux d'entre eux desquament dans le sinus *sa*. Les autres sont plongés dans le tissu lacuneux de la pulpe, à la limite de la bordure folliculaire.

« En *Mn''.* A droite un myélocyte basophile se charge de granulations neutrophiles.

Pol. n. Polynucléaires neutrophiles ou amphophiles dérivant des myélocytes neutrophiles.

PL. Plasmocyte.

« *Mo. cl.* Mononucléaire clair. Protoplasma rose clair, noyau peu foncé. A côté, coupe d'un petit macrophage dont on ne voit qu'une partie du corps bourré de sphères jaunes de pigment ocre.

CB. Cordons de Billroth. Leurs contours sont mal définis en raison de l'accumulation des éléments figurés.

« *A.* Artériole de petit calibre avoisinant le cordon de Billroth *CB.* Elle est entourée de quelques myélocytes basophiles et neutrophiles. (Il est des artérioles terminales de cette dimension qui sont entourées d'un manchon compact formé de myélocytes basophiles et neutrophiles qui se sont substitués à leur tissu lymphoïde normal.)

I' (Partie supérieure).

« Portion de pulpe formée de tissu lacuneux (cordon de Billroth élargi séparé du reste du champ pulpaire par un espace clair). Cette portion de la pulpe était, en effet, un peu plus éloignée qu'il n'est figuré ici, on l'a rapprochée légèrement pour l'inscrire dans le cadre de la planche.

« On y voit : 1° deux mégacaryocytes ou cellules géantes à noyaux bourgeonnants identiques à celles de la moelle osseuse, *Megac.*

« 2° Des myélocytes éosinophiles *My. e.* (granulations orangé-rouges). On pourrait à première vue confondre ces éléments avec des polynucléaires éosinophiles, car 3 d'entre eux ont des noyaux doubles ou lobés. En les comparant aux polynucléaires éosinophiles, on les en différenciera en tenant compte de leur taille qui est supérieure à celle de ces éléments.

« 3° *Myb.* Myélocytes basophiles. » (Dominici.)

Dans les intoxications chroniques, il peut en être de même. Pilliet, à la suite de diverses intoxications expérimentales a constaté une hypertrophie splénique. Ribadeau-Dumas a pu obtenir une forte hypertrophie de la rate avec transformation myéloïde complète, en injectant des sels de plomb. Les intoxications retentissent pourtant moins fortement sur la rate que les infections.

La rate, non seulement tend à neutraliser et à détruire les toxiques, mais elle fixe un certain nombre d'entre eux afin de les immobiliser dans un tissu moins sensible. Il est classique en médecine légale, lorsqu'on soupçonne une mort par intoxication, de prélever la rate, en même temps que d'autres viscères, pour y rechercher le toxique.

Tantôt la rate immobilise sans les modifier les poisons, les éliminant ensuite progressivement à doses faibles fractionnées inoffensives ; tantôt elle les transforme en corps moins toxiques.

3° **Intoxications endogènes.** — La rate réagit par hypertrophie dans ces intoxications comme dans les infections.

Dans l'auto-intoxication ictérique, que réalise l'ictère par rétention, la rate se tuméfie jusqu'à atteindre parfois un volume considérable. Le mécanisme de ce processus a été étudié avec une grande précision par Rist et Ribadeau-Dumas : la rate se tuméfie pour lutter contre l'action toxique hémolytique bien connue de la bile et surtout des sels biliaires ; Rist et Ribadeau-Dumas ont pu démontrer expérimentalement que le sérum des ictériques chroniques acquiert des propriétés antihémolytiques à l'égard de la bile ou plus exactement des sels biliaires (taurocholate de soude). La rate détruit les globules rouges altérés par l'imprégnation bilieuse : la rate biliaire a en effet tous les caractères des rates hémolytiques et son « hypertrophie est en connexion avec cette immunité acquise » (Rist). Elle contribue à fabriquer des globules rouges résistants et sécréterait des antihémolysines : Rist a insisté sur la polyglobulie qui accompagne certaines splénomégalies ictériques. Dans les cirrhoses biliaires le processus splénique est donc complexe (Gilbert et Lereboullet) : il y a mélange d'infection, de stase veineuse, d'insuffisance hépatique, d'intoxication biliaire et d'hémolyse. Ce rôle prépondérant de la rate dans cette immunisation contre le pouvoir hémolytique de la bile n'est pas sans conclusion pratique, il contre-indique l'ablation de la rate chez les ictériques ; Rist et Ribadeau-Dumas ont montré en effet que, si l'on vient à pratiquer la splénectomie chez les animaux immunisés contre le taurocholate de soude, l'immunité acquise contre ce sel disparaît et la mort rapide par intoxication bilieuse a été observée, chez l'homme, dans quelques cas après splénectomie.

4° **Anémies et processus hémolytiques** (fig. 137). — Dans les anémies et dans les processus hémolytiques, quelle qu'en soit la cause, ictère hémolytique congénital de Chauffard et N. Fiessinger, ictères hémolytiques acquis de Widal, Abrami et Brulé, la rate présente une hypertrophie chronique et son augmentation brusque coïncide avec les crises de déglobulisation (Widal, Abrami et Brulé). Le rôle pathogénique de la rate dans les ictères hémolytiques est encore discuté : la réaction splénique est-elle primordiale provoquant l'état hémolytique, question que Chauffard a posé dès le début, ou bien est-elle secondaire ? « Minkowski, Bettmann, von Krannhals attribuent à une maladie primitive de la rate le type clinique de l'ictère hémolytique congénital. M. Chauffard admet qu'il existe de véritables splénomégalies hémolysantes dont l'ictère congénital est le type le plus complet. Contrairement à cette théorie, nous avons dès nos premières observations, disent Widal, Abrami et Brulé, soutenu la pluralité d'origine des ictères hémolytiques. Il est possible que, dans certains cas, la rate joue un rôle actif et primitif dans la genèse des phénomènes hémolytiques ; mais, dans la majorité des cas, la splénomégalie est, pour nous, la conséquence et non la cause de l'hémolyse. Les hématies étant déjà attaquées dans le sang circulant et en partie détruites, la rate entre en hyperfonctionnement pour débarrasser l'organisme des stromas globulaires avariés ; son hypertrophie n'est que secondaire et traduit simplement cette suractivité considérable. » (Brulé.) Récemment M. Brulé et Et. May ont montré que dans l'ictère par l'intoxication toluylène-diaminique la résistance des globules rouges est exactement la même dans l'artère et dans la veine spléniques, ce qui prouve une fois de plus que dans ce cas expérimental il n'y a pas de fragilisation des globules rouges dans la rate.

Pour Gilbert et Chabrol et pour Banti, la rate joue au contraire un rôle important dans l'hémolyse par ses autohémolysines : « Non seulement la rate commande la destruction des globules rouges antérieurement fragilisés, mais encore elle est susceptible de présider à leur fragilisation... La destruction des hématies n'est point nécessairement l'effet d'une intervention directe des éléments cellulaires, que pendant longtemps on a schématisée sous la forme d'un macrophage, englobant dans son protoplasma des globules rouges vieillis ou altérés. L'histologie est le plus souvent impuissante à donner la clef des phénomènes de l'hématolyse et c'est seulement par l'analyse biologique que l'on peut pénétrer leur nature véritable, les ictères hémolytiques sont des splénomégalies hémolysantes. La rate par ses hémolysines jouerait le rôle primordial dans la pathogénie de tous les ictères hémolytiques acquis, congénitaux, expérimentaux. »

Partant de cette théorie Banti, Gilbert et Chabrol, etc., ont donc proposé la splénectomie thérapeutique dans les ictères avec anémie et splénomégalies et dans les anémies même pernicieuses avec grosse rate.

« La splénectomie a été pratiquée dans près de 50 observations d'anémies avec ictère. La plupart rentrent dans le cadre des ictères acholuriques de forme splénomégalique ou hépato-splénomégalique avec la double notion de l'hérédité et du caractère familial de la maladie ; bien que relevant à leur origine d'une hyperhémolyse indiscutable, certaines de ces observations ne s'accompagnent point de fragilité globulaire aux solutions hypotoniques.

« C'est surtout dans les formes extrêmes, où la déglobulisation prime tous les symptômes et affecte l'allure d'une anémie pernicieuse, que l'on a eu recours à l'ablation de la rate. Sur 48 interventions, 5 ont entraîné une terminaison fatale, d'après la statistique des observations que nous avons analysées ; la mortalité serait de 10,4 p. 100.

« Les autres interventions ont été suivies d'une guérison complète ou d'une simple amélioration. Les faits les plus heureux ont été rapportés par les auteurs italiens (Banti, Micheli) qui, en l'espace de quelques jours, voire même de quarante-huit heures, ont pu assister à de véritables résurrections. Chez le plus grand nombre des opérés, la courbe des hématies ne s'est relevée que lentement et a mis plusieurs semaines pour remonter à son chiffre normal. Dans quelques cas, enfin, l'amélioration, quoique manifeste, n'a pas été suivie d'une guérison complète, l'anémie et l'ictère se sont atténués, mais n'ont pas entièrement disparu : peut-être faut-il voir dans ces guérisons imparfaites une preuve nouvelle des suppléances fonctionnelles qui, à l'état morbide comme au cours de l'expérimentation, peuvent se manifester entre les différents territoires du système hématolytique.

« Lorsqu'il existait de la fragilité globulaire aux solutions hypotoniques, celle-ci n'a point toujours paru influencée par l'ablation de la rate (Roth, Kahn). Cependant, chez les malades de Banti, Micheli, Mosse, la splénectomie a pu faire disparaître une fragilité des hématies qui se manifestait antérieurement par des chiffres voisins H 1 = 60. » (Gilbert Chabrol et H. Bénard).

En un mot les résultats des splénectomies semblent avoir été surtout favorables dans les ictères hémolytiques congénitaux.

Pour éviter une opération si grave plusieurs auteurs et notamment. Panbot et Reilly ont proposé la radiothérapie atrophiante de la rate et ils disent avoir obtenu de bons résultats dans quelques cas.

Mais les résultats heureux obtenus après ablation de la rate ou radiothérapie n'ont pas été interprétés par tous comme une preuve de l'hémolyse intrasplénique ; quelques auteurs allemands soutiennent que la rate a normalement un rôle frénateur sur l'activité de la moelle osseuse et la splénectomie supprimant ce frein permet une activité réparatrice plus grande de la moelle osseuse, d'où les bons effets de l'ablation de la rate. Ce processus de réparation s'accentuant masquerait l'hémolyse de cause non splénique qui n'en persisterait pas moins.

Le rôle réparateur de la rate dans les anémies de l'adulte est non moins discuté. Pour beaucoup la rate fabrique plus de globules qu'elle n'en détruit, elle a un rôle utile qu'il importe de favoriser : d'où l'opothérapie splénique des anémies. Dans ces cas la rate remplit un double rôle : — 1° elle compense les pertes de globules rouges en produisant du tissu myéloïde et en fabriquant de nouveaux globules rouges ; — 2° la rate hémolyse les globules rouges altérés : les macrophages de la pulpe rouge, augmentés de nombre (d'où la lésion dite « sclérose pulpaire »), englobent et digèrent les hématies, transforment l'hémoglobine en pigment ocre qui infiltre la rate ; ce dépôt pigmentaire splénique n'est pas une dégénérescence, mais une réserve ferrugineuse qui servira à l'élaboration de nouveaux globules (fonction martiale de la rate).

Même en dehors d'une anémie marquée, la rate splénomégalique fabrique des globules rouges, ce dont témoigne la polyglobulie, ainsi que le montre Rist dans la rate biliaire et dans la rate hydatique : dans un cas de kyste hydatique, Rist a observé une polyglobulie notable et de la splénomégalie qui disparurent après l'ablation du kyste.

Dans les anémies de l'adulte l'hypertrophie splénique restera d'ordinaire modérée : chez l'enfant, elle deviendra souvent rapidement intense, constituant le syndrome de l'anémie infantile avec splénomégalie.

Mais la rate n'est qu'une partie du système hématopoïétique dans cette fabrication des globules rouges, dans la destruction des globules vieillis et dans l'infiltration ferrugineuse témoin de cette hémotolyse. Bien d'autres tissus jouissent des mêmes fonctions de défense.

CHAPITRE XVII

THYMUS

PAR

H. GOUGEROT

Le thymus est un organe transitoire, apparaissant vers le second mois de la vie intra-utérine et régressant dans la deuxième enfance. Formé de tissu hématopoïétique, appelé autrefois glande vasculaire sanguine, ses fonctions restent énigmatiques : organe inutile pour certains auteurs, son ablation, pour les autres, provoquerait des troubles complexes de croissance et de nutrition.

ANATOMIE MACROSCOPIQUE

Situé dans le médiastin antérieur et à sa partie supérieure, le thymus, organe mi-thoracique, mi-cervical, déborde le manubrium (fig. 136).

Pour l'étudier, il faut inciser les plans cutanés et aponévrotiques du cou sur la ligne médiane, enlever le plastron sterno-costal revêtu des muscles pectoraux sur la face antérieure, des muscles triangulaires et des artères mammaires internes sur sa face postérieure. Entre les culs-de-sac pleuraux antérieurs, on découvre alors la face antérieure du thymus qui apparaît allongée de haut en bas ; la partie inférieure bilobée, plus large que l'extrémité supérieure, repose sur la face antérieure du péricarde et s'arrête d'ordinaire au niveau du sillon auriculo-ventriculaire antérieur ; le lobe gauche descend plus bas que le lobe droit, parfois jusqu'au diaphragme. La partie supérieure est divisée en deux prolongements inégaux, appelés cornes du thymus, qui s'élèvent dans le cou jusqu'au voisinage du corps thyroïde sans l'atteindre d'ordinaire. Les bords latéraux, ou mieux les faces latérales, sont presque verticaux, un peu obliques en bas et en dehors ; ils sont masqués par les poumons qui

les recouvrent et qu'il faut écarter en dehors ; la face droite est longée
par le nerf phrénique droit : le nerf phrénique gauche, cheminant plus
profondément, n'entre pas en contact avec le bord gauche du thymus.
Soulevant le thymus en bloc on voit, qu'en arrière, il repose en bas sur
le péricarde, en haut sur les gros vaisseaux de la base du cœur et du cou,
qui le séparent de la trachée. La partie cervicale du thymus entre en con-

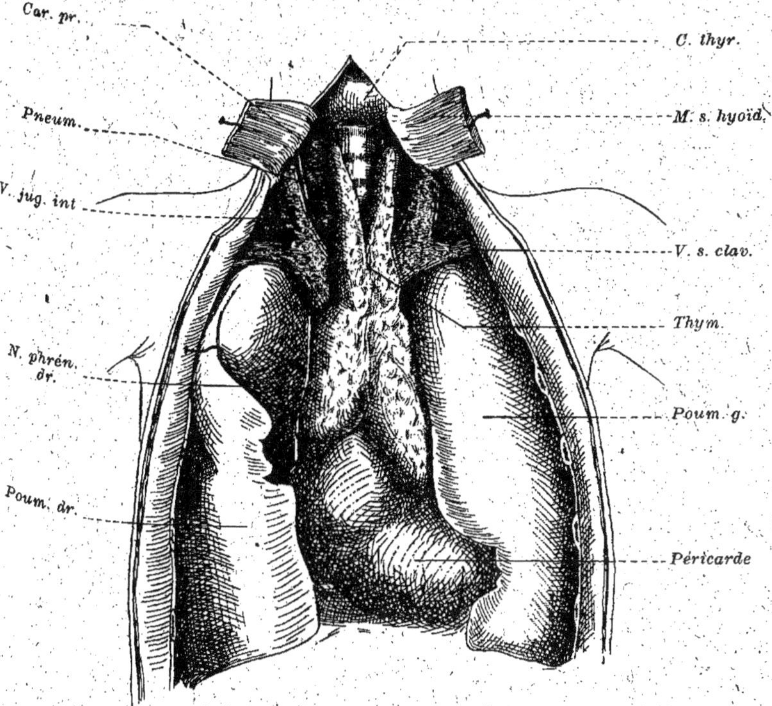

Fig. 138. — Thymus d'un enfant de 2 mois (Ch. Simon, *in* Poirier-Charpy).

tact direct avec la trachée et souvent on voit un prolongement postérieur
s'insinuer dans l'espace trachéo-carotidien pénétrant jusqu'au nerf récurrent et jusqu'à l'œsophage.

Cette dissection a dégagé la *loge thymique*. On conçoit que le thymus
bridé en avant par la paroi osseuse sterno-claviculaire inextensible, soit
forcé, lorsqu'il s'hypertrophie, de comprimer les organes du médiastin,
les gros vaisseaux du cœur, la trachée et les nerfs (espace critique de
Grawitz). Cette hypertrophie chronique, surtout si elle subit des poussées
congestives infectieuses ou toxiques, détermine des troubles complexes
souvent de haute gravité : tantôt elle provoque des accès dyspnéiques à

ANAT. MÉDIC. 28

rechute (asthme thymique) (1), avec ou sans cyanose ; tantôt de la dyspnée continue avec tirage et cornage, dyspnée augmentée par l'hyperextension de la tête, tantôt un véritable stridor ; tantôt l'hypertrophie thymique reste longtemps tolérée et se révèle brusquement par des accidents rapidement graves, et même par la mort subite.

Il en est de même des tumeurs du médiastin développées chez l'adulte aux dépens de débris thymiques (Letulle).

« La compression de la trachée par le thymus hypertrophié s'exerce presque toujours au même endroit : c'est au niveau d'une région qui correspond à ce qu'on peut appeler le *détroit supérieur du thorax*, c'est-à-dire l'anneau osseux, rigide, inextensible, formé en avant par la partie supérieure du manubrium sternal, en arrière par la partie inférieure de la première vertèbre dorsale et par la deuxième, et, sur les côtés, par la première et la deuxième côtes. A sa circonférence supérieure, le diamètre antéro-postérieur de cet anneau n'excède guère, chez le nouveau-né, 2 centimètres ; or, le thymus hypertrophié a une épaisseur qui dépasse souvent 1 cm. 5. Chez le jeune enfant, cet anneau est presque horizontal ; il n'est pas susceptible de s'agrandir par l'élévation des côtes ; il constitue ce que Grawitz appelle « l'espace critique » où se pressent l'œsophage, la trachée, les gros vaisseaux veineux et artériels...

« Lorsque le thymus présente une hypertrophie qui atteint un certain degré, il doit forcément déplacer ou comprimer les organes avec lesquels il est en rapport, parce qu'il est situé dans la partie supérieure du cône thoracique, c'est-à-dire dans celle qui est la plus rigide, la moins mobile, la moins extensible. Mais, de tous les organes avec lesquels le thymus est en rapport dans cette zone, c'est la trachée qui sera le plus facilement comprimée, parce qu'elle est celui qui a le plus de fixité. Tandis que l'œsophage, les vaisseaux et les nerfs peuvent, par leur mobilité, leur souplesse échapper longtemps à la compression, la trachée est vite aplatie. C'est qu'en effet ce conduit, assez mobile à sa partie cervicale, devient de plus en plus fixe à mesure qu'il descend dans le thorax ; il est très difficile à déplacer à la bifurcation. » (Marfan.)

C'est parce que le thymus provoque chez l'enfant des troubles souvent graves qu'on a été forcé avant la radiothérapie d'en pratiquer l'ablation (2). Rien de plus facile chez l'enfant (Veau et Olivier). Le thymus est un organe plus thoracique que cervical, mais il remonte dans le cou, et c'est par le cou que le chirurgien l'aborde et l'enlève sans faire de résection osseuse pénible, inutile et nuisible. En effet, le thymus vivant est un

---

(1) La conception de l'asthme thymique qui attribuait le spasme glottique à la compression directe des poumons et de l'arbre respiratoire par le thymus hypertrophié, n'a pas été vérifiée par les autopsies. (Hérard.)

(2) L'ablation chirurgicale ne s'emploie plus que dans des cas exceptionnels d'extrême urgence ; encore peut-on ne faire dans ces cas que le tubage avec un tube long. Dans tous les autres cas, la radiothérapie détermine sans danger l'atrophie du thymus et guérit l'enfant ainsi que l'ont montré Regaud et Crémieu, Weill, etc.

organe mobile avec chaque respiration, glissant dans une atmosphère celluleuse qui rend facile son énucléation sous-capsulaire.

Enlevé, le thymus apparaît sous forme d'une masse polygonale allongée, rosée et lobulée, de consistance molle. Ses dimensions et son poids varient suivant l'âge de l'individu, en moyenne chez le nouveau-né la longueur est de 40 à 50 millimètres, la largeur est de 12 à 30 millimètres, l'épaisseur de 8 à 14 millimètres ; le poids est variable : les chiffres donnés par les auteurs vont de 3 grammes à 5 grammes, 8 et même 16 grammes, ou 20 grammes.

La dissection montre que la masse thymique est formée de deux languettes allongées ou lobes thymiques, inégaux, adossés obliquement par leur face interne, tantôt fusionnés et réunis par un isthme vers leur partie moyenne (thymus en H, en Y, en V), tantôt distincts et séparables, cette dernière disposition étant la règle chez le nouveau-né d'après Rieffel et Leméc (fig. 138).

Chaque lobe est formé de masses plus petites, irrégulièrement polygonales, pelotonnées, nommées *lobules thymiques*. Lorsqu'on déroule le lobe tymique, on voit que les lobules sont réunis les uns aux autres par un cordon central fibro-vasculaire qui sert d'axe vasculaire (fig. 139)

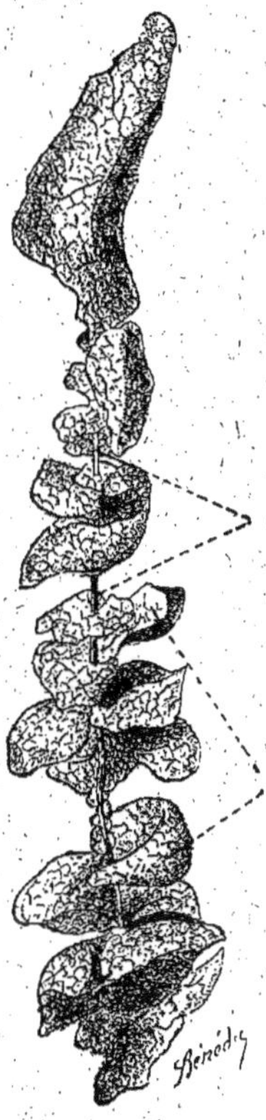

Autour du thymus, on trouve assez souvent des *thymus accessoires*, de siège, de nombre, de forme et de volume très variables, tantôt accolés à l'un des deux lobes thymiques principaux, tantôt éloignés d'eux. Les cornes thymiques supérieures hypertrophiées s'individualisent parfois en thymus accessoires.

Exploration du thymus. — La percussion, et dans les cas douteux la radioscopie, exceptionnellement la palpation, permettent d'explorer le thymus chez le vivant.

Percussion. — « On a avancé que, dans les premières années de la vie, avant que le processus d'involution ait commencé, au thymus normal correspondrait une zone de matité dans la région du manubrium sternal. En percutant légèrement, de préférence avec un seul doigt (Hochsinger), on trouverait, en allant de la région sous-clavière à la région sternale,

Fig. 139. — Structure macroscopique du thymus. Lobules disséqués et « déroulés », ils sont réunis les uns aux autres par un cordon fibro-vasculaire qui sert d'axe vasculaire nourricier (d'après Kœlliker).

28*

d'abord la sonorité pulmonaire, puis une zone de matité relative ; enfin, sur la région médiane du manubrium, une zone de matité absolue. Si la zone de matité relative est difficile à délimiter, la zone de matité absolue aurait des contours nets qui figureraient, d'après Blumenreich, un triangle à base supérieure et à sommet inférieur ; la base répond au bord supérieur du manubrium et aux articulations sterno-claviculaires ; le sommet se trouve un peu à gauche de la ligne médio-sternale, au niveau de la deuxième côte. Latéralement, cette matité ne dépasse jamais le bord droit du sternum ; elle peut dépasser le bord gauche de 6 millimètres. Le bord droit de la matité serait facile à délimiter en raison de sa contiguïté avec une large surface de son pulmonaire ; à gauche, le voisinage de la matité cardiaque la rendrait plus confuse.

« Il s'en faut, à notre sens, qu'à l'état normal les choses soient aussi nettes. Même chez les jeunes enfants, même en percutant légèrement, dans un grand nombre de cas, on ne trouve pas, au niveau du manubrium, de zone de matité vraiment absolue, mais seulement une zone étroite de matité relative.

« Aussi, pour nous, la constatation d'une matité absolue, bien nette, occupant tout ou partie de la région du manubrium sternal, surtout si elle dépasse les bords du sternum (elle dépasse le plus souvent le gauche), et si elle se confond en bas avec la matité cardiaque, décèle presque à coup sûr une hypertrophie du thymus. Malheureusement, la matité manubriale est inconstante. Dans des cas où l'on a pu, pendant la vie, diagnostiquer une hypertrophie du thymus et où ce diagnostic a été vérifié après la mort, cette matité faisait défaut. La raison en est probablement dans l'existence de la languette pulmonaire, qui, d'après M. Cruchet, vient parfois s'interposer entre la face antérieure du thymus et le sternum. Lorsque le thymus hypertrophié détermine de la dyspnée, cette languette peut devenir emphysémateuse et s'opposer encore plus à la perception a matité. » (Marfan.)

DÉVELOPPEMENT ET ÉVOLUTION

Nées de deux bourgeonnements latéraux de l'épithélium ventral de la troisième fente endodermique branchiale, les ébauches thymiques sont des cordons épithéliaux pleins ou à peine tubulés dont l'extrémité s'accroît progressivement et pénètre dans le thorax. Le bourgeon branchial reste épithélial jusqu'au troisième mois, puis devient lympho-épithélial, enfin lymphoïde. « A la naissance le thymus a acquis complètement sa structure de glande hémo-lymphatique. » (Marfan.)

Le thymus est un organe transitoire ; il atteint son développement maximum dans l'enfance à un âge variable. « Le thymus a donc sa période de pleine activité durant les derniers mois de la vie intra-utérine et durant les premières années de la vie extra-utérine. » (Marfan.)

Peu à peu, il régresse, il pâlit, devient gris, puis jaunâtre graisseux; le thymus est en effet remplacé par du tissu cellulo-adipeux.

Cette régression ou *involution thymique*, dont les classiques fixaient le début vers la seconde enfance, semble beaucoup plus tardive. Il n'est pas exceptionnel de rencontrer chez l'adulte, et même chez le vieillard, des thymus volumineux en activité.

D'après certaines expériences le thymus commence à diminuer lors de l'apparition des premiers éléments spermatiques dans les canaux testiculaires. Ce fait important, vérifié chez les invertébrés, indique donc que c'est la puberté qui donne le signal de l'abaissement fonctionnel du thymus. Cette notion s'éloigne donc de la doctrine classique d'après laquelle le thymus commence à s'atrophier vers 4 ans, vers 8 ou 10 ans au plus tard, et ne laisse plus que des vestiges au delà de 20 ans.

On a cru longtemps que le thymus disparaissait complètement; en réalité, il persiste même chez le vieillard et cela d'une façon constante sous forme d'une masse graisseuse de dimensions variables, couchée dans le médiastin antérieur entre la fourchette sternale et les gros vaisseaux; histologiquement, dans ce thymus adipeux sénile, on peut retrouver de petits îlots d'infiltration lymphoïde, diffus ou disséminés, restes de lobules imparfaitement dégénérés.

ANATOMIE MICROSCOPIQUE

Le lobule thymique représente le thymus élémentaire (fig. 140). Une capsule fibro-conjonctive enveloppe chaque lobule. Le lobule est subdivisé, à sa partie périphérique, en follicules de 3 à 6 millimètres par des cloisons conjonctives qui s'enfoncent radiairement dans le parenchyme du lobule, mais ne pénètrent jamais jusqu'au centre; la zone périphérique du lobule est donc seule subdivisée, la zone centrale reste indivise. Cette distinction en deux zones correspond à deux aspects histologiques : — la zone périphérique ou corticale, subdivisée en follicules, est une infiltration sombre de petits mononucléaires; — la zone centrale ou médullaire indivise et commune, est plus claire, tachetée de formations spéciales : les corpuscules de Hassal.

Cytologie (fig. 141). — *Capsule*. — La *capsule* est formée de fibres collagènes et de leurs fibroblastes fusiformes, entremêlées de quelques fibres élastiques ; les cellules adipeuses, rares chez le nouveau-né, deviennent de plus en plus abondantes à mesure que le thymus régresse.

A la limite du parenchyme, Crémieu a « pu mettre en évidence d'une façon particulièrement nette sur les thymus irradiés, une *membrane basale* périlobulaire de nature conjonctive, mal étudiée ou même méconnue par les auteurs antérieurs, qui se réfléchit au niveau des vaisseaux pénétrants et les accompagne tout le long de leur trajet intralobulaire. Les reflets de cette basale représentent *dans le lobule normal les seuls éléments de nature conjonctive*. Cette membrane, rendue plus évidente par l'état de vacuité des lobules irradiés et par les plissements que lui fait subir la diminution de volume de son contenu, existe à l'état normal dans le thymus, ainsi que nous avons pu le vérifier ensuite sur plusieurs espèces animales ». (Sur la figure 140, la basale serait représentée approximativement par le trait fin qui sert de limite.)

Substance corticale. — La substance corticale a, d'après les uns, la struc-

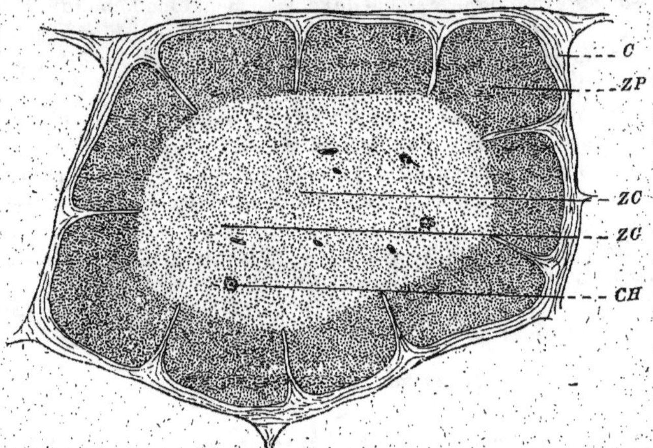

Fig. 140. — Lobule thymique ou thymus élémentaire.

Coupe schématique à un faible grossissement montrant que la partie périphérique, ou zone sombre (*ZP*) est subdivisée en follicules, alors que la partie centrale, ou zone claire (*ZC*) parsemée de corpuscules de Hassal (*CH*) reste indivise. Le lobule est entouré d'une capsule conjonctive qui le sépare des lobules contigus.

ture des follicules sombres lymphatiques du ganglion lymphatique et des follicules de Malpighi de la rate ; d'après les autres, la substance corticale n'a pas la structure lympho-conjonctive des follicules du ganglion lymphatique, son réticulum n'est pas lympho-conjonctif mais lympho-épithélial. Regaud et Crémieu disent : « Pour la presque totalité des auteurs modernes, le réticulum thymique, composé de cellules rameuses formant des mailles, et dont les noyaux sont très faciles à distinguer (noyaux clairs, vésiculeux, ovales, à membrane nucléaire très nette, avec un gros nucléole paracentral représente dans le thymus définitif le reliquat de l'ébauche épithéliale primitive, secondairement envahie par les petites cellules thymiques (lymphocytes) pour former un tissu *lympho-épithélial*... Nos recherches ne permettent pas de considérer le stroma thymique comme de nature conjonctive. Après la disparition des petites cellules sous l'influence de l'irradiation, les cellules du stroma se tassent et prennent un aspect rappelant *l'ébauche épithéliale embryonnaire*. En outre, au moment où l'involution est à son maximum, de fines travées connectives pénètrent entre les cellules du stroma, dans la zone marginale du lobule; cette *sclérose se produit sans participation des cellules du stroma, qui se laissent seulement disjoindre et ne fabriquent pas de substance collagène.* » (Regaud et Crémieu.)

Cytologiquement la substance corticale est formée d'un réticulum

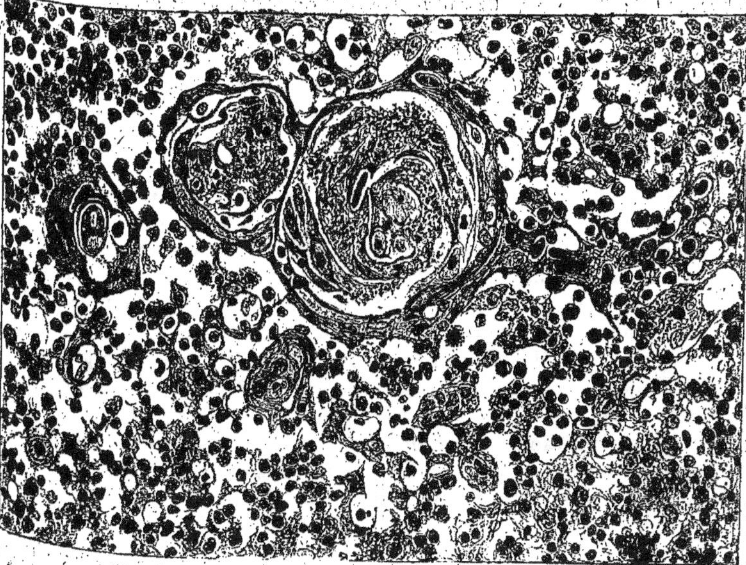

FIG. 141. — Structure microscopique du thymus. (Roger *in Traité de Médecine.*)
Au centre, trois corpuscules de Hassal à cellules imbriquées en bulbe d'oignon, et renfermant des cellules, des débris cellulaires, de la substance colloïde. Tout autour, du tissu lymphoïde : réticulum à cellules conjonctives étoilées qui semblent se continuer avec les cellules épithélioïdes du corpuscule de Hassal ; dans les mailles du réticulum sont disséminés des lymphocytes et mononucléaires. Quelques mononucléaires chargent leur protoplasma de granulations éosinophiles (à gauche et en bas par exemple). (D'après Roger : enfant de deux mois mort d'érysipèle facial. Oc. 2 obj. immers. 1/12.)

fibrillo-cellulaire dont les mailles étroites contiennent de nombreux lymphocytes, des petits mononucléaires de transition, quelques moyens mononucléaires et de grands mononucléaires macrophages. D'après Ghika, il y aurait, en outre, quelques leucocytes granuleux neutrophiles et éosinophiles et des hématies nucléées : il y aurait donc mélange de tissu lymphoïde et de tissu myéloïde. Un lacis de capillaires étroits parcourt cette zone. Le maximum de la multiplication cellulaire est dans la zone la plus externe.

Substance médullaire. — La substance médullaire, plus claire, parce que les cellules sont moins tassées et ont un protoplasma plus abondant, est formée d'un réticulum plus fin, plus délicat, à mailles plus lâches, plus irrégulières que le réticulum de la zone corticale. Dans ces mailles sont disséminées des lymphocytes ($= 6$ à 7 μ) de nombreux moyens et de grands mononucléaires ($= 12$ à 15 μ) à noyau pâle pauvre en chromatine, à protoplasma large : quelques-uns en activité macrophagique sont chargés de pigment ocre. A ces mononucléaires se mélangent quelques rares cellules myéloïdes : myélocytes et polynucléaires neutrophiles, hématies nucléées, myéloplaxes ou mégakaryocytes, exceptionnellement des myélocytes et polynucléaires éosinophiles, des labrocytes ou mastzellen. On a encore décrit dans la zone médullaire des cellules éosinophiles, gentianophiles, basophiles. Les vaisseaux capillaires sont moins riches que dans la substance corticale.

Corpuscules de Hassal. — Çà et là, dans la substance médullaire, ressortent les *corpuscules de Hassal*, petites masses arrondies de 16 à 20 μ pouvant, en s'agglomérant, atteindre jusqu'à 180 μ (fig. 141 et 142). Ces corpuscules sont composés de grandes cellules à noyau vésiculeux, à protoplasma abondant, qui se disposent en rangées concentriques comme les écailles d'un bulbe d'oignon. Au centre, entourée par les cellules aplaties périphériques, est une large cellule atteinte de dégénérescence granuleuse, parfois colloïde ou muqueuse. L'ensemble rappelle les globes épidermiques des cancers pavimenteux lobulés. Ces corpuscules siègent avec prédilection autour des vaisseaux.

Leur signification histologique et physiologique a été longtemps très discutée : on les a considérés soit comme des vestiges du thymus primitif, soit comme des portions glandulaires d'activité intermittente, soit comme des formations lymphoïdes, soit comme des productions des endothéliums vasculaires ; l'opinion la plus généralement admise était que physiologiquement les corpuscules de Hassal ne sécrètent pas l'extrait thymique... Les études très précises de Regaud et Crémieu ont jeté une lumière nouvelle sur la signification de ces corpuscules de Hassal.

« Leur signification, disent ces auteurs, est parfaitement élucidée par les modifications histologiques post-rœntgéniennes. Ces formations augmentent considérablement de volume à la suite de l'irradiation. Nous avons pu élucider le mécanisme de cette augmentation. Les rapports de ces corpuscules avec les cellules du stroma deviennent tout à fait évidents après le départ des lymphocytes : on voit alors les cellules du stroma se transformer peu à peu en cellules hassaliennes de la périphérie au centre du lobule ; elles s'agglomèrent entre elles et forment, par apposition continuelle de nouvelles cellules, des groupements qui s'accroissent par la périphérie pendant que les cellules les plus anciennes, devenues centrales, se liquéfient. Tel est le mode de formation, absolument manifeste, des corpuscules de Hassal, qui tirent donc leur origine des cellules du stroma et sont bien, conformément à l'opinion de la plupart des auteurs récents, de nature épithéliale. L'augmentation de volume si considérable que présentent les corpuscules de Hassal au cours de l'involution rœntgénienne reconnaît pour cause l'accélération du processus d'évolution centripète des cellules du réticulum... Pendant la phase de reconstitution du parenchyme thymique, les corpuscules de Hassal, qui

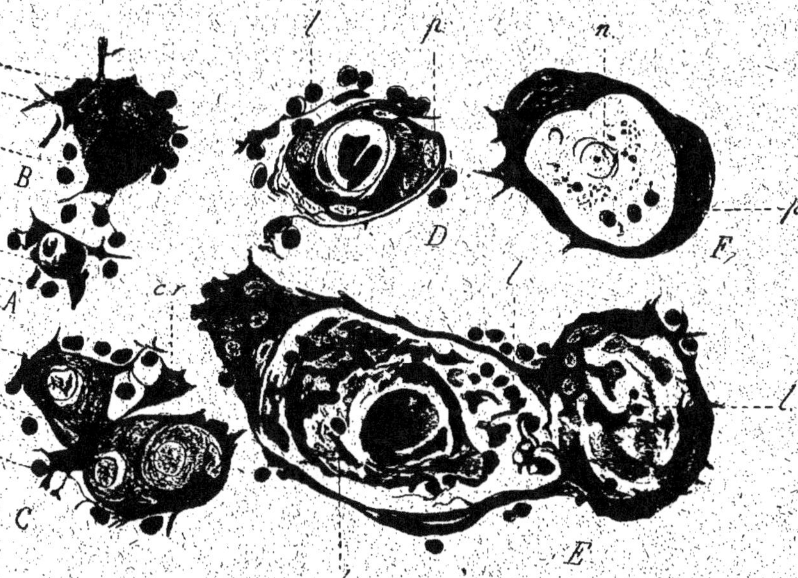

Fig. 142. — Corpuscules de Hassal (thymus d'une fille nouveau-née : Prenant).

A, début d'un corpuscule; — *c*, cellule du réticulum hypertrophiée et à noyau dégénéré, destinée à devenir une cellule centrale du corpuscule ; — *l*, lymphocytes environnants ; — *B*, corpuscule de Hassal composé : d'une grosse cellule *c* en voie de dégénérescence (future cellule centrale), et de plusieurs autres éléments *p* qui deviendront les cellules périphériques ; à côté du corpuscule, quelques lymphocytes *l* ; — *C*, deux corpuscules voisins ; l'un ne comprend qu'une cellule centrale *c*, et un élément périphérique *p* ; l'autre renferme deux cellules centrales, et une cellule périphérique *p* ; remarquer la structure filamenteuse du cytoplasme des cellules centrales ; *cr*, cellules du réticulum ; — *D*, corpuscules de Hassal à couches concentriques renfermant une cavité qui contient deux masses très colorées résultant de la dégénérescence hyaline de deux cellules centrales ; *p*, noyaux des cellules périphériques ; *l*, lymphocytes ; — *E*, deux corpuscules voisins formant ensemble un corpuscule composé ; ils renferment des débris de cellules détruites et des lymphocytes immigrés. *l* ; — *F*, corpuscule presque vide, avec enveloppe à structure filamenteuse concentrique et noyaux des cellules périphériques *p*, avec contenu grumeleux et les vestiges d'un noyau ($n \times 250$).

avaient, en quelques jours, augmenté jusqu'à prendre une taille colossale, diminuent avec la même rapidité, si bien qu'au moment de la *restitutio ad integrum*, ils sont plus petits qu'à l'état normal, parfois même absents... Cette constatation démontre que les corpuscules de Hassal ne sont pas des formations aussi stables qu'on se les représente communément. Nous sommes ainsi conduits à cette hypothèse que, même à l'état normal, les corpuscules de Hassal *sont en état d'évolution constante*, qu'ils s'accroissent à leur périphérie par l'évolution incessante des cellules du stroma, en même temps qu'ils se détruisent à leur centre par cytolyse et résorption de leurs éléments complètement dégénérés. Leur volume, à un moment donné, représenterait ainsi un état d'équilibre entre leur accroissement périphérique et leur destruction centrale... En un mot, les corpuscules de Hassal constituent l'aboutissant ultime des cellules du réticulum arrivées au terme de leur existence; elles se réunissent pour mourir, et le corpuscule de Hassal constitué devient la « fosse commune » où les cellules réticulaires vieillies sont jetées pour être liquéfiées et disparaître par dissolution (magma central du corpuscule). Ces cellules, nées à la périphérie du lobule, meurent à son centre dans un corpuscule de Hassal. » (Regaud et Crémieu.)

(Les mêmes auteurs ont mis en évidence le même acheminement centripète des cellules lymphoïdes par l'étude de l'involution post-rœntgénienne; mais les cellules lymphoïdes disparaissent dans les capillaires et non dans les corpuscules de Hassal.)

Ces corpuscules peuvent devenir l'origine de néoplasies et expliquer la présence de tumeurs de constitution complexe dans la loge thymique.

Vaisseaux et nerfs. — Les artérioles provenant surtout des artères mammaires internes se subdivisent en capillaires fins et nombreux qui donnent des veinules. Ces veines se jettent dans le tronc brachiocéphalique gauche.

Les lymphatiques naissent de l'intérieur des follicules où ils forment un système de sinus, analogue à celui des ganglions lymphatiques; ils se rassemblent en trois ou quatre gros vaisseaux qui gagnent les ganglions rétrosternaux.

Les nerfs, issus des fines ramifications du sympathique et peut-être des pneumogastriques, pénètrent dans le thymus en suivant les cloisons conjonctivo-vasculaires; leur mode de terminaison est encore peu connu.

Formations anormales. — La substance médullaire peut contenir des formations atypiques : — des cellules géantes et cellules vasoformatrices, — des cellules striées ou myoïdes, des fibres musculaires lisses qui sont le reliquat d'inclusion de tissu mésodermique; — des cellules muqueuses, des cellules à bordures en brosses, de petits kystes à bordures ciliées et même de grandes cavités kystiques bordées d'épithélium cilié, qui sont le reliquat de l'invagination branchiale épithéliale et du premier thymus lympho-épithélial.

Tous ces débris inclus dans le thymus sont importants à connaître, car ils nous expliquent eux aussi la fréquente complexité des tumeurs thymiques; on n'observe pas seulement des tumeurs du type lymphadénome ou lymphosarcome résultant de la prolifération du tissu lymphoïde et de sa charpente, mais encore différents types de sarcome, de tumeurs mixtes analogues aux branchiomes du cou et de la parotide, des épithéliomas pavimenteux à globes cornés dérivant précisément des restes du thymus épithélial, etc.

Nouvelle conception histo-physiologique du lobule thymique.
(Regaud et Crémieu.)

Ce double acheminement centripète des cellules lymphoïdes et des cellules du réticulum a amené Regaud et Crémieu à une conception nouvelle histo-physiologique du thymus.

« Le rapprochement des phénomènes propres aux lymphocytes avec ceux qui intéressent le stroma et les corpuscules de Hassal, tels que les montre le thymus rœntgenisé, légitime une nouvelle conception histo-physiologique du thymus. Les éléments caractéristiques du parenchyme thymique, lymphocytes et cellules du stroma, évoluent de la périphérie vers le centre du lobule thymique, unis dans une véritable symbiose. Nés dans la partie externe de la zone corticale, par la prolifération des éléments préexistants, ils restent inclus l'un dans l'autre et sont repoussés peu à peu vers le centre par des cellules plus jeunes. A la limite des deux zones corticale et médullaire, les deux éléments commencent à se séparer : tandis que les lymphocytes entrent dans les capillaires sanguins et sont emportés dans le torrent circulatoire, les cellules du stroma, restées finalement seules, dégénèrent rapidement et forment les corpuscules de Hassal.

« En somme, suivant nous, le tissu *lympho-épithélial* est formé de deux éléments intimement intriqués, vivant en véritable *symbiose :* 1° *le stroma épithélial;* 2° *les petites cellules thymiques ou lymphocytes.*

« Ces deux sortes d'éléments sont en état de perpétuelle rénovation :

« — Multiplication à la périphérie de la corticale où siègent presque exclusivement des karyokinèses.

« — Acheminement centripète progressif des éléments adultes repoussés par les éléments jeunes vers le centre du lobule.

« A un certain niveau de leur acheminement centripète, les éléments cellulaires rencontrent des capillaires, ceux-ci forment une couronne précisément à la limite de la corticale et de la médullaire. Les lymphocytes se séparent à ce niveau de leurs véhicules épithéliaux, *pénètrent* dans les vaisseaux pour la plupart et s'échappent du thymus par cette voie. Quelques-uns restent dans le lobule et, continuant leur marche, vont constituer les lymphocytes de la substance médullaire : c'est l'explication de la différence de densité entre la médullaire et la corticale. Au contraire les cellules du stroma épithélial continuent leur acheminement centripète.

« La *médullaire* se trouve donc composée : 1° de cellules du réticulum libérées de la plus grande partie de leurs compagnes lymphoïdes entrées dans la circulation ; 2° de quelques lymphocytes qui, n'ayant pas pénétré dans les vaisseaux de la couronne vasculaire, ont continué leur route centripète.

« Les premières vont y former, par agglomération suivie de désintégration centrale, les corpuscules de Hassal suivant le mode décrit plus haut et disparaîtront ainsi.

« Les secondes entreront dans les vaisseaux de la médullaire ou parfois seront englobés dans les corpuscules de Hassal. » (Regaud et Crémieu.)

PHYSIOLOGIE NORMALE (1)

Malgré de très nombreux travaux, rien de plus discuté que la physiologie du thymus. Organe inutile ou facile à suppléer pour les uns, il serait pour les autres indispensable à la croissance de l'enfant. Les expériences contradictoires s'opposent et les hypothèses qui semblaient les mieux établies sont démenties par des observations nouvelles. Il faut donc se borner à l'exposé de quelques faits en montrant leur incertitude, en évitant surtout d'en tirer des conclusions trop absolues.

On a attribué au thymus des fonctions multiples :

— *Rôle hématopoïétique* et surtout *lymphopoïétique* aujourd'hui incontesté mais facile à suppléer ; d'où résulte *le rôle du thymus dans les réactions défensives de l'organisme* ;

— *Action hypotensive sur l'appareil cardiovasculaire* ;

— *Action sur le système nerveux* ;

— *Action sur la nutrition générale, sur les échanges et surtout sur la fabrication de l'acide urique* ;

— *Rôle dans la croissance du jeune sujet, dans le développement du squelette et des tissus, en particulier des glandes génitales.* C'est le rôle le plus intéressant du thymus et le plus spécial que de récentes expériences semblent avoir définitivement établi.

Analyse chimique. — Le suc, très abondant, à la naissance diminue par la suite. L'analyse n'a pas pu isoler du suc et du tissu thymiques une substance définie comme la thyroïdine de la glande thyroïde ou l'adrénaline des glandes surrénales. Baumann a trouvé de la thyroïdine dans le thymus, mais en quantité très faible.

L'analyse de la glande sèche, pas plus que celle du suc n'autorise une conclusion en faveur d'une sécrétion spéciale du thymus (Weill). Les acides nucléiniques du thymus sont analogues à ceux de la rate et du

(1) Voir les deux très remarquables rapports des professeurs Weill (de Lyon) et Marfan (de Paris), au Congrès de l'*Association française de Pédiatrie*, Paris, 1910, auxquels nous ferons de larges emprunts. Le rapport du professeur Weill est avant tout anatomophysiologique : « les Fonctions du thymus » ; le rapport du professeur Marfan est avant tout pathologique : « Pathologie du thymus » (*Archives de méd. des enfants*, nov. 1910). Voir encore le mémoire de Lucien et Parisot, *Archives de médec. expér. et d'anat. path.*, 1910, n° 1, p. 98.

pancréas; les ferments solubles, les nucléases du thymus ne se distinguent pas à l'analyse biochimique des corps analogues du foie, de la rate, du poumon.

Ablation du thymus. — Veau et Ollivier ne citent qu'un cas de troubles fonctionnels après ablation du thymus chez l'enfant : c'est le cas de König, qui a noté du rachitisme d'ailleurs curable; mais n'était-ce pas un processus surajouté? Les animaux et les enfants dont le thymus a été atrophié par la radiothérapie (Regaud et Crémieu) n'ont jamais présenté de troubles. On a souvent opposé l'absence de troubles chez l'enfant thymectomisé aux troubles manifestes de croissance notés chez les animaux thymectomisés et on a voulu en conclure que le thymus utile chez l'animal à la période de croissance était un organe inutile chez l'homme : cette conclusion est inexacte. En effet, la thymectomie ou l'atrophie radiothérapique chez l'enfant ne sont jamais totales : faite par une petite incision cervicale, la thymectomie extirpe la plus grosse partie du thymus mais elle laisse des lobules adhérents, notamment au péricarde et l'on sait qu'il suffit de laisser une minime partie d'une glande endocrine pour assurer une sécrétion suffisante. On ne peut donc pas juger sur les observations humaines; au contraire, les ablations *totales* des physiologistes sur les jeunes animaux semblent rendre incontestable le rôle du thymus dans la croissance, et si le mécanisme de la fonction thymique reste obscur, au moins le fait clinique ne semble-t-il pas niable.

Rôle du thymus dans la croissance générale et dans le développement du squelette, du système nerveux, des glandes génitales, des téguments. — On a cherché à démontrer ce rôle en procédant à des ablations opératoires totales. Les expériences de contrôle ont consisté en des greffes thymiques et des injections d'extrait thymique.

Un grand nombre d'ablations, que leurs auteurs croient totales, n'ont provoqué aucun trouble. Mais ces ablations étaient-elles vraiment complètes; ne persistait-il pas des thymus accessoires?

D'autres expériences d'ablation de thymus ont été au contraire suivies de troubles manifestes :

De jeunes lapins thymectomisés ont maigri et sont morts en 3 ou 4 semaines avec de l'hypothermie, des convulsions, présentant à l'autopsie des noyaux d'apoplexie pulmonaire; des chiens, thymectomisés au moment du développement maximum du thymus, sont tombés dans le coma 3 à 5 jours après l'opération, et morts vers le 10ᵉ jour.

Les troubles sont habituellement plus tardifs et portent avant tout sur le système osseux. Les conclusions d'Hutinel et L. Tixier sont les suivantes :

D'après les nombreux faits expérimentaux de Thiroloix et Bernard, de Friedleben, de Abelous et Billard, de Ver Eecke, de Tarulli et Lo Monaco, de Karl Basch, on admet que le thymus a une action directe sur la nutrition et la croissance et une action indirecte sur la motilité et la pigmentation cutanée par l'intermédiaire du système nerveux. Ces manifestations sont d'autant plus accusées que l'ablation de l'organe a été faite sur un animal plus jeune et plus bas placé dans l'échelle zoologique.

La déthymation produit un arrêt manifeste de la croissance, de l'amaigrissement et la mort survient souvent en hypothermie. Les animaux présentent parfois des paralysies, une décoloration fugace de la peau, les téguments se cicatrisent moins vite que chez des témoins. La mort se produit souvent au milieu de phénomènes convulsifs. (Karl Basch.)

La façon dont s'exerce l'influence du thymus est fort discutée. D'après Seydel-Haasen, le thymus servirait de réserve aux matériaux nutritifs ; l'atrophie importante de cet organe chez les nourrissons cachectiques plaide en faveur de cette conception. Durante, Owen, Minkowski et Cohn pensent que la sécrétion de cet organe a une action régulatrice sur les échanges nutritifs.

L'opinion de MM. Abelous et Billard repose sur les expériences suivantes : l'extirpation de la glande produit des effets semblables aux poisons curarisants, tandis que l'hyperthymisation entraîne les mêmes effets qu'un poison strychnisant. Ces auteurs concluent de leurs recherches que « le thymus doit sécréter une substance douée de propriétés excito-motrices, capables de modifier, de neutraliser ou de détruire les produits toxiques à action paralysante, fabriqués dans l'économie. »

En présence d'opinions aussi divergentes, il est difficile de conclure ; il semble néanmoins permis d'affirmer que le thymus joue pendant les premières années de la vie un rôle assez analogue à celui du corps thyroïde et des capsules surrénales chez l'adulte. D'après Dajus il agirait par les nucléines de ses mononucléaires.

Action du thymus sur la croissance générale et sur le développement du système osseux. — Plusieurs expériences ont démontré ce rôle du thymus :

Basch chez le jeune chien a constaté, un à deux mois après la thymectomie, un arrêt d'accroissement de la taille, des os et du poids. Les os sont plus courts que chez les témoins ; l'os est flexible, mou, la coupe est congestionnée, les canaux de Havers sont élargis, le cartilage juxta-épiphysaire est épaissi, irrégulier, riche en cellules cartilagineuses.

Basch produisant chez les animaux de contrôle et chez les thymectomisés des fractures simples et compliquées en des points symétriques, a vu chez les animaux sains, un cal volumineux se former en 8 et 10 jours et permettre la marche en 8 jours ; chez les thymectomisés il n'existe qu'un léger épaississement périostique, le cal manque souvent, l'animal boite, l'évolution clinique est celles des fractures rachitiques et peut même aboutir à une pseudarthrose. « Le thymus serait donc la source de la force ossificatrice. »

L'ablation de la rate après celle du thymus n'aggrave pas les lésions osseuses.

La greffe sous-cutanée du thymus est suivie de résorption, elle n'entrave donc pas la progression des accidents et n'empêche pas la mort au milieu des symptômes paralytiques. La réimplantation du thymus dans le péritoine est au contraire heureuse, les troubles s'arrêtent, le cal des fractures a une marche normale.

D'autres auteurs ont obtenu des troubles semblables : les os longs sont incurvés, plus courts et plus fragiles, leurs épiphyses sont gonflées.

Lucien et Parisot ont observé chez le lapin un arrêt de développement manifeste : un lapereau pèse, deux mois après la thymectomie, 450 à 580 grammes de moins qu'un lapin témoin de la même portée ; la différence de poids apparaît dès les premiers jours après l'opération et atteint son maximum un mois plus tard ; l'animal reste plus petit, l'arrêt de croissance atteint tous les os, mais surtout les os des ceintures, bassin, omoplate. Les modifications des os consistent en une simple réduction de taille et de volume, l'os est grêle, les saillies et crêtes d'insertions musculaires sont moins marquées, les courbures ne sont pas modifiées. Chez les animaux de Lucien et Parisot (à l'encontre des animaux de Basch), la structure de l'os, étudiée par la radiographie, semble peu altérée en dehors d'un léger amincissement des travées osseuses, la teneur en chaux reste normale et leur résistance ne semble pas diminuée. Ces modifications osseuses persistent, même lorsqu'au bout de plusieurs mois, les animaux opérés ont atteint et parfois dépassé le poids des animaux témoins.

Klose, pratiquant l'ablation du thymus chez des chiens âgés de dix jours, a observé des troubles nutritifs évoluant en deux périodes : Dans la première, qui dure deux à trois mois, le poids et la taille sont normaux, l'animal est vorace, apathique, ses tissus s'infiltrent et s'œdématient (stade adipeux). Dans la deuxième période qui s'étend du quatrième au quatorzième mois (stade de *cachexie thymiprive*) la courbe de poids fléchit, l'animal devient idiot. Les os sont souvent atteints de fractures spontanées et présentent des « lésions de rachitisme, d'ostéomalacie, d'ostéoporose ; l'organisme est pauvre en sels calcaires ». « Le thymus empêche-rait la formation de l'acide nucléique ou le neutraliserait ? »

Les troubles ne portent pas que sur le système osseux : le système nerveux, les glandes génitales, les téguments et la nutrition générale sont troublés.

En résumé, d'après Lucien et Parisot, le thymus n'aurait « pas un rôle spécial dans le développement osseux. C'est le développement général qui est atteint, il s'agit d'une sorte d'atrophie portant sur tous les tissus ».

Action de la thymectomie sur le système nerveux. — Les troubles nerveux sont fréquemment notés après l'ablation du thymus :

Chez les jeunes chiens on a observé l'apathie, l'affaiblissement et la moindre résistance à la fatigue, l'idiotie ; chez les poussins, le tremblement, la faiblesse des membres, la torpeur ; chez la grenouille, la paralysie progressive : l'injection de sérosité d'une grenouille déjà paralysée hâte l'apparition de la paralysie chez une grenouille thymectisée depuis peu ; l'injection d'extrait thymique arrête et peut faire disparaître la paralysie : l'extrait serait donc antitoxique.

A forte dose l'extrait thymique est convulsivant.

Action de l'ablation du thymus sur les glandes endocrines. — Les thymectomies ont montré que l'ablation du thymus ne trouble pas les fonctions des surrénales, de l'hypophyse, de la thyroïde, des reins ; mais que le foie, dans certains cas (sans doute par suppléance antitoxique), que la rate toujours (par suppléance hématopoïétique), sont hypertrophiés, que les glandes génitales, *ovaires et testicules*, sont diminuées, en état d'*hypoplasie* (v. p. 450). Il s'agirait « moins d'un lien fonctionnel entre le thymus et les glandes génitales, que d'un retard dans l'évolution génitale marchant de pair avec le retard général de tout l'organisme des animaux thymectomisés ». (Lucien et Parisot.)

Action du thymus sur les téguments. — On a noté quelques troubles trophiques tégumentaires :

Rudesse et chute des poils chez le jeune chien. Chez la grenouille, décoloration de la peau qui disparaît si on injecte de l'extrait thymique ; retard dans la cicatrisation des plaies, ulcérations et sphacèles autour des plaies, œdème et hémorragies cutanés

Sur une grenouille saine; l'injection d'extrait thymique peut produire de l'hyper-coloration cutanée. « Ces phénomènes n'ont pas été observés chez d'autres animaux. » (Weill.)

Action de l'ablation du thymus sur la nutrition générale. — Le rôle du thymus est donc extrêmement complexe et l'ablation thymique semble retentir sur toute la nutrition.

Après thymectomie, on a noté une diminution de la sécrétion urinaire, une augmentation de l'élimination de la chaux et de l'urée, une diminution de l'acide carbonique dans l'air expiré, une élimination de sels de chaux deux fois plus grande qu'à « l'état normal » ; la diminution de la chaux dans les os, le sang, les muscles, le système nerveux central ; toutes ces modifications concordent avec les troubles osseux.

D'après Basch et Bracci, le thymus servirait à fixer les substances calcaires sur le tissu osseux et son rôle serait capital d'après Sajous dans le métabolisme du phosphore. D'après Klose et Vogt le thymus, insuffisant ou détruit, ne fait plus la synthèse des nucléines au moyen de l'acide phosphorique circulant, aussi l'acide phosphorique est-il en excès dans la circulation, il dissout les sels de chaux qui s'élimine par les urines et empêche la fixation de la chaux sur les os en voie de développement.

Toutefois il faut remarquer que d'autres auteurs n'ont retrouvé ni ces troubles nutritifs, ni ces troubles d'élimination calcaire.

Action du thymus sur l'appareil cardiovasculaire. — Cette action est des plus discutées :

L'hypothymie, que réalise au maximum la thymectomie, n'aurait pas d'action sur le cœur et les vaisseaux.

L'hyperthymie, reproduite expérimentalement par les injections d'extrait thymique, donne de l'*hypotension artérielle* par paralysie des vaso-constricteurs et par action directe sur le cœur (?) ; aussi a-t-on tenté l'opothérapie thymique dans les syndromes d'hypertension artérielle. A dose forte, l'extrait thymique produit de l'agitation, de la dyspnée, de l'asphyxie, du collapsus et la mort avec œdème et ecchymoses pulmonaires.

La substance hypotensive d'après Svehla n'existerait pas chez le fœtus, elle apparaîtrait après la naissance, augmentant avec l'âge, précédant le développement des sécrétions surrénales et thyroïdiennes (l'enfant a en effet un pouls rapide et une tension faible), et persisterait encore à 40 ans.

La substance hypotensive thymique ne semble pas spécifique, car Parisot a obtenu des effets analogues avec l'extrait de ganglion lymphatique, ce serait donc « une substance chimique commune à beaucoup d'organes, une substance hypotensive, telle que la choline ».

Ces faits ne sont pas d'ailleurs admis par tous les physiologistes.

« L'hyperplasie simple du thymus a été rencontrée fréquemment dans la cyanose par malformation congénitale du cœur. » (Marfan.)

Rôle hématopoïétique. — L'examen histologique suffit à donner la preuve du rôle hématopoïétique du thymus : le thymus, formation lymphoïde, fabrique des mononucléaires et, surtout avant la naissance, alors que la réaction myéloïde est en pleine activité, il produit des globules rouges et des polynucléaires ; il se comporte en un mot comme le ganglion lymphatique, comme la rate et, à un plus faible degré, comme la moelle osseuse. Les leucocytes se déversent dans les veinules et les lymphatiques pour gagner la circulation générale. En effet, si comme Hewson, on pratique la ligature des vaisseaux lymphatiques efférents du thymus, on les trouve distendus par de nombreux mononucléaires.

Le rôle du thymus, à l'état normal, dans l'hématopoïèse semble peu marqué (Ghika) et cette fonction hématopoïétique est facile à suppléer : la moelle osseuse, la rate, les ganglions remplacent rapidement le thymus enlevé ou lésé. Tantôt les auteurs ont noté après ablation du thymus, une leucopénie pouvant atteindre presque 58 p. 100, portant sur toutes les variétés de leucocytes et durant jusqu'à trois mois : les injections de streptocoques et staphylocoques ne produisaient plus de leucocytose chez ces animaux. Tantôt au contraire l'ablation du thymus a provoqué (sans doute par effort vicariant des tissus lymphoïdes) une augmentation des globules blancs (Abelous et Billard, etc.).

C'est surtout à l'état pathologique que la fonction hématopoïétique peut prendre de l'importance.

Dans les **anémies infantiles**, le thymus participe à l'effort général des organes hématopoïétiques et présente une reviviscence myéloïde marquée (anémie splénomégalique avec myélémie de Hayem, Von Jacksch et Luzet).

Dans les **infections**, le thymus est constamment modifié (Roger et Ghika) ; il est tantôt congestionné, voire même hémorragique ; tantôt tuméfié, gorgé de suc ; tantôt pâle et même dégénéré ; tantôt mollasse, diffluent et même suppuré (thymites purulentes, abcès) ; tantôt scléreux et même atrophié ; c'est que, de même que dans les autres organes hématopoïétiques, après une période de troubles fonctionnels, les microbes et leurs toxines peuvent déterminer des lésions. Le thymus réagit aux infections, comme les autres tissus hématopoïétiques, en multipliant ses mononucléaires, en revivifiant son *tissu myéloïde*, en fabriquant des hématies, des polynucléaires et leurs ferments antitoxiques, bactéricides et sans doute immunisants. En effet, l'addition d'extrait thymique à une culture atténue la virulence de certaines bactéries.

« Ce sont surtout les *infections chroniques* avérées ou occultes, surtout la *syphilis* et la *tuberculose*, qui déterminent une hyperplasie assez marquée et assez durable pour pouvoir hypertrophier nettement l'organe. Ce qui permet de rattacher l'hyperplasie à la tuberculose ou à la syphilis, c'est la coexistence de lésions spécifiques dans d'autres organes ; mais il importe de noter que, dans le plus grand nombre des cas, on ne constate pas dans la glande elle-même des lésions dues directement au bacille de Koch ou au tréponème pâle, en sorte que l'hyperplasie du thymus apparaît ici comme un cas particulier de ces réactions banales que les infections peuvent déterminer dans tous les organes hémo-lymphatiques.

« L'hypertrophie du thymus coïncide assez souvent avec le *rachitisme* (Ducastel). On n'en sera pas surpris, si on admet avec nous que le rachitisme peut être déterminé par toute infection ou intoxication chronique survenant dans la première enfance. Cette coexistence fréquente ne signifie pas que le rachitisme doive être classé parmi les causes de l'hypertrophie du thymus ; pour nous, c'est la même cause, infection ou intoxication chronique, qui, survenant à une certaine période de la vie, détermine en même temps les réactions médullo-cartilagineuses qui aboutissent au rachitisme et les réactions thymiques qui aboutissent à l'hyperplasie du thymus.

« Cette manière de voir nous permet de comprendre les relations de l'hypertrophie du thymus et du rachitisme avec l'état morbide que Paltauf et Escherich ont cherché à individualiser sous le nom d'état « lymphatico-thymique ». D'après ces auteurs, certains sujets présentant de l'adipose et de la pâleur (habitus empâté), de gros ganglions et une grosse rate, seraient particulièrement exposés à mourir subitement ou rapidement et d'une manière imprévue, particulièrement au cours d'une chloroformisation. A leur autopsie, on trouve généralement un gros thymus, de la polyadénie, de la mégalosplénie, de l'hypertrophie des amygdales et des plaques de Peyer, de l'hyperplasie de la moelle des os, un certain degré d'hypoplasie cardio-aortique. Paltauf en conclut qu'il existe une maladie spéciale à laquelle il donne le nom d'état lymphatico-thymique ; cet état détermine une dyscrasie particulière qui favorise la mort subite et imprévue. Le type morbide décrit sous ce nom est parfaitement réel ; mais, chez les jeunes enfants, il coexiste toujours avec des déformations rachitiques, et il y a lieu, à notre sens, de le considérer comme une des formes du syndrome rachitique ; nous l'avons déjà étudié sous le nom de rachitisme gras. » (Marfan.)

En résumé, le thymus réagit avec les autres organes hématopoïétiques, ganglions, moelle osseuse, rate, et par les mêmes procédés. Cette réaction thymique est d'autant plus nette que l'enfant est plus jeune ; le thymus semble avoir, pendant la vie intra-utérine, un grand rôle dans la défense du fœtus contre les infections et les intoxications.

Rapports du thymus et des glandes endocrines. — D'après Hammar, les glandes génitales, les surrénales seraient antagonistes du thymus ; le corps thyroïde, peut-être l'hypophyse et les parathyroïdes, exerceraient sur lui une action stimulante.

Thymus et glandes génitales : ovaires et testicules. — Les rapports entre ces glandes sont basés sur les faits suivants :

L'apparition de l'épithélium spermatogène coïncide avec le début de l'involution thymique.

Le thymus persiste et s'atrophie plus lentement chez les animaux castrés, en présentant un volume double, et même quadruple, du thymus des animaux sains de même âge.

Le fonctionnement génital diminue le volume du thymus : un taureau qui a sailli, une génisse qui a porté ont un thymus plus pétit que les animaux du même âge, complets, mais qui ne se sont pas reproduits.

La thymectomie a des effets variables : on a vu après thymectomie un développement précoce des testicules ou, au contraire, un arrêt de développement des testicules, notable mais temporaire ; on a observé, chez la lapine un ralentissement de la croissance de l'ovaire.

Thymus et glandes surrénales. — Les injections d'extrait surrénal provoquent l'involution thymique.

L'ablation expérimentale des surrénales détermine l'hypertrophie thymique, et plusieurs auteurs ont trouvé aux autopsies, en même temps que des lésions surrénales (avec ou sans maladie d'Addison) de l'hypertrophie thymique.

La thymectomie semble produire un léger degré d'hypertrophie des surrénales.

Thymus et thyroïde. — Les rapports entre les deux glandes semblent incertains en physiologie expérimentale.

La thyroïdectomie détermine (chez l'agneau) une hypertrophie du thymus dans certaines expériences, l'atrophie thymique dans d'autres.

La thymectomie ne s'accompagne pas d'hyperthyroïdie, elle provoquerait de la pâleur et de l'hypotrophie thyroïdienne.

Les faits pathologiques ne se prêtent pas davantage à une conclusion nette.

Le myxœdème, le crétinisme, le goitre simple (états hypothyroïdiens) coïncident souvent avec un gros thymus, sans doute par hypertrophie compensatrice, car le thymus contient de faibles quantités de thyroïdine. (Baumann.)

Le goitre exophtalmique (état dyshyperthyroïdien) s'accompagne inconstamment d'hypertrophie thymique, la cause inconnue pathogène a-t-elle lésé à la fois la thyroïde et le thymus ? ou le suc thyroïdien en excès excite-t-il la sécrétion thymique ?

L'opothérapie thymique, dans les affections thyroïdiennes, n'a donné que des résultats incertains et inconstants, améliorant certains goitres exophtalmiques, restant inefficace dans d'autres cas.

Thymus et parathyroïde. — Dans la tétanie qu'on rapporte de plus en plus à des altérations des parathyroïdes, on a noté de l'hypertrophie du thymus. (Marfan.)

Thymus et hypophyse. — Les rapports sont très obscurs. Après thymectomie, on a vu l'hypophyse augmentée de poids, mais inconstamment. La reviviscence du thymus dans l'acromégalie est inconstante. (Pierre Marie.)

De ces faits nous concluons avec Weill : «On ne peut pas affirmer qu'il y ait des relations notables entre le thymus et les autres glandes vasculaires internes... La persistance du thymus dans les différents états pathologiques qui atteignent les glandes endocrines est un fait inconstant, et *sans influence sur l'évolution clinique de ces affections...* Ce qu'on observe le plus fréquemment en cas de persistance du thymus, c'est le développement des autres formations lymphatiques : amygdales, ganglions, rate, follicules clos de l'intestin, plaques de Peyer,... en un mot un état lymphatique analogue à celui qu'a décrit Paltauf et qui témoigne d'une réaction générale des tissus lymphoïdes vis-à-vis d'une cause commune plus ou moins appréciable. » Marfan conclut de même : « Il est difficile encore de voir clair dans toutes ces assertions (synergies et antagonismes entre le thymus et les autres glandes) et il est permis de se demander si l'hypertrophie du thymus et les lésions des autres glandes ne sont pas l'effet d'une même cause qui les a altérées en même temps. »

APPLICATIONS CLINIQUES. — SYNDROMES THYMIQUES.

Les lésions les plus communément observées sont : l'hypertrophie par hyperplasie simple, l'atrophie scléreuse qui sont des syndromes. Exceptionnels sont les abcès, tubercules, syphilomes, kystes, néoplasmes.

I. — On a essayé de transporter en clinique humaine les conclusions physiologiques et de dégager un syndrome d'HYPOTHYMISATION.

On a accusé un trouble thymique d'être la cause de l'*athrepsie* ; on sait que, dans l'athrepsie, le thymus est atrophié, souvent scléreux ; les lymphocytes prédominent dans la partie médullaire et le nombre des corpuscules de Hassal s'accroît. L'opothérapie thymique semble réussir chez certains enfants athrepsiques, débiles et hypotrophiques. Mais la lésion thymique, au lieu d'être cause de l'athrepsie, ne serait-elle pas plutôt l'effet de l'athrepsie ou des infections qui ont provoqué l'atrepsie ? (Marfan). Les lésions viscérales ne se bornent pas au thymus dans l'athrepsie, et la plupart des glandes endocrines sont lésées.

On a invoqué un trouble thymique dans la pathogénie du *rachitisme*. En effet, on a trouvé le thymus atrophié chez les rachitiques et on a employé avec succès l'opothérapie thymique dans le traitement du rachitisme, enfin les troubles expérimentaux rappellent le rachitisme humain. Mais cette argumentation est loin d'être convaincante : les lésions thymiques sont inconstantes et très variables chez les rachitiques : on a même trouvé, non de l'atrophie, mais au contraire de l'hypertrophie thymique ; les lésions osseuses expérimentales et celles du rachitisme ne sont pas comparables. L'opothérapie thymique est trop souvent inefficace. Il est donc probable que la lésion thymique, d'ailleurs inconstante, contribue à aggraver le rachitisme, mais la lésion thymique n'est pas assez profonde, ni assez constante pour expliquer à elle seule le rachitisme. Les travaux si remarquables de Marfan ont rénové cette question (v. p. 389) et ont posé sur un terrain nouveau la question des rapports du rachitisme et du thymus.

On s'est demandé si une lésion thymique ne prenait pas part à l'établissement de l'*idiotie*. En effet Bourneville avait remarqué que le thymus fait défaut chez 73 p. 100 des enfants anormaux et les expériences de Klose réalisent une cachexie thymiprive avec idiotie. Mais la démonstration est loin d'être établie.

On a soulevé l'hypothèse d'une origine thymique des atrophies *myopathiques* dites essentielles (Pitres), mais les preuves sont bien incertaines et le succès thérapeutique invoqué par Macalister avec l'opothérapie thymique ne s'est guère renouvelé.

L'origine thymique des chloroses n'est pas plus démontrée.

En résumé, on n'a pas encore pu chez l'homme établir l'existence clinique de l'hypothymisation ; aucun syndrome clinique ne peut être rattaché avec certitude au défaut de la sécrétion thymique, et, au contraire, des autopsies nombreuses nous révèlent des thymus petits, atrophiés, fonctionnellement insuffisants, sans que l'examen clinique ait pu déceler de trouble morbide caractérisé.

II. — On n'a pas été plus heureux dans l'individualisation d'un syndrome d'HYPERTHYMISATION.

On a prétendu que l'hyperthymisation expliquait certains cas de mort subite imprévue chez des enfants, voire même chez des adultes, porteurs de thymus hypertrophié. Il est des cas, en effet, où la seule lésion constatable est l'hypertrophie thymique ; mais il n'y a ni compression trachéale, nerveuse, ou vasculaire, ni lésion cardiaque... On rapporte ces morts au *status thymico-lymphaticus* des Allemands, qui conférerait aux centres nerveux, en particulier aux centres cardiaques, « un état d'irritabilité et d'instabilité tel que la moindre cause occasionnelle peut engendrer soit un laryngospasme et la tétanie (Escherich), soit le collapsus cardiaque brusque et la mort subite (Paltauf) », etc. ; mais ce sont là de pures hypothèses. On donne comme argument les cas de mort avec convulsions chez l'animal injecté de fortes doses d'extrait thymique ; mais les doses ne sont pas comparables à ce que peut donner un thymus d'enfant ; de plus la mort chez l'animal hyperthymisé est rapide au milieu de phénomènes asystoliques et convulsifs, mais non subite. Rien ne démontre donc que l'hyperthymisation puisse provoquer la mort subite.

On a soutenu l'origine thymique du *syndrome de Morquio* : affection familiale et infantile, qui fut mortelle pour quatre enfants sur cinq ee qui se caractérisait par un ralentissement du pouls, des attaques syncopales et épileptiformes, analogués au syndrome de Stokes-Adams. L'autopsie ne révéla ni lésion cardiaque, ni lésion bulbaire, mais une hypertrophie du thymus. Ces examens, ayant été faits en 1901 à une époque où l'attention n'était pas attirée sur l'importance du faisceau de His dans les bradycardies, sont loin d'être probants.

III. — « Si on nous permettait de risquer une hypothèse nous rapprocherions volontiers l'atrophie scléreuse du thymus de l'hyperplasie simple, et nous dirions que les causes de la seconde peuvent aussi produire la première. Certains sujets réagissent vivement, d'une façon durable, aux infections et intoxications chroniques : ils réagissent, pourrait-on dire, d'une manière efficace, et leur thymus s'hypertrophie comme le font d'autres glandes. D'autres sujets, au contraire, n'ont que des réactions avortées ; le tissu actif de la glande s'épuise vite, il ne prolifère plus, et le tissu fibreux tend à prendre sa place. Cette hypothèse permettrait de se rendre compte des états intermédiaires entre l'état hyperplasique simple et l'atrophie scléreuse, et conduirait à penser que, au moins dans certains cas, la seconde peut succéder à la première. » (Marfan.)

En résumé, on voit quelles sont nos incertitudes à propos des fonctions du thymus à l'état normal et pathologique. Il semble ressortir des faits expérimentaux que le thymus joue un rôle favorable dans le développement général de l'organisme jeune, en particulier dans la croissance du squelette et des organes génitaux ; le thymus est en outre une réserve de tissu hématopoïétique capable de reviviscence lors d'infections et d'intoxications. Mais il n'a pas, dans le fonctionnement de l'organisme, l'importance des autres glandes endocrines : thyroïdes, surrénale, hypophyse. C'est ce qui explique que des lésions aussi profondes que l'ablation presque totale du thymus ne déterminent pas de troubles cliniquement appréciables dans le développement ultérieur de l'enfant.

CHAPITRE XVIII

UNITÉ DE STRUCTURE DES TISSUS LYMPHOPOIÉTIQUES ET HÉMATOPOIÉTIQUES

PAR

H. GOUGEROT

Les organes hématopoïétiques sont, nous l'avons vu, constitués par deux tissus : — le tissu lymphoïde caractérisé par des petits mononucléaires (lymphocytes) et moyens mononucléaires, — le tissu myéloïde caractérisé par les myélocytes basophiles homogènes, les myélocytes à granulations neutrophiles, éosinophiles, basophiles, par les hématies nucléées, par les mégakaryocytes.

Entre ces deux tissus existe une unité de structure importante à faire ressortir en anatomie générale et plus encore en histologie pathologique.

Cette notion nouvelle de l'unité de structure des tissus hématopoïétiques, qui s'oppose à la conception binaire d'Ehrlich, est due aux très remarquables travaux de Dominici, le regretté maître de l'école cytologique française : c'est une des acquisitions les plus précieuses et les plus fécondes de l'histologie moderne (1).

La conception classique, inspirée par les travaux allemands, croyait, au contraire, à la dualité des *organes* hématopoïétiques. Ehrlich divisait le système hématopoïétique « en deux appareils distincts au point de vue topographique, histologique et fonctionnel. L'un est la moelle rouge caractérisée par le tissu myéloïde, souche des globules rouges et des leucocytes polynucléaires. L'autre appareil est l'ensemble des organes lymphatiques, rate, ganglions... que particularise le tissu lymphoïde, souche des mononucléaires ou leucocytes non granuleux ».

(1) Voir l'article fondamental de DOMINICI : Sur le plan de structure du système hématopoïétique des mammifères. *Archives générales de méd*, 1906, 83ᵉ année, t. I, n° 11, p. 641. Nos citations sont empruntées à ce travail.)

Unité de structure des organes hématopoïétiques normaux. Évolution des tissus hématopoïétiques à l'état normal.

La conception binaire n'est pas exacte, même si l'on n'envisage que les organes de l'homme *adulte* normal ; car nous avons signalé dans le ganglion lymphatique des cellules éosinophiles, dans la rate en période digestive tous les éléments de la série myéloïde et dans le thymus quelques cellules myéloïdes ; inversement, nous avons insisté sur la présence dans la moelle osseuse d'un reliquat de cellules lymphoïdes indifférenciées. Dans les organes les mieux différenciés, il y a donc, à l'état normal, mélange des deux tissus lymphoïde et myéloïde ; on ne peut par conséquent distinguer des organes lymphoïdes et myéloïdes, mais des *tissus* lymphoïde et myéloïde, puisqu'un même organe contient les deux tissus.

Dans la moelle du fœtus et du nouveau-né ce mélange des deux tissus est encore plus net : — « leur moelle osseuse contient du tissu lymphoïde et leurs organes lymphatiques renferment du tissu myéloïde... Les éléments lymphoïdes, cellules germinatives et lymphocytes, abondent dans la moelle fœtale. Ces cellules y sont non seulement dispersées mais encore amassées autour de quelques artérioles et sous la capsule d'enveloppe. Elles se transforment dans l'appareil médullaire en mononucléaires ordinaires de la même façon que dans la rate, les ganglions, les plaques de Peyer. — D'autre part, chez le fœtus, la structure des organes lymphatiques est rehaussée par la présence de cellules géantes à noyau bourgeonnant et de cellules à protoplasma chargé d'hémoglobine ou de granulations, qui sont les mégakaryocytes, les hématies nucléées, et les myélocytes du tissu myéloïde. Ces éléments se comportent dans le territoire lymphatique de la même manière que dans le territoire médullaire. Les mégakaryocytes y dégénèrent en fragmentant leur protoplasma et leur noyau ; les hématies nucléées s'y transforment en globules rouges ; les myélocytes s'y métamorphosent en polynucléaires... »

« Ainsi se trouve infirmée la conception qui localise d'une façon exclusive le tissu myéloïde dans la moelle, et le tissu lymphoïde dans les organes lymphatiques » ; mais il n'en reste pas moins que le tissu lymphoïde est un composant accessoire de la moelle, et le tissu myéloïde un élément inconstant secondaire des ganglions. La moelle osseuse, dès la période fœtale, tend à être myéloïde, le ganglion à être lymphoïde.

Cette tendance s'accentue durant l'évolution de l'individu.

Peu après la période fœtale, dans une première phase qui s'étend de la naissance à la puberté, « le tissu myéloïde disparaît graduellement du territoire lymphatique et cesse d'y être visible à l'âge adulte », pendant que le tissu lymphoïde s'accroît ; le tissu myéloïde est plus lent à régresser dans la rate ; il progresse, au contraire, dans le squelette tandis que le tissu lymphoïde y diminue.

Dans une deuxième phase, qui va de la puberté à l'âge adulte, au moment où l'ossification est complète, le tissu myéloïde régresse dans la moelle osseuse, et il est remplacé, dans la diaphyse des os longs, par du tissu adipeux. Le tissu lymphoïde cesse de croître, mais à l'inverse du « tissu myéloïde, il ne subit aucune régression et ce trait accentue encore le contraste qui existe entre ces deux tissus dont l'un est différencié, caduc et passager, et l'autre embryonnaire fixe et permanent ».

A l'âge adulte le système hématopoïétique offre l'aspect bien connu : — 1° du tissu myéloïde localisé dans la moelle osseuse, ou plutôt dans certaines parties de la moelle osseuse, mêlé à quelques cellules lymphoïdes éparses ; — 2° du tissu lymphoïde occupant les ganglions et les follicules, dépourvus d'éléments myéloïdes, composant la majeure partie de la rate, où pourtant la digestion ranime les cellules myéloïdes. Les cellules lymphoïdes des organes lymphatiques ne formant plus d'éléments myéloïdes, le tissu lymphoïde de l'adulte semble être devenu impropre à l'évolution myéloïde.

Cette différenciation n'est qu'apparente, elle n'est pas définitive. Ces deux tissus ne sont pas devenus étrangers l'un à l'autre, l'unité est reconnaissable chez l'homme adulte normal, et le substratum lymphoïde subsiste dans toute l'étendue du système hématopoïétique même dans la moelle : « l'évolution myéloïde n'est abolie ni dans la moelle, ni dans l'appareil lymphatique. Elle n'est qu'atténuée dans la moelle où une recherche attentive permet de suivre la métamorphose de quelques-unes des cellules lymphoïdes en mégakaryocytes, en hématies nucléées, en myélocytes. Dans les organes lymphatiques, elle est simplement *suspendue* » ; il suffit d'une excitation pathologique, d'un processus infectieux ou toxique, d'une perte globulaire, pour ranimer l'évolution myéloïde du tissu lymphoïde, faire réapparaître le mélange des deux types lymphoïde et myéloïde dans tous les organes hématopoïétiques, et rendre à nouveau évidente l'unité de constitution du système hématopoïétique.

Lorsque l'adulte vieillit, le tissu lymphoïde ne tarde pas à entrer en régression et chez le vieillard l'atrophie scléreuse s'accentue avec ou sans adipose de remplacement (v. p. 380). En vieillissant, la transformation adipeuse, déjà effectuée sur la moelle osseuse de l'adulte devient scléroadipeuse.

En un mot, les tissus lymphoïdes et myéloïdes tendent, en vieillissant, à l'atrophie adipeuse puis adipo-scléreuse, mais cette transformation est beaucoup plus rapide dans la moelle que dans les ganglions, le tissu lymphoïde résiste plus longtemps sans doute parce qu'il est constitué par des cellules moins différenciées ; on se souvient en effet que le tissu lymphoïde est la réserve de cellules jeunes de l'organisme.

Unité de structure des tissus hématopoïétiques à l'état pathologique. Réviviscence myéloïde. Réviviscence lymphoïde.

Les processus pathologiques : infections et intoxications, anémies, qui suscitent l'activité des tissus hématopoïétiques, prouvent la *synergie* de

tous.les organes hématopoïétiques, car presque tous : moelle osseuse, rate,
ganglions, etc., réagissent avec plus ou moins d'intensité, mais simultanément, à l'exci-
tation pathologi-
que. C'est ce que
Dominici, Roger
et Josué ont si bien
mis en évidence
dans les infections
aiguës et chroni-

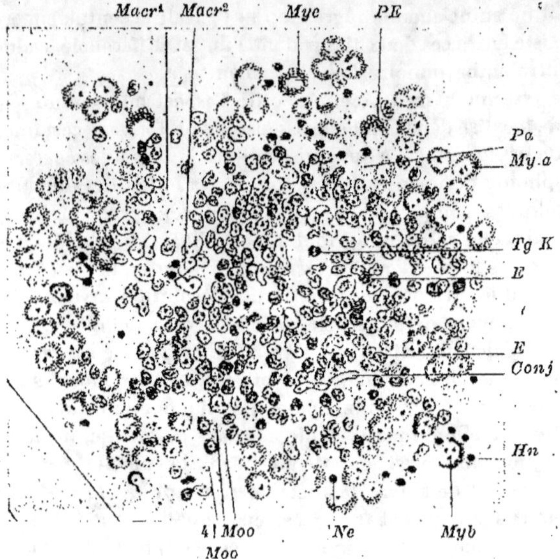

Fig. 143. — Syner-
gie des organes
hématopoïétiques
et phénomène de
suppléance. La
moelle osseuse
d'un animal splé-
nectomisé fabri-
que non seulement
du tissu myéloïde,
mais encore du
tissu lymphoïde.
(Expérience de
Dominici.)

« Éosine-orange, bleu polychrome. — Portion de moelle osseuse de lapin adulte ayant subi
depuis deux mois l'ablation de la rate et en puissance de septicémie éberthienne datant
de huit jours.

« Il existe une *poussée intense de myélocytes à granulations amphophiles :* les myélocytes
basophiles homogènes préexistant dans la moelle et les myélocytes basophiles homogènes de nouvelle formation se sont presque tous chargés de granulations amphophiles.

« Mais, d'autre part, il s'est produit dans cette moelle osseuse une *éclosion de tissu lymphoïde* procédant par petits îlots disséminés. Certains d'entre eux sont adjacents à des
artérioles. D'autres, sont situés à distance des vaisseaux. Quoi qu'il en soit, ces fractions
du territoire médullaire se singularisent par l'accumulation de lymphocytes ou « cellules embryonnaires ». Les cellules en question sont destinées à se transformer, les
unes en plasmocytes, les autres en mononucléaires identiques aux mononucléaires ordinaires issus des circonscriptions lymphatiques. Aussi ces petits îlots où prédominent
des lymphocytes sont-ils comparables soit à des corpuscules de Malpighi rudimentaires de la rate, soit à des follicules clos des ganglions lymphatiques, suivant qu'ils
sont ou ne sont pas centrés par des artérioles.

« *E.* Cellules embryonnaires ou lymphocytes. Les uns ont des noyaux foncés, les autres des
noyaux clairs. En général, les premiers se transforment en plasmocytes, les autres en
mononucléaires ordinaires.

« *Conj.* Réticulum et noyau de cellule conjonctive ;

« *Moo.* Deux mononucléaires ordinaires de petite taille ;

« *Macr¹.* Macrophage à 3 noyaux. Il inclut des débris nucléaires (grains bleus) des fragments d'hématies (grains jaunes). Vers son extrémité supérieure, il est en contact avec un
groupe de 6 lymphocytes qui lui sont extérieurs. Un lymphocyte repose sur son extrémité
inférieure et n'est pas englobé ;

« *Macr².* Macrophage à 4 noyaux. Il est avoisiné à gauche par 2 hématies nucléées ; il ne
les renferme pas ;

« *Hn.* Hématies nucléées ; *H*, hématies ordinaires ; *Nl*, noyau libre d'hématie nucléée ; *Tgk*,
tingible Körper de grande taille ; *Myé*, myélocytes éosinophiles ; *Myb*, myélocytes à granulations basophiles ; *Mya*, myélocytes amphophiles ; *Pa*, polynucléaires à granulations
amphophiles ; *PE*, polynucléaires à granulations éosinophiles. » (Dominici.)

ques; c'est ce que Marfan a démontré dans le syndrome rachitique (voir ci-dessus pages 396 et 398).

Suivant leur nature et leur durée, les actions pathogènes provoquent : les unes la *réviviscence myéloïde*, les autres la *réviviscence lymphoïde*.

Réviviscence myéloïde de Dominici. — Elle est surtout provoquée par les infections et intoxications aiguës qui réclament des polynucléaires, par les anémies qui réclament des hématies.

Dans les *infections aiguës*, humaines et expérimentales, la moelle jaune graisseuse de l'adulte, presque inerte, s'anime, devient moelle rouge active, bourrée d'éléments myéloïdes ; là rate réagit, s'enrichit de tissu myéloïde ; souvent les ganglions participent à cette reviviscence myéloïde : dans la variole, par exemple, les ganglions si fréquemment tuméfiés renferment, dans leurs cordons folliculaires et dans la nappe réticulée autour des follicules, constamment des myélocytes neutrophiles et basophiles, souvent des éosinophiles et des hématies nucléées, quelquefois des mégakaryocytes.

C'est le phénomène de la réviviscence myéloïde : nous disons réviviscence, puisque autrefois, à la période fœtale, les ganglions contenaient des cellules myéloïdes et que l'état pathologique n'est qu'un retour à un état normal antérieur.

Cette réviviscence myéloïde peut même se rencontrer dans le tissu cellulaire autour des ganglions ; c'est bien là la preuve que le tissu myéloïde peut naître n'importe où, puisque, dans le mycosis fongoïde, dans la lymphosarcoïde de nature tuberculeuse de Gougerot, des petits nodules de tissu myéloïde se développent dans l'hypoderme...

En un mot, il suffit qu'un tissu mésodermique s'enflamme, pour qu'il redonne du tissu indifférencié du type embryonnaire ou lymphoïde, et ce tissu embryonnaire peut se transformer en tissu myéloïde, comme fait le petit mononucléaire (lymphocyte) ou le moyen mononucléaire dans la moelle osseuse de l'enfant.

Dans les *anémies*, la moelle est le siège d'une prolifération myéloïde réparatrice, elle fabrique en abondance des globules rouges et aussi des polynucléaires.

La réaction n'est pas uniquement médullaire ; la rate, presque en même temps que la moelle, c'est-à-dire très rapidement, puis les ganglions, s'animent ; ils remplacent non seulement les mononucléaires détruits par la cause anémiante, mais leurs mononucléaires se transforment en cellules myéloïdes qui fabriquent des polynucléaires et des hématies. C'est toujours le même phénomène de la réviviscence myéloïde : on voit, sur la coupe de ces ganglions, des myélocytes granuleux et des polynucléaires neutrophiles et éosinophiles, même basophiles, des hématies nucléées, des mégakaryocytes... La réaction myéloïde est donc complète, intense dans la rate, discrète et peu étendue dans les ganglions : la transformation myéloïde des organes lymphatiques n'est « pas un accident, elle est la reprise légitime d'un mode d'évolution du tissu lymphoïde temporairement suspendue, évolution qui s'exécute suivant un mode normal ».

Réviviscence lymphoïde de Dominici. — Elle peut se rencontrer dans les processus aigus (fig. 143) ; mais elle est surtout provoquée par les infections chroniques (Dominici), la tuberculose notamment, qui réclame des mononucléaires chargés de lipase ; on la voit aussi dans le cancer (Duval et Fage).

Il était depuis longtemps connu que l'inflammation chronique peut susciter des infiltrations cellulaires à mononucléaires ; Dominici a montré que ces infiltrats nés par régression du tissu conjonctif avaient, par leur fin réticulum et par leurs cellules, la même structure que le tissu lymphoïde ; cette ressemblance ne se borne pas à un infiltrat de lymphocytes : ces mononucléaires, en se tassant sous forme de nodules, en se multipliant au centre de ces nodules, peuvent reproduire exactement le follicule à centre clair germinatif de Flemming des ganglions lymphatiques.

C'est donc une véritable réviviscence lymphoïde, puisque le processus pathologique a reproduit jusqu'au follicule lymphoïde, élément caractéristique des ganglions lymphatiques. L'organisme s'est créé ainsi, au point où il est attaqué par les microbes, une nouvelle provision de mononucléaires adaptés à la lutte.

Unité de structure dans les leucémies.

Cette notion de l'unité des tissus hématopoïétiques, avec ses deux corollaires de la réviviscence myéloïde et de la réviviscence lymphoïde, n'éclaire pas seulement l'anatomie pathologique des infections, mais encore la pathologie générale et l'histologie des leucémies (1).

Elle nous montre que la leucémie lymphogène (2) est un cancer du sang à cellules indifférenciées avec prolifération du tissu lymphoïde, même dans la moelle osseuse. Ce tissu lymphoïde peut naître dans tout tissu mésodermique, foie, rein... par la transformation du tissu mésodermique sous l'influence de la cause pathogène leucémigène, sans qu'il y ait besoin d'une embolie cellulaire qui proliférerait comme une cellule épithéliomateuse (3).

(1) Les leucémies sont des affections caractérisées par une augmentation permanente, absolue (leucémies ordinaires) ou relative (leucémies leucopéniques), des globules blancs dans le sang avec syndrome de cachexie maligne. Ces cellules sont fabriquées dans tous les tissus hématopoïétiques, dans le sang (car on y surprend des karyokinèses) et dans les tissus qui subissent la métaplasie hématopoïétique (V. p. 487).

(2) La leucémie lymphogène est caractérisée par l'augmentation souvent très considérable des cellules de la série lymphoïde : lymphocytes, moyens mononucléaires, etc., augmentation pouvant dépasser 100.000, 200.000, 300.000 leucocytes mononucléaires par millimètre cube. L'hypertrophie des ganglions et de la rate est presque constante et souvent très marquée.

(3) Mais l'embolie n'est pas contestable ; une ou plusieurs cellules leucémiques s'arrêtant dans un capillaire ou dans les interstices tissulaires prolifèrent, donnant un amas de tissu hématopoïétique (lymphogène ou myélogène suivant la variété de la leucémie) qui par la multiplication et l'essaimage de ses cellules, contribuera à augmenter les leucocytes circulant dans la leucémie

Elle montre que la leucémie myélogène (1) est un cancer du sang à cellules myéloïdes avec prolifération possible de tissu myéloïde dans tous les tissus mésodermiques par la transformation de ces tissus mésodermiques.

Elle explique, par la connaissance des nombreuses formes de transition dans chaque série cellulaire myéloïde entre la cellule indifférenciée et la cellule achevée, que la formule cellulaire des leucémies myélogènes puisse être si variée, mêlant les mononucléaires et les différents myélocytes à tous leurs stades évolutifs.

Elle classe exactement la leucémie aiguë (2), montrant que ses mononucléaires sont tantôt indifférenciés, tantôt déjà évolués dans la série myéloïde dans le sens du myélocyte basophile homogène de Dominici : la leucémie aiguë est donc à la fois lymphogène, puisque ses leucocytes peuvent être indifférenciés, et myélogène, puisque souvent ils ont évolué vers la série myélocytique (Gilbert et Weil, Dominici). Elle affirme l'existence de formes de transition entre ces leucémies aiguës à mononucléaires non granuleux et les leucémies myélogènes subaiguës ou chroniques à formule myéloïde « granuleuse ».

Les leucémies sont des cancers des tissus hématopoïétiques ou plutôt des *fonctions* (3) hématopoïétiques mais non de tel organe hématopoïétique.

Rapports entre les deux tissus lymphoïde et myéloïde.
Tissu lymphoïde = réserve indifférenciée.
Tissu myéloïde = différenciation du tissu lymphoïde.

Cette fréquente association des tissus lymphoïde et myéloïde s'explique parce que ces deux tissus, loin d'être de nature différente, dérivent l'un de l'autre.

Le tissu myéloïde est un produit de différenciation du tissu lymphoïde : tissu lymphoïde et tissu myéloïde sont en « filiation directe », ainsi que

(1) La leucémie myélogène est caractérisée par la présence dans le sang des cellules myéloïdes anormales et par l'augmentation souvent très considérable de ces cellules de la série myéloïde : myélocytes granuleux neutrophiles, éosinophiles, basophiles... hématies nucléées, augmentation pouvant dépasser 100.000, 200.000, 500.000 cellules anormales par millimètre cube de sang. L'hypertrophie de la rate est presque constante et d'ordinaire très marquée, l'hypertrophie des ganglions est inconstante et le plus souvent peu considérable.

(2) La leucémie aiguë, par ses symptômes: fièvre, etc., et par la rapidité de son évolution, ressemble plus à une infection qu'à un cancer. Elle est caractérisée le plus souvent par la présence en nombre considérable, dans le sang, d'un mononucléaire de 18 à 20 μ à noyau gros, arrondi et clair, à protoplasma peu abondant, très basophile (donc fortement coloré) et non granuleux : à ces caractères on reconnaît le myélocyte basophile homogène de Dominici.

(3) En effet, sauf exception, chaque cellule leucémique n'est pas anormale, monstrueuse, cancéreuse ; on en retrouve l'équivalent dans la moelle normale alors qu'une cellule de cancer gastrique ou de sarcome osseux n'a pas son équivalent dans la muqueuse gastrique ou dans les os normaux de l'adulte. Ce qui est cancéreux malin dans la leucémie, ce n'est donc pas telle ou telle cellule, c'est la fonction qui est déviée, devenue maligne et cancéreuse.

nous l'a prouvé l'étude histogénétique des cellules myéloïdes (Voy. p. 376).

La cellule lymphoïde indifférenciée, si elle reste indifférenciée, continuera de s'appeler lymphocyte. En grandissant, elle donnera un moyen mononucléaire, puis un grand mononucléaire macrophage et ce dernier pourra progresser ou au contraire revenir à l'état de petit mononucléaire lymphocyte ; car toutes ces cellules indifférenciées sont transformables les unes dans les autres. Elles peuvent, à un stade quelconque, se différencier en l'une quelconque des cellules différenciées mésodermiques : cellule fibreuse, musculaire, myéloïde... (V. p. 464.)

Mais si la cellule indifférenciée ou lymphocyte se différencie en cellule myéloïde, elle acquiert des caractères spécifiques, caractéristiques de chaque série cellulaire : le lymphocyte qui devient mégakaryocyte élargit son protoplasma et ramifie son noyau ; le lymphocyte qui devient hématie nucléée charge son protoplasma d'hémoglobine et contracte son noyau ; le lymphocyte, qui devient myélocyte granuleux, élabore des granulations. Ces cellules devenues différenciées ne sont plus transformables en une cellule différenciée d'une autre série, elles ne peuvent se muer en une cellule de la série parallèle : un polynucléaire neutrophile ne peut se métamorphoser en polynucléaire éosinophile ; elles ne peuvent revenir en arrière vers un stade moins évolué, elles continuent leur évolution sous leur forme spécifique, et meurent sous cette forme.

Dominici conclut très justement :

« La conception dualiste est infirmée en principe. En fait, la composition du système hématopoïétique est univoque, car ses organes sont foncièrement constitués par un tissu embryonnaire commun, souche de tous les éléments figurés du sang et de la lymphe.

« Ce tissu fondamental est le tissu lymphoïde qui forme les mononucléaires par évolution directe, les globules rouges et les leucocytes polynucléaires par l'évolution myéloïde.

« Ces deux modes d'évolution ne s'exercent pas d'une façon identique dans tous les organes du système hématopoïétique :

« Le tissu lymphoïde de la moelle est essentiellement apte à l'évolution myéloïde, tandis que celui de l'appareil lymphatique est relativement réfractaire.

« Le tissu lymphoïde de la moelle se transforme d'emblée en tissu myéloïde et y diminue proportionnellement à la métamorphose de ses éléments en mégakaryocytes, en hématies nucléées, en myélocytes.

« Le tissu lymphoïde de l'appareil lymphatique fournit peu de tissu myéloïde, ses cellules se multiplient en gardant leur type embryonnaire qu'elles modifient à peine en devenant les mononucléaires de la lymphe et du sang. C'est pourquoi cet appareil conserve de façon prédominante la structure lymphoïde.

« L'unité de composition du système hématopoïétique n'exclut donc pas la variété de structure, puisque la conformation histologique de ses organes est fonction du mode évolutif du tissu lymphoïde.

« Bien plus, elle implique une variabilité de structure de ces organes à la fois progressive et intermittente. Cette structure se modifie de la naissance à l'âge adulte au point que l'unité de composition du système hématopoïétique des mammifères adultes a été jugée inadmissible. D'autre part, diverses circonstances d'ordre physiologique ou pathologique remanient profondément la structure de la moelle et de l'appareil lymphatique.

« Sous ces modifications, subsiste toujours l'unité de constitution du système hématopoïétique. »

On peut, d'après Dominici, résumer en un tableau les caractères différentiels des deux tissus :

Le tissu lymphoïde est caractérisé par les mononucléaires lymphatiques sanguins : lymphocytes, moyens mononucléaires et cellule mère des globulins, grands mononucléaires (ou macrophages).	Le tissu myéloïde est caractérisé par les leucocytes granuleux : myélocytes et polynucléaires neutrophiles, éosinophiles, labrocytes (ou mastzellen), par les hématies nucléées, par les mégakaryocytes.
Il représente un reliquat de tissu indifférencié, embryonnaire, « comparable à ces feuillets blastodermiques dont les éléments isomorphes, identiques d'aspect, seront appelés à une évolution différente ».	Il est une formation secondaire différenciée, dérivant du tissu lymphoïde indifférencié.
Les éléments sont « indifférenciés » « incomplètement évolués », « jeunes ». Ils peuvent se différencier en dès sens différents, en fibroblastes, en cellules adipeuses, osseuses, en éléments myéloïdes, etc. Une partie du tissu lymphoïde reste lymphoïde, continuant de produire des cellules jeunes indifférenciées; un autre partie se différencie.	Ses éléments sont adultes arrivés à maturité ; ils sont nettement spécifiés, subissent une évolution déterminée, leur évolution est achevée, ils ne sont plus susceptibles de transformation.
Il persiste dans tous les organes du système hématopoïétique, même dans la moelle osseuse.	Il est transitoire puisqu'il disparaît du territoire lymphatique avec les progrès de l'âge et régresse dans la moelle osseuse elle-même chez l'adulte.

En un mot, le tissu lymphoïde est le reliquat du tissu embryonnaire indifférencié : le tissu myéloïde dérive de lui, comme ont dérivé de lui, chez le fœtus, tous les autres tissus mésodermiques différenciés : tissu fibreux, musculaire, adipeux. C'est grâce à cette notion fondamentale, mise en lumière par Dominici, que nous pouvons comprendre l'anatomie pathologique des organes hématopoïétiques et des leucémies.

CHAPITRE XIX

TISSUS MÉSODERMIQUES DIFFÉRENCIÉS

PAR

H. GOUGEROT

Depuis Reichert, Virchow, Mathias Duval, on groupe, sous le nom de tissus de substance conjonctive, ou mieux sous le nom de tissus mésodermiques, les divers tissus nés de la différenciation du mésoderme embryonnaire : tissus conjonctifs, adipeux, osseux, cartilagineux, musculaires (1), endothéliums séreux et vasculaires.

Tous ces tissus, en effet, issus du même mésenchyme indifférencié du fœtus, ont le même schème de constitution: ils se composent tous de deux parties : 1º une partie protoplasmique et nucléée, reliquat de la cellule indifférenciée ; 2º une partie différenciée, variable suivant le tissu : fibres collagènes et élastiques, graisse, os, cartilage, fibres musculaires striées ou lisses, plateau endothélial, fabriquée par le protoplasma indifférencié.

Cette notion de l'unité de structure des tissus mésodermiques est d'importance capitale pour la compréhension des réactions infectieuses et néoplasiques de ces tissus : tous, en effet, réagissent suivant les mêmes lois, parce qu'ils ont même schème constitutif.

ANATOMIE MACROSCOPIQUE ET MICROSCOPIQUE

TISSU CONJONCTIF ET SES VARIÉTÉS

Le tissu conjonctif existe dans toutes les parties de l'organisme ; on le retrouve partout, formant la gangue de tous les organes.

---

(1) Ces tissus mésodermiques sont distincts des tissus entodermiques et ectodermiques, mais il existe parfois des cellules de transition : l'exemple le plus connu est la cellule myoépithéliale des glandes sudoripares.

Tissu conjonctif modelé, il se condense en tendons épais (fig. 145, 146, 147), en aponévroses nacrées résistantes d'insertion musculaire, en capsules articulaires ; il enveloppe les organes : aponévrose d'enveloppe des muscles, capsule des viscères ; il forme aux vaisseaux, aux nerfs leur gaine protectrice ; il double et matelasse les épithéliums : derme cutané et sous-muqueuses.

Tissu conjonctif lâche, diffus, il remplit les interstices de ses lamelles souples et élastiques ; il comble les vides et facilite le glissement entre les muscles, les tendons, les aponévroses ; il protège les paquets vasculo-nerveux, leur donnant une certaine mobilité ; il permet l'adhérence mobile du tégument sur les plans profonds ; il tapisse les espaces interviscéraux.

Ce tissu conjonctif lâche est blanchâtre, mou, gluant ;

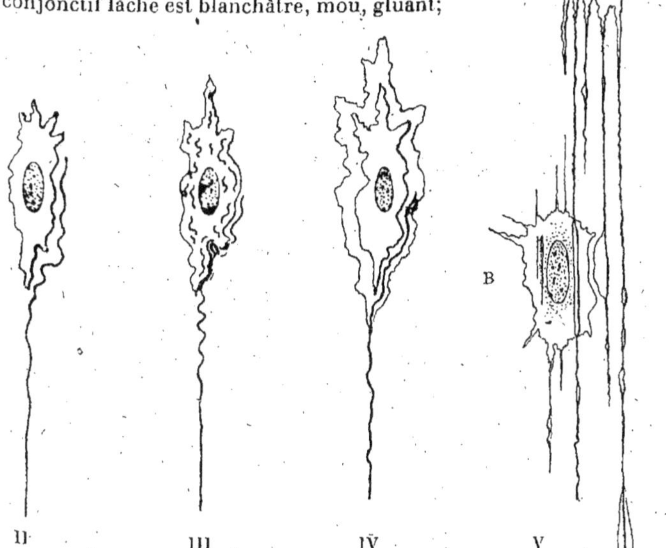

Fig. 144. — Tissu conjonctif : fibroblaste et fibre conjonctive.

Schéma montrant le mode de formation de la fibrille et ses relations avec la cellule conjonctive, suivant les principales théories : I, Fr. Boll : la fibrille est formée directement par un prolongement cellulaire ; II, Ranvier : la fibrille se développe dans la substance intercellulaire, sans la participation directe de la cellule ; — III, Flemming Meves : la fibrille est formée à l'origine par un protoplasma filamenteux, par un appareil mitochondrial intra cellulaire qui s'est extériorisé ; — IV, Hansen, et aussi, avec des variantes de détail Retterer, Laguesse, Renaut : la fibrille est formée aux dépens d'un exoplasma cellulaire ; — V, Zachariadès : une cellule conjonctive, A, pousse des prolongements dont l'un se continue avec le filament axile F d'une fibrille, revêtu de son enveloppe de collagène C. D'autres prolongements passent au contact de la cellule B et lui enlèvent, comme à la gouge, des portions de protoplasma, qu'ils s'incorporent, matériel protoplasmique qui servira à leur accroissement. (Jolly *in Presse Médicale*.)

il se laisse facilement étirer, déchirer, décoller : c'est lui qui forme les
espaces décollables où s'accumulent et fusent les collections patholo-

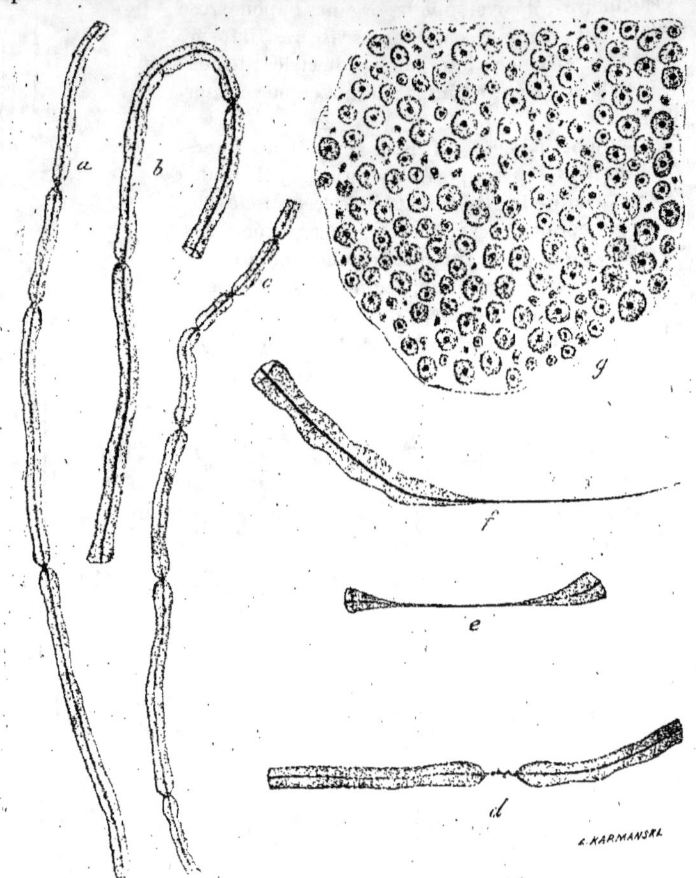

Fig. 145. — Tissu conjonctif modelé.

Fibrilles conjonctives provenant d'un tendon de la queue du rat adulte. (Fixation par l'alcool, traitement par l'acide acétique à 1 p. 100 et coloration au bleu de méthylène. D'après
Zachariadès. Grossissement de 1.000 diamètres.)
a, b, c, d, fibrilles dissociées et gonflées montrant les étranglements annulaires et les filaments axiles ; — e, f, fibrilles dissociées gonflées seulement sur une partie de leur longueur. Le filament axile fait une légère saillie hors de la surface de section de l'extrémité
gonflée ; — g, coupe transversale d'un tendon présentant des fibrilles gonflées, de calibre
varié, coupées en travers ; les points noirs situés au centre de chaque champ fibrillaire
sont les coupes transversales des filaments axiles.

giques : hématome et abcès. Les mailles lâches, que le bistouri ouvre en
disséquant, ébauchent des logettes ou « cellules » qui lui avaient fait
donner autrefois le nom de tissu « celluleux » ; ces « cellules » peuvent

devenir des bourses séreuses qui dérivent donc de la différenciation des mailles du tissu conjonctif : celles-ci sont tapissées par les cellules conjonctives transformées en cellules endothéliales.

Quelle que soit la variété d'aspect du tissu conjonctif, sa constitution

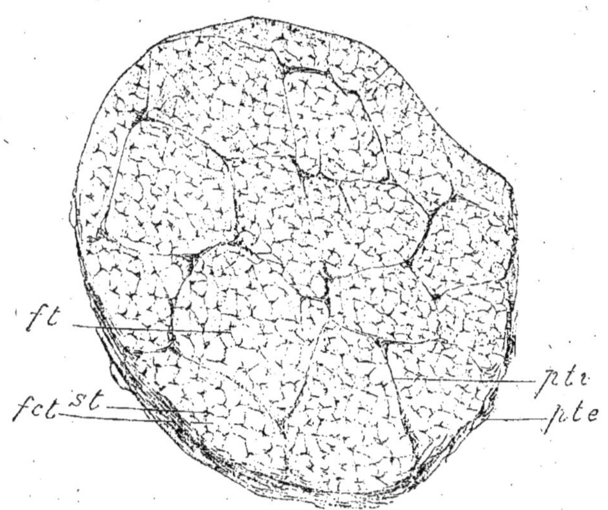

Fig. 146. — Coupe transversale du tendon d'Achille du lapin. (Prenant.) La coupe n'intéresse que l'un des faisceaux tertiaires du tendon ; — *ft*, faisceaux tendineux secondaires ou tendons élémentaires, en lesquels se décompose le faisceau tertiaire ; — *fct*, faisceaux conjonctifs ou faisceaux tendineux primaires, dont la réunion forme le faisceau secondaire ; — *pte*, peritenonium externe ; — *pti*, cloisons du peritenonium interne ; — *st*, figures stellaires essentiellement formées par les cellules conjonctives tendineuses comprises dans les interstices des faisceaux conjonctifs. ($\times$ 60.)

histologique est faite des mêmes composants : seule la proportion de ces éléments varie. Le tissu conjonctif est formé de cellules nues sans enveloppe, semées dans une substance intercellulaire qui se décompose en divers ordres de fibres. On peut dresser le tableau suivant de ces divers éléments :

TISSUS CONJONCTIFS

ÉLÉMENTS AUTOCHTONES.

Éléments différenciés (fixes).
- Fibroblastes (partie indifférenciée, (élaborante de la cellule).
- Fibres collagènes et Fibres élastiques (parties élaborées, fabriquées par le protoplasma cellulaire).

Éléments indifférenciés (le plus souvent mobiles).
- Plasmode indifférencié.
- Cellule embryonnaire mésenchymateuse.
- Lymphocyte et petit mononucléaire de transition.
- Moyen mononucléaire.
- Grand mononucléaire.
- Cellule fixe anastomotique (Élément de transition vers les cellules différenciées).

Ces cellules indifférenciées tantôt sont à l'état de repos, tantôt entrent en activité.
Cette activité peut revêtir des formes différentes.

I. Tuméfaction des éléments de la cellule et lobulation du noyau, multiplication.
II. Macrophagie de Metchnikoff (la propriété phagocytaire n'est donc pas spécifique de tel élément cellulaire).
III. Clasmatose de Ranvier.
IV. Transformation en labrocytes (Mastz elle d'Ehrlich).
V. Pigmentation.
VI. Surcharge adipeuse (qui est le début de la différenciation).
(A l'état pathologique ces modes d'activité sont plus nombreux encore.)

ÉLÉMENTS IMPORTÉS (par le sang et par la lymphe).
- Mononucléaires du sang et de la lymphe.
- Hématoblastes (exceptionnels).
- Polynucléaires neutrophiles } très rares à
- — éosinophiles } l'état normal.
- — basophiles ou labrocytes (Mastzellen) rares.
- Globules rouges (exceptionnels).

ÉLÉMENTS AUTOCHTONES

Cellules différenciées : fibroblastes et fibres collagènes.
Fibres élastiques.

Les cellules conjonctives différenciées ayant fabriqué des fibres portent le nom de *fibroblastes*, quelquefois on les nomme : cellules fusiformes pour rappeler leur forme, cellules fixes pour les distinguer des éléments indifférenciés le plus souvent mobiles, ou « cellules conjonctives » tout court. Fibroblastes, fibres collagènes, fibres élastiques s'enchevêtrent étroitement, les cellules se moulant sur les fibres. En réalité le terme de fibroblaste ne devrait pas s'appliquer à la seule lame protoplasmique nucléée, mais à l'ensemble de la lame protoplasmique nucléée et des fibres que ce protoplasma a élaborées (fig. 142).

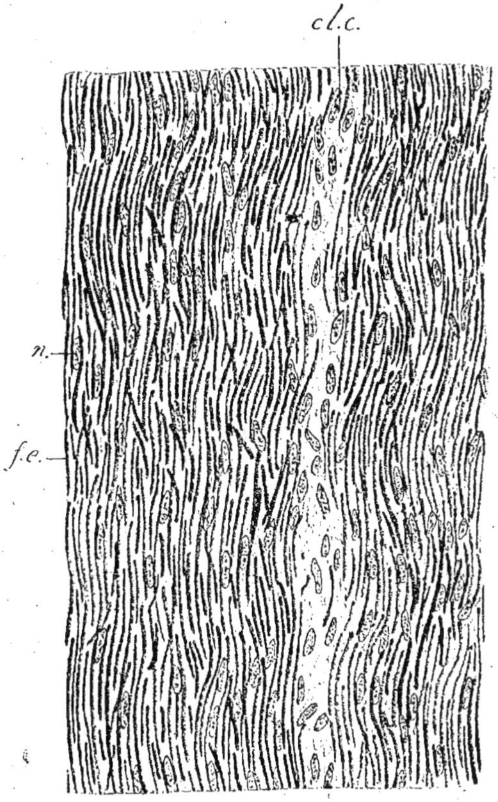

Les *fibres collagènes* sont des faisceaux striés, opaques, onduleux, flexueux, présentant çà et là des sortes d'étranglements, de grosseur très variable, oscillant de 1 µ à 300 µ et plus de diamètre ; elles s'entre-croisent entre elles sans jamais s'anastomoser, elles sont formées de l'agglomération de fibrilles très tenues de substance collagène.

Les *fibres élastiques* sont des fibres homogènes, transparentes, droites

Fig. 147. — Coupe longitudinale du ligament de la nuque chez un fœtus de mouton à terme. (Prenant.)

fe, fibres élastiques ; — *n*, noyau de tissu conjonctif interposé aux fibres élastiques ; — *clc*, cloison conjonctive séparant deux faisceaux ligamenteux. (× 180.)

quand elles sont tendues, flexueuses et enroulées lorsqu'elles sont détendues ; elles sont de même calibre suivant un même segment, mais de grosseur très variable, du diamètre de moins d'un µ à 10 µ, rarement davantage. Elles s'entre-croisent, se bifurquent et s'anastomosent entre elles, formant un réseau à mailles plus ou moins serrées ; elles sont constituées d'après Ranvier par des grains ovoïdes soudés bout à bout et homogénéisés.

Les cellules accolées à ces fibres ou *fibroblastes* sont plates sans enveloppe, leur lame protoplasmique se moule sur les interstices que ménagent entre elles les fibres ; elles présentent donc des crêtes d'empreintes, des saillies, des dépressions moulées, répondant au passage des fibres, et des prolongements membraniformes irréguliers, minces, quelquefois ramifiés, s'insinuant entre les fibres. Ces prolongements protoplasmiques se fusionnent avec ceux des cellules voisines, les fibroblastes sont donc anastomosés. Il y a plus qu'accollement entre la cellule et la fibre, « il y a continuité de substance entre le protoplasma cellulaire et la fibre » (Dominici), car c'est le protoplasma qui a sécrété la fibre, il l'enveloppe et la contient.

Suivant que le fibroblaste est au repos ou en activité, son aspect est un peu différent.

Les *fibroblastes au repos* (ce sont les plus nombreux dans les tissus normaux) sont peu visibles : ce que l'on en peut voir entre les grosses fibres collagènes, se réduit au noyau, ovalaire, clair, à chromatine peu abondante, finement réticulé, contenant un à deux nucléoles, entouré d'un mince fuseau protoplasmique (d'où le nom de cellule fusiforme), incolore, fait de hyaloplasma ; les prolongements et les anastomoses sont incolores et si minces que l'œil ne les distingue pas. La substance différenciée élaborée fibrillaire l'emporte sur la substance indifférenciée élaborante ; les fibres sont grosses, serrées. Le fibroblaste au repos est arrivé au maximum de différenciation.

Les *fibroblastes en activité* (tout à fait exceptionnels à l'état normal chez l'adulte, sauf dans le réticulum du tissu lymphoïde) sont nettement visibles parce qu'ils ne sont que partiellement différenciés, il reste une large masse protoplasmique. Ce protoplasma granuleux et spongieux, fait de spongioplasma basophile, contient un noyau ovoïde clair plus riche en chromatine et tendant à se lober (signes d'activité d'après Dominici). Sur un ou deux de ses bords, le protoplasma contient une fine fibre collagène qu'il a élaborée et qui va traverser de la même façon les cellules conjonctives voisines ; les anastomoses entre les cellules sont plus ou moins visibles et suivent d'ordinaire ses fibrilles collagènes. La substance indifférenciée l'emporte donc sur la substance différenciée : les fibres collagènes sont fines, le protoplasma est large ; la différenciation est incomplète, peu avancée, et la cellule restée très active peut à l'occasion jouer en même temps le rôle de macrophage.

Entre ces deux types de fibroblastes, existent tous les intermédiaires.

Cellules indifférenciées : — plasmodes, et cellules embryonnaires mésenchymateuses ; — lymphocytes et petits mononucléaires de transition, moyens mononucléaires, grands mononucléaires ; — cellules fixes anastomotiques.

Les cellules indifférenciées, analogues par conséquent aux cellules embryonnaires, constituent des réserves de tissus mésodermiques prêtes à évoluer dans divers sens suivant les besoins de l'organisme.

Leur aspect est différent à l'état de repos et d'activité ; leurs modes d'activité sont multiples :

Cellules indifférenciées à l'état de repos. — Toutes ont pour caractères communs : un protoplasma clair transparent (hyaloplasma)

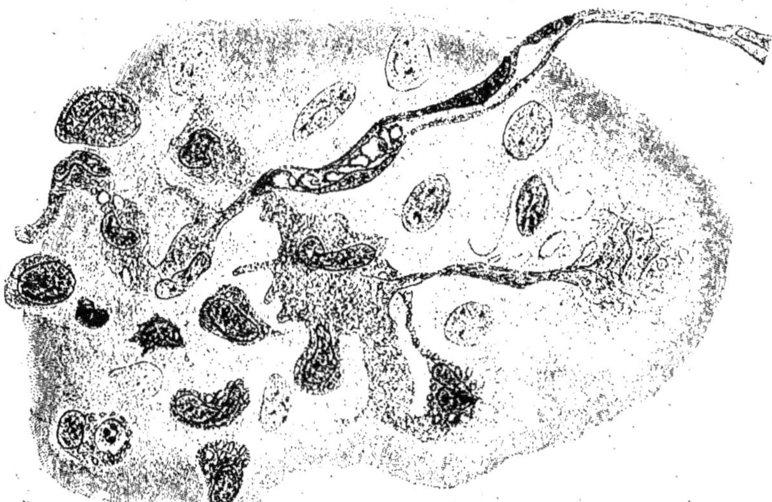

Fig. 148. — Plasmodes. — Épiploon d'un lapin de 1 mois au début d'une péritonite éberthienne très légère. (Dominici.)

Deux masses plasmodiales au niveau d'une tache laiteuse. L'une d'elles est à l'extrémité terminale d'un capillaire. L'autre plasmodium bourgeonne. Des bourgeons cellulaires s'en détachent dans lesquels on reconnaîtra des cellules conjonctives libres (des cellules vacuolaires de Renaut.) Des éléments identiques à ceux-ci sont utilisés en tant que macrophages à proximité du point qui a été représenté par le dessin.

prenant mal les colorants basophiles et acidophiles (quoique plutôt légèrement basophile) — un noyau ovalaire peu riche en chromatine, sans tendance à la lobulation — l'absence de division.

Les *plasmodes indifférenciés* de Dominici sont des lames protoplasmiques parsemées de noyaux, analogues au plasmode du fœtus et disséminés entre les interstices des fibres collagènes ; leur protoplasma, large, mais très mince, hyaloplasmique, a des contours difficiles à délimiter, les noyaux sont en nombre variable, 3 à 4 en général ; ils sont clairs, aplatis, pauvres en chromatine : leur réseau chromatinien très lâche est formé

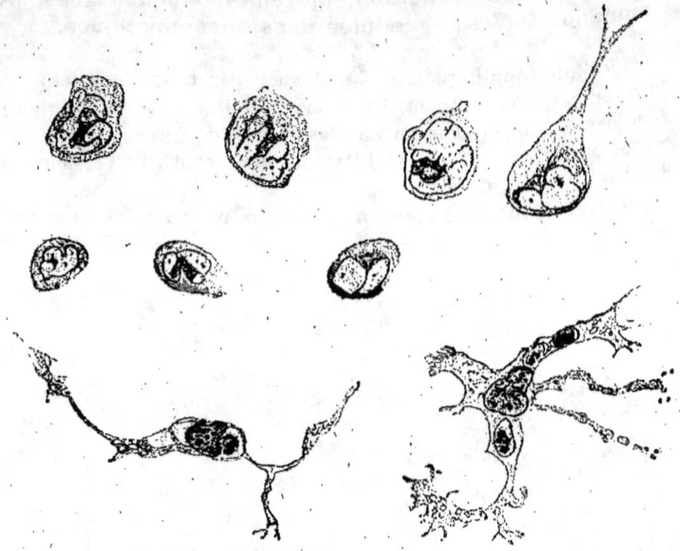

Fig. 149. — Série des cellules mésenchymateuses. (Dominici.)

En haut : cellules embryonnaires (dites macrophages) au repos dans l'épiploon du lapin adulte. Elles sont pâles. Leur noyau est bizarrement lobé. On reconnaît en ces éléments des cellules identiques à certains des mononucléaires du sang dont la taille est parfois considérable et le noyau largement lobé et pâle. Dans l'épiploon, ces cellules atteignent des dimensions plus considérables que dans le sang. Mais à côté des macrophages hypertrophiés, il en est qui ont le même type et la même taille que les mononucléaires du sang.

En bas : par opposition, on a représenté deux grands macrophages à prolongements multiples dessinés à l'examen d'un épiploon enflammé. Ce sont incontestablement deux cellules conjonctives étoilées, fibroblastes adaptées à la fonction giganto-phagocytaire (V. p. 474). L'une d'elles, celle de droite, ressemble à un clasmatocyte en raison de la fragmentation de ses bras latéraux (V. p. 477).

de minces filaments et ponctué de 1 à 2 nucléoles très petits (fig. 148).

Les *cellules embryonnaires* (*mésenchymateuses*) de Dominici sont de petites cellules à noyau clair vésiculeux pauvre en chromatine entouré d'un mince liséré protoplasmique clair (fig. 149).

Plasmodes et cellules embryonnaires appartiennent à la même série : le plasmode est l'agglomérat de cellules embryonnaires dont les protoplasmas se sont fusionnés ; la cellule embryonnaire provient de la fragmentation du plasmode.

Le *lymphocyte* est une cellule petite, de 6 à 7 μ de diamètre : le noyau rond est si riche en chromatine, qu'il paraît compact, il contient un nu-

cléole très petit, que l'on ne peut mettre en évidence que par une technique spéciale ; le noyau est entouré d'un liséré protoplasmique, hyaloplasmique clair et transparent peu colorable, si étroit qu'il avait passé
inaperçu autrefois (fig. 150).

Le *petit mononucléaire de transition* est le lymphocyte évoluant vers le
moyen mononucléaire : le noyau
plus gros est moins compact, le
protoplasma devient plus large.

Le *moyen mononucléaire* a un
noyau arrondi peu foncé, un
protoplasma large hyaloplasmique, avec quelquefois, même à
l'état de repos, une zone plus
colorable autour du noyau (spongioplasma colorable périnucléaire).

Le *grand mononucléaire* (souvent appelé macrophage par
abus de langage : Voy. p. 474) a
un gros noyau pâle ovalaire ou
incurvé, un très large protoplasma hyaloplasmique incolore ou
à peine basophile ; assez souvent
autour du noyau ou sur le bord
de la cellule, on note une zone
de chromoplasma acidophile.

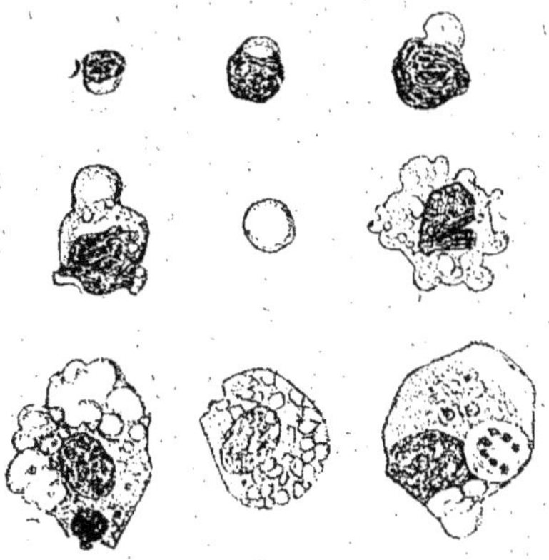

Lymphocyte, petit mononu-
cléaire de transition, moyen mononucléaire, grand mononucléaire, sont des cellules indifférenciées de la série lymphoïde,
identiques aux mononucléaires
du sang et de la lymphe, ce qui
ne veut pas dire qu'elles sont des éléments importés provenant des organes
lymphatiques. Elles sont le reliquat de cellules embryonnaires restées
indifférenciées, ou le produit du retour à l'état indifférencié de cellules
conjonctives adultes. Elles sont transformables les unes dans les autres
progressivement et régressivement : un lymphocyte peut devenir un
moyen mononucléaire, puis un grand mononucléaire et inversement
(fig. 150).

Les *cellules fixes anastomotiques* sont analogues aux grands mononucléaires, mais elles sont fixées, non mobiles ; elles sont irrégulières, anastomosées entre elles et avec les cellules fixes différenciées ou fibroblastes,
l'ensemble de leur réseau forme un syncytium. Elles sont des éléments
de transition vers les cellules fixes différenciées ou fibroblastes.

Fig. 150. — Série des mononucléaires libres depuis le petit lymphocyte jusqu'au grand mononucléaire macrophage. (Dominici.)

(Lymphe du canal thoracique d'un enfant de quinze jours mort de septicémie.) Tous les intermédiaires existent entre les lymphocytes de cette lymphe et les grands macrophages tels que ceux qui sont dessinés à la partie inférieure de la figure. Celui de gauche a inclus un débris nucléaire, celui de droite un polynucléaire à noyau fragmenté.
Ces cellules donnent naissance par bourgeonnement et fragmentation de leur protoplasma à des globulins de Donné (hématoblastes de Hayem) de taille géante.

Toutes ces cellules ont une unité manifeste et sont transformables les unes dans les autres, transformables en fibroblastes par exemple, d'où le nom de *cellules lympho-conjonctives.*

Cellules indifférenciées en activité. — La mise en activité de ces cellules les modifie plus ou moins profondément, elle change souvent si complètement les aspects cellulaires que beaucoup d'auteurs ont cru observer des cellules différentes et leur ont donné des noms différents tirés de leur fonction; en réalité, ce sont les mêmes éléments cellulaires, mais surpris en état de fonctionnement et pouvant au même instant remplir plusieurs fonctions : un fibroblaste en activité, qui continue à être fibroblaste, peut être doué de macrophagie, englober des débris cellulaires; il peut effriter son bord protoplasmique, donc faire fonction de clasmatose. C'est là un fait capital à retenir pour comprendre la signification de toutes ces cellules.

En un mot, les modes d'activité des cellules indifférenciées sont multiples, une seule cellule peut en présenter plusieurs à la fois :

I. **Tuméfaction basophile du protoplasma et du noyau, lobulation du noyau. Division cellulaire**. — Les signes constants qui traduisent la mise en activité de ces cellules sont la *tuméfaction basophile* du protoplasma et du noyau (Dominici).

Le protoplasma s'hypertrophie; de clair homogène, presque incolore hyaloplasmique qu'il était, il devient réticulé ou vacuolaire, colorable; basophile au début et à la période d'état, il tend vers l'acidophilie en vieillissant; il s'est transformé en spongioplasma chromophile.

Le noyau s'hypertrophie, s'enrichit en chromatine, devient plus colorable.

Sur les cellules anastomotiques les prolongements s'élargissent.

La lobulation du noyau est très fréquente, mais non constante, le bord nucléaire présente des incisures, le noyau se lobe plus ou moins profondément : le stade maximum de cette lobulation est le noyau arborescent du mégacaryocyte.

La division de l'élément est le dernier stade de cette mise en activité : le plasmode fragmente son protoplasma sans qu'il y ait besoin de division nucléaire; les cellules mononucléées divisent leur noyau par division directe ou par karyokinèse.

II. **Macrophagie**. — La macrophagie de Metchnikoff est la propriété que possèdent toutes les cellules indifférenciées de phagocyter les débris cellulaires, les parasites, les corps étrangers; nous ne saurions donc trop nous élever contre l'habitude, qui décerne le nom de macrophage à tels éléments particuliers et accorde à ce mot une valeur spécifique. Il en résulte en histopathologie une grande confusion. Il faut se souvenir que n'importe quelle cellule mésodermique indifférenciée ou revenant à l'état indifférencié est capable de macrophagie : le moyen mononucléaire, aussi bien que le grand mononucléaire, peut être macrophage; la cellule fixe, le fibroblaste en activité encore attaché à la fibre collagène, peut être macrophage aussi bien qu'une cellule libre ; la cellule endothéliale encore attachée à la séreuse ou à la paroi vasculaire, peut être macrophage ; les cellules différenciées enflammées, subissant l'atrophie proliférative, la fibre musculaire striée par exemple (Voy. fig. 169), une cellule adipeuse (Voy. fig. 155), deviennent macrophages. L'atrophie proliférative est précisément un processus d'automacrophagie : le protoplasma indifférencié de la cellule mange les fibrilles musculaires différenciées. Les cellules géantes, les cellules néoplasiques, etc., sont douées de macrophagie. Il n'est donc pas de processus plus général, moins spécial que la macrophagie, et vouloir restreindre la macrophagie à une ou deux entités cellulaires est une erreur.

Il est vrai pourtant que certaines cellules sont, plus souvent que d'autres, macrophages : ce sont — les *grands mononucléaires* du sang et

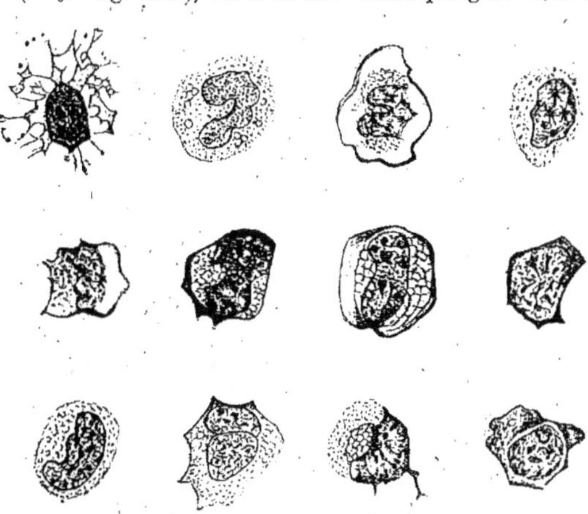

Fig. 151. — Cellules macrophages. — Divers types de mononucléaires du sang appartenant en réalité à une même famille; mais à des états évolutifs différents. Ce sont des *hémomacrophages* de Metchnikoff. (Dominici.)

Les plus grands d'entre eux sont d'une taille supérieure à celle des mononucléaires qui peuvent se charger de granulations amphophiles. Dans certains de ces éléments se dessine un spongioplasma à réticulation très nette donnant un aspect vacuolaire au corps cellulaire. Ce spongioplasma apparaît quand s'efface une substance basophile homogène disparaissant du centre à la périphérie où elle peut former une bordure foncée. Le spongioplasma lui-même peut disparaître en se rétractant autour du noyau.

Mais une partie des hémomacrophages disparaît normalement par fonte. En haut et à droite, un de ces éléments est en état de plasmolyse ; en haut et à gauche, un autre macrophage a un noyau opacifié, tandis que son protoplasma s'effrite en petits grains.

Il existe une phagolyse *normale* et dans le sang et dans les tissus ; ce fait est important à retenir au point de vue de l'immunité naturelle.

de la lymphe appelés si souvent « macrophages » tout court ou mieux *hémomacrophages* de Metchnikoff, — et les *cellules vacuolaires* de Renaut et Lacroix. Ces cellules nées de n'importe quelles cellules lympho-conjonctives peuvent en évoluant redonner l'un quelconque des éléments lympho-conjonctifs et mésodermiques (tissu fibreux de sclérose, tissu osseux...), dont elles ont pu dériver.

Les *cellules vacuolaires* de Renaut et Lacroix sont des cellules libres, arrondies ou irrégulières, de la taille d'un moyen ou d'un grand mononucléaire du sang (dont elles ne sont souvent que la transformation). Leur protoplasma est large, étalé (chromoplasma et spongioplasma), troué de nombreuses vacuoles petites et grandes qui ne sont que l'exagération du fin grillage de spongioplasma; les travées de ce spongioplasma prennent à la fois les colorants basiques et les colorants acides; au début, elles sont plutôt basophiles; elles deviennent dans la suite acidophiles; la masse semi-liquide contenue dans les mailles du spongioplasma est acidophile.

Le *macrophage* de Metchnikoff (fig. 151 et 152) est un grand mononucléaire identique au grand mononucléaire du sang et de la lymphe; sa forme est arrondie; son protoplasma, large, acidophile, granuleux ou spongieux, est ou n'est pas vacuolé; son noyau est ovalaire ou incurvé, clair, à chromatine lâche, centré de 1 ou 2 nucléoles.

Les cellules de Renaut, de Metchnikoff ne sont pas forcément en état de macrophagie: à l'état de demi-repos, elles n'ont que des vacuoles petites; à l'état

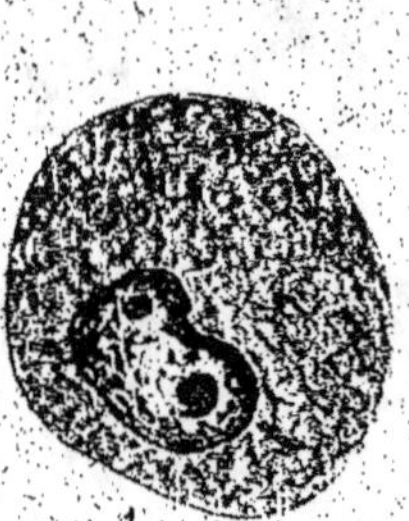
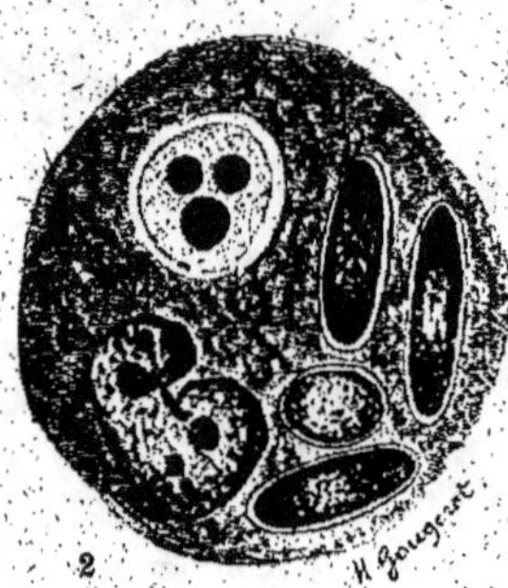

FIG. 152. — Macrophages.

1, Macrophage au repos; — 2, Macrophage en activité; son protoplasma contient : — un polynucléaire neutrophile atrophié dont le noyau dégénéré est fragmenté en trois boules pyknotiques, — quatre *Sporotrichum* oblongs, à taille inégale, fortement colorés, granuleux, encerclés d'un liséré transparent.

d'activité macrophagique, leurs vacuoles, véritables vacuoles digestives, s'agrandissent; leur protoplasma englobe les particularités nuisibles ou devenues inutiles, il contient des inclusions de nature variable : leucocyte à noyau pycnosé, globule rouge, microbe, poussière, pigment, fibre conjonctive, etc...

En un mot, le « macrophage » des classiques peut n'être pas macrophage, et d'autres cellules que « le macrophage » peuvent être macrophages. Rappelons donc que la macrophagie n'est qu'une fonction cellulaire, fonction commune à toutes les cellules indifférenciées mésodermiques, que le *mot « macrophage » ne devrait être qu'un adjectif, une épithète accolée au substantif désignant la cellule, pour spécifier la fonction macrophagique actuelle de tel élément cellulaire* : on devrait dire fibroblaste macrophage, cellule endothéliale macrophage, grand mononucléaire macrophage, cellule indifférenciée macrophage, etc.; « macrophage » tout court, pour désigner ces derniers éléments est un abus de langage.

III. Clasmatose de Ranvier. — La clasmatose est la propriété que possèdent la plupart, sinon toutes les cellules indifférenciées, de détacher de leurs bords des particules protoplasmiques.

De même que la macrophagie, la clasmatose est donc une fonction cellulaire générale et non une entité cellulaire, elle n'est pas spécifique de tel élément cellulaire : le clasmatocyte est une cellule de n'importe quelle origine en état de clasmatose et qui plus tard évoluera dans des sens variables. Parmi les clasmatocytes il faudrait ranger non seulement les cellules mésodermiques ramifiées appelées « clasmatocytes » par Ranvier, mais encore les grands et moyens mononucléaires du sang et de la lymphe (la cellule mère des globulins est un clasmatocyte), les labrocytes (mastzellen), les cellules mésenchymateuses indifférenciées (fig. 149), les

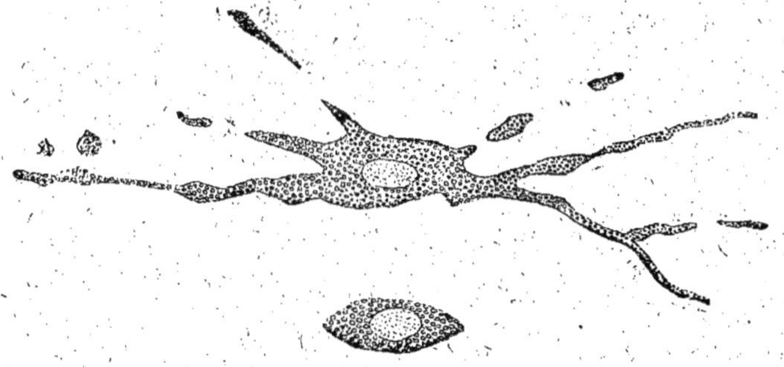

Fig. 153. — Clasmatocytes du triton. (D'après Ranvier.)

grands plasmodes indifférenciés, nombre de cellules pathologiques : les plasmocytes (plasmazellen)... ; tous peuvent être clasmatocytes : il n'y a pas *un*, mais *des* clasmatocytes. Il est plus exact de dire : cellule de Ranvier en clasmatose, moyen mononucléaire en clasmatose, etc., de même qu'on devrait dire : grand mononucléaire en macrophagie, cellule vacuolaire de Renaut en macrophagie. Pour la commodité du langage, de même que l'on emploie l'adjectif « macrophage » plutôt que l'expression « en macrophagie », on pourrait remplacer l'expression « en clasmatose » par un adjectif : *clasmatique* par exemple.

Il est toutefois des cellules qui, plus fréquemment que les autres cellules mésodermiques, sont en fonction de clasmatose : — ce sont les moyens mononucléaires, cellules mères des globulins, étudiés ailleurs (V. p. 355 et fig. 109) — et les cellules de Ranvier ou « clasmatocytes » des classiques.

La *cellule de Ranvier* (fig. 153) est une cellule mésodermique indifférenciée active et libre, à noyau ovalaire riche en chromatine, à protoplasma très allongé atteignant jusqu'à un millimètre de longueur et très irrégulièrement découpé; les bords déchiquetés poussent des prolongements « pseudopodiques », alternativement renflés et retirés, donc moniliformes, grêles ou trapus, longs ou courts, massués ou cylindroïdes, ramifiés ou simples; ces prolongements s'étirent et se fragmentent en particules protoplasmiques (clasmatose) qui se disséminent autour de la cellule. Cet effritement n'est pas signe de dégénérescence ou de mort, mais représente, au contraire, une preuve d'activité cellulaire (Ranvier). Le protoplasma est spongieux, réticulé, légèrement basophile ou plus souvent acidophile; il contient des granulations basophiles métachroma-

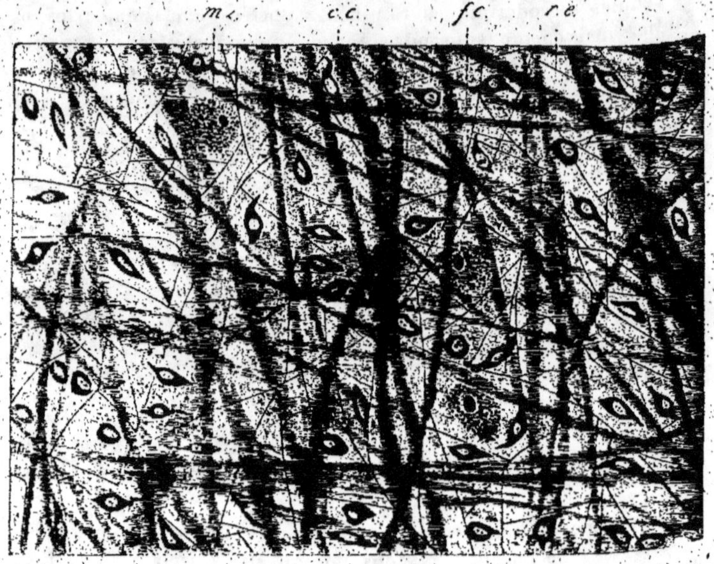

Fig. 154. — Labrocyte ou mastzelle (mésentère du rat). (Prenant.)

cc, cellules conjonctives ordinaires; — fc, faisceaux conjonctifs; — re, réseaux de fibres élastiques; mz, cellule basophile, cellule engraissée ou labrocyte (mastzelle) (× 250).

tiques, appelées « grains de ségrégation », de forme irrégulière, peu nombreuses, analogues aux granulations des labrocytes (mastzellen). C'est déjà une différenciation, ce qui est bien la preuve qu'en biologie il n'y a pas de « cloisons étanches » et qu'une même cellule peut présenter plusieurs différenciations à la fois.

En raison de la clasmatose et de ces granulations protoplasmiques, la cellule de Ranvier est considérée comme une glande unicellulaire, élaborant le fibrin-ferment des hématoblastes. Elle dérive de toute cellule indifférenciée, des petits et moyens mononucléaires. Ranvier a pu, chez la grenouille, suivre sous le microscope cette évolution aux dépens du leucocyte vivant mis en chambre humide. Elle peut évoluer en n'importe quelle cellule différenciée, où redevenir un leucocyte ordinaire : ce serait pour Metchnikoff « un élément passager du tissu conjonctif et servirait de réserve leucocytaire pour le cas d'une inflammation ».

IV. Granulose métachromatique : Transformation en labrocyte (mastzelle). — Le labrocyte du tissu conjonctif est le type des cellules en granulose métachromatique : il est tantôt arrondi, tantôt muni de prolongements (fig. 154) : il est caractérisé par sa richesse en granulations alors que le labrocyte du sang circulant est d'ordinaire pauvre en granulations basophiles métachromatiques. Ces granulations sont arrondies, de dimensions sensiblement égales, contenues dans un protoplasma peu ou pas coloré; mais d'une cellule à l'autre la grandeur des granulations peut varier. Leur noyau est ovalaire et clair. Ces cellules se groupent surtout autour des vaisseaux. Leurs fonctions sont inconnues.

Entre la forme ronde et la forme irrégulière, on note tous les intermédiaires, le labrocyte allongé ressemble à la cellule de Ranvier et est susceptible de clasmatose, il s'en distingue par la faible colorabilité du protoplasma, la richesse et la régularité, le diamètre égal des granulations.

Cette élaboration de granulations basophiles métachromatiques est donc, elle aussi, une fonction non spécifique, commune à beaucoup de cellules mésodermiques, fonction que l'on peut appeler *granulose métachromatique*.

V. Pigmentation. — Les cellules pigmentaires mésodermiques (appelées encore chromatocytes, chromatoblastes, chromatophores) sont voisines des cellules clasmatiques de Ranvier et des labrocytes (mastzellen); elles en ont la forme irrégulière, leur protoplasma renferme des granules pigmentaires analogues au pigment mélanique de la couche basale de l'épiderme.

VI. Surcharge adipeuse. — La cellule, en se fixant, élabore de la graisse et devient cellule adipeuse (fig. 155). C'est là un début de différenciation.

ÉLÉMENTS IMPORTÉS

Les éléments importés par le sang et la lymphe (ainsi appelés par opposition aux éléments autochtones) n'ont rien de spécial; ce sont des éléments lymphatiques sanguins en migration dans le tissu conjonctif : petit, moyen et grand mononucléaires impossibles à distinguer des éléments autochtones; ce sont exceptionnellement des globules rouges, des polynucléaires neutrophiles et éosinophiles, moins rarement des labrocytes (mastzellen), tous circulent dans le plasma tissulaire, qui est sécrété par le tissu conjonctif et transsude des vaisseaux.

TISSUS ADIPEUX, OSSEUX, CARTILAGINEUX, MUSCULAIRE, ENDOTHÉLIAL

Les autres tissus mésodermiques différenciés ont un même schéma structural.

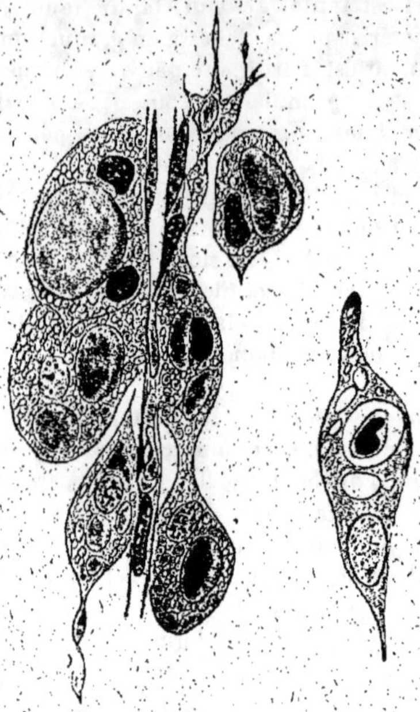

Le **tissu adipeux** est un tissu conjonctif dont les cellules se surchargent de graisse. On peut suivre toute cette évolution de la cellule conjonctive vers la cellule adipeuse (fig. 155) : on voit une cellule conjonctive en activité, à large protoplasma, sécréter de fines gouttelettes graisseuses dans les mailles du spongioplasma. Ces gouttelettes grossissent et se fusionnent, le protoplasma s'atrophie, le ou les noyaux sont refoulés à la périphérie ; on aboutit ainsi à la cellule adipeuse adulte différenciée : grosse cellule, polyédrique par pression réciproque, non anastomosée. Le ou les noyaux (Dominici) sont aplatis, périphériques ; le protoplasma semble disparu, remplacé par la masse graisseuse, qui occupe toute la cellule ; à peine distingue-t-on une mince enveloppe cellulaire transparente, incolore. La cellule adipeuse est donc une véritable glande close, unicellulaire. La surcharge graisseuse est le plus souvent une fonction transitoire ; la cellule peut résorber sa graisse, redevenir indifférenciée : elle reste alors indifférenciée restant à l'état de repos ou redevenant active se mue en une autre cellule différenciée.

Fig. 155. — Surcharge adipeuse. Vaisseau capillaire de l'épiploon engainé par des cellules périvasculaires subissant la transformation adipeuse. Là où le protoplasma n'a pas été refoulé par la graisse il persiste à l'état spongieux. (Dominici.)

Sur la paroi droite du capillaire deux cellules adipeuses sont fusionnées (plasmodium adipeux). La cellule la plus élevée émet un long prolongement vacuolaire.
A quelque distance, à droite et en bas, une cellule est creusée d'une vacuole qui inclut non pas de la graisse mais un leucocyte en état de fonte. Cette cellule est donc macrophage, mais d'autre part elle est comparable à ses voisines : les cellules qui subissent la transformation adipeuse.

Le **tissu osseux** est un tissu mésodermique différencié (fig. 156) : les cellules mésodermiques, passant ou non par le stade cartilagineux, ont sécrété autour d'elles de l'osséine qui s'est chargée de sels calcaires (fig. 157 et 158) ; des fibres collagènes peuvent être englobées dans la masse osseuse : fibres de Scharpey (fig. 159). L'ostéoblaste représente le reste indifférencié de la cellule, les lamelles osseuses élaborées par lui sont la partie différenciée.

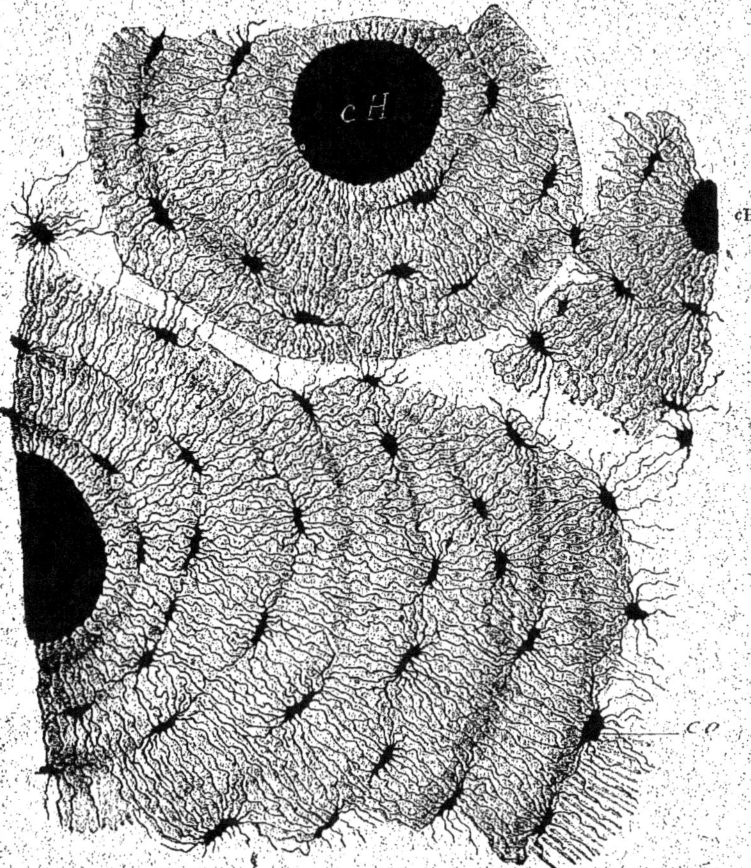

Fic. 156. — Os adulte. Portion de la diaphyse d'un os long, en coupe transversale. Les cavités osseuses ont été remplies par un liquide coloré. (Prenant.) cH, canal de Havers ; — co, corpuscules osseux ou ostéoblastes ou cellules osseuses représentant la partie indifférenciée de la cellule, avec les canalicules intra-osseux qui en partent (l'os est la partie différenciée fabriquée par ces ostéoblastes). (× 250.)

Le **tissu cartilagineux** est un tissu mésodermique différencié, les cellules sécrétant autour d'elles la chondrine (fig. 160). Dans le cartilage hyalin, les cellules sont arrondies ou ovalaires, encapsulées, la sécrétion cartilagineuse est homogène. Dans le fibro-cartilage, les cellules méso-

dermiques ont élaboré à la fois des fibres collagènes et du cartilage. Dans
le cartilage élastique, les cellules ont fabriqué de la substance cartilagineuse et des fibres élastiques, d'où l'aspect complexe de ces deux derniers
tissus. La cellule cartilagineuse est le reste indifférencié du tissu, le cartilage hyalin, le mélange de chondrine et de fibres collagènes, le mélange

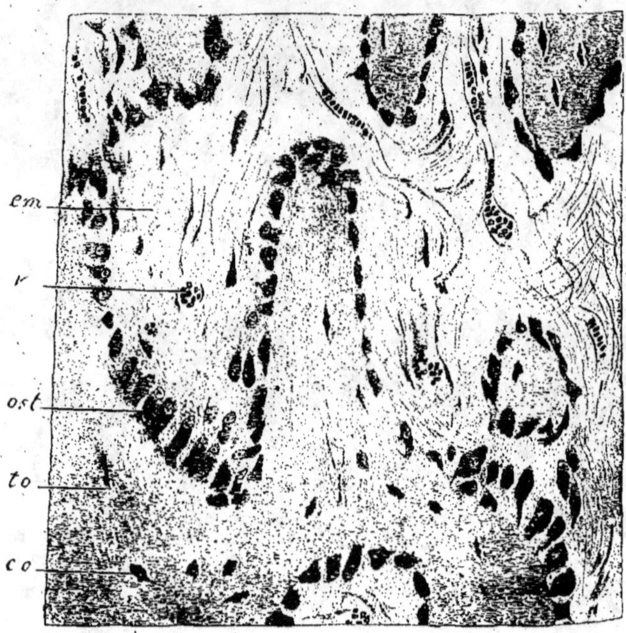

Fig. 157. — Formation de l'os. Les ostéoblastes sécrètent de l'os. (Prenant.)
ost, ostéoblastes appliqués contre les travées osseuses *to* ; — *co*, cellules osseuses déjà
englobées dans la substance osseuse ; — *cm*, espaces médullaires ; — *v*, vaisseaux sanguins. — Fémur d'un embryon de chèvre. (× 250.)

de chondrine et de fibres élastiques représentent la partie différenciée
élaborée par les cellules.

La **fibre musculaire striée** est, elle aussi, d'origine mésodermique
(fig. 161 et 162), elle est un plasmode (masse protoplasmique multinucléée) allongé, qui a sécrété à son intérieur les longues fibrilles striées.
Sur la fibre musculaire adulte, le protoplasma indifférencié est très réduit ; il forme autour des noyaux un mince halo granuleux, il enveloppe
la fibre et c'est lui qui entre les fibrilles, dessine le pointillé si fin des
champs de Cohnheim ; le produit de sécrétion de différenciation, ou fibrilles musculaires, accapare toute la cellule. Mais il n'en subsiste pas

moins dans la fibre musculaire striée, deux parties, l'une indifférenciée protoplasmique et nucléée, l'autre différenciée fibrillaire striée. Il en est de même de la fibre musculaire lisse : c'est une cellule mésodermique qui s'allonge et dont le protoplasma sécrète des fibrilles continues envahissant bientôt toute la cellule (fig. 163).

L'endothélium des séreuses et des vaisseaux peut être considéré comme un tissu mésodermique différencié (fig. 164 et 165). L'embryologie prouve en effet qu'il est formé par l'ordination et l'aplatissement de cellules mésodermiques qui se différencient en élaborant vers la cavité limitante un plateau endothélial. Ce plateau endothélial, véritable cuticule, est divisé par des traits que l'azotate d'argent dénonce, formant une mosaïque plus ou moins régulière. Au-dessous de ces plateaux, le protoplasma aplati des cellules endothéliales contenant un noyau aplati, allongé, ovoïde, reste souvent fusionné, donc plasmodial. Il suffira d'une excitation pathologique pour que, résorbant leurs plateaux, les cellules endothéliales se tuméfient, prolifèrent et redeviennent cellules indifférenciées.

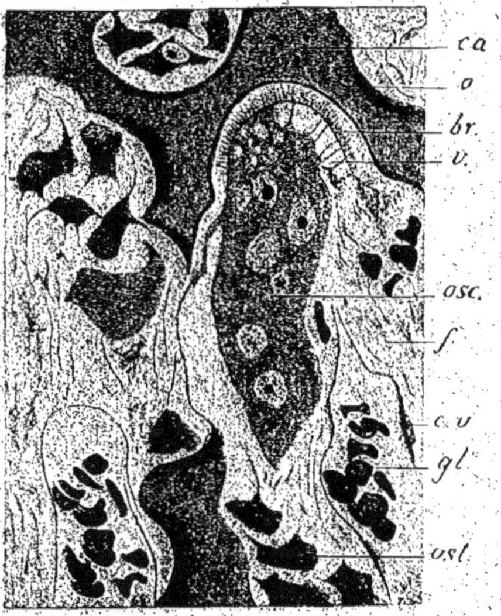

Dans tous les tissus différenciés dérivés du mésoderme, on retrouve donc toujours les deux mêmes éléments : — 1° protoplasma nucléé indifférencié élaborant des produits de sécrétion ; — 2° produits différenciés fabriqués par le protoplasma indifférencié.

Unité originelle des tissus mésodermiques démontrée par l'embryologie. — C'est qu'en effet chez l'embryon, les futurs tissus mésodermiques sont formés uniquement de cellules isomorphes dans un plasma amorphe. Les cellules d'abord assez serrées s'écartent bientôt, prennent un aspect plus ou moins étoilé, elles sont douées de mouve-

Fig. 158. — Fabrication de l'os. Espaces médullaires, avec ostéoclastes et ostéoblastes (tibia d'un chat nouveau-né). (Prenant.)

Voisinage de la ligne d'ossification ; — *osc*, ostéoclaste ; — *v*, sa partie vacuolaire antérieure ; — *br*, sa bordure en brosse ; — *ost*, ostéoblastes disposés le long des travées osseuses ; — *ca*, substance fondamentale cartilagineuse (travées directrices de l'ossification) ; — *o*, dépôt de substance osseuse festonnée, à la surface de ces travées directrices ; — *f*, fibrilles conjonctives du tissu médullaire ; — *ev*, cellule endothéliale vasculaire ; — *gl*, globules sanguins contenus dans le vaisseau capillaire. (× 275.)

ménts amiboïdes et constituent ce qu'on appelle les éléments mésenchymateux ou mésenchyme. Ces cellules analogues aux mononucléaires lymphoïdes ont un noyau simple ou double, étiré, en division fréquente. La masse de ce tissu s'émiette pour ainsi dire, et les éléments se disséminent

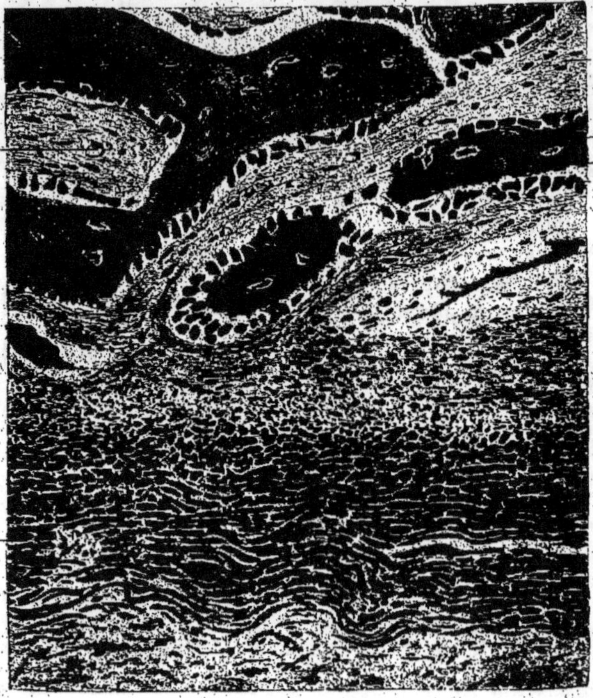

Fig. 159. — Fabrication du tissu osseux par les ostéoblastes et par le périoste. (Coupe transversale du tibia d'un embryon de mouton de 25 centimètres.) (Prenant.)

pe, couche externe du périoste ; — pi, couche interne du périoste : couché ostéogène ou moelle sous-périostée ; — tc, tissu conjonctif ambiant ; — os, travées osseuses ; — cos, cellules osseuses ; m , moelle osseuse ; — ost, ostéoblastes ; — c, capillaires. On remarquera que le tissu du périoste et celui de la moelle des os sont continus : les faisceaux conjonctifs (fc) de la couche externe du périoste deviennent de plus en plus fins dans la couche périostique interne, et plus fins encore dans la moelle des os dont ils forment le réticulum fibrillaire. (× 250.)

pour remplir les intervalles de tous les autres tissus et organes en voie de formation ; dès ce moment le tissu conjonctif a déjà assumé son rôle de remplissage, de soutien, car ce mésenchyme n'est autre chose que le tissu conjonctif embryonnaire. Une partie devient muscle, gaine nerveuse, etc., le reste représentera du tissu conjonctif.

Le mésenchyme subit deux transformations :

« La première transformation qui se produit dans ce mésenchyme, ou tissu conjonctif embryonnaire, le transforme en tissu muqueux : d'une part, les cellules s'anastomosent par leurs prolongements, elles perdent leurs mouvements amiboïdes, deviennent fixes et, d'autre part,

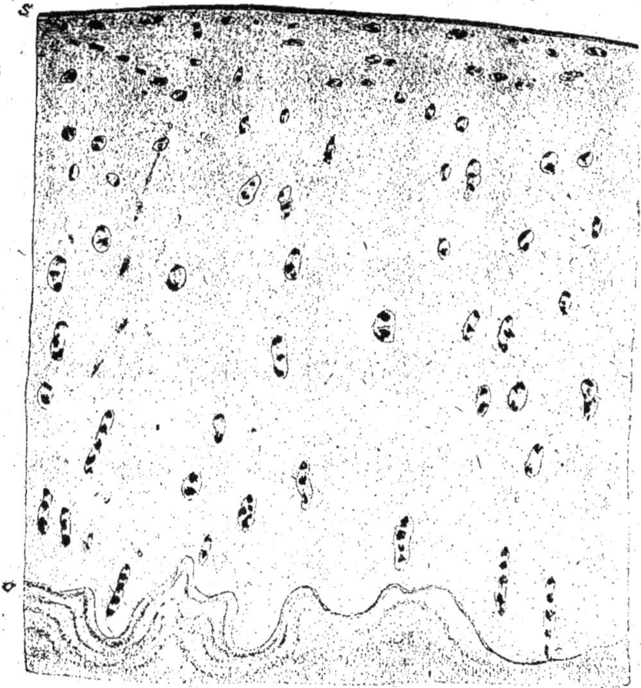

Fig. 160. — Tissu cartilagineux. (Coupe verticale, du cartilage articulaire du tibia chez l'homme.) (Prenant.)

s, surface articulaire du cartilage ; — *o* face profonde, osseuse, du cartilage. (×125.)

dans les espaces ou mailles interposées entre elles et circonscrites par leurs prolongements, elles élaborent, exsudent et accumulent une substance particulière transparente, hyaline, semi-liquide, formée presque entièrement de mucine » (substance fondamentale muqueuse du tissu conjonctif muqueux). Partout, chez l'homme, sauf pour le cordon ombilical et le corps vitré de l'œil, ce tissu muqueux n'est qu'un stade transitoire et va se différencier ; même dans le corps vitré on voit des fibrilles différenciées.

La deuxième transformation est la différenciation vers les tissus de

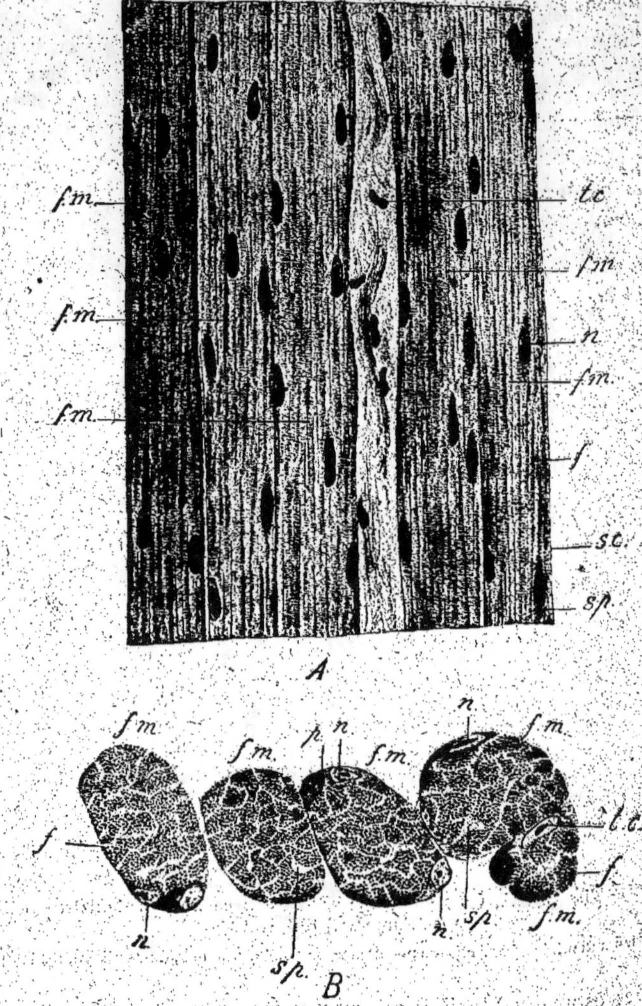

FIG. 161. — Tissu musculaire strié. Coupes longitudinale et transversale de fibres
musculaires striées. (Prenant.)

A, coupe longitudinale de cinq fibres musculaires d'un muscle de l'œil du mouton ; — fm,
fibres musculaires qu'on ne voit que sur une faible partie de leur longueur ; — tc, tissu
conjonctif qui les sépare ; — n, noyaux des fibres musculaires ; — sp, sarcoplasma ; —
sc, sarcolemme ; — f, fibrilles musculaires dont on ne voit qu'en partie la striation transversale, et dont la présence donne aux fibres un aspect strié en long. (× 180.)
B, coupe transversale de plusieurs fibres striées d'une jeune souris ; — fm, fibres musculaires ; n, leurs noyaux ; — p, couche de protoplasma où ces noyaux sont plongés ;
sp, cloisons sarcoplasmiques ; — f, groupes de fibrilles musculaires (dans l'intervalle,
champs de Cohnheim) ; — tc, tissu conjonctif. (× 250.)

l'adulte ; elle se fait en des sens différents suivant les tissus ; les cellules sécrètent des produits de différenciation : fibres collagènes (1), graisse, os, cartilage, fibrilles musculaires striées ou lisses, plateau endothélial, etc. On croyait autrefois que c'était la masse amorphe qui servait de « matrice » aux cellules et les produisait ; on a renversé la doctrine ancienne : ce sont les cellules qui sécrètent la masse amorphe, puis les produits différenciés.

Il reste une partie non transformée, indifférenciée de ce tissu méso-dermique primitif embryonnaire, c'est le tissu lymphoïde de l'adulte : ce tissu lymphoïde constitue une réserve qui essaime des éléments jeunes, capables d'évoluer dans le sens que réclament les besoins de l'organisme (v. 461).

Tout le reste du mésoderme est plus ou moins différencié chez l'adulte, et, dans le tissu normal à l'état de repos, la partie indifférenciée est très réduite « en sommeil » ; la partie différenciée accapare tout le tissu. Chez l'embryon, et dans les tissus enflammés de l'adulte, on observe l'inverse.

C'est cette identité d'origine, cette communauté de structure entre tous les tissus mésodermiques qui expliquent, par les processus d'atrophie proliférative et de métaplasie (V. p. 491), les transformations, ou « flexions » de ces tissus les uns dans les autres. Ces transformations sont indéfiniment « réversibles » : le lymphocyte devient cellule fixe fibroblaste, celui-ci se transforme en cellule adipeuse, qui devient grand mononucléaire indifférencié macrophage, lequel retourne à l'état de lymphocyte... ; le lymphocyte devient cellule osseuse qui, enflammée, se mue en une cellule indifférenciée qui devient fibroblaste... ; un plasmode devient fibre musculaire striée, celle-ci, s'enflammant, redevient plasmode, une partie du plasmode se frag-

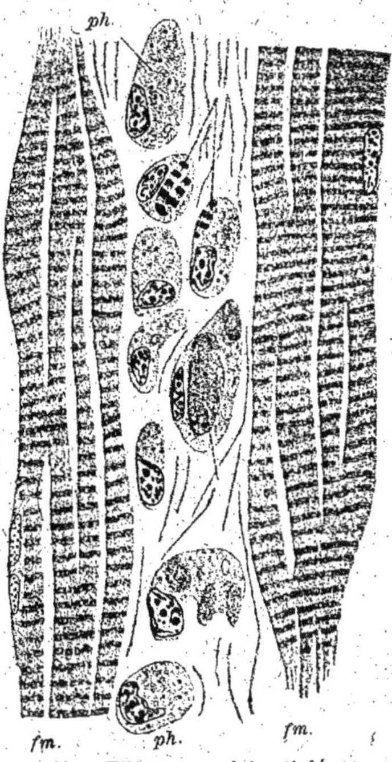

Fig. 162. — Fibre musculaire striée. — Sarcolyse chez un têtard de *Rana temporaria* (d'après Mercier).

fm, fibres musculaires normales ; — *ph*, phagocytes renfermant des débris de substance musculaire ou sarcolytes dont la destruction est plus ou moins avancée, les uns présentant encore la striation transversale, les autres dont la striation a disparu. ($\times$ 1440.)

(1) Voir l'article de Jolly : La Structure et le développement du tissu conjonctif. *Presse médicale*, 7 janvier 1911, n° 2, p. 9, pour le détail de l'histogénèse de la fibre collagène. Dominici, par l'étude des processus pathologiques, a montré l'origine cellulaire de la fibrille collagène. L'origine de la fibre élastique est encore très discutée.

mente ; de ces parties fragmentées, les unes se transforment en grands
mononucléaires macrophages qui passent dans le sang, les autres à
la convalescence deviennent fibroblastes et donnent une cicatrice fi-

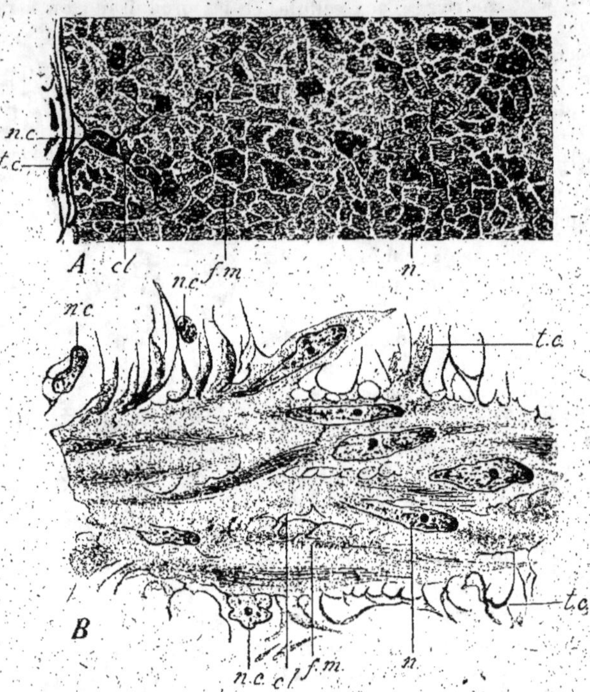

Fig. 163. — Fibre musculaire lisse. — Coupes d'un muscle lisse (muscle intestinal
de l'homme). (Prenant.)

A, coupe transversale de la couche interne ou circulaire ; — B, coupe longitudinale de la
couche externe ou longitudinale.
A. — tc, tissu conjonctif périfasciculaire ; — cl, cloison conjonctive pénétrant dans le faisceau ; — nc, noyaux de cellules conjonctives ; — fm, fibres musculaires ; — n, leurs
noyaux
B. — tc, tissu conjonctif interfasciculaire ; — fm, fibres musculaires formant ensemble un
fascicule musculaire ; — n, leurs noyaux ; — nc, noyaux de cellules conjonctives ; — cl,
cloisons conjonctives entre les fibres musculaires, formant à celles-ci une sorte d'enveloppe et simulant des ponts intercellulaires entre ces fibres. (× 370.)

breuse (v. fig. 169), alors que la partie non fragmentée du plasmode musculaire refabrique des fibrilles striées et redonne une fibre musculaire, etc.
Il n'y a donc pas de fixité ni de spécificité tissulaire absolue. « Un fait soigneusement démontré par Metchnikoff, c'est que, de même que les cellules
fixes peuvent se mobiliser et au moins par leur descendance devenir des
éléments migrateurs, de même des cellules migratrices peuvent se fixer et

devenir éléments définitifs du tissu conjonctif » (Mathias Duval). Dans les séreuses, Mathias Duval retrouve « de nouveaux exemples de ces transformations » et de cette « parenté », qui est de la plus grande importance pour l'étude des processus pathologiques, de l'inflammation en particulier.

PHYSIOLOGIE NORMALE ET PATHOLOGIQUE

La physiologie normale des tissus mésodermiques est trop connue pour qu'il soit utile d'y insister ici : le tissu conjonctif engaine et protège les tissus, remplit les interstices, sert aux échanges nutritifs ; le tissu adipeux matelasse les organes, amortit les chocs, évite les brusques

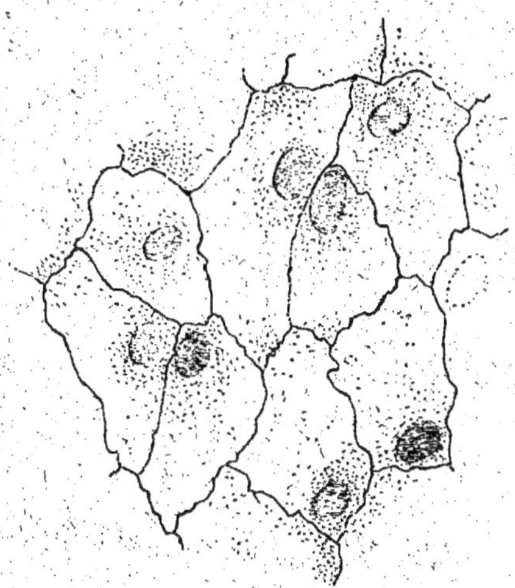

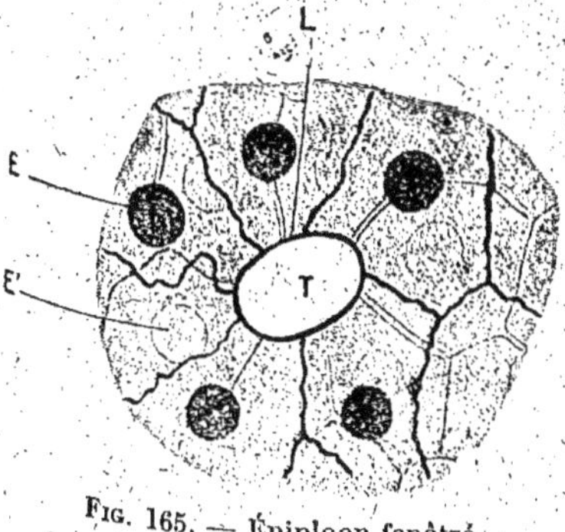

Fig. 164. — Endothélium des séreuses (mésentère d'un chat nouveau-né, vu à plat) (Prenant). Imprégnation au nitrate d'argent (× 350).

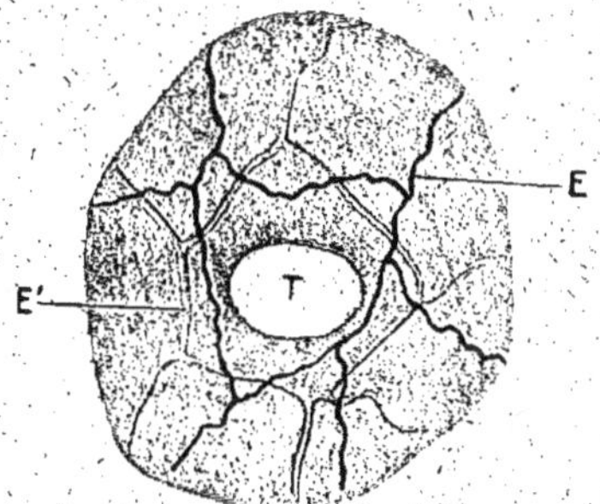

Fig. 165. — Épiploon fenêtré (d'après Renaut).

E, cellule endothéliale de la face superficielle de l'épiploon ; — *E'*, cellule de la face profonde ; — *T*, trou du type intercellulaire limité par une ligne d'imprégnation *L*.

Fig. 166. — Épiploon fenêtré (d'après Renaut).

E, ligne d'imprégnation des cellules superficielles ; — *E'* ligne d'imprégnation des cellules profondes ; — *T*, trou de type intracellulaire limité à distance par des lignes d'imprégnation.

variations de température, constitue une réserve nutritive ; l'os et le

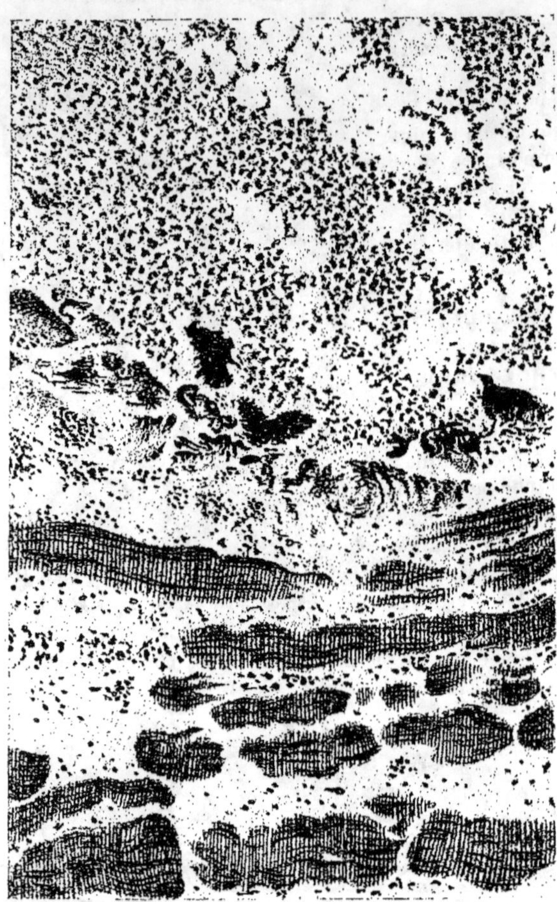

FIG. 167. — Inflammation aiguë des tissus mésodermiques : muscle.

Muscle de lapin 70 heures après l'injection d'une émulsion isotonique de culture de gonocoque (Chauffard et N. Fiessinger). Le dessin porte sur la périphérie de l'abcès. De haut en bas, on suit les altérations du centre de l'îlot à sa périphérie :

1° Au centre, les polynucléaires, les macrophages, les cellules lympho-conjonctives constituent tous les éléments figurés sur une charpente amorphe ou très faiblement fibrillaire ;

2° Dans une deuxième zone plus périphérique, des vestiges de fibres musculaires en atrophie proliférative se retrouvent entre les cellules de réaction inflammatoire ; ce sont des « sarcous éléments ». Certaines fibres subissent un processus de dégénérescence : fragments coagulés, amorphes ou faiblement striés ;

3° Enfin dans une troisième zone on retrouve les fibres musculaires nettement striées et sans altération. L'infiltration inflammatoire se continue à son voisinage, mais c'est une infiltration très peu dense et qui se borne à quelques polynucléaires. (Gross. : 152 diamètres.)

cartilage constituent les pièces osseuses de soutien ; les muscles servent à la motricité.

La physiologie pathologique des tissus mésodermiques prête au contraire à des considérations nouvelles et met en évidence une fois de plus l'unité de structure des tissus mésodermiques. Les réactions pathologiques de tous ces tissus sont en effet régies par les mêmes lois.

Inflammation aiguë des tissus mésodermiques. — Quel que soit le tissu, l'inflammation, c'est-à-dire la réaction des tissus à l'action toxi-microbienne, évolue suivant les mêmes phases.

Le microbe, par ses toxines douées de chimiotaxie positive, détermine : 1° la congestion des vaisseaux sanguins ; 2° l'exsudation de sérosité venant des vaisseaux ; 3° la diapédèse des polynucléaires neutrophiles surtout, mais aussi de grands mononucléaires, macrophages de Metchnikoff et de quelques hématies ; 4° l'atrophie proliférative des éléments mésodermiques (fig. 168).

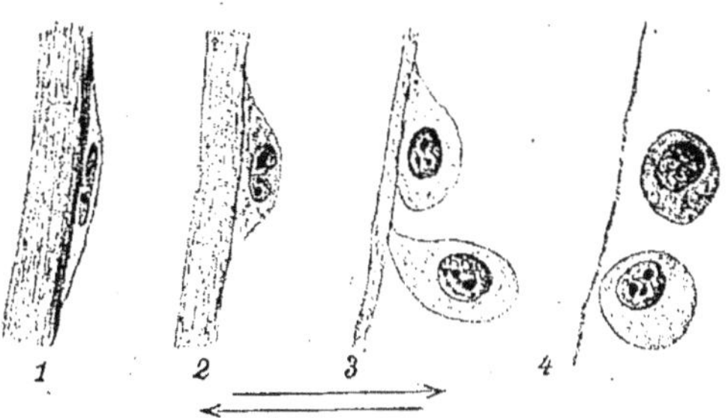

Fig. 168. — Atrophie proliférative.

L'inflammation du tissu conjonctif est prise comme exemple : prolifération de la partie indifférenciée, c'est-à-dire du protoplasma et du noyau de la cellule conjonctive ; atrophie de la partie différenciée, c'est-à-dire de la fibre collagène sécrétée par la cellule. — 1. L'inflammation commence : le protoplasma de la cellule, qui était hyalin et presque invisible, se tuméfie. — 2. La cellule devient basophile et prolifère. — 3. Elle s'est multipliée et tend à desquamer, la fibre collagène s'amincit. — 4. Les cellules desquamées et libres sont devenues des mononucléaires indifférenciés comparables aux cellules embryonnaires, les fibres collagènes sont réduites à de très fines fibrilles et peuvent disparaître. Dans le stade de *réparation*, les cellules refont le même trajet en sens inverse (4, 3, 2, 1) : les cellules se différencient à nouveau en sécrétant des fibres collagènes et en se fixant.

Cette *atrophie proliférative* (Wucheratrophie de Flemming) est un des phénomènes les plus importants de l'histopathologie (fig. 167 et 168) : elle consiste en prolifération du protoplasma indifférencié et en atrophie de la partie différenciée : c'est un double processus en sens contraire. Le protoplasma indifférencié se tuméfie, augmente, envahit la cellule, « mange » et résorbe les produits de différenciation qu'il avait fabriqués : graisse, os, fibrilles musculaires, plateau endothélial. Tantôt l'atrophie proliférative est incomplète : il persiste dans le protoplasma indifférencié des restes de produits différenciés qui permettent de reconnaître la variété cellulaire. Tantôt elle est complète : la cellule a résorbé tous les produits élaborés de différenciation, elle redevient un mononucléaire ou un plasmode indifférencié comme elle était chez l'embryon ; rien ne la distingue plus des éléments venus par diapédèse. Ces divers processus s'entremêlent.

Si l'action toxique est plus forte encore, des éléments cellulaires dégénèrent, subissent des dégénérescences variées. Donc, à côté de cellules vivantes suractives, on voit des cellules affaiblies et des éléments morts. Les éléments les plus différenciés sont les plus fragiles et les premiers à être frappés de dégénérescence : c'est ainsi que les cellules épithéliales dégénèrent avant les cellules mésodermiques et, parmi ces dernières, les

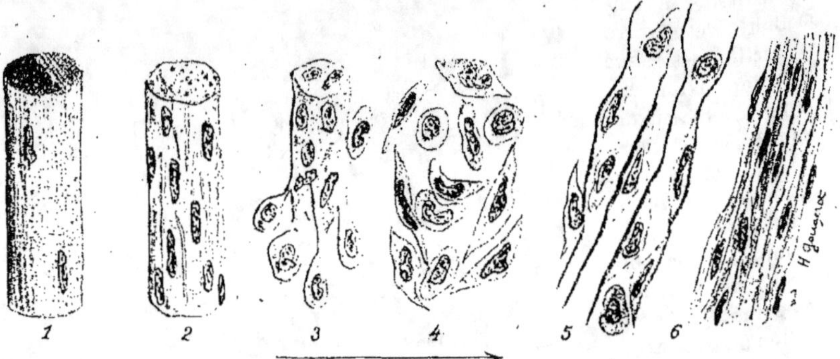

Fig. 169. — Atrophie proliférative et métaplasie.

L'inflammation de la fibre musculaire striée est prise comme exemple. Dans une première phase, on observe l'*atrophie proliférative :* — 1. Fibre musculaire normale, ou cellule musculaire, formée de deux éléments : le protoplasma indifférencié très réduit et les noyaux d'une part, les fibrilles musculaires striées réunies en faisceaux et plongées dans ce protoplasme d'autre part. — 2. Prolifération de la partie indifférenciée, c'est-à-dire tuméfaction du protoplasma et multiplication des noyaux : atrophie des fibrilles musculaires striées La partie indifférenciée « mange » la partie différenciée qu'elle a sécrétée. — 3. La cellule musculaire est transformée en un plasmode indifférencié (masse de protoplasma indivise multinucléée) ; dépourvue de fibrilles musculaires striées, elle se dissocie à sa partie inférieure en cellules indifférenciées. — 4. Cellules indifférenciées dérivées de l'atrophie proliférative de la fibre musculaire striée. — Dans une deuxième phase se produit la *métaplasie* : au lieu de refabriquer une fibre musculaire, ces cellules indifférenciées donnent un tissu différent : — 5. Elles sécrètent des fibrilles collagènes. — 6. Et forment un tissu collagène scléreux (cicatrice musculaire).

cellules restées différenciées dégénèrent avant les cellules redevenues indifférenciées.

Tout est combiné pour concourir à la défense de l'organisme : la congestion vasculaire apporte les leucocytes et les ferments ; elle permet l'exsudation. L'exsudat dilue les toxines et par ses ferments cherche à les neutraliser. La diapédèse fournit les leucocytes polynucléaires, phagocytes actifs, qui englobent les microbes, les détruisent et sécrètent des ferments protéolytiques ; les macrophages font œuvre de phagocytose et sécrètent de la cytase. L'atrophie proliférante transforme des éléments différenciés en éléments indifférenciés actifs capables de phagocytose.

Suivant la prédominance de telle ou telle réaction, que commandent la virulence et la dose des toxines microbiennes, les lésions seront variables : simple congestion pouvant aller jusqu'à l'hémorragie, œdème inflammatoire (1), œdème avec séro-pus, infiltration purulente, et abcès.

L'abcès est dû à un afflux considérable de leucocytes polynucléaires neutrophiles : ces leucocytes infiltrent le tissu primitif, dont souvent les éléments primitifs frappés par les toxines microbiennes dégénèrent ; les polynucléaires altérés et morts laissent échapper leurs ferments protéoly-

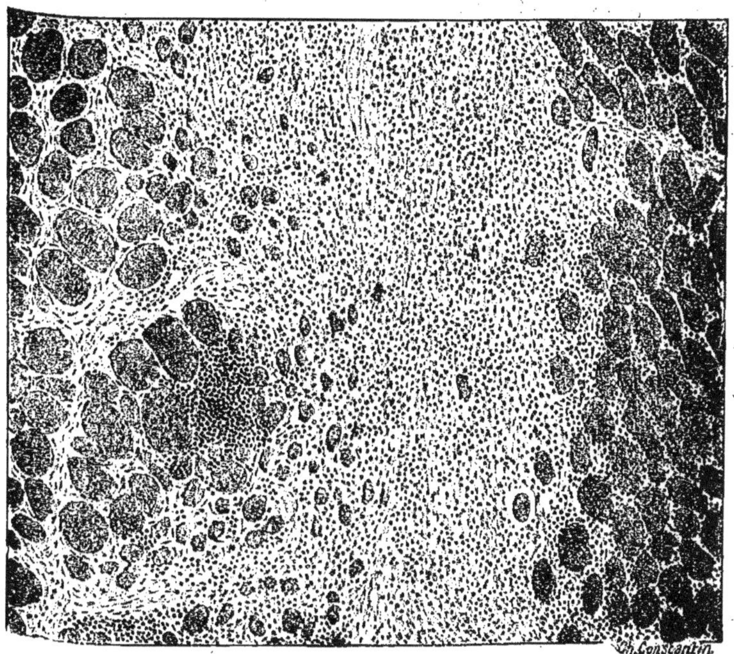

Fig. 170. — Sclérose jeune musculaire. — Point voisin d'un foyer de nécrose intra-musculaire. (Alquier et Robin.)

tiques qui digèrent la fibrine, liquéfient le pus (autolyse), et attaquent les tissus voisins ; la résorption de ces ferments entretient là fièvre, car l'injection de ferments protéolytiques détermine une fièvre aseptique ; les polynucléaires morts deviennent nocifs à leur tour et l'organisme lutte contre eux par la congestion, le sang apportant des antiferments (Fiessinger et P. L. Marie). Dès que la collection purulente est évacuée tout s'apaise, car les ferments protéolytiques nocifs, les microbes et leurs

(1) Widal (article Rhumatisme. dans la nouvelle édition du traité de Brouardel et Gilbert), Gougerot et Meaux-Saint-Marc (*Gazette des hôpitaux*, 27 mai 1918, n° 59, p. 958), ont montré l'existence et l'importance pratique de ces gros œdèmes d'origine microbienne qui simulent un phlegmon et bientôt se résorbent sans suppurer.

toxines, sont éliminés. La congestion cesse n'ayant plus sa raison d'être...
D'autres fois, le tissu mésodermique résorbe le pus qui n'a pas été évacué : le processus une fois éteint, le pus liquéfié par les ferments protéolytiques, n'ayant plus raison d'être, est absorbé comme le serait un
liquide inutile, de l'eau salée par exemple ; les peptones, résultant de la
digestion des albumines par les ferments protéolytiques, les ferments

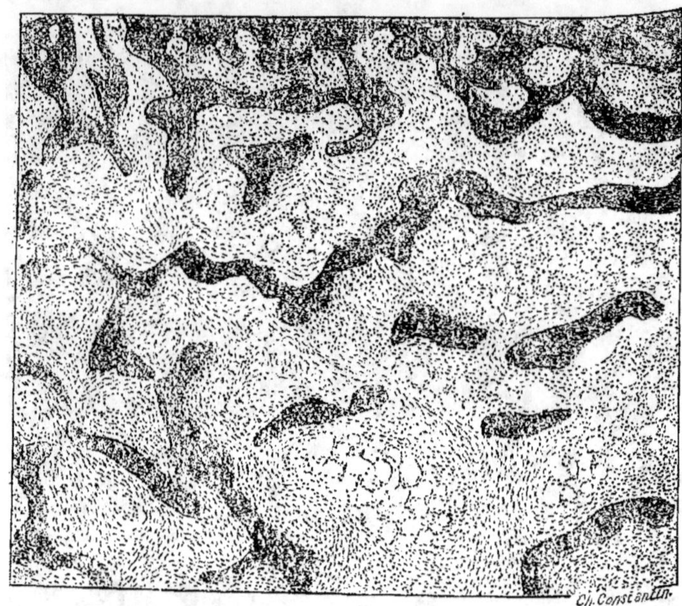

Fig. 171. — Sclérose osseuse. — Au-dessous de la carie osseuse superficielle,
processus d'ostéite raréfiante et condensante avec transformation fibreuse de la
moelle osseuse. (Alquier et Robin.)

eux-mêmes, passent donc dans la circulation générale et sont éliminés
par les urines : il en résulte de la peptonurie, de l'enzymurie, ainsi que
Fiessinger et Baufle ont pu le démontrer à la convalescence de la pneumonie. Les leucocytes, surtout les grands mononucléaires macrophages,
débarrassent le foyer des débris cellulaires. Le tissu mésodermique, siège
de l'inflammation, tend à se réparer.

Lorsque la réparation se fait, les cellules enflammées, autrefois différenciées, maintenant indifférenciées, qui ont survécu, peuvent revenir à
leur état antérieur ; le protoplasma fabrique à nouveau de la substance
différenciée : osséine, s'il s'agit de la cellule osseuse ; substance collagène,
s'il s'agit de fibroblaste, etc... C'est le phénomène de *restauration* ou retour *ad integrum*. Mais il n'en est pas toujours ainsi. Tantôt la cellule

indifférenciée reste indifférenciée à l'état de moyen ou grand mononucléaire, elle passe par diapédèse dans la circulation lymphatique ou sanguine. Tantôt, la cellule indifférenciée redevient différenciée, mais elle prend une autre différenciation que celle qu'elle possédait auparavant : une cellule musculaire devient fibroblaste et élabore du tissu scléreux (cicatrice musculaire) (fig. 169), un ostéoblaste devient cellule adipeuse (infiltration graisseuse) ou fibroblaste (sclérose osseuse fig. 171), des cellules fixes deviennent ostéoblastes (plaques osseuses dans les parois des grosses artères, dans les valvules cardiaques, dans une cicatrice de laparotomie), des cellules musculaires indifférenciées deviennent cellules cartilagineuses (plaque cartilagineuse du myocarde)..., etc. : c'est le phénomène de la *métaplasie*.

La métaplasie est donc la transformation d'un tissu différencié en un autre tissu différencié, ou plus exactement la transformation de cellules d'un certain type en cellules d'un type différent.

Inflammations chroniques. — Dans les inflammations chroniques, dans la tuberculose, dans la syphilis, dans les mycoses..., on observe les mêmes réactions que dans les inflammations aiguës, mais en proportion très différentes : la congestion, l'exsudation sont

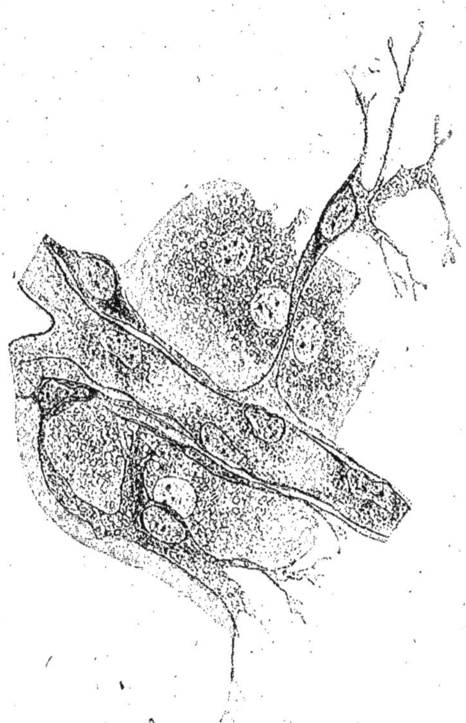

Fig. 172. — Inflammation des capillaires et des cellules périthéliales qui les entourent. (Dominici.)

Epiploon de lapin adulte, au cours d'une péritonite éberthienne très légère, déterminant simplement l'hypertrophie cellulaire au niveau du point qui a été dessiné, et accentuant l'épaisseur des réseaux protoplasmiques. Le fond de la préparation est occupé par le *Plasmodium de recouvrement* (endothélium). Au centre est un capillaire sanguin dont les noyaux et le protoplasma périnucléaire fusionnent en le *Plasmodium vasculaire.* En haut et à droite, est une cellule fixe anastomotique. Le fibroblaste envoie vers le capillaire une expansion qui se bifurque au contact du vaisseau et s'anastomose avec une cellule périvasculaire de Renaut située à gauche. En bas et à gauche, un autre fibroblaste s'anastomose, d'une part avec une cellule périvasculaire, d'autre part avec le *Plasmodium de recouvrement* (endothélium).

d'ordinaire minimes ou presque nulles ; la diapédèse fournit presque uniquement des mononucléaires, ce n'est qu'au début ou lors des recrudescences que les polynucléaires affluent ; l'atrophie proliférative reste la même. On aboutit donc à des infiltrats de mononucléaires : c'est la transformation lymphoïde de Dominici. Les fibres collagènes du tissu conjonctif se sont résorbées partiellement ne laissant que de fines fibrilles, les cellules autochtones ont proliféré, donnant de nombreux petits mononucléaires, si bien que le tissu pathologique, au moins pour un temps, est analogue au tissu lymphoïde par son réticulum fibrillo-cellulaire et par ses cellules infiltrées. Les vaisseaux subissent un processus de même ordre (vascularites) (fig. 172). Les mononucléaires peuvent rester analogues à ceux de la lymphe et du sang ou revêtir de nouvelles formes, par exemple devenir des plasmocytes.

Les *plasmazellen* (Unna) ou mieux *plasmocytes* (Blanchard) (fig. 173), cellules mésodermiques pathologiques, sont des cellules assez grosses, d'une taille variable, égale ou supérieure à celle d'un moyen mononucléaire du sang. Leur contour parfois arrondi est le plus souvent polygonal trapézoïde. Le protoplasma homogène est très fortement basophile, il se colore donc intensément par les bleus. Le noyau est unique (parfois multiple) placé excentriquement, d'ordinaire dans la petite extrémité de la cellule ; presque toujours le protoplasma s'éclaircit autour du noyau, si bien que celui-ci est entouré d'une auréole claire plus ou moins large. Le noyau est sphérique ; au centre, est un nucléole arrondi ; sur la face interne de la membrane nucléaire sont appliqués par leur base 4 à 6 gros grains de chromatine dont les extrémités convergent vers le nucléole central, c'est cette disposition d'un point central et de points périphériques régulièrement

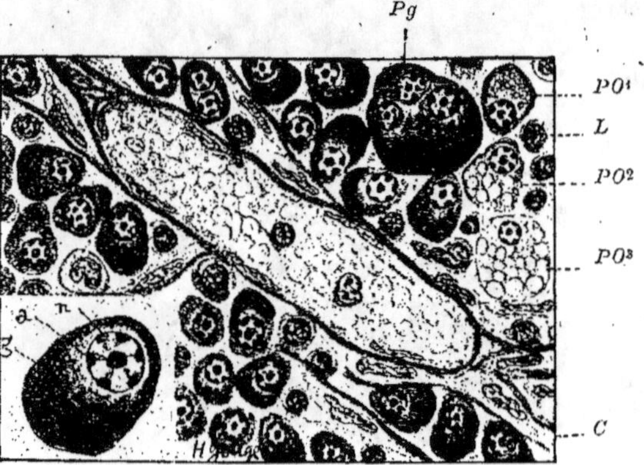

Fig. 173. — Plasmocyte ou Plasmazelle.

Gomme sporotrichosique, capillaire congestionné et enflammé à cellules endothéliales et périthéliales tuméfiées. Tout autour, infiltration de plasmocytes (plasmome) mêlés à quelques cellules conjonctives fusiformes (*C*), à de rares moyens mononucléaires et lymphocytes (*L*). La plupart de ces plasmocytes ont le type habituel ; l'un d'eux est binucléé un autre est multinucléé (plasmocyte géant *Pg*) ; quelques-uns subissent la dégénérescence érythrophile de Dominici (*PO¹*, *PO²*, *PO³*). A gauche et en bas, plasmocyte isolé vu à un fort grossissement : — *n*, noyau radié ; — *a*, auréole claire périnucléaire ; — *g*, protoplasma granuleux fortement teinté par les colorants.

ordonnés qui donne au noyau du plasmocyte son aspect radié si spécial. Sauf à la muqueuse intestinale, les plasmocytes sont des cellules pathologiques, ils sont le produit de l'inflammation. Tantôt, ils sont dispersés sans ordre, tantôt ils sont agminés en nodules ou en traînées périvasculaires que l'on appelle « plasmome ». Leur fonction est inconnue. Ils ne sont spécifiques d'aucune infection, quoiqu'ils soient surtout fréquents dans les lésions syphilitiques. Leur origine a été longtemps discutée. Cette discussion n'a plus d'intérêt depuis que Dominici a montré l'identité des cellules conjonctives jeunes indifférenciées et des cellules lymphatiques :

le plasmocyte peut donc dériver aussi bien d'un leucocyte mononucléaire que d'une cellule conjonctive enflammée.

L'infiltrat des inflammations chroniques, des inflammations tuberculeuses, par exemple, se compose surtout de mononucléaires, parce que ce sont ces cellules qui conviennent le mieux à la lutte. En effet, la

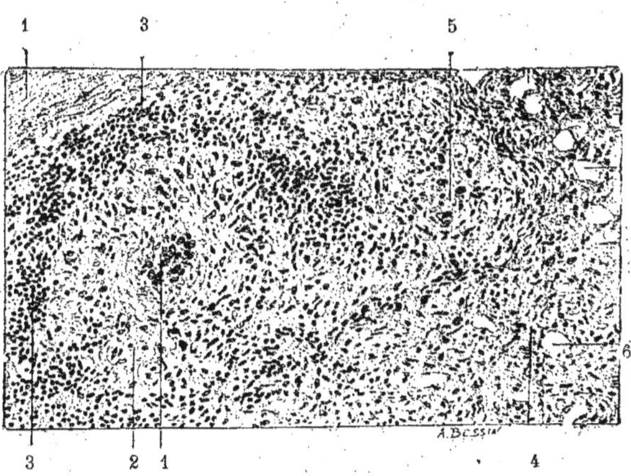

Fig. 174. — Follicule tuberculoïde avec ses trois zones
(d'après Darier-Roussy).

1, cellule géante centrale ; — 2, couronne de cellules épithélioïdes ; — 3, zone lymphocytique péripherique ; — 4, tissu fibreux à la limite du follicule ; — 5, follicule épithélioïde sans cellule géante — 6, envahissement du tissu adipeux par l'inflammation bacillaire.

lipase contenue à l'intérieur des mononucléaires est le ferment le plus approprié pour attaquer le bacille tuberculeux (Jochmann, Metalnikof, Fiessinger et P.-L. Marie) puisque ce germe est enrobé de toxines adipocireuses (Auclair) ; c'est la lipase qui détruira le mieux ces toxines en les digérant.

Mais la lutte ne se borne pas toujours à cette infiltration mononucléaire. En quelques points, l'action toxinique est plus vive, aussi l'infiltrat mononucléé dégénère, les cellules subissent la dégénérescence acidophile, puis épithélioïde et le nodule dégénère, formant un follicule tuberculoïde (fig. 174 et 175) ; en s'agglomérant ces follicules constituent un tubercule, une gomme (1). Cette dégénérescence et cette caséification sont dues

(1) Voir le détail de cette histogénèse dans Gougerot : Le Follicule tuberculeux, sa signification. (*Soc. de la Tuberculose*, n° 3, 1911, p. 90 et Bacillons non-folliculaires, *thèse de Paris* 1908, chez Alcan, éditeur.)

dans la tuberculose à l'action de la toxine soluble dans l'éther ou bacillo-éthérine d'Auclair.

En d'autres points, l'infiltrat mononucléaire donne du tissu fibreux

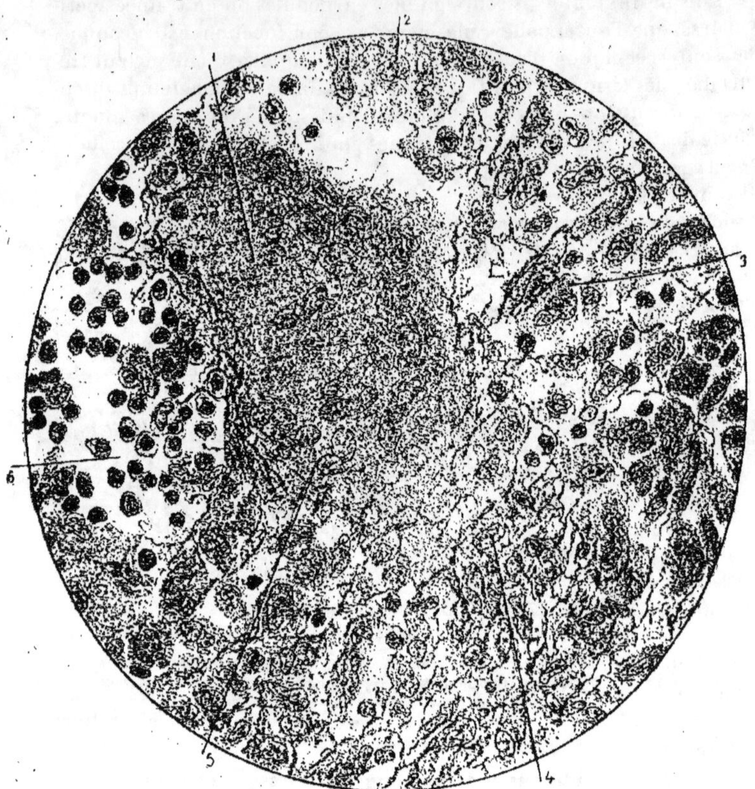

Fig. 175. — Cellule géante entourée de cellules épithélioïdes au centre d'un follicule tuberculeux (d'après Dominici).

1, grande cellule géante à noyaux clairs ovalaires et incurvés, (5) très nombreux, disposés en couronne incomplète ; — 2, petite cellule géante à noyaux centraux ; — 3, cellule épithéloïde ; — 4, cellules épithélioïdes, anastomosées, se fusionnant entre elles, pour former bientôt une cellule géante ; — 6, lymphocytes et mononucléaires basophiles de la zone externe du tubercule immigrés à l'intérieur du follicule tuberculeux.

(métaplasie fibreuse) sous l'influence du poison soluble dans le chloroforme ou chloroformobacilline d'Auclair.

On voit donc que, dans les inflammations chroniques, la production de nodules dégénérés, de follicules tuberculeux notamment, est inconstante et n'est pas obligatoire; la réaction commence par être non folliculaire avant d'être folliculaire, et peut rester non folliculaire durant toute son évolution. (Landouzy, Léon Bernard et Salomon, Gougerot. Thèse de Paris 1908).

Ces faits prouvent que l'organisme a peu de manières de réagir aux excitants pathogènes et que les réactions élémentaires sont toujours les mêmes. Ces données expliquent qu'il n'y ait pas de lésions spécifiques : Le follicule tuberculeux, que si longtemps on a cru spécifique de la tuberculose, n'est pas spécifique : on peut ne pas le rencontrer dans la bacillose de Koch, ainsi que l'a montré Landouzy (*lésions non folliculaires* de L. Bernard et Salomon, Gougerot); on peut l'observer en dehors de la tuberculose, dans les sporotrichoses et dans plusieurs mycoses (Gougerot), dans la syphilis (Nicolas et Favre). La sporotrichose, ainsi

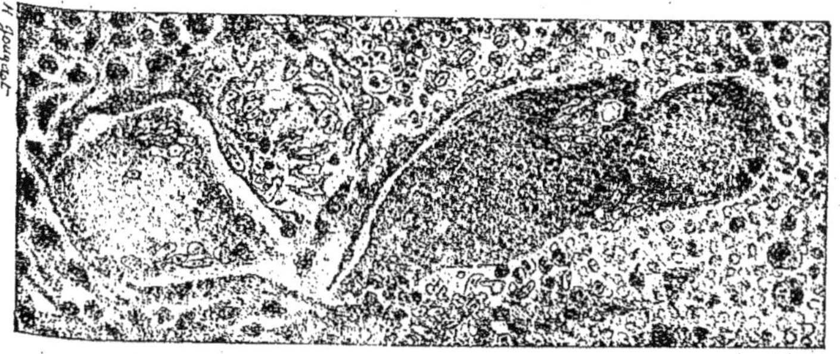

Fig. 176. — Cellule géante et follicules sporotrichosiques.

À droite infiltration progressive de polynucléaires et de quelques macrophages mêlés à des globules rouges ;—à la partie moyenne, deux cellules géantes sans doute d'origine intra-capillaire : entre ces deux cellules géantes, un petit follicule épithélioïde à ordination concentrique ; — à gauche, réaction lympho-conjonctive basophile. — La réunion de ces trois sortes de réaction est assez spéciale à la sporotrichose et à la plupart des mycomes nodulaires. (Gougerot.)

que nous l'avons montré dès 1906, est le meilleur exemple pour prouver qu'il n'y a pas de lésion anatomique spécifique : ne voit-on pas de même le germe, le *Sporotrichum Beurmanni*, créer, dans le même mycome nodulaire, trois zones de réactions différentes (fig. 176) : — à la périphérie une zone lympho-conjonctive basophile avec plasmocytes et vascularites identiques aux lésions syphilitiques, — une zone moyenne parsemée de cellules épithélioïdes, de cellules géantes, de follicules identiques aux lésions les plus typiques de la tuberculose, — une zone centrale : abcès formé de polynucléaires neutrophiles et de grands mononucléaires macrophages identique au pus produit par les cocci pyogènes... Il n'y a donc pas de spécificité anatomique : *une* lésion ne peut définir une maladie. Si l'on veut donner une définition anatomique d'une maladie, il ne faut plus chercher une lésion type, critérium absolu et exclusif : il faut la définir par l'*ensemble* des lésions les plus habituelles, les plus spéciales (nous ne disons pas spécifiques) et par la tendance évolutive de ces lésions.

Intoxications. — Dans les intoxications, le tissu conjonctif a souvent un rôle de défense, surtout lorsque le rein est fermé.

Ce rôle prend une importance capitale, dans l'urémie avec rétention chlorurée (Widal, Lemierre et Javal). Les matériaux d'auto-intoxication retenus dans l'organisme et qui ne peuvent pas s'éliminer par les urines et les autres émonctoires, ne restent pas dans la circulation, ils se déversent dans les tissus (Achard et Lœper), là, où ils sont le moins nuisibles c'est-à-dire dans le tissu conjonctif : expérimentalement Achard et Lœper n'ont-ils pas montré que le ferrocyanure injecté chez un animal dont les uretères sont liés va se localiser dans les interstices conjonctifs pour débarrasser le torrent circulatoire. Mais dans le tissu conjonctif, ils sont dilués par l'eau afin qu'ils soient moins nocifs et par de l'eau salée, afin qu'elle soit isotonique; il en résulte l'œdème (Ambard et Beaujard) et la rétention chlorurée de Widal, Lemierre et Javal. Peut-être l'eau salée a-t-elle, en dehors du phénomène physique de dilution, une action neutralisante vis-à-vis des poisons, ainsi que tendent à le suggérer les expériences de Lesné et Charles Richet fils; cette action neutralisante et fixatrice de l'œdème serait comparable à celle qu'on peut attribuer aux graisses de l'organisme en s'appuyant sur les expériences de Lœper et Oppenheim, Léon Bernard et Henri Labbé pour les graisses surrénales, de Laroche et Grigaut pour les substances grasses du système nerveux. Que ces œdèmes, qui ont emmagasiné les poisons, se résorbent trop brutalement, l'organisme sera intoxiqué; il présentera des signes divers d'intoxication (Merklen) et pourra chercher, en faisant de l'eczéma, à éliminer une partie de ces poisons; c'est le même mécanisme qui, au moment de la résorption de la graisse chez un obèse, produit les mêmes phénomènes. L'œdème est donc une réaction de défense du tissu conjonctif vis-à-vis de l'intoxication.

La surcharge adipeuse du tissu conjonctif joue le même rôle défensif vis-à-vis des intoxications et des toxi-infections : le tissu adipeux augmente donc (*adiposité et obésité, réactions de défense*). Ch. Fiessinger, Gougerot, dans des recherches indépendantes, ont réuni des preuves nombreuses de cette réaction de défense adipeuse : — obésité des auto-intoxications arthritiques, glandulaires, (thyroïdienne, etc.), des intoxications exogènes, des infections (Carnot); — métastases nerveuses (sciatiques, etc.), cutanées (eczéma, etc.) et troubles généraux à la suite de la disparition de l'obésité, comparables aux troubles de résorption des œdèmes; — coexistence, succession, alternance de l'eczéma et de l'obésité, etc. J'ai exposé ces faits dans une série de publications, notamment dans le *Journal des praticiens*, 1913, nos 29 et 30; 1915, nos 34 et 36 : « Eczéma et obésité, réaction de défense » etc., (voir article « Peau » de ce livre); j'ai montré qu'ainsi s'expliquaient les coexistences, successions, alternances entre les deux grandes réactions de défense du tissu conjonctif, l'œdème et l'adiposité (on sait en effet que souvent l'œdème précède l'adiposité), entre les réactions de défense du tissu conjonctif et des autres organes.

« En résumé, disais-je, dès que l'organisme est intoxiqué, dès qu'il ne peut plus brûler et neutraliser les poisons par ses tissus, surtout par ses sécrétions glandulaires, il cherche à se défendre, qu'il s'agisse d'intoxication brutale (néphrites aiguës), d'intoxication lente et plus ou moins intense (néphrites chroniques, etc.) ou d'intoxication insidieuse et minime (troubles de nutrition des tissus, troubles glandulaires), etc.

Cet effort défensif tend à se faire surtout par deux mécanismes :

D'une part :
Éliminer les poisons :

— 1° Par les émonctoires habituels : rein, intestins, estomac, poumons... d'où résulteront souvent des troubles d'élimination : pyélo-néphrite, entérite, crises gastriques, dyspnée asthmatiforme ;

— 2° Par les émonctoires inaccoutumés : peau, muqueuse nasale, utérine, d'où résulteront des troubles divers : dermatoses, coryza, certains rhumes des foins, leucorrhée, etc.

(Parmi les dermatoses, la réaction eczémateuse est la plus fréquente et la plus efficace.)

D'autre part :
Déverser les poisons dans les parties tolérantes de l'organisme, surtout dans les espaces interstitiels conjonctifs, dans ceux des membres, en particulier dans l'hypoderme et dans les séreuses.

Cet emmagasinement ou rétention des poisons peut :

— Rester sans modification apparente = rétention sèche ;

— Être diluée par l'eau salée = rétention chlorurée et aqueuse provoquant l'œdème ;

— Être fixée et neutralisée dans les substances graisseuses = rétention adipeuse provoquant le développement de l'adiposité et de l'obésité. »

Les tophi des goutteux (uricémiques), les xanthomes des hypercholestérinémiques représentent d'autres dépôts de corps dont l'organisme veut se débarrasser. Ce sont donc aussi des réactions de défense.

Ce rôle défensif des tissus s'observe aussi bien dans les infections que dans les intoxications : — taches rosées de la fièvre typhoïde, éruptions de la rougeole, gros œdèmes pseudophlegmons des septicémies, etc... — eczéma, urticaire, érythèmes, œdèmes neuroarthritiques, œdème papuleux douloureux extensif des auto-intoxiqués, prurit et prurigos toxiques, dermatites bulleuses, etc...

Les œdèmes semblent combattre surtout les intoxications rapides ou graves ; l'obésité corrige les *intoxications lentes minimes;* mais, dans les deux cas, le mécanisme est le même : le *tissu conjonctif a le même rôle défensif,* il devient le déversoir, le magasin des substances nuisibles; il les brûle sous forme d'érythème, il les fixe tantôt sous forme d'œdème, tantôt sous forme de graisse...

« L'adiposité correspondrait donc surtout à ces intoxications lentes et minimes dues à une nutrition viciée sans lésions rénales notables : les tissus, troublés de façon héréditaire ou acquise, fonctionnent mal, donnent des déchets toxiques, au lieu de déverser dans l'organisme les substances normales peu ou pas toxiques. Chez de tels individus plus les tissus vieillissent, plus ils fabriquent de substances nocives, surtout au moment de la ménopause, en raison des troubles glandulaires endocrines. Que sur cette intoxication endogène se greffent des intoxications exogènes alimentaires, l'organisme souffrira, d'où des signes divers dits arthritiques : asthme, migraine, etc., et il éprouvera le besoin de se défendre; l'un fixera les toxiques en fabriquant du tissu adipeux, et deviendra obèse, l'autre cherchera à les éliminer par la peau et fera de l'eczéma, etc.

« Que cette auto-intoxication augmente par lésions du foie et surtout du rein, l'effort défensif de l'organisme devient insuffisant et des signes graves d'intoxication, d'urémie petite ou grande, apparaîtront. On a donc pu observer toutes les coïncidences, successions et alternances entre l'eczéma et l'urémie. L'urémie survient d'autant mieux que l'eczéma, effort défensif d'élimination, disparaît ; ces apparitions de symptômes viscéraux, après l'extinction de l'eczéma, étaient bien connues des anciens, qui leur avaient donné le nom de métastases... » (Gougerot).

Enfin dans de nombreuses intoxications et auto-intoxications, le tissu conjonctif (du rein, du foie...) réagit par sclérose. Est-ce par irritation directe ? Est-ce pour combler les pertes de substances microscopiques dues à la dégénérescence et à la destruction des cellules épithéliales intoxiquées ? Est-ce pour opposer une barrière défensive à l'apport des toxiques et protéger par un écran scléreux les cellules épithéliales ? C'est sans doute pour toutes ces causes associées.

Tumeurs mésodermiques. — Les mêmes lois d'atrophie proliférative et de métaplasie, qui régissent l'inflammation des tissus mésodermiques, régissent leurs processus néoplasiques; la même unité fondamentale se retrouve dans les diverses séries de tumeurs mésodermiques, et c'est faute d'avoir méconnu ces données si simples, que l'obscurité a été si lente à dissiper.

Il y a autant de séries de tumeurs mésodermiques qu'il y a de tissus mésodermiques, il y aura donc des tumeurs conjonctives, adipeuses, osseuses, cartilagineuses, musculaires, etc.

La cellule maligne est caractérisée, entre autres choses, par *l'atrophie proliférative* : le protoplasma prolifère et tend à résorber la partie différenciée; la seule différence avec l'atrophie proliférative des inflammations, c'est que la partie indifférenciée subit, dans la néoplasie, une prolifération dysharmonique monstrueuse.

Une tumeur est d'autant plus maligne qu'elle s'éloigne davantage du type du tissu normal; autrement dit, plus l'atrophie proliférative est avancée, plus la néoplasie est maligne : un ostéome fait d'ostéoblastes suivant le type habituel du tissu osseux, c'est-à-dire sans atrophie proliférative de la cellule osseuse, est une tumeur bénigne; un ostéosarcome à myéloplaxes qui ébauche une atrophie proliférative, mais où les cellules proliférées sont du type presque normal (myéloplaxes...) est une tumeur semi-maligne; un ostéosarcome, où l'atrophie proliférative est marquée, où la cellule osseuse proliférante résorbe l'os, est un cancer malin; enfin, le sarcome de l'os, où les cellules ne sécrètent plus de la substance osseuse est la tumeur la plus maligne de cette série.

Les diverses séries de tumeurs dérivées des différents tissus mésodermiques, différentes à l'origine, se ressemblent de plus en plus, à mesure qu'elles deviennent plus malignes; c'est qu'en effet, l'atrophie proliférative, de plus en plus marquée, fait disparaître les produits de différenciation et toutes les séries tumorales se confondent dans le sarcome fusocellulaire, ou dans le sarcome globocellulaire, terme encore plus avancé de la non-différenciation cellulaire.

Les cellules néoplasiques peuvent subir la *métaplasie :*

C'est la métaplasie qui explique la structure complexe de certaines tumeurs : notamment des sarcomes osseux qui ne sont ni des embryomes, ni des branchiomes. En effet, parmi les cellules néoplasiques multipliées redevenant indifférenciées, les unes fabriquent la matière première qu'elles avaient l'habitude de produire, de l'os, mais la fabriquent mal : d'où des trabécules osseuses atypiques; — d'autres subissant une autre différenciation, donnent du tissu fibreux, du collagène; — d'autres du tissu myéloïde : mégakaryocyte...; — d'autres, des cellules adipeuses; — d'autres, persistent indifférenciées, mais tantôt restent fusiformes, tantôt deviennent rondes : de ces tendances métaplasiques différentes associées, résulte le mélange de sarcome à cellules rondes, de sarcome fusocellulaire, de fibrosarcome, d'ostéosarcome, voire même de liposarcome sur une même coupe, etc. C'est donc la métaplasie qui rend compte qu'une tumeur mésodermique de tel tissu puisse contenir des éléments d'un autre tissu mésodermique.

En résumé, avec les trois notions de l'unité originelle des tissus mésodermiques, de l'atrophie proliférative, de la métaplasie, on peut expliquer toutes les modalités des tumeurs mésodermiques qui ne se développent pas aux dépens de reliquats embryonnaires.

On voit quelle est l'importance des données d'anatomie normale pour comprendre tous les processus pathologiques infectieux et néoplasiques des tissus mésodermiques.

Les mêmes lois, d'atrophie proliférative et de métaplasie notamment, régissent la généralité des tissus mésodermiques dans toutes leurs réactions infectieuses autant que néoplasiques. C'est qu'en effet, tous les tissus mésodermiques sont construits sur le même schéma : ils sont tous formés de deux éléments, l'un indifférencié, l'autre différencié, le premier élaborant le second. C'est cette notion de l'unité de structure des tissus mésodermiques qui éclaire toute leur anatomie et leur physiologie pathologiques.

CHAPITRE XX

SÉREUSES

PAR

M. S. I. DE JONG

Les séreuses sont des sacs clos interposés entre un ou plusieurs viscères et la paroi du corps de manière à faciliter le glissement des organes. Nous citerons, à côté de cette définition très générale, deux autres définitions plus complètes qui permettent de prévoir les rapports anatomiques et pathologiques des séreuses. Landouzy et Labbé (1) écrivent : « Les séreuses sont des fentes de tissu conjonctif démesurément agrandies et tapissées par des cellules conjonctives qui se sont aplaties pour s'adapter à leurs nouvelles fonctions. » C'est une définition très voisine qu'en donne Prenant (2) : « la séreuse est un organe en forme de membrane, dérivant du mésoderme, tapissée par un épithélium plat, dont le développement anatomique et histologique est dû à des causes mécaniques qui sont le glissement et le changement de forme ou de volume des organes voisins ».

Toute séreuse présente donc un feuillet viscéral et un feuillet pariétal. Le feuillet viscéral suit les organes qu'il recouvre, et leur donne un aspect lisse et brillant. Entre ces feuillets existe une cavité normalement virtuelle, mais renfermant néanmoins une très petite quantité de liquide ou sérosité, qui facilite le glissement des deux feuillets l'un sur l'autre.

La séreuse type est la plèvre. Le péritoine, la vaginale, le péricarde, les synoviales, peuvent être considérées comme des séreuses, mais en réalité il n'y aurait de vraies séreuses, embryologiquement parlant, que la plèvre, le péritoine et le péricarde (Prenant). La plèvre nous servira de type pour étudier la structure des séreuses.

---

(1) L. Landouzy et M. Labbé : article « Pleurésies » du *Traité de médecine* de Brouardel-Gilbert.

(2) Prenant, *Traité d'histologie*, 1911.

STRUCTURE D'UNE SÉREUSE TYPE (PLÈVRE OU PÉRITOINE)

La plèvre présente à étudier une trame conjonctivo-élastique et une couche épithéliale.

A. Couche épithéliale. — Elle est représentée par une seule assise de cellules plates très minces, unies les unes aux autres au niveau de leurs bords par un ciment que révèlent les imprégnations au nitrate d'argent. La limite de ces cellules n'est pas aussi sinueuse que celle des cellules endothéliales des vaisseaux lymphatiques, mais légèrement onduleuse et parfois rectiligne. L'ensemble de la cellule dessine une plaque polygonale à cinq ou six côtés plus ou moins allongée, En réalité, d'après les histologistes récents, ce ciment n'existerait pas. On devrait distinguer à cet endothélium : 1° une plaque superficielle de protoplasma, étroite et dense ;

2° Sous cette plaque, le corps cellulaire proprement dit avec un noyau. Ce corps cellulaire aurait des prolongements qui s'anastomosent avec les prolongements des cellules voisines.

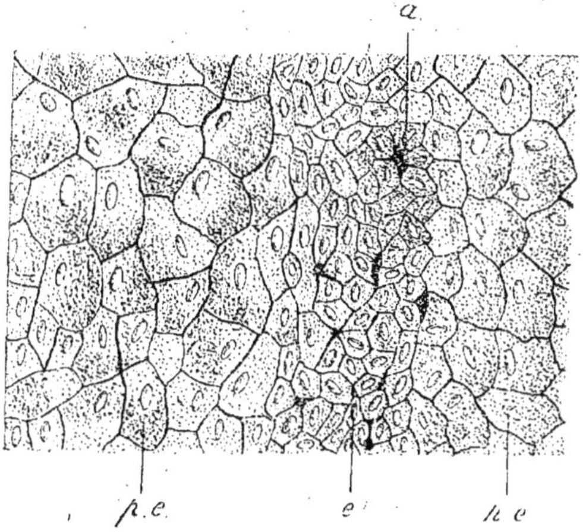

Fig. 175. — Épithélium de la face inférieure (péritonéale) du centre phrénique du lapin, imprégné au nitrate d'argent, montrant les traînées de petites cellules qui tapissent les rainures intertendineuses.

pe, grandes plaques épithéliales ordinaires. — e, petites cellules épithéliales formant le revêtement de rainures intertendineuses. — a, dépôts irréguliers d'argent, au niveau des interstices cellulaires figurant des pseudostomatoses. D'après KLEIN, empruntée à POUCHET et TOURNEUX. × 250.

B. Trame. — La trame conjonctive sur laquelle repose cet endothélium est plus épaisse au niveau du feuillet pariétal qu'au niveau du feuillet viscéral. C'est une membrane de tissu conjonctif comprenant les éléments du tissu conjonctif lâche ou diffus. Elle comprend donc : des faisceaux de fibrilles conjonctives, des faisceaux de fibres élastiques, une substance hyaline qui les unit.

a) Les faisceaux conjonctifs s'entre-croisent dans tous les sens, mais dans leur ensemble ils sont disposés parallèlement au plan de la membrane, qu'ils contribuent à former.

b) Les fibres élastiques sont fines, anastomosées en un réseau caractéristique. En effet, au point où elles s'anastomosent, les fibres élastiques donnent naissance à de fines membranes élastiques tendues entre elles « comme la membrane interdigitale entre deux doigts d'une patte d'oiseau aquatique » (Mathias Duval). On a ainsi une véritable membrane élastique fenêtrée.

c) La substance amorphe interstitielle donne l'aspect lisse et brillant aux séreuses. C'est une substance conjonctive qui n'a pas subi la fibrillation, d'après certains auteurs. Pour d'autres, ce serait un produit élaboré par les cellules endothéliales, ou une partie du corps cellulaire de celles-ci.

La plèvre est séparée des organes sous-jacents par un tissu cellulaire sous-séreux où rampent le plus souvent des vaisseaux, des terminaisons nerveuses, et surtout des lymphatiques.

Les lymphatiques du tissu cellulaire sous-séreux pleural et péritonéal ont été l'objet de recherches très nombreuses, surtout en ce qui concerne les lymphatiques sous-séreux de la région du centre phrénique du diaphragme. Ces lymphatiques communiquent avec les ganglions et les lymphatiques des organes voisins ; et il existe également à ce niveau des communications entre les lymphatiques sous-pleuraux et sous-péritonéaux. Cette étude peut être faite notamment au niveau du centre phrénique du diaphragme.

Si on fait une coupe idéale du centre phrénique de la cavité pleurale vers la cavité péritonéale, on rencontre les couches suivantes :

a) La *cavité pleurale.*

b) La *plèvre diaphragmatique* } l'endothélium pleural ;
    comprenant :   { la trame conjonctivo-élastique.

c) Le *tissu conjonctif sous-pleural* où cheminent des lymphatiques volumineux qui forment deux réseaux :

α) Un réseau sous-jacent à l'endothélium et intriqué avec la trame conjonctive.

β) Un réseau profond indépendant anastomosé avec les lymphatiques superficiels des poumons (qui vont aux ganglions du hile) et avec les lymphatiques de la plèvre pariétale sous-costale, même avec ceux du côté opposé, avec les lymphatiques péricardiques, enfin avec les lymphatiques sous-péritonéaux.

d) Les *fibres tendineuses du centre phrénique* diaphragmatique, avec des fentes intertendineuses où le tissu sous-pleural entre en rapport avec l'étage suivant :

e) Le *tissu conjonctif sous-péritonéal* où cheminent des lymphatiques anastomosés avec ceux des organes abdominaux sous-jacents, et, comme nous venons de le dire, avec ceux du tissu sous-pleural.

f) La *séreuse péritonéale* avec les puits lymphatiques.

g) La *cavité péritonéale.*

Qu'est-ce que les *puits lymphatiques* ? Au niveau des fentes intertendineuses l'endothélium péritonéal présente des îlots arrondis, d'aspect spécial. Ils sont formés de cellules petites, granuleuses, polygonales, constituant de véritables bourgeons qui pénètrent dans ces fentes intertendineuses. Ces puits lymphatiques sont donc des diverticules péritonéaux, qui par ces fentes intertendineuses vont rejoindre le tissu sous-pleural. On a pensé qu'à ce niveau il y avait de véritables ouvertures, des stomates, faisant communiquer les deux tissus sous-séreux, stomates qui seraient obturés par les cellules. L'existence de ces orifices est niée aujourd'hui, et on admet que ces cellules des puits lymphatiques sont des mononucléaires, susceptibles de devenir des cellules migratrices, prètes à fonctionner comme macrophages (voir chap. XIX), et à passer d'une séreuse à l'autre. Il n'est pas nécessaire pour cela qu'il y ait de véritables orifices; et on admet aujourd'hui que les capillaires lymphatiques ne s'ouvrent pas plus dans les séreuses que dans les espaces conjonctifs, mais que leurs parois sont assez minces pour permettre les relations d'osmose les plus étroites, et d'ailleurs s'il n'existe pas d'orifices, on peut admettre que les cellules endothéliales peuvent s'écarter pour laisser passer les cellules migratrices. La réalité de ces communications intimes, au niveau du centre phrénique entre les deux tissus sous-séreux pleural et péritonéal, est prouvée par une expérience de Recklinghausen, reprise par Ranvier : on tend le centre phré-

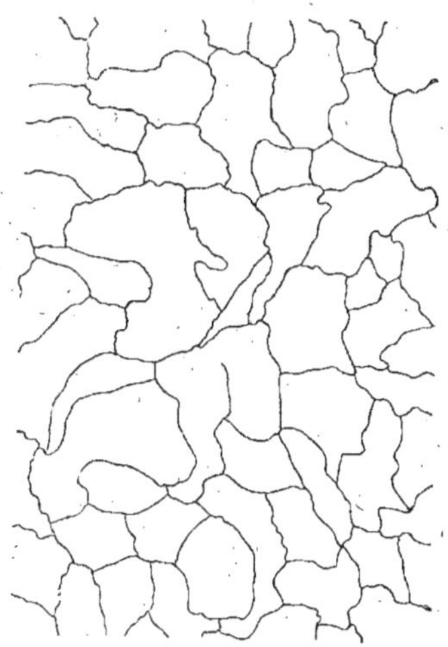

Fig. 176. — Épithélium de la plèvre viscérale de l'homme. (Prenant.) Imprégnation argentique. × 180.

nique du diaphragme d'un animal sur un anneau de liège; on arrose la face péritonéale avec du lait dilué, avec de l'eau sucrée, ou avec une solution de bleu de Prusse, d'encre de Chine, etc. On voit se produire des tourbillons et des lymphatiques sous-pleuraux se remplissent de lait ou de bleu.

À cette description de la séreuse, plèvre ou péritoine, s'ajoute pour le péritoine celle des *épiploons*, membranes formées par deux replis de séreuse viscérale accolés, et qui ont habituellement pour axe conducteur un vaisseau cheminant dans le tissu sous-séreux. Ces épiploons sont parfois perforés. Les trous en sont limités par des travées de fibrilles conjonctives avec des cellules endothéliales à la surface et des cellules plates sous l'endothélium. Ces cellules plates disparaissent quand les travées sont fines, et on ne trouve que des cellules endothéliales sur les fibrilles. Or, comme il n'y a pas de faisceau conjonctif sans cellules conjonctives, on peut admettre que la cellule endothéliale est identique à une cellule conjonctive.

Péricarde. — Le péricarde diffère comme structure seulement par ce fait que les cellules qui recouvrent la trame conjonctive sont cubiques, et non pas plates, endothéliales. De plus ces cellules sont groupées en rosace, les limites des cellules voisines partant toutes d'un même point commun.

Synoviales articulaires. — Bien que n'étant pas de véritables séreuses au sens de Bichat, c'est-à-dire des sacs sans ouvertures, les synoviales articulaires méritent d'être étudiées ici. Elles recouvrent la face interne des capsules articulaires, et se réfléchissent au niveau du point de fixation de ces capsules sur l'os, pour tapisser, sur une étendue variable, l'extrémité articulaire et s'insérer au pourtour du revêtement cartilagineux diarthrodial.

Les synoviales comprennent deux couches :

a) Une couche profonde, conjonctive, formée de faisceaux conjonctifs, avec de fines fibres élastiques. Cette couche n'est d'ailleurs pas nettement séparée de la couche superficielle.

b) Une couche superficielle, formée d'une substance homogène, finement granuleuse, parfois striée, englobant des cellules dont quelques-unes font saillie à la surface libre de la synoviale.

Ces cellules ont une forme variable; elles peuvent être sphériques, lenticulaires, ou présenter des prolongements ramifiés analogues à ceux des cellules conjonctives, ou même une capsule rappelant celle des cellules cartilagineuses. L'intérêt de ces notions sur la structure des synoviales réside précisément dans ce fait qu'elles montrent toutes les transitions entre le tissu conjonctif, dont le tissu cartilagineux n'est qu'une variété, et le tissu séreux proprement dit.

Leur étude nous mène directement à envisager les rapports du tissu séreux avec les autres tissus de l'économie (1).

La place du tissu séreux en histologie normale.
Ses rapports avec le tissu conjonctif.

Le tissu séreux n'est pas en réalité un tissu individualisé. Il est très voisin du tissu conjonctif lâche et il est intéressant d'analyser leurs rapports; ce rapprochement entre ces deux tissus est basé sur des arguments embryologiques, histologiques, physiologiques, et histo-pathologiques.

A. *Embryologiquement*, les cellules de l'endothélium des séreuses et les cellules du tissu conjonctif sont des éléments de même origine, différenciés d'une même masse cellulaire.

(1) L'étude des méninges se trouvera au système nerveux ; elles ne sont de vraies séreuses, ni par leur origine, ni par leur structure.

Dans le mésoderme, en effet, se creuse la cavité pleuro-péritonéale entre la lame splanchnique et la lame somatique de ce mésoderme. C'est cette fente pleuro-péritonéale qui se cloisonnera pour donner les cavités pleurales, péritonéale, etc. Les éléments qui limitent la fente pleuro-péritonéale se différencient en partant d'une forme embryonnaire commune, les uns en endothélium de la séreuse, les autres en cellules conjonctives.

B. *Histologiquement*, les éléments du tissu conjonctif et du tissu séreux sont voisins, sinon identiques.

La cellule endothéliale, telle que l'a décrite Ranvier, est absolument comparable à la cellule conjonctive. On connaît des formations intermédiaires entre le tissu conjonctif lâche et le tissu séreux : les synoviales en sont un bel exemple. Nous avons déjà indiqué qu'elles présentaient à la fois des parties conjonctives, et des parties purement séreuses. Plus intéressante encore est la formation du tissu séreux aux dépens du tissu conjonctif lâche. Ainsi les bourses séreuses sous-cutanées, accidentelles ou professionnelles, se développent aux dépens du conjonctif lâche. Elles sont limitées par une couche du tissu conjonctif condensé, identique à la trame de la séreuse, et sur cette trame une couche de cellules de revêtement qui, par places, a l'aspect d'un véritable endothélium. Dans leurs cavités ces bourses présentent des travées conjonctives entre-croisées, rappelant l'épiploon fenêtré.

Ces bourses séreuses professionnelles se voient chez les menuisiers (au niveau du sternum), chez les portefaix (rachis), chez les cordonniers (partie antéro-inférieure de la cuisse).

C. *Physiologiquement*, les propriétés des séreuses et du tissu conjonctif lâche sont identiques :

Les séreuses permettent comme lui le glissement d'un organe sur l'autre. Les séreuses et le tissu conjonctif lâche renferment une petite quantité de liquide interstitiel, qui est formé dans le tissu conjonctif par un peu de lymphe transsudée et des cellules migratrices, et au niveau des séreuses par un peu de « sérosité ». Cette sérosité pleurale ou péritonéale ne dépasse pas quelques grammes à l'état normal, et renferme quelques globules rouges et quelques globules blancs, dans un liquide identique au sérum sanguin. Dans la sérosité articulaire on a trouvé également quelques cellules identiques aux grands mononucléaires, et exceptionnellement quelques éosinophiles.

D'ailleurs les séreuses sont de vraies membranes semi-perméables, soumises aux lois de l'osmose, et les conditions de production de l'œdème au niveau des séreuses et du tissu conjonctif lâche sont identiques. Les séreuses absorbent, comme cela a été démontré pour le ferro-cyanure et l'iodure de potassium (qu'on retrouve dans les urines après injection dans les cavités séreuses), pour les sérums thérapeutiques.

D. Enfin *l'histologie pathologique* rapproche encore ces deux tissus. Les cellules endothéliales du péritoine ou de la plèvre, artificiellement ou naturellement enflammées, se transforment en cellules conjonctives. La réaction inflammatoire de la plèvre à une infection se traduit au niveau de la séreuse par les phénomènes successifs suivants :

Congestion des capillaires ;

Exsudation hors des vaisseaux d'un liquide séro-fibrineux et diapédèse des globules blancs ; apparition des formations spécifiques (la granulation tuberculeuse dans le cas de pleurésie séro-fibrineuse par exemple) ;

Formation de fausses membranes, constituées essentiellement par un tissu conjonctivo-vasculaire néoformé, fait de lames fibrineuses et de leucocytes.

Si l'affection guérit, la fausse membrane et le tissu de la séreuse enflammé forment un tissu cicatriciel banal (adhérences).

Dans les inflammations du tissu conjonctif lâche (phlegmon par exemple) les mêmes phénomènes se produisent et un des points les plus importants constatable à l'examen direct de la région enflammée est l'œdème, dû à l'exsudation du liquide hors des vaisseaux congestionnés.

Dans les inflammations des séreuses c'est l'exsudat qui nous intéresse le plus. Le liquide exsudé (épanchement pleural, ascite, épanchement péricardique) a ici une importance considérable, les séreuses étant appliquées sur des organes essentiels, et la formation d'un exsudat abondant entraînant par sa quantité même des troubles sérieux, surtout au niveau des plèvres et du péricarde. Ce liquide retiré par ponction est purulent, hémorragique ou, c'est le cas le plus fréquent, séro-fibrineux, c'est-à-dire qu'il se coagule par précipitation de la fibrine. Il contient des éléments cellulaires venus des vaisseaux (globules blancs), ou desquamés de la séreuse elle-même (cellules endothéliales). L'examen après centrifugation du liquide retiré par ponction, a permis de préciser le diagnostic de la nature des épanchements séreux, suivant les types cellulaires rencontrés dans le culot de centrifugation examiné au microscope. C'est le *cyto-diagnostic* dû à Widal et Ravaut. Dans les processus chroniques on trouvera surtout des lymphocytes, tandis que dans les épanchements mécaniques il y aura prédominance des cellules endothéliales.

APPLICATIONS A LA PATHOLOGIE GÉNÉRALE

1° **L'anatomie macroscopique** nous a montré le contact intime entre les séreuses et les viscères qu'elles accompagnent dans tous leurs replis (la plèvre au fond de la scissure interlobaire du poumon). Ce fait nous explique que les affections des séreuses soient le plus souvent secondaires à des affections viscérales sous-jacentes, alors même que la réaction de la séreuse masque l'affection viscérale qui en est la cause. La pleurésie séro-fibrineuse, l'hydarthrose, l'hydrocèle sont secondaires souvent à un foyer tuberculeux minime, pulmonaire, épiphysaire ou testiculaire. La péritonite a attiré l'attention des médecins bien avant qu'on se soit exactement rendu compte de la fréquence de son origine appendiculaire.

2° **L'anatomie microscopique** des séreuses met en évidence deux points principaux :

A. Les différentes séreuses sont à peu près identiques de structure, quel que soit l'organe qu'elles recouvrent.

B. Le tissu séreux doit être rapproché du tissu lymphoconjonctif.

A. Les **différentes séreuses sont à peu près identiques de structure.** — Ce fait nous explique que les différentes séreuses soient soumises aux mêmes lois de pathologie générale, presque indépendamment de l'organe qu'elles recouvrent. Il y a une pathologie du tissu séreux.

De fait, les différentes séreuses réagissent d'une façon identique aux infections. Ainsi, aux types anatomo-pathologiques de la tuberculose pleurale, par exemple (fausses membranes fibrineuses avec épanchement séro-fibrineux, épanchement purulent, fausses membranes se cicatrisant en dominant des adhérences sans avoir produit d'épanchement), se superposent des types anatomo-pathologiques identiques de la tuberculose des autres séreuses, et celles-ci peuvent être souvent associées, révélant le type clinique d'une polysérite tuberculeuse (tuberculose pleuro-péritonéale).

Cette pathologie de tissu se retrouve encore dans la fréquence des localisations parallèles sur les différentes séreuses d'une même infection aiguë. Le type de ces infections est la fièvre rhumatismale poly-articulaire aiguë, dont les « complications » principales (endo-péricardite, pleurésie) ne sont que la localisation sur d'autres séreuses du virus ou de la toxine inconnus de cette maladie en circulation dans le sang. La preuve en est dans ce fait que les auteurs qui ont essayé de reproduire expérimentalement des arthrites avec des microbes, isolés d'un liquide d'arthrite, ont reproduit avec le même virus des arthrites, soit isolées, soit associées à l'endo-péricardite, soit associées à de la pleurésie.

B. **Le tissu séreux doit être rapproché du tissu lympho-conjonctif.** — La pathologie du tissu conjonctif est surtout une pathologie chronique. Ainsi pour les principaux viscères une intoxication ou une infection aiguë atteindra la cellule noble, et donnera relativement peu de lésions conjonctives; les lésions conjonctives prédominent au contraire dans un organe quand celui-ci est soumis à des infections ou des intoxications, atténuées, répétées, et lentes (néphrites chroniques, cirrhoses). La pathologie du tissu lymphatique aussi est une pathologie d'affections subaiguës et chroniques. Que nous montre la pathologie des séreuses ?

Les séreuses réagissent surtout aux infections atténuées. L'expérimentation le prouve, car il est très difficile d'obtenir expérimentalement des localisations séreuses chez l'animal avec des inoculations de microbes virulents, à moins qu'ils ne proviennent d'une séreuse. Il faut se servir d'un microbe de virulence atténuée ou s'adresser à un animal relativement réfractaire au microbe employé. On n'a pu obtenir d'arthrites à pneumocoques qu'en atténuant le pneumocoque employé, ou en l'injectant à un animal déjà vacciné. On n'a guère pu reproduire de pleurésie tuberculeuse expérimentale que chez le chien, presque réfractaire à la tuberculose. Enfin le liquide de pleurésie tuberculeuse, s'il est parfois très toxique, est généralement peu virulent pour un animal sensible comme le cobaye. La clinique, d'autre part, montre ce fait intéressant que dans les grandes infections aiguës (fièvre typhoïde, scarlatine, etc.), les pleurésies, les arthrites, les vaginalites, les péritonites (sauf celles par perforation, bien entendu, dont la pathogénie est mécanique) sont des complications du déclin de l'infection, parfois de la convalescence, quand l'infection est atténuée. Et même dans certains états épidémiques (grippe de 1889-1890, par exemple) on a noté la prédominance de fièvre rhumatismale (localisation séreuse) au début et au déclin de l'état épidémique, quand l'agent de l'épidémie n'a pas encore atteint ou a perdu son maximum de virulence.

Quand, d'autre part, les séreuses réagissent pour leur propre compte, quand la sérite a une individualité clinique, même s'il s'agit d'une polysérite, le tableau clinique est celui d'une affection subaiguë ou chronique. Comparons le malade atteint de fièvre rhumatismale polyarticulaire et le pneumonique : la douleur abat le rhumatisant, mais la courbe ne dépasse guère 38° ; l'état général, l'aspect des urines, la durée de l'affection sont ceux d'une affection subaiguë. La polysérite tuberculeuse (dont la forme la plus fréquente est la forme pleuro-péritonéale) n'a pas la marche d'une tuberculose aiguë, mais a une marche subaiguë, avec fièvre peu élevée.

Enfin la parenté du tissu séreux avec le tissu conjonctif se retrouve surtout dans la fréquence de ses réactions primitives vis-à-vis des infections chroniques ou de virulence atténuée, et la prédominance d'une réaction des séreuses traduira par cela même une relative bénignité de l'infection causale. Les séreuses réagiront également volontiers aux intoxications chroniques (goutte, diverses formes de rhumatisme chronique). Cette réaction sera bénigne, mais tenace et longue. La pleurésie séro-fibrineuse primitive peut servir de type à ce point de vue. Malgré son début brusque, *a frigore*, elle traduit le plus souvent le réveil d'une infection tuberculeuse latente. Elle est, d'autre part, une des formes les plus bénignes de la tuberculose et son pronostic habituel est assez bon, puisqu'elle guérit souvent sans que l'individu, s'il se soigne, devienne un phtisique, et pour qu'on ait eu les plus grandes difficultés à faire admettre sa nature tuberculeuse (Landouzy). Mais elle est tenace, car elle laisse pendant longtemps des signes traduisant l'existence de fausses membranes cicatricielles, d'adhérences plus ou moins étendues qui ont succédé à l'épanchement. C'est la matité, l'obscurité, les douleurs intercostales, même dans les cas bénins. La fréquence des adhérences pleurales trouvées au sommet, aux autopsies d'individus morts d'affections diverses, chez qui la tuberculose n'était parfois pas même soupçonnée, montre que c'est sur la séreuse que se sera fixée une petite poussée évolutive de tuberculose, assez bénigne pour passer cliniquement inaperçue.

De même, pour les arthropathies chroniques succédant à une infection rhumatismale répétée, à une intoxication mal définie ; elles sont bénignes au point de vue de la santé générale, mais elles sont longues comme évolution, elles sont tenaces, et leur pronostic est assombri par les ankyloses articulaires et les troubles fonctionnels. Combien souvent d'ailleurs, les tissus péri-articulaires purement conjonctifs ne sont-ils pas atteints en même temps, prouvant des affinités pathologiques identiques des tissus séreux et conjonctifs. De même encore, la péritonite tuberculeuse à forme fibreuse est la plus bénigne par son évolution, mais ne trouve-t-on pas parfois, en opérant des occlusions intestinales dont la cause nous échappe, des brides fibreuses, vestiges d'une péritonite tuberculeuse guérie, comprimant l'intestin. Ainsi c'est de leur tendance à aboutir à des néo-formations conjonctives que les affections des séreuses tirent et leur bénignité immédiate, et leur gravité lointaine (1). Formées aux dépens du tissu conjonctif, les séreuses retournent facilement à l'état de tissu conjonctif, mais de tissu conjonctif fibreux, et perdent alors leur principale fonction physiologique, qui est de faciliter le libre jeu des organes.

(1) Les localisations de la fièvre rhumatismale polyarticulaire sur l'endo-péricarde tirent leur gravité des troubles circulatoires mécaniques qu'elles entraînent, et non de l'atteinte générale de l'organisme.

CHAPITRE XXI

APPAREIL GÉNITAL

PAR

M. VITRY

DÉVELOPPEMENT

Les glandes génitales, si différentes chez les deux sexes à l'état adulte, présentent cependant une origine commune.

Chez l'embryon humain, au cours du deuxième mois, on trouve de chaque côté du rachis et du mésentère primitif, deux corps faisant suite au pronéphros ou rein précurseur : ce sont les *corps de Wolff*. — Ce sont des organes d'origine mésodermique, situés derrière le péritoine et dont la surface libre fait saillie dans la cavité du cœlome : éminence uro-génitale. Jusqu'à la huitième semaine, il est impossible de reconnaître si l'organe deviendra un testicule ou un ovaire. A partir de ce moment la structure histologique diffère, en même temps que s'effectue la migration de la glande. Un arrêt dans cette migration permet de comprendre les positions anormales des glandes génitales.

ORGANES GÉNITAUX MÂLES

TESTICULES

ANATOMIE MACROSCOPIQUE

Les testicules, au nombre de deux, sont situés normalement, chez l'adulte, dans les bourses. L'absence d'un des testicules constitue la *monorchidie*, mais avant d'affirmer la monorchidie (et à plus forte raison l'anorchidie ou absence de deux testicules), il faut rechercher si le testicule n'a pas été arrêté au cours de sa descente : cette anomalie qui n'est que la persistance d'une disposition normale mais transitoire chez le fœtus, constitue l'*ectopie testiculaire*. Le testicule peut avoir été arrêté dans le ventre : ectopie abdominale ; mais, le plus souvent, il est resté dans le canal inguinal : ectopie inguinale. Dans tous ces cas on dit qu'il y a cryptorchidie.

La consistance normale du testicule est toute particulière : elle est ferme, élastique, comme celle du globe de l'œil exploré sur le vivant : cette consistance est normalement la même dans tous les points de la glande. La découverte, en un point, d'une partie plus dure ou plus molle indique donc l'altération pathologique de la glande (tuberculose, syphilis).

Notons de plus que la pression du testicule détermine une sensation douloureuse toute particulière ; l'absence de cette sensation constitue un des signes de la syphilis testiculaire.

Les *enveloppes* du testicule se superposent en six couches, qui sont, en allant de dehors en dedans : le scrotum, le dartos, la tunique celluleuse, le cremaster externe, la tunique fibreuse, une deuxième couche celluleuse, et la séreuse ou vaginale.

Cette dernière présente un feuillet pariétal appliqué contre la celluleuse et un feuillet viscéral qui a un parcours plus compliqué : il tapisse toute la glande, directement appliqué sur l'albuginée, et s'enfonce entre le testicule et l'épididyme auquel il forme un véritable méso.

ANATOMIE MICROSCOPIQUE

Lorsqu'on incise un testicule, à travers les lèvres de la boutonnière pratiquée sur son enveloppe externe, l'albuginée, on voit la substance testiculaire faire hernie sous l'aspect d'une pulpe molle, couleur sciure de bois. Cette pulpe, dissociée avec une aiguille, apparaît formée de longs filaments qui sont creusés d'une cavité : ce sont les *canalicules séminipares.*

L'*albuginée*, épaisse de 1 millimètre environ, présente une face externe lisse, et une face interne qui s'épaissit le long du bord supérieur du testicule formant le *corps d'Highmore*. Cette cloison, de section triangulaire, est creusée de cavités (*canaux excréteurs*) ; par son sommet et ses faces, elle émet des septa conjonctifs qui, d'autre part, s'appliquent à la face profonde de l'albuginée. Ainsi se trouvent délimités 2 à 300 lobules, remplis par les canalicules séminipares. Chacun de ces canalicules peut atteindre 1 m. 50 de longueur ; ils commencent par une extrémité en cul-de-sac et se terminent dans le corps d'Highmore.

Canalicule séminipare. — Chacun de ces canalicules comprend une paroi propre, et un revêtement épithélial.

La *paroi* est une membrane continue formée par 3 ou 4 lamelles conjonctives concentriques.

Le *revêtement épithélial* comprend les *cellules de la lignée séminale,* desquelles on distingue actuellement un certain groupe de *cellules* dites *de Sertoli.*

La lignée séminale comprend quatre grands types de cellules. Décrivons d'abord ces types, nous verrons ensuite comment ils se transforment les uns dans les autres.

α) Les **spermatogonies** (Œbner). — Ce sont des cellules volumineuses arrondies, appliquées contre la paroi du canalicule ; on en distingue deux variétés : les grosses à noyau poussiéreux, et les petites à noyau croûtelleux.

β) Les **spermatocytes** (Henle). — Ce sont des cellules moins volumineuses, séparées de la paroi propre par les spermatogonies ; certaines sont en mitose et on distingue ainsi les spermatocytes de premier ordre et de deuxième ordre.

γ) Les **spermatides** (Kölliker). — Ce sont des cellules plus petites encore, disposées en bordure autour de la lumière du canalicule : le protoplasma y est très réduit et elles sont constituées presque exclusivement par le noyau.

δ) Les **spermatozoïdes**. — Ces éléments, groupés en gerbes, sont composés d'un long filament (queue) et d'un renflement (tête).

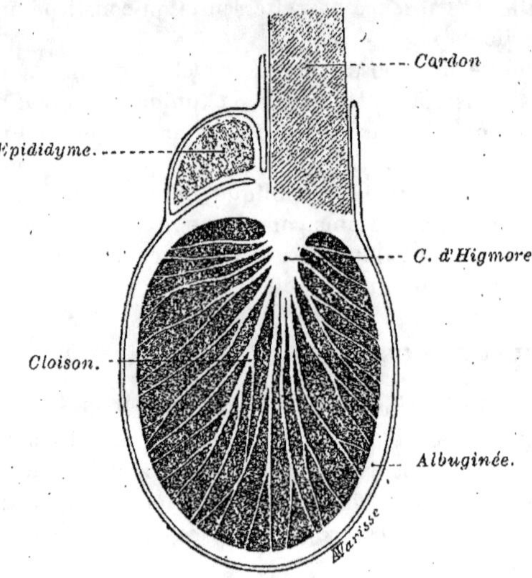

Fig. 177. — Coupe frontale du testicule et de l'épididyme montrant le trajet de la tunique vaginale. (Pasteau, *in* Poirier-Charpy).

La *tête*, piriforme, se colore comme les noyaux des cellules ; elle se divise en deux parties : le segment antérieur pâle et volumineux, et le segment postérieur petit et fortement coloré.

Entre la tête et la queue se trouve la *pièce d'union*, dans laquelle le filament axile est entouré d'une gaine protoplasmique, dans l'épaisseur de laquelle se trouve un fil très grêle, dont les spirales pressées s'enroulent autour du filament axile : c'est le *filament spiral*.

La *queue* du spermatozoïde compte deux segments : un segment antérieur (le plus long : 40 μ) où le filament axile est encore entouré d'une gaine et le segment postérieur (très court : 10 μ) terminé en pointe et réduit au filament axile seul.

Cellules de Sertoli. — Ces cellules ont la forme de colonnes implantées par un pied élargi sur la membrane propre et dont l'extrémité libre regarde la lumière du canalicule et est parfois en rapport avec des cellules séminales ou des spermatozoïdes.

Le noyau est situé à une hauteur variable ; le protoplasma contient des inclusions de graisse et de fins cristalloïdes.

On considérait autrefois cette cellule, dite cellule en chandelier, comme un reliquat de la cellule pariétale primitive après sa division en spermatides. On tend aujourd'hui à admettre qu'elle ne provient pas de la lignée séminale, et qu'elle concourt simplement à la nutrition des cellules sémi-

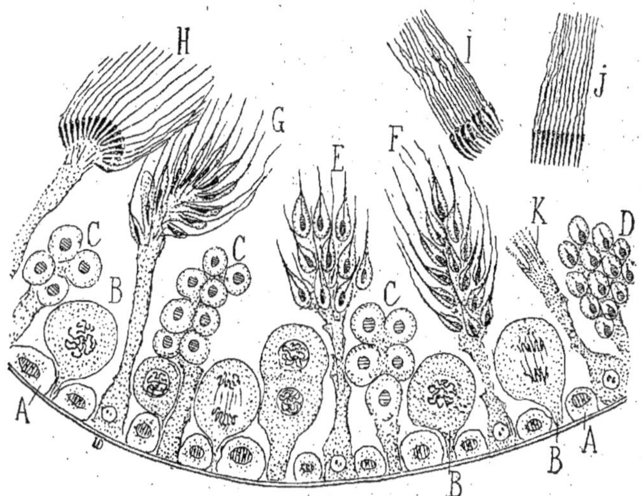

Fig. 178. — Spermatogenèse chez un mammifère (Rat) (Mathias Duval).

A, *A*. Cellules pariétales. — *B*, *B*, *B*. Cellules de Henle. — *C*, *C*. Cellules de Kolliker, à l'état de spermatoblastes en D. — *E*, *F*, *G*, *H*. Cellules de Sertoli portant des spermatoblastes de plus en plus avancés dans leur transformation en spermatozoïdes. — *I*, *J*. Faisceaux de spermatozoïdes devenus libres. — *K*. Reste d'une cellule de Sertoli dont s'est détaché un faisceau de spermatozoïdes.

nales : ce serait une simple cellule nourricière, comparable aux éléments nourriciers qui se développent autour de l'ovule. Elle constitue parfois à elle seule le revêtement épithélial du testicule (testicule ectopique, testicule des vieillards).

Spermatogenèse. — La spermatogonie se transforme en spermatozoïdes en passant par une série de formes cellulaires qui constituent un cycle régulier divisé en trois périodes.

1. *Période de division*. — La spermatogonie poussiéreuse se divise pour donner naissance d'abord aux spermatogonies croûtelleuses, puis aux jeunes spermatocytes, par un mode analogue à celui des autres cellules de l'organisme : mitoses équationnelles, c'est-à-dire que le nombre des chromosomes est égal dans la cellule fille et dans la cellule mère (24 chez l'homme).

2. Période de croissance. — Les jeunes spermatocytes augmentent de volume en même temps que leur noyau se segmente de telle sorte que le filament nucléaire se divise dans le sens de la longueur.

3. Période de maturation. — Cette période comprend elle-même deux temps : le temps des mitoses spermatocytaires et le temps de la spermiogenèse.

α) **Mitoses spermatocytaires.** — Les spermatocytes de premier ordre, ou gros spermatocytes, se divisent par les procédés habituels pour donner les spermatocytes du second ordre ou petits spermatocytes.

Ces petits spermatocytes se divisent à leur tour pour donner les spermatides ; mais cette division (ou mitose) présente des caractères particuliers : elle a pour effet de réduire de moitié la chromatine qui passe dans chaque cellule fille : le nombre des chromosomes du noyau (24 chez l'homme) tombe à 12 dans chaque spermatide, qui n'est plus ainsi qu'une fraction de cellule, et cette mitose est dite *réductionnelle* ou encore de *maturation*, parce qu'ainsi l'élément réduit devient apte à s'unir à l'ovule.

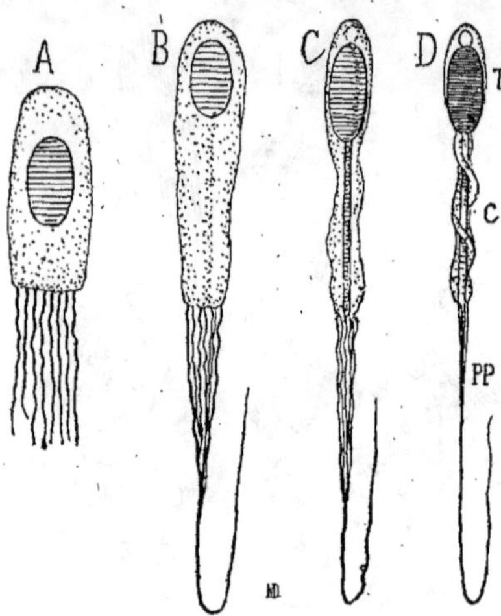

Fig. 179. — Schéma de la signification morphologique (cellulaire) du spermatozoïde en partant d'une cellule à cils vibratiles (A), qui s'allonge (B), dont les cils se soudent, tandis que le protoplasma élabore un filament axial (C) pour aboutir finalement au spermatozoïde (D) avec ses divers segments (Mathias Duval.)

β) **Spermiogenèse.** — Du centrosome de la spermatide part un filament qui sera le *filament axile*, après s'être accolé au noyau. La majeure partie du cytoplasme est éliminée ; le noyau devient elliptique ; des granules protoplasmiques forment autour du filament axile le filament spirale, et la spermatide est transformée en spermatozoïde.

Le spermatozoïde est une cellule transformée. Cette cellule est adaptée à une fonction spéciale : petite et très mobile, c'est une fraction de cellule qui va à la recherche de l'ovule.

Tissu conjonctif. — Les canalicules séminipares sont englobés dans une gangue conjonctive peu abondante ; cette gangue s'épaissit un peu au niveau du corps d'Highmore, de l'albuginée et des cloisons qui divisent la glande. Cette trame conjonctive est formée de cellules fixes, de fibres conjonctives et élastiques, et de cellules spéciales dites *cellules interstitielles*.

La cellule interstitielle est volumineuse, polyédrique avec un noyau sphérique souvent excentrique. Le protoplasma présente une zone centrale finement granuleuse et une zone périphérique claire. Il contient des granulations graisseuses fines, des cristalloïdes sous forme de bâtonnets à extrémités mousses, enfin du pigment qui s'observe surtout en abondance chez le vieillard, où il remplace les deux autres produits.

VOIES SPERMATIQUES

Le canalicule séminipare s'abouche dans le canal excréteur, dit *tube droit*, à l'intérieur du corps d'Highmore; les cellules séminales dispa-

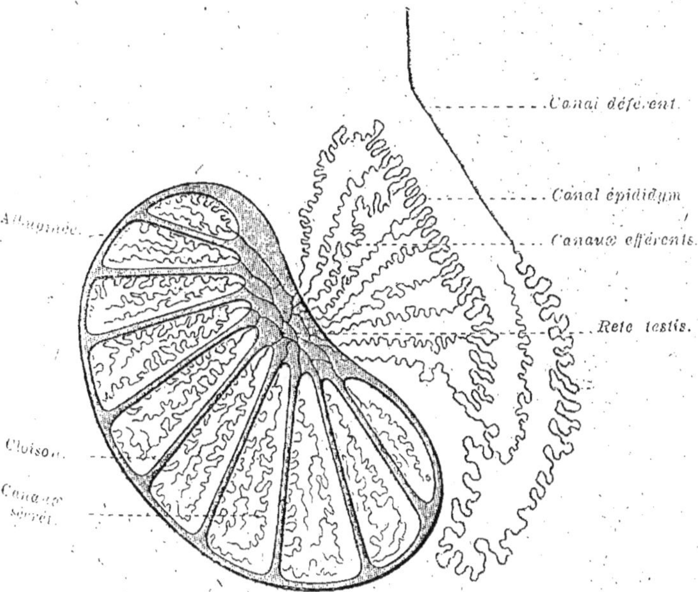

Fig. 180. — Schéma de la constitution anatomique du testicule et de l'épididyme
(Pasteau, *in* Poirier-Charpy).

raissent à ce niveau et sont remplacées par un épithélium cylindrique unique. Les tubes droits s'anastomosent entre eux pour former le *rete testis* ou *réseau de Haller*.

Du réseau de Haller partent dix à quinze vaisseaux ou *cônes efférents* plus ou moins flexueux et pelotonnés sur eux-mêmes.

Ces cônes efférents se jettent dans le canal de l'**épididyme**. Ce canal, long de 6 à 7 mètres, est pelotonné sur lui-même, de façon à former au bord supérieur du testicule un corps allongé, dont l'extrémité la plus grosse ou *tête* est située en avant, et dont l'extrémité postérieure ou *queue* se continue directement en haut avec le canal déférent.

33*

C'est cette situation dont il faut se souvenir pour localiser une induration sur l'épididyme : ces localisations (tuberculeuses ou blennorragiques) sont intéressantes au plus haut point à rechercher, puisqu'elles peuvent constituer, quand elles s'accompagnent de sténose, un obstacle insurmontable à la fécondation, si elles sont bilatérales, et cela malgré l'intégrité apparente et réelle des deux testicules.

Le canal déférent s'étend jusqu'au col de la vésicule séminale ; il a une consistance ferme caractéristique, grâce à laquelle le chirurgien peut facilement le distinguer au toucher au milieu des autres éléments du cordon.

Les **vésicules séminales** au nombre de deux : l'une droite, l'autre gauche, sont insérées entre la vessie et le rectum, immédiatement au-dessus de la base de la prostate, à laquelle elles sont intimement unies par leur extrémité inférieure. De ces rapports, nous conclurons simplement qu'elles peuvent être appréciées par le toucher rectal, remontant très haut et dépassant la prostate. Cette recherche est importante parce que l'induration de ces vésicules par la tuberculose leur donne une consistance spéciale : elles paraissent dures, comme si elles étaient injectées avec du suif, et cette notion fournit des renseignements importants pour le diagnostic de la tuberculose uro-génitale.

Prostate. — La prostate est un corps musculo-glandulaire qui entoure la partie originelle de l'urètre. Elle est située au-dessous de la vessie, en avant du rectum, au-dessus du transverse profond du périnée.

Peu développée au moment de la naissance, elle augmente brusquement de volume au moment de la puberté.

Sa face antérieure est située à 2 centimètres en arrière de la symphyse pubienne. Sa face postérieure, plane chez l'adulte, devient convexe et saillante chez le vieillard ; elle répond à la face antérieure du rectum, dont elle est séparée par l'aponévrose prostato-péritonéale de Denonvilliers ; le cul-de-sac péritonéal vient parfois effleurer le bord postérieur de la glande. On conçoit donc que l'on puisse apprécier le volume de la prostate par le toucher rectal et déterminer ainsi l'existence soit de l'hypertrophie prostatique, soit des abcès de la prostate. — La base ou face supérieure de la prostate adhère presque entièrement à la vessie ; on y rencontre, d'avant en arrière, le sphincter lisse de l'urètre ; puis une petite saillie transversale : le lobe moyen, qui s'hypertrophie chez le vieillard, isolant derrière lui le bas-fond de la vessie ; enfin en arrière de la vessie, elle reçoit de chaque côté deux canaux, l'un interne, partie terminale du canal déférent, l'autre externe, partie terminale de la vésicule séminale, qui s'unissent dans la prostate pour former le canal éjaculateur.

Sur une coupe sagittale de la prostate, on voit que l'urètre reçoit, à ce niveau, non seulement le produit des glandules prostatiques, mais encore le produit des glandes séminales, et, par conséquent, on comprend que l'infection puisse se transmettre de l'urètre à l'épididyme et au testicule (blennorragie). — De plus, la saillie du lobe moyen peut venir oblitérer l'orifice de l'urètre et donner lieu à des rétentions d'urine et aussi à des difficultés particulières du cathétérisme.

Au microscope, sur une coupe horizontale, la prostate se montre entourée d'une coque conjonctivo-musculaire, de la face interne de laquelle se détachent des cloisons qui délimitent des loges pyramidales. Par leur sommet, ces cloisons se fusionnent en un noyau conjonctif situé derrière l'urètre.

Les glandes sont constituées par des culs-de-sac inégaux, tapissés par un revêtement épithélial formé de plusieurs couches de cellules polyédriques.

Dans les cavités glandulaires, il existe, à partir de l'âge de vingt-cinq ans environ, des concrétions arrondies : *sympexions de Robin*, dont la signification est inconnue.

Chez le vieillard, l'accroissement de la prostate est dû principalement à un énorme développement du stroma conjonctif.

Le *rôle physiologique* de la prostate est encore mal connu. On sait qu'elle présente d'étroites relations avec l'appareil génital. Elle se développe parallèlement au testicule ; au moment de la puberté, elle présente un accroissement considérable ; cet accroissement est transitoire chez les animaux à rut périodique ; enfin la glande s'atrophie quand le testicule est extirpé. C'est cette notion qui a conduit à pratiquer la castration chez le vieillard, pour tenter d'amener la diminution du volume de la prostate.

Le liquide prostatique semble constituer un véhicule excellent pour les spermatozoïdes ; de plus, pour Camus et Gley, il aide à la formation d'un bouchon vaginal. L'ablation de la glande n'empêche ni l'érection, ni l'éjaculation, mais peut-être la fécondation.

PHYSIOLOGIE

Le spermatozoïde. — Les spermatozoïdes nagent dans le liquide séminal par des mouvements ondulatoires de leur queue et des mouvements spiroïdes, en vrille, de leur tête. En une seconde, le spermatozoïde se déplace de sa longueur, ce qui fait environ 3 millimètres à la minute. Le spermatozoïde est capable de heurter violemment et de déplacer les corps qu'il rencontre sur son trajet, alors même que ces corps sont dix fois plus gros que lui. La vitalité de ces organites est très grande et on peut en retrouver vivant dans l'utérus six à huit jours après le coït. Ils sont tués par l'eau pure et les solutions acides : c'est ainsi que l'on explique la stérilité des femmes dont les sécrétions vaginales sont acides. Les mouvements de ces spermatozoïdes sont excités par des solutions alcalines et ralentis par les anesthésiques (chloral). Ils résistent longtemps à la dessiccation, ce qui explique que l'on peut les reconnaître sur le linge maculé après plusieurs semaines : en ramollissant la tache pendant une heure à l'eau pure ou acidulée, et en raclant avec un bistouri, on a un liquide dans lequel, en colorant par le liquide de Gram, on peut retrouver la forme des spermatozoïdes.

Sécrétion interne du testicule. — Pour être fixé complètement sur le rôle général du testicule dans l'organisme, il faut étudier les effets produits par l'ablation des testicules. Ces effets sont doubles : on observe, d'une part, l'infécondité ; et, d'autre part, une série de troubles généraux, variables suivant l'âge auquel l'opération est pratiquée. Si la castration est faite après la puberté, il y a peu de résultats à signaler : on a noté de l'hypertrophie des mamelles, la chute partielle des poils de la barbe, l'atrophie de la prostate. Si la castration est faite avant la puberté, le résultat est plus net : on observe une tendance à l'adipose ; une diminution des poils répartis sur tout le corps et en particulier l'absence de barbe et de poils du pubis ; une modification des cordes vocales qui fait que la voix persiste chez l'adulte avec le timbre élevé de l'enfance (*voix eunuchoïde*) ; enfin des modifications du côté de la croissance du système osseux qui sont les plus intéressantes. Il y a toujours une augmentation de la taille ; dans cette augmentation, c'est le membre inférieur qui prend la plus grande part. La castration restreint la croissance du crâne dans ses divers diamètres et par conséquent celle de l'encéphale. On a noté cependant chez certains castrés l'augmentation de la selle turcique ; ce qui montrerait les rapports entre le testicule et l'hypophyse et l'identité de nature du gigantisme des castrés avec le gigantisme proprement dit.

En clinique, on a pu observer des cas d'insuffisance testiculaire spontanée (due à la syphilis, aux oreillons, à la tuberculose) et même Rummo et Ferrarini ont isolé un type de gérodermie génito-dystrophique qui est par rapport aux testicules ce qu'est le myxœdème par rapport à la thyroïde.

Tous ces troubles sont-ils dus à la suppression de la sécrétion spermatique dont une partie était résorbée et s'opposait à l'apparition de ces accidents ? C'est ce qu'on croyait autrefois, et c'est pourquoi on essayait de traiter ces accidents par l'injection du suc testiculaire. Pour résoudre cette question, il fallait examiner ce qui se passait dans le cas où, pour une raison quelconque, la sécrétion du sperme était abolie. C'est ce qui se trouve réalisé, d'une part, chez certains cryptorchides, chez qui les tubes séminifères ne contiennent pas de cellules séminales ; d'autre part, chez les sujets ayant subi une sténose expérimentale ou pathologique des voies excrétrices du sperme et chez qui les éléments séminaux disparaissent peu à peu. Dans ces deux cas, les sujets restent semblables aux sujets entiers : ils gardent leur instinct génital et tous les caractères du mâle. Pour leur faire perdre ces caractères, il faut enlever la glande en totalité.

Il y a donc dans le testicule d'autres éléments actifs que les cellules séminales ; en effet quand on examine les testicules inféconds des cryptorchides ou ceux des animaux ayant subi une sténose expérimentale ou pathologique des voies excrétrices du sperme, on trouve qu'ils sont formés de tissu conjonctif, dont les éléments sont analogues à ceux que nous avons décrits plus haut dans le tissu conjonctif normal de la glande. En particulier, on y retrouve les *cellules interstitielles* avec tous leurs caractères ; or ces cellules avec leurs multiples produits intra-protoplasmiques ressemblent à des cellules glandulaires : on peut donc les considérer comme étant le siège de la sécrétion interne. C'est la glande interstitielle d'Ancel et Bouin.

Une confirmation directe de cette théorie peut être donnée en extrayant un liquide de la glande interstitielle seule : en pratique, les testicules ectopiques de certains grands mammifères ne contiennent que du tissu interstitiel ; on a pu en faire un extrait et cet extrait injecté à des animaux d'expérience, antérieurement castrés, a pu leur conserver leurs caractères sexuels (Ancel et Bouin).

En particulier, on a constaté que les animaux castrés jeunes grandissent plus vite que les animaux normaux (longueur des os) et si l'on injecte de l'extrait de glande interstitielle aux animaux castrés on voit que leur squelette se développe à peu près comme chez les normaux. Une autre confirmation élégante de cette dualité est donnée par les rayons X : l'exposition aux rayons Röntgen provoque la dégénérescence et la disparition progressive des éléments sexuels, mais la glande interstitielle reste intacte et il y a conservation de l'instinct génital et de tous les caractères sexuels.

Inversement, Sacchi a publié des cas de puberté précoce, par suite d'un processus irritatif du testicule par coccidose. Dans ces cas, la glande interstitielle seule était en jeu ; il n'y avait pas trace de spermatogénèse et pourtant les caractères sexuels secondaires étaient très bien développés.

L'ensemble de ces données anatomiques et physiologiques montre l'intérêt qu'il y a à examiner systématiquement l'appareil génital mâle chez tous les malades, même quand les troubles morbides accusés par eux sembleraient tout à fait étrangers aux fonctions génitales. L'examen de la prostate, des vésicules séminales pourra déceler une tuberculose génito-urinaire à son début ; l'examen du testicule pourra déceler une syphilis ignorée ou méconnue, en particulier chez le nouveau-né où les lésions du testicule sont quelquefois le seul signe d'une syphilis héréditaire ; enfin la notion de l'insuffisance testiculaire serait à rechercher pour expliquer certains troubles d'ordre général ou psychique.

ORGANES GÉNITAUX FÉMININS

L'appareil génital de la femme présente à étudier successivement : les *ovaires* (où se forment les ovules) ; les *trompes de Fallope* (qui conduisent l'ovule dans l'utérus) ; l'*utérus* lui-même (où l'ovule fécondé effectue son développement). Il faut ajouter les *glandes mammaires*, dont le fonctionnement est en synergie directe avec les fontions génitales.

OVAIRES

ANATOMIE MACROSCOPIQUE

Les ovaires sont les organes essentiels de l'appareil génital de la femme.
Ils sont situés chez la femme adulte dans l'aileron postérieur du ligament

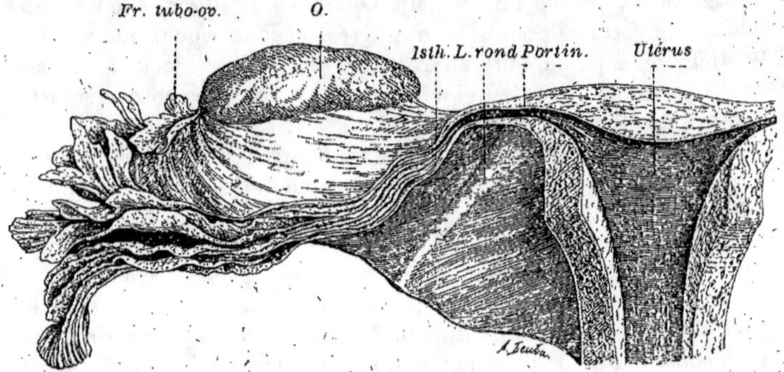

Fig. 181. — Trompe droite, fendue sur toute sa longueur, chez une femme
multipare (Richard).

large, en arrière de la trompe. Leur situation varie, en réalité, suivant
l'âge et suivant l'état de l'utérus. Chez l'embryon, les ovaires sont comme
le corps de Wolff, à côté duquel ils se sont développés, situés dans la
région lombaire. Chez
le fœtus, ils se rappro-
chent du bassin et s'a-
baissent progressive-
ment jusqu'au niveau
du détroit supérieur :
ils restent ainsi depuis
la naissance jusque vers
la dixième année : à
cheval sur le détroit
supérieur, moitié ilia-
ques, moitié pelviens.
A cette époque, ils vont

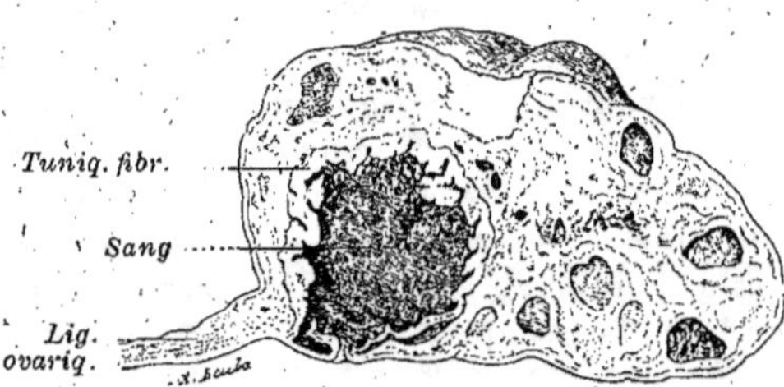

Fig. 182. — Corps jaune de la menstruation. — Çà et
là, coupes de follicules. (Modifiée d'après Henle et
Pfannenstiel.)

occuper leur place définitive dans l'excavation pelvienne.

Pendant la grossesse, ils s'élèvent, exhaussés par l'utérus, dans la cavité
abdominale ; après l'accouchement, ils ne rentrent dans le petit bassin
qu'au bout d'un certain temps, variable suivant la rapidité avec laquelle
se fait la régression utérine.

On peut atteindre les ovaires par le palper en déprimant profondément la paroi abdominale au niveau du bord interne du muscle psoas-iliaque. En combinant le palper avec le toucher vaginal, on arrive à les saisir entre les deux mains.

Chez le nouveau-né, les ovaires ont la forme d'une languette blanche, d'une longueur de 20 millimètres et d'une épaisseur de 2 à 3 millimètres. Ils s'accroissent considérablement à la puberté pour atteindre environ 40 millimètres de long et 10 d'épaisseur.

La consistance est élastique dans le jeune âge, molle à l'état adulte et très dure après la ménopause.

La surface, lisse et rosée jusqu'à la puberté, devient alors anfractueuse et blanchâtre. La rupture du follicule de Graaf, dont nous parlerons plus loin, détermine une série de plaies ovariennes, dont la cicatrisation produit autant de dépressions linéaires ou étoilées, d'abord violacées, puis jaunes et plus tard blanches. Plus la femme avance en âge, plus ces cicatrices sont nombreuses, et l'ovaire arrive à présenter un aspect que l'on a comparé à celui d'un noyau de pêche.

ANATOMIE MICROSCOPIQUE

La surface de l'ovaire est recouverte par un épithélium : l'*épithélium ovarique*. Cet épithélium est formé de cellules polyédriques, disposées sur un seul rang; au niveau du hile, il se continue brusquement avec l'endothélium péritonéal du ligament large.

Au-dessous de l'épithélium, on trouve d'abord une *zone superficielle*, blanche, ferme, homogène, d'une hauteur de 2 millimètres et qui contient les follicules; au-dessous, la zone profonde est molle, rouge, spongieuse, criblée de vaisseaux : c'est la *zone médullaire*. Cette division n'est du reste très nette que sur les ovaires jeunes; chez l'adulte on ne trouve que des follicules irrégulièrement noyés dans un stroma formé de fibres élastiques, conjonctives et musculaires lisses. L'élément essentiel à étudier est donc le follicule ovarique, très variable aux divers états de son évolution.

Les follicules ovariques. — Les follicules ovariques ou ovisacs sont essentiellement formés de l'*ovule* et des *cellules folliculeuses*. Suivant la disposition qu'affectent ces éléments, on distingue trois formes de follicules : follicules primordiaux, follicules en voie de croissance, follicules adultes.

1) **Follicules primordiaux.** — L'*ovule* (ou ovocyte) est une cellule volumineuse, sans enveloppe, avec un protoplasma homogène et un noyau central. Les *cellules folliculeuses* sont disposées sur un rang : elles ont pour rôle de transmettre à l'ovule les matériaux qu'il utilisera pour grandir : ce sont des cellules nourricières.

2) **Follicules en voie de croissance.** — L'*ovocyte* n'est plus au centre du follicule : son protoplasma est spongieux, il renferme des gra-

nulations fines et réfringentes de nature albuminoïde ou graisseuse. Les *cellules folliculeuses* ont grossi et s'étagent sur une série d'assises concentriques, constituant la *membrane granuleuse* ou *granulosa*.

Au milieu des cellules stratifiées apparaît un liquide : c'est le *liquor folliculi*. Ce liquide se collecte en une cavité unique qui refoule l'ovule vers la périphérie de l'ovisac.

3) **Follicules adultes.** — Cette forme est rare et on ne rencontre en général qu'un seul follicule adulte dans tout l'organe ; il fait à la surface de l'ovaire une saillie de la grosseur d'une cerise.

L'ovisac est transformé en une poche liquide que limitent les débris de la *membrane granuleuse*. L'ovocyte est logé au niveau du pôle profond dans un épaississement de cette membrane. Il atteint 2/10e de millimètre, il est donc visible à l'œil nu ; il présente un noyau (*vésicule de Purkinje*) et un protoplasma que l'on divise en deux zones : la zone centrale, qui entoure le noyau, est chargée de granulations réfringentes albuminoïdes et

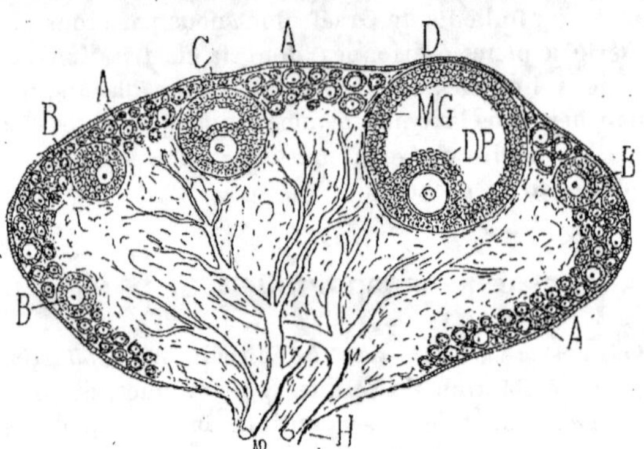

Fig. 183. — Coupe de l'ovaire, montrant sa couche corticale ou ovigène, formée d'ovisacs aux diverses périodes de leur évolution (Mathias Duval).

A, A, A. Jeunes ovisacs. — *B, B, B.* Ovisacs plus développés. — *C.* Ovisac approchant de la maturité — *D.* Ovisac mûr avec son disque proligère (*DP*) contenant l'ovule. — *M, G.* Membrane granuleuse. — *H.* Le hile de l'ovaire.

quelques-unes graisseuses : c'est le *vitellus nutritif*. La zone périphérique, plus claire, constitue le *vitellus formatif*. L'ovocyte enfin est enveloppé d'une membrane : *zone pellucide*, qu'il a lui-même élaborée.

La *membrane granuleuse* comprend deux régions : l'*épithélium périovulaire* formé par deux rangs de cellules chargées de graisse et l'*épithélium folliculaire* stratifié tout autour du follicule.

Le *liquor folliculi* est une sérosité transparente, jaunâtre, légèrement alcaline.

Autour du follicule se développent des membranes de protection : les *thèques*.

La *thèque interne* est formée de tissu conjonctif lâche contenant des *cellules interstitielles*, volumineuses, polyédriques, disposées autour des vaisseaux avec un protoplasma chargé de pigment et de graisse ; elle est ouverte à la surface de l'ovaire ; c'est le *stigma*.

La *thèque externe* forme une coque compacte de tissu fibreux.

Evolution du follicule. — Ovulation. — Sur le pôle libre de l'ovisac se trouve une tache plus claire : c'est la *macula* ou le *stigma ;* à cet endroit la thèque interne fait défaut. C'est là que s'ouvrira l'ovisac par un mécanisme encore inconnu : augmentation de tension du liquor folliculi ou dégénérescence des cellules de la granulosa. L'ovule se trouvera ainsi mis en liberté, entraînant avec lui l'épithélium péri-ovulaire, et il restera sur l'ovaire une cicatrice, dépression irrégulière que comblent les débris de la granulosa, plus ou moins mélangés à du sang qui provient de la

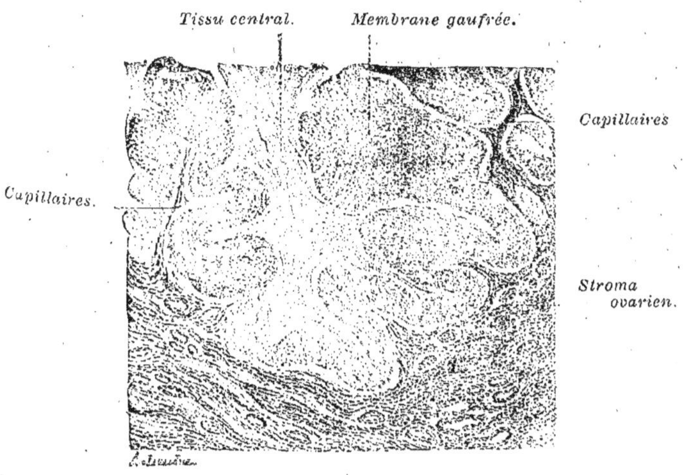

Fig. 184. — Corps jaune de la femme, ancien, fibreux et atrophique (Cornil).

rupture des capillaires de la thèque interne. C'est cette cicatrice qui constitue le *corps jaune.*

Le *corps jaune* représente la cicatrice laissée sur l'ovaire par la déhiscence de l'ovisac : il se forme là un tissu spécial qui s'hypertrophie rapidement. Sa couleur, d'abord rouge, passe au jaune citron ; enfin il ne reste qu'une cicatrice blanchâtre et fibreuse.

On distinguait autrefois deux sortes de corps jaunes : les *vrais corps jaunes,* correspondant aux grossesses, plus volumineux et plus durables que les *faux corps jaunes,* qui correspondaient seulement aux menstruations. Pour Branca, cette distinction ne doit pas persister et tout corps jaune est la conséquence d'une ovulation, que cette ovulation ait été ou non suivie de grossesse. Il n'en est pas moins vrai que si l'œuf est fécondé, le corps jaune persiste plus longtemps.

Structure du corps jaune. — Vers le dixième jour après l'ovulation, le corps jaune est constitué par un noyau hématique entouré d'une membrane épithéliale. Ce noyau hématique provient de la rupture des vaisseaux de la thèque interne. Quant à la membrane épithéliale, elle s'épaissit ; sa surface interne devient gaufrée ; elle est pénétrée par des bourgeons conjonctivo-vasculaires issus de la thèque interne. Elle est formée de cellules tout à fait spéciales ; ces cellules sont volumineuses : le cytoplasme est spongieux et rempli de graisse et d'un pigment spécial la *lutéine*, soluble dans l'alcool et le chloroforme, et dont la présence est caractéristique.

Plus tard, les bourgeons vasculo-conjonctifs dissocient cette membrane et forment un réseau dont les mailles sont à peine plus larges qu'une de ces cellules. Le caillot sanguin se transforme en un bloc fibreux. La membrane épithéliale disparaît et il ne reste qu'une cicatrice.

L'origine des cellules à lutéine est discutée : pour les uns, elles proviendraient de la thèque interne, mais pour la plupart des auteurs, elles dériveraient de la granulosa.

La structure du corps jaune, avec ses cellules granuleuses, le rapproche des glandes à sécrétion interne ; on s'est demandé s'il ne constituait pas un organe analogue à la glande interne du testicule. Nous verrons plus loin le rôle qu'on doit lui faire jouer dans la physiologie de l'ovaire.

PHYSIOLOGIE

A intervalles réguliers, tous les 28 jours environ chez la femme l'ovaire se congestionne ; un follicule se distend et se rompt : c'est l'*ovulation*.

A ce moment, l'épithélium de la muqueuse utérine s'exfolie et, en se détachant, détermine la rupture d'un certain nombre de petits vaisseaux superficiels : c'est la *menstruation*.

Les rapports entre l'ovulation et la menstruation, étudiés depuis si longtemps, ne sont pas encore parfaitement connus. Certains auteurs admettent que l'hémorragie utérine précède la rupture de la vésicule de Graaf et constitue un mécanisme préparateur pour la réception et la fixation de l'ovule dans l'utérus. Les autres prétendent que l'hémorragie se produit à la suite de la rupture de la vésicule de Graaf.

En tout cas, l'ovaire semble agir sur le sympathique par une sécrétion interne et de là part un réflexe qui détermine la menstruation. Cette sécrétion interne de l'ovaire a été découverte et démontrée par Brown-Séquard. En clinique, ce que l'on doit retenir de ce fait, c'est que la menstruation est intimement liée à l'ovulation : toutes les fois qu'on enlève les ovaires, la menstruation cesse et de plus, à tout ovaire lésé correspond une menstruation troublée ; inversement, les troubles de la menstruation reconnaissent souvent pour cause des troubles du fonctionnement de l'ovaire.

Mais là ne se borne pas l'action de l'ovaire : par sa sécrétion interne, il a encore un double rôle : un rôle obstétrical et un rôle général.

Au point de vue obstétrical, la sécrétion interne de l'ovaire préside à la fixation de l'œuf fécondé dans l'utérus ; elle provoque des phénomènes d'hyperplasie musculaire et la transformation de la muqueuse en chorion. C'est pourquoi, même dans les grossesses extra-utérines, l'utérus se développe comme s'il était réellement gravide pendant environ 2 mois ; aussi suffit-il d'enlever expérimentalement le corps jaune qui vient de se former pour empêcher toute formation de l'œuf si cette ablation est faite assez tôt ; pour arrêter l'évolution de la grossesse si elle évolue déjà depuis un mois ou deux.

Au point de vue général, la sécrétion interne de l'ovaire agit sur toute l'économie : développement du squelette, tension artérielle, sécrétion urinaire, échanges respiratoires, etc... En clinique cette action générale se manifeste sous des formes multiples.

L'exemple le plus classique est l'ensemble des signes qui surviennent après la castration bilatérale, dans ce qu'on a appelé la *ménopause postopératoire*. On constate : l'atrophie de l'utérus, rarement l'atrophie des seins, l'apparition de poils aux régions glabres ; la voix devient virile. On peut observer aussi des troubles de la nutrition générale (obésité, qui est loin d'être constante) ; des phénomènes nerveux (céphalées, rachialgies, bouffées de chaleur, etc.). L'instinct sexuel peut rester normal, parfois il décroît, souvent il s'exagère. Tels sont du moins les phénomènes dénoncés comme habituels à la suite de l'ovariectomie double ; mais il faut savoir qu'ils ne sont pas constants ou du moins durables : nombre de femmes n'ont pas présenté ces accidents après l'opération.

Si les faits d'observation chirurgicale permettent d'affirmer l'importance de la sécrétion interne de l'ovaire sur l'état général, l'observation clinique courante permet aussi de concevoir l'existence d'une insuffisance ovarienne : aux environs de la ménopause, on voit survenir une série de petits troubles qui rappellent dans leurs grandes lignes le tableau de l'insuffisance ovarienne chirurgicale ; mais ces troubles sont passagers en général, et l'organisme supplée, probablement par d'autres sécrétions internes, au manque de la sécrétion ovarienne : le corps thyroïde est souvent hypertrophié au moment de la ménopause.

En dehors de ces cas, on a noté des signes d'insuffisance ovarienne chez des femmes atteintes d'affections variables de l'ovaire : salpingo-ovarite ; ces troubles sont encore moins nets.

A côté de ces phénomènes d'insuffisance ovarienne, Dalché a décrit un syndrome d'hyperovarie, dû à l'hyperactivité ovarienne et caractérisé par une puberté précoce, une menstruation abondante, une leucorrhée abondante intermenstruelle, indice de congestion.

Dans tous les cas où le mauvais fonctionnement de l'ovaire semble en cause, on a tenté d'y remédier par l'opothérapie ovarienne ; les résultats ont été très variables avec les extraits de glande totale et l'on a cherché à isoler dans l'ovaire la partie réellement productrice de la sécrétion interne, en donnant aux malades un extrait des seuls corps jaunes ovariques.

La véritable glande à sécrétion interne dans l'ovaire, c'est le corps jaune. De nombreuses expériences le démontrent : on a fait des extraits d'ovaires dépourvus de corps jaunes et ces extraits se sont montrés sans action, tandis que l'extrait des seuls corps jaunes a une action sur la tension sanguine et sur le système bulbo-médullaire. Ces faits expliquent l'inconstance des résultats obtenus en clinique avec les extraits ovariques totaux : le corps jaune forme une partie minime de la glande ovarique, qui en est même à certains moments complètement dépourvue.

VOIES GÉNITALES

ANATOMIE MACROSCOPIQUE

Les trompes s'étendent de l'angle supéro-externe de la cavité utérine vers l'ovaire et la paroi pelvienne latérale ; elles s'ouvrent dans l'utérus par un orifice très fin, parcourent un court trajet dans la paroi de cet organe, pénètrent ensuite dans l'aileron moyen du ligament large en formant un canal d'abord étroit et rectiligne : *isthme* tubaire ; puis plus large et contourné : *ampoule* tubaire.

Celle-ci se termine par une extrémité évasée et irrégulièrement découpée : c'est le *pavillon* au fond duquel apparaît un orifice, dit abdominal. La longueur moyenne est d'environ 12 centimètres ; le diamètre extérieur, de 3 à 4 millimètres d'abord, en atteint 7 à 9 avant l'orifice abdominal. Les trompes constituent d'ailleurs un canal éminemment dilatable, ainsi que le prouvent diverses conditions pathologiques (hémato-salpinx, pyo-salpinx, grossesses extra-utérines). Elles sont difficiles à sentir à l'état normal ; mais dans les cas pathologiques, elles sont augmentées de volume et tombent dans le cul-de-sac postérieur, où l'on peut les sentir par le toucher vaginal, en arrière de l'utérus.

Lorsqu'on incise la trompe sur toute sa longueur, on voit que sa face interne, de couleur rosée, est hérissée de nombreux plis longitudinaux, la plupart parallèles à l'axe du conduit ; dans l'ampoule, ces plis prennent un développement considérable et se divisent en plis secondaires et tertiaires, ne laissant entre eux que des fentes étroites, dont l'ensemble constitue le labyrinthe tubaire. Les plis se continuent sur le pavillon, mais ils ne sont plus aussi élevés.

Le pavillon présente des franges ou languettes au nombre de 12 à 15. Parmi ces franges, l'une d'elles, dite tubo-ovarienne, s'applique sur la face interne de l'ovaire et, quelquefois, les deux surfaces se continuent.

ANATOMIE MICROSCOPIQUE

La trompe est formée, de dehors en dedans par quatre tuniques : séreuse, sous-séreuse, musculeuse et muqueuse.

La séreuse dépend du péritoine et forme une enveloppe complète au niveau du ligament large. La sous-séreuse est lâche et permet les glissements.

La musculaire est formée de fibres lisses disposées en deux couches : externe, longitudinale ; interne, circulaire. Ces fibres sont très rares au niveau de l'ampoule et du pavillon.

La muqueuse comprend un chorion avec des lacunes lymphatiques et un épithélium cylindrique à cils vibratiles ; le mouvement de ces cils est dirigé vers l'utérus. Il n'y a pas de véritables invaginations glandulaires.

PHYSIOLOGIE

Le rôle de la trompe utérine ou oviducte est, comme son nom l'indique, de conduire les ovules depuis la surface de l'ovaire, par la frange tubo-ovarique, jusque dans l'utérus. Ce mouvement se fait beaucoup plus par l'action des cils vibratiles que par la contraction musculaire, les fibres musculaires étant très rares au niveau de l'ampoule tubaire. En réalité, la conduction des ovules n'est pas le seul rôle de la trompe, puisque les spermatozoïdes la remontent aussi et que la fécondation semble s'effectuer dans la plupart des cas au niveau du tiers externe de la trompe ; ce qui explique que dans les cas pathologiques, l'ovule fécondé puisse s'arrêter dans la trompe et s'y développer : c'est la grossesse extra-utérine tubaire, ou tubo-ovarienne si l'ovule s'arrête tout près de l'ovaire au niveau du pavillon.

UTÉRUS

ANATOMIE MACROSCOPIQUE

Chez le fœtus, l'utérus est situé dans la cavité abdominale ; le développement du bassin le fait devenir organe pelvien. Il est placé sur la ligne médiane, entre la vessie et le rectum, et transversalement entre les deux ligaments larges. Une dépression circulaire, une sorte d'étranglement, appelée isthme, divise l'organe en deux parties : une supérieure ou *corps;* une inférieure ou *col.*

L'*axe* de l'utérus est dirigé de haut en bas et d'avant en arrière, il coïncide à peu près avec l'axe du détroit supérieur et fait avec celui du vagin un angle ouvert en avant. D'après Testut, le corps est un peu incliné en avant sur le col ; ce n'est pas une antéflexion vraie, mais une antécourbure normale. En clinique, on observe souvent des déviations de l'organe : la déviation de l'organe en entier porte le nom de version ; celle du corps utérin seul, le col conservant sa situation normale, prend le nom de flexion.

Le *volume* varie avec l'âge et suivant les états physiologiques : l'utérus se développe rapidement à la puberté ; il augmente à chaque période menstruelle au point de doubler de dimensions ; après une grossesse, il reste en général plus volumineux qu'avant la conception ; dans la vieillesse enfin, il s'atrophie et se réduit parfois au volume qu'il avait avant la puberté.

Le *corps* de l'utérus présente une face antérieure lisse, légèrement bombée, recouverte par le péritoine et en rapport médiat avec la face postérieure de la vessie ; une face postérieure, plus convexe, en rapport avec la face antérieure du rectum dont le sépare le péritoine qui, par sa réflexion, forme le cul-de-sac de Douglas ; un fond, à peine convexe transversalement chez la nullipare, globuleux chez la multipare ; des bords, sur lesquels s'attachent les ligaments larges. Nous ne retiendrons de ce dernier rapport que le voisinage de l'uretère, ce qui permet de comprendre qu'une augmentation de volume de l'utérus (un fibrome par exemple) peut venir comprimer l'uretère et provoquer ainsi des accidents rénaux graves.

Le *col*, engainé par le vagin, présente une portion supérieure sus-vaginale, et une inférieure libre et visible au spéculum : la portion vaginale ou *museau de tanche*. Cette dernière portion a un aspect variable : chez la nullipare, elle est rosée, a la forme d'un cône à base supérieure et présente un orifice externe circulaire de 2 à 3 millimètres de diamètre. Chez la multipare, le col est blanc rosé, très raccourci et son orifice externe est une fente longue de 10 à 20 millimètres.

La cavité utérine est lisse au niveau du corps ; au niveau du col, elle présente des plis disposés sur deux axes, formant un arbre de vie.

Les rapports que nous venons d'indiquer sont ceux de l'utérus à l'état de vacuité : il est intéressant d'être fixé sur les rapports que l'organe arrive à présenter aux diverses périodes de la grossesse.

On admet classiquement qu'au bout de trois mois, le fond de l'utérus déborde un peu la symphyse ; qu'à quatre mois il est à un ou deux travers de doigt au-dessus du pubis ; à cinq mois, à un travers de doigt au-dessous de l'ombilic ; à six mois, à un travers de doigt au-dessus de l'ombilic ; à huit mois, à quatre ou cinq travers de doigt, à neuf mois, près de l'appendice xiphoïde (Cazeaux).

Ces mesures manquent de précision parce que le point de repère ombilical n'est pas fixe et que l'unité de mesure choisie est très variable. Tarnier donne les dimensions suivantes en partant de la symphyse pubienne : 2 mois, 5 centimètres ; — 4 mois, 10 centimètres ; — 5 mois, 20 centimètres ; — à terme, 33 centimètres.

ANATOMIE MICROSCOPIQUE

Les parois utérines sont formées de trois tuniques : externe ou séreuse ; moyenne ou musculaire ; interne ou muqueuse. La tunique *musculeuse* comprend une couche externe mince, une couche moyenne très volu-

mineuse et une couche interne. La couche moyenne surtout est intéressante ; elle est formée de faisceaux musculaires qui ne présentent aucune
direction déterminée, mais qui entourent de toutes parts les vaisseaux
auxquels ils forment de véritables anneaux contractiles : la contraction
de ces anneaux aura pour effet de clore les vaisseaux après la délivrance;
aussi Pinard a-t-il pu dire que ces fibres musculaires étaient de véritables
ligatures vivantes.

La *muqueuse* diffère suivant qu'on considère le corps ou le col. La
muqueuse du col est revêtue de cellules à cils vibratiles seulement sur
le bord libre des plis de l'arbre de vie ; partout ailleurs l'épithélium est
caliciforme. De plus, il existe des glandes en grappe, dont l'oblitération
donne naissance à de petits kystes, connus sous le nom d'œufs de Naboth.
Le museau de tanche est recouvert d'un épithélium pavimenteux stratifié.
La muqueuse du corps, examinée vers le milieu de l'intervalle menstruel,
est formée d'une seule couche de cellules épithéliales cylindriques à cils
vibratiles. Ces cellules, en pénétrant sur un grand nombre de points dans
l'épaisseur du tissu sous-jacent, forment comme une série de glandes en
tubes, mais en réalité ce ne sont là que des dépressions de l'épithélium,
destinées à le régénérer après chaque époque menstruelle, qui entraîne,
comme nous le verrons plus loin, une chute de la muqueuse, partielle ou
totale suivant les auteurs.

PHYSIOLOGIE

La *menstruation* est une fonction de la vie génitale de la femme qui
se reproduit périodiquement chaque mois et qui se manifeste par un
ensemble de phénomènes dont le plus apparent consiste dans un écoulement de sang qui, de l'utérus et peut-être de la trompe, arrive dans le
vagin.

Il est très difficile de pratiquer l'examen histologique de la muqueuse
utérine au moment même de la menstruation et les auteurs ne sont pas
d'accord sur les modifications de la muqueuse à ce moment. Pour les uns
toute la muqueuse tombe et se renouvelle à chaque période ; pour d'autres, seule la partie la plus superficielle disparaît ; pour certains, le revêtement épithélial reste toujours intact.

On est encore moins fixé sur le point de départ du flux cataménial. La
grande majorité des physiologistes admet aujourd'hui qu'il convient de
chercher dans la maturation d'un follicule de de Graf le point de départ
du flux cataménial. La congestion de la muqueuse utérine, point de
départ des règles, est la conséquence d'un réflexe provoqué par l'excitation des extrémités terminales des nerfs du follicule, due à la distension
de ce dernier. Quelques auteurs ont cru pouvoir démontrer que la menstruation était indépendante de l'ovulation en rapportant des faits d'ovulation sans menstruation et de menstruation sans ovulation ; mais ces faits
sont rares et ne doivent pas empêcher de considérer comme une loi la

subordination de l'écoulement menstruel à une ovulation contemporaine, que la menstruation précède ou suive l'ovulation.

On s'est demandé si le sang perdu par la menstruation ne représentait pas pour l'organisme une voie d'excrétion utile ; en particulier, Villemin a émis l'avis que la chlorose pourrait être due à une intoxication par la sécrétion interne du corps jaune qui ne s'éliminerait plus par le sang menstruel ; en réalité la pathogénie de la chlorose doit être recherchée avant tout dans une infection de tout l'organisme par une maladie générale, en l'espèce la tuberculose.

Si l'on se place d'ailleurs au point de vue de la biologie générale, la menstruation n'est pas une fonction normale, c'est un accident, c'est l'avortement ovulaire : si les règles apparaissent, c'est que l'ovule arrivé à maturité n'a pas été fécondé et qu'un autre arrive périodiquement pour le remplacer : la femme saine et à l'état de nature ne devrait jamais être réglée (Pinard). Tous les ovules arrivés à maturité devraient être fécondés, et pendant tout le temps de la gestation et de l'allaitement, il ne se produit pas de nouvelle maturation d'ovule, et par conséquent pas de règles.

Quoi qu'il en soit de ces théories philosophiques, en clinique l'apparition des règles doit être surveillée au point de vue général ; car cette fonction toute locale n'en est pas moins soumise aux conditions générales où se trouve l'organisme. Dans certains états pathologiques il peut se produire une menstruation avant la période régulière où elle aurait dû se montrer : c'est ce qui se passe au début de la fièvre typhoïde où l'on note souvent une apparition plus précoce des règles (épistaxis utérine de Gübler).

GLANDES MAMMAIRES

ANATOMIE MACROSCOPIQUE

Les mamelles sont situées à la partie antéro-supérieure du thorax, de chaque côté du sternum : elles recouvrent habituellement les 3e, 4e, 5e et 6e côtes. On s'est servi quelquefois en clinique du mamelon comme point de repère, et en particulier on a noté la pointe du cœur battant à telle ou telle distance du mamelon ; en réalité, ce point de repère, déjà défectueux chez l'homme, devient tout à fait mauvais chez la femme ; aussi doit-on n'indiquer que des points de repère squelettiques.

A la naissance, la glande mammaire est très peu développée ; on observe parfois quelques jours après la naissance une tuméfaction assez considérable au niveau des deux seins, quel que soit le sexe ; bientôt il se produit un écoulement de liquide lactescent plus ou moins épais, contenant les principaux éléments du lait.

A la puberté, la mamelle est le siège d'un accroissement qui porte à la fois sur la glande et sur le stroma.

Pendant la grossesse enfin, la glande présente un nouvel accroissement, le mamelon et l'aréole offrent des modifications particulières ; et dans les derniers mois apparaît le *colostrum*.

ANATOMIE MICROSCOPIQUE

La mamelle est formée d'une série de glandes (8-24) qui s'entremêlent les unes avec les autres, mais conservent chacune leur individualité et leur conduit galactophore.

Le canal galactophore, flexueux, se ramifie à quatre ou cinq reprises :

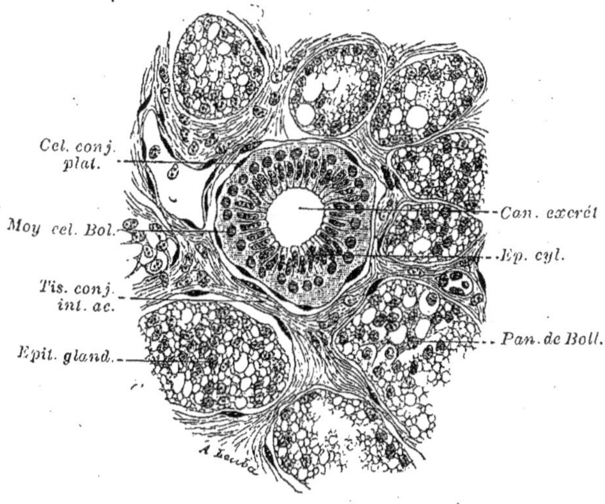

Fig. 185. — Coupe de la glande mammaire en lactation de la chatte (Renaut).

chacune de ses branches se termine par un grain glandulaire visible à la loupe. Chaque grain constitue un groupe d'acini.

L'*acinus* limité par une membrane vitrée est revêtu de deux assises de cellules. L'assise externe est formée de cellules myoépithéliales (cellules en panier de Boll) ; l'assise interne, de cellules glandulaires disposées sur un seul rang.

Dans la cellule en activité, le noyau occupe la partie moyenne de la cellule et il est parfois en voie de division : au-dessous du noyau, se trouvent des filaments colorables (ergastoplasma) ; au-dessus, se trouvent des granulations graisseuses.

Pour l'excrétion, la zone superficielle tombe dans la lumière entraînant la graisse et les débris nucléaires dont elle est chargée, la partie profonde reste adhérente à la vitrée.

PHYSIOLOGIE

Les produits de sécrétion de la mamelle sont : le colostrum pendant le derniers mois de la grossesse, puis le lait, dont la genèse histologique est différente.

Colostrum — C'est un liquide jaunâtre qui contient des globules graisseux et des corpuscules spéciaux, dits du colostrum (Henle). La nature de ces corpuscules a été discutée : pour les uns, ce sont des cellules épithéliales dégénérées et stéatosées ; pour les autres, des leucocytes ; pour d'autres enfin, des amas d'une substance colloïde spéciale produite par la dégénération du protoplasma. Quoi qu'il en soit, au bout de peu de jours après l'accouchement, ces corpuscules disparaissent complètement du liquide sécrété et il ne reste plus que des globules graisseux formant une véritable émulsion stable.

Lait. — Le lait de femme présente une réaction alcaline lorsqu'on l'examine au moment où il sort de la mamelle ; abandonné à l'air il devient neutre, puis acide ; la réaction neutre d'emblée implique un trouble pathologique de la glande mammaire.

L'analyse chimique montre que la composition du lait est des plus variables ; nous donnons ci-dessous les chiffres de Gautrelet.

Lactose.	62 gr.
Beurre.	39 gr.
Caséine	22 gr.
Chlorure de sodium	1 gr.
Autres sels	3 gr. 50 par litre.

La composition varie suivant que l'on examine le lait au commencement ou à la fin de la tétée, suivant le régime suivi par la mère, suivant l'âge du nourrisson, suivant les conditions physiologiques et pathologiques de la nourrice. La menstruation, qui peut quelquefois réapparaître pendant l'allaitement, diminue la quantité de lait et augmente ses matériaux solides. La grossesse agit le plus souvent de même.

Les maladies aiguës diminuent en général l'eau et le sucre, mais augmentent la caséine, le beurre et les sels.

Quant aux maladies chroniques, leur influence est peu connue, parce qu'elles contre-indiquent l'allaitement dans la plupart des cas (tuberculose).

La glande mammaire laisse passer dans le lait un grand nombre de substances ingérées par la mère, ce qui est important à connaître surtout au sujet des médicaments : l'alcool, ingéré en trop grande quantité, passe dans le lait et provoque des désordres dans l'organisme du nourrisson. Les sels de soude et de magnésie, l'arsenic, l'iode passent en quantité notable dans le lait ; les opiacés, le sulfate de quinine ne semblent pas avoir une action très nette. Enfin il faut savoir que le mercure passe facilement du sang de la mère dans son lait et que c'est une excellente manière de traiter le nouveau-né suspect de syphilis, que d'administrer le traitement spécifique à la mère.

On s'est demandé si les microbes pouvaient passer à travers le filtre mammaire ; le lait contient en réalité souvent à l'état normal des microbes d'ordre vulgaire ; quant aux microbes pathogènes, ils passent difficilement dans le lait, à moins de lésions de la mamelle, comme c'est le cas pour la *pommelière*, mammite tuberculeuse des vaches ; cependant des expériences de Moussu ont montré que le bacille de Koch pouvait se trouver dans le lait des vaches tuberculeuses en l'absence de lésions apparentes de mammite.

On s'est demandé par quel mécanisme la sécrétion lactée était liée à la grossesse et à l'accouchement ; on a proposé deux théories différentes : la théorie nerveuse et la théorie humorale.

La théorie nerveuse attribue la sécrétion lactée à un simple réflexe : l'excitation, née au niveau de l'utérus, se transmet par les nerfs jusqu'aux acini sécréteurs. Mais l'expérience montre que la section des nerfs génitaux n'altère en rien la sécrétion lactée.

Il faut donc accepter la théorie humorale, suivant laquelle la sécrétion lactée serait mise en marche par la résorption de substances inconnues au niveau de l'utérus. Ces substances auraient pour effet d'empêcher la sécrétion lactée pendant la grossesse, et de la favoriser au contraire après l'accouchement. Cette notion de la substance excitante spécifique (ou hormone) doit, du reste, être complétée par la notion des modifications nutritives imposées par la reproduction. Pendant toute la grossesse, l'organisme maternel a fourni des aliments au fœtus par la voie placentaire ; après l'accouchement, il continue à les fournir à l'enfant par la mamelle, et l'analyse montre que la composition des cendres du lait est analogue à celle des cendres du fœtus.

L'allaitement n'est donc qu'une continuation de la grossesse et toute les particularités de la femme enceinte se retrouvent chez la nourrice, entre autres la résistance moins grande aux infections et aux intoxications.

L'importance du retentissement de la vie génitale de la femme sur sa nutrition en général justifie presque ce vieil adage : *Mulier tota in utero*, adage expliqué par beaucoup d'autres considérations psychologiques. Nous n'irons pas jusque-là et nous ne rechercherons pas dans la matrice l'origine, l'explication et le traitement de toutes les maladies de la femme : depuis la chlorose traitée par le mariage, jusqu'à l'hystérie dont le nom seul — Ὑστερόν, matrice — indiquait l'origine pour les anciens. Cependant nous conclurons à l'intérêt primordial que comporte toujours l'examen de l'appareil génital de la femme. Dans beaucoup de cas on y trouvera l'explication de faits qui pourraient en paraître indépendants : urémie et fibromes — vomissements et grossesse — ménorrhagie inexpliquée et fièvre typhoïde — palpitations et insuffisance ovarienne, en fournissent quelques exemples.

CHAPITRE XXII

GLANDES SURRÉNALES

PAR

M. LÉON BERNARD

ANATOMIE MACROSCOPIQUE

Les capsules, ou mieux les glandes surrénales, dont le rôle a long-temps exercé la sagacité des physiologistes et des médecins, sont deux petits organes, situés dans les parages des reins, et qui appartiennent au groupe des glandes endocrines : aujourd'hui leurs fonctions sont même mieux connues peut-être que celles d'aucune autre glande de cette catégorie.

Leur position dans l'abdomen n'est pas absolument ce qu'on croyait autrefois; elles sont sises non au-dessus des reins exactement, mais en dedans et en arrière d'eux. Elles sont enfermées dans une gangue fibro-celluleuse, attachées solidement aux organes voisins; elles sont malaisées à découvrir, aux autopsies, si on ne les a pas cherchées systématiquement avant d'enlever les reins de leur loge. Leurs connexions les rendent en effet indépendantes du rein qu'elles ne suivent pas dans ses déplacements ectopiques. Cette situation profonde et cachée explique la difficulté qui entoure le diagnostic des tumeurs nées de ces organes; leur développe-ment se fait dans l'abdomen, et leurs symptômes peuvent simuler ceux des tumeurs des autres organes abdominaux, des tumeurs du rein ou de la rate particulièrement.

Un des traits les plus intéressants pour le médecin, de la physionomie anatomique de ces organes, est la dissemblance et la dissymétrie des surrénales droite et gauche : jamais les deux organes n'ont la même forme, ni les mêmes dimensions, ni le même poids. La moyenne de celui-ci est ordinairement de 4 grammes. Quant à la forme, la surrénale droite a en général celle d'une pyramide, et la surrénale gauche celle d'un croissant.

Les surrénales présentent une surface irrégulière, granuleuse, sillonnée et une couleur café au lait. Lorsqu'on coupe l'organe perpendiculairement à sa surface extérieure, la coupe montre, si l'organe est frais, non putréfié, deux substances différentes juxtaposées concentriquement : une substance périphérique, de couleur jaune, et une substance brunâtre centrale, dont les proportions réciproques sont variables d'un sujet à l'autre.

Au centre de l'organe, on aperçoit une veine assez large. Par un examen soigneux sur une surrénale bien conservée, on voit que cette veine est entourée d'une petite zone blanche d'aspect nacré, incluse en quelque sorte dans la substance brunâtre.

Souvent les anatomistes appellent *substance corticale* la substance jaune, et *substance médullaire* la substance brunâtre. C'est le résultat d'une confusion. En effet, ces deux appellations désignent des substances identifiées par leurs caractères histologiques, comme nous le verrons plus loin. Or, lorsqu'on envisage macroscopiquement la zone qui, en histologie, porte le nom de substance corticale, on voit qu'elle comprend la substance jaune et la substance brunâtre ; la substance médullaire des histologistes correspond à la petite zone blanche qui entoure la veine centrale. Cette confusion, signalée par Léon Bernard et Bigart, doit sa raison à la putréfaction cadavérique de l'organe, qui entraîne la disparition de la véritable substance médullaire.

En effet, l'aspect que nous venons de décrire est rarement observé aux autopsies. La putréfaction cadavérique des surrénales cause une modification profonde de leur configuration : il se fait, en effet, par suite de l'autolyse des tissus, un clivage entre la substance jaune et la substance brunâtre ; celle-ci se ramollit, se détruit ; il se produit une cavité dont la paroi est faite de débris brunâtres accolés à la substance jaune intacte, et relient en un point la veine centrale appendue par du tissu en voie de destruction. L'organe apparaît creux, d'où le nom de capsule surrénale qui lui a été longtemps attribué.

Un des traits de l'anatomie des glandes surrénales, les plus importants pour le physiologiste et le médecin est l'absence de ganglions sur le trajet des nerfs qui se rendent à l'organe ; il en résulte que les excitations centrales sont transmises à la glande sans relai et sans délai, et que dans tous les cas d'excitation cérébro-spinale, la stimulation des fonctions surrénales prédomine sur celle des autres glandes, lesquelles ne sont pas marquées par cette particularité anatomique si spéciale.

ANATOMIE MICROSCOPIQUE

Lorsqu'on examine au microscope une coupe de surrénale, on est frappé, à un faible grossissement, de la disposition de l'organe, qui réagit différemment aux colorants suivant deux zones ; celles-ci représentent précisément les deux substances, corticale et médullaire, dont la première est acidophile, teintée en rose par l'hématéine-éosine, et la seconde est basophile, teintée en violet par le même réactif. Ces deux substances, dont les réactions opposées attestent d'emblée la profonde différence de nature, manifestent la même dissemblance dans leur structure histologique, dans leur origine embryogénique, dans leur rôle physiologique. Ce sont, en quelque sorte, deux organes différents, juxtaposés et réunis dans la suite du développement. En outre, l'organe est pourvu d'une enveloppe conjonctive, la capsule. Nous étudierons successivement ces trois parties : la capsule, la substance corticale, la substance médullaire.

Capsule conjonctive. — Cette capsule est mince, bien formée, constituée par du tissu conjonctif, strictement adhérente à l'organe. Cette capsule ne présente rien autre de particulier que de contenir de petits ganglions sympathiques formés par l'agglomération d'un nombre variable de cellules nerveuses (Alezais et Arnaud). Ces ganglions, qui mesurent de 1/10e de millimètre à 3 ou 4 millimètres, peuvent être ou appliqués extérieurement à la capsule conjonctive, ou compris dans son épaisseur ; ce sont les *ganglions sympathiques péricapsulaires*.

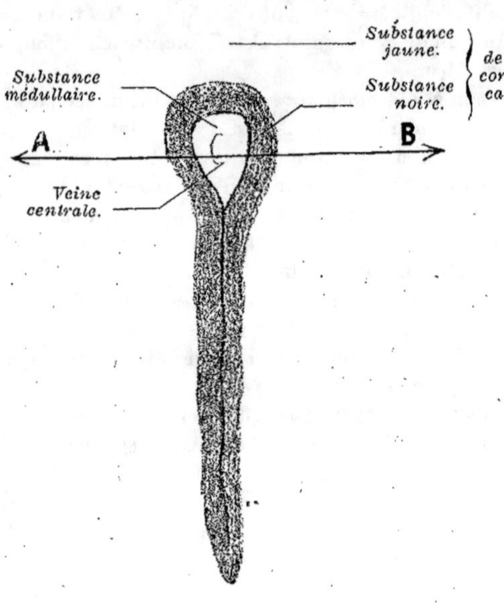

Fig. 186. — Coupe de la surrénale
(schéma macroscopique).

AB, Axe suivant lequel est faite la coupe représentée
dans la figure schémat. 187.

Substance corticale. — La substance corticale contient trois zones, qui portent, en allant de dehors en dedans, les noms de *zone glomérulaire*, *zone fasciculée*, *zone réticulée*. Ces termes désignent des aspects différents, dus à la texture différente de chacune de ces trois parties.

En effet, la substance corticale est constituée par des cellules, qui sont assemblées en colonnes, en piliers ; chaque colonne comprend plusieurs assises de cellules étagées régulièrement ; et ces colonnes de cellules courent radiairement, de dehors en dedans de la corticale. Mais le trajet

de chacune de ces colonnes cellulaires comprend trois portions différentes : les colonnes sont rectilignes dans leur portion moyenne, la plus
étendue; là seulement elles affectent cet aspect de rayons quasi parallèles,
c'est la *zone fasciculée*, ainsi nommée parce que là véritablement les cellules sont bien alignées en faisceaux. Dans leur portion périphérique, ces

Schéma macroscopique | Schéma microscopique.

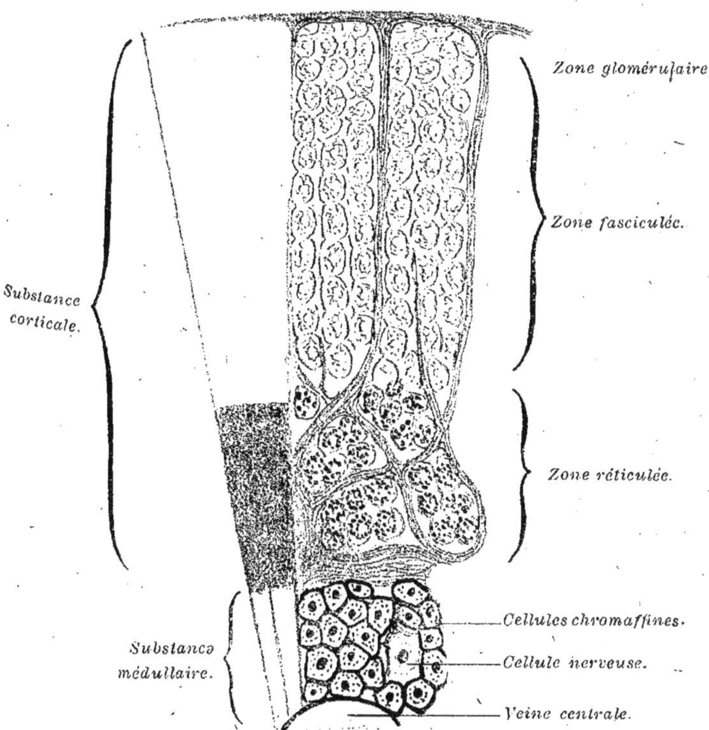

FIG. 187. — Surrénale. — Schéma qui montre la correspondance des zones
macroscopiques et des couches microscopiques.

faisceaux se recourbent, se pelotonnent, figurant comme des acini sans
lumière; c'est la *zone glomérulaire*. Enfin dans leur portion centrale, les
faisceaux cellulaires se dirigent en tous sens, s'anastomosent entre eux,
dessinant un réseau cellulaire, qui a fait donner à cette portion le nom de
zone réticulée.

La substance corticale comprend encore du tissu conjonctif, dont la
disposition se plie à la texture de cette substance. Ce tissu conjonctif
prend son origine dans la capsule conjonctive. De là partent des faisceaux

conjonctifs, qui enveloppent les pelotons de la zone glomérulaire, puis descendent dans la zone fasciculée. Il existe des faisceaux de 1er et de 2e ordre, plus ou moins minces, et qui séparent les piliers cellulaires un à un, ou par groupes de deux ou trois. Ce tissu conjonctif, très peu développé dans l'organe sain, se répand dans les mailles de la zone réticulée, et aboutit à la limite des deux substances, où normalement il est très peu abondant. Il peut acquérir un développement considérable dans les états pathologiques, et il existe de véritables scléroses de l'organe.

Les cellules qui spécifient et constituent la substance corticale n'offrent pas toutes les mêmes caractères. On doit en distinguer au moins trois espèces élémentaires, que la description résumée suivante peut permettre de reconnaître sur les coupes :

a) *Cellules à graisse indélébile.* — Une première catégorie de cellules se présentent comme des éléments vaguement cubiques avec un noyau et un protoplasma homogène, contenant de petites gouttes de graisse, colorée en noir par l'acide osmique, qui fixe cette graisse de manière indélébile. Cette graisse s'y trouve en quantité variable, insignifiante ou considérable, criblant en quelque sorte la cellule.

b) *Cellules à graisse labile. — Spongiocytes.* — Cette variété de cellules représente l'élément histologique caractéristique de la substance corticale de la surrénale. Colorée par les réactifs habituels, cette cellule apparaît comme une petite masse à contours plus ou moins arrondis ou polyédriques, avec un gros noyau et un protoplasma qui semble creusé de vacuoles dans toute son étendue, donnant à la cellule l'aspect d'une éponge: c'est ce qui lui a fait donner le nom de *spongiocyte* (Guieysse).

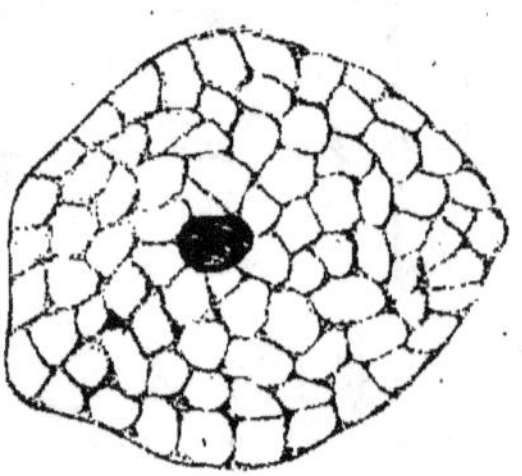

Fig. 188. — Spongiocyte.

En réalité, il ne s'agit pas là de vacuoles. Lorsqu'on fixe ces cellules avec de l'acide osmique, on constate que ces pseudo-vacuoles sont occupées par d'énormes gouttelettes de graisse, colorées en noir. Mais cette graisse ne possède pas les caractères histochimiques habituels des graisses des tissus de l'organisme, en particulier de la graisse des cellules de la catégorie précédente. En effet, lorsque des coupes ainsi fixées et colorées par l'acide osmique, et montées au baume au xylol, sont examinées quelque temps après l'action de ces réactifs, on s'aperçoit que les gouttelettes de graisse ont disparu et ont laissé à leur place des sortes de vacuoles; l'aspect spongiocytaire, ainsi réalisé, est donc artificiel et est dû au caractère *labile* de la graisse contenue dans la cellule (Léon Bernard et Bigart).

L'existence de graisses labiles, découverte pour la première fois dans la surrénale, a été depuis retrouvée dans la plupart des organes glandulaires de l'économie.

c) **Cellules à protoplasma dichroïque.** — D'autres cellules présentent un protoplasma, finement granuleux, avec gros noyau, de dimensions assez grandes, un contour irrégulier. Avec les colorants ordinaires, tels que l'éosine, on remarque qu'elles ne prennent pas toutes avec la même intensité la teinture. Ce phénomène s'observe encore mieux sur les coupes fixées par l'acide osmique : on voit alors certaines cellules colorées de manière homogène, en brun sombre; d'autres colorées en brun clair, café au lait; le voisinage des unes et des autres donne aux parties de la coupe, qui contiennent ces cellules, un aspect dichroïque tout à fait particulier.

Ces cellules dichroïques peuvent contenir dans leur protoplasma d'autres substances; on reconnaît, dans quelques-unes, des gouttelettes de graisse indélébile. Dans d'autres ce sont de petits blocs pigmentaires, qui peuvent bourrer véritablement tout le corps cellulaire. Ces pigments apparaissent au microscope d'un brun rougeâtre. Ce sont eux qui donnent, sous une forte épaisseur, une couleur noirâtre au tissu qu'ils occupent. Les réactions histochimiques montrent qu'ils sont d'espèces différentes : les uns présentent les réactions des pigments hématiques ; d'autres, celles de lipochromes (Mulon).

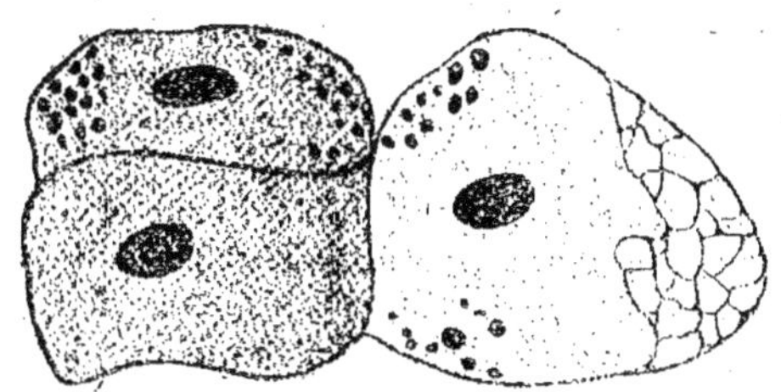

Fig. 189. — Cellules cortico-surrénales de l'homme. — Aspect dichroïque. — Graisse labile. — Graisse indélébile.

Telles sont les diverses variétés de cellules que contient la corticale de la surrénale. Comment ces éléments sont-ils répartis au sein de cette substance, et quelle est leur signification? C'est ce que seule peut nous montrer l'anatomie comparée ; la description que nous venons de faire est en effet quelque peu schématique, si l'on essaye de l'appliquer à l'homme. La surrénale du cobaye est à cet égard singulièrement instructive.

Chez cet animal, chacune des variétés de cellules occupe une zone différente de la substance corticale : les cellules à graisse indélébile forment la zone glomérulaire ; les spongiocytes occupent la partie externe de la zone fasciculée, divisée ainsi en deux régions; la partie interne, en effet, est formée de cellules dichroïques, dont quelques-unes contiennent de la graisse indélébile, surtout à la limite des deux régions, où elles forment une bande de cellules dichroïques graisseuses; enfin la zone réticulée est formée par des cellules dichroïques dont le plus grand nombre contient le pigment.

Ainsi, chez le cobaye, les différentes cellules de la corticale forment des étages différents dans cette substance, dont chaque zone est différenciée au point de vue histologique, et par conséquent sans doute au point de vue physiologique.

Chez l'homme, il n'en est pas de même, et il existe un mélange beaucoup plus intime et complexe de ces diverses variétés de cellules, et même de ces diverses compositions dans une même cellule. Dans la zone glomérulaire on voit surtout des cellules contenant de la graisse indélébile, comme chez le cobaye ; mais on rencontre aussi dans quelques rares éléments de la graisse labile. — Dans la zone fasciculée, les espèces cellulaires les plus variées peuvent être observées : on voit côte à côte des spongiocytes, des cellules à graisse indélébile, des cellules dichroïques. On voit également des cellules volumineuses, qui contiennent de la graisse labile dans une partie, de la graisse indélébile dans une autre. On peut même voir, sur un même élément, l'aspect dichroïque à côté de l'aspect spongiocytaire. Tous ces états de la cellule sont donc intimement mêlés dans la zone fasciculée. — Seule la zone réticulée est identique à ce qu'elle est chez le cobaye, ne comprenant que des cellules dichroïques chargées de pigment.

Des recherches histo-chimiques ont permis d'attribuer à ces divers états cellulaires leur signification physiologique ; on a reconnu que ces aspects différents répondent aux stades divers de l'élaboration de plusieurs substances distinctes : ce sont d'abord les pigments, dont l'origine et le rôle sont d'ailleurs fort mal connus ; les autres sont des graisses phosphorées, dont la sécrétion semble être l'aboutissement de mutations chimiques complexes, qui se traduisent histologiquement par les diverses figures décrites plus haut : l'aspect dichroïque, la graisse indélébile et la graisse labile. Il est démontré en effet que cette graisse labile n'est autre qu'un mélange de lipoïdes, dont une lécithine (Léon Bernard et Bigart ; Mulon) et de la cholestérine (Chauffard).

Substance médullaire. — La substance médullaire présente une texture beaucoup plus simple. Elle est constituée par une nappe de cellules juxtaposées, sans qu'on trouve nulle part de lumière glandulaire.

Ces cellules sont de trois sortes, dont la première est infiniment prépondérante comme nombre.

a) *Cellules chromaffines* ou *chromophiles*. — Ces cellules constituent presque entièrement la substance médullaire. Ce sont des éléments polyédriques à contours nets, de grandes dimensions (25 μ de diamètre), contenant un gros noyau ovalaire, et un protoplasma clair bourré de fines granulations. Celles-ci sont caractérisées par des réactions particulières : elles fixent les sels de chrome, et cette affinité a valu le nom de chromaffines ou chromophiles à ces cellules ; elles sont encore teintées en vert par le perchlorure de fer, réaction très spéciale déjà décrite par Vulpian sur l'organe frais.

Cet aspect n'est pas celui que l'on observe toujours ; il répond à un stade fonctionnel de la cellule bien conservée. Mais, soit à d'autres stades fonctionnels, soit par suite de la cadavérisation, les cellules chromaffines peuvent se présenter vides de leurs granulations : elles ont alors un volume réduit, un aspect flétri, des contours revenus sur eux-mêmes en quelque sorte, limitant une forme vaguement triédrique.

Il faut connaître ces deux aspects, pour ne pas illégitimement attribuer à l'un d'eux une signification pathologique.

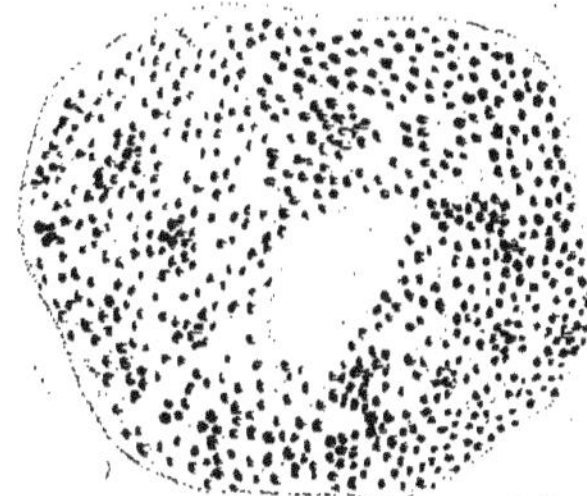

Fig. 190. — Cellule chromaffine normale.

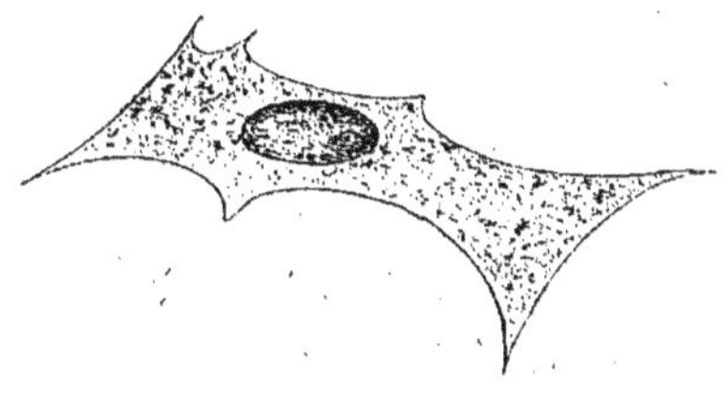

Fig. 191. — Cellule médullo-surrénale rétractée.

b) **Cellules nerveuses.** — On trouve également dans la substance médullaire des cellules nerveuses, dont la présence a été autrefois contestée à tort. Ces cellules, qui appartiennent au système sympathique sont reconnaissables aux caractères habituels des cellules nerveuses. (Voir chap. XXVI). Elles sont généralement groupées au nombre de trois à quatre, juxtaposées, formant une sorte de petit ganglion sympathique intrasurrénal.

c) **Cellules corticales.** — On trouve parfois dans la substance médullaire quelques cellules, dont l'aspect spongiocytaire permet de reconnaître l'origine corticale. Ce sont de véritables inclusions de substance corticale, qui se sont produites dans la médullaire au cours du développement, ce qu'explique parfaitement l'embryologie. Mais on ne saurait tenir compte de ces vicissitudes quasi-tératologiques dans l'étude de la constitution propre et de la fonction réelle de la substance médullaire.

En effet, quelle est la signification des cellules chromaffines et des cellules sympathiques, seules caractéristiques de la substance médullaire ?

On a reconnu que les granulations chromaffines ne sont autres que la substance qui produit l'adrénaline ; ce sont des granulations adrénalinogènes, et c'est la cellule chromaffine qui sécrète l'adrénaline : l'adrénaline et ces granulations présentent les mêmes réactions.

Quant aux cellules sympathiques, elles représentent l'un des éléments constituants d'un véritable appareil sympathique surrénal. Celui-ci comprend les ganglions intra-médullaires et les ganglions péricorticaux, reliés entre eux par des fibres nerveuses, et reliés aussi au plexus solaire (V. fig. 192). Par ses cellules nerveuses, la surrénale représente donc une sorte d'annexe du système sympathique abdominal, intriqué avec l'organe glandulaire lui-même constitué par les diverses autres cellules.

Il convient de remarquer d'ailleurs que partout dans l'organisme, cellules chromaffines et cellules sympathiques vont de pair et sont toujours rencontrées côte à côte ; l'histologie semble les représenter comme les éléments d'un complexe physiologique individualisé. Ainsi en est-il du ganglion tympanique, de la glande carotidienne, de l'organe de Zuckerkandl, et de la glande de Luschka.

Vaisseaux sanguins des surrénales. — Dans cet organe, dont la complexité structurale implique l'importance fonctionnelle, et dont les cellules constituantes révèlent la nature glandulaire, — glande endocrine d'ailleurs puisqu'elle n'est pourvue d'aucun canal excréteur, — les vaisseaux sanguins, vecteurs des produits de sécrétion, jouent nécessairement un rôle de premier ordre.

Les artères abordent l'organe par sa surface extérieure, et pénètrent dans la corticale. De là quelques artérioles s'enfoncent dans les gros faisceaux conjonctifs ; ce sont les vaisseaux nourriciers. Mais la plupart se résolvent de suite en fins capillaires, qui descendent entre les colonnes cellulaires à travers toute la corticale. Ce sont les vaisseaux fonctionnels. Ces mêmes vaisseaux se répandent dans les mailles de la zone réticulée, où ils forment une véritable nappe sanguine qui baigne le réseau cellulaire ; c'est dans cette région que prennent leur point de départ les hémorragies des surrénales, si fréquentes dans les intoxications et les infections expérimentales et humaines.

Ces capillaires ont la structure des capillaires embryonnaires, formés d'un simple endothélium plasmodial.

Ce réseau capillaire se continue dans la médullaire, entre les cellules chromaffines : il aboutit à la veine centrale, veine efférente chargée de véhiculer les produits de sécrétion glandulaire.

DÉVELOPPEMENT

L'embryologie montre, comme l'histologie, que les deux substances de la surrénale doivent être considérées comme deux organes distincts ; leur origine est différente ; chez beaucoup d'espèces animales ils restent séparés ; chez l'homme et les vertébrés supérieurs, ils sont réunis.

La substance corticale provient d'un bourgeon mésodermique : elle naît de l'épithélium du cœlome, comme et avec le rein. C'est ce qui explique qu'il puisse se faire des inclusions de substance corticale surrénale dans le parenchyme rénal, susceptibles de donner lieu plus tard à des tumeurs épithéliomateuses, dont les cellules, conservant les caractères de la cellule cortico-surrénale, attestent l'origine ; ce sont les *hypernéphromes*, dans lesquels on décèle des cellules à graisse labile (Lecène).

D'autres corpuscules corticaux constituent des surrénales accessoires, ou des inclusions intra-hépatiques.

La substance médullaire a, comme origine, des formations cellulaires, qui donnent également naissance aux éléments de l'appareil sympathique abdominal. Là encore se retrouve cette connexion sympathico-chromaffine, que nous avons signalée, et ainsi s'explique l'intrication chez l'adulte des cellules nerveuses et des cellules glandulaires de la médullaire surrénale.

Ce tissu chromaffine ne donne pas lieu seulement au bourgeon qui va, en s'enveloppant du bourgeon cortical, donner naissance à la surrénale : il donne naissance également à une série de corps chromaffines qui vont s'échelonner le long du sympathique abdominal, en se mêlant ou non à des cellules nerveuses ; ainsi se forment la glande carotidienne, la glande coccygienne de Luschka, l'organe paraaortique de Zuckerkandl ; tous ces petits organes, apparentés par une unité anatomo-physiologique, le tissu chromaffinien, sont compris, avec la substance médullaire surrénale, sous le nom de *paraganglions*.

La réunion de la corticale et de la médullaire dont l'accolement et la pénétration se font secondairement, le voisinage et la parenté du sympathique et de la surrénale, expliquent que l'on trouve des cellules nerveuses dans la capsule péricorticale et des cellules corticales incluses parfois dans la substance médullaire.

La surrénale est relativement beaucoup plus grosse chez le fœtus et le nouveau-né que chez l'adulte. Mais la sénescence des surrénales, décrite chez le vieillard (Delamare), répond en réalité à des altérations pathologiques.

PHYSIOLOGIE

Les fonctions des surrénales sont restées ignorées jusqu'en 1855, date à laquelle Addison décrivit une maladie, qui correspondait à des altérations de ces organes : cette maladie, dite maladie bronzée, est essentiellement caractérisée par une pigmentation brune particulière des téguments et des muqueuses.

L'année suivante, Brown-Séquard, dans des expériences mémorables, montrait que les surrénales sont indispensables à la vie, et décrivait les symptômes qui suivent l'ablation des deux organes.

Depuis, un grand nombre de recherches, tant cliniques qu'expérimentales, ont mené à un haut degré de perfection nos connaissances sur la physiologie normale et pathologique des surrénales.

Ablation des surrénales. — L'ablation totale des deux surrénales entraîne la mort en un temps qui va de quelques heures à quelques jours. Les accidents observés consistent principalement en une apathie très particulière de l'animal ; une immobilité pseudo-paralytique des membres, coexistant avec la conservation de l'excitabilité électrique ;

des troubles respiratoires et circulatoires s'y surajoutent et précèdent la mort.

Ces résultats sont constants quand l'expérience est bien conduite.

Les faits contradictoires, qui ont été parfois avancés, résultent soit de ce que l'ablation n'a pas été parfaitement totale, soit de ce que l'opérateur a négligé l'existence non reconnue, et assez fréquente, de *surrénales accessoires*.

L'ablation partielle n'entraîne aucun accident; il suffit que $1/11^e$ du volume total des deux glandes subsiste pour que la fonction soit assurée (Langlois). Dans ces cas, il se produit une hypertrophie compensatrice des parties qui restent.

Certaines expériences (injections de sérum surrénotoxique [Léon Bernard et Bigart]; inoculation de poisons bacillaires caséifiants [Lœper et Oppenheim]) ont pu réaliser des destructions lentes de l'organe; on a observé alors de l'amaigrissement avec fonte brutale des masses musculaires, un affaiblissement profond de la motricité, de la diarrhée, enfin la mort.

Greffes surrénales. — On a essayé de combattre les effets de l'ablation des surrénales par la greffe de l'organe chez l'animal opéré. Jusqu'ici ces expériences n'ont pas donné de résultats bien saisissables.

Parfois la greffe a pu réussir pour la substance corticale; mais la médullaire s'atrophie toujours.

Extrait surrénal. — On a préparé des extraits de la glande, et on en a étudié les propriétés. Leur emploi ne combat pas efficacement les effets de l'ablation de l'organe, et n'empêche pas la mort. Il en est de même d'ailleurs chez l'homme, où les résultats de la médication surrénale, pour favorables qu'aient été quelques essais au moins sur quelques symptômes, sont obscurs, incertains, et ne peuvent se flatter d'aucune guérison authentique et définitive de maladie de l'organe.

Mais l'extrait surrénal est doué d'une propriété spéciale, celle d'élever la tension artérielle (Oliver et Schœfer, Cybulski). Cette propriété se manifeste lorsqu'on pratique l'injection intra-veineuse d'extrait surrénal: on voit alors la tension artérielle s'élever brusquement, mais d'une façon éphémère.

On a constaté que la même action hypertensive se retrouve dans le sang veineux qui sort des surrénales (Langlois). Ce fait prouve que cette action est due à une substance, qui provient de l'organe, sécrétée par lui.

Cette substance a pu être isolée; c'est un corps chimique défini, qui a été appelé *adrénaline* (Takamine). L'adrénaline possède en effet les mêmes effets élévateurs sur la tension artérielle.

Ces quelques faits, reconnus au cours des expériences d'ablation et des essais sur l'extrait surrénal, permettent d'assigner aux surrénales TROIS FONCTIONS PRINCIPALES, que l'on peut systématiser de la manière suivante.

L'ablation expérimentale de l'organe autant que sa destruction pathologique chez l'homme montrent qu'il est en rapport avec le travail musculaire. En effet, les animaux privés de surrénales présentent une déperdition de la force musculaire, qui peut aller jusqu'à un état presque paralytique ; et les altérations destructives des surrénales chez l'homme entraînent un symptôme bien plus caractéristique que la mélanodermie de l'intoxication surrénalienne, c'est l'asthénie musculaire (Langlois, Dieulafoy). C'est là le fait d'une première fonction de l'organe, la fonction antitoxique. Cette fonction a pour siège la substance corticale ; ce sont les cellules lécithinogènes qui l'exercent.

La deuxième fonction des surrénales est révélée par les propriétés de l'extrait surrénal et de l'adrénaline, qui les possède en propre. Cette fonction est en rapport avec la tension artérielle ; c'est la fonction angiotonique. Cette fonction a pour instruments les cellules qui sécrètent l'adrénaline, les cellules chromaffines ; elle siège donc dans la substance médullaire.

Enfin il existe une troisième fonction, moins bien déterminée que les deux précédentes ; c'est celle que révèle la mélanodermie cutanéo-muqueuse, observée à la suite de certaines lésions des surrénales. Cette fonction établit une relation entre cet organe et les pigmentations des téguments. On pense généralement que cette relation est indirecte, et a pour siège et instruments les éléments nerveux de l'appareil sympathico-surrénal.

Il nous faut étudier maintenant plus en détail ces trois fonctions des surrénales.

Fonctions de la substance corticale, lécithinogène ; fonctions antitoxique, myotonique. — On admet généralement que les surrénales sont douées de fonctions antitoxiques générales, et qu'elles prennent une part dans la défense de l'organisme contre les intoxications.

En réalité, rien n'est moins démontré que cette assertion (1) ; les expériences entreprises pour établir cette notion ont souvent montré des résultats négatifs, ou inverses de ceux qui étaient attendus.

Cependant, en raison des propriétés reconnues aux lipoïdes, aux lécithines en particulier, de fixer et neutraliser certains poisons, on est en droit de supposer que la corticale surrénale joue un certain rôle, en élaborant ces substances, dans la lutte contre les intoxications. Mais c'est là, actuellement, pure hypothèse.

De même, la présence de cholestérine dans la corticale des surrénales, et les variations de cette substance dans les états pathologiques (Chauffard), impliquent une fonction particulière de l'organe, dont la valeur et le rôle ne sont pas encore complètement élucidés.

Au contraire, le rôle des surrénales dans la neutralisation des poisons issus du travail musculaire est prouvé ; c'est ce qui a été appelé la *fonction myotonique* (Langlois).

---

(1) Voir Léon Bernard. Du rôle des glandes surrénales dans les états pathologiques. *Rev. de méd* : 10 oct. 1907.

Rappelons les expériences fondamentales qui ont mis en lumière cette fonction :

Les muscles d'animaux privés de surrénales ont les mêmes propriétés que les muscles tétanisés : donc la surrénalectomie entraîne l'accumulation dans les muscles des poisons issus du travail musculaire.

Le sang des animaux privés de surrénales a les mêmes propriétés que le curare ; les surrénales détruisent donc des poisons paralysants.

L'animal privé de surrénales témoigne, sur des tracés ergographiques, du même état musculaire que l'animal tétanisé ; la même fatigue musculaire résulte donc de la tétanisation ou de la surrénalectomie.

De ces trois groupes de constatations expérimentales, on a rapproché la pseudo-paralysie des animaux privés de surrénales, et l'asthénie musculaire des sujets atteints d'affections destructives des surrénales.

Tous ces faits témoignent que les surrénales exercent une fonction par laquelle les poisons issus du travail musculaire se trouvent neutralisés. Quel est le mécanisme intime de cette fonction ? C'est ce qu'on ignore encore. On sait seulement qu'elle a son siège dans les cellules de la substance corticale. En effet, lorsqu'on tétanise un animal, ou qu'on le soumet à un surmenage musculaire, on provoque une hyperplasie de ces cellules et une surproduction de lécithine : toutes les cellules prennent l'aspect spongiocytaire, et des gouttelettes de graisse labile se répandent entre elles (expériences de Léon Bernard et Bigart, confirmées par Bordier et Bonne). Or cette graisse labile n'est autre que de la lécithine.

Donc le mécanisme de la fonction myotonique des surrénales implique la sécrétion de lécithine par ces organes.

Les lécithines des surrénales jouent sans doute d'autres rôles physiologiques encore, sur lesquels nous sommes mal fixés. Elles représentent peut-être des réserves pour les besoins de l'économie en graisses phosphorées ; par là elles exercent peut-être une influence sur le développement de l'organisme, particulièrement du système nerveux.

Fonction de la substance médullaire, adrénalinogène ; fonction angiotonique. — La fonction angiotonique est liée à la sécrétion d'adrénaline ; elle a donc son siège dans les cellules chromaffines de la substance médullaire.

L'adrénaline, découverte en 1901 par Takamine, est une substance chimique définie ($C^9H^{13}AzO^5$) ; c'est une base azotée, cristallisée, qui a pu être reproduite synthétiquement ; sa structure chimique la rapproche de la pyrocatéchine. Elle présente la réaction que Vulpian avait constatée sur le parenchyme surrénal : coloration verte sous l'influence du perchlorure de fer.

Ce sont surtout ses propriétés physiologiques qui intéressent le médecin. La principale est que cette substance, injectée dans les veines, élève d'une façon passagère mais très marquée la pression artérielle. Cette action hypertensive est absolument caractéristique et très puissante : il suffit de 0 mgr. 01 et même 0 mgr. 005 (Roger) d'adrénaline pour élever la pression de 3 centimètres chez un chien de poids moyen.

L'adrénaline provoque une augmentation de l'énergie de la systole cardiaque ; mais son action est surtout importante sur les vaisseaux.

Appliquée en surface sur une muqueuse, l'adrénaline exerce un effet anémiant immédiat en déterminant la vaso-constriction.

C'est en provoquant une vaso-constriction périphérique généralisée que l'adrénaline, répandue dans le sang, élève la pression artérielle.

Le mécanisme de cette vaso-constriction est bien connu actuellement : l'adrénaline porte son action directement au point de contact du nerf et de la fibre musculaire lisse ; le système nerveux n'intervient nullement, pas plus les centres que les nerfs sympathiques, et l'adrénaline agit elle-même comme ferait le sympathique, sur le muscle même. Il est intéressant de faire remarquer que cet apparentement du système sympathique et du système chromaffine se poursuit encore sur le terrain physiologique. Cette propriété si remarquable a été utilisée pour reconnaître la présence d'adrénaline dans une solution, grâce à la contraction de fragments de vaisseaux plongés dans celle-ci (réaction de O.-B. Meyer).

Toutefois il a été reconnu que l'adrénaline exerce une action stimulante, excitatrice, sur le système nerveux sympathique.

En dehors de cette action essentielle sur la pression artérielle, l'adrénaline est encore douée de propriétés qui dérivent de mécanismes analogues. C'est ainsi qu'elle agit sur les sécrétions ; cette action est variable ; mais, le plus souvent, c'est une action d'arrêt, due à la vaso-constriction.

Elle agit sur la pupille, et, par son effet sur le muscle irien, elle entraîne la mydriase ; ce phénomène peut être observé chez la grenouille, dont un œil énucléé présente de la dilatation pupillaire par son immersion dans une dilution d'adrénaline, même de 1/10 millionième (réaction de Meltzer).

Ces différentes vertus ont été utilisées par la médecine : la propriété hypertensive est d'une grande ressource en thérapeutique, où l'on emploie l'adrénaline dans les états d'hypotension et de collapsus cardiaque, particulièrement au cours des maladies infectieuses graves. Mais cette propriété se manifeste à des degrés variables suivant la mode d'introduction dans l'organisme : plus active par injection intraveineuse, l'adrénaline l'est moins par injection sous-cutanée, moins encore par ingestion ; ces faits doivent être retenus par le clinicien au point de vue des doses à employer en thérapeutique. L'action vaso-constrictive est largement exploitée dans les applications de l'adrénaline comme hémostatique local ; son emploi comme hémostatique général, illogique à priori, n'a en effet donné aucun résultat. L'adrénaline, associée aux analgésiques locaux, renforce l'effet de ceux-ci. Enfin l'action de l'adrénaline sur la fibre musculaire permet de l'employer pour relever le tonus musculaire ; c'est ce qui explique qu'on substitue parfois l'adrénaline à l'opothérapie surrénale pour combattre l'asthénie musculaire, même lorsque celle-ci est indépendante de lésions surrénales.

Si les effets utiles de l'adrénaline peuvent rendre les plus grands services en thérapeutique, comme ils en rendent dans le jeu normal des fonctions de l'organisme, par contre d'autres propriétés de l'adrénaline sont dangereuses, et témoignent d'une toxicité particulière de ce corps. Cette toxicité peut être mise en œuvre expérimentalement, et s'exerce peut-être parfois dans l'organisme vivant dans certaines conditions pathologiques. Ces propriétés toxiques sont multiples.

L'adrénaline provoque la glycosurie (Blum). Ce phénomène s'accompagne constamment d'hyperglycémie. Il semble que l'adrénaline agisse en déterminant une modification fonctionnelle du foie dont le glycogène diminue en même temps que le sucre du sang augmente. Les fonctions pancréatiques paraissent être antagonistes de cette action de l'adrénaline, en modérant la mise en liberté des réserves de sucre. Aucun fait démonstratif de diabète d'origine surrénale n'est encore connu en clinique. Toutefois on s'accorde à penser que la glycosurie, consécutive à la piqûre du 4e ventricule ou à l'atteinte d'autres régions de l'encéphale, ainsi peut-être que celle que provoquent les impressions nerveuses, sont dues à une action sur les surrénales.

L'adrénaline, injectée à petites doses répétées dans les veines, provoque l'athérome aortique (Josué). C'est grâce à une action toxique particulière de l'adrénaline que cette lésion se produit, et non grâce à sa propriété hypertensive. D'ailleurs, cette action n'a rien de spécifique et d'autres substances peuvent également engendrer l'athérome aortique. Chez l'homme, l'athérome aortique semble pouvoir être, dans certains cas, la conséquence d'un excès de sécrétion d'adrénaline.

L'adrénaline, injectée dans les veines à haute dose, provoque encore l'œdème aigu du poumon. On ne sait quelle part attribuer à ce poison dans la pathogénie de l'œdème pulmonaire aigu de l'homme.

L'adrénaline est douée sans doute d'autres propriétés, qui ne sont pas encore toutes connues. C'est ainsi qu'elle exerce certainement une action sur la calcification du tissu osseux : celle-ci est démontrée par les expériences qui mettent en lumière les effets de l'adrénaline dans la formation du cal osseux, et par les faits cliniques qui prouvent son efficacité dans le traitement de l'ostéomalacie. Mais on ne sait rien du mécanisme de cette action.

On voit quels effets multiples, les uns utiles, les autres nuisibles, peut provoquer l'adrénaline. Or il s'agit là d'un produit sécrété normalement dans l'organisme. On conçoit combien l'équilibre physiologique de cette sécrétion importe à l'économie. A l'état normal, l'adrénaline, issue de la substance médullaire des surrénales, passe dans le sang veineux efférent ; en effet, celui-ci possède des propriétés vaso-constrictives et donne la réaction de Meltzer. La quantité d'adrénaline sécrétée normalement ne peut guère être appréciée ; les dosages faits dans le parenchyme surrénal montrent que celui-ci contient en moyenne 1 à 2 milligrammes d'adrénaline par gramme.

L'adrénaline est charriée par le sang de la circulation générale, où l'on a prétendu en déceler la présence et même en doser la quantité, à l'aide de la réaction de la pupille de grenouille ; certaines recherches donnent à penser que la proportion normale d'adrénaline dans le sang est inférieure à 0 mgr. 001 par litre. Nous sommes en vérité très mal fixés sur l'état dans lequel elle s'y trouve et sur les mutations chimiques qu'elle subit dans les tissus, où elle semble se détruire par oxydation.

Par contre, tout ce qui précède démontre que, par la sécrétion d'adrénaline, les surrénales jouent, à l'état physiologique, un rôle dans la régulation de la pression artérielle ; la sécrétion d'adrénaline maintient le niveau de la tension artérielle ; par l'action de ce corps sur le sympathique, action qui se manifeste surtout lors de ses variations sécrétoires quantitatives, elle intervient encore dans le jeu de la circulation du sang en influençant le fonctionnement du myocarde (Roger).

On a extrait de ces organes des substances hypotensives (Roger) ; on a soutenu que ces substances n'étaient autres que de la choline ; d'autres ont attribué aux lipoïdes de la substance corticale la propriété hypotensive ; Roger a montré que le pigment noir de l'organe était doué de cette action. Mais rien ne permet actuellement de supposer que la substance hypotensive quitte la surrénale pour aller dans l'organisme exercer une action antagoniste de celle de l'adrénaline, hypertensive. Le rôle physiologique de celle-ci reste seul établi.

Il est vraisemblable que l'adrénaline, stimulante des fonctions hépatiques, antagoniste des fonctions pancréatiques, prend aussi une part dans le processus physiologique des mutations hydrocarbonées.

Fonction chromogénique des surrénales. — Des fonctions principales de l'organe, c'est la moins bien connue actuellement, et l'on ne peut guère l'envisager que sous forme hypothétique. Aussi n'y insisterons-nous pas longuement.

Cette fonction se manifeste par la mélanodermie qui suit, chez l'homme, certaines lésions destructives des surrénales. C'est la mélanodermie dite *addisonienne*. On sait que cette mélanodermie consiste en une pigmentation brunâtre, généralisée, des téguments, constituant un fond sur lequel apparaissent de petites taches plus foncées ; et en une pigmentation des muqueuses, qui apparaît aux lèvres, dans la bouche, aux conjonctives, et au prépuce, sous l'aspect de placards violacés, noirâtres, à contours irréguliers. Cette mélanodermie se révèle d'une manière précoce par la tendance de la peau à se pigmenter sous l'influence d'excitations physiques, telles que l'application d'un vésicatoire (épreuve de la mélanodermie provoquée, de Jacquet). Entièrement développée, elle présente des maximums en certaines régions, telles que les plis articulaires, les régions mamelonnaires, ou les parties découvertes.

Le caractère essentiel de cette mélanodermie addisonienne, au point de vue physiologique, est qu'elle n'est engendrée que par des lésions chro-

niques et lentes des surrénales, telles que la tuberculose ou les scléroses ;
on ne la voit jamais à la suite de lésions aiguës.

En second lieu, ces lésions n'ont pas besoin d'être totales pour engendrer la mélanodermie; celle-ci peut être consécutive à des altérations partielles; elle n'est donc pas l'indice d'insuffisance surrénale.

En troisième lieu, les expériences d'ablation des surrénales n'ont jamais, en dépit de quelques faits contradictoires insuffisamment démonstratifs, provoqué de troubles de la pigmentation cutanée chez les animaux.

Certains faits cliniques éclairent ce problème d'apparence obscure; ce sont les quelques autopsies qui ont montré l'existence des lésions des ganglions sympathiques abdominaux, sans aucune altération des surrénales, aux autopsies de sujets morts avec une mélanodermie addisonienne. Il convient cependant d'ajouter que dans ces cas il n'a pas été fait d'examen histologique des surrénales.

De cet ensemble de faits il nous semble découler une interprétation générale, qui les explique tous et n'en contredit aucun. On sait que la pigmentation normale des téguments est régie par le système sympathique, qui tient sous sa dépendance les nerfs des chromoblastes de la peau. Nous avons d'autre part longuement exposé les liens de solidarité qui unissent la surrénale et le sympathique abdominal; il existe là un véritable appareil sympathico-surrénal intriqué, comprenant les ganglions intra-médullaires, les ganglions péricorticaux, enfin les ganglions semilunaires, les uns et les autres reliés par des filets nerveux. On conçoit donc qu'une lésion chronique qui irrite cet appareil entraîne une perturbation sympathique, à manifestation mélanodermique, que cette lésion siège en A, en B ou en C (schéma, fig. 192). La lésion de siège C, ce sont les faits d'altérations du sympathique abdominal sans altérations surrénales. Les lésions, siégeant en B ou en A, ce sont les faits d'altérations partielles des surrénales, qui atteignent soit l'écorce, soit le centre de l'organe, et qui englobent les éléments nerveux qui y sont compris.

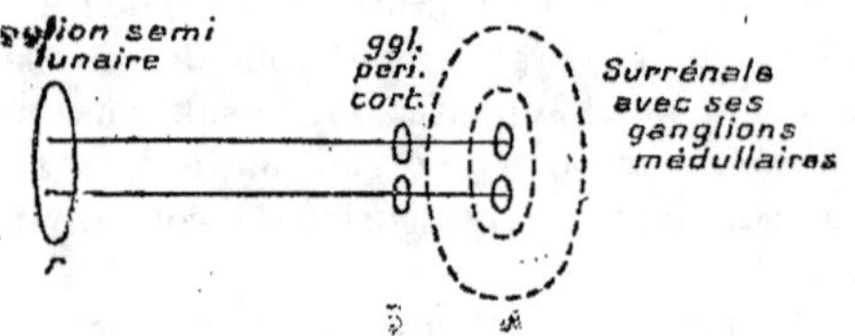

Fig. 192. — Schéma de l'appareil sympathico-surrénal.

A vrai dire, il semble qu'une solidarité plus intime, moins fortuite qu'une relation de voisinage, se révèle à l'état pathologique entre les fonctions surrénales et la mélanodermie. Un seul fait suffirait à faire éclater cette vérité, c'est que parfois l'opothérapie surrénale combat efficacement la mélanodermie. Est-ce, comme on l'a supposé, qu'il existe une relation entre la formation des pigments dans la surrénale et la pigmentation cutanée (Laignel-Lavastine)? Nous ne le pensons pas, car cette hypothèse s'accorde mal avec le rôle du sympathique ; et d'autre part la nature du pigment surrénal est entièrement différente de celle du pigment cutané.

Il nous semble qu'il faille évoquer ici cette parenté anatomique et physiologique étroite des éléments chromaffiniens et des éléments sympathiques, sur laquelle nous avons insisté à plusieurs reprises.

Il est probable que toute altération portant sur les uns retentit sur les autres, et, en raison de leurs similitudes fonctionnelles, on est en droit de supposer que l'apport de substance chromaffinienne, réalisé par l'opothérapie surrénale, peut suppléer, au moins en partie, aux fonctions sympathiques défaillantes de la surrénale, soit directement, soit indirectement, par l'influence exercée sur les éléments chromaffines, eux-mêmes agissant sur les éléments sympathiques.

Quoi qu'il en soit de ces hypothèses, l'ensemble des faits connus actuellement invite à placer la fonction des surrénales en relation avec la pigmentation cutanée, la *fonction chromogénique*, dans les éléments sympathiques, contenus dans cet organe.

Fonctions accessoires. — Les fonctions surrénales sont aussi en relation, peut-être, avec les fonctions des autres glandes endocrines. Mais nous ne sommes pas informés encore du mécanisme de ces synergies fonctionnelles. Seul, son rôle dans le développement de l'organisme, établi par quelques faits cliniques, semble impliquer une relation avec les glandes qui président à ce développement, en particulier les glandes génitales. On a avancé que cette relation appartient à la corticale, et l'on a décrit un syndrome génito-surrénal, constitué par l'association d'une lésion cortico-surrénale et soit du pseudo-hermaphrodisme avec virilisme chez la femme, soit de l'apparition précoce des caractères sexuels secondaires chez l'homme (Apert). (V. plus loin : Relations fonctionnelles des glandes endocrines entre elles.)

RÉACTIONS PATHOLOGIQUES GÉNÉRALES
DES GLANDES SURRÉNALES

Hyperépinéphrie. — Hypoépinéphrie.
Syndromes surrénaux.

Sous les influences pathologiques, les surrénales réagissent différemment suivant les cas : tantôt les modifications cellulaires aboutissent à une suractivité fonctionnelle, qui se traduit par des indices histologiques définis ; tantôt au contraire, ces modifications cellulaires entraînent l'insuffisance et même l'abolition des fonctions, ce qui peut également être vérifié histologiquement. Dans le premier cas, c'est l'*hyperépinéphrie ;* dans le second, c'est l'*hypoépinéphrie* (Léon Bernard et Bigart).

L'hyperépinéphrie se manifeste essentiellement par l'hyperplasie des cellules corticales, dont toutes prennent l'aspect hypercrinique de spongiocytes, et par d'autres modifications moins importantes et moins constantes, en particulier l'augmentation du pigment de la couche réticulée, et l'hyperplasie nodulaire des cellules de la couche glomérulaire. Au contraire, l'hypoépinéphrie se manifeste essentiellement par la disparition de l'aspect spongiocytaire; les cellules corticales diminuent de volume; leur protoplasma est homogène, le noyau devient petit et opaque; elles contiennent, en quantité variable, de la graisse indélébile.

Les modifications histologiques de l'hyperépinéphrie et de l'hypoépinéphrie s'accusent également dans la substance médullaire : les cellules chromaffines présentent leur aspect granuleux dans l'hyperépinéphrie, leur aspect rétracté dans l'hypoépinéphrie.

C'est à la faveur de ces notions histo-pathologiques nouvelles que les coupes de surrénales malades de l'homme ont pu être déchiffrées.

Elles permettent également d'interpréter la physiologie pathologique de l'organe. En effet, ces désordres anatomiques répondent à des déviations fonctionnelles, se manifestant par la suractivité ou la défaillance, dont la clinique reçoit et manifeste les conséquences.

C'est surtout l'*insuffisance surrénale* qui est bien connue aujourd'hui (Sergent et Léon Bernard). Les éléments symptomatiques capitaux en sont l'asthénie musculaire et l'hypotension artérielle. Le premier s'explique par la perte de la fonction myotonique; le second, par la suppression de la fonction angiotonique. Ces deux symptômes, avec toutes les modalités que réalise la clinique, traduisent essentiellement l'insuffisance surrénale, et peuvent suffire à dénoncer ce trouble fonctionnel dans certains états pathologiques.

Des autres phénomènes imputés à l'insuffisance surrénale, l'origine est moins bien démontrée : ce sont des troubles nerveux (douleurs, encéphalopathie, coma), des troubles digestifs (vomissements), qui ne sont peut-être dus que plus ou moins indirectement à l'insuffisance surrénale ; sont-ils la conséquence de l'abolition des fonctions glandulaires de l'organe, ou des fonctions antitoxiques alléguées par certains auteurs ; sont-ils consécutifs aux désordres nerveux, résultant des altérations de l'appareil sympathico-surrénal ? Leur déterminisme est mal précisé actuellement, et n'est peut-être pas le même dans tous les cas.

Le phénomène de la *ligne blanche*, apparaissant sur la peau de l'abdomen par un frôlement léger et superficiel du tégument à l'aide d'un corps mousse, phénomène attribué à l'insuffisance surrénale (E. Sergent), ne paraît pas avoir cette signification.

En clinique l'insuffisance surrénale se présente sous des formes variables. Elle participe à la symptomatologie de la plupart des maladies infectieuses, en raison des lésions surrénales, provoquées par celle-ci. Elle peut se développer isolément, pour son propre compte, et affecte alors trois modalités évolutives, une forme aiguë (syndrome Sergent-Bernard), une forme subaiguë, une forme chronique. La mort subite peut également être provoquée par l'insuffisance surrénale.

L'insuffisance surrénale peut s'ajouter à la *mélanodermie*, d'origine sympathique, et réaliser alors le *syndrome addisonien*. Mais la mélanodermie peut évoluer longtemps isolée, à l'état pur; elle répond au trouble de l'appareil sympathico-surrénal; elle ne se complique d'insuffisance surrénale que lorsque les lésions de l'organe sont assez étendues pour entraver ou abolir ses fonctions glandulaires.

L'*hyperépinéphrie* a pour conséquence principale l'hypertension artérielle. Ce phénomène vasculaire est l'origine d'une série de désordres, constituant un véritable syndrome clinique. Il comprend la céphalée; divers troubles auriculaires (vertiges, bourdonnements); des troubles oculaires (amaurose, glaucome); l'aphasie transitoire; la mort subite. Le syndrome d'hypertension artérielle peut être provoqué par l'hyperépinéphrie (Vaquez); mais d'autres causes peuvent également l'engendrer indépendamment d'aucun trouble surrénal, en particulier l'imperméabilité rénale.

Sous le nom de syndrome surréno-vasculaire, Josué range ainsi les manifestations de l'hyperépinéphrie (hyperplasie surrénale) : hypertension artérielle, artériosclérose, hypertrophie cardiaque, et accessoirement glycosurie passagère et œdème aigu du poumon.

En résumé, il existe quatre grands syndromes surrénaux, qui traduisent les diverses réactions pathologiques des glandes surrénales et résultent des viciations de leurs fonctions physiologiques. Ce sont :

1° Un syndrome d'hyperépinéphrie, constitué essentiellement par l'hypertension artérielle et ses conséquences mécaniques; il est dû à la suractivité de la glande;

2° Un syndrome d'hypoépinéphrie ou d'insuffisance surrénale, constitué essentiellement par l'asthénie musculaire et l'hypotension artérielle; il est dû à la diminution des fonctions glandulaires de l'organe;

3° Un syndrome mélanodermique, dû au trouble de l'appareil sympathico-surrénal;

4° Un syndrome addisonien, composé de la sommation de mélanodermie et d'insuffisance surrénale.

CHAPITRE XXIII

APPAREIL THYRO-PARATHYROÏDIEN

PAR

M. LÉON BERNARD

GLANDE THYROÏDE

ANATOMIE MACROSCOPIQUE

La glande thyroïde a la forme générale et approximative de deux croissants adossés par leur convexité : on lui distingue deux *lobes* latéraux, allongés, et réunis par une partie moyenne, qu'on appelle l'*isthme*. De cet isthme, se détache, en un point variable, une languette de tissu qu'on appelle la *pyramide de Lalouette*; celle-ci peut même, exceptionnellement, avoir sa base d'implantation hors de l'isthme, sur un lobe.

La thyroïde est située dans la région du cou, couchée en avant de la trachée, l'isthme recouvrant les deux ou trois premiers anneaux de ce conduit; les lobes remontent vers le cartilage thyroïde, et y adhèrent par leurs enveloppes conjonctives; il en résulte que l'organe est solidaire des mouvements du larynx, ce qui commande en clinique la manœuvre destinée à explorer la thyroïde : on saisit entre le pouce et l'index le larynx; on le fait s'élever en provoquant un mouvement de déglutition; à la faveur de l'ascension laryngée, la thyroïde se présente et glisse entre les doigts explorateurs.

Lorsque la thyroïde est augmentée de volume ou devient le siège de tumeurs, elle forme une tuméfaction que la séméiologie classique a longtemps désignée du terme générique de *goitre*; cette intumescence est facilement reconnue à la vue, ou à coup sûr par la palpation de la face antérieure du cou, dans sa partie inférieure.

Mais, dans l'appréciation du volume de la thyroïde, il faut toujours tenir compte de l'âge, du sexe et de l'état physiologique du sujet : c'est ainsi que la thyroïde, plus grosse chez la femme, se gonfle encore pendant les périodes menstruelles et augmente pendant la grossesse. De même, la thyroïde peut être atrophiée; c'est ce qu'on voit surtout chez certains enfants au cours des différents troubles du développement.

Quelques rapports de la thyroïde sont intéressants à connaître pour le médecin : sa position sur la trachée fait que l'isthme de la glande est traversé au cours de la trachéotomie. Son voisinage avec l'œsophage, la trachée, les récurrents, les gros vaisseaux cervicaux explique les symptômes des tumeurs thyroïdiennes, qui compriment ces organes; ainsi se comportent les goitres dits *suffocants*.

Les goitres sont dits *plongeants*, lorsque par le progrès de leur évolution, ils s'enfoncent dans la partie supérieure du thorax, gênant le fonctionnement des organes qui y sont contenus, en particulier des vaisseaux de la base du cœur.

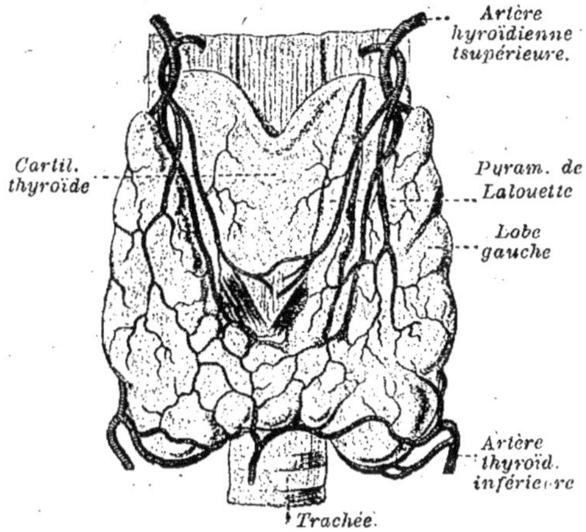

La thyroïde présente une surface lisse, de couleur brune rougeâtre, lie de vin; à la coupe, son tissu apparaît grenu, par l'agglomération compacte de grains en général assez égaux, parmi lesquels on distingue quelques vésicules kystiques.

Quant au poids de

Fig. 193. — Glande thyroïde de l'homme (Morat et Doyon, d'après Testut).

l'organe, les chiffres les plus différents ont été donnés par les auteurs; le poids moyen normal serait de 24 grammes (Sappey; M. Garnier). Il faut admettre, en pratique, qu'au-dessous de 20 grammes, et au-dessus de 30 grammes, une thyroïde est pathologique.

ANATOMIE MICROSCOPIQUE

La thyroïde est enveloppée d'une capsule fibreuse et comprend des lobules séparés par des tractus conjonctifs.

Cette lobulation, dont les éléments présentent des dimensions extrêmement variables, est constituée par un stroma conjonctif qui sépare des cavités remplies d'une substance amorphe, dite *colloïde*; ce sont les vésicules, tout à fait caractéristiques, de l'organe; elles donnent, au microscope, l'image d'acini glandulaires, sans canal excréteur. Mais entre ces acini, on voit également des amas cellulaires, sans lumière, amas pleins.

Étudions successivement ces deux ordres de formations :

1° **Vésicules**. — Leurs dimensions et leur forme sont variables; elles semblent être d'autant plus grandes que l'espèce animale est elle-même de taille plus élevée; mais, chez une même espèce, dans l'organe normal, les vésicules sont toutes de dimensions sensiblement égales, caractère important pour distinguer l'organe pathologique.

Elles sont limitées par une membrane épithéliale. L'épithélium repose

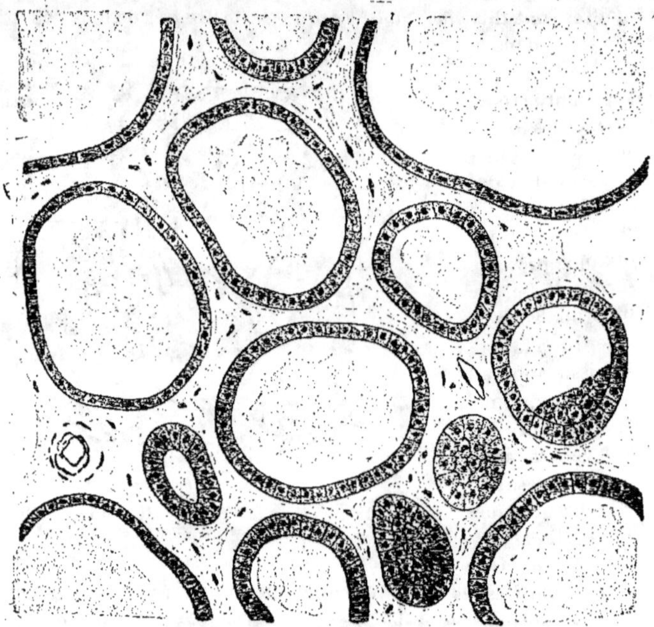

Fig. 194. — *Thyroïde*. (Demi-schémat.) Vésicules colloïdes et amas cellulaires.

sur une lame conjonctive, dont l'autonomie est discutable, et qui n'est peut-être constituée que par le tassement, à ce niveau, du stroma conjonctif. L'aspect habituel de cet épithélium est représenté par une assise de petites cellules cubiques qui bordent la vésicule. Mais, à une étude plus approfondie, cet épithélium montre deux sortes de cellules : des *cellules* dites *principales* dont le protoplasma est clair, et des *cellules, dites colloïdes*, dont le protoplasma est granuleux, et prend fortement les réactifs colorants. Les premières sont les plus nombreuses.

Cette couche épithéliale borde la cavité, qui est plus ou moins remplie par la substance colloïde. Vue sur une coupe histologique, celle-ci offre un aspect lisse, homogène; elle gonfle la vésicule, ou bien, au contraire elle est rétractée, laissant un espace vide ou vacuolaire entre elle et la membrane pariétale; elle est acidophile le plus souvent; mais cette affinité tinctoriale est sujette à des variations en rapport avec la composition chimique de la substance.

2° **Amas cellulaires**. — Plongés dans le stroma conjonctif, ceux-ci sont constitués par l'agglomération de cellules épithéliales, au nombre de 6 à 10 ou de 15 à 20, suivant l'importance de l'amas. Ces cellules sont identiques à celles qui bordent les vésicules. Parfois, au milieu d'elles, on distingue une gouttelette de substance colloïde.

En vérité, ces deux formations, vésicules et amas cellulaires, si différentes en apparence, sont de même nature; la transformation des unes dans les autres peut être suivie sur des coupes sériées; on voit fort bien la substance colloïde sécrétée par les cellules réunies en amas, s'y faire place, repousser les cellules, et progressivement constituer une vésicule limitée et formée de cellules.

DÉVELOPPEMENT

L'embryologie démontre également cette homologie structurale.

La thyroïde naît aux dépens du stomodéum ou bucco-pharynx primitif. Il se produit sur la paroi un bourgeon médian, qui s'enfonce dans le mésoderme, bourgeon qui laissera plus tard un vestige sous le nom de canal thyréo-glosse.

Ce bourgeon épithélial pousse des ramifications comme les glandes en grappe. Mais bientôt les bourgeons secondaires sont étranglés par le tissu conjonctif, qui découpe ainsi des lobules composés de cellules en amas; ainsi également sont supprimés tous canaux excréteurs. Cependant la sécrétion se produit tout de même : c'est la substance colloïde, laquelle repousse les cellules et forme des vésicules.

Ce processus, que décèle l'embryologie, se poursuit pendant la vie extra-utérine, et aboutit à constituer dans le parenchyme thyroïdien les deux ordres de formations que nous avons étudiés.

PHYSIOLOGIE

La thyroïde a, nous venons de le voir, la structure d'une glande. On n'admet plus aujourd'hui les relations avec la voix, ni les fonctions hématopoïétiques, ni le rôle dans la régulation de la circulation cérébrale, qui lui avaient été autrefois attribués.

Ce que la structure et le développement de l'organe nous apprennent montre bien que cette glande est le siège d'une sécrétion véritablement externe, puisque celle-ci, engendrée par la cellule, se répand hors de la cellule, dans une cavité acineuse. Mais cette cavité est close; elle est dépourvue de canal extérieur; le produit sécrété est sur place résorbé, au lieu d'être excrété, évacué. Ce processus de *sécrétion externe résorbée* se fait donc en deux temps : sécrétion ; résorption.

La sécrétion est mérocrine pour la plupart des cellules ; mais quelques-unes présentent une fonte totale, comprenant le noyau ; cette différence dépend de l'âge de la cellule et entraîne la disparité des cellules : la cellule principale devient, en se chargeant de son produit de sécrétion, cellule colloïde ; celle-ci abandonne son produit dans l'acinus, et, se reformant, redevient cellule principale ; ici, le processus est celui d'une cellule mérocrine. Mais, lorsque cette cellule a épuisé son activité vitale, elle se fond entièrement et se perd dans l'acinus avec son produit, dans un processus holocrine.

La résorption du produit se fait par les vaisseaux lymphatiques (Renaut). Les vaisseaux intralobulaires constituent un vaste réseau, entre les vésicules, qui les embrasse, leur paroi étant accolée à celle des vésicules ; celles-ci, par leur distension, s'ouvrent dans les lymphatiques.

Ces vaisseaux intralobulaires se jettent dans de plus gros lymphatiques, qui suivent les vaisseaux sanguins dans les bandes conjonctives ; ce sont les vaisseaux interlobulaires.

Renaut a fait jouer à la lésion des vaisseaux lymphatiques un rôle important dans la pathogénie de la maladie de Basedow, qui n'est plus admis aujourd'hui.

Donc la structure de la thyroïde nous enseigne que cette glande sécrète une substance particulière, la substance colloïde, qui représente en réalité une sécrétion externe.

Mais cette sécrétion colloïde ne résume pas à elle seule toutes les fonctions de la thyroïde ; il existe aussi, pour cette glande, des actes de sécrétion interne. La pathologie impose la notion de la complexité physiologique de la thyroïde.

Ablation de la thyroïde. — C'est l'ablation de la thyroïde qui a apporté les premiers enseignements sur cette physiologie.

J. et A. Réverdin, chirurgiens de Genève, observèrent et décrivirent, en 1882, que la thyroïdectomie entraîne, chez les sujets opérés, l'apparition de troubles très particuliers, caractérisés par la bouffissure de la peau, surtout marquée au visage ; un état de pâleur et d'anémie ; la chute des poils, des perturbations des fonctions génitales ; de la lassitude et de la torpeur physique et intellectuelle aboutissant à une déchéance progressive des fonctions psychiques. Ce syndrome fut désigné sous le nom de *cachexie strumiprive ou thyréoprive ;* et, en raison de ses analogies avec une maladie décrite auparavant par un médecin anglais, Gull, sous le nom de *myxœdème* (1), on l'appela encore *myxœdème opératoire,* et, du même coup, on fut éclairé sur la pathogénie jusque-là obscure de cette affection.

Quand l'ablation de la thyroïde est effectuée pendant la période de

1) μυζα, mucosités ; οἰδημα, œdème

croissance du sujet, il s'ajoute aux phénomènes déjà mentionnés un arrêt du développement psychique et physique, qui rappelle l'état décrit par Bourneville, en 1880, sous le nom d'*idiotie crétinoïde*.

Tels sont les effets de la thyroïdectomie chez l'homme. Chez les ani-

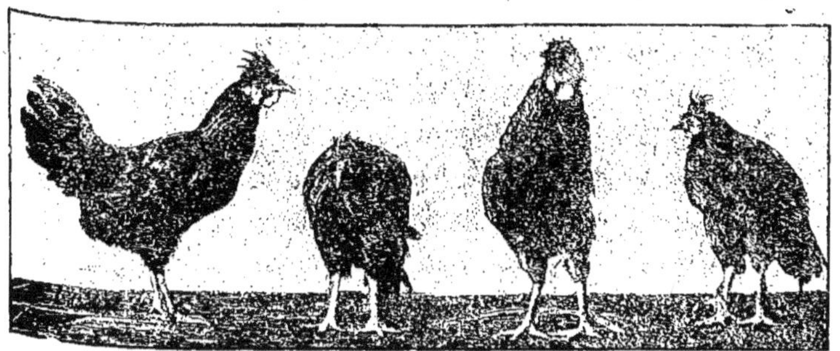

Fig. 195. — Ablation des thyroïdes : 2, 4, sujets thyroïdectomisés ; 1, 3, témoins (d'après Moussu). (Morat et Doyon.)

maux, ils peuvent être différents, et d'ailleurs variables. Mais, chez certaines espèces, d'une manière générale chez les herbivores, en particulier chez le cheval, l'âne, le mouton, la chèvre, le porc, ils se rapprochent

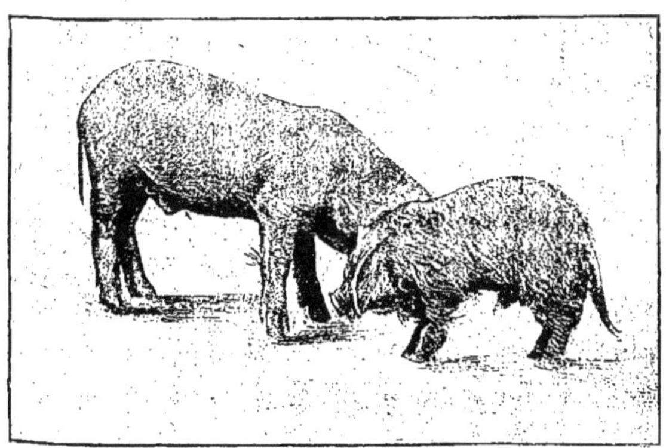

Fig. 196. — Ablation des thyroïdes. Porcelet thyroïdectomisé, et porcelet témoin, de la même portée. Photographie prise deux mois après l'opération (d'après Moussu). (Morat et Doyon.)

singulièrement de ce qu'on observe chez l'homme : chez eux, la thyroïdectomie totale détermine mêmes troubles trophiques cutanés, mêmes arrêts de développement, mêmes agénésies sexuelles, et des modifications très apparentes du psychisme des animaux ; lorsqu'il s'agit de jeunes animaux, leur croissance s'arrête, et ils meurent en quelques mois.

Comment la glande thyroïde agit-elle pour que ces phénomènes soient évités dans le fonctionnement normal de l'organisme ? C'est soit en neutralisant, grâce à une fonction antitoxique spéciale, une substance toxique issue de l'organisme et dont les effets seraient identiques à ceux de la thyroïdectomie ; soit en produisant, grâce à une fonction sécrétrice, une substance utile à l'organisme, et dont le défaut entraîne l'apparition des phénomènes consécutifs à la thyroïdectomie.

Il y a quelques années, les auteurs tendaient plutôt vers la première interprétation. La seconde a aujourd'hui fait ses preuves. Elle est fondée sur les faits suivants.

Greffe thyroïdienne. — On a pu réussir des greffes de la thyroïde ; elles ont été pratiquées chez l'animal thyroïdectomisé, où, sous la peau du ventre, on a pu transplanter et faire vivre des fragments de tissu thyroïdien. Dans ces cas, les accidents de la thyroïdectomie sont évités.

Ces greffes ont été tentées chez l'homme, et avec succès dans quelques cas.

Opothérapie. — De même, lorsqu'on donne d'une manière thérapeutique, artificielle, le suc de la thyroïde à un animal qui en est privé du fait de la thyroïdectomie, on empêche encore les accidents de se produire. Chez l'animal thyroïdectomisé, c'est ce qu'on observe avec les injections intra-veineuses ou sous-cutanées de suc thyroïdien. Chez l'homme atteint de myxœdème, les symptômes morbides rétrocèdent devant l'absorption de glande thyroïde ; c'est cette méthode opothérapique (οπος, organe ; Landouzy) qui permet de traiter et parfois de guérir le myxœdème ; et il faut ajouter que, de toutes les opothérapies glandulaires, c'est l'opothérapie thyroïdienne qui demeure, à l'heure actuelle, de beaucoup la plus efficace et la plus démonstrative.

Ces deux groupes de faits, greffe et opothérapie thyroïdiennes, imposent l'idée de la sécrétion par la glande d'un produit utile à l'organisme. Quel est ce produit ?

Extrait thyroïdien. — Par macération de la glande dans du sérum physiologique, on prépare un extrait thyroïdien, dont les propriétés ont été étudiées. On a observé que cet extrait est hypotenseur, et qu'il provoque l'accélération cardiaque. Il augmente encore les échanges nutritifs et détermine l'amaigrissement.

Ces constatations doivent inspirer au médecin une grande prudence dans l'emploi thérapeutique de la glande thyroïde ; mais elles ne fournissent aucune indication sur sa fonction, et en particulier sur ses relations avec le myxœdème. On n'en peut rien conclure à l'égard de la substance spécifique formée dans cette glande, et celle-ci renferme sans doute des produits multiples et complexes.

Sécrétions thyroïdiennes. — Les chimistes ont essayé d'analyser ces produits de sécrétion, et tout d'abord on s'est attaqué au plus apparent d'entre eux, à la substance colloïde des vésicules.

Les analyses ont retiré de la glande une substance iodée particulière, la *thyroïodine* (1) ou *iodothyrine* de Baumann. Mais cette substance n'existe pas sous cette forme dans la thyroïde ; c'est un produit artificiel, issu des manipulations chimiques. D'après Oswald, l'iodothyrine serait un produit de dédoublement de la substance active, la thyréoglobuline, contenant l'iode. Il semble que le véritable corps iodé de l'organe ait été isolé par Kendall : c'est une substance cristalline, formée par l'union de l'iode avec un radical carboxyle.

L'iode est inconstant dans la thyroïde : il peut n'exister pas, ou s'y

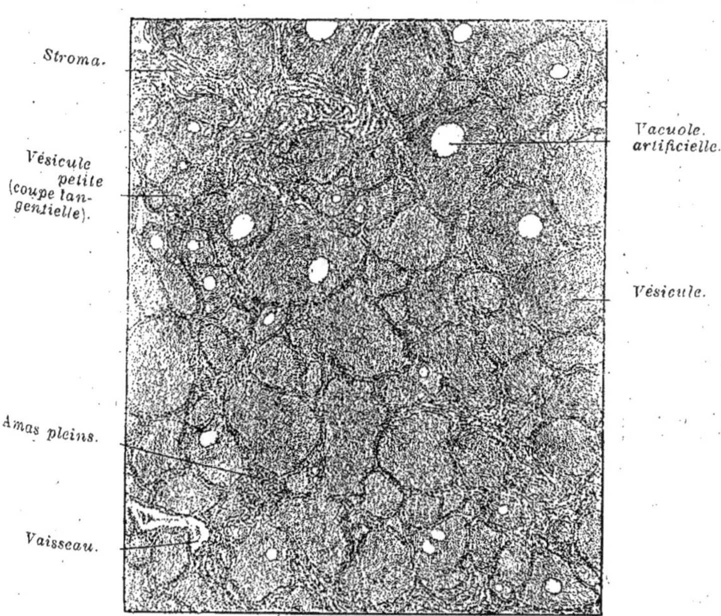

FIG. 197. — Corps thyroïde normal.

trouver en abondance plus ou moins grande ; cela dépend de l'alimentation, de diverses conditions, et, d'une manière générale, des ressources de l'organisme en iode. En réalité, l'iode introduit dans l'économie est fixé par la thyroïde.

L'iode de la thyroïde varie donc suivant son apport dans l'organisme plutôt que suivant la fonction de la glande. Cependant des recherches récentes, faites en Amérique, tendraient à établir une relation étroite entre la teneur de la glande en composé iodique et l'intensité des symptômes thyroïdiens observés chez les malades.

Quoi qu'il en soit, il est remarquable que les propriétés de l'iodothy-

(1) Il ne faut pas confondre ce terme avec celui de thyroïdine, par lequel on désigne parfois l'extrait total de la glande.

rine, ne se superposent pas complètement aux propriétés de l'extrait thyroïdien total.

En effet, son action sur la circulation sanguine est inverse de celle de l'extrait; l'iodothyrine augmente l'excitabilité du pneumogastrique, des dépresseurs et des vaso-dilatateurs; elle modère donc les battements du cœur. Par là elle apparaît encore comme antagoniste de l'iode, qui a des effets opposés, de sorte qu'on pourrait considérer la thyroïde comme

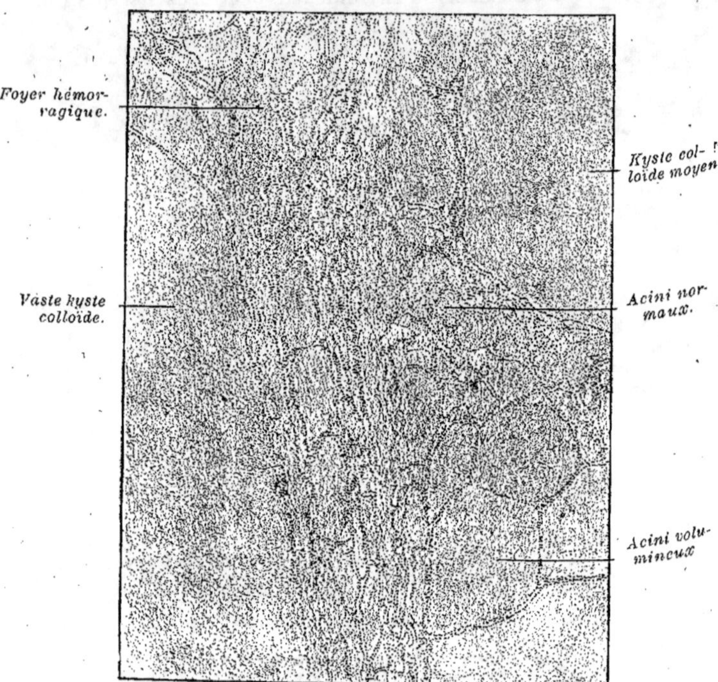

Fig. 198. — Goitre colloïde.

chargée de fixer l'iode et d'en neutraliser les effets sur la circulation.

Sur les échanges nutritifs, l'iodothyrine au contraire exerce une action identique à celle de l'extrait thyroïdien ; de même le produit iodé de Kendall provoque des effets identiques, à savoir une suractivité du métabolisme. Il en résulte, entre autres, l'augmentation de la quantité des urines, de l'élimination de l'azote total, celle des chlorures et des phosphates. C'est en vertu de cette action que la thérapeutique a utilisé l'iodothyrine comme agent d'amaigrissement. La méthode calorimétrique permet aujourd'hui de mesurer les écarts du métabolisme ; ce progrès a été utilisé en clinique et permet de déceler les effets de la suractivité fonctionnelle de la thyroïde, même lorsque cet état est insuffisant à se traduire par des signes cliniques.

De ces données on est en droit de conclure que la thyroïde contient plusieurs substances différentes : c'est par le produit iodé qu'elle exercerait son action sur les échanges nutritifs, en même temps qu'elle remplit son rôle vis-à-vis de l'iode. Mais on ne peut identifier ce produit à la sécrétion spécifique, dont le défaut engendre le myxœdème.

En effet, l'iodothyrine n'a aucune influence sur les accidents du myxœdème humain ni expérimental ; au contraire, on a prouvé que du tissu thyroïdien, dépourvu d'iode, présente la même efficacité que du tissu thyroïdien iodifère. En outre, on connaît des espèces animales, dont la thyroïde ne renferme jamais d'iode, et qui ne présentent aucun symptôme de cachexie strumiprive. Enfin, chez l'homme, on n'a pu consigner aucun parallélisme entre la quantité de substance colloïde de la thyroïde et l'intensité des signes cliniques de l'insuffisance thyroïdienne.

On ne peut tirer de tous ces faits que les deux conclusions suivantes : 1° la substance colloïde représente la sécrétion externe de la thyroïde, par laquelle la glande intervient dans le métabolisme de l'iode et exerce une influence sur les échanges nutritifs, en même temps qu'elle défend l'organisme contre l'intoxication iodique.

2° En plus de cette fonction, la thyroïde doit être le siège d'une sécrétion interne, inconnue actuellement, par laquelle elle produit une substance spécifique, dont nous ne savons encore rien, et dont le défaut engendre le syndrome connu sous le nom de myxœdème.

On a encore isolé dans la glande de la choline, à laquelle on a attribué son action hypotensive ; des lipoïdes, auxquels on a voulu faire jouer un rôle dans le déterminisme de certains symptômes de la pathologie thyroïdienne (tachycardie, exophtalmie). Mais ces faits ne sont nullement établis à l'heure présente.

SYNDROMES THYROÏDIENS

Grâce aux ablations chirurgicales et expérimentales de la thyroïde, dont nous avons parlé plus haut, on connaît bien le syndrome qui répond au défaut complet de fonctionnement de la glande. A côté de cette absence totale, les insuffisances partielles, incomplètes, de l'organe donnent lieu à des signes cliniques, qu'on a appris à discerner. Ainsi sont nés les *syndromes d'insuffisance thyroï ienne.* A vrai dire il en faut dégager certaines exagérations, qui ont fait rentrer dans leur cadre, sans preuves, une série de phénomènes qu'aucun lien manifeste ne permet d'attribuer en toute certitude à la défaillance des fonctions thyroïdiennes.

A l'opposé de ces phénomènes, il existe d'autres syndromes thyroïdiens, dont la pathogénie demeure encore discutable ; nous les désignerons provisoirement sous le terme de *syndromes d'hyperthyroïdie* ou de *dysthyroïdie.*

Enfin il convient de faire une place à part aux hypertrophies simples de l'organe, — desquelles nous excluons les cancers, — et qu'on réunit parfois sous le nom de *goitres*.

Goitres. — Les goitres comprennent les altérations inflammatoires aiguës ou chroniques de l'organe, thyroïdites infectieuses ou toxiques ; mais à côté de ces affections, relativement exceptionnelles, il faut mettre en lumière la plus commune de toutes les altérations morbides de la thyroïde, c'est le *goitre endémique ou épidémique*, lié à une origine hydrique : on ne sait encore si l'eau goitrigène exerce son action à l'aide d'un virus filtrant (Bircher) ou par la présence d'une substance spéciale de nature colloïde ou gazeuse radio-active (Répin). Il semble en tous cas que l'action goitrigène de l'eau soit annihilée par l'ébullition.

Le syndrome goitre est constitué exclusivement par l'intumescence de la glande à laquelle répondent des lésions histologiques variables et mal classées, sans l'addition d'autres phénomènes cliniques.

Hypothyroïdie. — Syndromes d'insuffisance thyroïdienne. — Il convient de distinguer deux formes de l'hypothyroïdie, qui représentent proprement deux degrés de cet état fonctionnel : une forme complète, c'est la maladie décrite sous le nom de *myxœdème* par les cliniciens ; et une forme incomplète, fruste, *l'insuffisance thyroïdienne légère ou partielle*.

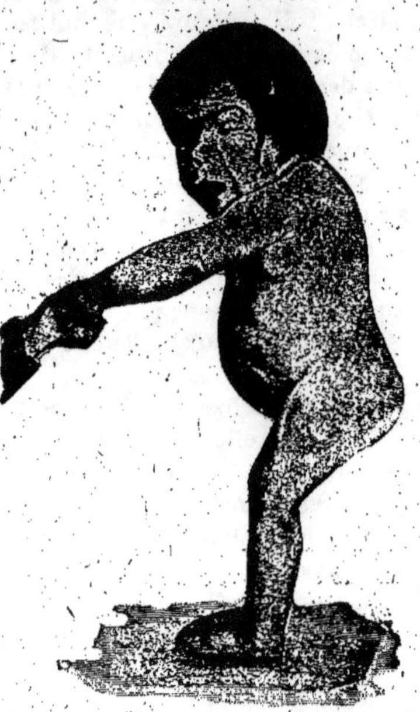

Fig. 190. — Myxœdème congénital. — Fille de dix ans et demi. Observation du docteur Thiry. Figure extraite de la thèse de Jeandelize.

Nous n'avons pas ici à faire la description du myxœdème. Rappelons qu'il en existe plusieurs formes étiologiques, que différencient d'ailleurs certains éléments symptomatiques : le *myxœdème congénital*, consécutif aux agénésies thyroïdiennes ; le *myxœdème acquis*, consécutif aux thyroïdites, myxœdème médical, dit spontané ; le *myxœdème opératoire*, consécutif à la thyroïdectomie ; enfin le *myxœdème endémique*, ou crétinisme. Le myxœdème consécutif aux thyroïdites comme le myxœdème qui accompagne le crétinisme coexistent avec des goitres, tandis que les deux autres catégories sont dues à l'absence de thyroïde ; mais la lésion thyroïdienne engendre l'insuffisance fonctionnelle de l'organe. Des liens étroits, héréditaires et géographiques, apparentent le myxœdème crétinique et le goitre endémique.

Dans ses multiples aspects, le myxœdème est toujours constitué par les mêmes éléments essentiels : troubles trophiques (épaississement de la peau et des muqueuses; infiltration dermique et sous-dermique; altérations des phanères); troubles psychiques (déficit et paresse intellectuels); troubles nutritifs (ralentissement des diverses fonctions de nutrition et de la circulation; anémie); troubles génitaux (insuffisance sexuelle); et enfin arrêts de développement, qui varient suivant l'âge où débute la maladie.

On ne saurait douter que le myxœdème est dû à la perte des fonctions thyroïdiennes, puisque chez l'homme comme chez l'animal il se développe à la suite de la thyroïdectomie. Mais il est impossible actuellement de préciser le mécanisme physio-pathologique qui lie la production de ce syndrome à la disparition de ces fonctions.

La clinique réalise certains états caractérisés par l'association, à l'état fruste, incomplet, de quelques-uns des éléments du myxœdème ; ce sont ces états que l'on attribue à l'insuffisance thyroïdienne. Pour quelques-uns la preuve est faite : ainsi en est-il d'un certain type d'infantilisme, de certains enfants arriérés à facies spécial (lunaire) et à développement arrêté de la taille et des organes sexuels; ainsi en est-il de certaines obésités avec apathie nerveuse, frilosité, et troubles circulatoires (acro-asphyxie), enfin peut-être de certaines altérations cutanées (sclérodermie). Ces différents états pathologiques sont améliorés par l'opothérapie thyroïdienne.

Syndromes d'hyperthyroïdie ou de dysthyroïdie. — Au syndrome d'hypothyroïdie s'oppose un syndrome d'hyperthyroïdie, qui s'identifie plus ou moins exactement à la maladie de Graves-Basedow.

En réalité, l'hyperthyroïdie, réalisée expérimentalement, montre que cet état entraîne les phénomènes suivants : fièvre, tachycardie, excitation nerveuse, tremblement. Voilà ce qu'ont dénoncé les expériences de thyroïdisme expérimental pratiquées à l'aide d'injections à dose toxique d'extrait thyroïdien (Ballet et Enriquez). Certains auteurs y ont ajouté l'exophtalmie (Krause); mais ce fait n'a pas été confirmé. Enfin l'hyperthyroïdie peut provoquer la glycosurie (Parisot).

Le thyroïdisme thérapeutique, qui est provoqué parfois par l'opothérapie thyroïdienne mal dirigée, comprend des phénomènes d'excitation nerveuse, d'accélération du cœur, et d'amaigrissement, qui se rapprochent des précédents.

C'est l'analogie de ces phénomènes avec quelques symptômes de la maladie de Basedow qui a conduit à considérer celle-ci commeengendrée par l'hyperthyroïdie, le goitre de cette maladie traduisant un état de suractivité fonctionnelle de la glande. En effet, on sait que les signes essentiels de cette affection sont, à côté du goitre : l'exophtalmie, la tachycardie, le tremblement, l'excitation nerveuse, et les perturbations des organes génitaux.

Toutefois, le syndrome basedowien ne se superpose pas exactement au syndrome d'hyperthyroïdie expérimentale, en particulier l'exophtalmie n'est jamais reproduite dans le thyroïdisme expérimental; en outre, on a vu des cas de coexistence ou de succession de symptômes de myxœdème et de symptômes de maladie de Basedow. Aussi a-t-on incriminé la viciation des produits thyroïdiens, la dysthyroïdie, plutôt que leur excès, l'hyperthyroïdie. A ces faits cliniques et expérimentaux s'ajoute un argument anatomo-pathologique, à savoir l'existence d'un type histologique constant dans la maladie de Basedow laquelle est caractérisée, par une hyperplasie épithéliale accompagnée d'anomalies des cellules et de la substance colloïde, qui la différencient des hyperplasies compensatrices expérimentales, et en font plutôt une dyshyperplasie thyroïdienne (Roussy).

Il est probable aussi qu'à côté des phénomènes de dyshyperthyroïdie la maladie de Basedow en comprend d'autres qui sont liés à des troubles fonctionnels d'autres glandes. On a parfois prétendu que l'excès de produits thyroïdiens viciés, dus à la lésion thyroïdienne primitive, provoque une suractivité des surrénales, qui, mettant en jeu le sympathique, provoque les phénomènes oculaires ; c'est également par ce mécanisme que se produirait la glycosurie par hyperthyroïdie. Cependant on n'a trouvé chez les basedowiens, ni hypertension artérielle, ni surabondance d'adrénaline dans le sang. A coup sûr les phénomènes oculaires, liés à l'excitation du sympathique, ne sont pas directement subordonnés à l'hyperthyroïdie, puisqu'on a pu provoquer l'exophtalmie par la suppression de l'appareil thyro-parathyroïdien (Gley). Cependant l'excitabilité du système nerveux a été vérifiée chez les basedowiens par des procédés qui permettent de distinguer deux catégories de cas : les basedowiens vagotoniques, chez qui l'excitabilité porte surtout sur le pneumogastrique (injections de pilocarpine et d'atropine), et les basedowiens sympathicotoniques (injection d'adrénaline), chez qui l'excitabilité porte sur le sympathique (Eppinger ; Falta).

On a aussi attiré l'attention sur la présence fréquente, mais non constante, d'une hypertrophie du thymus dans la maladie de Basedow. Mais quoi qu'on ait pu prétendre, ni les relations cliniques, ni les données expérimentales, ni les améliorations de la maladie de Basedow entraînées dans quelques cas par la thymectomie, ne peuvent imposer l'idée que la coexistence du goitre et de l'hypertrophie thymique traduit une relation pathogénique.

Quoi qu'il en soit, les notions suivantes semblent établies scientifiquement aujourd'hui : autour du goitre simple, hypertrophie thyroïdienne comprenant des lésions variables, il faut distinguer deux séries opposées de phénomènes : 1° les phénomènes d'hypothyroïdie, qui se manifestent dans le goitre crétinoïde avec leur cortège complet, commun chez les individus privés de thyroïde (myxœdème) ; une hypothyroïdie moins marquée peut se développer au cours de certaines thyroïdites ; 2° les phénomènes d'hyperthyroïdie ou plutôt de dyshyperthyroïdie, car il semble que la suractivité fonctionnelle de l'organe s'accompagne de viciation de ses produits. Là encore plusieurs degrés peuvent être observés : la thyréotoxicose, ou intoxication d'origine thyroïdienne, peut suivre certaines lésions thyroïdiennes, variables d'ailleurs, et déterminer quelques symptômes de la série basedowienne desquels l'exophtalmie est toujours absente ; ce sont le cœur goitreux des auteurs allemands (Léon Bernard et Cawadias), le goitre basedowifié de P. Marie. Le degré le plus accusé est provoqué par une altération spéciale de la thyroïde et se manifeste par le syndrome basedowien type, c'est le goitre exophtalmique, entité anatomo-clinique parfaitement autonome.

La conséquence pratique de cette doctrine est que le traitement de la maladie de Basedow doit consister dans une intervention sur la thyroïde : thyrectomie, méthode dangereuse, ou plutôt radiothérapie, méthode de choix. La sympathectomie peut être réservée aux cas où les phénomènes sympathicotoxiques sont prédominants.

GLANDES PARATHYROÏDES

Les glandes parathyroïdes, les plus petits des organes indispensables à la vie, ont été découvertes en 1880 par Sandstrom ; et leur importance physiologique a été mise en lumière par les travaux de Gley (1891).

Cet auteur les considéra d'abord comme des thyroïdes accessoires. On sait aujourd'hui que les parathyroïdes constituent un organe indépendant, à parenchyme autonome, à fonctions propres ; l'embryologie, l'histologie, la physiologie les différencient de la thyroïde.

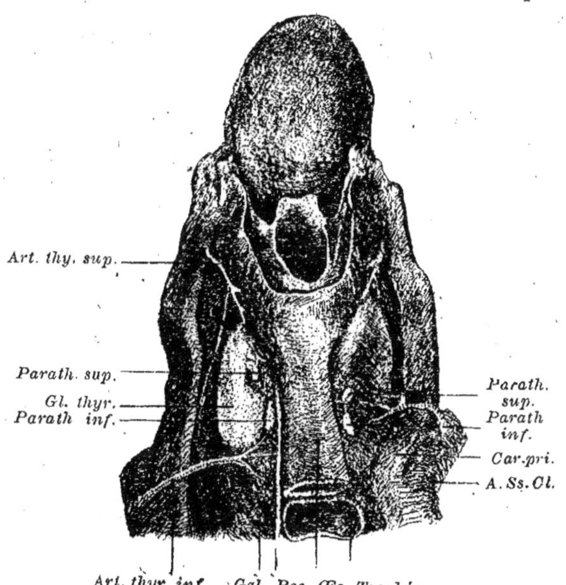

Fig. 200. — Recherche des parathyroïdes à l'autopsie (Roussy).

DÉVELOPPEMENT

Les parathyroïdes se développent aux dépens des 3e et 4e arcs branchiaux, loin par conséquent du bourgeon thyroïdien.

ANATOMIE MACROSCOPIQUE

Les parathyroïdes sont au nombre e deux paires, en général ; mais ce
nombre varie suivant les espèces et les individus : toutefois on considère

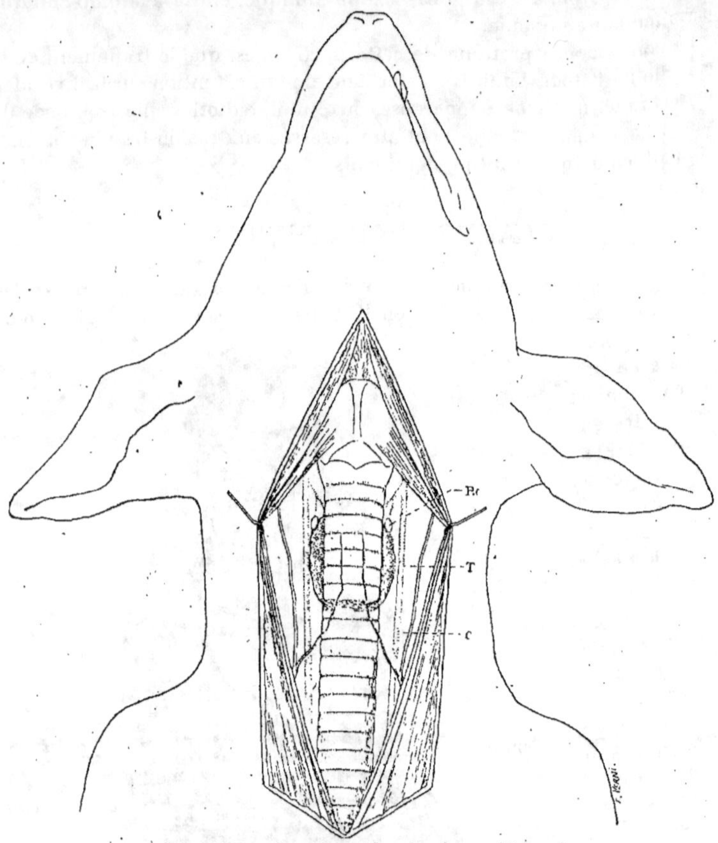

FIG. 201. — Parathyroïdes de chien (Doyon).
P, parathyroïde ext. ; — T, thyroïde ; — C, carotide.

comme parathyroïdes accessoires les formations homologues qui existent
parfois en supplément des quatre organes, admis comme normaux.

Leur situation varie également : en particulier leur disposition par
rapport aux lobes thyroïdiens n'est pas constante, et explique l'intrication de leurs fonctions avec celles de la thyroïde ainsi que la confusion
où si longtemps on a tenu ces deux parenchymes différents.

D'une manière générale, il existe deux *parathyroïdes externes*, situées de chaque côté, hors et loin des lobes thyroïdiens ; et deux *parathyroïdes internes*, situées de chaque côté des lobes thyroïdiens, mais plus ou moins incluses à l'intérieur de ces lobes, ou au moins insérées dans leur capsule conjonctive.

Chez le chien, les lobes thyroïdiens indépendants, dépourvus d'isthme,

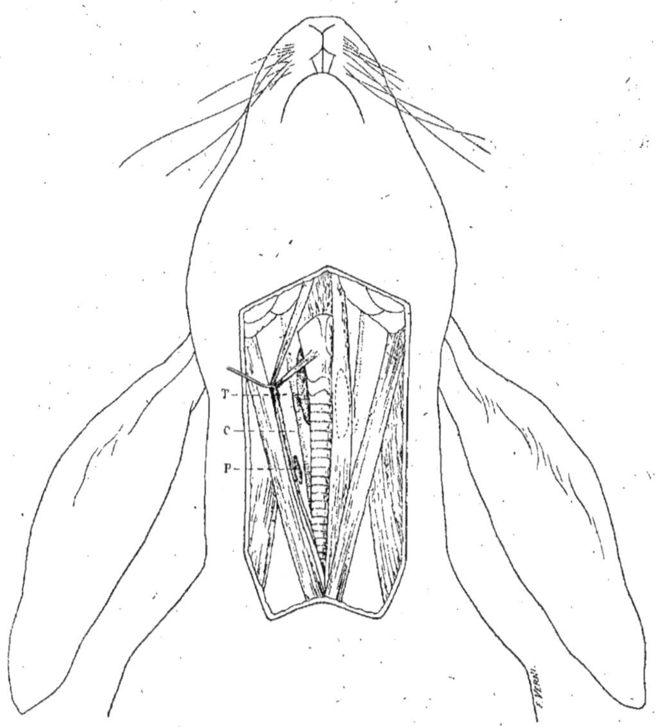

Fig. 202. — Parathyroïdes de lapin (Doyon).
T, thyroïde ; — C, carotide ; — P, parathyroïde ext.

sont couchés le long de la trachée, du 7e anneau au cricoïde ; les para-thyroïdes externes sont à l'extrémité supérieure de ces lobes, libres ou enclavés dans leur capsule ; les parathyroïdes internes sont à la face interne des lobes, dans leur tiers supérieur, enveloppés par la capsule.

Chez le lapin, les deux lobes thyroïdiens, réunis par un isthme très mince, vont de l'extrémité supérieure du cartilage thyroïde jusqu'au 9e anneau de la trachée ; les parathyroïdes externes sont situées bien plus bas, contre la carotide, très séparées par conséquent de la thyroïde ; au contraire, les parathyroïdes internes sont incluses dans chaque lobe thyroïdien correspondant, vers le tiers supérieur de sa face interne, méconnaissables dans son parenchyme.

Chez l'homme, les parathyroïdes sont situées tout à fait à la face postérieure des lobes thyroïdiens, mais sont toutes *externes* ; il convient de les distinguer en *supérieures* vers l'artère thyroïdienne supérieure, accolées à la thyroïde près du point de pénétration du vaisseau ; et en *inférieures*, vers le bord inférieur de la thyroïde, ou plus loin, plus bas, perdues pour ainsi dire dans le tissu conjonctivo-graisseux, en tout cas très indépendantes de la thyroïde. Il faut donc, à l'autopsie, les rechercher avec soin par une dissection attentive du paquet viscéral du cou exploré par sa face postérieure (Roussy et Ameuille). C'est là qu'on trouve les parathyroïdes normales, et parfois des parathyroïdes supplémentaires.

On les reconnaîtra à leur couleur, rose dans la jeunesse, plus pâle chez l'adulte ou le vieillard, différente par conséquent de la couleur brune des ganglions et de la couleur lie de vin des thyroïdes accessoires. Leur volume est très petit, allant chez l'homme de celui d'un grain de mil à celui d'une lentille ; leur forme est variable, globuleuse ou aplatie.

ANATOMIE MICROSCOPIQUE

La structure des parathyroïdes est celle d'une glande sans conduit excréteur. Le parenchyme est constitué par des cellules épithéliales avec une proportion variable de tissu conjonctif.

Les cellules épithéliales sont cubiques, et offrent un protoplasma clair avec quelques granulations et un noyau chromophile ; quelques-unes ont un protoplasma prenant légèrement l'éosine : ces deux variétés de cellules, les plus nombreuses, constituent les *cellules fondamentales* des parathyroïdes. On en voit une troisième catégorie, beaucoup plus rare, dont le protoplasma se colore fortement par l'éosine et est finement granuleux ; ce sont les *cellules chromophiles*.

Ces trois espèces de cellules représentent sans doute des stades différents de l'évolution fonctionnelle d'un même type cellulaire.

Ces cellules épithéliales sont agminées soit en boyaux, en cordons, comme dans les glandes tubulées, soit en amas, en acini, comme dans les glandes lobulées ; les cordons dessinent des réseaux. Toutes ces formations sont séparées par du tissu conjonctivo-adipeux, dont les fibres et les vésicules graisseuses sont plus ou moins abondantes suivant les espèces et les individus. Les éléments épithéliaux sont d'autant plus compacts que l'individu est plus jeune.

Quelques amas épithéliaux enferment de petites boules de substance hyaline, qui peuvent même figurer des vésicules, analogues aux vésicules colloïdes de la thyroïde.

Les capillaires sanguins sont compris dans les lames conjonctives.

On n'est pas encore très renseigné sur le processus de sécrétion, ni sur la nature histo-chimique des produits de sécrétion ; dans les vésicules adipeuses on a signalé des graisses labiles.

PHYSIOLOGIE

La première question que posait la physiologie des parathyroïdes était de savoir si ces organes représentent un parenchyme vicariant de la

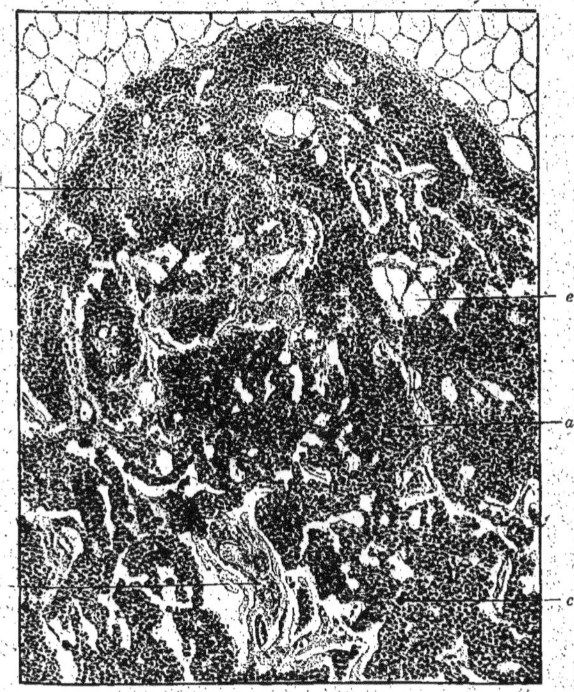

Fig. 203. — Parathyroïde normale d'enfant (Roussy).

a, cellules principales du type de transition ; — b, cellules chromophobes ; — c, cellules éosinophiles ; — d, stroma conjonctif contenant des vaisseaux ; — e, cellules adipeuses.

thyroïde ou un parenchyme complètement indépendant. La question est tranchée actuellement dans ce dernier sens.

La première opinion avait été accréditée par ce fait que la thyroïdectomie entraîne à sa suite l'hyperplasie des parathyroïdes. On avait même cru qu'au cours de cette hyperplasie, l'épithélium se modifie en tendant vers le type thyroïdien ; celui-ci aurait représenté le type adulte, tandis que l'épithélium parathyroïdien aurait représenté le type embryonnaire. En réalité cette hyperplasie était constatée sur les parathyroïdes externes, dont le développement compensateur était dû à l'ablation des parathyroïdes internes, enlevées en même temps que la thyroïde même. Quant à la modification du type histologique, l'interprétation avancée était erronée.

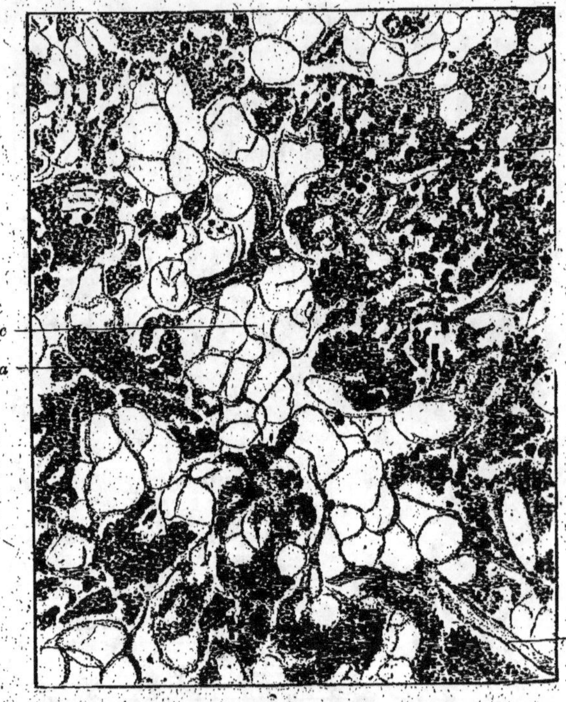

FIG. 204. — Parathyroïde normale d'adulte (Roussy).

a, amas de cellules principales ; — *b*, cellules éosinophiles ; — *c*, cellules adipeuses ; *d*, capillaire à structure embryonnaire.

Lorsqu'on pratique une thyroïdectomie pure, il ne se produit pas de modifications dans les parathyroïdes. Dans le même ordre de faits, il convient de mentionner deux cas de myxœdème par agénésie de la thyroïde, dans lesquels les parathyroïdes furent trouvées normales, sans hyperplasie et sans évolution thyroïdienne de leur épithélium (Roussy et Clunet).

La présence de l'iode dans les parathyroïdes, de même que l'existence de vésicules colloïdes rappelant celles de la thyroïde, ont également pu appuyer l'assimilation qui a été faite de ces deux organes. En réalité ces constatations sont encore insuffisamment établies et interprétées, et ne suffisent pas à justifier une parenté, démentie par tant d'autres faits.

Ablation des parathyroïdes. — Dès les premières expériences de thyroïdectomie, on avait remarqué que, parfois, surtout chez certaines espèces animales, en particulier les carnivores, les phénomènes consécutifs à l'opération ne sont pas ceux que nous avons décrits dans le chapitre précédent. Dans ces cas les symptômes chroniques de la cachexie thyréoprive n'ont pas le temps de se produire : peu après l'opération, des phénomènes aigus, caractérisés surtout par des accès de contracture, des convulsions, tuent l'animal très rapidement. C'est ce qu'on voit, en particulier, chez le chien, d'une manière constante.

Chez l'homme, dans certains cas, l'opération était suivie d'accidents très comparables : tremblements, secousses musculaires, contractures tétaniques, et quelquefois la mort survenait en quelques jours.

C'est après les travaux de Gley qu'il fut reconnu que ces accidents si spéciaux, étrangers au cortège symptomatique du myxœdème expérimental ou opératoire, relevaient de l'ablation des parathyroïdes, pratiquée en même temps que celle de la thyroïde.

En effet, les rapports de ces deux organes expliquent la simultanéité de leur ablation, à l'insu de l'opérateur, au moins chez certaines espèces. Chez d'autres, au contraire, où les parathyroïdes externes sont éloignées de la thyroïde et subsistent après la thyroïdectomie, seule l'insuffisance thyroïdienne se déclare telle que nous l'avons décrite ; il ne se produit pas d'accidents convulsifs aigus. Ainsi se trouve expliquée la différence suivant les espèces des résultats de la thyroïdectomie.

Il est admis aujourd'hui que lorsqu'on enlève tout l'appareil thyroparathyroïdien, les effets sont les mêmes que lorsqu'on enlève les parathyroïdes seules : les accidents aigus, mortels, apparaissent. Lorsque la thyroïde seule est enlevée, on assiste au développement de la cachexie strumiprive. Cette notion a été difficile à fixer, en raison des dispositions anatomiques complexes et variables de l'appareil thyro-parathyroïdien chez les divers animaux. Elle est actuellement vérité acquise.

Le syndrome de l'insuffisance parathyroïdienne totale expérimentale peut donc être dégagé de la manière suivante : il est constitué par des accidents nerveux. Ce sont des tremblements, des secousses convulsives, des contractures et même de grandes convulsions. Ces phénomènes surviennent par accès spontanés, ou provoqués par les excitations extérieures. Ils déterminent une démarche particulière de l'animal, et s'accompagnent de dyspnée, d'albuminurie, et aussi d'hyperthermie pendant les accès. Ils se déclarent peu après l'ablation des parathyroïdes, 24 heures en moyenne, et durent entre 9 et 30 jours, se terminant constamment par la mort.

Ce sont bien des accidents d'origine nerveuse, car les troubles musculaires ne se produisent pas dans les muscles privés de leurs nerfs, ni dans le train postérieur des animaux dont on a sectionné la moelle dorsale. Enfin on a pu constater des lésions cellulaires de l'axe cérébro-spinal.

Mécanisme des fonctions parathyroïdiennes. — Ce mécanisme est encore très obscur. Il semble bien que le syndrome parathyréoprive soit dû à l'absence d'une sécrétion : en effet, il faut une ablation totale pour le provoquer ; une ablation partielle ne détermine pas de symptômes ou seulement des accidents tétaniques légers, non mortels ; ce n'est que chez les femelles gravides que la parathyroïdectomie partielle entraîne des accidents mortels.

Les greffes de parathyroïdes évitent les accidents, que combat encore l'extrait parathyroïdien. Par contre, l'extrait thyroïdien n'a aucune action, non plus que l'iodothyrine.

Certaines constatations ont porté à penser que la parathyroïdectomie entraîne une déperdition du calcium de l'organisme ; les accidents seraient dus à l'appauvrissement du système nerveux en calcium. On a vu en effet un excès d'élimination calcique par l'urine et les fèces. On a signalé le retard de la consolidation des fractures chez certains animaux (chat, rat) parathyroïdectomisés. On a prétendu que l'absorption de sels de calcium enrayent le syndrome parathyréoprive.

Ces faits, très suggestifs mais encore insuffisamment reliés entre eux et contrôlés, demandent confirmation, ainsi que la doctrine qu'ils tendent à édifier.

SYNDROMES PARATHYROÏDIENS

La netteté et la constance des accidents nerveux en relation, chez l'animal, avec l'insuffisance parathyroïdienne ; leur analogie avec le syndrome tétanique de l'homme ont conduit à chercher l'origine de celui-ci dans une altération des parathyroïdes.

La tétanie de l'homme, que l'on observe chez l'enfant et chez l'adulte, est caractérisée par des accès de contracture des extrémités, spontanés et provoqués par certaines manœuvres, qui constituent des signes pathognomoniques de la maladie : signe de Trousseau, contracture provoquée par la pression des nerfs du bras ; signe de Chvosteck, contracture provoquée par la percussion du facial.

Exactement, cette affection se reconnaît à l'hyperexcitabilité mécanique ou galvanique (signe d'Erb) des nerfs. D'autres états d'hyperexcitabilité (spasme glottique, convulsions) lui ont été parfois annexés, réunis en un groupement quelque peu factice appelé la *spasmophilie de l'enfance* (Escherich).

Bien qu'un certain nombre de cas bien étudiés aient montré l'existence incontestable de lésions parathyroïdiennes à l'autopsie d'enfants morts de tétanie, on ne peut encore enseigner que cette théorie pathogénique soit absolument démontrée à l'heure actuelle, un certain nombre de faits tendant à en controuver l'exactitude.

C'est en forçant encore plus les faits qu'on a attribué à des troubles fonctionnels des parathyroïdes des syndromes cliniques, qu'aucun lien certain ne permet de leur rattacher : ainsi, parce que, chez l'animal gravide, la parathyroïdectomie partielle entraîne des accidents tétaniques, on a prétendu, sans preuves, que l'éclampsie puerpérale était d'origine parathyroïdienne.

L'insuffisance parathyroïdienne, alléguée comme cause de la maladie de Parkinson, n'a pas davantage fait ses preuves ; il y a plus, quelques faits bien étudiés ont montré plutôt des indices histologiques de suractivité parathyroïdienne à des autopsies de Parkinsoniens (Roussy et Clunet).

En résumé, on est tenu, à l'heure actuelle, à une très grande réserve si l'on veut apprécier la part dévolue dans la pathologie humaine aux troubles des parathyroïdes, que la physiologie commence à peine à nous avoir fait connaître.

Par contre, on sait que les parathyroïdes sont susceptibles de donner lieu au développement de tumeurs, qui sont généralement confondues avec des goitres thyroïdiens, dont seul l'examen histologique peut les différencier (Bérard et Alamartine).

Il est impossible aujourd'hui de tracer l'image de syndromes parathyroïdiens comparables aux syndromes surrénaux ou aux syndromes thyroïdiens que les progrès de la physiologie pathologique ont permis de fixer.

CHAPITRE XXIV

HYPOPHYSE

PAR

M. LÉON BERNARD

ANATOMIE MACROSCOPIQUE

L'hypophyse, ou glande pituitaire, est un petit organe situé dans une

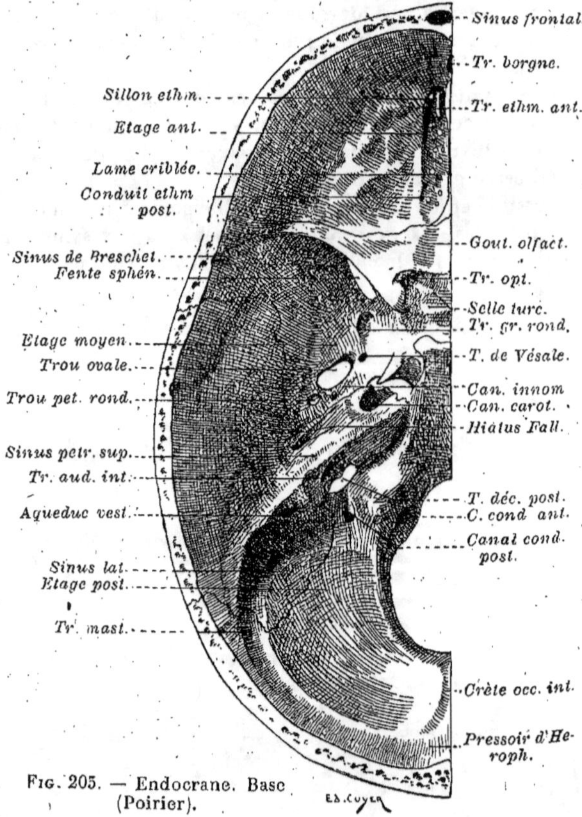

Fig. 205. — Endocrane. Base
(Poirier).

fossette de l'étage moyen de la base du crâne, que l'on appelle la selle
turcique, en raison de sa forme.

En bas, en avant et en arrière, l'organe est en rapport avec la paroi osseuse; sur les côtés, avec les sinus caverneux; en haut, avec un feuillet de la dure-mère, nommé *tente de l'hypophyse*; celle-ci présente un orifice par lequel passe le pédicule de la glande, appelé *tige*, qui se continue avec le cerveau, couché en quelque sorte par-dessus cette région. Cette situation entraîne le voisinage de l'hypophyse et des nerfs optiques, qui

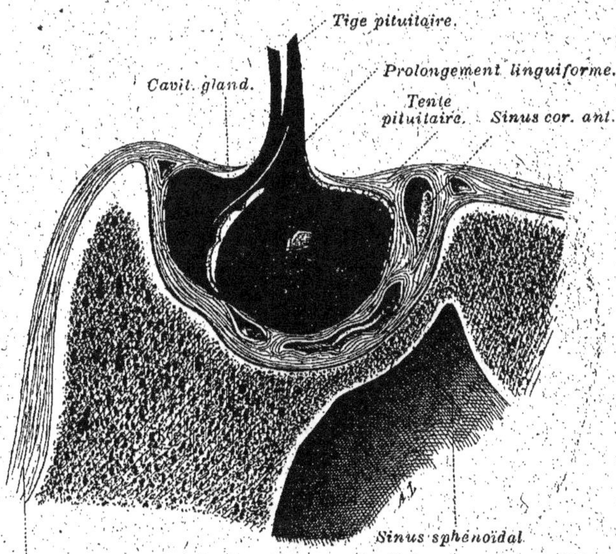

Fig. 206. — La glande pituitaire en place dans la selle turcique; coupe antéro-postérieure. Dessin d'après nature sur un nouveau-né (Charpy).

On remarquera les deux lobes de la glande; le lobe épithélial teinté en rose présente un prolongement linguiforme, une cavité aplatie et une veine centrale; le lobe nerveux est teinté en noir. En avant est le grand sinus coronaire antérieur, en arrière le petit sinus postérieur; au fond de la selle turcique le plexus intercaverneux.

explique les conséquences visuelles du développement pathologique de la pituitaire.

L'hypophyse est donc très profondément enfouie dans la boîte crânienne; elle est difficilement accessible au chirurgien comme à l'expérimentateur. Aux autopsies, lorsque le cerveau est enlevé, la tige hypophysaire étant sectionnée au ras de la tente, celle-ci cache la glande, maintenue par elle dans la loge osseuse; il faut la chercher en ouvrant la tente par son toit.

La seule exploration clinique directe, qui soit possible de cet organe, emprunte les rayons de Roentgen. En effet, les hypertrophies de l'hypophyse agrandissent la cavité osseuse, où l'organe est enclos; et les radiographies permettent très bien d'apprécier cette altération localisée du squelette.

La forme de l'hypophyse est ellipsoïde avec un grand axe transversal; son poids moyen est de 60 centigrammes.

Lorsqu'on pratique une coupe horizontale de l'organe, on voit qu'il se divise en deux portions, emboîtées pour ainsi dire l'une dans l'autre, et qu'on nomme les lobes : le *lobe antérieur* est jaune rougeâtre; le *lobe postérieur*, plus petit, est grisâtre et se prolonge par la tige pituitaire; celle-ci est une colonne de substance nerveuse, longue de 4 à 6 millimètres

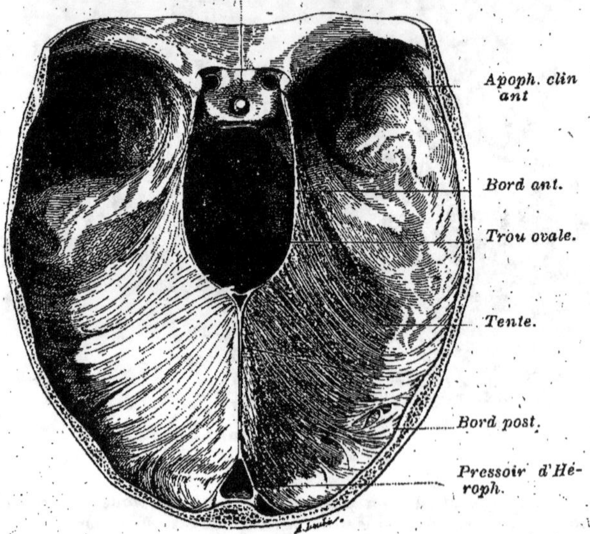

FIG. 207. — La tente du cervelet et le trou ovale de Pacchioni.
(Charpy).

qui va en haut et en arrière se continuer avec la substance cérébrale; elle est percée d'une cavité qui s'ouvre dans le 3e ventricule. Entre les deux lobes de l'hypophyse, existe une région, nommée *zone interlobaire* ou *lobe intermédiaire*.

Les deux lobes représentent deux véritables organes différents, dont la juxtaposition rappelle celle des deux substances, corticale et médullaire, de la surrénale. Le lobe postérieur est une formation de tissu nerveux. Le lobe antérieur est une formation de tissu glandulaire; tant leur structure adulte que leur développement embryologique attestent cette différenciation.

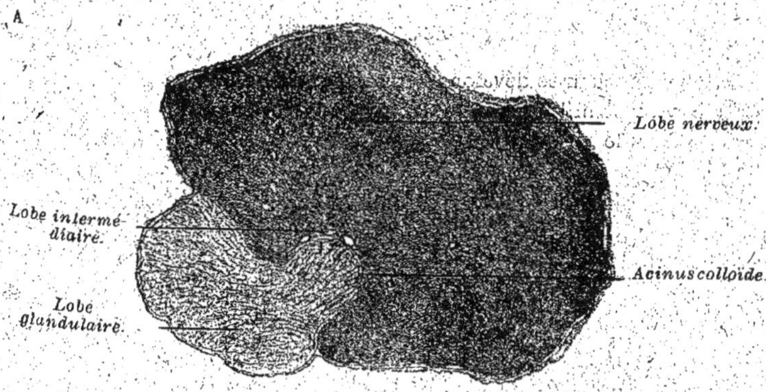

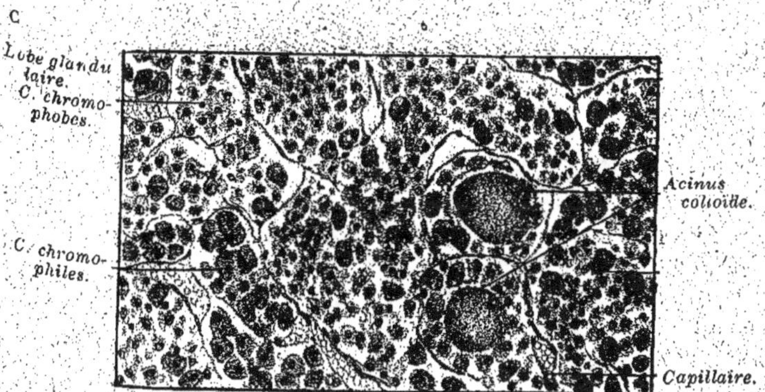

Fig. 208. — Hypophyse normale.

A. — Vue d'ensemble d'une coupe faite suivant l'axe antéro-postérieur
et montrant les trois lobes (Gross. þ).

B. — Lobe glandulaire (Gross. 250) avec ses différents types de cellules.

C. — Lobe glandulaire avec deux acini à contenu colloïde.

37**

DÉVELOPPEMENT

Le lobe antérieur se développe aux dépens d'un bourgeon ectodermique du pharynx primitif, comme la thyroïde. Ce bourgeon s'enfonce, en arrière, dans le mésenchyme, et y prolifère. En même temps le 3e ventri-

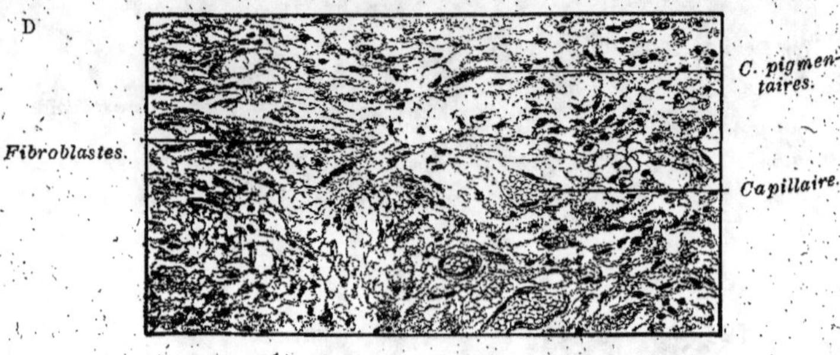

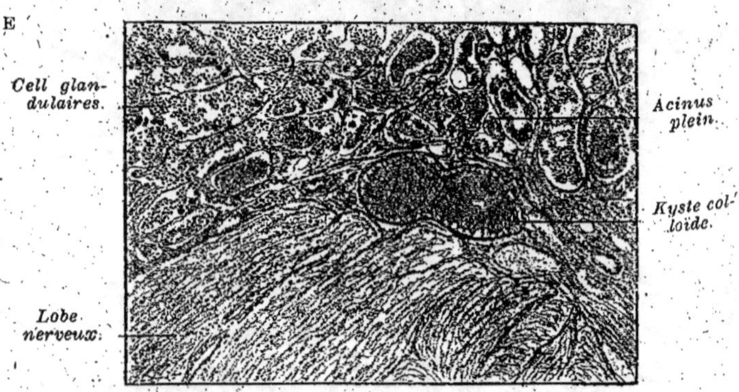

Fig. 209. — Hypophyse normale.

D. — Lobe nerveux (gross. 200) avec ses fibres collagènes et névrogliques
et quelques amas pigmentaires.

E. — Lobe intermédiaire (gross. 200) avec les kystes colloïdes
et les cellules glandulaires.

En bas un fragment du lobe nerveux.

cule du cerveau se développe, et envoie en bas et en avant un diverticule, qui vient rejoindre le bourgeon ectodermique, dont nous venons de parler.

Ces deux formations se rejoignent, constituant, la première, le lobe antérieur; la seconde, le lobe postérieur de l'hypophyse. La cavité originelle de la première laisse comme trace une fente, située chez l'adulte dans la zone interlobaire : c'est la *fente interlobaire*, qui est plus ou moins grande, et même inconstante. La tige pituitaire représente le vestige du

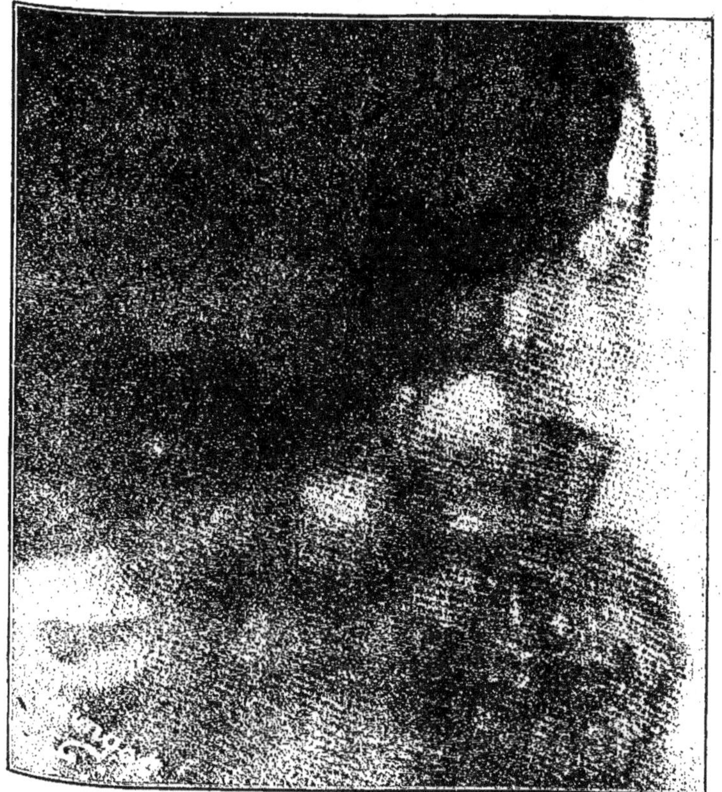

Fig. 210. — Radiographie d'une selle turcique renfermant une hypophyse normale
(Cliché du docteur Maingot).

bourgeon postérieur; elle est creusée d'une cavité, variable elle aussi, et communiquant avec le ventricule cérébral.

ANATOMIE MICROSCOPIQUE

Il faut, chez l'homme adulte, envisager séparément la structure du lobe antérieur, celle du lobe postérieur et celle du lobe intermédiaire.

Lobe antérieur. — Le lobe antérieur est une formation glandulaire : il est constitué par des cordons cellulaires séparés par du tissu conjonctif.

Le stroma conjonctif comprend une capsule d'enveloppe. Du plafond, au centre, partent des trousseaux fibreux, qui se dirigent en bas, en divergeant, vers le plancher, formant comme deux piliers. Des parois

Fig. 211. — Radiographie montrant l'augmentation de diamètre horizontal de la selle turcique par hypertrophie de l'hypophyse (Cliché du docteur Maingot).

latérales de la capsule, à ces piliers, règnent des cloisons conjonctives, qui divisent les espaces compris entre les piliers en étages superposés.

Ces loges conjonctives enferment les cordons cellulaires. Ceux-ci sont constitués par des cellules diverses, que distinguent leur forme et leurs réactions colorantes. On décrit les espèces suivantes :

Cellules chromophobes. — Elles présentent un protoplasma clair et un gros noyau; elles ont d'assez fortes dimensions et sont quelquefois plus ou moins fusionnées entre elles.

Quelques-unes d'entre elles contiennent quelques granulations, qui

Fig. 212. — Radiographie montrant l'augmentation du diamètre longitudinal de la selle turcique par hypertrophie de l'hypophyse (Cliché du docteur Maingot).

prennent les réactifs colorants, soit basophiles, soit acidophiles. Mais la plupart de ces cellules sont dépourvues de telles granulations, d'où leur nom de chromophobes.

Cellules chromophiles. — Ce sont des cellules, qui renferment des granulations prenant les colorations; on en distingue deux espèces.

cellules acidophiles, qui sont petites ou grandes, et dont les granulations sont acidophiles; parfois elles sont fusionnées, formant des plaques acidophiles; des *cellules basophiles*, encore appelées *cyanophiles* parce que leurs granulations gardent la couleur bleue du réactif basique, l'hématéine.

Il n'y a pas de différence essentielle dans le cytoplasma de ces diverses cellules. Seules sont différentes les granulations qu'elles contiennent, et qui sont des produits de sécrétion; ces granulations comprennent donc deux séries divergentes, dont on peut trouver les ébauches dans quelques cellules chromophobes, lesquelles représentent la cellule indifférente, privée de toute sécrétion. En réalité ces différents types cellulaires figurent les étapes des sécrétions hypophysaires, et ne traduisent que les modifications fonctionnelles d'une seule espèce cellulaire (Thaon).

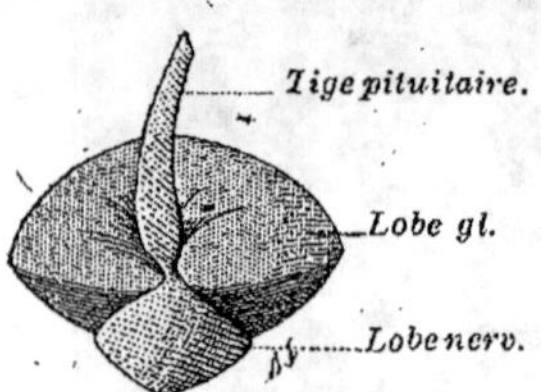

Fig. 213. — La glande pituitaire et ses deux lobes, vus par derrière.

Le lobe glandulaire ou épithélial est teinté en gris (d'après Schwalbe).

Ces sécrétions ne sont d'ailleurs pas les seules de l'organe. L'hypophyse sécrète encore des graisses, qui présentent les caractères des graisses labiles, analogues à celles des surrénales. Ces graisses labiles se rencontrent dans les diverses espèces cellulaires de l'hypophyse, sous forme de gouttelettes plus ou moins grosses, ou de vacuoles, suivant les techniques employées.

Ces diverses cellules sont empilées dans les cordons contenus dans les logettes conjonctives. Souvent entre les cellules, on trouve une goutte d'une substance amorphe. Suivant les cas celle-ci se répand en hauteur, entre les cellules, qui figurent alors une sorte de tube; ou elle écarte ces cellules qui se disposent en forme d'acinus ou même de vésicules, comme dans la thyroïde. Cette substance est ici encore dite *colloïde*; on y distingue deux espèces de réactions, cette matière apparaissant acidophile ou basophile; elle représente le produit de sécrétion expulsé hors de la cellule.

Dans les vaisseaux capillaires, compris dans le tissu conjonctif, la substance colloïde se déverse; on l'y retrouve sous formes de grains, de boules, ou même de masses plus importantes; on y retrouve aussi des gouttelettes de graisse. Ces capillaires pénètrent entre les cellules, où ils puisent les produits de sécrétion.

On ne voit pas de vaisseaux lymphatiques, à l'inverse de ce qui existe dans la thyroïde. L'évacuation des sécrétions se fait directement dans le sang, comme dans la surrénale, ce qui est le caractère essentiel des glandes endocrines.

Lobe postérieur. — Le microscope y montre un feutrage de tissu conjonctif, dans lequel sont éparses des cellules névrogliques et des fibres névrogliques. Il n'y existe pas de cellules nerveuses, mais simplement des fibres nerveuses, descendues par la tige. Dans ce feutrage fibrillaire, qui constitue le lobe postérieur, apparaissent, à part les noyaux des cellules conjonctives et névrogliques, de petits amas de cellules pigmentaires, dont la nature n'est pas connue.

A n'en juger que par nos connaissances histologiques actuelles, ce lobe apparaît donc comme une sorte de formation nerveuse rudimentaire ; il est probable d'ailleurs, de par la physiologie, que cette notion est insuffisante, et recouvre une obscurité que l'avenir éclairera.

Zone interlobaire. — On ne découvre pas de lame conjonctive entre les deux lobes. Les éléments épithéliaux du lobe antérieur entrent en contact avec le tissu du lobe postérieur. Mais, dans cette zone limite, on voit des formations particulières.

C'est d'abord **la fente interlobaire** ou **paranerveuse**, plus ou moins développée. Cette fente, étroite, est recouverte d'une couche épithéliale composée de petites cellules cubiques, quelques-unes ciliées ; son contenu est amorphe ; elle n'est autre chose qu'un vestige embryonnaire.

Il existe, là aussi, des **vésicules**, qui sont de deux sortes : les unes ne sont que des prolongements divisés, sectionnés, de la fente ; les autres des formations analogues aux vésicules thyroïdiennes. Les unes et les autres ne représentent donc que des vestiges embryonnaires, très différentes, ainsi qu'en témoignent leurs cellules limitantes, des vésicules du lobe antérieur ; mais entre ces formations on trouve des cellules glandulaires du type du lobe antérieur.

On voit combien ce petit organe possède une structure complexe, qui laisse supposer des fonctions multiples ; celles-ci ne sont que très imparfaitement connues. L'histologie témoigne que le lobe antérieur est une portion glandulaire, qui produit plusieurs sécrétions ; quant au lobe postérieur, tissu nerveux sans cellules glandulaires, elle n'indique rien sur son importance ni sur son rôle.

PHYSIOLOGIE

Ablation de l'hypophyse. — Cette opération expérimentale, qui s'est longtemps heurtée à de grandes difficultés, a pu être réussie, depuis les travaux de Cushing, de Aschner, de Camus et Roussy.

Ses effets varient suivant les auteurs qui l'ont réalisée. Les phénomènes qui paraissent dûment liés à la suppression de l'organe sont des troubles du développement squelettique et de la formation des organes sexuels, lorsqu'il s'agit d'animaux jeunes ; des modifications de la nutrition, amenant de l'adiposité et des altérations du système cutanéo-pileux ; de l'apathie et de la somnolence.

D'après Aschner, ces troubles peuvent être provoqués par l'ablation exclusive du lobe antérieur ; celle du lobe postérieur reste sans effets.

Extrait hypophysaire. — Les analyses chimiques ont montré que l'extrait hypophysaire contient de l'iode, et même de l'iodothyrine. Ces substances proviennent sans doute de la colloïde contenue dans l'hypophyse; mais ce n'est pas le seul produit de sécrétion de la glande.

L'injection à des animaux de cet extrait a montré sa faible toxicité. Ses effets ont été : une polyurie très marquée par vaso-dilatation rénale; la vaso-constriction des vaisseaux thyroïdiens ; l'élévation de la pression artérielle, et la diminution du nombre des battements du cœur; cette action hypertensive est moins puissante et moins brève que celle de l'adrénaline; l'extrait hypophysaire contient également des substances hypotensives que certaines manipulations permettent d'extraire.

L'action hypertensive de l'extrait hypophysaire appartient au lobe postérieur de l'organe: il en est de même de quelques autres propriétés, telles que son action constrictive sur la musculature lisse des vaisseaux et de l'utérus, son action stimulante sur le métabolisme entraînant l'amaigrissement, enfin sa propriété de provoquer la polyurie et la glycosurie.

Il est intéressant de rapprocher ces effets des extraits du lobe postérieur de la structure de cette portion de l'organe, qui ne paraît pas de nature glandulaire. Certains auteurs confèrent cette qualité cependant aux éléments épithéliaux de la zone interlobaire, qui se trouve constamment intéressée dans les préparations d'extraits du lobe postérieur. Il faut avouer que ce problème renferme encore bien des inconnues.

SYNDROMES HYPOPHYSAIRES

C'est la clinique qui a jeté la première lumière sur les fonctions de l'hypophyse, jusqu'alors tout à fait ignorées, lorsque Pierre Marie, en 1885, découvrit une affection nouvelle en rapport avec des altérations de l'organe, l'*acromégalie* (1).

Cette affection est essentiellement constituée par : l'hypertrophie des os, surtout marquée à la face (mâchoires), aux extrémités (mains et pieds), au thorax et au rachis (entraînant une cypho-scoliose); des modifications de l'activité sexuelle; la glycosurie; l'apathie nerveuse ; des troubles visuels; des douleurs céphaliques. A l'autopsie de pareils sujets on trouve le plus souvent une hypertrophie des divers organes, et une grosse hypophyse; cette hypertrophie hypophysaire est due à la présence de tumeurs, en général d'adénomes.

Depuis cette époque des progrès importants ont été acquis sur le rôle et les désordres de l'hypophyse; nos connaissances se sont même accrues depuis la première édition de cet ouvrage, et l'on peut aujourd'hui établir une classification des syndromes hypophysaires, pour lesquels seuls quelques éléments du mécanisme physio-pathologique nous échappent encore.

Les principaux syndromes hypophysaires sont les suivants :

1° *Syndrome acromégalique*, ou mieux *syndrome squelettique*, qui comprend les altérations osseuses de l'acromégalie.

Après la découverte de l'acromégalie, Brissaud a fait remarquer que les

____

(1) De αϰρον, extrémité ; μεγας, grand

géants présentent les mêmes altérations osseuses et les mêmes troubles sexuels que les acromégaliques; il trouva même chez eux des tumeurs de l'hypophyse, en particulier des adénomes. Ces remarques furent confirmées par un ensemble de faits, qui a établi la doctrine, aujourd'hui classique, de l'identité du gigantisme et de l'acromégalie : le gigantisme n'est, par persistance fonctionnelle du cartilage de conjugaison, que de l'acromégalie survenue en période de croissance (Brissaud, Launois).

Les lésions osseuses de l'acromégalie et du gigantisme semblent dues à la suractivité fonctionnelle de l'hypophyse; d'après Cushing, c'est l'hyperplasie du lobe antérieur qui produirait cet état; et cette notion semble bien établie actuellement. On a également décrit un nanisme hypophysaire dû à l'insuffisance du lobe antérieur.

Le même auteur a attribué à la suractivité du lobe postérieur la glycosurie, que l'on rencontre souvent associée aux troubles du squelette dans l'acromégalie; par contre, il rapporte la polyurie à l'insuffisance de l'organe; cette interprétation n'est pas à l'abri des critiques : il est possible que tant la glycosurie que la polyurie ne soient pas directement liés à des troubles de l'hypophyse, mais dus à des troubles de voisinage localisés à la base du cerveau, troubles que déterminent aussi bien les lésions expérimentales que les tumeurs de l'organe (Camus et Roussy);

2° *Syndrome adiposo-génital*, décrit par Fröhlich, constitué par l'adiposité généralisée, l'infantilisme avec déficience des fonctions génitales, des modifications des poils. Ces phénomènes ont été rencontrés également lors de tumeurs de l'hypophyse. Ils sont généralement attribués à l'insuffisance hypophysaire et parfois rattachés à des troubles portant sur le lobe postérieur; mais cette localisation n'est pas établie. On a d'ailleurs noté des faits où coexistent des éléments de l'un et de l'autre syndrome;

3° *Syndrome mécanique de tumeur.* —°A côté de ces phénomènes, dus aux altérations des sécrétions glandulaires de l'organe, le développement néoplasique de celui-ci donne lieu à des symptômes de compression caractéristiques. Ce sont essentiellement : *a*) les troubles oculaires, stase papillaire et hémianopsie; *b*) les modifications du squelette crânien, décelables par la radiographie. Enfin il s'y ajoute les symptômes habituels des tumeurs encéphaliques, signes banaux d'hypertension intracérébrale.

Ces données ont déjà donné lieu à des applications utiles à la thérapeutique : l'*opothérapie hypophysaire* est employée comme médication hypertensive dans les asthénies cardiaques, surtout au cours des maladies infectieuses ; comme myotonique, dans les asthénies musculaires et comme stimulant de la contraction utérine. On l'a encore recommandée pour combattre la maladie de Basedow, pour arrêter les hémoptysies. Elle a obtenu des succès dans le traitement de certains phénomènes attribués sans grandes preuves à l'insuffisance hypophysaire (Renon et Arthur Delille): par contre, ses effets ont été nuls ou fâcheux dans la cure des syndromes hypophysaires authentiques.

La thérapeutique de ceux-ci est chirurgicale; l'intervention est principalement indiquée lorsqu'on reconnaît la présence du syndrome, que nous avons appelé mécanique, des tumeurs de l'organe. L'hypophysectomie n'a jusqu'ici obtenu que des succès inconstants et partiels.

RELATIONS DES GLANDES ENDOCRINES ENTRE ELLES

Dans ces dernières années, la science s'est enrichie de données nouvelles sur les relations des glandes endocrines entre elles. Mais beaucoup d'exagérations se sont fait jour, des conclusions mal fondées et hâtives, des interprétations expérimentales discutables ont été avancées, et, à l'heure actuelle, c'est là un terrain où il convient d'être très prudent, si l'on ne veut retenir que les faits dûment établis.

Une doctrine a été soutenue qui prétend que les glandes endocrines sont liées par des relations fonctionnelles spéciales, pour ne pas dire spécifiques, telles que chacune d'elles exerce une action soit stimulante, soit frénatrice sur les autres ; il en résulterait que le désordre pathologique de l'une d'entre elles entraînerait des troubles organiques et fonctionnels des autres.

Cette doctrine s'appuie sur un ensemble de données de valeur inégale et différentes entre elles.

1° Le fondement le plus ancien réside dans la notion physiologique, qui se relie à la découverte même des sécrétions internes et à la conception de Brown-Sequard, aux termes de laquelle les produits de sécrétion interne représentent des « excitants fonctionnels spécifiques », ce qu'on a appelé depuis des « hormones » (Starling). Les hormones d'une glande doivent agir sur les autres glandes. Mais les constatations directes de ces actions n'ont encore abouti à des données certaines que pour quelques-unes d'entre elles : synergie intestino-pancréatique ; synergie génito-mammaire.

Il en faut cependant rapprocher certains faits bien connus des médecins, tels que les liens qui unissent la thyroïde et les organes génitaux (hypertrophie de la thyroïde au moment de la puberté ; hypothyroïdie consécutive à la ménopause spontanée ou chirurgicale).

2° Des faits d'ordre expérimental ont montré les altérations hypoplasiques, ou au contraire, l'hyperplasie, de certaines glandes consécutivement à l'ablation d'une autre glande : ainsi en est-il de l'hypertrophie de l'hypophyse à la suite de la thyroïdectomie, de l'hyperépinéphrie à la suite de la castration. Mais ce fait n'impose pas nécessairement l'idée de suppléance ni d'antagonisme : il est avéré, à coup sûr, qu'il n'existe pas de suppléance vraie entre thyroïde et hypophyse, entre ovaires et surrénales, et rien ne prouve leur antagonisme. De même, les altérations observées sur telles glandes à la suite d'injection d'extrait d'une autre glande ne traduisent pas nécessairement une action spécifique, à plus forte raison un lien physiologique.

Une des relations interglandulaires le plus souvent invoquée est celle du pancréas, de la thyroïde et des surrénales (Eppinger, Falta et Rudinger) ;

on lui a même fait jouer un rôle en pathologie : la thyroïde aurait une action frénatrice sur le pancréas, ainsi que les surrénales, et réciproquement ; elle serait, au contraire, douée d'une action stimulante sur les surrénales, et réciproquement ; la glycosurie du syndrome de Basedow serait donc une glycosurie adrénalinique, par insuffisance pancréatique ; nous avons dit plus haut la place attribuée à l'hyperépinéphrie, conséquence de l'hyperthyroïdie, dans le syndrome de Basedow. Malheureusement ces interprétations séduisantes reposent sur une base expérimentale fragile qui a pu être controuvée (Gley).

3° On a signalé aux autopsies humaines la coexistence de lésions glandulaires multiples, et on y a parfois voulu voir l'indice de synergies fonctionnelles entre ces glandes : ainsi en est-il de cas publiés de tumeurs de l'hypophyse avec atrophie testiculaire ; de myxœdème avec atrophie de la thyroïde, de l'ovaire, des surrénales, des lésions de l'hypophyse ; de lésions destructives aiguës des surrénales avec lésions d'hypothyroïdie, d'hypoovarie, d'hyperhypophysie ; d'acromégalie avec hypertrophie de l'hypophyse, avec lésions hyperplasiques de la thyroïde et des surrénales.

Ces faits sont susceptibles d'autres interprétations différentes : les lésions des diverses glandes peuvent être la conséquence banale des altérations humorales créées par la lésion de la glande primitivement atteinte ; ou encore elles peuvent ne représenter que les effets simultanés d'une même cause pathogène frappant en même temps les diverses glandes, et d'ailleurs d'autres organes aussi. A coup sûr ils n'impliquent pas nécessairement l'existence d'un lien physiologique entre tous ces organes à l'état normal.

4° De ces faits anatomiques il faut rapprocher les faits cliniques, dont quelques-uns sont d'ailleurs dotés des confirmations nécropsiques du type de celles que nous venons de mentionner et qui ont permis d'étayer la théorie des *syndromes pluriglandulaires* (Claude et Gougerot, Renon et Arthur Delille).

C'est ainsi qu'on a décrit des faits où se trouvaient associés des signes d'hypothyroïdie, d'hypoovarie et des signes surrénaux ; des acromégaliques avec signes d'hyperthyroïdie et d'hyperépinéphrie ; des basedowiens avec signes addisonniens ; en réalité, toutes les combinaisons observées peuvent être rapportées soit à des associations de plusieurs insuffisances glandulaires, soit à des combinaisons de signes d'insuffisance d'une glande et de signes de suractivité d'autres glandes.

La théorie des syndromes pluriglandulaires veut que l'atteinte concomitante de toutes ces glandes traduise une sorte d'affinité pathologique commune ; en fait, la simultanéité des altérations n'est pas prouvée, le mécanisme de ces complexus morbides non élucidé ne peut étayer la théorie des synergies fonctionnelles glandulaires.

Ces notions nouvelles ont toutefois un réel intérêt, non seulement en raison des problèmes qu'elles posent, mais aussi pour les quelques applications pratiques auxquelles elles ont pu déjà donner lieu. En effet, on a opposé parfois avec succès l'*opothérapie associée* aux insuffisances pluri-glandulaires ; on a aussi essayé de combattre les troubles de certaines glandes par l'opothérapie des glandes considérées comme antagonistes ou vicariantes. Mais ces essais n'ont guère donné encore de résultats démons-tratifs.

CHAPITRE XXV

PEAU

PAR

M. SALOMON

La peau est non seulement une membrane chargée de protéger la surface du corps, elle est de plus un organe complexe qui joue un rôle de première importance dans les fonctions de relation.

ANATOMIE MACROSCOPIQUE

La couleur de la peau est variable suivant les races, suivant le sexe, l'âge, les conditions familiales ou individuelles, suivant la région considérée.

Outre les plis articulaires et les rides, sa surface présente des plis et des sillons dont l'examen à la loupe permet de voir les détails. On peut y distinguer : a) de petits sillons dessinant des hachures en réseau et prenant la forme de losanges;

b) Des sillons et des crêtes papillaires, qui, au niveau des faces palmaires et plantaires, forment des courbes traduisant la disposition des grandes papilles;

c) Des inégalités, dues à la présence des poils, et qui se montrent sous l'aspect de petites dépressions infundibuliformes, dans lesquelles s'ouvrent les follicules pilo-sébacés.

Les entonnoirs folliculaires sudoripares forment les petits orifices connus sous le nom de *pores*.

La peau est garnie à peu près partout, sauf au niveau des faces palmaires et plantaires, de poils plus ou moins gros. La face dorsale de la dernière phalange des doigts et des orteils est recouverte d'une production cornée : *l'ongle*. Les poils et les ongles constituent ce que l'on appelle les *phanères cutanés*.

L'*épaisseur* de la peau varie suivant les régions, suivant le sexe et l'âge du sujet. Son adhérence aux plans profonds est également variable suivant les régions.

La peau se compose de deux couches principales : l'*épiderme* et le *derme*, avec lequel on peut décrire l'*hypoderme*.

L'épiderme peut être séparé du derme chez le sujet vivant par l'application sur la peau d'une substance vésicante, chez le cadavre par la putréfaction, la macération ou l'ébullition.

ANATOMIE MICROSCOPIQUE

Épiderme. — L'épiderme est un tissu épithélial pavimenteux stratifié composé de cellules superposées en plusieurs couches. Il provient du feuillet ectodermique de l'embryon.

Il comprend deux assises principales : le *corps muqueux de Malpighi* et la *couche cornée*. — Entre elles on décrit deux autres couches cellulaires : le *stratum granulosum* de Langerhans, et le *stratum lucidum* d'Œhl et Schrön.

Corps muqueux de Malpighi. — Le corps muqueux est la partie profonde, génératrice, de l'épiderme. Sur une coupe perpendiculaire à sa surface on voit que la limite inférieure de l'épiderme est marquée par une ligne onduleuse due à la présence des papilles du derme. Celles-ci font une série de saillies qui refoulent l'épiderme et ménagent entre elles des espaces où il envoie des prolongements : les *bourgeons interpapillaires*.

Les cellules dont se compose le corps muqueux de Malpighi renferment un noyau volumineux, arrondi, limité par un double contour, et contenant un ou plusieurs nucléoles. La portion du protoplasma qui entoure immédiatement le noyau est claire; on lui donne le nom d'endoplasme. La partie périphérique du protoplasma, ou exoplasme, est nettement fibrillaire, et ses fibrilles ne semblent pas s'arrêter aux limites de la cellule. Elles se prolongent d'une cellule dans l'autre en formant des filaments d'union qui prennent l'aspect d'un réseau filamenteux, et qui présentent parfois un petit renflement nodulaire en leur milieu. Ces fibrilles épidermiques, particulièrement marquées dans les couches les plus superficielles du corps muqueux, sont au contraire à peine visibles au niveau des cellules profondes.

On peut distinguer parmi les assises cellulaires qui constituent le corps muqueux, une première rangée profonde de cellules cylindriques, le *stratum germinativum*, et une rangée périphérique composée de cellules polygonales et filamenteuses, le *stratum filamentosum*.

Stratum germinativum. — Les cellules cylindriques de la couche germinative ont une base munie de dentelures qui pénètrent dans la membrane basale hyaline de l'épiderme, et qui assurent l'adhérence parfaite de l'épiderme avec le derme. Ces cellules se multiplient par division indirecte, et on y voit des figures de karyokinèse. Elles sont le siège prédominant du pigment dans les races colorées. Quand la pigmentation est légère, les grains de pigment se trouvent exclusivement à leur niveau ; quand elle est plus intense, les grains pigmentaires, allant du jaune au brun, se rencontrent aussi en petite quantité dans le derme. Ce pigment est plus abondant au niveau de certaines parties du corps (mamelon, bourses, grandes lèvres); il augmente d'une façon diffuse ou localisée (éphélides) sous l'influence des rayons solaires; il devient très abondant au cours des mélanodermies, notamment de la maladie d'Addison, du diabète bronzé (pigment ocre, ferrugineux), et à la suite de la vésication par l'ypérite. Il peut se voir dans des cellules conjonctives dites cellules pigmentaires.

Stratum filamentosum. — Les cellules du stratum filamentosum sont polyédriques et vont en s'aplatissant à mesure qu'elles deviennent plus superficielles. Ces cellules se composent d'un noyau central et d'un protoplasma figuré dans lequel on peut distinguer deux parties : des filaments colorables et une partie amorphe interposée entre les fibrilles épidermiques. Les filaments qui les unissent et qui paraissent en continuité avec les fibrilles du cytoplasme forment un réseau dans les mailles duquel circule le plasma nutritif de l'épiderme et quelques cellules migratrices. Ces cellules ne sont pas spéciales à la peau, et on les retrouve avec des caractères identiques sur les muqueuses d'origine ectodermique (bouche, vagin, cornée).

Au-dessus du corps muqueux, et le séparant de la couche cornée, se voient des couches intermédiaires qu'on a divisées en *stratum granulosum* et *stratum lucidum*.

Stratum granulosum. — Le stratum granulosum (Langerhans, Unna) se compose d'une ou plusieurs assises cellulaires suivant l'épaisseur de l'épiderme. Aplaties de haut en bas, losangiques sur les coupes, ces cellules sont entourées d'une membrane due au tassement des fibrilles, qui, à leur niveau, sont à peine perceptibles. Leur noyau subit un certain degré d'atrophie. Ce qui les caractérise, c'est la présence dans leur protoplasma de *granulations*, de nature albuminoïde et ayant une grande affinité pour la plupart des colorants; le carmin, l'hématoxyline, la thionine. Ce sont les grains d'éléidine.

Stratum lucidum. — Le stratum lucidum (Œhl et Schrön) est une bande claire et réfringente, presque homogène. Les cellules qui la composent n'ont plus de noyau et leur protoplasma ne renferme plus de grains d'éléidine; mais on voit à leur niveau des gouttes parfois très volumineuses d'éléidine (*éléidine diffuse*) non colorées par l'hématoxyline, mais teintées en rouge par le carmin. Elles ne renferment pas de graisse. Ranvier a donné le nom de *stratum intermedium* à la partie la plus profonde du stratum lucidum, qui prend avec une intensité particulière la coloration au picrocarmin, après action de l'acide osmique, et au niveau de laquelle la kératinisation de la membrane péricellulaire commencerait à se montrer.

Couche cornée. — La couche cornée constitue un vernis protecteur,

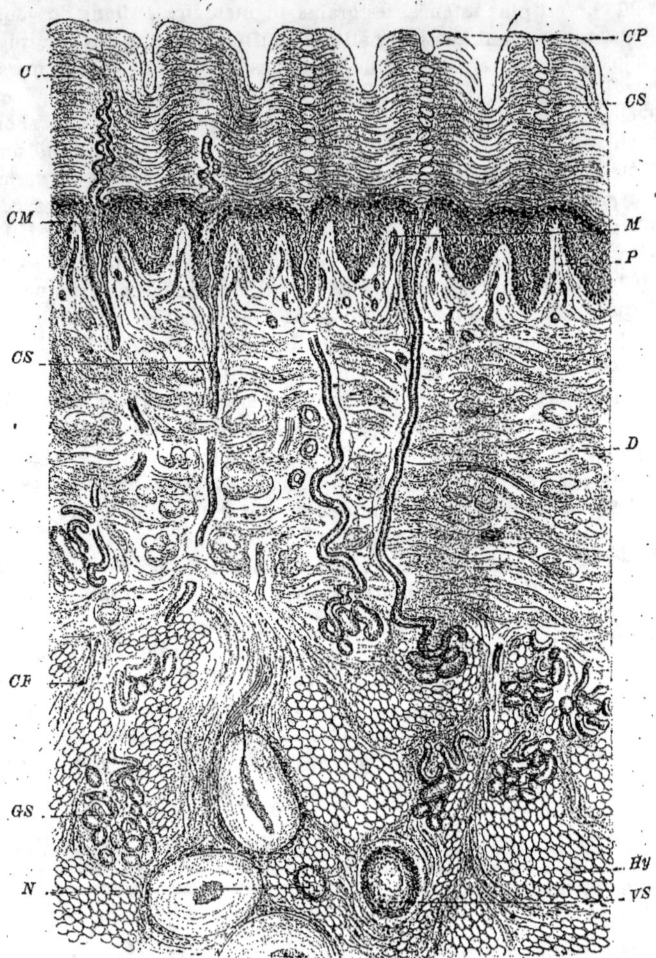

Fig. 214. — Coupe d'ensemble de la peau (d'après Darier).

L'épiderme se montre formé : 1° d'une couche cornée C, munie de saillies qui sont les crêtes papillaires C P, portant à leur sommet les orifices des glandes sudoripares ; 2° d'une couche génératrice ou corps muqueux de Malpighi, CM. — Le derme est formé d'une couche papillaire P, d'un derme proprement dit D, d'un hypoderme Hy formé de lobules adipeux, séparés par des cônes fibreux CF ; dans cet hypoderme on voit de gros vaisseaux sanguins VS, un nerf N, trois corpuscules de Pacini, des glomérules des glandes sudoripares GS dont le canal excréteur CS va s'aboucher au sommet d'un bourgeon épidermique interpapillaire. Les crêtes papillaires CP sont séparées les unes des autres par des sillons visibles à la surface de la peau, qui sont les sillons interpapillaires.

Son épaisseur est variable. A la coupe, elle présente un aspect lamelleux, sauf au niveau des régions palmaires et plantaires où son aspect est aréolaire ou alvéolaire. Les cellules cornées sont constituées par une membrane de kératine, renfermant de la graisse, et s'engrenant par sa surface extérieure avec celle des cellules voisines. Elles sont dépourvues de noyau (1). Lamelleuses sous l'action prolongée des bichromates, elles se gonflent et deviennent globuleuses sous l'action des acides ou de la potasse caustique. Au niveau de la région plantaire, et de plus, chez les manœuvres, au niveau de la région palmaire, la couche cornée renferme un peu d'éléidine diffuse. Les parties superficielles de la couche cornée ont l'aspect de lamelles qui se détachent en lambeaux et desquament. Aux parties profondes on donne quelquefois le nom de *stratum corneum*, alors qu'on appelle *stratum disjunctum*, l'assise la plus superficielle.

Évolution de l'épiderme. — L'épiderme se forme au niveau de la couche germinative du corps muqueux. Les cellules naissent par division karyokinétique, les plus anciennes étant progressivement repoussées vers la périphérie et prenant, cheminfaisant, les différents aspects que nous avons décrits. Au niveau du corps muqueux les cellules sont étroitement unies les unes aux autres par les filaments fibrillaires. Ceux-ci tendent à disparaître au niveau du stratum granulosum, mais les cellules se chargent d'une nouvelle substance, l'éléidine, qui contribuera à former la graisse et la kératine épidermiques. La kératinisation commencée dans le stratum intermedium de Ranvier s'achève au niveau de la couche cornée dans laquelle les cellules rem-

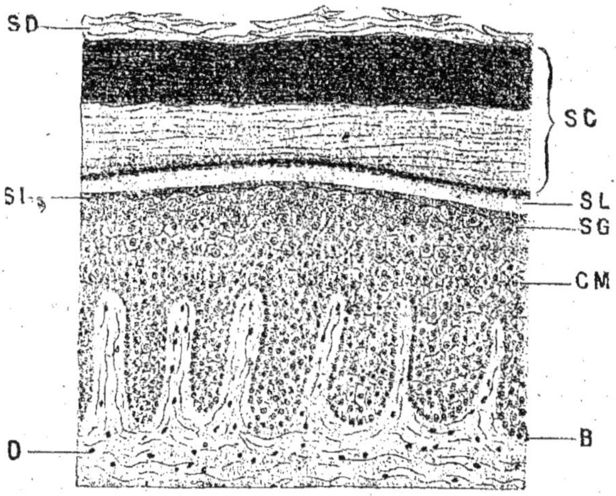

Fig. 215. — Les couches de l'épiderme
(A. Branca, d'après Ranvier).

B, couche basilaire. — CM, corps muqueux de Malpighi. — SG, stratum granulosum. — SI, stratum intermedium. — SL, stratum lucidum — SC, stratum corneum. — SD, stratum disjunctum. — D, Derme.

(1) Cependant d'après Retterer, elles contiennent un noyau atrophié qu'on met en évidence par les alcalis et le carmin (Branca).

plis de graisse ont perdu toute vitalité mais jouent encore un rôle important en assurant la souplesse de l'épiderme et en s'opposant à l'évaporation.

Sous l'influence d'une irritation d'origine microbienne ou mécanique, exogène ou endogène, il peut se faire des modifications dans cette évolution épidermique : les cellules malpighiennes subissent des modifications morphologiques, on y trouve des formes de mitose, des transformations vacuolaires; l'éléidine, le pigment font défaut; les cellules de la couche cornée deviennent plus nombreuses, plus épaisses, mais leur kératinisation demeure incomplète, d'où production de *squames* minces ou épaisses qui tombent rapidement.

L'envahissement de la couche malpighienne par les agents toxi-infectieux se traduit souvent par une exsudation séreuse et par une diapédèse leucocytique : les cellules deviennent globuleuses, vacuolaires, s'ouvrent les unes dans les autres et forment une cavité qui est envahie par la sérosité exsudée, d'où formation d'une *vésicule*. Celle-ci devient une *bulle* ou une *phlyctène* si l'exsudation séreuse est suffisamment intense pour refouler sur une grande étendue les couches voisines. Elle prend l'aspect d'une *pustule* si, en plus de la sérosité qu'elle renferme, il y a un apport leucocytaire considérable. Au-dessous de ces lésions le corps muqueux forme une nouvelle couche cornée qui rejette au dehors la vésico-pustule et son contenu.

Derme. — Membrane fibreuse d'origine mésodermique, le derme est constitué par un entrelacement de faisceaux conjonctifs et de fibres élastiques. Il est parcouru par des vaisseaux et des nerfs, et renferme des follicules pileux et des glandes. Il forme la partie la plus épaisse et la plus résistante de la peau. On lui décrit deux couches : l'une profonde, le *chorion*, qui en constitue plus des deux tiers; l'autre le *corps papillaire*, qui est la région la plus vascularisée. On ne peut séparer du derme, dans la description, la couche celluleuse sous-jacente, ou hypoderme, qui renferme une série d'éléments (vaisseaux, nerfs, glandes) annexés à la peau.

a) *Chorion*. — Le chorion se compose : de *faisceaux fibreux* à fines fibrilles, entre-croisés en tous sens; de *cellules conjonctives* à noyau ovalaire aplati et à prolongements anastomosés avec ceux des cellules voisines; de *fibres élastiques* cylindriques ou lamelleuses, formant un réseau à mailles dirigées dans le sens des faisceaux conjonctifs ou dans la direction des vaisseaux. Tous ces éléments du chorion sont réunis par une substance transparente qu'on doit considérer comme du protoplasma (hyaloplasma, substance fondamentale) (Branca). Entre ces différents faisceaux sont ménagés des espaces, dits *espaces interfasciculaires*, comparables aux espaces lymphatiques, et renfermant çà et là quelques globulse blancs. Dans certains cas, des agents infectieux peuvent arriver à la peau par la voie sanguine ou lymphatique, et l'attaquer par la profondeur en y déterminant une inflammation aiguë ou subaiguë. Il se fait alors des phénomènes de diapédèse leucocytique et de prolifération cellulaire qui se localisent à la partie profonde du derme et constituent des *nodules*. Ceux-ci, en se groupant, forment des nodosités qui évoluent vers la sclérose, la caséification, l'ulcération, la suppuration (tubercules de la bacillose de Koch, de la morve, de la syphilis, de la lèpre, etc.). On voit aussi au niveau du derme des *fibres musculaires*. Les unes appartiennent à des muscles lisses, et siègent à la partie profonde du chorion (dartos). C'est à leur contraction qu'est dû le phénomène connu sous le nom de *chair de poule*, que l'on observe sous l'influence du froid, d'une émotion ou d'une excitation cutanée. Les autres sont des fibres striées (muscles peaussiers) aboutissant à de petits tendons qui traversent le derme pour s'implanter sur la basale.

b). **Corps papillaire.** — Le corps papillaire est limité du côté du chorion par un réseau vasculaire, le plexus sous-papillaire, sanguin et lymphatique; du côté de l'épiderme par une membrane basale hyaline.

De texture plus délicate que le chorion, le corps papillaire comprend comme lui des *faisceaux conjonctifs* minces, entrecroisés en tous sens avec espaces interfasciculaires, des *cellules conjonctives* très abondantes, souvent fusiformes, un *réseau élastique* avec des fibres allant s'insérer sur la membrane hyaline et formant la charpente de la papille.

Les *papilles* sont des prolongements cylindro-coniques du corps papillaire, qui refoulent devant eux le corps muqueux de Malpighi et ménagent entre eux des intervalles pour les bourgeons interpapillaires de l'épiderme. Elles correspondent par rangées de deux, au niveau des régions palmaires et plantaires, aux crêtes papillaires. Les papilles sont, au point de vue fonctionnel, la partie la plus importante du derme, parce que c'est à leur niveau que la vascularisation sanguine et lymphatique est le plus intense et parce qu'elles renferment les corpuscules du tact. Sous l'influence des excitations mécaniques, toxiques, microbiennes, ou d'origine nerveuse, il se fait une vasodilatation de ces vaisseaux du derme et des papilles, qui se traduit par l'apparition d'un *érythème*. Si l'excitation est plus intense ou plus durable, la vasodilatation est suivie d'exsudation du sérum sanguin et de diapédèse leucocytaire, en même temps que se fait une prolifération des cellules fixes conjonctives. Il en résulte une infiltration cellulaire plus ou moins intense du derme (érysipèle). Quand l'inflammation est localisée exclusivement au niveau du corps papillaire, les papilles s'hypertrophient et forment des *macules* ou des *papules*, parfois accompagnées d'anémie centrale quand il y a, comme dans l'*urticaire*, compression des vaisseaux centraux des papilles par une sérosité exsudée subitement et abondamment.

Hypoderme. — *L'hypoderme*, ou *tissu cellulaire sous-cutané*, se compose de fibres élastiques peu abondantes, de faisceaux conjonctifs minces, de cellules conjonctives ne comprenant qu'un noyau et une enveloppe protoplasmique, et d'une substance amorphe, gélatineuse, très abondante. On y trouve en outre des cellules adipeuses, plus ou moins nombreuses suivant les régions, réunies en lobules par des tractus conjonctivo-élastiques (cônes fibreux de la peau), qui s'attachent à la face profonde du chorion et délimitent des alvéoles. C'est dans l'épaisseur du tissu cellulaire sous-cutané que dans les néphrites hydropigènes, dans les cardiopathies décompensées, etc., se fait un épanchement de sérosité qui constitue *l'œdème* périphérique. Son développement est très variable suivant les régions du corps. Il peut atteindre une épaisseur de plusieurs centimètres au niveau de la paroi abdominale et peut prendre un volume considérable chez les obèses. Chez le vieillard il s'atrophie en général et la peau prend par suite un aspect ridé. On y trouve des vaisseaux, des nerfs, des glandes sudoripares, des follicules pileux.

Vaisseaux. — a) ***Vaisseaux sanguins***. — Ils proviennent des troncs artériels et veineux du tissu sous-cutané.

Ils forment par de nombreuses ramifications un premier *plexus sous-dermique*, réuni par des *rameaux communicants*, qui traversent le chorion, à un *plexus sous-papillaire* d'où partent de multiples capillaires qui vont s'anastomoser dans l'épaisseur de la papille et donner naissance aux veines. Du plexus sous-dermique naissent aussi les vaisseaux des annexes. Malgré leurs larges anastomoses, les vaisseaux sont groupés en territoires, en véritables cônes d'irrigation, ainsi que l'a démontré Renaut. Ces cônes d'irrigation expliquent la forme arrondie ou ovalaire des taches obtenues par les injections vasculaires, et aussi d'un grand nombre d'éléments éruptifs : érythèmes roséoliques, bulles, etc. La rupture des vaisseaux papillaires détermine l'apparition des *taches purpuriques*. Leur distension excessive et permanente est à l'origine des petits *nœvi*. L'asthénie des vaso-moteurs détermine les alternatives de pâleur et de rougeur de la face au cours des méningites. Elle explique aussi la production de la raie méningitique de Trousseau et le dermographisme.

b) ***Vaisseaux lymphatiques***. — Ils naissent au niveau de chaque papille par un gros capillaire central qui se réunit aux capillaires lymphatiques voisins pour former un réseau sous-papillaire. De ce réseau partent des troncs qui traversent le chorion, en suivant les vaisseaux sanguins et qui, *sans constituer de plexus sous-dermique*, vont se jeter dans les lymphatiques à valvules de l'hypoderme. Ils communiquent avec les espaces interfasciculaires du corps papillaire et du derme, et avec les fentes lymphatiques du derme à endothélium continu. Il faut noter que le plexus lymphatique sous-papillaire n'est pas réparti en territoires comme les plexus vasculaires, et cette continuité explique la possibilité de fusées infectieuses à grande distance.

Nerfs. — Les nerfs cutanés sont très importants à cause des fonctions de sensibilité de la peau.

On peut les diviser en sensitifs, moteurs et vaso-moteurs.

1° **Nerfs sensitifs**. — Certaines régions de la paume des mains, de la pulpe des doigts, les lèvres, la plante des pieds, les organes génitaux externes sont pourvus de nerfs particulièrement nombreux et de terminaisons spéciales. Nés des gros troncs sous-cutanés, ils montent dans l'hypoderme et traversent le chorion en se divisant. Au niveau du corps papillaire, ils s'infléchissent, suivent un plan horizontal et envoient de nombreux ramuscules vers la surface épidermique sans former de véritable réseau. Ils peuvent se terminer sous plusieurs formes différentes :

a) **Corpuscules de Pacini**. — Ce sont des corpuscules ovoïdes de 1 à 3 millimètres, visibles à l'œil nu, siégeant dans l'hypoderme ou au niveau de la partie la plus profonde du chorion.

Ils sont formés de lamelles concentriques de nature conjonctivo-élastique entourant une massue centrale. Dans cette massue pénètre le tube nerveux, qui s'y dépouille de ses gaines et s'y divise en nombreux rameaux terminés par des renflements de volume variable. Il y a en outre une fibre nerveuse grêle qui entoure la massue centrale d'un lacis de fibrilles. Spécialisés pour les sensations de pression, les corpuscules de Pacini ne s'observent que dans quelques régions de la peau, notamment aux doigts.

b) **Corpuscules de Meissner ou du tact**. — Ils sont formés d'un ou de plusieurs lobes de nature conjonctive recevant chacun une branche d'un tube à myéline qui décrit autour du corpuscule un trajet hélicoïdal et se résout en arborisations terminales anastomosées en tous sens en formant un peloton réticulé (peloton réticulaire de Ruffini). Il existe aussi des fibres nerveuses grêles, nées d'une fibre nerveuse indépendante, et anastomosées à la périphérie du tissu de soutien (appareil de Timofew) (Branca). Les corpuscules de Meissner occupent certaines papilles de la peau glabre. Ils se voient surtout au niveau de la pulpe des doigts et des orteils. Les corpuscules de Krause de la conjonctive, et les corpuscules des organes génitaux externes appartiennent au même type.

c) **Corpuscules de Golgi-Mazzoni**. — Ces petits corpuscules siègent dans le tissu cellulaire sous-cutané et dans les tendons. Ils ont une forme ovoïde ou sphérique, et se composent d'une massue centrale très développée, entourée de quelques capsules concentriques.

d) **Corpuscules de Ruffini**. — Ce sont des corpuscules fusiformes minuscules, formés de tissu conjonctif et d'éléments élastiques. Ils sont abordés par un nerf qui abandonne sa gaine de Henle à la capsule, et qui se termine dans l'épaisseur du corpuscule par des ramifications anastomosées en réseau (Branca).

e) **Terminaisons libres sous-épidermiques ou intra-dermiques**. — L'imprégnation des tissus par le chlorure d'or permet de voir un grand nombre de fibres nerveuses se dirigeant vers l'épiderme, se subdivisant et se terminant au-dessous de lui soit sous forme de boutons, soit sous forme de feuilles de lierre (terminaisons hédériformes). Quelques fibres nerveuses pénètrent dans l'épiderme et s'y terminent de même manière. Aucune d'elles ne dépasse le stratum granulosum.

2° ***Nerfs de la vie organique***. — Ils viennent du grand sympathique et se divisent : 1° en nerfs moteurs, allant aux muscles à fibres lisses de la peau, qui parfois forment une couche à part (dartos du scrotum, muscles de l'aréole du sein, etc.); 2° en nerfs vaso-moteurs; 3° en nerfs sécréteurs, dont l'existence a été démontrée physiologiquement, mais non anatomiquement; 4° en nerfs trophiques, dont l'existence est très discutée.

Phanères et glandes. — D'origine épithéliale, les phanères et les glandes sont des annexes de la peau siégeant dans le derme. Les phanères comprennent les ongles et les poils; les glandes peuvent être distinguées en sébacées et sudoripares.

1° **Ongles**. — On nomme ainsi des plaques cornées qui recouvrent la face dorsale des phalangettes, et sont pour celles-ci un organe de protection, en même temps qu'elles aident à la préhension. Les ongles sont produits par une invagination en rainure de l'épiderme embryonnaire, avec kératinisation modifiée au niveau de cette invagination. Chez le fœtus, la face dorsale de l'ongle est recouverte par la couche cornée.

On distingue à l'ongle : une *racine* qui plonge dans une encoche de la peau, et qui répond par sa face inférieure à la matrice de l'ongle, par sa face supérieure au repli sus-unguéal; un *corps*, dont la face inférieure adhère au lit de l'ongle et dont la face supérieure est libre; un *bord libre*, séparé du derme par la rainure sous-unguéale.

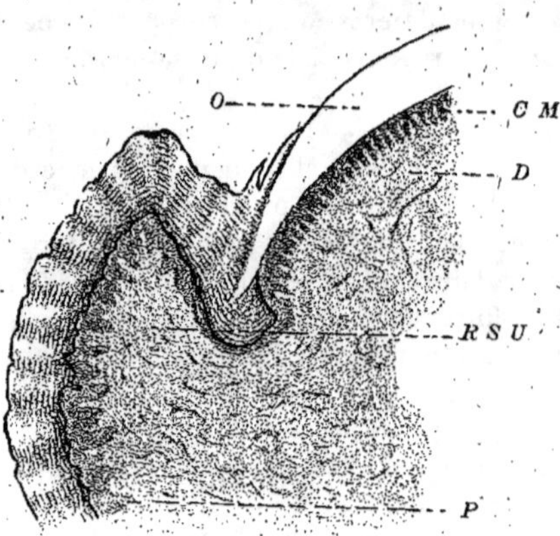

Fig. 216. — Coupe transversale de l'ongle et de son bourrelet latéral (A. Branca).

O, limbe unguéal. — CM, corps muqueux unguéal. — D, derme sous-unguéal. — RSU partie latérale du repli sus-unguéal ou bourrelet latéral de l'ongle. — P, bourgeons épithéliaux interpapillaires.

L'ongle est formé de cellules aplaties, entièrement kératinisées, renfermant le vestige d'un noyau et étroitement soudées les unes aux autres.

Le repli sus-unguéal a la structure normale de la peau, mais celle-ci étant repliée à son niveau, présente une couche épidermique à la face supérieure et à la face inférieure.

Au fond de la rainure se trouve la *matrice* de l'ongle. Elle est formée de plusieurs couches de cellules, les plus profondes cylindriques, les moyennes polygonales, les plus superficielles aplaties. Les cellules du stratum granulosum sont remplacées à ce niveau par des cellules remplies de nombreuses granulations qui prennent une coloration brune par le picrocarmin, et qui constituent la *substance onychogène*.

Le *lit de l'ongle* a une structure sensiblement normale; cependant le corps muqueux y est très peu développé. On n'y trouve pas de papilles, mais des crêtes dermiques longitudinales et parallèles.

De plus, le stratum granulosum et la couche cornée sont remplacés par l'ongle.

La *lunule* n'est qu'une partie de la matrice de l'ongle visible en avant du repli sus-unguéal.

L'ongle n'est donc qu'une différenciation du stratum lucidum qui paraît avec ses caractères particuliers au niveau des bourrelets latéraux. Le stratum lucidum qui constitue l'ongle est plus épais que celui du reste de la peau. Le stratum corneum n'existe sur l'ongle adulte qu'au niveau et un peu en avant du repli sus-unguéal, où il ne figure que sous la forme d'un mince liséré (périonyx).

Dans les inflammations chroniques, dans le psoriasis, la kératinisation onychogène spéciale de l'ongle est remplacée par une kératinisation épidermique, et il en résulte un ongle beaucoup plus fragile.

La croissance de l'ongle se fait aux dépens de sa matrice, d'arrière en avant. Sa face inférieure glisse sur les crêtes du derme sous-unguéal, et celui-ci assure sa nutrition grâce à l'existence d'un réseau sanguin très riche.

2° **Poils et follicules pilo-sébacés.** — Les poils occupent à peu près toutes les parties de la peau, sauf les régions palmaires et

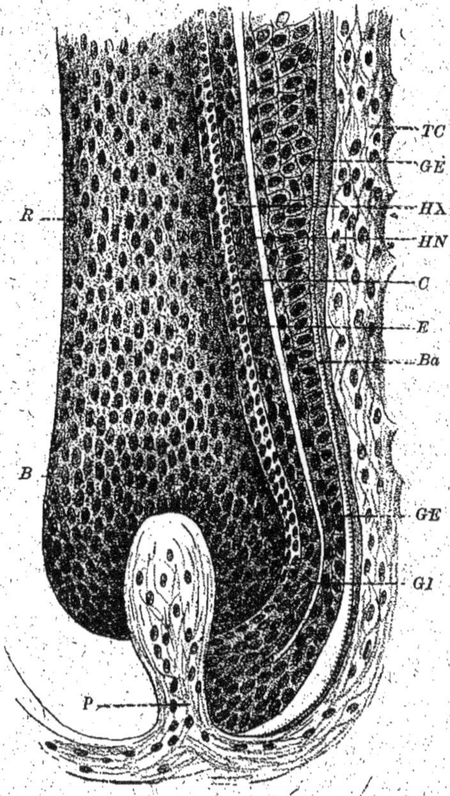

Fig. 217. — Coupe longitudinale de la racine R et du bulbe B d'un poil (Branca, d'après Kölliker).

P, papille du poil. — TC, gaine fibreuse du poil. — Ba, basale. — GE, gaine épithélial, externe. — GI, gaine épithéliale interne avec HN, la couche de Henle. — HX, la couche de Huxley. — C, sa cuticule. — E, épidermicule du poil.

plantaires. Ils sont produits chez l'embryon par des bourgeons qui naissent aux dépens de l'épiderme de revêtement, et qui plongent dans le derme en formant des cellules qui se différencient ultérieurement.

Comme les ongles, les poils sont essentiellement constitués par une substance protéique, la *kératine*, composée de carbone, hydrogène, oxygène, azote et soufre, très résistante, et attaquée seulement par des alcalis caustiques, ou les acides forts à la température d'ébullition.

Les poils ont un diamètre variable et on voit tous les intermédiaires entre les poils follets et les cheveux.

On décrit au poil une *tige*, une *racine* et un *bulbe* :

Tige. — La tige est l'extrémité libre du poil; elle est, suivant les cas, conique, effilée ou cylindrique, et plus ou moins aplatie.

La coupe transversale la montre histologiquement constituée par trois couches :

1° Extérieurement, l'ÉPIDERMICULE, formée par une seule rangée de cellules plates, écailleuses, sans noyau, sans pigment, transparentes, imbriquées les unes sur les autres, de bas en haut.

2° L'ÉCORCE, formée de cellules fusiformes, pigmentées, nucléées, ne renfermant pas d'éléidine, adhérentes les unes aux autres, et qui constituent la couche la plus épaisse.

3° La MOELLE, formée de cellules arrondies ou cubiques, plus ou moins pigmentées et chargées de graisse, à peine unies les unes aux autres et souvent séparées par de l'air. Elles naissent aux dépens des cellules chargées d'éléidine du sommet de la papille. La moelle est toujours absente sur les poils follets et manque souvent au niveau des gros poils, où l'écorce constitue alors un véritable tube creux.

Racine. — La racine a la même structure que la tige, mais étant implantée dans le derme, elle est entourée de gaines et d'organes annexes qui forment le follicule pilo-sébacé.

Follicule pilo-sébacé. — On distingue au follicule pilo-sébacé plusieurs gaines :

1° Une MEMBRANE EXTERNE, conjonctivo-élastique, ou *sac du follicule*, composée d'une couche externe de fibres longitudinales et d'une couche interne annulaire.

2° Une MEMBRANE VITRÉE, qui se continue avec la membrane basale de l'épiderme et dont la face interne est hérissée de côtes, alors que la face externe est tout à fait lisse.

3° Des GAINES ÉPITHÉLIALES qui changent d'aspect à mesure qu'elles s'éloignent de la surface de la peau. Dans les régions superficielles du sac folliculaire on trouve, comme dans les autres régions de l'épiderme, un corps muqueux, une couche granuleuse, une couche cornée. A la partie moyenne du follicule on ne distingue plus que deux gaines :

a) Une *gaine épithéliale externe* qui prolonge le corps muqueux et où l'on ne trouve ni couche granuleuse ni cellules kératinisées;

b) Une *gaine épithéliale interne*, très réfringente, dont les éléments les plus jeunes et les plus profonds sont chargés d'éléidine, tandis que les éléments les plus âgés et les plus superficiels sont kératinisés. On y distingue une *couche externe*, dite de Henlé, formée d'un ou deux plans de petites cellules séparées de temps en temps par des espaces dans lesquels s'engagent les cellules de la couche suivante; une *couche moyenne* ou de Huxley, constituée par une seule couche de cellules cubiques, une *couche interne* composée de cellules minces, lamelleuses, engrenées avec celles de l'épidermicule du poil.

Bulbe. — Le bulbe du poil peut être creux ou plein. Lorsqu'il est creux, il coiffe une *papille* conjonctive où aboutit un bourgeon vasculo-nerveux. Sur la convexité de cette papille est une couche de cellules cylindriques molles qui donnent naissance aux éléments du poil. Un certain nombre d'entre elles se chargent de pigment et forment l'écorce, d'autres renferment de l'éléidine et constituent les cellules médullaires.

Quand le bulbe du poil est plein, il n'y a pas de papille et le poil ne peut plus se développer. Le bulbe prend alors l'aspect d'une masse plongée dans la gaine épithéliale externe refermée sur lui. Les poils sont soumis à un processus de chute et de remplacement; quand un poil perd son bulbe creux et prend un bulbe plein, sa papille s'atrophie; il doit tomber et est remplacé par un nouveau poil. Celui-ci se constitue par un bourgeon cellulaire qui naît de la gaine épithéliale externe du follicule et qui s'allonge dans la profondeur jusque sous le poil ancien (Hudelo). Ce poil néoformé, pourvu d'une papille nouvelle, s'accroît et refoule le poil ancien jusqu'au collet du follicule d'où le moindre frottement le détache facilement. En certaines régions (aisselles, pubis, lèvres et joues chez l'homme) ce n'est qu'au moment de la puberté qu'apparaissent des poils volumineux. Le blanchiment des poils ou canitie, paraît dû à la pénétration de bulles d'air dans le poil et à la disparition du pigment qui, suivant Metchnikoff, serait détruit par des macrophages. La calvitie est le résultat d'un processus morbide dont le résultat est de rendre les cheveux plus fragiles, d'entraver leur croissance et de faciliter leur chute.

Au poil est annexé un petit *muscle* (arrector pili) composé de fibres musculaires lisses qui s'insèrent en bas sur la membrane vitrée au niveau du renflement du follicule, et en haut sur le réseau élastique du corps papillaire. Par sa direction oblique il produit, quand il se contracte, l'élévation et le redressement du follicule et du poil (muscle horripilateur, réflexe pilomoteur).

Les *vaisseaux* du poil ne dépassent pas la papille. Les *nerfs* sensitifs arrivent au poil au-dessous de la glande sébacée. Ils perdent leur myéline en traversant la basale, puis décrivent des spirales autour du poil et se divisent en de nombreuses branches terminées par un ménisque sur certaines cellules de la gaine épithéliale externe. Celles-ci ont de ce fait la valeur de cellules sensorielles (Branca). Dans la papille on voit des terminaisons nerveuses qui seraient des nerfs vasculaires.

Glandes sébacées. — Ce sont des glandes en grappes, lobulées, annexées aux follicules pileux, mais qui existent sans poils sur le prépuce, les petites lèvres, la muqueuse des joues, le mamelon.

Les glandes de Meibomius, les glandes mammaires appartiennent au même groupe de glandes.

Elles sont composées de lobules enveloppés par une membrane propre et plongés dans du tissu conjonctif.

Les lobules comprennent plusieurs rangées de cellules : les plus superficielles comparables aux cellules de la couche germinative du corps muqueux, les suivantes chargées de granulations graisseuses disposées en couronne autour du noyau, les plus profondes remplies de gouttes de graisse et privées de noyau. La cellule se rompt, et les débris cellulaires associés à la graisse constituent le *sébum* ou *matière sébacée*. Le sébum est déversé à la surface de la peau ou dans l'espace virtuel qui existe entre la racine du poil et la gaine épithéliale externe, par un canal court, le *canal excréteur*, formé d'une basale et de cellules stratifiées se continuant avec l'épiderme ou la gaine épithéliale externe. Les glandes sébacées sont susceptibles d'être infectées par les microbes qui végètent normalement à la surface de la peau et notamment par les staphylocoques. Il en résulte la formation de furoncles ou d'anthrax. L'oblitération du canal excréteur détermine la production des kystes sébacés.

Glandes sudoripares. — Plus ou moins abondantes suivant les régions, les glandes sudoripares existent sur toute la surface de la peau. Elles sont nombreuses surtout au niveau de la paume des mains et de la plante des pieds; elles sont très volumineuses dans la région de l'anus.

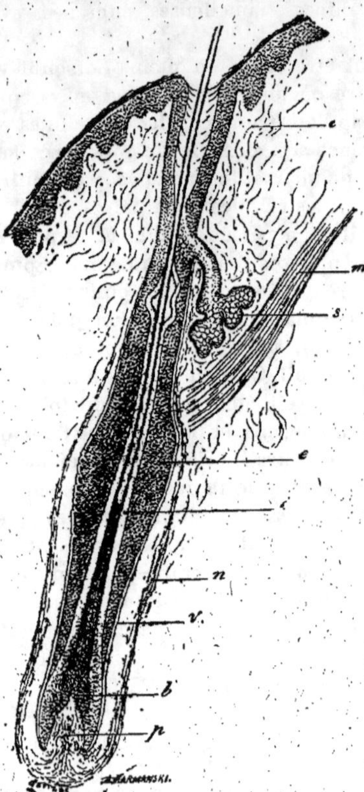

Fig. 218. — Coupe de cuir chevelu perpendiculaire à la surface de la peau et passant par l'axe du poil (d'après Ranvier).

Le durcissement a été obtenu par l'action successive du bichromate d'ammoniaque, de la gomme et de l'alcool. — C, col du follicule pileux. — s, glande sébacée — m, muscle redresseur. — e, gaine épithéliale externe. — i, gaine épithéliale interne. — b, bulbe du poil — p, sa papille. — n, enveloppe connective du follicule. — v, membrane vitrée.

Ce sont des glandes en tube ayant à peu près le diamètre d'un fin cheveu. Elles se composent : d'un *glomérule* pelotonné, généralement situé dans l'hypoderme, parfois dans le derme, d'un *canal ascendant* qui fait suite au glomérule et, dans un trajet rectiligne, traverse le derme, puis le corps muqueux, où il fait plusieurs tours de spire qu'il continue dans la couche cornée. Il aboutit à un pore spécial qui occupe le sommet d'une crête papillaire au niveau des régions palmaires et plantaires.

La *structure histologique* de la glande diffère suivant qu'on la considère au niveau du tube sécréteur ou de la portion excrétrice.

Tube sécréteur. — On n'y trouve qu'une seule rangée de cellules épi-

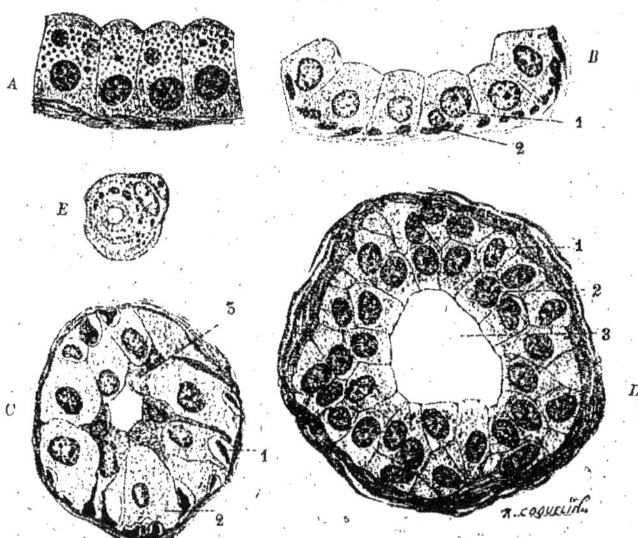

FIG. 219. — Structure de la glande sudoripare (A. Branca).

A, épithélium sudoripare. — B, revêtement de la glande sudoripare avec ses cellules myo-épithéliales (2) et les cellules glandulaires (1). — C, zone de transition entre le segment sécréteur et le canal excréteur. (1) cellule myo-épithéliale. (2) cellule épithéliale profonde. (3) cellule épithéliale superficielle très colorable. — D, canal excréteur avec son assise profonde (1), son assise superficielle (2), sa lumière (3). — E, le trajet excréteur au niveau du corps muqueux de Malpighi (Gr. — 609 d.).

théliales cylindriques ou prismatiques avec un noyau situé à mi-hauteur, des granulations protoplasmiques formant des striations longitudinales et des granulations graisseuses. Ces cellules épithéliales sont doublées d'une rangée de cellules musculaires, les *cellules myo-épithéliales* de Renaut, dont la direction oblique et spiroïde leur permet, quand elles se contractent, de raccourcir le tube, tout en diminuant son calibre.

Ces différentes cellules reposent sur une *membrane vitrée* doublée de tissu cellulaire et d'une gaine élastique. La lumière du tube sécréteur est étroite; elle s'élargit en ampoule au commencement du canal excréteur.

Canal excréteur. — Le canal excréteur comprend deux rangées de cellules épithéliales reposant sur une vitrée, doublée elle-même d'une gaine conjonctive.

Du côté de la lumière les cellules sont bordées par une cuticule. Au niveau du corps muqueux le canal dessine une courbe en hélice qui s'accentue encore dans la couche cornée, et les cellules se chargent d'éléidine.

DÉVELOPPEMENT

Deux feuillets de l'embryon contribuent à former la peau. Le feuillet externe forme l'épiderme, les ongles, les poils, les glandes; le feuillet moyen, par sa plaque externe ou mésenchyme, constitue le derme et l'hypoderme avec leurs éléments élastiques et musculaires (1). Les vaisseaux et les nerfs viennent des tissus profonds et se développent dans la peau par bourgeonnement de proche en proche.

L'épiderme, d'abord constitué par une rangée profonde de cellules arrondies (corps muqueux) et par une rangée superficielle de cellules polygonales et aplaties, prend l'aspect adulte à partir du 7e mois. Au 6e mois, il se fait une desquamation qui, mélangée à du sébum, produit le vernix caseosa. Comme l'a démontré Jacquet, le vernix caseosa est inconstant. Il est composé de cellules épidermiques, de graisse, de poils. Il témoignerait d'une activité toute particulière de l'appareil pilo-sébacé du fœtus, et doit être considéré comme pathologique (kérato-séborrhée aiguë).

Le derme se montre formé, vers le 2e mois, de cellules rondes entremêlées de quelques cellules fusiformes; les papilles ne sont constituées qu'au 5e mois.

La formation des ongles s'ébauche au troisième mois par l'apparition d'un pli épidermique, qui pénètre dans le derme sous-jacent, et qui se recouvre bientôt d'une couche cornée. A la face profonde de celle-ci se développe le stratum lucidum qui se transforme en *ongle primitif* grâce à son infiltration par des grains de kératine. Ceux-ci sont ultérieurement remplacés par des grains de substance onychogène qui donnent naissance à l'*ongle définitif* (Branca).

Les ongles gardent leur revêtement cutané presque jusqu'au moment de la naissance; aussi le détachement du bord libre de l'ongle est-il un signe important de l'achèvement du développement fœtal, utilisé en obstétrique et en médecine légale.

Les poils se développent aux dépens de bourgeons ectodermiques pleins qui se mettent en rapport dans la profondeur, au niveau du bulbe, avec un nodule conjonctif, d'origine mésodermique. Ceux-là apparaissent entre le 3e et le 5e mois, et les poils sortent dès la fin du 6e mois. L'évo-

---

(1) Pour Rettèrer les cellules malpighiennes seraient à l'origine du derme comme de l'épiderme. Elles produiraient en se multipliant, sans se séparer, le tissu conjonctif primordial susceptible de produire lui-même des faisceaux conjonctifs, des fibres élastiques et même le tissu conjonctif sous-cutané

lution des glandes sébacées se fait au 5e mois, en même temps qu'apparaissent les bourgeons pleins épidermiques qui produiront les glandes sudoripares.

PHYSIOLOGIE

Les fonctions de la peau sont multiples : elle a un rôle de protection pour le corps, un rôle d'absorption, de sécrétion, de sensibilité, de régulation de température.

Rôle de protection. — Elle est protégée, et protège les organes profonds contre les traumatismes, par son *élasticité* et sa *mobilité*. Elle est mauvaise conductrice d'électricité et de chaleur; sa kératine est peu attaquable par les agents chimiques. Elle se laisse pénétrer par les rayons X, ceux-ci étant d'autant plus pénétrants qu'ils sont plus durs. Sa graisse fait obstacle à l'évaporation, gêne la pénétration des liquides et empêche celle des microorganismes.

Absorption cutanée. — L'absorption cutanée de l'eau est insignifiante. L'absorption des médicaments incorporés à un corps gras et appliqués en frictions ou en onctions sur la peau ne paraît pas douteuse. Les alcaloïdes peuvent pénétrer à travers la peau par électrolyse. Bichat a démontré que les gaz, en particulier l'oxygène, ne sont absorbés que faiblement. Toute une série de substances volatiles employées en médecine telles que l'éther, le gaïacol, l'iode, le salicylate de méthyle, etc., sont au contraire absorbées avec facilité. L'absorption se fait encore d'une façon plus rapide quand on a soin d'enlever par décapage la graisse qui recouvre la peau et de s'opposer à l'évaporation par un pansement imperméable. Le pouvoir absorbant de la peau est utilisé, en même temps que démontré, dans certaines pratiques telles que la vaccination jennérienne, ou dans certaines méthodes de diagnostic telles que la cuti-réaction ou l'intradermo-réaction. La faculté d'absorption de la couche cellulaire sous-cutanée est très grande, et est utilisée en médecine dans la méthode des injections sous-cutanées médicamenteuses ou sériques.

Élimination cutanée. — La peau peut servir à l'élimination des toxines et rejette des substances volatiles telles que l'hydrogène sulfuré, l'ammoniaque, les acides gras, l'acétone (Roger). Au cours de cette élimination, elle réagirait par une inflammation aseptique avec œdème interstitiel dont la conséquence serait la neutralisation des poisons, leur dilution par le liquide d'œdème, et leur élimination par la sécrétion des vésicules et par les squames (Gougerot). Cette inflammation aseptique est à l'origine des eczémas de cause interne, du prurit simple, des prurigos, de l'urticaire. Au cours de certaines infections générales (fièvre typhoïde, fièvres éruptives) la peau agirait, d'après Gougerot, suivant le même mécanisme, à la fois comme émonctoire de toxines microbiennes et aussi comme fixateur et destructeur de ces substances toxiques. Une réaction vive de la peau témoignerait de la force de résistance de l'organisme et comporterait souvent un pronostic bénin, malgré la gravité apparente et la violence de la maladie. C'est ainsi qu'au cours de la fièvre typhoïde une éruption intense de taches rosées coïncide souvent avec l'amélioration de l'état général, et qu'au cours des fièvres éruptives la clinique traditionnelle a montré la gravité des éruptions bâtardes, mal sorties, qui doivent faire redouter des métastases viscérales souvent mortelles.

Sécrétions cutanées.

a) *Sécrétion sudorale.* — Il se fait à l'état normal chez l'homme une exhalation cutanée, constante mais non apparente, de vapeur d'eau, d'une petite quantité d'acide carbonique, d'azote (*fonction respiratoire de la peau*), et de quelques substances volatiles. Un homme émet en moyenne environ de 600 à 900 grammes de sueur dans les 24 heures. Cette quantité subit de grandes variations suivant les exercices, et il se fait un balancement entre les sécrétions sudorale et urinaire, et même parfois à l'état pathologique entre les sécrétions sudorale et intestinale. Dans l'émotion ou au cours de certaines maladies (goitre exophtalmique) il peut se faire une augmentation de la sécrétion sudorale (hyperhydrose). Parfois au contraire on observe la suppression localisée de cette sécrétion (anhydrose) (lésions des nerfs périphériques).

La *sueur* est un liquide incolore, ordinairement transparent, de saveur salée, d'odeur variable suivant les régions, les races, les individus. De réaction acide à l'émission, elle devient ensuite alcaline.

Sa densité est faible : 1004 environ. Son point de congélation est — $0°24$.

Au point de vue chimique, elle est composée de 990 parties d'eau, de 5 parties de matières extractives (1 partie d'urée, 4 parties de sels minéraux : chlorure de sodium, sulfates alcalins, phosphates terreux), d'acides gras, lactique, acétique, butyrique, etc., de graisses neutres. A l'état pathologique, on peut voir l'urée augmenter dans de notables proportions et se déposer sur la peau sous la forme de givre d'urée. La sueur peut renfermer des matières colorantes rouges ou bleues (chromhydrose) dues aux matières colorantes du sang ou à des sécrétions bactériennes. Avec la sueur s'éliminent certains sels médicamenteux ou des essences (arsenic, mercure, iode, brome, sulfures, balsamiques, éther, ail, essence de moutarde, etc.).

La sueur a une toxicité très faible. Pendant un travail musculaire pénible cette toxicité augmente (S. Arloing). On l'a trouvée augmentée aussi au cours de l'albuminurie ou dans l'éclampsie. La sécrétion de la sueur est une sécrétion mérocrine (sans destruction cellulaire), très sensible aux modifications de la circulation. Quand la circulation cutanée est active, la sudation s'établit. C'est ce qui se produit quand la température de la peau s'élève. Elle est réglée par l'intermédiaire de nerfs *excito* et peut-être *fréno-sudoraux* (Vulpian) reliés au bulbe et à la moelle. Ces centres sudoraux seraient excités par voie réflexe (irritation des nerfs de la peau par la chaleur, excitation des nerfs gustatifs par une substance fortement sapide, excitation des terminaisons gastriques du sympathique), et par le sang, quand sa température s'élève, ou quand sa teneur en acide carbonique augmente (travail musculaire). Certaines substances sudoripares telles que la pilocarpine, la nicotine, l'ésérine, excitent directement les terminaisons des nerfs glandulaires. Il en est de même de certains acides organiques (acide tartrique, acide citrique) en applications locales. L'excrétion de la sueur se fait sous l'influence de la vis a tergo, mais est aidée par la contraction des cellules myo-épithéliales.

Rôle de la sueur. — La sueur entretient la moiteur et la souplesse de la couche cornée et favorise ainsi la sensibilité cutanée. Elle joue par son évaporation un rôle prépondérant dans la régulation de la température. Son rôle émonctorial admis autrefois comme *vicariant* est des plus contestables. L. Landouzy a établi un schéma (1) qui démontre, que pour débarrasser l'économie des matières extractives qu'entraînent 1500 grammes d'urine il suffit de 30 grammes de sang et de 250 grammes de liquide alvin alors qu'il faudrait 100 litres de sueur. Aussi vaut-il mieux, au cours de certains états pathologiques tels que l'urémie, quand la dépuration urinaire est insuffisante, pratiquer une saignée que provoquer des sudations aussi dangereuses qu'inefficaces.

Le vernissage des animaux produit des accidents multiples : dyspnée, ralentissement du cœur, congestions viscérales, tremblements, convulsions, hypothermie, mort. Les brûlures très-étendues déterminent des accidents très comparables. Leur pathogénie est très discutée : on a invoqué la rétention de certains poisons, la déperdition de calorique, et pour les brûlures : les douleurs, les altérations du sang, les foyers d'infection.

b) **Sécrétion sébacée.** — La sécrétion sébacée s'accompagne de destruction cellulaire (sécrétion holocrine). Elle se fait d'une manière continue. Le sébum se compose de 2/3 d'eau, de matières grasses (oléine, palmitine, savons), de cholestérine, d'albuminoïdes voisins de la caséine, de sels minéraux. On y voit au microscope de nombreuses gouttes huileuses et des cellules épithéliales.

Les matières grasses lubréfient les poils, et leur donnent de la souplesse et de l'imperméabilité.

Elles constituent à l'épiderme corné une sorte de vernis gras qui le rend imperméable à l'eau et protège les infundibula pilo-sébacés contre la pénétration des particules étrangères. Elles empêchent l'accolement des surfaces en contact.

Les glandes de Meibomius des paupières, les glandes des petites lèvres et du prépuce appartiennent au même groupe. Les glandes cérumineuses sont des glandes glomérulées comme les glandes sudoripares. Le cérumen qu'elles sécrètent est une substance jaune, cireuse, onctueuse, de composition analogue au sébum.

Sensibilité. — La peau est l'organe du tact et du toucher. La sensibilité peut être divisée en sensibilité au contact, à la pression, au toucher,

(1) Leçons de la Charité, *Gaz. des Hôpitaux*, 1886, n° 38

à la température, à la douleur. Un corps solide appuyant sur la peau n'est perçu qu'à partir d'une certaine pression. Il provoque alors une sensation de *contact*. Si le poids augmente, la sensation de contact devient une sensation de *pression*; en augmentant encore, il arrivera à provoquer une sensation douloureuse. L'intensité de la sensation varie en raison directe de la pression du corps étranger et de l'étendue de la région impressionnée. De plus les sensations tactiles sont d'autant plus nettes que la pression exercée sur la peau est irrégulière : un corps rugueux est mieux senti qu'un corps lisse, un corps solide mieux perçu qu'un liquide. La *sensation de contact* est complétée par une *sensation tactile* plus délicate qui permet de distinguer les différents corps et de reconnaître le bois, le fer, etc. Si deux sensations tactiles sont provoquées en deux points des téguments très rapprochés, elles se fusionneront en une seule. Des appareils appelés esthésiomètres (compas de Weber) permettent de mesurer la distance minima à laquelle deux pointes appliquées sur la peau sont perçues séparément. La pointe de la langue, la face palmaire des phalangettes sont particulièrement sensibles à ce point de vue. Les régions les moins sensibles sont la nuque, le dos, les cuisses, les bras. De même, des contacts successifs ne sont perçus par la peau que s'ils sont séparés par un certain intervalle : une roue dentée touchant la peau 640 fois par seconde donne une sensation continue (Arthus); au-dessous de ce chiffre, les sensations sont successives. La *sensation de pression* est transmise par les corpuscules de Pacini. La *sensation de tact* proprement dit, qui apprécie les qualités particulières des objets touchés, est surtout développée au niveau de la pulpe des doigts; elle appartient aux corpuscules de Meissner. Les poils jouent aussi un rôle important dans la sensation tactile. La *sensibilité thermique* dépend de la température propre de la peau (Arthus). Quand la peau perd moins de chaleur, donc quand sa radiation diminue, il se produit une sensation de chaleur; par contre l'augmentation de la radiation détermine une sensation de froid. La sensation de chaleur ou de froid est d'autant plus vive que le corps étranger qui la provoque a une conductibilité thermique plus grande : c'est ainsi que, pour une même température, un morceau de fer paraîtra, suivant le cas, plus chaud ou plus froid qu'un morceau de bois, parce que la conductibilité thermique du premier est plus grande. Les *sensations thermiques* sont appréciées surtout par le dos de la main, les lèvres, les joues, les tempes. Elles deviennent douloureuses pour les températures trop élevées (53°) ou trop basses (inférieures à 3°). Si l'on approche de la peau simultanément un corps chaud et un corps froid, la sensibilité au chaud est éveillée la première (Mracek-Hudelo). Elles semblent être perçues par les terminaisons nerveuses libres. La *sensibilité à la douleur* n'a peut-être pas une localisation nerveuse particulière, bien qu'en faveur de celle-ci militent les dissociations possibles (analgésie sans anesthésie) sous l'influence de la cocaïne ou dans l'hystérie.

Si l'on supprime l'épiderme, la peau devient anesthésique, mais hyperalgésique. Pour certains auteurs, aux différents modes de sensibilité répondraient des territoires spéciaux.

Régulation de la température. — La peau s'oppose à un rayonnement excessif, par la couche cornée, par son pannicule adipeux, par son duvet et ses poils.

Elle contribue surtout à régulariser la température du corps par sa sensibilité thermique spéciale qui devient l'origine de réflexes vaso-moteurs et excito-sudoraux : sous l'influence du froid, il se produit de la vaso-constriction au niveau des vaisseaux cutanés, d'où diminution du rayonnement et moindre perte de calorique. L'élévation de la température extérieure détermine de la vaso-dilatation. Il en résulte une augmentation de la quantité du sang qui circule dans les vaisseaux périphériques, d'où accroissement du rayonnement et de la chaleur perdue. Sous l'action des nerfs excito-sudoraux il se fait sous l'influence de la chaleur une sécrétion et une excrétion abondantes de liquide, qui, en s'évaporant, détermine une énorme déperdition de calorique, surtout si l'air est sec et la pression extérieure faible. La sudation se réduit au contraire considérablement sous l'influence du froid. Dans certains cas (émotions, nausées, asphyxie, agonie), il se fait une sudation paradoxale due à l'anémie cutanée. Cette sudation (*sueurs froides*) est due à l'action des muscles lisses de la peau qui, en se contractant, forcent les glandes sudoripares à évacuer leur contenu.

CHAPITRE XXVI

SYSTÈME NERVEUX

GÉNÉRALITÉS

PAR

M. SÉZARY

Les chapitres précédents illustrent la place de la Physiologie dans les Sciences médicales. C'est la Physiologie qui, appliquée aux faits cliniques a permis de distinguer des symptômes et des signes, d'édifier des syndromes et d'attribuer à ceux-ci une valeur sémiologique.

Cependant, les études de Neurologie montrent comment l'Anatomie peut, en certains cas, marcher de pair avec la Physiologie, et comment celle-ci tire son plein enseignement de la confrontation des faits cliniques avec les données anatomiques, c'est-à-dire de la *Méthode anatomo-clinique*.

Cette méthode consiste essentiellement à étudier du vivant du malade les troubles des grandes fonctions organiques et à les rapporter plus tard aux lésions constatées à l'autopsie ou au laboratoire: on déduit ainsi le rôle des appareils dont on constate l'adultération.

Préconisée par Corvisart et Laennec, adaptée particulièrement par Broca, par Charcot, par Dejerine, à l'étude des affections nerveuses, elle trouve en effet dans la Neurologie ses applications les plus fécondes.

Sans doute, quelques points doctrinaux ont été éclairés par l'Anatomie comparée (Gratiolet), par l'Embryologie (Flechsig). Sans doute aussi, la Physiologie, seule, a pu élucider un certain nombre de problèmes, en particulier le rôle des nerfs et de leurs racines. Mais, dans l'étude du système nerveux central, elle s'est heurtée aux plus grandes difficultés. Il est d'abord très difficile d'exciter ou de détruire une zone circonscrite du cerveau ou de la moelle épinière. D'autre part, la structure et la systématisation des centres nerveux sont très variables chez les animaux d'expérimentation : exception partielle faite pour le singe, on ne saurait appliquer à l'homme les résultats des recherches faites chez eux.

C'est au contraire après la connaissance des lésions primitives chez l'homme et surtout de ce que nous appellerons les dégénérescences secondaires, que la Pathologie, puis la Physiologie des centres nerveux ont pu être édifiées. « Il faut voir l'horloge dérangée, disait Taine, pour distinguer les contrepoids et les rouages que nous ne remarquons pas dans l'horloge qui va bien. » De même, en Neurologie, il a fallu étudier les faits pathologiques pour aboutir à une connaissance exacte de l'anatomie et de la physiologie.

STRUCTURE ÉLÉMENTAIRE
ET
PROPRIÉTÉS DU TISSU NERVEUX

Les deux appareils nerveux. — Le système nerveux comprend deux appareils distincts : *l'appareil nerveux cérébro-spinal* et *l'appareil du grand sympathique* (fig. 220).

Le premier préside à la vie de relation (motilité, sensibilité, psychisme). Il comprend des centres et des organes périphériques.

Les centres sont les formations impaires, médianes et symétriques, contenues dans le crâne et le rachis. Ils comprennent : la moelle épinière, incluse dans le canal rachidien ; le bulbe, la protubérance et les pédoncules, qui la relient aux deux hémisphères cérébraux ; le cerveau, constitué par ces deux hémisphères ; le cervelet, uni aux autres centres par ses pédoncules.

On donne le nom d'*encéphale* à l'ensemble des centres situés dans la boîte cranienne : cerveau, cervelet, pédon-

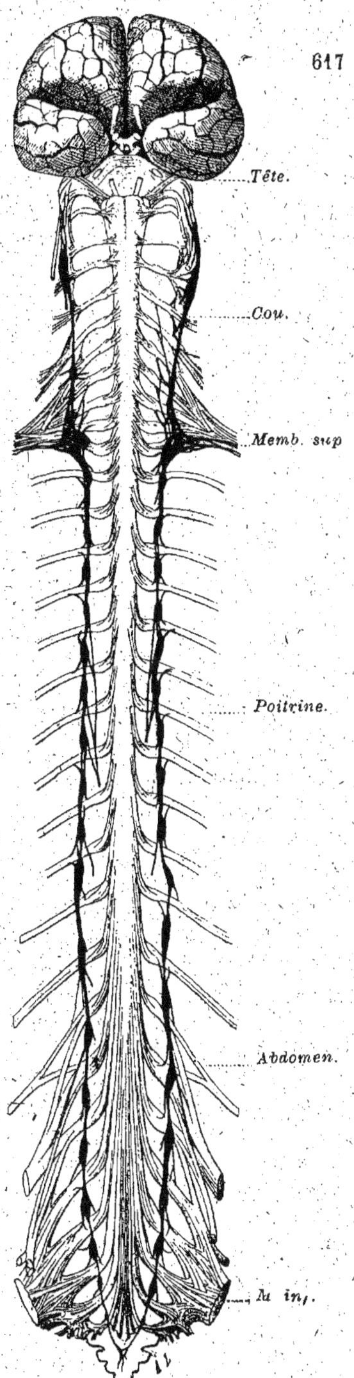

Fig. 220. — Système nerveux central : l'encéphale, la moelle, le grand sympathique. Le sympathique en noir (Charpy).

cules cérébraux, protubérance, bulbe ; et l'on réserve celui de *tronc céré-bral* à ces trois dernières formations.

Le système nerveux cérébro-spinal comprend, comme organes périphé-riques, les nerfs, qui prennent leur origine où aboutissent soit dans le tronc cérébral (nerfs craniens), soit dans la moelle épinière (nerfs rachi-diens).

Le second appareil, ou *système du grand sympathique*, préside surtout à la vie végétative et règle les fonctions splanchniques. Il est formé de ganglions et de nerfs. Parmi les ganglions, les uns, centraux, sont situés en avant du rachis ; les autres, périphériques, sont intraviscéraux. Ces ganglions sont unis entre eux et reliés aux centres cérébro-spinaux par des filets nerveux.

La substance grise et la substance blanche : cellules et fibres. — Quel que soit l'appareil que l'on envisage, l'examen macros-copique d'un segment des *centres nerveux* permet de distinguer deux tis-sus, aisément reconnaissables à leur couleur : ce sont la substance grise et la substance blanche.

La substance grise est essentiellement formée de *cellules nerveuses* ; elle constitue les cornes antérieures et postérieures de la moelle épinière, les ganglions nerveux des racines rachidiennes postérieures et du système sympathique, les noyaux gris du tronc cérébral, les ganglions nerveux du cervelet et du cerveau, dont elle borde aussi les hémisphères.

La substance blanche, au contraire, ne contient que des *fibres nerveuses*.

Cellules nerveuses. — Les cellules nerveuses sont de dimensions fort variables (de 5 à 200 μ). Arrondies, polygonales ou triangulaires, elles ont une structure toute spéciale, que des méthodes spéciales mettent bien en évidence.

Leur protoplasma possède, en effet, une trame fibrillaire (neurofibrilles) qu'imprègne nettement l'argent réduit (méthode de Ramon y Cajal) sous la forme d'un réseau enchevêtré constituant la charpente cellulaire.

Il contient, de plus, une substance granuleuse que colorent électivement les couleurs basiques d'aniline (méthode de Nissl, au bleu de méthylène) et qui se présente sous des aspects variables (réseau, bâtonnets, granu-lations) : ce sont les *corps de Nissl.* Ceux-ci, dans les états pathologiques, se rétractent ou se réduisent en poussière, ils perdent leur affinité pour les colorants et semblent subir une sorte de dissolution (chromatolyse).

Les cellules nerveuses contiennent enfin, particulièrement chez les su-jets âgés, des grains de pigment jaune. La coloration noirâtre de certaines formations nerveuses, telles que le *locus niger de Sœmmering*, est due à la présence d'un pigment noir.

Leur noyau prend faiblement les colorants basiques ; il est en général unique, arrondi et occupe le plus souvent la périphérie de la masse pro-toplasmique.

Les cellules nerveuses sont munies de *prolongements*, dont les points d'implantation s'appellent pôles. Ces prolongements (fig. 221 et 222) sont

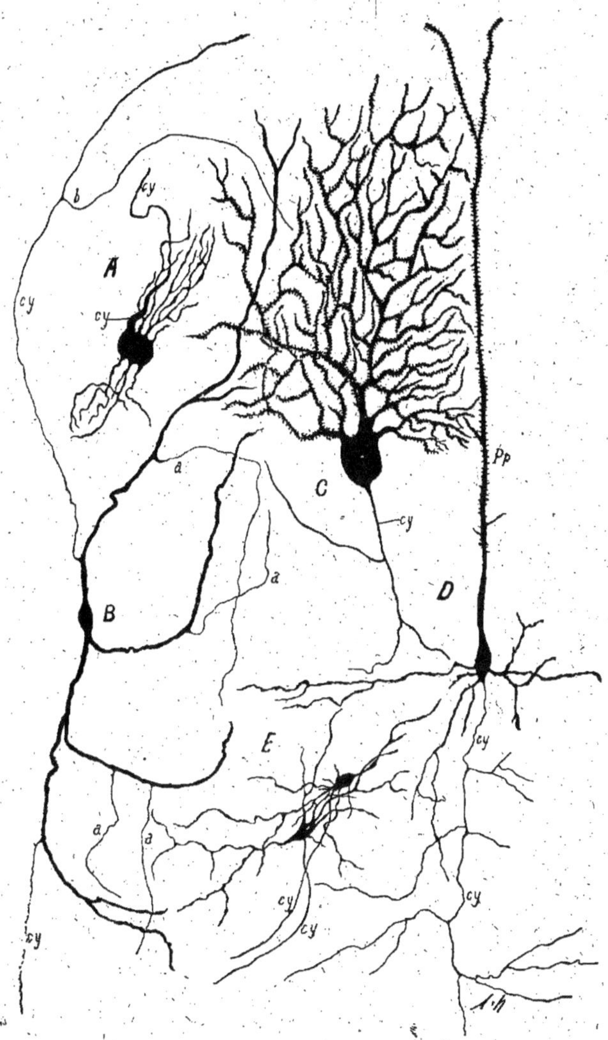

Fig. 221. — Divers types de cellules nerveuses colorées par la méthode rapide de Golgi (Charpy).

A, cellule nerveuse de ganglion cervical supérieur d'un embryon humain de 25 centimètres (d'après van Gehuchten).

B, cellule de la couche moléculaire de l'écorce centrale d'un lapin âgé de 8 jours (d'après Ramon y Cajal) : — cy, cylindraxes polaires ou principaux ; — a, cylindraxes surnuméraires partant de diverses branches protoplasmiques ; — b, ramifications des cylindraxes.

C, cellule de Purkinje, de l'écorce cérébelleuse d'un chat de 15 jours (d'après Ramon y Cajal).

D, grande cellule pyramidale de l'écorce cérébrale d'une souris âgée de 1 mois (d'après Ramon y Cajal) ; Pp, prolongement protoplasmique épineux périphérique.

E, deux cellules radiculaires des cornes antérieures de la moelle d'un poulet au huitième jour d'incubation (d'après van Gehuchten).

Dans toutes les figures, cy indique le prolongement cylindraxile.

constitués par des fibrilles qui se continuent avec celles qui sont contenues dans le protoplasma. Leur nombre, variable avec les espèces de cellules, a permis de diviser celles-ci en plusieurs variétés : unipolaires, bipolaires, multipolaires.

Ces prolongements appartiennent à deux types bien différents.

L'un, constant, est le *cylindraxe* ou *axone*; il est unique, grêle, ne se dichotomise pas, bien qu'il puisse émettre des collatérales, et se continue toujours avec une fibre nerveuse. Selon sa longueur, on distingue des cellules à cylindraxe court (Golgi) ou long (Deiters).

Les autres sont les *prolongements protoplasmiques*. Plus épais que le cylindraxe, ils émergent, en nombre plus ou moins considérable, de la cellule et se divisent à de multiples reprises (d'où leur nom de *dendrites*). Ils présentent des aspérités par lesquelles ils entrent en contact, sans s'anastomoser, avec les prolongements protoplasmiques des cellules voisines.

En général, on distingue, dans une cellule nerveuse, un pôle d'insertion pour le cylindraxe et un ou plusieurs pôles pour les dendrites. Dans les cellules dites unipolaires, les deux prolongements s'insèrent en un même pôle et ne se séparent qu'à une certaine distance.

La cellule nerveuse et ses divers prolongements constituent un tout anatomique, auquel on donne le nom de *neurone*.

Comme l'a fait remarquer van Ghuchten, « les prolongements protoplasmiques ne représentent, en dernière analyse, qu'une expansion du corps cellulaire, ne paraissant avoir d'autre but que d'agrandir sa surface pour faciliter et multiplier en quelque sorte les contacts avec d'autres neurones ; ils forment un seul tout avec le corps cellulaire, de telle manière que le neurone se réduit en définitive à une masse plus ou moins étalée de protoplasma d'où naît l'axone ».

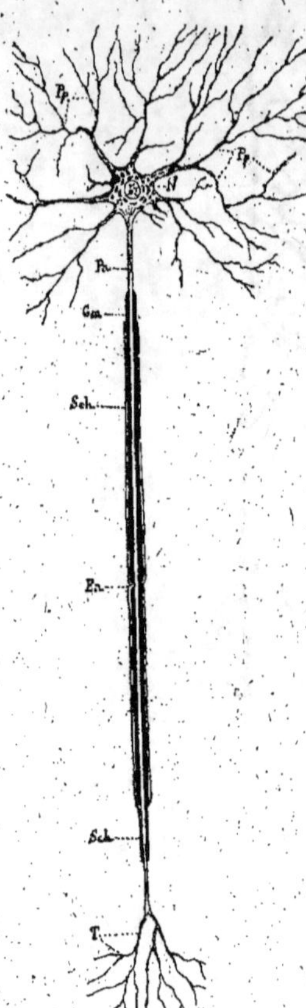

Fig. 222.—Figure schématique montrant comment le cylindraxe *Pa* prend part à la constitution d'une fibre nerveuse à myéline (Nicolas).

N, noyau de la cellule nerveuse : —Pp, prolongements protoplasmiques ; — Gm, gaine de myéline ; — Sch, gaine de Schwann ; — Ea, étranglement annulaire ; — T, ramifications terminales du cylindraxe.

Les cellules nerveuses constituent des éléments anatomiques extrêmement sensibles vis-à-vis des poisons ou des toxines microbiennes. Dans les états pathologiques, indépendamment de la chromatolyse, elles présentent fréquemment des altérations (déformation globuleuse, état vacuolaire, dégénérescence vitreuse, pycnose nucléaire, etc.), qui ne s'accompagnent pas nécessairement de manifestations cliniques. Inversement, sans présenter de modifications cytologiques, elles peuvent fixer certains poisons (strychnine), certaines toxines (tétanique), qui provoquent des troubles de son dynamisme. Elles paraissent également capables d'absorber les antitoxines, ce qui explique que la sérothérapie antitétanique puisse soit prévenir le tétanos, soit atténuer les manifestations de cette maladie.

Fibres nerveuses. — Tandis que la substance grise est formée des cellules nerveuses et de l'origine de leurs prolongements, la substance blanche est constituée par les fibres nerveuses, qui ne sont elles-mêmes que les cylindraxes signalés plus haut. La couleur particulière de cette substance est due à un manchon qui entoure les fibres et qui est constitué par un corps gras, la *myéline*, élaborée par des cellules conjonctives qui forment leur véritable gaine.

Si nous dissocions un nerf périphérique après l'avoir laissé pendant deux à trois jours dans une solution d'acide osmique qui teinte la myéline en noir, nous distinguerons en l'examinant au microscope (fig. 223 et 224) :

1° Dans la partie centrale, le cylindraxe qui poursuit son trajet sans interruption ;

2° Tout autour de lui, un manchon noir de myéline, divisé par des étranglements annulaires en segments plus ou moins longs (segments interannulaires) et présentant des fentes obliques (incisures de Schmidt et Lantermann) ;

3° Une gaine très mince (gaine de Schwann), qui porte à sa face interne un noyau, placé alternativement, dans chaque segment interannulaire, à gauche et à droite du nerf.

Toutes les formations situées dans un segment interannulaire autour du cylindraxe ont la valeur d'une cellule unique, dont nous connaissons la membrane d'enveloppe, le noyau, et dont le protoplasma très réduit est infiltré par la myéline. Cependant la gaine d'une fibre nerveuse ne

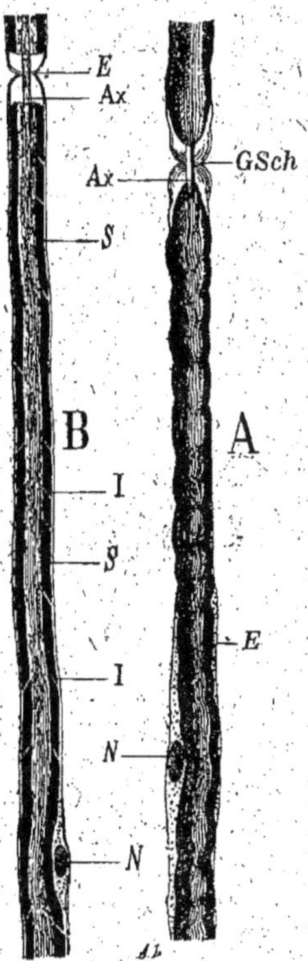

Fig. 223. — Fibres nerveuses à myéline (d'après Schwalbe).

Ax, cylindraxe ; — GSch, gaine de Schwann ; — N, N, noyaux de la gaine de Schwann entourés d'une mince couche protoplasmique granuleuse ; — E, E, étranglements de Ranvier. A ce niveau, la gaine médullaire cesse brusquement d'un côté et de l'autre, de sorte que le cylindraxe se trouve à découvert sur une petite étendue ; — I, incisures séparant les segments cylindro-coniques SS.

semble pas formée réellement de cellules juxtaposées, mais plutôt d'une masse protoplasmique continue, multinucléée (syncitium), sans véritable séparation au niveau des étranglements.

La gaine de Schwann peut faire défaut, comme cela s'observe dans les fibres de la substance blanche des centres nerveux, où l'on ne voit pas non plus d'étranglement annulaire. De plus, certaines fibres nerveuses, comme celles qui constituent le système sympathique, ne présentent pas de manchon myélinique (fibres de Remak) : aussi leur coloration est-elle grise. Enfin d'autres fibres sont formées uniquement par un cylindraxe nu.

Neurone. — Il résulte de ce qui précède que, selon une conception généralement admise aujourd'hui, chaque cellule et ses fibres nerveuses ne constituent qu'un seul élément, auquel, depuis Waldeyer, on donne

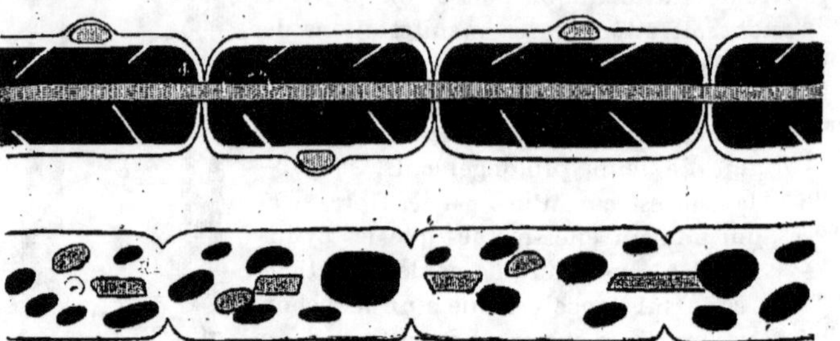

Fig. 224. — Schéma représentant : en haut, la structure normale d'une fibre nerveuse ; en bas, une fibre atteinte de dégénérescence wallérienne au début.

le nom de *neurone*. Ce terme de neurone désigne d'ailleurs une unité non seulement anatomique, mais encore et surtout physiologique.

Cet élément forme un tout dont les parties sont étroitement solidaires. Non seulement en effet, la cellule nerveuse, comme nous l'exposerons bientôt, a un rôle trophique et génétique vis-à-vis de ses prolongements, mais encore la lésion d'un cylindraxe retentit sur sa cellule d'origine et y détermine des modifications histologiques des plus nettes. Ces faits, établis par les recherches expérimentales comme par l'étude des cellules médullaires chez les amputés, constituent une confirmation de la conception classique du neurone. Ils vont à l'encontre de la théorie des auteurs (Apathy, Golgi, Bethe, etc.) qui admettent l'existence d'un réseau nerveux ininterrompu, comparable au système vasculaire, entourant ou traversant les cellules nerveuses sans s'y terminer.

Le système nerveux tout entier est donc formé de *neurones*, soutenus par un tissu conjonctif différencié, la *névroglie*.

Ces neurones mettent en relation deux points plus ou moins distants du système nerveux. Un seul neurone y suffit quelquefois. Ailleurs, ils doivent se placer bout à bout, pour constituer une chaîne de deux ou plusieurs éléments superposés, formée, non pas par l'anastomose, mais par le simple contact du cylindraxe de l'un avec les dendrites de l'autre. Nous verrons aussi que ces chaînes sont, selon leurs fonctions, groupées en faisceaux bien individualisés par leur trajet.

Rôle de la cellule nerveuse. — La cellule nerveuse est la partie la plus importante du neurone : elle en est, en effet, un centre *trophique* et *génétique*.

I. — L'*action trophique* de la cellule est surabondamment prouvée.

L'histologie nous enseigne que si l'on sectionne les fibres d'un nerf moteur chez un animal, le segment séparé des cellules nerveuses dont il provient présente de graves lésions : les gaines de myéline se fragmentent d'abord en blocs, puis en boules, enfin en granulations ; les cylindraxes se tuméfient, puis se fragmentent et disparaissent (fig. 224) ; plus tard les noyaux se multiplient ; enfin, le tissu interstitiel prolifère et forme une cicatrice. C'est à ce processus que l'on a donné le nom de *dégénérescence wallérienne*, en l'honneur du médecin anglais, Waller, qui l'a décrit le premier, en 1852. Le segment du nerf qui demeure en rapport avec les cellules d'origine ne présente, au contraire, que des altérations légères (lésions rétrogrades).

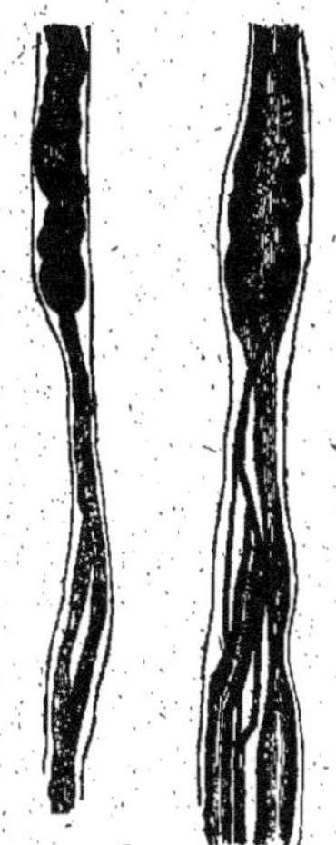

Fig. 225. — Régénération des fibres nerveuses plusieurs mois après la section (d'après Ranvier).

De l'extrémité coupée de l'ancienne fibre nerveuse, naît par bourgeonnement une et souvent plusieurs fibres nouvelles plus petites.

La pathologie confirme que la destruction des cellules motrices de la moelle épinière et du tronc cérébral s'accompagne de lésions analogues des nerfs moteurs (c'est ce que l'on observe, par exemple, dans les sections des nerfs et dans la paralysie infantile ou poliomyélite antérieure aiguë). Elle montre de plus que l'activité trophique s'étend, au delà du nerf, aux tissus auxquels il se rend, c'est-à-dire : aux téguments, qui s'atrophient, qui présentent soit une infiltration adipeuse énorme de leur hypoderme, soit des ulcérations persistantes telles que le mal perforant plantaire ; aux os, qui deviennent fragiles, cassants ou subissent des arrêts de croissance ; surtout aux muscles, qui diminuent de volume (atrophie musculaire).

Il est à noter que la dégénérescence wallérienne ne constitue pas le seul type de lésion des nerfs périphériques. Ceux-ci peuvent être atteints seulement dans certains segments et surtout dans les gaines de leurs cylindraxes : cette altération, qui comporte l'intégrité habituelle du cylindraxe et qui semble indépendante de la lésion de la cellule du neurone, constitue la *dégénérescence segmentaire périaxile* de Gombault que l'on observe fréquemment dans les névrites.

II. — De plus, la cellule nerveuse a un *rôle génétique* ou *régénérateur* que l'histologie met bien en évidence (Ranvier). Deux ou trois jours après la section d'un nerf moteur, les cylindraxes du bout central poussent des pointes qui, si elles peuvent atteindre le bout périphérique, vont pénétrer dans les gaines des cylindraxes dégénérés, et, à une vitesse que Vanlair estime à 1 millimètre par jour, les remplir progressivement (fig. 225). Tel est le processus de guérison, qui légitime la suture précoce en cas de blessure nerveuse et qui a poussé certains chirurgiens, dans des cas de poliomyélite ou de paralysie faciale incurables, à anastomoser les nerfs dégénérés avec les nerfs voisins dont les fibres sont normales (1).

Propriétés du neurone. — Quant au neurone lui-même, son rôle est des plus importants : il découle d'abord de ses deux propriétés primordiales, l'*impressionnabilité* et la *conductibilité*.

Les cellules nerveuses sont directement irritables. C'est ainsi qu'elles sont influencées par des excitations mécaniques et surtout chimiques : teneur du sang en oxygène ou en acide carbonique, en substances toxiques hétérogènes (comme dans les intoxications et les toxi-infections) ou endogènes (comme dans l'urémie, dans l'anaphylaxie), en produits de sécrétion des glandes endocrines, etc.

Le plus souvent, cependant, elles sont impressionnées indirectement par l'intermédiaire des *prolongements protoplasmiques*. Ceux-ci sont généralement excités au niveau de récepteurs périphériques (corpuscules du tact, bâtonnets et cônes de la rétine, bourgeons gustatifs, cellules olfactives, cellules auditives). Ils conduisent l'excitation d'origine physique, chimique, etc., qu'ils ont ainsi reçue, jusqu'à la cellule, avec une vitesse variant de 8 à 70 mètres par seconde. La cellule, ou bien l'emmagasine et la perçoit (lorsqu'elle fait partie d'un neurone central), ou bien la réfléchit dans son cylindraxe.

Celui-ci se comporte de deux façons.

Ou bien il la conduit jusqu'aux prolongements protoplasmiques d'un autre neurone avec lesquels il entre en contact. Il s'établit ainsi un courant de conduction qui va des dendrites au cylindraxe en passant par le corps de la cellule et qui est toujours cellulipète dans les premiers, cellulifuge dans le second (exception faite, semble-t-il, chez l'homme, pour le neurone qui constitue les racines postérieures des nerfs rachidiens et qui aurait une structure spéciale).

Ou bien le cylindraxe parvient à un muscle u à une glande, auxquels il transmet l'incitation que lui a donnée sa cellule d'origine.

On conçoit que le courant nerveux, canalisé par de telles voies, n'ait pu être comparé à autre chose qu'au courant électrique.

(1) Certains auteurs (Tizzoni, Catani, Ziegler, Bethe, etc.) ont prétendu que le bout périphérique d'un nerf coupé et non suturé pouvait se régénérer d'une façon autonome, sans l'intervention du cylindraxe du bout central : cette régénération se ferait grâce aux cellules qui entourent le cylindraxe (neuroblastes), qui sécréteraient un nouveau cylindraxe et un nouvelle gaine de myéline. On s'accorde actuellement pour reconnaître la fausseté de cette conception.

La cellule nerveuse peut encore émettre, sans excitation périphérique préalable, une incitation motrice commandée par la volonté et transmise au système musculaire par le cylindraxe ou élaborer des concepts intellectuels, dont nous prenons conscience par un mécanisme inconnu.

Le neurone n'est pas seulement irritable; il est encore très susceptible. Sa souffrance se manifeste dans les infections, dans les intoxications, dans les chocs traumatiques, par des modalités qui varient avec l'intensité de l'agression et le mode de la réaction de la cellule nerveuse : une agression légère l'excite et détermine sa suractivité, souvent suivie de dépression : une agression grave d'emblée le sidère et annihile ses fonctions. Depuis les douleurs les plus frustes, l'agitation motrice la plus légère, l'excitation intellectuelle la moins marquée, jusqu'à l'insensibilité absolue, l'asthénie complète, la torpeur et le coma, il existe toute une gamme de réactions, d'observation courante en clinique.

Division des neurones. — Au point de vue physiologique, on distingue des neurones centripètes et des neurones centrifuges, selon que leur courant de conduction gagne les centres nerveux ou s'en éloigne. Ici, nous envisagerons plus particulièrement deux types de neurones : *les neurones moteurs* (avec lesquels les neurones sécrétoires sont identifiés) et *les neurones sensitifs ou sensoriels*.

Les premiers élaborent dans leurs cellules les incitations motrices et les transmettent aux muscles par voie centrifuge. Les seconds, impressionnés à la périphérie par des incitations de divers ordres, les conduisent aux centres où elles se transforment en sensations. Nous verrons bientôt que les uns et les autres suivent des trajets différents dans les centres nerveux.

Les neurones moteurs et sensitifs comprennent eux-mêmes deux sortes de neurones : *les neurones périphériques et les neurones centraux*. Leur connaissance est primordiale en neuropathologie.

Les *neurones périphériques* sont ceux qui unissent les centres nerveux aux divers organes. Ils sont moteurs ou sensitifs. Les premiers ont leurs corps cellulaires groupés dans les cornes antérieures de la moelle épinière et dans les noyaux gris moteurs du tronc cérébral : leurs cylindraxes constituent les nerfs-moteurs rachidiens ou craniens. Les seconds ont leurs cellules situées dans les ganglions des racines postérieures de la moelle ou des nerfs craniens : leurs prolongements périphériques constituent les nerfs sensitifs ou sensoriels (sauf les nerfs optiques et olfactifs, qui ne sont pas des nerfs à proprement parler).

Les *neurones centraux* sont tout entiers compris dans les centres nerveux. Leurs cellules d'origine sont situées, pour la plupart, dans les circonvolutions de l'encéphale.

Une partie des prolongements des neurones périphériques et ceux des neurones centraux constituent la substance blanche des centres nerveux; ils se groupent en faisceaux qu'on étudiera plus loin.

Neurones périphériques et neurones centraux sont étroitement reliés les uns aux autres, de façon à former une chaîne unique. Cette union peut être directe et se faire au niveau du contact du cylindraxe de l'un avec les dendrites de l'autre. Dans d'autres cas (et c'est la règle dans la v ié sensitive), cette union est indirecte : les points terminus de chacun des deux neurones sont plus ou moins distants entre eux ; ils sont reliés par un neurone intermédiaire, dont les deux sortes de prolongements se rendent chacun à la rencontre de ceux des deux neurones extrêmes. Ce sont les *neurones intercalaires* ou *de relai*, dont nous trouverons des types parfaits en étudiant les voies sensitives.

Il existe de plus des neurones, dits *d'association*, qui f nt communiquer entre eux divers étages du système nerveux, soit homolatéraux, soit hétérolatéraux : nous les trouverons en particulier dans la moelle épinière, dans le tronc cérébral ; ils s'étendent également d'un hémisphère cérébral à l'autre (corps calleux), ils unissent encore deux lobes ou deux circonvoluti ns du cerveau. Ces neurones c nstituent des voies de conduction collatérales, qui peuvent suppléer les voies normales lorsque celles-ci sont détruites, mais qui interviennent surtout à l'état normal dans la coordination des actes nerveux.

Distribution des neurones. — Les fibres des neurones moteurs et des neurones sensitifs ne sont pas réparties au hasard dans les centres nerveux.

Les neurones périphériques forment les racines rachidiennes dont les antérieures sont motrices et les p stérieures sensitives, puis les nerfs rachidiens ou craniens qui peuvent être soit moteurs, soit sensitifs, soit mixtes. Leur rôle a été élucidé par les expériences des physiologistes et les observations anatomo-cliniques.

Les fibres des neurones centraux sont réparties, selon leurs f nctions, en faisceaux bien individualisés d nt le trajet n'a pu être déterminé qu'après la connaissance de la dégénérescence wallérienne ou *des dégénérescences secondaires* et selon une méthode dont voici le principe.

Les autopsies d'hémiplégiques montrent, par exemple, qu'il existe fréquemment une destruction de la circ nvolution frontale ascendante de l'hémisphère opposé au côté paralysé. On en a conclu qu'il existe des fibres qui naissent dans cette circonvolution et qui, après entrecroisement, se rendent dans la moitié opp sée du tronc cérébral et de la moelle épinière. Selon les recherches de Waller, ces fibres doivent être dégénérées.

Or, nous possédons deux méthodes histologiques capables de mettre en évidence cette dégénérescence secondaire : ce sont les méthodes de Marchi et de Weigert-Pal.

La méthode de Marchi s'applique aux cas récents (depuis 8 jours jusqu'à 2 mois) ; elle consiste en une imprégnation osmique, qui colore électivement en noir les granulations de myéline fragmentée (voir p. 623), contenues encore dans la gaine de Schwann ou bien englobées par les cellules migratrices : c'est à ces dernières que l'on donne le nom de *corps granuleux* ou corpuscules de Gluge. Les granulations noires tranchent nettement sur le fond de la préparation ; leur ensemble constitue une tache très nette occupant le trajet du faisceau dégénéré qui se trouve ainsi repéré.

La méthode de Weigert-Pal s'adresse, au contraire, aux lésions plus anciennes. Elle consiste dans une coloration par l'hématoxyline ; celle-ci, à l'état normal, teinte uniformément tous les cylindraxes ; à l'état pathologique, elle laisse incolores les régions dont les fibres sont dégénérées et remplacées par du tissu cicatriciel (fig. 226).

En traitant tous les centres nerveux par ces méth des et en y pratiquant des coupes sériées dans les lésions des divers systèmes, on détermine avec précision le trajet des fibres dont les cellules d'origine sont atteintes. Ces méthodes, appliquées aux différents cas cliniques, ont permis de rec nnaître la top graphie exacte des faisceaux des centres nerveux.

Névroglie. — Les cellules et les fibres nerveuses sont soutenues par un tissu conjonctif différencié, la névroglie. Celle-ci est formée de petites cellules autour desquelles rayonnent d'innombrables fibrilles (cellules-araignées). Ces fi-

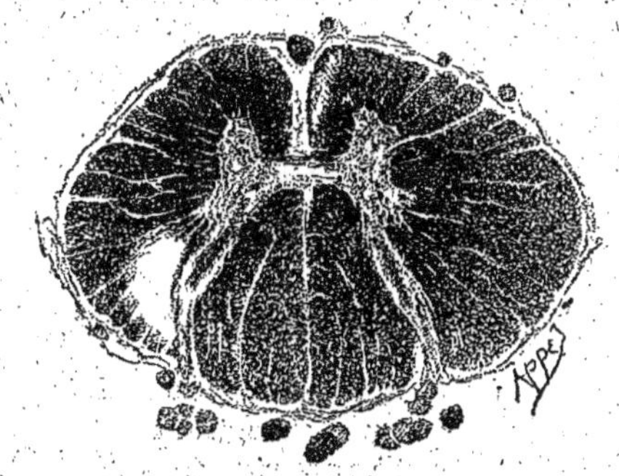

Fig. 226. — Dégénérescence secondaire du faisceau pyramidal ; méthode de Weigert-Pal.

brilles, primitivement élaborées par les cellules, paraissent s'être bientôt différenciées, puis libérées de toute connexion avec elles. Les unes et les autres sont colorables par des techniques spéciales (méthodes de Weigert ou de Lhermitte pour les fibres, méthode de Alzheimer pour les cellules).

La névroglie est répartie inégalement dans les centres nerveux : les fibrilles prédominent dans la substance grise, tandis que les cellules sont plus nombreuses dans la substance blanche. Elle forme des gaines autour des tubes nerveux, des manchons autour des vaisseaux, une mince bordure à la périphérie des centres nerveux.

A l'état pathologique, elle joue le même rôle que le tissu conjonctif dans les viscères.

Dans les processus inflammatoires aigus, les cellules névrogliques prolifèrent, en même temps que les cellules conjonctives de la gaine des vaisseaux ; les uns et les autres se joignent aux leucocytes issus des capillaires par diapédèse pour constituer des infiltrats de cellules rondes ; celles-ci s'attaquent aux éléments nerveux lorsqu'ils sont très altérés, elles les absorbent (neuronophagie) ; elles constituent une partie des corps granuleux.

Lorsque les cellules et les cylindraxes sont détruits par lésion directe ou par dégénérescence secondaire, la névroglie se développe à leur place, formant un véritable tissu cicatriciel ou sclérose. Celle-ci peut donc être distribuée selon des foyers diffus, irrégulièrement disséminés (sclér se en plaques) ou, au contraire, elle peut suivre le trajet d'un faisceau dégénéré (sclérose systématisée).

Aux dépens de la névroglie se développent certaines tumeurs, dénommées gliomes, dont une forme intéressante détermine l'affection médullaire connue sous le nom de syringomyélie.

On doit rapprocher de la névroglie, en raison de leur même origine ectodermique, les cellules cubo-cylindriques qui tapissent le canal central de la moelle (canal de l'épendyme) et les cavités du cerveau (ventricules). De même, la gaine de Schwann des tubes nerveux, bien que différente morphologiquement de la névroglie centrale, dérive néanmoins de cette dernière au point de vue embryologique et mérite de lui être assimilée (Nageotte).

PHYSIOLOGIE ÉLÉMENTAIRE DES NEURONES

Ces faits connus, il importe maintenant de préciser le rôle des neurones périphériques et centraux.

Neurones périphériques. — Dans les cellules de la moelle épinière et du tronc cérébral, une excitation sensitive demeure inconsciente si elle n'est pas transmise au neurone cérébral. Elle provoque cependant une incitation motrice également inconsciente, suivie d'un acte involontaire : c'est ce que l'on appelle un *réflexe*.

Un réflexe est donc une réaction nerveuse involontaire.

Un neurone sensitif et un neurone moteur périphériques sont suffisants pour la réalisation du réflexe. L'expérience classique de la grenouille décapitée le prouve : si, chez une grenouille décapitée, on vient à pincer une patte ou à déposer sur elle de l'acide acétique dilué, on constate que l'animal retire sa patte, et si l'on prolonge ou si l'on accentue l'excitation, on voit s'agiter le membre symétrique, les quatre membres et même le corps tout entier. Dans ce cas (fig. 227), l'excitation a été transmise par un nerf sensitif aux cellules sensitives situées dans les ganglions des racines postérieures, puis à leurs prolongements protoplasmiques, qui entrent en connexion par contact avec les prolongements protoplasmiques des cellules motrices situées dans les cornes antérieures de la moelle. Les cellules motrices réagissent en transmettant, par leur cylindraxe, une incitation motrice aux muscles de la patte excitée. Le nombre des cellules motrices qui interviennent est en raison directe de l'intensité de l'excitation : ce qui explique la diversité des réactions selon les cas (lois de Pflüger).

L'incitation motrice qui résulte d'un réflexe n'est pas nécessairement une excitation. Il peut au contraire se produire une inhibition, due à l'action des nerfs « d'arrêt », comme dans les phénomènes de ralentissement u d'arrêt du cœur causés par l'excitation du pneumogastrique : ainsi s'explique le ralentissement du cœur qui est provoqué par la compression des globes oculaires (réflexe oculo-cardiaque).

Bien plus, le réflexe peut ne pas être moteur, mais sécrétoire. Par exemple, chez le chien, le seul contact avec la muqueuse stomacale des

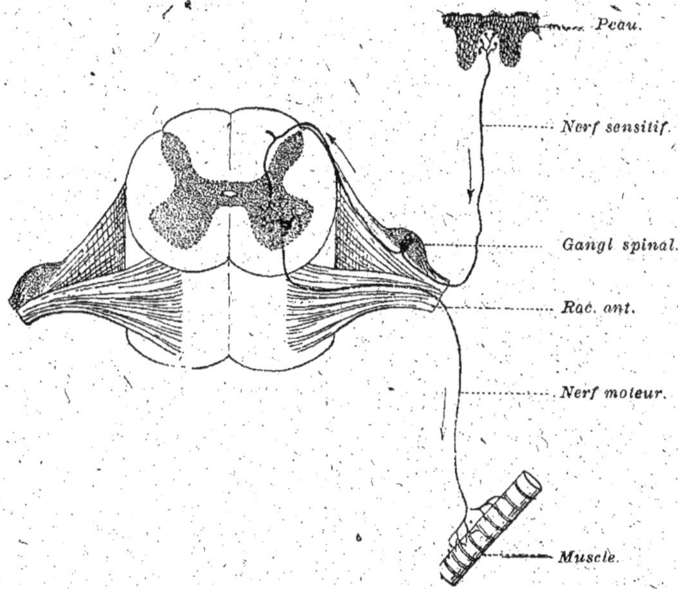

Fig. 227. — L'arc réflexe (Charpy).
Trajet d'une impression sensitive et d'une excitation motrice passant dans un même étage de la moelle

aliments que l'animal affectionne, provoque une sécrétion gastrique abondante.

Les actes réflexes interviennent dans une foule de processus vitaux et empruntent les voies du système cérébro-spinal, mais il n'est pas certain que le système sympathique puisse aussi constituer des chaînes réflexes analogues.

C'est ainsi que l'éternuement est provoqué par une excitation des filets terminaux du trijumeau dans la muqueuse nasale, qui la transmettent à leur noyau bulbaire formé de cellules sensitives : celles-ci la réfléchissent dans la moelle cervicale, où elle produit l'excitation des cellules motrices qui innervent les muscles expirateurs. La toux est également un réflexe expiratoire, dont le point de départ est principalement l'irritation des nerfs laryngés, pulmonaires ou pleuraux.

L'irritation d'un conduit musculo-membraneux, comme l'œsophage ou le pylore, par une lésion telle qu'un cancer ou un ulcère, détermine un spasme réflexe, qui joue un rôle important dans la pathogénie des symptômes et qui peut faire croire à une obstruction complète par sténose du conduit, alors qu'il ne s'agit que de contracture par spasme, justiciable de la thérapeutique. La migration d'un calcul biliaire dans le canal cholédoque détermine, d'après Potain, une vaso-constriction pulmonaire, suffisante pour amener la dilatation du cœur droit et une crise d'asystolie aiguë.

En réalité, le réflexe n'est pas un acte aussi isolé et aussi simple que nous le montrent les expériences élémentaires des physiologistes. A l'état normal, le cerveau a une action modératrice sur les réflexes tendineux, et ceux-ci augmentent d'intensité lorsqu'on expérimente chez des animaux décapités. La pathologie enseigne aussi que ces réflexes s'exagèrent en cas de lésion des neurones corticaux avec lesquels ils sont en rapport.

Bien plus, chez l'homme, certains réflexes, en particulier les réflexes cutanés, bien qu'inconscients et invol ntaires, supposent l'intervention effective des neurones centraux.

C'est d'ailleurs dans ces neurones centraux que se trouvent aussi les centres régulateurs des fonctions splanchniques, qui sont essentiellement réflexes.

Quoi qu'il en soit, l'étude des réflexes élémentaires a acquis en neurologie une importance considérable. Selon la loi formulée par Ch. Richet, une excitation faible et localisée détermine une réaction circonscrite dans un territoire moteur particulier, toujours le même : ce qui prouve qu'il existe un rapport anatomique préétabli entre certains groupes de cellules nerveuses et certaines fibres afférentes et efférentes, c'est-à-dire qu'on peut distinguer des centres de réflexes circonscrits. Dès lors, après excitation d'un territoire périphérique donné, on peut étudier la production du réflexe normal et ses variations à l'état pathologique.

Une excitation, de siège et d'intensité définis, provoque une réaction réflexe constante, si l'on fait abstraction de facteurs spéciaux qui peuvent modifier l'irritabilité nerveuse (c'est ainsi que la chaleur, la strychnine exaltent l'amplitude et la vivacité des réflexes, que la morphine, la quinine, le bromure de potassium, la picrotoxine, les hémorragies abondantes les atténuent au contraire). Donc, chez les sujets sains, un réflexe provoqué dans des conditions identiques se traduira toujours par la même réaction. Dans les états pathologiques, ce même réflexe sera modifié, mais sa modification sera la même dans tous les cas morbides semblables. Les perturbations des réflexes acquièrent ainsi une signification importante pour déterminer le siège d'une lésion. Dans les lésions nerveuses unilatérales, il sera particulièrement facile d'étudier le réflexe anormal, comparativement à celui du côté opposé, qui est demeuré normal.

Tel est, en neuropathologie, le principe de l'étude des réflexes provoqués que nous aborderons plus loin.

Neurones centraux. — Jusqu'ici, nous n'avons envisagé la fonction du neurone que dans sa modalité la plus simple : l'acte réflexe ou inconscient. Nous devons maintenant étudier le mécanisme de *l'acte nerveux conscient ou volontaire.*

L'acte nerveux conscient suppose l'intervention de neurones centraux, qui s'intercalent entre les neurones de l'arc réflexe.

L'excitation sensitive, par exemple, amenée à la moelle par les racines postérieures des nerfs rachidiens, au lieu d'être immédiatement conduite aux cellules motrices du même segment médullaire, va être portée jusqu'aux cellules qui constituent la substance grise corticale du cerveau, par l'intermédiaire des faisceaux blancs sensitifs. L'impression sensitive est emmagasinée et *perçue* par une cellule corticale du cerveau (fig. 228).

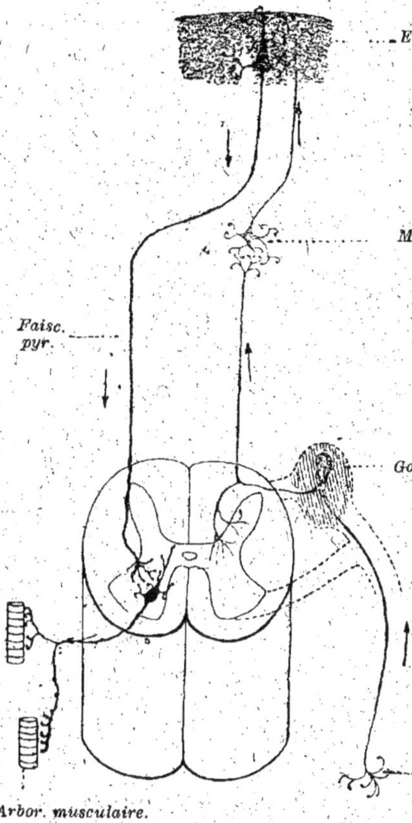

L'incitation motrice part également

Fig. 228. — L'acte conscient (Charpy).

Trajet des impressions sensitives conscientes de la périphérie à l'écorce cérébrale, et des excitations motrices volontaires du cerveau aux muscles.

ment des cellules motrices corticales (cellules pyramidales) : les cylindraxes de ces dernières, suivant un faisceau moteur, vont descendre dans le bulbe ou la moelle et y entrer en connexion avec les cellules des noyaux des nerfs craniens ou rachidiens, dans le domaine desquels se réalisera l'acte moteur. Le phénomène est d'ailleurs plus complexe qu'il ne le paraît, car il nécessite le relâchement des muscles antagonistes et la stabilisation du membre par la contraction

40*

des muscles souvent éloignés de ceux qui réalisent le mouvement principal.

La perception des excitations sensitivo-sensorielles, l'accomplissement des phénomènes moteurs volontaires nécessitent donc l'intervention des neurones centraux. Ils ne sont également possibles que si les neurones périphériques sont intacts. Tout acte volontaire et toute perception nécessitent donc l'intégrité de deux neurones, moteurs ou sensitifs.

En dehors de toute activité manifeste, se traduisant par un acte volontaire ou une sensation consciente, les neurones centraux, à l'état de repos apparent, jouent encore d'autres rôles. Non seulement ils interviennent, comme je l'ai déjà dit, dans la régulati n des réflexes, mais encore ils président au *tonus musculaire*. Celui-ci consiste en un certain état de tension musculaire permanent, qu'on pourrait considérer comme un léger degré de contraction, et qui existe à l'état de repos.

Ce tonus s'oppose à la réalisation complète de certains mouvements, comme par exemple la flexion totale de l'avant-bras sur le bras : celle-ci à l'état normal ne peut s'effectuer au point d'amener le poignet au contact de l'épaule ; au contraire, dans les lésions centrales, ce contact peut être obtenu.

La même atonie musculaire s'observe naturellement dans les lésions du neurone périphérique qui produisent de la paralysie, mais celles-ci n'agissent vraisemblablement qu'en interceptant l'influx tonique des neurones centraux. Ce qui semble le prouver, c'est que, dans les lésions centrales seulement, le tonus musculaire peut être augmenté : les muscles présentent alors un état de contraction permanente qu'on appelle la *contracture* (voir p. 639).

SÉMIOLOGIE ÉLÉMENTAIRE DES LÉSIONS DES NEURONES

En présence d'un malade atteint d'une affection nerveuse, le premier problème qui se pose est de distinguer si cette affection relève de l'atteinte d'un neurone central ou de celle d'un neurone périphérique (car la lésion des neurones d'association se confond avec celle des neurones centraux).

Pour le résoudre, il est nécessaire de savoir comment se manifeste la souffrance des neurones.

Les troubles psychiques n'étant pas envisagés ici, les troubles vasomoteurs devant être étudiés à propos du sympathique, les troubles viscéraux ayant été signalés dans le cours de l'ouvrage et les troubles trophiques page 623, il nous reste à exposer ici la sémiologie des troubles sensitifs et moteurs.

Troubles sensitifs.

Modalités. — Je n'envisagerai ici que les troubles de la sensibilité générale (cutanée, osseuse, musculaire, viscérale), les sensibilités spéciales devant faire l'objet d'études particulières (vision, audition, équilibration, olfaction, goût).

Ces troubles sensitifs sont divisés en subjectifs et objectifs.

Les *troubles subjectifs* sont ceux qui sont perçus par le malade : ils consistent en picotements, démangeaisons (prurit), fourmillements, engourdissements, constriction et surtout en douleurs, tantôt légères, tantôt violentes, tantôt continues, tantôt paroxystiques, etc.

Les modalités de la douleur sont multiples. Une mention spéciale doit être faite de celles qu'éprouvent les tabétiques : celles-ci surviennent en effet par crises, ne durent que quelques secondes ou quelques minutes, quelquefois plus longtemps ; selon leurs caractères, on les appelle fulgurantes (rapides comme l'éclair), térébrantes (comparables à un broiement), constrictives, etc.

La douleur intracranienne porte le nom de *céphalée* ou *céphalalgie* : son intensité, sa localisation, son moment sont fort variables, mais ces caractères ne sont pas sans importance pour remonter à la cause du symptôme.

Les *troubles objectifs* de la sensibilité sont ceux dont le malade n'a pas conscience et qui sont révélés seulement par l'examen : d'où le précepte absolu de toujours explorer la sensibilité d'un sujet se plaignant de symptômes nerveux, même s'ils ne sont pas d'ordre sensitif.

Cet examen ne doit pas être trop prolongé, car il est fatigant pour le malade dont les réponses manquent de précision au bout de cinq à dix minutes ; il ne doit pas être violent ou douloureux, il ne doit s'accompagner, de la part du médecin, d'aucune remarque pouvant suggestionner le sujet et fausser ainsi les sensations qu'il éprouve. On n'oubliera pas qu'en certaines régions (pulpe des doigts par exemple), la sensibilité est plus aiguisée qu'en d'autres parties du corps : ses modifications en seront d'autant plus nettes.

La sensibilité doit être étudiée sur les téguments et dans les tissus profonds. On distingue, en effet, une sensibilité superficielle et une sensibilité profonde, l'une et l'autre pouvant être modifiées en divers modes.

I. Les modes de la **sensibilité superficielle** sont :

1° La **sensibilité tactile**. Les téguments sont touchés avec un objet de petites dimensions, peu pesant, tel qu'un flocon d'ouate ou, plus grossièrement, l'extrémité digitale appliquée avec légèreté.

La sensation peut être exagérée (le simple contact provoque une impression douloureuse) : c'est l'*hyperesthésie*.

Elle peut être perçue d'une façon obtuse : c'est l'*hypoesthésie* ; souvent alors elle est retardée, ou bien mal localisée si l'on demande au malade de désigner l'endroit excité : c'est la *paresthésie*.

L'insensibilité peut être enfin absolue : c'est l'*anesthésie*.

2° La **sensibilité douloureuse**. On l'étudie en piquant les téguments avec la pointe d'une épingle ; mais on peut l'explorer avec toute autre excitation : mécanique, thermique, chimique, électrique.

La sensibilité douloureuse peut être exagérée (une impression légère déterminant une sensation douloureuse proprement dite : *hyperalgésie*), ou abolie (les impressions les plus intenses ne causant aucune sensation pénible : *analgésie*). Elle peut être encore retardée : le malade ne perçoit la sensation, normale ou exagérée, qu'un certain temps après l'excitation.

Une modalité intéressante, de l'hyperalgésie est constituée par la *synesthésalgie* (Souques) : observée dans les blessures des nerfs, celle-ci consiste dans la sensation douloureuse éveillée, dans le domaine nerveux atteint, par le frôlement d'un point quelconque de la surface cutanée du corps, à la condition qu'il ne soit pas mouillé.

La sensibilité douloureuse est quelquefois conservée ou même exagérée, tandis que la sensibilité tactile est abolie : c'est ce que l'on appelle l'*anesthésie douloureuse*.

3° La **sensibilité thermique**. Les sensibilités au chaud et au froid sont explorées avec des tubes à essai remplis d'eau à des températures avoisinant 50° et 20° ; des températures supérieures à 50° ou inférieure, à 20° provoquent en effet des sensations douloureuses. Elles peuvent être exagérées, abolies, diminuées ou retardées, de même que les sensations douloureuses et tactiles.

Mais, dans certains cas, alors que les sensibilités thermique et douloureuse sont abolies, la sensibilité tactile persiste : c'est la *dissociation thermo-analgésique*, que l'on observe surtout dans la syringomyélie, la lèpre et l'hématomyélie.

La thermo-anesthésie est en général associée à l'analgésie, mais le fait n'est pas absolument constant. Il est même possible que les sensibilités au chaud et au froid ne soient pas altérées d'une façon parallèle. On trouvera plus loin l'explication anatomique de ces phénomènes.

II. La **sensibilité profonde** doit être étudiée à divers points de vue :

1° La **sensibilité des troncs nerveux**. Normalement, la pression forte d'un tronc nerveux sensitif détermine une sensation toute particulière de fourmillement douloureux dans son domaine de distribution sous-jacent au point comprimé ; la pression légère est au contraire insensible.

A l'état pathologique, la pression, même légère, peut éveiller une sensation douloureuse, souvent isolée, sans fourmillement : Valleix a montré le parti qu'on pouvait tirer de ce phénomène pour établir le diagnostic des névralgies, en comprimant les nerfs contre les plans anatomiques résistants. De même, l'étirement d'un nerf, non douloureux à l'état normal, éveille de vives douleurs en cas de névralgie (signe de Lasègue dans la sciatique).

Lorsque les lésions des troncs nerveux sont très intenses, ils deviennent au contraire insensibles aux plus fortes pressions : c'est ce que l'on observe dans les névrites intenses, dans le tabes, dans la lèpre, etc.

2° La **sensibilité osseuse**. On l'explore à l'aide d'un diapason à vibrations lentes, produisant moins de 60 vibrations doubles à la seconde, c'est-à-dire ne rendant aucun son, car la perception des vibrations intéresse seule ce mode de sensibilité. L'appareil mis en vibration, on applique son pied sur une épiphyse osseuse immédiatement sous-jacente aux téguments (par exemple épiphyses inférieures du radius, du fémur, etc.). Les vibrations sont nettement perçues par un sujet normal. Au contraire, elles ne sont pas ressenties par un malade présentant de l'anesthésie profonde.

3° La **sensibilité musculaire**. L'électrisation légère d'un muscle produit une sensation de contraction musculaire, facile à distinguer des sensations superficielles qu'elle produit dans les téguments.

La sensibilité musculaire intervient dans la propriété que nous possédons normalement d'apprécier les différences de poids des objets dès qu'elles atteignent une certaine importance : c'est, comme le dit Grasset, une notion d'effort musculaire sans déplacement effectif du membre. Elle disparaît ou elle s'affaiblit considérablement dans le tabès.

4° La **sensibilité viscérale**. La pression des viscères détermine une douleur, particulièrement marquée pour les testicules. On peut voir cette sensibilité douloureuse complètement abolie : telle est l'analgésie testiculaire, fréquente dans le tabès.

III. Dans l'étude de la sensibilité, il faut enfin ne pas négliger le **sens des attitudes segmentaires** et le **sens stéréognostique**, qui résultent surtout des troubles de la sensibilité profonde.

Le premier est la propriété que possède un sujet normal de reconnaître, sans le secours de la vue, les attitudes qu'on imprime avec lenteur à ses membres et surtout aux os longs de ses extrémités (position des phalanges par rapport au métacarpe, situation relative des diverses phalanges). Il paraît dépendre surtout de la sensibilité des épiphyses articulaires, peut-être aussi de la sensibilité musculaire.

Le sens stéréognostique consiste dans la reconnaissance par la palpation, sans le secours de la vue, d'un objet placé dans sa main ; il nous renseigne sur la forme et les dimensions de cet objet, sur ses propriétés physiques (consistance, surface lisse ou rugueuse) ; ces sensations évoquent dans le cerveau l'image de l'objet que nous pouvons ainsi identifier. Cette faculté nécessite l'intégrité des sensibilités superficielle et profonde. Son abolition constitue l'*astéréognosie* ou *agnosie tactile*.

Je signalerai encore les troubles de la *discrimination tactile*. Celle-ci s'étudie en recherchant la distance minima nécessaire entre deux excitations cutanées voisines pour que ces deux excitations provoquent une sensation nette d'un double contact et non d'un seul. Cliniquement, on l'explore à l'aide du compas de Weber dont on écarte progressivement les deux pointes jusqu'à ce que le sujet ait la sensation nette d'un double contact. A l'état normal, cette faculté varie beaucoup selon les régions : à la pulpe des doigts, nous apprécions deux contacts distants de 2 millimètres, au dos de la main, nous ne les discernons qu'à partir de 6 millimètres. A l'état pathologique, l'agrandissement des « cercles de sensation » se mesure le plus sûrement dans les lésions unilatérales : on compare alors le côté sain avec le côté anormal. Contrairement à ce qu'on pourrait croire, l'affaiblissement de la discrimination tactile n'est pas toujours en rapport avec l'anesthésie superficielle, il peut être très marqué alors que la sensibilité tactile est presque normale. Il semble plutôt s'associer à l'astéréognosie, sans qu'on puisse expliquer les causes de cette relation.

Je mentionnerai enfin, comme dernière variété des sensibilités profondes, la *baresthésie* ou sensibilité à la pression. Celle-ci ne dépend pas de la sensibilité superficielle, car la section d'un nerf sensitif cutané suivi d'anesthésie ne provoque pas de trouble de la baresthésie. On l'explore en appliquant une série de poids faibles sur les téguments, ou à l'aide d'un petit appareil spécial, le baresthésiomètre. Ses perturbations sont généralement, mais non toujours, parallèles aux altérations des sensibilités profondes élémentaires.

IV. Lorsqu'un sujet présente une anesthésie profonde assez étendue, même si sa sensibilité tégumentaire est conservée, il perd la notion de l'attitude ou des mouvements de ses segments de membres, et par suite des relations de son être ou d'une partie de son corps avec le monde extérieur. Ses mouvements deviennent incertains, incoordonnés, disproportionnés par rapport au but à atteindre : il présente de l'**ataxie**, qu'on observe surtout dans le tabès, mais aussi dans certaines polynévrites (pseudo-tabès).

Lorsqu'elle est très marquée, on la reconnaît facilement à la démarche du malade qui lance ses jambes bien plus qu'il ne serait nécessaire et qui les laisse retomber en talonnant : ces troubles rendent la déambulation très difficile et même parfois impossible.

Les membres supérieurs, dont les mouvements demandent une grande précision, se déplacent d'une façon hésitante, n'atteignent pas ou dépassent le but qu'ils se proposent : l'écriture et même l'alimentation deviennent quelquefois, sinon impossibles, du moins fort difficiles.

Lorsque l'ataxie est peu accentuée, on la met en évidence, en faisant exécuter au sujet des mouvements subits, au commandement : on lui ordonne, par exemple, à un signal donné, de se lever et de se mettre en marche aussitôt, de faire volte-face ou de s'arrêter (exercice à la Fournier). Si on le prive du secours que lui apporte la vue pour suppléer à l'insuffisance de sa sensibilité profonde, son incoordination augmentera : c'est pourquoi elle se révélera, dans les cas frustes, lorsqu'il descend un escalier dans l'obscurité. Un ataxique est devenu incapable de se tenir debout en équilibre, s'il a les talons joints et les yeux fermés (signe de Romberg) ; il lui est également difficile de se maintenir sur un seul pied. Aux membres supérieurs, on dépistera l'incoordination en ordonnant au sujet de fermer ses paupières et de porter son index, au commandement, sur le bout du nez : on voit son doigt hésitant ne pas suivre la ligne droite pour se diriger vers le but désigné et se porter à côté de celui-ci.

Ce trouble moteur est indépendant de toute lésion des voies motrices et subordonné aux seuls troubles de la sensibilité profonde. Cette notion a été longtemps méconnue et il a fallu la sagacité de Duchenne (de Boulogne) pour la démontrer ; elle a été confirmée par les expériences des physiologistes qui, chez divers animaux, ont pu réaliser l'inc ordination motrice en sectionnant les racines postérieures de la moelle.

Je signalerai d'ailleurs un autre trouble moteur lié à une altération sensitive, c'est l'abolition des réflexes tendineux consécutive à l'anesthésie organique. L'excitation périphérique n'étant pas transmise au neurone moteur, celui-ci ne peut réagir.

Sémiologie. — Deux caractères objectifs permettent d'individualiser les troubles sensitifs : c'est avant tout leur répartition, c'est ensuite leurs caractères analytiques (troubles superficiels ou profonds, dissociation, etc.). Il est en général facile de reconnaître si les troubles sensitifs dépendent de l'atteinte du neurone central ou du neurone périphérique. Dans le premier cas, ils occupent uniformément soit une moitié du corps, soit les deux membres inférieurs, soit les quatre membres, soit plus rarement un seul membre ; ils peuvent, dans certaines conditions, être dissociés. Dans le deuxième cas, au contraire, ils affectent une distribution qui représente le domaine d'un ou de plusieurs nerfs, d'une ou de plusieurs racines postérieures.

Les troubles sensitifs sont fréquents dans l'*hystérie* : ils n'y sont pas en rapport avec des lésions nerveuses, et ils doivent être bien distingués des troubles organiques. Ils ont souvent une topographie particulière : s'ils atteignent la moitié du corps, ils sont également marqués en tous les points (y compris les organes sensoriels) et cessent brusquement sur la ligne médiane, ce qui n'existe pas dans les affections organiques, comme on le verra plus loin. Aux membres, ils sont segmentaires et affectent des territoires en forme de gant, de brassard, de brodequin, de bas, etc. Qu'ils soient d'ordre anesthésique ou hyperesthésique, ils sont toujours très marqués. Ils apparaissent le plus souvent à la suite d'une émotion ou d'une suggestion et disparaissent par la persuasion, la psychothérapie, l'hypnotisme ou tout autre procédé frappant l'imagination du malade. Notons enfin qu'ils sont soit isolés, soit accompagnés d'autres manifestations hystériques (crises de nerfs, contractures, etc.).

Insistons sur ce fait que les troubles subjectifs peuvent exister indépendamment de tout trouble objectif (comme dans les névralgies) et qu'inversement on peut constater des troubles objectifs en dehors de tout symptôme subjectif (comme dans la syringomyélie, certains cas de tabès, etc.). Les troubles objectifs témoignent d'une lésion nerveuse plus profonde que les troubles subjectifs isolés : les uns et les autres sont associés dans les névrites, alors que les derniers seuls s'observent dans les névralgies.

L'hyperesthésie n'est jamais dissociée ; elle porte à la fois sur les diverses modalités de la sensibilité. Elle peut être systématisée à un membre, à la moitié du corps ou de la face, etc. ; il s'agit là de phénomènes purement objectifs, fréquemment accompagnés de troubles vaso-moteurs, thermiques, contractiles, trophiques, pupillaires, et en relation avec des

excitations viscérales agissant par voie réflexe (L. Jacquet). De plus,
d'après Head, les affections des viscères (cœur, estomac, foie, reins,
vessie, utérus, etc.) provoqueraient à distance, dans des zones cutanées
circonscrites (arrondies ou en bandes), une exagération de la sensibilité à
la douleur et à la température, tandis que la sensibilité tactile demeu-
rerait normale. L'importance de ces zones hyperalgésiques à distance
n'est pas encore apparue telle qu'elle puisse intéresser le clinicien pour
préciser le siège d'une affection viscérale.

Une modalité importante des troubles sensitifs est constituée par l'ANES-
THÉSIE DISSOCIÉE, car celle-ci permet souvent de déterminer le siège d'une
lésion nerveuse. Nous avons déjà mentionné l'*anesthésie douloureuse*. La
possibilité de la dissociation des troubles sensitifs s'explique généralement par ce fait que les v ies préposées aux divers modes de la sensibilité suivent un trajet différent dans la moelle épinière, comme cela sera
étudié plus loin. On peut en observer divers types :

1° *Dissociation radiculo-cordonnale* (tabès) : abolition des sensibilités
profondes, diminution de la sensibilité tactile, troubles de la sensibilité
douloureuse (retardée ou exagérée), conservation de la sensibilité thermique ;

2° *Dissociation cordonnale postérieure pure* : troubles de la sensibilité
profonde et de la discrimination tactile, intégrité des sensibilités superficielles. On l'observe dans la sclérose des cordons postérieurs due à l'anémie pernicieuse ;

3° *Dissociation thermo-analgésique* (syringomyélie) : abolition des sensibilités douloureuse et thermique, conservation de la sensibilitétactile, des
sensibilités profondes et de la discrimination tactile. Variantes : abolition
seulement de la sensibilité thermique ou même uniquement de la sensibilité à la chaleur ;

4° *Dissociation alterne* (lésions unilatérales de la substance blanche de
la moelle ou *syndrome de Brown-Séquard*) ; du côté de la lésion, troubles
de la sensibilité profonde ; du côté opposé, troubles de la sensibilité
thermique, douloureuse et tactile.

On voit donc la multiplicité des modalités des dissociations de l'anesthésie et leur importance pour établir la localisation exacte d'une lésion.

Troubles moteurs.

Modalités. — Pour juger des troubles moteurs, on doit apprécier
successivement l'état du tonus et de la force musculaire, des réflexes,
de la trophicité du muscle, des réactions électriques. Cet examen,
méthodiquement pratiqué, permet de distinguer nettement la lésion du
neurone périphérique de celle du neurone central. (Les troubles de
l'équilibration ne seront pas envisagés ici, mais à propos de l'étude du
cervelet).

Troubles du tonus musculaire. — Le tonus musculaire peut être diminué ou augmenté dans les affections nerveuses.

Lorsqu'il est diminué (HYPOTONIE), les membres deviennent capables de prendre avec facilité les attitudes irréalisables à l'état normal : c'est ainsi qu'on peut produire l'extension exagérée de la cuisse sur le bassin ou de la jambe sur la cuisse. Ce symptôme s'observe d'abord dans les lésions du neurone moteur : Babinski a montré que chez un hémiplégique organique, on pouvait imprimer à l'avant-bras un mouvement de flexion sur le bras beaucoup plus étendu que chez un sujet sain et que cette manœuvre démontrait la nature organique de la paralysie et la différenciait de l'hémiplégie hystérique. L'hypotonie s'observe encore dans les lésions des neurones sensitifs : on l'observe fréquemment chez les tabétiques, où elle peut atteindre un degré extrême, et chez les sujets atteints d'une lésion cérébelleuse.

L'hypertonie musculaire aboutit à la CONTRACTURE : celle-ci se manifeste dans un état persistant de rigidité musculaire qui ne diffère de la contraction que par l'absence de raccourcissement du muscle (Brown-Sequard). La contracture peut exister isolément ou compliquer une paralysie déjà installée.

Paralysie. — La paralysie résulte de la lésion, quelquefois seulement, de l'inhibition, d'un neurone moteur.

Dans un grand nombre de cas, l'impotence musculaire est absolue, aucun mouvement n'est possible, la paralysie est facile à reconnaître.

Dans d'autres cas, au contraire, elle est peu marquée : il s'agit alors de *parésie*. Pour la reconnaître, la meilleure technique consiste à commander au malade d'exécuter, avec toute la force dont il est capable, un acte bien défini (extension ou flexion du pied, de la jambe, de l'avant-bras, etc.), tandis que l'on s'oppose à la réalisation de ce mouvement : la sensation de résistance que l'on éprouve pour vaincre la contraction des muscles indique l'état de leur force. Lorsque, par exemple, la parésie frappe les muscles fléchisseurs des doigts, l'observateur priera le sujet de presser sa main de toute sa force : il prendra ainsi connaissance de la diminution de la vigueur musculaire du malade : on pourrait, dans ce cas particulier, s'aider du dynamomètre.

Une paralysie est soit flasque, soit spasmodique.

Dans la paralysie *flasque*, les muscles ont perdu leur tonus, les réflexes tendineux sont abolis ; le membre inerte se laisse déplacer selon les lois physiques de la pesanteur.

Dans la paralysie *spasmodique*, les réflexes tendineux sont généralement exagérés, les muscles présentent de la *contracture*.

Lorsque celle-ci est très intense et très étendue, elle immobilise le membre en une position qui est ordinairement la flexion pour le membre supérieur, l'extension pour le membre inférieur : ce sont précisément les positions que prennent spontanément les membres à l'état de repos, sous la seule influence du tonus musculaire normal. On connaît cependant des exceptions à cette règle.

Dans certains cas, la contracture n'est qu'ébauchée et ne peut être reconnue que par certains signes, tels que l'exagération des réflexes tendineux et la trépidation épileptoïde du pied.

L'exagération progressive des réflexes tendineux, lorsqu'elle accompagne une paralysie flasque, doit faire présager l'imminence de la contracture et sa transformation en paralysie spasmodique.

La *trépidation épileptoïde* est un phénomène que l'on recherche de la façon suivante : une main est placée en arrière du genou qu'elle soulève en déterminant la flexion de la jambe sur la cuisse, l'autre saisit brusquement le talon antérieur du pied et le relève. Il se produit une série d'oscillations rythmées, de mouvements alternatifs de flexion et d'extension du pied, qui durent tant que la main en presse la plante (*clonus du pied*). Un phénomène analogue peut s'observer à la main placée en extension ou en supination forcées, mais il y est exceptionnel.

De même, la jambe étant en extension sur la cuisse, si l'on imprime un mouvement brusque de haut en bas à la rotule à l'aide de l'index et du pouce embrassant son bord supérieur, on voit et l'on sent la rotule exécuter une série d'oscillations ascendantes et descendantes (*clonus de la rotule*).

Ces phénomènes de clonus provoqué, que l'on n'observe jamais à l'état normal, ne doivent pas être confondus avec le tremblement à larges oscillations, de courte durée et inconstant, que dans ces conditions peuvent présenter certains sujets hystériques ou névropathes.

Réflexes. — On étudie en clinique diverses variétés de réflexes tendineux, osseux ou périostés, cutanés, sensoriels.

I. Réflexes tendineux. — Les PREMIERS des réflexes interrogés en pathologie ont été les *réflexes tendineux*, étudiés depuis Erb et Westphal (1875). Lorsqu'on percute un tendon avec le bord cubital de la main ou, comme on doit le faire en clinique, avec un marteau spécial (fig. 229), il se produit une contraction réflexe du muscle dont le tendon a été excité et par suite l'ébauche du mouvement que ce muscle provoque à l'état normal. Il faut s'assurer que le membre dont on veut étudier les réflexes se trouve dans un état de résolution musculaire complet. Il faut éviter de percuter la masse charnue musculaire dont, sauf quelques exceptions, les réactions ne sont pas instructives.

Lorsqu'on examine le système nerveux d'un malade, il est nécessaire de toujours explorer systématiquement les différents réflexes tendineux : réflexes rotulien, achilléen, tricipital, radial, réflexe du long supinateur. Les trois premiers seuls sont absolument constants (Babinski).

On devra rechercher avec soin s'ils persistent ou s'ils sont abolis, s'ils sont affaiblis ou exagérés. Les réflexes exagérés ont à la fois une amplitude plus grande et une vivacité très remarquable.

Réflexe rotulien. — Pour rechercher le réflexe rotulien, on peut utiliser diverses techniques. Si le sujet est assis, les jambes pendantes sur le bord du lit ou d'une table, on percutera le tendon rotulien et on obtiendra normalement un mouvement d'extension de la jambe sur la cuisse. S'il est assis sur une chaise, on peut placer les deux membres inférieurs symétriquement, ou bien faire croiser successivement les deux jambes l'une sur l'autre. Si le malade est couché, on fléchira la jambe sur la cuisse en soulevant le genou avec une main passée à sa partie postérieure et on percutera comme précédemment.

Pour que le réflexe se produise avec son maximum de netteté, il faut que le membre soit en état de relâchement complet et que l'attention du sujet ne soit pas fixée sur l'examen qu'on pratique chez lui. C'est pourquoi, pendant même qu'on explore le réflexe, il sera bon de converser avec le malade, de l'interroger de façon à détourner son attention ; on pourra aussi le prier de fermer les yeux, ou bien de porter son regard en l'air, ou bien encore (manœuvre de Jendrassik) d'opposer les doigts fléchis de ses deux mains les uns aux autres et de tirer vigoureusement.

On peut hésiter quelquefois en présence d'un réflexe rotulien fort, se demander s'il est normal quoique *vif* (comme cela se voit surtout chez les névropathes), ou s'il est *exagéré*, donc pathologique. Pour trancher la question, on recherchera la trépidation épileptoïde du pied : son existence prouve que le réflexe est réellement exagéré.

Réflexe achilléen. — Le sujet est à genoux, sur une chaise, de façon que ses

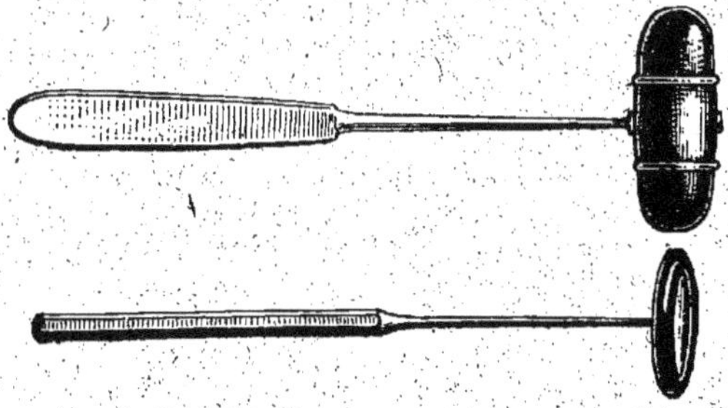

FIG. 229. — Marteaux à réflexes.

genoux soient le plus possible rapprochés du dossier : la percussion du tendon d'Achille produit la flexion du pied sur la jambe, c'est-à-dire un mouvement d'ascension du talon ou d'abaissement des orteils. Si le malade confiné au lit, ne peut se mettre à genoux, on placera son membre inférieur en rotation externe la jambe légèrement fléchie sur la cuisse, l'extrémité du pied sera soutenue avec la main gauche de l'observateur.

L'étude de ce réflexe est très importante ; il est aboli dans les cas de tabes au début et de sciatique (Babinski).

Réflexe tricipital. — Le bras, maintenu à sa partie inférieure, forme un angle presque droit avec le thorax ; l'avant-bras pend, à angle droit, sur le bras. La percussion du triceps brachial, juste au-dessus de son insertion olécranienne, provoque un mouvement d'extension de l'avant-bras sur le bras.

Réflexe radial. — L'avant-bras est maintenu horizontalement et en demi-pronation, la main pend naturellement, tous les muscles du poignet sont relâchés. La percussion des tendons des deux muscles radiaux, au-dessus de la tabatière anatomique, provoque le redressement de la main.

Réflexe du long supinateur. — Dans la même position, la percussion du tendon du long supinateur produit la flexion de l'avant-bras sur le bras.

Dans certains cas exceptionnels, on est amené à étudier d'autres réflexes tendineux (grand palmaire, extenseur et fléchisseur des doigts, biceps brachial, jambier antérieur, péroniers, etc.). Tous les tendons accessibles sont d'ailleurs justiciables d'une telle exploration. Mais généralement l'exploration des trois ou quatre premiers suffit en clinique.

Si l'excitabilité des centres nerveux est exagérée, la percussion du tendon peut déterminer plusieurs secousses musculaires au lieu d'une seule, et même la contraction des muscles voisins ou des muscles homologues du côté opposé. C'est ainsi que la percussion du tendon rotulien peut, dans de telles conditions, provoquer la contraction non seulement du quadriceps intéressé, mais encore celle du quadriceps et des adducteurs opposés : telle est le *réflexe centro-latéral des adducteurs* (P. Marie).

Dans d'autres cas, les réflexes tendineux (ou périostés) paraissent *invertis*, en ce sens que le mouvement produit n'est plus celui qu'on observe normalement, qu'il est même souvent inverse (Babinski). Cette inversion est due en réalité à la parésie du muscle dont on percute le tendon : tandis qu'il ne peut répondre à cette excitation, celle-ci agit seulement sur les muscles voisins ou antagonistes, seuls capables de se contracter.

II. **Réflexes périostés ou osseux.** — La percussion de certains territoires osseux peut déterminer la contraction de certains muscles. Ces réflexes, dits périostés ou osseux, ont une intensité variable selon les sujets : aussi leur étude est-elle surtout instructive dans les affections unilatérales, où l'on peut les comparer à ceux du côté opposé. Ils sont peu marqués chez l'enfant et le vieillard.

Le mouvement produit n'est pas celui qui serait provoqué par la percussion du tendon le plus proche : c'est ainsi que la percussion de l'olécrane au-dessous de l'insertion du triceps brachial détermine la flexion de l'avant-bras sur le bras (et non son extension, qui serait obtenue par l'excitation du tendon de ce muscle voisin).

Les réflexes périostés présentent des variations analogues à celles des réflexes tendineux (exagération, affaiblissement, abolition, inversion) dans les mêmes conditions. Dans certains cas, on les a vus s'atténuer ou disparaître avant eux : d'où l'utilité de leur recherche systématique.

Le plus usité des réflexes osseux est le *périosté-radial*, que l'on provoque par la percussion de l'apophyse styloïde du radius (même technique que pour le réflexe tendineux radial, p. 64), et qui se manifeste par une contraction du biceps, du brachial antérieur, du coraco-brachial et du long supinateur, c'est-à-dire par la flexion de l'avant-bras sur le bras, à laquelle se joint une légère flexion des doigts. Dans certaines lésions de la moelle cervicale, Babinski a signalé l'inversion de ce réflexe, caractérisée par l'absence de la flexion de l'avant-bras sur le bras et l'exagération du mouvement de flexion des doigts.

La percussion de la partie antéro-interne du radius et de la partie postéro-inférieure du cubitus détermine un mouvement de pronation de l'avant-bras, auquel s'ajoute parfois de la flexion de la main et des doigts.

Ces deux réflexes périostés sont les seuls constants, d'après Babinski. Il faut citer encore les réflexes moins importants de la face dorsale du carpe (extension des doigts), de l'épicondyle (contraction du deltoïde, quelquefois abduction du bras), de l'épitrochlée (flexion de l'avant-bras sur le bras), du condyle interne du fémur (adduction de la cuisse), du cuboïde (réflexe de Mendel-Bechterew : flexion dorsale des quatre derniers orteils), etc. Généralement on n'observe guère que le premier de ces réflexes.

III. **Réflexes cutanés.** — Les réflexes cutanés consistent en contractions musculaires consécutives à l'excitation de certains territoires cutanés, par le frôlement, la piqûre, le pincement, etc. Le mouvement produit est en général celui qui soustrairait la région à la légère agression dont elle est l'objet ; aussi ces réflexes sont-ils aussi appelés *réflexes de défense*. Normalement limités à la région excitée, ils peuvent s'étendre davantage et même se généraliser.

En dehors des réflexes conjonctival et pharyngien bien connus, les plus intéressants sont les réflexes abdominaux, crémastériens, bulbo-caverneux et cutanés plantaires.

Réflexes abdominaux. — L'excitation avec la pointe d'une aiguille des téguments abdominaux provoque une contraction visible à l'œil nu des muscles grands droits abdominaux sous-jacents. Tantôt la contraction se manifeste dans le muscle en totalité, tantôt, au contraire, elle n'apparaît que dans un segment de muscle cor-

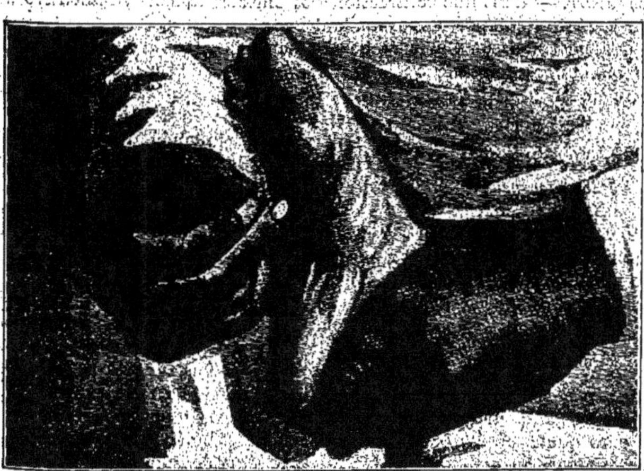

Fig. 230. — Pied du côté normal, photographié au moment où l'on excite la plante avec une aiguille et montrant la flexion plantaire normale des orteils (Babinski).

respondant au siège de l'excitation. C'est ainsi qu'on a pu discerner un réflexe abdominal supérieur (ou épigastrique), moyen, inférieur (ou hypogastrique). Op-

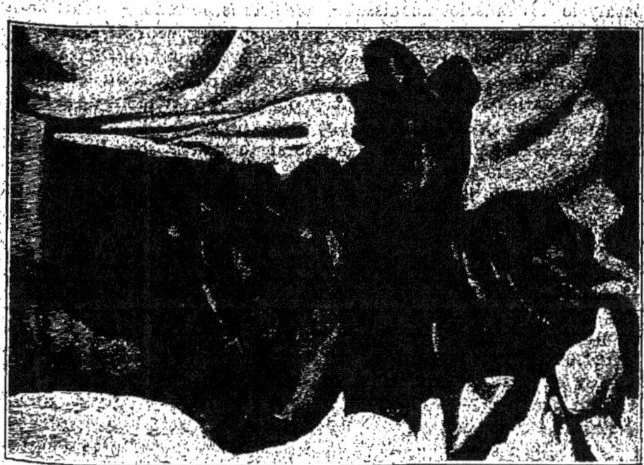

Fig. 231. — Pied photographié au moment où l'on excite la plante du pied du côté paralysé avec une aiguille, et montrant l'extension des orteils (Phénomène des orteils, ou signe de Babinski) (Babinski).

Oppenheim distingue un réflexe sus-ombilical et un sous-ombilical. Lorsque l'on cherche ce réflexe, il est très important que les muscles abdominaux soient en état de relâchement complet, ce qu'on obtient par le décubitus dorsal et la flexion légère des cuisses.

Réflexe fessier. — C'est une contraction des muscles fessiers consécutive à l'excitation de la région cutanée correspondante.

Réflexe crémastérien. — On le recherche dans le décubitus dorsal, les jambes étant en abduction, demi-flexion et rotation externe. On excite, avec une pointe ou avec le doigt, la partie supérieure et interne de la cuisse. Normalement, chez l'enfant et chez l'adulte, on note l'élévation brusque du testicule par contraction du crémaster, avec quelquefois une contraction simultanée des muscles abdominaux. Ce réflexe est faible ou absent chez le vieillard.

Réflexe bulbo-caverneux. — L'excitation du gland provoque la contraction du muscle bulbo-caverneux.

Réflexe anal. — L'excitation du périnée ou de la marge de l'anus détermine la contraction du sphincter anal : pour la recherche de ce réflexe, le sujet sera placé en position génu-pectorale.

Réflexe cutané plantaire ; phénomène des orteils ou signe de Babinski. — A l'état normal, l'excitation, avec l'ongle ou mieux avec la pointe d'une aiguille, des téguments de la plante des pieds détermine la flexion des orteils à laquelle s'associe, à la partie externe de la cuisse, la contraction du tenseur du fascia lata (Brissaud). Lorsque le faisceau pyramidal est lésé, le réflexe, comme l'a montré Babinski, est généralement modifié : le gros orteil réagit par l'extension (ou flexion dorsale) ; les quatre autres ou bien réagissent de même, ou bien conservent leur réflexe en flexion, ou bien se mettent en abduction (signe de l'éventail). L'extension du gros orteil est la partie la plus importante du réflexe pathologique. Pour la provoquer, il faudra exciter soit la partie interne de la plante, soit, de préférence, sa partie externe.

Le signe de Babinski a, comme nous le verrons, une valeur sémiologique considérable. Dans quelques cas cependant, le réflexe ne peut être obtenu ; de son absence on ne tirera aucune conclusion clinique. Il faut savoir aussi qu'en cas de paralysie des muscles fléchisseurs des orteils, le réflexe se fait toujours en extension. De plus, chez l'enfant, il n'a aucune valeur sémiologique, le réflexe normal se faisant souvent en extension jusqu'à l'âge de cinq ou six ans.

Le même phénomène peut être recherché par le pincement du tendon d'Achille (Schäffer), des muscles du mollet (Gordon), ou par le frottement de la face interne du tibia (Oppenheim) : ces procédés sont moins fidèles.

Parmi les autres réflexes cutanés, je citerai le *réflexe scapulaire* (mouvement d'ascension de l'épaule avec abduction du bras, par excitation de la peau qui recouvre l'omoplate), le *réflexe palmaire* (flexion des doigts, par excitation de la paume), le *réflexe du diaphragme* (rétraction de l'appendice xyphoïde, par excitation de la région mammaire).

Les réactions provoquées par les excitations cutanées ou muqueuses peuvent être sous la dépendance du système sympathique. Une excitation douloureuse des téguments provoque la dilatation de la pupille. Une excitation gustative par des mets épicés (vinaigre, par exemple) fait souvent perler la sueur au visage.

IV. **Réflexes de défense.** — On doit rapprocher des réflexes cutanés — mais aussi les en distinguer, parce qu'ils s'obtiennent également par l'excitation des tissus profonds — les mouvements réflexes de retrait ou d'allongement qui se produisent dans les membres dont on excite soit la peau, soit les parties profondes. Ces réflexes, dits de défense, sont connus depuis longtemps des physiologistes (v. p. 628) et des cliniciens, mais leur valeur sémiologique n'a été étudiée que récemment. Ils s'observent presque exclusivement aux membres inférieurs.

Avec P. Marie et Foix, on peut les ramener à trois types principaux :

1° Le *phénomène des raccourcisseurs*, le plus fréquent et le plus important ; c'est un mouvement de retrait du pied sur la jambe, de la jambe sur la cuisse, de la cuisse sur le bassin (mouvement de raccourcissement du membre), provoqué par une excitation remontant jusqu'aux deux tiers inférieurs de la cuisse en avant et consistant en piqûre, pincement, impression froide, pression forte des muscles du mollet, pression transversale du tarse ;

2° Le *phénomène des allongeurs*, beaucoup plus rare, provoqué par l'excitation de la racine du membre inférieur, de l'abdomen, du flanc, parfois du thorax, du cou et même de la face ;

3° Le *réflexe d'allongement croisé*, exceptionnel et d'observation délicate. Chez un sujet dont l'une des jambes est placée en demi-flexion, l'autre maintenue en extension, l'excitation superficielle ou profonde portant sur cette dernière, déterminera l'extension de la jambe fléchie, la flexion de la jambe excitée.

Ces réflexes de défense s'observent surtout dans les états pathologiques ; ils sont peu marqués à l'état normal ; leur exagération indique donc une altération nerveuse. Ils traduisent une irritation ou une lésion des neurones centraux, qui, d'après P. Marie et Foix, annihilerait leur action sur les neurones périphériques (d'où le nom qu'ils leur donnent de « réflexes d'automatisme médullaire »).

V. **Réflexes sensoriels**. — La valeur sémiologique des *réflexes de la pupille* est importante. Normalement, la pupille réagit à l'accommodation, à la lumière, à la douleur : ces trois réflexes sont distincts les uns des autres.

Le réflexe accommodateur consiste dans le rétrécissement de la pupille lorsque le regard, après avoir fixé un objet éloigné, se porte sur un objet rapproché. La paralysie du muscle ciliaire, telle qu'on peut l'observer dans la diphtérie par exemple, fait disparaître ce réflexe accommodateur.

La pupille est dilatée au maximum dans un endroit obscur : une impression lumineuse provoque sa contraction. Lorsqu'une seule pupille reçoit l'excitation lumineuse, l'autre entre également en contraction : c'est le réflexe consensuel. Dans certains cas pathologiques, la pupille est devenue insensible à la lumière alors qu'elle a conservé sa réaction d'accommodation : lorsque ce fait n'est pas dû à des synéchies (reliquat d'une iritis antérieure), il indique le plus souvent une affection syphilitique du système nerveux (signe d'Argyll-Robertson). C'est un signe extrêmement important, qui permet de dépister, en particulier, le tabes et la paralysie générale.

Enfin, une impression douloureuse fait dilater la pupille.

Atrophie musculaire. — Dans certaines affections nerveuses, les muscles s'atrophient, leur masse charnue (fibres striées) subit une fonte plus ou moins appréciable. Lorsque celle-ci est très intense, ils sont réduits à des cordons : rien n'est plus facile alors que de reconnaître l'atrophie, encore qu'elle puisse, comme dans la paralysie infantile, être masquée par de l'adipose sous-cutanée. Lorsqu'elle est peu marquée, elle est difficilement perceptible à la vue : on la reconnaîtra plus aisément à la palpation, qui montrera une diminution du volume et de la consistance de la masse musculaire. La mensuration peut également être employée dans ce but, à la condition de procéder par comparaison avec le côté sain.

L'atrophie musculaire est principalement due, soit à la lésion du neurone périphérique, soit à une affection musculaire primitive : c'est dans ces conditions qu'elle est le plus accentuée. L'inaction musculaire prolongée peut déterminer un certain degré d'atrophie qui n'atteint jamais celui qu'on observe dans les cas précédents.

Lorsque l'atrophie musculaire relève d'une lésion du neurone périphérique et surtout de ses cellules d'origine (cornes antérieures de la moelle), elle s'accompagne fréquemment de *contractions fibrillaires*, portant seulement sur quelques faisceaux striés et visibles sous les téguments. Ce phénomène ne s'observe ni dans les lésions du neurone central, ni dans l'atrophie idiopathique des muscles (myopathies). Dans ce dernier cas, par contre, on observe une particularité consistant dans l'apparition, sur les muscles atrophiés, de saillies arrondies, *boules musculaires*, dues à l'hypertrophie de quelques faisceaux de la partie charnue du muscle : cette hypertrophie est généralisée dans une forme de myopathie dite pseudo-hypertrophique.

Réactions mécaniques des nerfs et des muscles. — Les nerfs

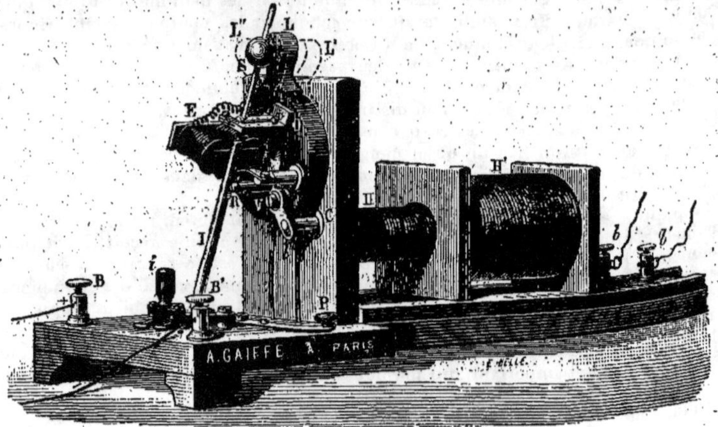

FIG. 232. — Chariot de Gaiffe-Tripier.

et les muscles sont directement excitables par la percussion et leur excitabilité mécanique peut être modifiée dans les affections nerveuses.

L'excitabilité d'un nerf moteur à la percussion ne peut être mise en évidence à l'état normal. Mais, dans la tétanie, affection caractérisée par des crises de contractures des extrémités, il suffit de percuter le tronc du nerf facial, comme l'a montré Chvostek, pour déterminer la contraction des muscles qu'il innerve.

A l'état normal, la percussion d'un muscle détermine la contraction des fibres qui ont été directement atteintes (excitabilité idio-musculaire). Dans les lésions du neurone périphérique, malgré la diminution ou l'abolition des réflexes tendineux, l'hyperexcitabilité mécanique des muscles est de règle : la contraction est plus brusque, plus marquée, plus persistante. Dans les myopathies, au contraire, l'excitabilité musculaire est affaiblie ou abolie. Dans la tétanie, l'hyperexcitabilité musculaire coexiste avec l'hyperexcitabilité des nerfs : comme l'a montré Trousseau, il suffit de percuter un muscle affecté, comme d'ailleurs le nerf qui s'y rend, pour réveiller la contracture latente.

Réactions électriques. — On sait que les muscles se contractent à l'influence du courant électrique et que les nerfs, également excités, transmettent de plus l'incitation qu'il leur donne vers la péririe ou vers les centres, selon qu'ils sont centrifuges ou centripètes. L'exploration électrique des muscles et des nerfs se fait à l'aide du

Fig. — Méthode polaire. Électrode neutre au-devant du sternum ; électrode exploratrice sur le biceps (E. Huet).

courant *faradique ou alternatif*, produit par des bobines du type Ruhmkorff (fig. 288), et du *courant galvanique ou continu*, produit par les piles. L'exploration se fait à travers les téguments, à l'aide de deux électrodes. L'une, dite indifférente ou neutre, a une surface suffisante pour qu'au niveau le courant ne puisse produire aucune action chimique ou biologique ; on la place de préférence sur la partie médiane du rachis présternale (fig. 289), interscapulaire ou dorso-lombaire. L'électrode, dite exploratrice, est au contraire de petites dimensions : on l'applique sur les nerfs ou les muscles, en des points d'élection bien définis. On la met en relation dans l'exploration faradique, avec le pôle négatif ; dans l'exploration galvanique, successivement avec chacun des pôles.

Normalement, en utilisant le *courant alternatif*, un choc d'induction transmis à un muscle ou à son nerf moteur détermine une secousse musculaire (plus intense dans le second cas que dans le premier). Si les chocs d'induction sont répétés à de très courts intervalles (12 à 15 par seconde), le muscle entre en contraction permanente ou tétanos.

Lorsqu'on emploie le *courant continu*, on constate une secousse musculaire au moment où on le lance (fermeture) et une seconde secousse au moment où on l'arrête (ouverture). Dans ces cas, il n'est pas indifférent de mettre le nerf ou le muscle en relation avec le pôle positif ou négatif de l'appareil : on considère même comme un caractère important de la formule normale le fait que la fermeture du pôle négatif détermine une secousse musculaire plus intense que la fermeture du pôle positif, ce que l'on exprime ainsi par abréviation : NF > PF.

En effet, avec un courant de faible intensité, une contraction musculaire ne peut être obtenue qu'avec le pôle négatif et au moment de la fermeture du courant : un tel courant ne détermine aucune contraction au pôle positif ou à l'ouverture du pôle négatif. Un courant de moyenne intensité détermine des contractions musculaires plus intenses à la fermeture du pôle négatif ; il en provoque de faibles au pôle positif, généralement d'abord à la fermeture puis à l'ouverture. Ce sont seulement des courants très forts qui produisent une contraction à l'ouverture du pôle négatif. Les faits précédents peuvent se traduire par la formule :

$$NF > PF > PO > NO.$$

A l'état pathologique, uniquement à la suite des lésions du neurone périphérique, on observe des modifications profondes des réactions électriques des nerfs et des muscles. Les plus marquées constituent ce que l'on appelle la *réaction de dégénérescence* ou, par abréviation, RD. Celle-ci, lorsqu'elle est *totale*, consiste en :

1° Abolition de l'excitabilité faradique et galvanique du nerf ;

2° Abolition de l'excitabilité faradique du muscle ;

3° Secousse lente, vermiculaire du muscle à l'excitabilité galvanique, avec modification de la formule : NF = PF ou PF > NF. Quelquefois l'excitabilité galvanique du muscle, au lieu d'être diminuée, est augmentée ; cette particularité s'observe surtout en cas de lésion récente ; dans les formes graves, elle fait bientôt place à l'hypoexcitabilité.

La réaction de dégénérescence peut n'être que *partielle* : c'est ainsi qu'on peut constater uniquement la diminution de l'excitabilité faradique du nerf et du muscle, de l'excitabilité galvanique du nerf et une secousse musculaire traînante, avec ou sans modification de la formule.

Lorsque la fonction d'un muscle frappé de RD s'améliore, on voit les réactions électriques se modifier progressivement et tendre à l'état normal. Ces modifications électriques sont le plus souvent postérieures à l'amélioration clinique. Dans quelques cas cependant, elles la précèdent, elles permettent donc de la prévoir et, par suite, comme dans la paralysie infantile, de fixer un pronostic précis.

Sémiologie. — Connaissant ces diverses modalités des troubles moteurs, on peut aisément différencier les affecti ns du neurone périphérique de celles du neurone central. Les unes et les autres s'opposent en effet par des caractères bien définis.

I. Les troubles dus aux lésions des neurones moteurs périphériques, indépendamment de leur topographie que nous étudierons plus tard (névrites, radiculites, poliomyélite antérieure et poliocncéphalite), consistent en paralysie flasque, sans contracture, avec atrophie musculaire, avec diminution ou abolition des réflexes, avec troubles des réactions électriques.

II. Les paralysies dues à la lésion du neurone central sont au contraire spasmodiques; si elles ne le sont d'emblée, elles le deviennent progressivement. Elles ne s'accompagnent pas d'atrophie musculaire, ni de troubles des réactions électriques. Les réflexes tendineux y sont exagérés; on observe le clonus du pied; les réflexes cutanés sont diminués. Enfin le signe de Babinski est positif : l'excitation plantaire détermine l'extension, et non la flexion, du gros orteil.

A ces règles générales, il existe quelques exceptions, mais celles-ci ne portent que sur l'un des éléments du diagnostic : c'est ainsi que la section totale ou la destruction brutale de la moelle peuvent déterminer une paralysie flasque avec ab lition des réflexes tendineux, au lieu d'une paralysie spasmodique. Mais la connaissance des autres troubles moteurs et en particulier des réactions électriques, dont les indications sont particulièrement précises, permettra d'éviter l'erreur.

III. Un exemple montrera la simplicité des règles précédentes. Soit un sujet atteint de paralysie d'un membre inférieur : celle-ci peut relever de la lésion du neurone périphérique, comme dans la névrite ou la paralysie infantile, ou bien de celle du neurone central, comme dans le ramollissement cérébral. Il sera facile de distinguer l'une de l'autre. Dans le premier cas, la paralysie sera flasque, elle s'accompagnera de diminution ou d'abolition des réflexes tendineux, d'atrophie musculaire, de troubles des réactions électriques : il n'y aura pas de contracture, ni de signe de Babinski. Dans le second cas, au contraire, la paralysie s'accompagne de contracture soit marquée, soit seulement indiquée par l'exagération des réflexes et la trépidation épileptoïde; il n'y a pas d'atrophie musculaire, ni de troubles des réactions électriques; mais le signe de Babinski est positif.

IV. Mais la souffrance des neurones moteurs peut se manifester uniquement par de la contracture sans paralysie (paraplégie spasmodique d'Erb, contracture par lésions périphériques) : il s'agit en général d'al-

térations non destructives, de lésions irritiatives ou de troubles fonctionnels. En pareil cas, c'est surtout la distribution exacte des troubles moteurs qui permet de distinguer l'atteinte du neurone central (lésion des
faisceaux) de celle du neurone périphérique (troubles dits physiopatiques
des blessures des nerfs).

V. Les lésions des neurones moteurs peuvent, soit à leur début, soit si
elles sont peu marquées, ne se révéler que par des modifications des
réflexes tendineux. Dans la règle, les lésions du neurone périphérique
déterminent l'irréflectivité ou la subréflectivité; c'est seulement dans les
affections articulaires ou dans certaines blessures des membres qu'on
peut observer la surréflectivité (Charcot, Babinski). En dehors des ex-
cepti ns indiquées plus haut, les lésions du neurone central déterminent
l'exagération de ces réflexes (comme, par exemple, dans les compressions
latentes ou frustes de la moelle épinière dans le mal de Pott).

VI. Dans certaines affections, les neurones moteurs centraux et périphériques sont atteints simultanément: on peut alors voir coexister chez
le même sujet des symptômes caractérisant l'atteinte de l'un et de l'autre
système (sclérose latérale amyotrophique, syringomyélie), par exemple
de l'atrophie musculaire marquée avec de l'exagération des réflexes tendineux.

VII. La lésion du neurone périphérique peut être simulée par certaines
affections musculaires, comme les myopathies qui s'accompagnent de
paralysie flasque, d'atrophie musculaire, de diminution des réflexes :
mais celles-ci ne présentent pas la réaction de dégénérescence, les réflexes tendineux ne sont affaiblis que proportionnellement au degré de
l'amyotrophie, la contractilité idiomusculaire est diminuée ou abolie, alors
qu'elle est conservée ou exagérée dans les lésions des neurones; elles
ont de plus une symptomatologie et une évolution tout à fait spéciales.

L'hystérie peut déterminer des paralysies spasmodiques ou flasques,
simulant celles que provoque la lésion des neurones centraux ou périphériques. Mais on n'y constate aucune modification des réflexes, pas
d'atrophie musculaire, aucune anomalie des réactions électriques. Par
contre, il s'y adjoint souvent les troubles de la sensibilité qui ont été
signalés plus haut.

L'exploration des diverses fonctions des neurones doit être systématique. Elle nous révélera ainsi des troubles qu'aucun phénomène subjectif ne laissait prévoir.

L'intégrité d'un appareil a tout autant de valeur que son altération :
l'une et l'autre méritent la même considération dans la discussion du
diagnostic clinique.

Mais l'on ne doit pas se borner à l'exploration du système nerveux. Il
faut encore examiner tous les organes, explorer toutes les grandes fonctions de l'organisme; il faut aussi rechercher la cause des phénomènes
que l'on observe.

CHAPITRE XXVII

CERVEAU

PAR

M. SÉZARY

Le cerveau comprend deux hémisphères à peu près symétriques, unis par un large pont de substance blanche, le corps calleux. Comme tout centre nerveux, il est formé de substance grise et de substance blanche.

La substance grise forme le manteau des hémisphères, elle double en effet leur surface extérieure. Elle constitue de plus des noyaux intra-cérébraux, qui sont, d'une part la couche optique, d'autre part les noyaux lenticulaire et caudé ou corps striés (fig. 250).

La substance blanche occupe toutes les autres parties : elle est formée de fibres qui, d'une part, font communiquer entre elles les diverses régions corticales, d'autre part, se rendent au tronc cérébral ou en proviennent.

Nous étudierons d'abord la région corticale du cerveau, formée de la substance grise périphérique et de la substance blanche sous-jacente.

CIRCONVOLUTIONS CÉRÉBRALES

ANATOMIE MACROSCOPIQUE

Chaque hémisphère présente trois faces : l'une, interne, plane, verticale, adossée à celle de l'hémisphère opposé, dont elle n'est séparée que par un prolongement de la dure-mère, la faux du cerveau ; la seconde, externe, convexe, en rapport avec les os du crâne : le frontal, les temporaux, les pariétaux et l'occipital : la troisième, inférieure, qui fait partie de la base du cerveau.

La surface des hémisphères est parcourue par des dépressi ns irrégulières, qui lui donnent un aspect tout particulier. Ces dépressions sont d'importance variable (fig. 237). Les unes sont profondes et constantes dans leur disposition : ce sont les *scissures*. Ces scissures délimitent entre elles des portions d'hémisphère, qu'on appelle *lobes*. Chaque lobe présente des dépressions moins profondes, ou *sillons*, qui le divisent en *circonvolutions*. Ces circonvolutions peuvent elles-mêmes être subdivisées par de petites fentes ou fossettes, appelées *incisures*.

Les *plis* sont de petites portions de circonvolution, réunissant deux lobes à travers une scissure ou deux circonvolutions à travers un sillon.

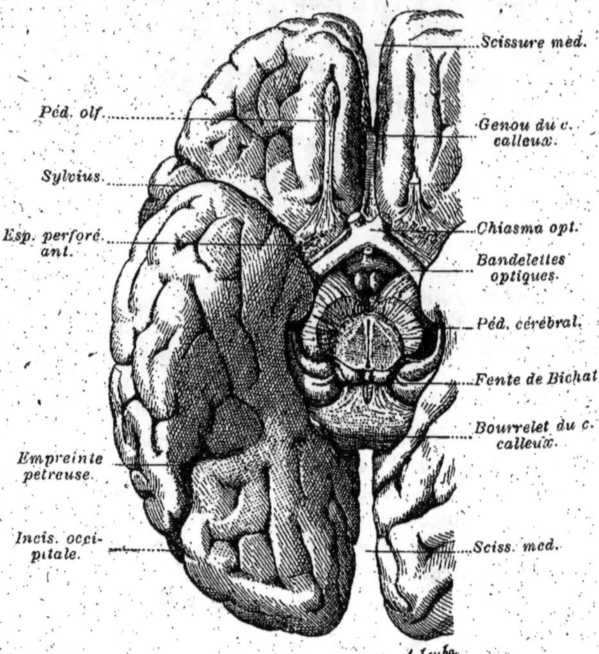

Fig. 234. — Base du cerveau (Charpy, d'après Hirschfeld).

Les *lobules* sont, soit un groupe peu important de circonvolutions (lobule de l'insula, lobule orbitaire), soit une partie des hémisphères formant un segment appartenant à une circonvolution ou à deux circonvolutions voisines (lobule quadrilatère, lobule paracentral). Enfin, dans une circonvolution, on désigne, très artificiellement d'ailleurs, *pied* le point où l'on place conventionnellement son origine, et *tête* son extrémité opposée.

Scissures. — On distingue cinq scissures interlobaires. Ce sont :

1° La **scissure de Sylvius** (fig. 234 et 235), qui naît à la base du cerveau près de la ligne médiane, sur le côté de lame grisé optique, s'étend obliquement en dehors et en avant jusqu'à la face externe. Abordant cette face, elle s'élargit (vallée de Sylvius) et se divise en trois branches, l'une postérieure longue de 5 à 6 centimètres qui se dirige en arrière et constitue le prolongement principal du tronc de la scissure, la seconde horizontale ou antérieure, longue de 2 à 4 centimètres, la troisième ascendante ou verticale (fig. 240). Entre ces deux dernières branches se trouve une portion de la troisième circonvolution frontale, en

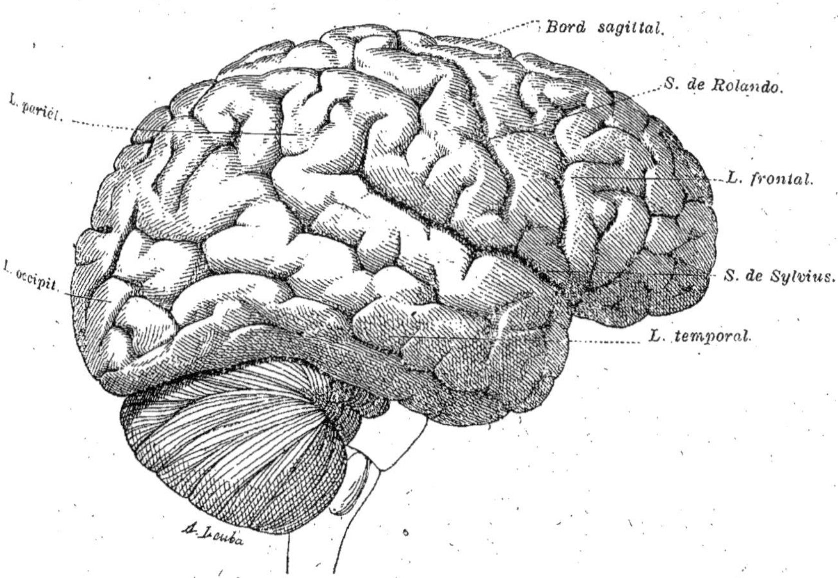

Fig. 235. — Face externe du cerveau (Charpy, d'après Hirschfeld).

forme de V, connue sous le nom de *cap*. En arrière de la branche ascendante est le *pied* de cette même circonvolution.

2° La **scissure de Rolando** se trouve à la partie médiane de la face externe des hémisphères (fig. 235). Elle naît un peu au-dessus du milieu de la branche postérieure de la scissure de Sylvius, se dirige en haut et en arrière jusqu'au bord supérieur de l'hémisphère et se termine sur sa face interne, à peu de distance du bord supérieur. Elle n'est pas absolument rectiligne : ses segments supérieur et inférieur sont convexes en avant, son segment moyen est au contraire concave.

3° La **scissure occipitale** (fig. 236 et 237) est située à la partie postérieure des hémisphères, dont elle occupe les faces externe et interne, placée comme à cheval sur leur bord sagittal ; elle a une direction sensiblement parallèle à celle de la scissure de Rolando. Sa partie interne (scissure occipitale interne) se jette dans la scissure calcarine, que l'on étudiera plus loin. Sa partie externe est ordinairement mal visible, parce qu'elle est comblée par des plis de passage superficiels.

4° La **scissure calloso-marginale**, ou **sous-frontale**, occupe d'ayant en arrière la face interne des hémisphères et délimite le lobe frontal d'abord du lobe du corps calleux, puis du lobe pariétal (fig. 236 et 244). Elle naît sous l'extrémité antérieure du corps calleux et suit d'abord sur les hémisphères un trajet parallèle à ce dernier, à un ou deux centimètres au-dessus de lui. A l'union du tiers antérieur avec les deux tiers p stérieurs

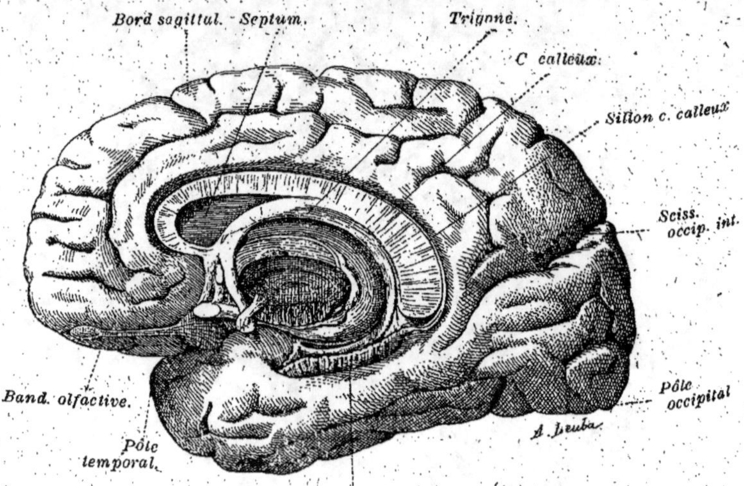

Fig. 236. — Face interne du cerveau (Charpy).

de la face interne du cerveau, elle devient ascendante et se termine au bord sagittal, en arrière de l'extrémité de la scissure de R lando.

5° La **scissure calcarine** est située à la partie postérieure de la face interne des hémisphères (fig. 243) ; elle naît à un demi-centimètre de leur pôle postérieur, suit un trajet sensiblement h rizontal, à concavité inférieure, et se termine au niveau de la partie postérieure du corps calleux. A la partie m yenne de son trajet, elle reç it la scissure occipitale interne : les deux scissures délimitent entre elles un espace triangulaire, appelé *cuneus*.

Lobes. — Ces scissures délimitent les lobes cérébraux (fig. 237 et 238) qui sont :

1° Le *lobe frontal*, qui ccupe la partie antérieure des hémisphères et qui est circonscrit sur la face externe par les scissures de Sylvius et de Rolando, sur la face interne par la scissure calloso-marginale.

2° Le *lobe pariétal*, postérieur au précédent, délimité par la scissure de Rolando en avant, la scissure occipitale externe en arrière, la scissure de Sylvius en dehors, la scissure calloso-marginale et le sillon sous-pariétal en dedans.

3° Le *lobe temporal*, qui occupe les faces externe et inférieure des hémisphères et qui est limité en avant et en haut par la scissure de Sylvius, en arrière par une ligne fictive prolongeant la scissure occipitale externe.

4° Le *lobe occipital*, situé en arrière des lobes temporal et pariétal et occupant la partie postérieure des hémisphères. Il forme comme une

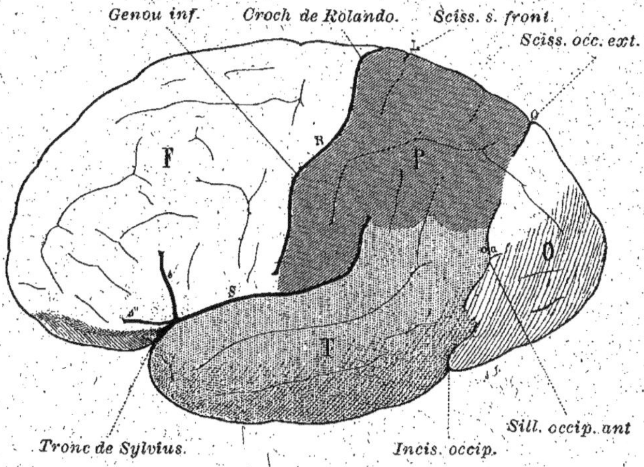

Fig. 237. — Lobes et scissures de la face externe du cerveau (Charpy). Le lobe pariétal est en teinte foncée, le lobe temporal est désigné par une teinte claire; — R, Rolando; — S, Sylvius, — s, branche ascendante; — s' branche horizontale antérieure.

pyramide dont la base est plaquée contre la partie antérieure du cerveau et dont le sommet forme l'extrémité postérieure de chaque hémisphère.

5° Le *lobe du corps calleux* situé à la face interne des hémisphères. Sus-jacent au corps calleux, il est séparé, en haut, du lobe frontal par la scissure calloso-marginale, puis du lobe pariétal par un petit sillon (sillon sous-pariétal). Il se termine à la scissure calcarine.

6° Le *lobe de l'insula*, enfoui dans la vallée de Sylvius et visible seulement lorsqu'on entr'ouvre les lèvres de cette dernière (fig. 244).

Chacun de ces six lobes, sauf celui du corps calleux, est divisé en circonvolutions par les sillons. Il est très important, au point de vue physio-pathologique, de connaître leur configuration exacte.

Lobe frontal. — Un sillon vertical, pré-rolandique, et deux sillons horizontaux, qui s'insèrent sur la lèvre antérieure de ce dernier et vont se recourber sur la face inférieure ou orbitaire du cerveau, divisent le lobe frontal en quatre circonvolutions (fig. 239).

La première, ou *frontale ascendante* (F^a), est située en avant de la scissure de Rolando, dont elle forme la lèvre antérieure et dont elle suit les sinuosités. Elle est limitée en avant par le sillon pré-rolandique, qu'interceptent les pieds des trois circonvolutions frontales étagées transversalement devant elle. Elle est unie en arrière à une circonvolution homologue, rétro-rolandique, par deux plis de passage, contournant les extrémités de la scissure de Rolando, l'un inférieur (*opercule rolandique*), l'autre supé-

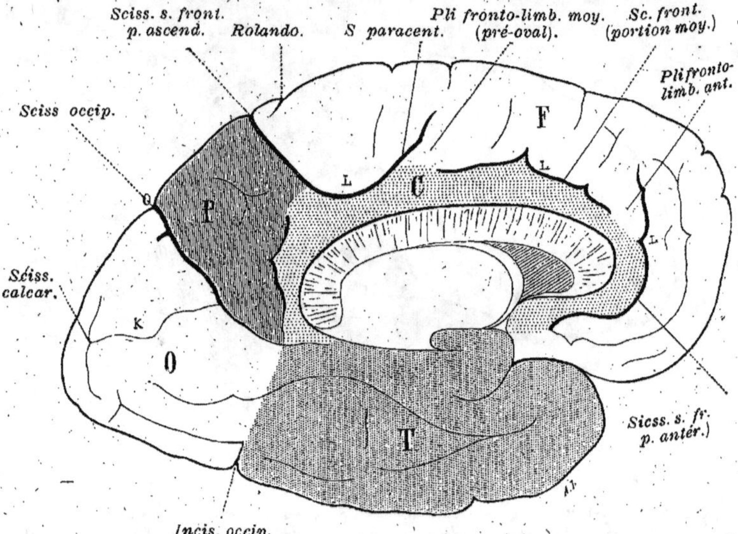

Fig. 238. — Lobes et scissures de la face interne du cerveau (Charpy).
Le lobe pariétal P; le lobe temporal T, le lobe du corps calleux en gris. — O, scissure occipitale; — K, la calcarine; — L (limbique), la sous-frontale ou calloso-marginale.

rieur, situé à la face interne des hémisphères (*lobule paracentral*). Cette circonvolution est très importante, comme nous le verrons, au point de vue physio-pathologique.

Les trois autres circonvolutions sont étagées en avant d'elle.

La première frontale, F^1 (ou frontale supérieure), présente, outre sa portion externe; 1° une partie interne, s'étendant sur la face interne de l'hémisphère jusqu'à la scissure calloso-marginale qui la sépare de la circonvolution du corps calleux (fig. 241); 2° une partie orbitaire (*gyrus rectus*) limitée en dedans par la fente interhémisphérique, en dehors par le sillon olfactif (fig. 242);

La deuxième frontale, F^2 (ou frontale moyenne), la plus large des trois, naît par deux racines émanant, la principale, de la frontale

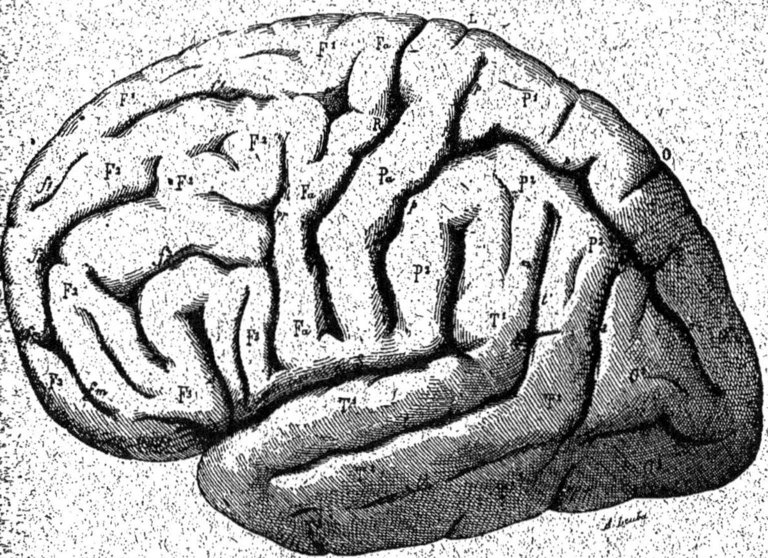

FIG. 239. — Circonvolutions cérébrales. Face externe (Charpy).

ascendante (pied de F²), l'autre de F³, et se terminant par une large portion orbitaire, où se dessine le sillon en H (fig. 242).

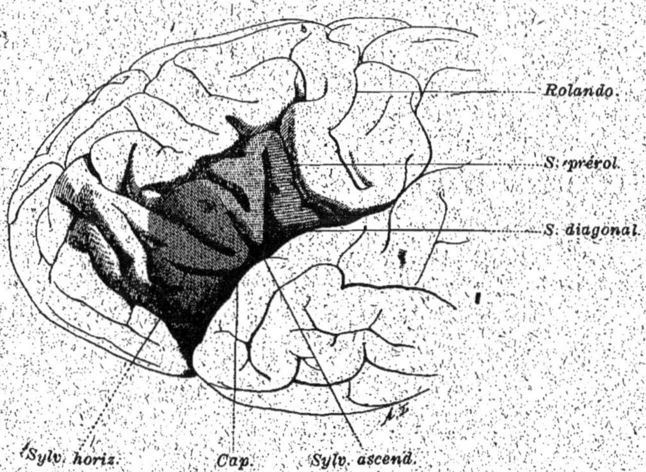

FIG. 240. — Hémisphère gauche (Charpy, d'après Hervé).

La *troisième frontale*, F³ (ou frontale inférieure, ou circonvolution de Broca), borde la lèvre supérieure de la scissure de Sylvius. Celle-ci y fait pénétrer ses branches ascendante et antérieure, de telle sorte qu'à ce niveau, la circonvolution a approximativement la forme d'un M (fig. 240). La partie située en arrière de la branche ascendante constitue le *pied* de F³, celle qui se trouve entre les deux branches s'appelle, en raison de sa

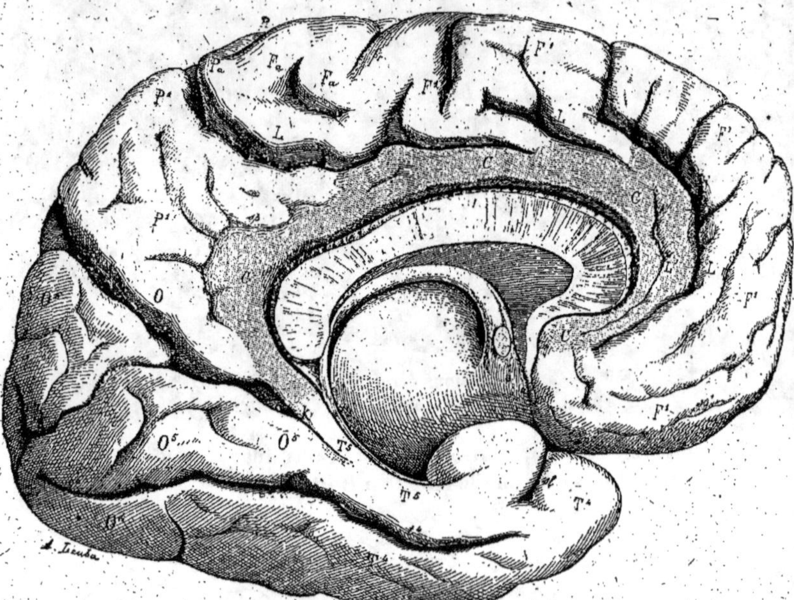

Fig. 241. — Circonvolutions cérébrales. Face interne (Charpy).

forme triangulaire, *cap*. La portion orbitaire de F³ forme l'opercule orbitaire.

Lobe pariétal. — Il présente deux sillons perpendiculaires entre eux, formant un T horizontal : l'un post-rolandique, vertical, sensiblement parallèle à la scissure de Rolando ; l'autre horizontal, se détachant du premier à l'union de son tiers supérieur avec ses deux tiers inférieurs. Ces sillons délimitent 3 circonvolutions (fig. 239) :

La *pariétale ascendante*, Pᵃ, est séparée de Fᵃ par la scissure de Rolando, dont elle forme la lèvre postérieure. J'ai déjà indiqué les connexions de ces deux circonvolutions aux extrémités de cette scissure ; le lobule paracentral est formé surtout par Fᵃ.

La *première pariétale*, P¹ (ou pariétale supérieure), est située sur les faces externe et interne de l'hémisphère, comme à cheval sur son bord supérieur. Elle se continue en arrière avec O¹. Sa partie interne forme le lobule quadrilatère ou *precuneus* (P⁴ de la fig. 241).

La *deuxième pariétale*, P² (ou pariétale inférieure), présente un aspect accidenté. Elle se détache de Pᵃ au niveau de l'opercule rolandique et se dirige bientôt en haut, parallèlement à P¹, elle contourne ensuite l'extrémité postérieure à la scissure de Sylvius et du premier sillon temporal (fig. 239).

Sa partie postérieure est elle-même pénétrée par le deuxième sillon temporal : le premier des segments ainsi formés se continue avec O², le deuxième avec T². Deux de ses plis de passage offrent une importance particulière : l'un, qui embrasse l'extrémité postérieure de la scissure de Sylvius et se dirige vers T¹ : c'est le *gyrus supra-marginalis*, encore appelé *lobule du pli courbe*, lobule marginal ou lobule antérieur ; l'autre, qui contourne l'extrémité du premier sillon temporal et se dirige vers T², c'est le *gyrus angularis*, encore appelé *pli courbe*, lobule angulaire ou lobule postérieur.

Lobe temporal. — Quatre sillons le partagent en 5 circonvolutions.

Les trois premières (fig. 239) occupent la face externe des hémisphères : T¹ et T² s'unissent à l'extrémité postérieure de P², comme nous l'avons vu. T³ se continue avec O³.

Les deux dernières (fig. 242) sont à la face inférieure des hémisphères. La base de T⁴, s'unissant à O⁴, forme une masse élargie, le *lobule fusiforme*. La cinquième temporale, contiguë en dedans à la fente de Bichat, forme la *circonvolution de l'hippocampe* ou *corne d'Ammon*.

Lobe occipital. — De son extrémité postérieure, ou pôle, partent cinq sillons, souvent mal différenciés, qu'on numérote de haut en bas et qui occupent successivement les faces externe, inférieure et interne de l'hémisphère. Ils délimitent, souvent d'une façon peu nette, six circonvolutions, dont les trois premières occupent la face externe du cerveau, la quatrième (lobule fusiforme) et la cinquième (lobule lingual) la face inférieure (fig. 239, 241 et 242).

La sixième, située à la face interne, est nettement triangulaire, d'où son nom de *cuneus* : elle occupe l'espace délimité par la scissure occipitale interne qui la sépare de P⁴ (precuneus), la scissure calcarine (qui

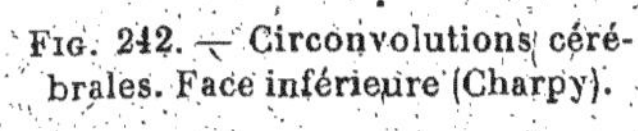

Fig. 242. — Circonvolutions cérébrales. Face inférieure (Charpy).

est en réalité un sillon qui la sépare de O⁵) et le bord supérieur de l'hémisphère : elle est importante au point de vue physiologique.

Lobe du corps calleux. — Limité en bas par le corps calleux, en
haut par la scissure calloso-marginale et le sillon sous-pariétal, il est
sous-jacent aux lobes frontal et pariétal et, il aboutit au lobe occipital
(fig. 241, C). Il ne comprend qu'une seule circonvolution.

Lobe de l'insula. — On ne peut l'apercevoir qu'en écartant les lèvres

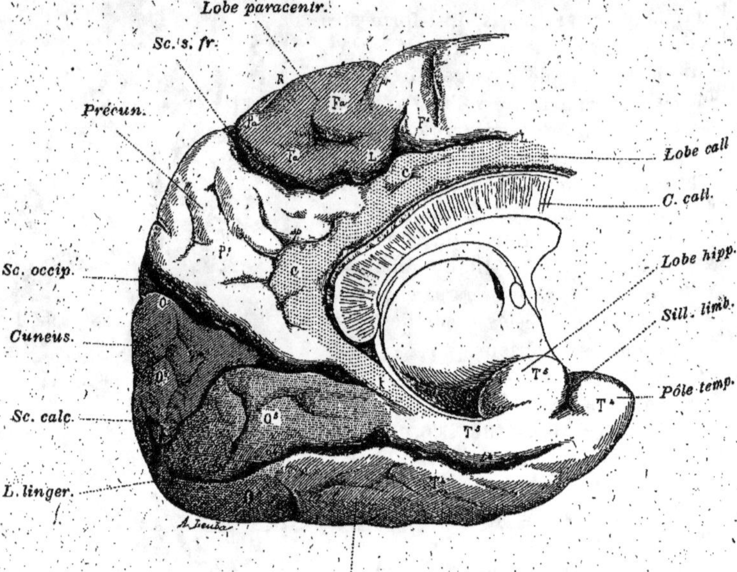

FIG. 243. — Lobe temporal et lobe occipital. Face interne (Charpy).
La face inférieure de l'hémisphère est redressée pour permettre de voir O⁴ et T⁴, le lobe
occipital, le cuneus, le lobule paracentral.

de la vallée de Sylvius, dans laquelle il est enfoui (fig. 244). Il a la forme
d'un triangle, dont un angle serait inférieur, les deux autres supérieurs.
Il est divisé en 5 circonvolutions par 4 sillons divergents qui partent de
l'angle inférieur. Il est de plus entouré d'une dépression, qu'on nomme
sillon de Reil.

Telles sont les circonvolutions cérébrales. Elles affectent des rapports
précis avec les os qui forment le crâne et les chirurgiens ont déterminé
sur la voûte osseuse des repères, grâce auxquels, après trépanation, ils
parviennent à coup sûr sur telle ou telle circonvolution. L'étude de

la topographie cranio-cérébrale appartient à l'Anatomie chirurgicale.

Base du cerveau. — Pour en terminer avec la configuration extérieure du cerveau, il faut rappeler encore les formations que l'on observe à la base du cerveau.

Au premier abord, on reconnaît (fig. 245) la coupe des pédoncules cérébraux qui se jettent dans les hémisphères et, en avant d'eux, des tractus blancs croisés en X (chiasma du nerf optique).

En avant du chiasma optique, se trouve la scissure interhémisphé-

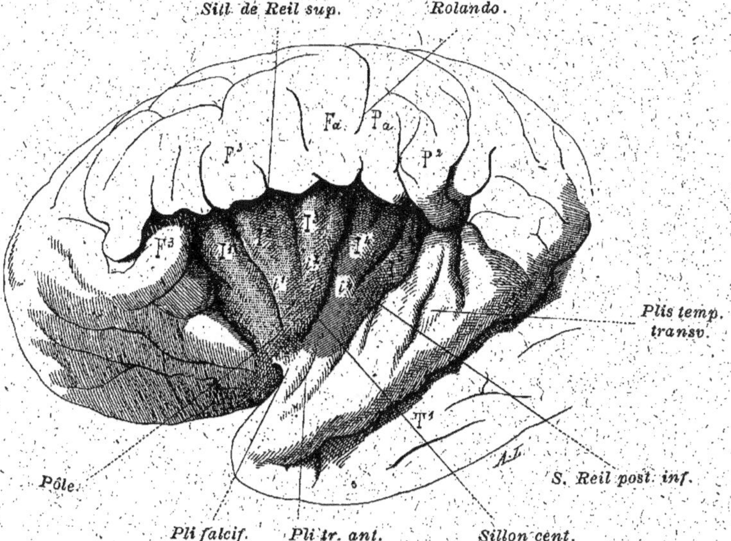

Fig. 244. — L'insula (de I¹ à I⁵).
Insula antérieur (I¹I²I³). — Insula postérieur (I⁴I⁵). — Plis transverses du lobe temporal (Charpy, d'après Eberstaller).

rique, séparant la face inférieure des deux lobes frontaux, comblée dans sa partie postérieure par l'origine (genou) du corps calleux, avec ses deux pédoncules, faisceaux blancs qui vont traverser les espaces perforés antérieurs.

Le chiasma optique a 4 branches, deux antérieures (nerfs optiques) et deux postérieures (bandelettes optiques), dont nous étudierons plus loin le trajet. Il est immédiatement précédé d'une lamelle grise (lamelle grise optique), très mince, au-dessus de laquelle se trouve le ventricule moyen.

Latéralement, on aperçoit, de part et d'autre de la lamelle grise, deux espaces quadrilatères gris, perforés de trous et qui paraissent l'épanouissement des pédoncules olfactifs situés en avant : ce sont les espaces perforés antérieurs, qui appartiennent aux corps striés.

En arrière du chiasma existe une surface losangique, qui comprend, d'avant en arrière : le *tuber cinereum*, tige cendrée, à laquelle est appendue l'hypophyse ; les *tubercules mamillaires*, dont les bras se perdent en dehors sous les bandelettes optiques ; l'*espace perforé postérieur* ou interpédonculaire ; enfin les *pédoncules cérébraux*.

La partie rétropédonculaire de la base du cerveau est formée par les circonvolutions temporo-occipitales : elle repose sur le cervelet dont elle

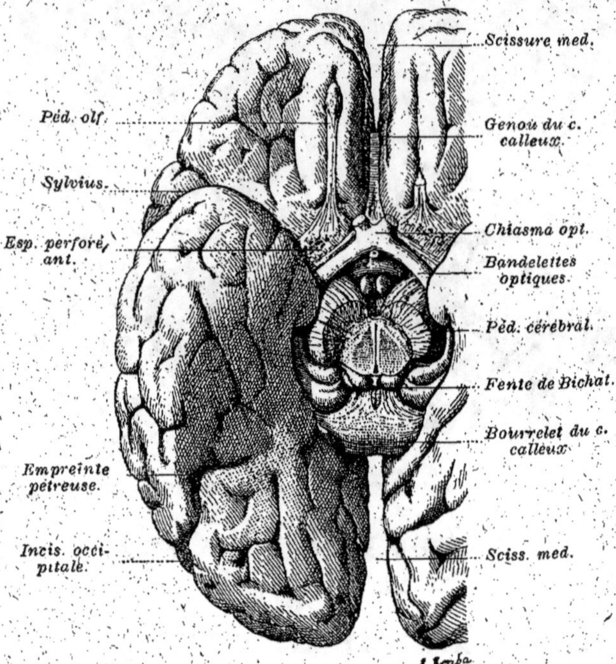

Fig. 245. — Base du cerveau (Charpy, d'après Hirschfeld).

est séparée par la faux du cervelet. Sur la ligne médiane reparaît la scissure interhémisphérique comblée dans sa partie antérieure par le bourrelet du corps calleux, qui constitue l'extrémité postérieure large et épaisse de cette commissure.

Le pédoncule d'une part, les circonvolutions temporo-occipitales d'autre part, sont séparés par un espace virtuel qui constitue la fente de Bichat.

ANATOMIE MICROSCOPIQUE

La substance grise corticale a une structure assez complexe. Elle est formée de cellules nerveuses munies de prolongements protoplasmiques et de cylindraxes qui longent la surface des circonvolutions (fibres tangentielles) ou se rendent dans la substance blanche sous-jacente (fibres radiées). Ces cellules sont soutenues par un réseau de cellules et de fibres conjonctives spécialement différenciées (névroglie) et nourries par un système vasculaire que nous étudierons plus loin.

Dans la frontale ascendante, qui peut être choisie comme type de description élémentaire, on distingue trois couches cellulaires (fig. 246) :

1. La *couche externe ou moléculaire*, formée de cellules petites, parallèles à la surface, dont les prolongements protoplasmiques et les cylindraxes ne descendent pas dans les zones sous-jacentes.

2. La *couche moyenne ou des cellules pyramidales*, ainsi nommées parce qu'elles ont la forme de pyramides, dont la base, tournée vers la profondeur, émet des cylindraxes qui constituent les faisceaux blancs de la voie motrice. Ces cellules sont petites à la périphérie de la couche et, au contraire, volumineuses dans sa partie profonde. C'est dans la frontale ascendante qu'elles présentent leur développement le plus marqué.

3. La *couche profonde ou des éléments polymorphes*, formée de cellules nerveuses de divers types.

Cette description histologique est d'ailleurs schématique. Il est certaines régions hautement différenciées, comme celle de la scissure calcarine, où les couches cellulaires affectent une grande complexité ou une morphologie spéciale, tandis qu'on en voit d'autres, comme celle de la pariétale ascendante, dont la structure est plus simple.

PHYSIOLOGIE NORMALE ET PATHOLOGIQUE

La substance grise corticale est fonctionnellement systématisée. Les données anatomo-cliniques, les expériences physiologiques ont en effet permis de faire l'analyse du rôle de chacune de ses régions : ainsi a été édifiée la doctrine des **localisations cérébrales**.

Hitzig a montré, en 1870, qu'à une excitation électrique (faradique), certains centres, situés au voisinage de la scissure de Rolando, répondent par une incitation motrice, qui se traduit par des mouvements dans certains muscles situés du côté opposé du corps. On a de plus constaté que l'ablation de ces centres détermine la paralysie des mêmes muscles. Mais bien avant (Foville et Pinel, 1823 ; Bouillaud, 1825), des faits anatomo-cliniques avaient révélé qu'une irritation corticale (compression osseuse, méningite, tumeur) causait des contractions musculaires, des convulsions (épilepsie partielle de Bravais et Jackson) et qu'une

42*

lésion destructive, quelle que fût sa nature, déterminait une paralysie.

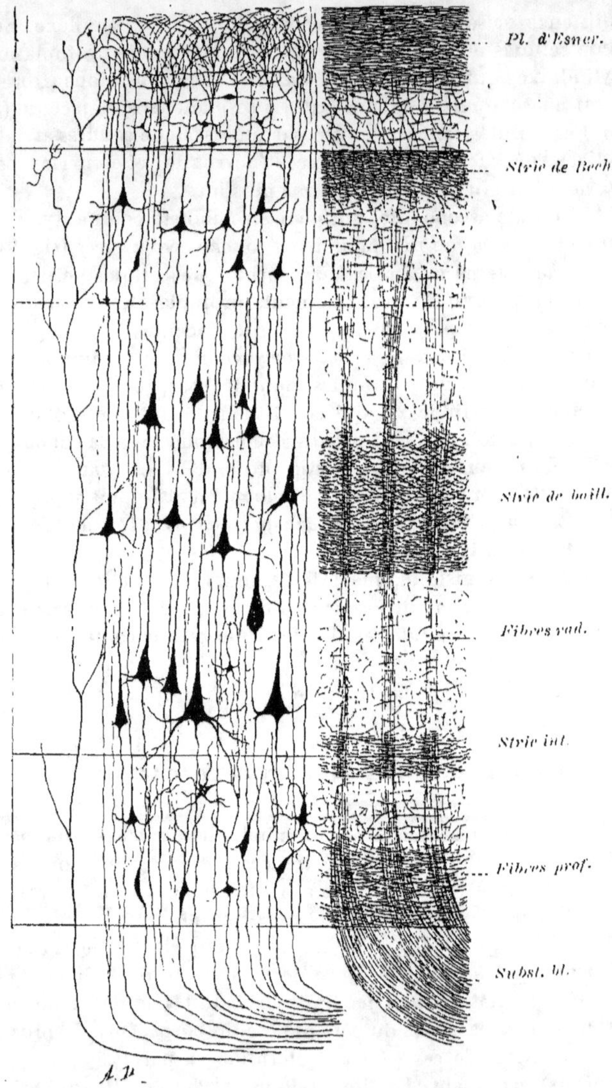

FIG. 246. — Écorce cérébrale (Charpy).

Coupe schématique. — A gauche, les couches cellulaires ; à droite, les systèmes de fibres. Tout à fait à gauche, une fibre sensitive.

De ces deux faits, L. Landouzy donnait, en 1876, une démonstration définitive à propos des méningo-encéphalites corticales.

On s'est bientôt rendu compte qu'une partie de l'écorce était non seulement l'origine de faisceaux moteurs, mais encore l'aboutissant de faisceaux sensitifs et sensoriels ; c'est-à-dire que, parmi ces faisceaux, les uns prennent leur origine dans l'écorce (faisceaux moteurs) et sont centrifuges, les autres, au contraire, s'y terminent (faisceaux sensitifs et sensoriels) et sont centripètes. Ces **différents** centres, en rapport avec ces faisceaux bien définis, sont appelés *centres de projection*.

Ceux-ci n'occupent d'ailleurs que la plus petite partie du manteau gris. Le reste n'est pas en relation, du moins directe, avec les grands faisceaux ; il est seulement en rapport avec ces centres de projection par des fibres, que nous étudierons plus loin. Il comprend soit des centres d'association, soit des centres indépendants.

Nous allons maintenant étudier, lobe par lobe, les diverses localisations cérébrales connues.

Lobe frontal. — Le lobe frontal est le lobe cérébral le plus important au point au vue fonctionnel.

F^a. — *La circonvolution frontale ascendante* est essentiellement motrice : elle est l'origine de la voie motrice (faisceau pyramidal), qui descend dans la moelle épinière après s'être entre-croisée dans le bulbe.

On a longtemps enseigné que la zone motrice comprend à la fois les circonvolutions frontale et pariétale ascendantes et que cette zone est à la fois motrice et sensitive ; la voie motrice, d'après cette hypothèse, prendrait son origine dans les deux circonvolutions, où aboutiraient également les fibres de la voie sensitive.

Des recherches modernes ont modifié ces données et établi définitivement que la frontale ascendante est essentiellement une circonvolution motrice, tandis que la pariétale ascendante est sensitive. En premier lieu, Grünebaum et Sherrington ont montré, par leurs expériences sur les singes supérieurs, que l'excitation de l'écorce cérébrale ne produit de contractions musculaires du côté opposé du corps que si elle porte sur la frontale ascendante et qu'elle n'est suivie d'aucun mouvement si elle porte exclusivement sur la pariétale ascendante. En second lieu, Campbell a constaté que c'est seulement dans F^a qu'on trouve les grandes cellules pyramidales (cellules de Betz), d'où provient le faisceau moteur. Enfin, Campbell, Roussy et Rossi ont vu que, dans la sclérose latérale amyotrophique, où le faisceau pyramidal est seul dégénéré dans toute sa hauteur, la lésion n'atteint que F^a et respecte P^a. Ces faits prouvent que F^a est bien le seul centre moteur cortical.

Sa destruction totale détermine donc la paralysie d'une moitié du corps, ou *hémiplégie*, qui, en raison de l'entre-croisement du faisceau pyramidal dans le bulbe, siégera du côté opposé à la lésion (paralysie croisée).

L'hémiplégie constitue le type des paralysies par lésion du neurone central, telles qu'elles ont été décrites dans le chapitre précédent.

Elle se caractérise donc par une paralysie croisée avec contracture, exagération des réflexes, clonus du pied, signe de Babinski, sans atrophie musculaire, ni RD.

Cependant, certains muscles à fonctions synergiques, comme les muscles de l'œil, de la langue, du voile du palais, du larynx, du thorax sont relativement peu atteints : ce fait a été expliqué par le trajet des fibres qui leur sont destinées et qui sont en partie directes, en partie croisées, de telle sorte que l'excitation d'un seul centre cortical ferait contracter ces muscles des deux côtés du corps et que sa destruction ne déterminerait nullement leur paralysie. Cependant, il est certain que pour tous

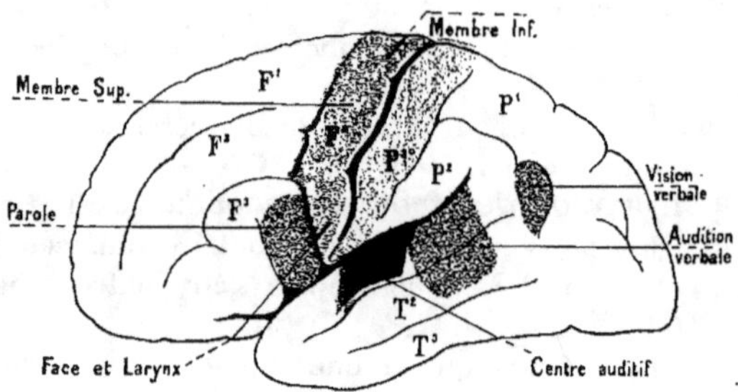

Fig. 247. — Centres de la face externe de l'hémisphère gauche du cerveau. Les centres moteurs sont figurés en rouge, les centres sensitifs en bleu. — Les centres de la parole, de l'audition verbale, de la vision verbale n'existent que dans l'hémisphère gauche, chez les droitiers.

les muscles du corps, la disposition des fibres motrices est la même et que les centres sont doubles. Il faut donc invoquer plutôt une synergie fonctionnelle particulièrement intime pour ces muscles qui sont presque respectés dans l'hémiplégie.

Dans la circonvolution frontale ascendante elle-même, on a isolé des centres qui président à la motilité de tel ou tel segment du corps (Charcot et Pitres) et dont la destruction entraîne une paralysie localisée à un membre du côté opposé (monoplégie). C'est ainsi qu'une lésion de la partie supérieure de F^a et du lobule paracentral adjacent cause une monoplégie croisée du membre inférieur, qu'une lésion de la partie moyenne de F^a détermine une monoplégie brachiale croisée, qu'enfin une lésion de la partie inférieure de F^a et de l'opercule rolandique produit une monoplégie faciale et linguale.

La monoplégie faciale d'origine centrale n'est pas totale, comme la paralysie due à la lésion du nerf facial ; elle atteint surtout le facial inférieur et épargne relativement le facial supérieur (muscles orbiculaire des paupières et frontal); on a expliqué ce fait en attribuant au nerf facial; en outre de ce premier centre cortical, un second centre réservé au facial supérieur situé, d'après Landouzy, dans le pli courbe.

Les monoplégies des membres sont le plus souvent totales. Cependant des lésions corticales très circonscrites (ramollissement, tumeur, surtout blessures par projectiles) peuvent déterminer une paralysie limitée à quelques muscles, comme ceux de l'avant-bras, les interosseux de la main, les muscles de l'épaule, ceux de la jambe, etc.

Les physiologistes (Beevor et Horsley) ont d'ailleurs établi, par la mé-

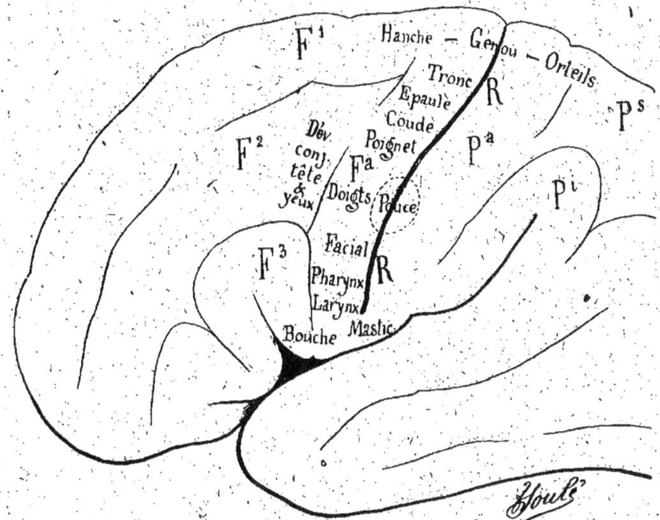

Fig. 248. — Centres moteurs, d'après l'observation des sujets trépanés (Charpy, d'après Lamacq). Le centre des orteils doit être reporté au haut de Fᵃ, au-dessus du centre du genou.

thode des excitations faradiques, des localisations encore plus précises, qui sont détaillées dans la figure 248.

La stricte dépendance d'un territoire moteur périphérique vis-à-vis d'un segment de Fᵃ ne se manifeste pas seulement à l'occasion de lésions destructives, mais encore à propos de lésions irritatives, comme les réalise par exemple une tumeur corticale. Dans ces conditions, il se produit des convulsions d'abord toniques (spasmes ou contractures temporaires), puis cloniques (convulsions proprement dites), qui débutent toujours par les muscles dont les centres corticaux sont directement excités et qui peuvent ensuite se généraliser à la moitié du corps : c'est l'*épilepsie partielle ou jacksonnienne*. La connaissance du point de départ des convulsions (signal-symptôme) indique la localisation

exacte du point irrité et guide le chirurgien, lorsqu'une opération curative est possible. Si, par exemple, un malade présente des signes de
tumeur cérébrale et des crises d'épilepsie débutant par des mouvements
toniques du pouce gauche, on devra en conclure que le siège du néoplasme se trouve à la partie moyenne de F^a : c'est au niveau de cette
région que le chirurgien devra faire la trépanation. A cette règle, on
connaît quelques rares exceptions, explicables par une irritation à distance, mais qui ne doivent aucunement infirmer sa valeur.

F^3. — La **troisième circonvolution frontale** est surtout intéressante
parce qu'elle contient, dans l'hémisphère gauche, le centre du langage.
Ce centre, déterminé par Broca, est situé dans le pied de la circonvolution ; il empiète sur l'opercule frontal, le pied de F^2, le cap de F^3, mais
il ne comprend pas l'opercule rolandique. Son importance fonctionnelle,
contestée par P. Marie et ses élèves (voir pp. 587 et 594), soutenue au
contraire par Déjerine, est encore admise par la majorité des neurologistes.

Ce centre est unilatéral : chez les sujets droitiers, il siège seulement
dans la circonvolution gauche, tandis que chez les gauchers, il peut
siéger à droite.

Sa destruction entraîne l'*aphasie motrice*. Celle-ci consiste dans l'impossibilité que présente le sujet d'exprimer sa pensée par la parole,
alors qu'il n'est atteint d'aucun trouble paralytique ou intellectuel qui
puisse expliquer ce phénomène.

Réduite strictement aux termes de cette définition, l'aphasie est dite
motrice *pure* (elle peut s'observer d'emblée avec ses caractères, ou succéder à une aphasie motrice banale).

Dans une forme plus fréquente, il s'ajoute des troubles du langage
intérieur qui font qu'en outre le sujet ne peut plus traduire impeccablement sa pensée par l'écriture ou présente des lacunes dans l'interprétation des paroles qu'on lui adresse ou des phrases qu'il lit : c'est *l'aphasie
motrice proprement dite*, ou aphasie de Broca.

En clinique, l'aphasie motrice est souvent associée à une hémiplégie
droite, ce qu'explique le voisinage immédiat des centres moteurs avec le
centre du langage dans l'hémisphère gauche.

F^2. — Quelques auteurs (Exner, Charcot, Pitres, Bastian) placent dans
le pied de F^2 le centre de *l'agraphie* : pour eux, la lésion de ce point rendrait le sujet incapable de traduire sa pensée par l'écriture. A l'heure
actuelle, la plupart des neurologistes mettent l'agraphie sur le compte
des troubles du langage intérieur qu'on peut noter dans l'aphasie et lui
dénient, par conséquent, toute localisation propre (Wernicke, Lichtheim,
Von Monakow, Dejerine). Il n'existe d'ailleurs pas d'observation d'agraphie pure sans aphasie ou apraxie concomitante.

On a aussi placé dans le pied de F^2 le centre des mouvements de déviation conjuguée de la tête et des yeux qu'on observe dans l'attaque
d'apoplexie cérébrale et qui, comme l'a montré Landouzy, se font du

côté de l'hémisphère lésé, s'il y a paralysie, et du côté des membres convulsés, s'il y a convulsion.

Lobe frontal en général. — On a remarqué que les tumeurs du lobe frontal s'accompagnent parfois de *troubles marqués de l'intelligence et du caractère*, plus prononcés et plus électifs que ceux résultant de lésions diffuses de la corticalité.

Il s'agit tantôt d'une jovialité exubérante, décrite par Jastrowitz s us le nom de *moria*, tantôt de troubles psychiques rappelant ceux de la paralysie générale, tantôt de torpeur cérébrale, d'apathie. On a noté que, chez le chien, l'ablation bilatérale des lobes frontaux rend ces animaux batailleurs, hargneux ; mais cette expérience, répétée chez le singe, n'a donné aucun résultat.

D'après Hitzig, ce serait surtout dans le lobe frontal, caractéristique du cerveau humain, que s'organiseraient la réflexion, les idées abstraites et les actes volontaires.

Quoi qu'il en soit, les tumeurs et les traumatismes du lobe frontal en dehors de F^a et du centre de Broca sont parmi les lésions cérébrales celles qui s'accompagnent des symptômes les plus frustes ou les moins caractéristiques.

Lobe pariétal. — Il préside surtout à la sensibilité.

P^a. — Comme nous l'avons vu, la pariétale ascendante est le principal centre sensitif : c'est à elle qu'aboutit, après entre-croisement bulbaire et relais dans la couche optique, une partie au moins de la grande v ie sensitive ou ruban de Reil. A l'encontre des données classiques, elle ne paraît jouer, par elle-même, aucun rôle moteur ; mais elle peut transmettre une irritation jusqu'à la frontale ascendante et conditionner indirectement des phénomènes moteurs d'épilepsie jacksonnienne.

Une lésion détruisant toute la pariétale ascendante pourra donc déterminer de *l'hémianesthésie croisée*. Cette hémianesthésie ne porte pas également sur tous les modes de la sensibilité (Dejerine). Elle n'atteint que légèrement les sensibilités tactile, thermique et douloureuse, de même que les sensibilités musculaire et osseuse. Au contraire, le sens des attitudes, le sens stéréognostique sont très altérés ; il existe de l'ataxie et des troubles accentués de la discrimination tactile. En aucun cas, elle ne s'accompagne de dissociation thermo-analgésique, ni de douleurs. Elle est en général plus marquée à l'extrémité du membre qu'à sa racine.

Dans certains cas, une lésion circonscrite de P^a peut se traduire par des troubles sensitifs affectant une topographie radiculaire (Dejerine, Lortat-Jacob et Sézary, Villaret). De tels faits ont été observés principalement, mais non exclusivement, à la suite de blessures de guerre de l'encéphale.

D'après quelques observations il semble enfin qu'une irritation superficielle de P^a peut déterminer des *crises sensitives*, homologues des troubles moteurs de l'épilepsie jacksonnienne, caractérisées par des fourmillements et de l'anesthésie. Dans l'intervalle des crises, il ne persisterait que des troubles du sens stéréognostique.

P^1. — La zone sensitive paraît déborder légèrement P^a et empiéter sur P^1 et P^2.

P^2. — La pariétale inférieure contient plusieurs centres fonctionnels dont les deux derniers sont discutables.

I. On localise dans la région du pli courbe gauche, un centre qui joue un rôle important dans la fonction du langage, non plus dans son expression, comme le lobe frontal, mais dans sa compréhension. La lésion de ce centre détermine une variété d'aphasie sensorielle qu'on nomme *cécité verbale.*

L'aphasie sensorielle, par opposition à l'aphasie motrice, est essentiellement caractérisée par des troubles de la compréhension du langage parlé (surdité verbale) ou des mots lus (cécité verbale), sans que ceux-ci puissent être attribués à une lésion des appareils auditif, visuel ou à un déficit intellectuel. C'est donc une aphasie de réception, par opposition à l'aphasie motrice ou aphasie d'expression.

Le malade atteint de *cécité verbale*, bien que non dément et non aveugle, est devenu incapable d'attribuer aux mots et aux phrases qu'il lit le sens qu'il savait leur donner auparavant : les caractères qu'il voit lui sont devenus inconnus, au même titre que ceux d'un idiome étranger qu'il ignore.

La cécité verbale est donc bien distincte :

1° de la cécité corticale, due à une lésion double des centres visuels occipitaux (voir p. 672), et qui rend le sujet aveugle, comme dans la cécité par névrite optique double, ou perte des yeux;

2° de la cécité psychique, où, malgré une vision normale, les objets eux-mêmes ne sont plus reconnus ; un malade, dans ces conditions, se trouve dans la situation d'un enfant qui voit un objet pour la première fois; comme ce trouble est généralisé à tout ce qui l'entoure, il peut se perdre dans la rue ou dans son appartement.

Quelquefois la cécité verbale est pure (Dejerine). Le plus souvent, elle est associée à la surdité verbale et à l'aphasie motrice.

II. Il semble aussi que le *gyrus supra-marginalis* gauche soit la région dont la lésion provoque l'*apraxie idéo-motrice*. Ce syndrome que j'étudierai plus loin avec détails, consiste dans l'impossibilité où se trouve le sujet d'exécuter un mouvement ordonné, alors qu'il comprend l'ordre et qu'il ne présente aucun trouble de la motilité.

III. Enfin Landouzy et Grasset placent dans le pli courbe le centre dont la lésion entraîne la déviation conjuguée de la tête et des yeux.

Landouzy y a localisé le centre principal des mouvements des muscles innervés par le facial supérieur (orbiculaire de l'œil, sourcilier, frontal). Ainsi s'expliquerait le fait que dans la paralysie faciale d'origine corticale, due à une lésion de la frontale ascendante où nous avons décrit le centre commun à tous les muscles de la face, la paralysie ne frappe que légèrement les muscles mentionnés. Cela tient à ce qu'ils possèdent un second centre dans le pli courbe et que l'intégrité de ce centre, dans l'hémiplégie banale, leur permet de conserver leur motilité.

Lobe temporal. T^1, T^2. — C'est dans le lobe temporal gauche que nous trouverons le centre de la seconde variété d'aphasie sensorielle, ou *surdité verbale*.

Comme l'a montré Wernicke, la lésion de la partie postérieure des première et deuxième circonvolutions temporales gauches entraîne la surdité verbale.

Le malade atteint de surdité verbale, bien que non dément et percevant les sons d'une façon normale, est devenu incapable d'attribuer aux mots et aux phrases qu'il entend, le sens qu'il savait leur donner auparavant. Il se trouve dans une situation analogue à celle d'un sujet qui entendrait, sans la comprendre, une langue étrangère qui lui est inconnue.

Souvent, en même temps, il présente des troubles du langage intérieur qui font qu'il s'exprime avec peine, comme dans l'aphasie de Broca, ou d'une façon défectueuse (paraphasie ; jargonaphasie) ; ou bien il est atteint de cécité verbale concomitante. Mais la surdité verbale peut être pure (Lichtheim).

La surdité verbale est donc bien distincte : 1° de la surdité cérébrale, due à la lésion des deux lobes temporaux et analogue à la surdité vraie ; 2° de la surdité psychique, dans laquelle le sujet est incapable de rapporter à leur cause les sons ou les bruits qu'il perçoit (cloche par exemple).

P. Marie n'admet pas de dissociation fonctionnelle et anatomique des aphasies sensorielles. D'après lui, il existe une région corticale englobant la partie postérieure des deux premières circonvolutions temporales gauches, le *gyrus angularis* et le *gyrus supra-marginalis* gauches. Ce « centre intellectuel de langage » régirait la compréhension de la parole, de la lecture, de l'écriture ; lorsqu'il est lésé, le malade comprend mal ce qu'on lui dit, ou ce qui est écrit ; il ne peut plus lire ni écrire ; il parle incorrectement, souvent avec exubérance : il réalise l'aphasie sensorielle ou aphasie de Wernicke. L'aphasie motrice, d'après P. Marie, serait due à une lésion surajoutée, atteignant la « zone lenticulaire » gauche du cerveau, qui contient les noyaux gris centraux, les capsules externe et interne, l'insula, l'écorce motrice et les faisceaux blancs intermédiaires, à l'exclusion de la troisième circonvolution frontale.

T^5. — On place dans la 5e circonvolution temporale (hippocampe) un des *centres olfactifs*. Quelques cas pathologiques, encore trop peu nombreux, pourraient étayer cette assertion, qui est encore insuffisamment démontrée. Mais des phénomènes de suppléance pourraient s'exercer, puisqu'on décrit encore trois autres centres olfactifs : dans la circonvolution du corps calleux, dans le lobule orbitaire et dans le lobe occipital.

On a voulu placer à la partie moyenne de T⁵, *le centre gustatif*, mais cette localisation n'est nullement démontrée.

Lobe occipital. — La partie interne du lobe occipital contient les centres visuels proprement dits (le pli courbe gauche n'est en effet que le centre des images visuelles *du langage*).

L'ablation expérimentale de l'écorce occipitale des deux côtés produit la *cécité complète*, d'une façon aussi absolue que la névrite optique double ou la perte des deux yeux. Cette cécité corticale peut être réalisée chez l'homme par une lésion portant sur les deux lobes occipitaux ; elle ne s'accompagne d'aucune modification du fond de l'œil et d'aucun trouble des réflexes pupillaires à la lumière. Elle constitue généralement un symptôme transitoire, qui guérit totalement ou fait place à des scotomes partiels.

Chez l'homme, les lèvres de la scissure calcarine reçoivent les impressions visuelles recueillies par la moitié temporale de la rétine du même côté et par la moitié nasale de la rétine du côté opposé. Il en résulte que la destruction d'une scissure calcarine se traduira par la cécité non pas de l'œil correspondant, mais de la moitié correspondante de chacune des deux rétines : la lésion de la calcarine droite provoquera donc la cécité dans la moitié gauche des deux champs visuels. On donne le nom d'*hémianopsie* à cette perte de la fonction d'une moitié de chaque rétine. Elle est dite homonyme, car les deux moitiés atteintes sont toutes deux droites ou gauches, c'est-à-dire situées du même côté. Nous verrons, en faisant l'étude complète des hémianopsies (p. 695), qu'il en existe d'hétéronymes et que les diverses modalités de ce trouble visuel s'expliquent par le trajet intracérébral des faisceaux visuels.

Si la lésion de la scissure calcarine est très circonscrite, la cécité, au lieu de s'étendre à la moitié du champ visuel, peut se localiser à un quadrant : la cécité homonyme dans les quadrants supérieurs (par trouble du quart inférieur opposé de la rétine) est réalisée par une lésion de la lèvre supérieure de la scissure calcarine, tandis que la cécité homonyme des quadrants inférieurs est due à la lésion de sa lèvre inférieure. Une lésion encore plus limitée peut provoquer des scotomes (petits segments aveugles du champ visuel) très peu étendus, homonymes et de forme sinon identique, du moins très voisine.

Ces divers troubles visuels (les scotomes naturellement bien plus que l'hémianopsie) demeurent souvent méconnus du malade : d'où la nécessité de faire systématiquement l'exploration du champ visuel dans les affections de l'encéphale.

Substance grise corticale en général. — Dans toutes ses parties, la substance grise corticale est l'organe des fonctions psychiques supérieures, de l'intelligence dans l'acception la plus large de ce mot (mémoire, réflexion, imagination, volonté, etc.).

I. Les lésions diffuses de la corticalité se traduisent par des troubles profonds de l'affectivité, de la mémoire et de l'intelligence, en dehors des symptômes liés aux altérations des centres précédemment étudiés.

L'arrêt de développement produit l'idiotie ou, à un degré moindre, l'imbécillité.

Chez l'enfant, la sclérose cérébrale atrophique, les lésions corticales consécutives aux méningites cérébro-spinales ou autres, peuvent entraîner des troubles persistants de l'intelligence (imbécillité, arriération).

Chez l'adulte, il est une affection, la *paralysie générale*, due à une encéphalite diffuse de nature syphilitique qui est caractérisée, quelquefois au début par une exaltation, puis par une dépression marquée de la mémoire et de l'intelligence, avec troubles démentiels plus ou moins prononcés. Cette affection est progressive, incurable : on voit

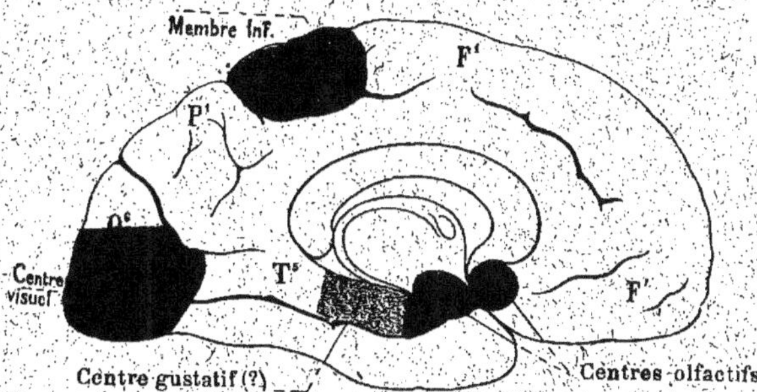

FIG. 249. — Centres de la face interne du cerveau.
Les centres moteurs sont figurés en rouge, les centres sensitifs en bleu.

le malade s'acheminer peu à peu vers la déchéance intellectuelle la plus profonde.

De ces troubles démentiels, on doit rapprocher l'apraxie idéatoire que j'étudierai plus loin (p. 685).

Ce que l'on appelle *perte de connaissance* constitue la modalité la plus brusque et la plus complète des troubles fonctionels de l'écorce cérébrale. Mais il est curieux de noter qu'une lésion circonscrite suffit à la produire : on admet, avec Brown-Séquard, qu'il s'agit là d'un phénomène d'inhibition.

La perte de connaissance subite, due par exemple à l'hémorragie ou à l'embolie cérébrales, constitue l'*apoplexie* ; c'est l'abolition brusque et simultanée de toutes les fonctions cérébrales, intelligence, sensibilité, motilité volontaire, sans troubles importants de la respiration et de la circulation. L'absence de troubles respiratoires et circulatoires différencie l'apoplexie de la *syncope*; dans celle-ci, qui est une inhibition bulbaire, le pouls est filiforme, la respiration ralentie et irrégulière, le facies pâle.

La perte progressive de la connaissance, avec inhibition parallèle de la sensibilité et de la motilité, constitue le *coma*, mode de terminaison habituel des infections, intoxications et des affections viscérales graves.

Une suspension temporaire des fonctions intellectuelles, sensitives et motrices volontaires s'observe dans un phénomène physiologique, le *sommeil*. On a beaucoup discuté sur sa pathogénie, sans en trouver une explication définitive. Pendant le sommeil, des manifestations aberrantes, déréglées, d'une activité cérébrale restreinte et incoordonnée constituent les rêves, dont la production paraît dépendre de l'excitabilité héréditaire ou acquise des cellules nerveuses.

Lorsque le sommeil ne répond plus au besoin de repos normal de la cellule nerveuse, il devient pathologique. En dehors des cas où il est provoqué par les agents anesthésiques (chloroforme, éther, etc.) et de certains états nerveux hystériques ou mal classés, il consiste surtout en somnolence. Celle-ci s'observe dans les tumeurs de l'encéphale, dans la période prodromique du coma diabétique, dans les intoxications profondes par les stupéfiants (opium, chloral, etc.); elle est provoquée par certaines maladies infectieuses, comme la trypanosomiase humaine ou maladie du sommeil, l'encéphalite léthargique.

II. Ce ne sont pas seulement les grosses lésions matérielles de l'écorce qui déterminent des troubles intellectuels et psychiques. Des travaux récents tendent à prouver que le fonctionnement de la substance grise corticale est étroitement lié à celui des glandes à sécrétion interne (Laignel-Lavastine).

L'agénésie, comme l'atrophie ou l'ablation de la glande thyroïde, produisent un état d'idiotie qui rappelle, bien qu'il en soit distinct, celui que cause l'arrêt de développement du cerveau. L'hypothyroïdie, chez l'homme, comme chez les animaux, s'accompagne d'apathie, de tristesse, de torpeur cérébrale, et quelques auteurs lui attribuent certaines formes de neurasthénie. L'hyperthyroïdie, telle qu'on l'a observée dans le goitre exophtalmique, détermine un état d'irritabilité, d'irascibilité, de nervosisme décrit depuis longtemps. Ses formes extrêmes pourraient déterminer de véritables psychoses (manies, phobies, obsessions, délire, confusion mentale, mélancolie).

Par ce seul exemple qui n'est d'ailleurs pas isolé, on voit que les états fonctionnels des glandes à sécrétion interne interviennent, non seulement dans l'étiologie des affections mentales, mais encore dans le déterminisme du caractère, qui, comme Bordeu l'avait remarqué dès 1818, apparaît dès lors comme une chose moins mystérieuse et moins spontanée qu'on pourrait le croire au premier abord.

III. Mais ce n'est pas tout. L'écorce cérébrale ne préside pas seulement aux actes de la vie de relation, elle intervient encore dans le fonctionnement des appareils de la vie de nutrition.

Le rythme respiratoire de Cheyne-Stokes, que Traube attribuait à une irritation bulbaire, est actuellement rapporté par la plupart des auteurs à des modifications fonctionnelles du manteau gris (Pachon, P. Merklen).

L'excitation du gyrus sigmoïde est suivie, chez l'animal, d'accélération du cœur et de vaso-constriction, de contractions gastriques, intestinales, vésicales, de sécrétions salivaire, lacrymale, etc. Cette dernière notion expérimentale n'a pas reçu beaucoup d'applications cliniques, mais elle ne doit pas être oubliée.

NOYAUX GRIS ET SUBSTANCE BLANCHE
DU CERVEAU

Faisons la coupe longitudinale d'un hémisphère, au niveau de la saillie ovoïde que forme la couche optique sur sa face interne (fig. 250). Nous mettrons ainsi, en évidence, les trois noyaux gris intra-hémisphériques et les deux ventricules cérébraux.

Un premier coup d'œil nous montre, bordée par la substance grise corticale, la masse blanche qui constitue les hémisphères. Dans cette masse blanche, un peu en avant de sa partie moyenne, on distingue 3 gros noyaux gris, formés de cellules nerveuses multipolaires, qui sont : en dehors et en arrière, la couche optique ; en dehors, le noyau lenticulaire ; en dedans,

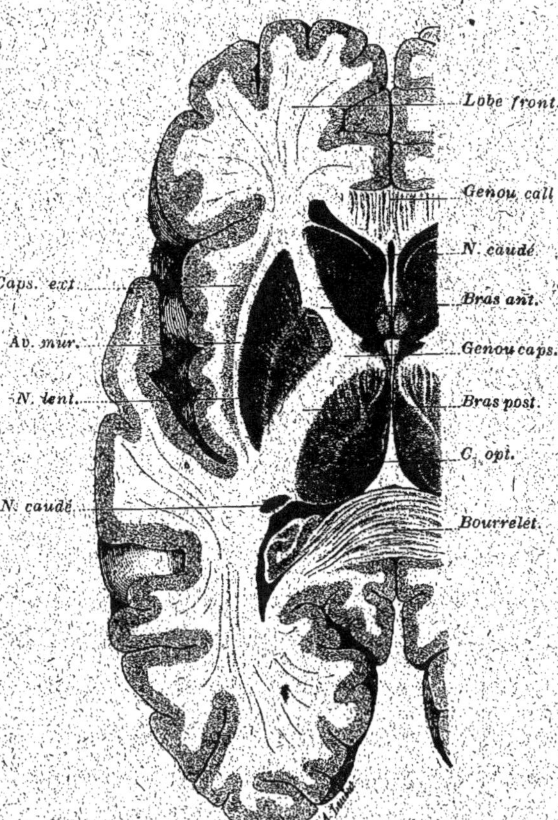

Fig. 250. — Coupe de Flechsig (Charpy).
La capsule interne et ses bras, vus sur une coupe horizontale.

à la fois en avant et en arrière parce qu'il forme en réalité un croissant au-dessus de la couche optique, le noyau caudé.

De plus, on aperçoit trois cavités : deux, symétriques, qui appartiennent aux ventricules latéraux ; une, médiane, qui sépare les couches optiques (ventricule moyen).

1° NOYAUX GRIS

ANATOMIE MACROSCOPIQUE

I. **Les couches optiques** (ou *thalamus*) sont deux ganglions gris, ovoïdes, longs d'environ 4 centimètres, que l'on voit en dedans des noyaux lenticulaires, en dehors du troisième ventricule qui les sépare l'une de l'autre. Elles se trouvent au-dessus des pédoncules cérébraux et font saillie, en dedans, dans la cavité du troisième ventricule.

A l'extrémité postérieure de la couche optique sont annexées deux petites masses ganglionnaires, les corps genouillés externe et interne (fig.

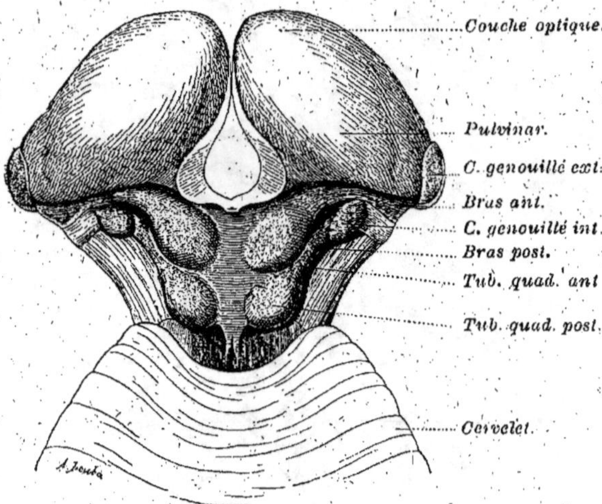

FIG. 251. — Base ou face postérieure de la couche optique (Charpy).
Le pulvinar et les corps genouillés.

251). Le premier est uni au tubercule quadrijumeau antérieur (petit noyau gris qui surplombe les pédoncules cérébraux), par une courte bandelette blanche, appelée bras conjonctival antérieur ; il reçoit, comme nous le verrons, la majeure partie de la racine externe de la bandelette optique. Le second est uni, de même, au tubercule quadrijumeau postérieur, situé en arrière du précédent, par le bras conjonctival postérieur ; il reçoit la racine interne de la bandelette optique. L'extrémité postéro-interne de la couche optique forme une saillie arrondie, appelée *pulvinar*.

C'est entre les couches optiques que se trouve le *troisième ventricule*, cavité impaire, médiane, que surmontent la toile choroïdienne, le trigone et le corps calleux, que nous étudierons plus loin, et qui est fermée, en bas, par la lamelle optique, le tuber cinereum et le chiasma optique, étudiés page 576. Le troisième ventricule communique, par les trous de Monro situés à sa partie antéro-supérieure, avec les deux ventricules latéraux et, par l'aqueduc de Sylvius qui débouche à sa partie postérieure, avec le quatrième ventricule.

Au-dessous du thalamus, dans la région sous-optique, se trouve un noyau gris, le *corps de Luys*, en connexion, en bas avec le pédoncule cérébelleux supérieur, en haut avec le noyau lenticulaire.

II. Le noyau caudé et le noyau lenticulaire constituent les **corps**

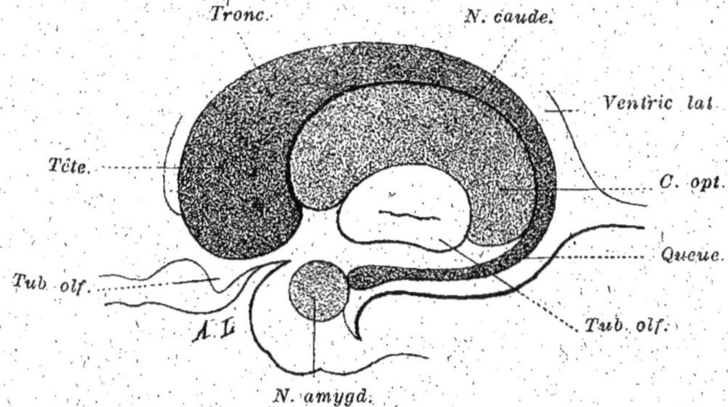

FIG. 252. — Le noyau caudé (Charpy).
Face interne du côté droit.

striés, ainsi nommés parce qu'ils sont formés de substance grise,striée de faisceaux blancs.

Le **noyau caudé** a la forme d'une virgule qui embrasserait, dans sa cavité inféro-antérieure, la couche optique (fig. 252) : cette disposition même explique que, sur un grand nombre de coupes horizontales des hémisphères, il soit sectionné à deux reprises, une fois en avant de la couche optique, une fois en arrière. Sa partie antérieure, ou tête, est épaisse et ovoïde, tandis que sa partie postérieure, ou queue, est effilée. On lui distingue une face interne, qui appartient à la paroi du ventricule latéral, et une face externe, en rapport avec la substance blanche de la capsule interne.

Le **noyau lenticulaire** est une masse grise, de forme lenticulaire à ses deux extrémités ; mais, à sa partie moyenne, elle affecte la forme d'un triangle, dont le sommet, interne, s'enfonce, comme un coin, entre la couche optique en arrière, la tête du noyau caudé en avant (fig. 250). Sa face externe regarde le lobe de l'insula, dont elle est séparée par un bras de substance blanche (capsule externe), où se dessine une lame grise,

mince et allongée, l'avant-mur (fig. 253). Son extrémité antérieure s'avance
presque aussi loin que celle du noyau caudé. Sur leur moitié antérieure
ces deux noyaux sont unis et ne forment qu'une seule masse grise, qui,
plus loin, va se diviser en formant un U. Les parties toutes postérieures
des deux noyaux sont également réunies entre elles. Quant à la partie
moyenne du noyau lenticulaire, elle est séparée du noyau caudé en avant
et de la couche optique en arrière par un bras de substance blanche,

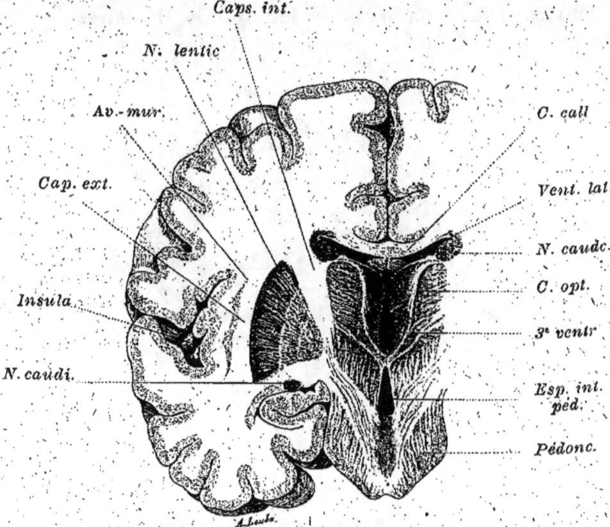

Fig. 253. — Rapports des corps striés sur une coupe transversale.
(Charpy).

coudé en V ouvert en dehors : c'est la *capsule interne*, voie de passage importante des fibres de projection du cerveau (fig. 253).

Le noyau lenticulaire est divisé par 3 lames blanches curvilignes, en
3 segments appelés l'externe, *putamen* ; le moyen, *globus medialis* (Brissaud) ; l'interne, *globus pallidus*.

III. Le cerveau est creusé de cavités ou **ventricules**, dont l'une est
impaire et médiane, l'autre paire et symétrique.

Le *ventricule moyen* (ou troisième ventricule) est une cavité impaire,
médiane, située entre les couches optiques, au-dessous du trigone, au-
dessus de la partie moyenne de la base du cerveau qu'il affleure au niveau
de la tige pituitaire. On peut le comparer à une pyramide dont le sommet serait la tige pituitaire. A sa partie postérieure, le troisième ventricule communique par l'aqueduc de Sylvius avec le quatrième ven-

tricule. A sa partie postéro-latérale, les trous de Monro le font communiquer avec les
deux ventricu-
les cérébraux.

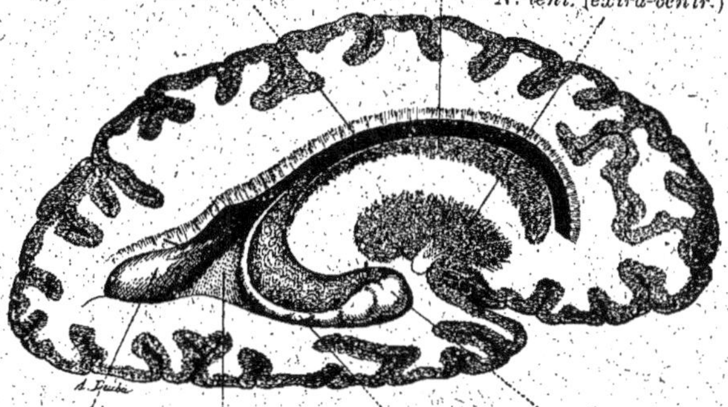

Chaque hé-
misphère cé-
rébral est creu-
sé d'une cavi-
té, dont la di-
rection est pa-
rallèle à celle
des noyaux
caudés et qui
occupe succes-
sivement les
lobes frontal,
pariétal, occi-
pital et tempo-
ral ; ce sont les

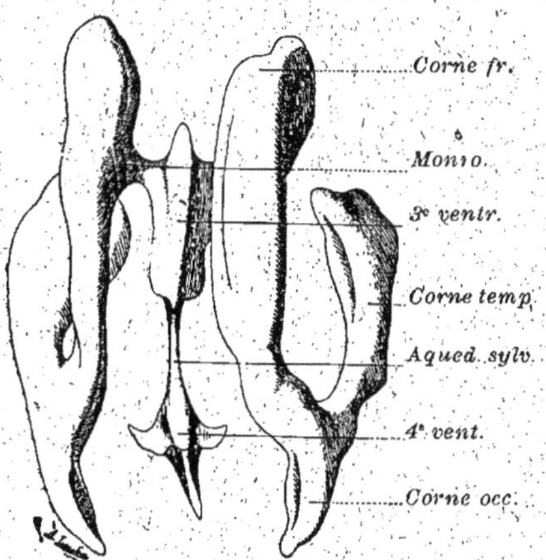

Fig. 254. — Les trois cornes du ventricule latéral. Coupe
de l'hémisphère droit (d'après Hirschfeld).

ventricules latéraux, qui ne sont entre eux qu'en relation indirecte, par
leur communication individuelle (trou de Monro) avec le ventricule
moyen. Chacun d'eux se trouve divisé en trois cavités ou *cornes*, dirigées vers les trois extrémités
de l'hémisphère (cornes frontale, temporale et occipitale), confluentes en un carrefour pariétal (fig. 254 et
255).

La dilatation et la distension de ces ventricules constituent *l'hydrocéphalie interne*. Celle-ci semble due le
plus souvent à une lésion
syphilitique ou tuberculeuse
des plexus choroïdes, organes
sécréteurs du liquide céphalo-
rachidien qui emplit les cavités ventriculaires (V. *Méninges*). Dans ses formes ac-
centuées, elle provoque, outre
une augmentation de vo-

Fig. 255. — Moule des ventricules
(d'après Welcker).

lume du crâne, l'atrophie du cerveau ; il en résulte des troubles
moteurs (paralysies, convulsions, contractures, etc.) et intellectuels
(idiotie).

PHYSIOLOGIE NORMALE ET PATHOLOGIQUE

Au point de vue physio-pathologique, chacune de ces formations a des propriétés bien différentes.

I. Sur les **corps striés**, nous ne possédons que depuis peu d'années des notions précises.

Tout d'ab rd, il est un syndrome bien étudié par Dejerine et Comte, dû à des lésions de ramollissement ou à des lacunes de désintégration prédominantes dans les noyaux lenticulaires : c'est la *paralysie pseudo-bulbaire*, qui se manifeste par une paralysie des muscles des lèvres, de la langue, du larynx (paralysie labi.-glosso-laryngée) du type central, s'accompagnant de dysarthrie, par une disparition de la mimique, par une démarche à petits pas avec signe de Babinski, par des troubles psychiques et en particulier une émotivité qui se traduit par le rire et le pleurer spasmodiques. Mais, dans cette affection, des lésions analogues s'observent aussi dans le reste des hémisphères et il était difficile de faire la part des symptômes qui relèvent proprement de l'atteinte des noyaux lenticulaires.

En 1912, Wils n a attribué à la dégénération lenticulaire bilatérale, une affection familiale déjà décrite par Gowers et caractérisée par du tremblement et de la rigidité musculaire bilatéraux, l'absence de mimique, de la dysphagie, de la dysarthrie, du rire spasmodique, sans paralysie ni troubles sensitifs. Cette *dégénération lenticulaire progressive* est toujours associée à une hépatite interstitielle nodulaire.

Des recherches plus récentes, d'ordre histologique et anatomo-clinique, ont mis en évidence des faits très intéressants. Il semble en effet que la division des corps striés, basée sur la morphologie, en noyau caudé et noyau lenticulaire, ne réponde pas à la réalité fonctionnelle. Il faut en effet distinguer d'une part le *globus pallidus*, segment interne de noyau lenticulaire (**pallidum** de Cécile et Oscar Vogt), formé de cellules à cylindraxes longs, d'autre part le *putamen* et le *noyau caudé*, contenant des cylindraxes courts et ramifiés, constituant le **striatum** de Cécile et Oscar Vogt. Du striatum ne partent que quelques rares fibres de projection. Le pallidum reçoit au contraire de nombreuses fibres de la couche optique et en émet lui-même, qui se rendent à la couche optique et à des noyaux gris que nous étudierons avec le tronc cérébral, au corps de Luys, au locus niger homolatéraux et aux deux noyaux rouges, mais on ne lui connaît aucune connexion directe avec l'écorce cérébrale ou le cervelet.

Les travaux les plus récents permettraient de décrire deux syndromes dus à la lésion du striatum ou du pallidum.

1° SYNDROMES STRIÉS. — Mme C. Vogt a rattaché à l'atrophie du striatum seul un syndrome congénital caractérisé par de la rigidité simple (sans paralysie, sans hypertonie intense, sans modification importante des réflexes) et par des mouvements involontaires du type choréique ou athétosique, parfois par des troubles de la mimique, de la phonation, de la déglutition. Ce syndrome, qui régresse progressivement, doit être distingué du syndrome de Little, non régressif, où la rigidité et des troubles des réflexes très marqués relèvent de l'atteinte des faisceaux pyramidaux.

De même, diverses recherches récentes s'accordent pour attribuer la chorée chronique de Huntington, bien qu'elle ne s'accompagne pas de rigidité, à la dégénérescence du striatum.

Il semble donc que la lésion de ce système se caractérise essentiellement par des mouvements choréo-athétosiques.

2º SYNDROME PALLIDAL. — D'après les observations de Ramsay Hunt, l'atrophie bilatérale du *globus pallidus* et de ses nombreuses fibres efférentes détermine des symptômes rappelant ceux de la maladie de Parkinson : tremblement, rigidité avec fixation des membres supérieurs et du tronc en flexion, disparition des mouvements associés, affaiblissement de la mimique, sans troubles des réflexes.

En somme, l'un et l'autre système sont des organes régulateurs du tonus musculaire.

II. La physio-pathologie des **couches optiques** nous est beaucoup mieux connue, grâce aux études anatomo-cliniques dont elle a été l'objet (Dejerine et Roussy). Nous verrons que ce ganglion constitue un relai pour les fibres de la voie sensitive et des pédoncules cérébelleux supérieurs. Les expériences de Roussy, sur le singe, montrent que la destruction de l'un de ces noyaux gris provoque une hémianesthésie du côté opposé à la lésion : cette hémianesthésie est superficielle et profonde ; elle s'accompagne donc de troubles de la perception stéréognostique.

La méthode anatomo-clinique a permis à Dejerine et Roussy de décrire un syndrome lié à la lésion d'une couche optique ; c'est le *syndrome thalamique*. Il se caractérise par les symptômes suivants, occupant le côté du corps opposé à la lésion : 1º Une hémianesthésie persistante, plus ou moins marquée pour les sensibilités superficielles (tact, douleur, température), mais toujours très prononcée pour les sensibilités profondes ; — 2º De l'hémiataxie et de l'astéréognosie, liées aux troubles de la sensibilité profonde ; — 3º Des douleurs vives, paroxystiques, souvent très intenses et ne cédant à aucun médicament analgésique ; — 4º Une hémiplégie légère et ordinairement de très courte durée, par irritation de la capsule interne (une hémiplégie durable est signe d'une lésion concomitante de la capsule interne) ; — 5º Des mouvements choréo-athétosiques attribués également à une lésion capsulaire.

L'hémianesthésie d'origine corticale (par destruction de Pa) se distinguera de cette hémianesthésie d'origine thalamique parce qu'elle est presque toujours associée à une hémiplégie (il s'agit surtout d'hémiplégie avec hémianesthésie), parce qu'elle atteint surtout le sens des attitudes, le sens stéréognostique, la discrimination tactile et ne trouble que légèrement les modes de la sensibilité superficielle, parce qu'enfin elle ne s'accompagne pas de douleurs, ni de mouvements choréo-athétosiques.

On a également considéré la couche optique comme un centre fonctionnel autonome, présidant à l'expression des émotions (Bechterew, Nothnagel) : ce rôle n'est nullement démontré. Actuellement, nous pouvons seulement affirmer que la couche optique est un relais ganglionnaire sensitif. Nous en étudierons plus loin les connexions.

On peut trouver associée au syndrome thalamique, outre l'hémiplégie, de l'hémianopsie due à une lésion simultanée des voies optiques sousjacentes au thalamus, des troubles de l'équilibration ou de l'audition qui relèvent de l'atteinte concomitante des tubercules quadrijumeaux, du corps de Luys et de la calotte pédonculaire. Ces symptômes ne sont donc pas dus à la lésion des couches optiques.

2° SUBSTANCE BLANCHE

ANATOMIE MACROSCOPIQUE

Les coupes transversales du cerveau montrent que toute la partie des hémisphères qui n'est pas comblée par les formations grises et par les

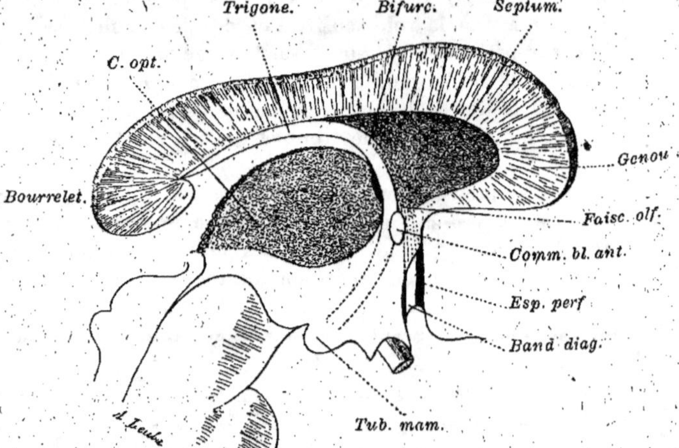

Fig. 256. — Le corps calleux, le trigone, la commissure blanche antérieure (Charpy).

ventricules est constituée par la substance blanche, c'est-à-dire par des fibres nerveuses (*fig. 256*).

Celle-ci, tout d'abord, s'étend entre les ganglions opto-striés et l'écorce cérébrale ; elle forme ainsi la charpente des hémisphères ; on lui donne, depuis Vieussens, le nom de *centre ovale*.

D'autre part, elle s'insinue entre le noyau lenticulaire en dehors, le noyau caudé et la couche optique en dedans, sous forme d'un tractus, coudé à angle droit ouvert en dehors et embrassant le noyau lenticulaire ; c'est la *capsule interne*, à laquelle on décrit un bras antérieur ou segment lenticulo-caudé, un bras postérieur ou segment lenticulo-optique, et un genou au point de rencontre des deux segments (fig. 250). Déjà, à l'œil nu, on voit que la capsule interne est formée de fibres qui sont surtout horizontales dans le bras antérieur et surtout verticales dans le bras postérieur ; celles-ci s'épanouissent dans le centre ovale, en formant la *couronne rayonnante* de Reil.

Rappelons que le tractus blanc compris entre la face externe du noyau lenticulaire et la substance grise de l'insula est divisé par une lame grise, ou *avant-mur*, en deux parties, la *capsule externe*, en dedans, et la *capsule extrême*, en dehors (fig. 250).

Les deux masses blanches hémisphériques sont elles-mêmes réunies par une épaisse lame transversale, le **corps calleux**, dont les deux extrémités réfléchies sont nommées : l'antérieure, *genou*, et la postérieure, *bourrelet* (fig. 236). Latéralement le corps calleux se continue directement, par-dessus les ventricules latéraux, dans chacun des centres ovales ; ses fibres irradient dans toute l'étendue de l'écorce.

Une petite commissure, *commissure blanche antérieure*, située en arrière des bandelettes optiques, unit de plus la base des deux hémisphères, au niveau des lobes temporaux (fig. 256).

Au-dessous de la partie postérieure du corps calleux se détache le *trigone cérébral* (ou improprement voûte à trois piliers), qui décrit dans son ensemble une courbe cintrée inscrite dans celle du corps calleux (fig. 236) : c'est un organe relativement peu développé chez l'homme et qui appartient en partie au système commissural interhémisphérique, mais surtout à l'appareil olfactif. Tandis que sa partie postérieure est adhérente au corps calleux, sa partie antérieure s'en éloigne progressivement ; après leur séparation, le trigone et le corps calleux sont unis par un diaphragme mou, placé de champ, qui sépare les cornes antérieures des ventricules latéraux : c'est le *septum lucidum* (fig. 236 et 256).

PHYSIOLOGIE NORMALE ET PATHOLOGIQUE

La substance blanche cérébrale est formée de fibres nerveuses qui dégénèrent chaque fois que leurs cellules trophiques sont lésées. L'étude des dégénérescences secondaires (voir p. 626) a donc permis d'analyser le trajet des nombreuses fibres qui composent les hémisphères cérébraux.

Avec Meynert, on peut diviser celles-ci en 3 groupes :

1° Les *fibres d'association*, qui unissent entre elles les différentes régions de l'écorce d'un même hémisphère ;

2° Les *fibres commissurales*, qui relient les régions symétriques des deux hémisphères, en passant par le corps calleux ou la commissure blanche antérieure ;

3° Les *fibres de projection*, qui constituent les faisceaux qui se rendent au tronc cérébral, au cervelet et à la moelle épinière ou qui en proviennent, et les faisceaux de fibres sensorielles.

Fibres d'association. — Les fibres d'association sont sous-jacentes à la substance grise corticale et ont un trajet sensiblement parallèle à la surface cérébrale (fig. 257). Elles longent les circonvolutions et s'entre-croisent avec les fibres commissurales et les fibres de projection. Elles sont formées par les cylindraxes des cellules de la couche moléculaire et parceux des petites cellules pyramidales et des cellules polymorphes : ceux-ci émettent des collatérales qui, de place en place, les relient à l'écorce (Cajal).

Les unes relient simplement deux circonvolutions voisines : elles doublent alors le sillon qui les sépare et ont la forme d'un U. Ce sont les *fibres arquées ou arciformes*, fibres propres de Meynert (fig. 257).

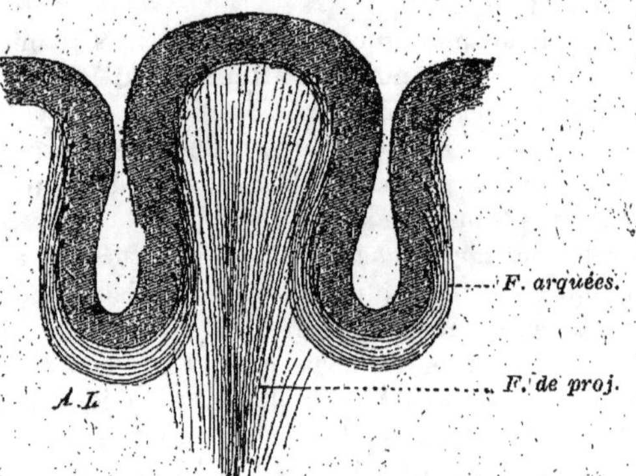

Fig. 257. — Disposition des fibres de projection et des fibres d'association (schéma de Charpy).

Les autres sont plus longues et se rendent à des circonvolutions éloignées de leur point de départ (fig. 258). Elles forment quelques faisceaux, dont les principaux sont : le faisceau longitudinal supérieur ou faisceau arqué, étendu des circonvolutions externes occipitales et temporales jusqu'aux circonvolutions frontales (Fᵃ, pied de F³); le faisceau occipito-frontal, plus profond, qui forme la paroi externe du ventricule latéral ; le faisceau longitudinal inférieur, qui relie, à la base du cerveau, le lobe occipital au lobe temporal ; le faisceau unciforme, étendu du lobe temporal (T¹, T², T³) à la face orbitaire du lobe frontal ; le cingulum, situé à la face profonde du lobe du corps calleux, etc.

Le fibres d'association ne se myélinisent qu'après la naissance (Flechsig). Leur rôle est des plus importants. Ce sont elles qui permettent, en effet, la synergie des actes intellectuels, et, en particulier, les associations d'idées.

Leurs lésions (ramollissement cérébral, lacunes de désintégration), d'ailleurs ordinairement associées à celles de la substance grise, amènent la déchéance intellectuelle et la démence. Elles unissent, de plus, les divers centres du langage, ce qui explique que la lésion d'un seul d'entre eux puisse retentir sur le fonctionnement des autres (troubles du lan-

gage parlé dans l'aphasie sensorielle due à la seule lésion de T¹ et T²).
Elles interviennent sans doute aussi dans l'élaboration des actes volontaires et leurs lésions doivent intervenir dans la production de l'apraxie
(v. *infra*).

Signalons aussi les fibres d'association directes unissant entre eux les
corps striés, ou étendues entre la couche optique d'une part, les corps
striés et les centres sensoriels d'autre part. •

Fibres commissurales. — Elles sont contenues dans le corps calleux et la commissure blanche antérieure.

Dans le corps calleux, elles proviennent de toute l'étendue de l'écorce
cérébrale, de-
puis le lobe
frontal jus-
qu'au lobe oc-
cipital (y com-
pris le cuneus),
convergent
vers la lame
blanche inter-
hémisphérique
qui constitue
le corps cal-
leux, et se ter-
minent dans
l'écorce du côté
opposé à celui
d'où elles éma-
nent. On donne

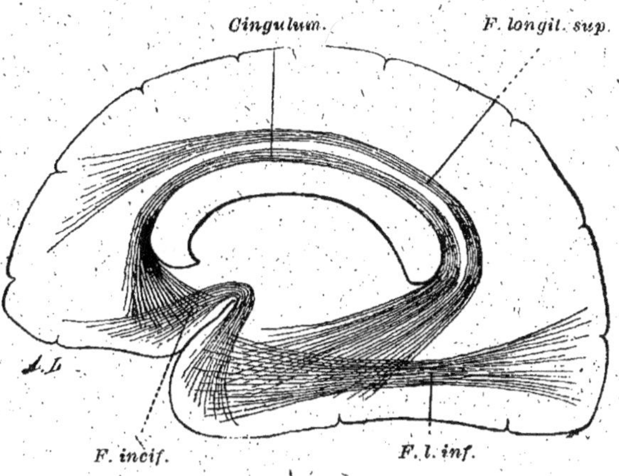

Fig. 258. — Les faisceaux d'association (schéma de Charpy.)

le nom de *forceps major* aux fibres antéro-postérieures issues du pôle
frontal et celui de *forceps minor* aux fibres analogues issues du lobe
occipital.

Quelques fibres commissurales interhémisphériques passent encore
dans la commissure blanche antérieure.

Les centres olfactifs possèdent un système commissural particulier et
double, qui passe par le trigone et la commissure blanche antérieure.

Le rôle des fibres commissurales n'est pas moins important que celui
des fibres d'association. Dans le ramollissement cérébral à foyers multiples et diffus, amenant la démence sénile, il est de règle que les deux
systèmes soient simultanément intéressés.

De plus, on a noté, dans les tumeurs du corps calleux, des phénomènes psychiques très précoces et très marqués, quelquefois accompagnés de parésies, contractures ou convulsions intéressant les deux côtés
du corps, mais prédominant d'un côté. Quelques cliniciens ont pu, se
basant sur cette symptomatologie, poser un diagnostic exact.

Apraxie. — Le corps calleux joue enfin un rôle dans la production de l'*apraxie*. Celle-ci, comme je l'ai dit plus haut, consiste dans l'impossibilité où se trouve un sujet d'exécuter un mouvement ordonné, alors qu'il comprend cet ordre et qu'il ne présente aucun trouble de la motilité qui l'empêche de la réaliser. Ce trouble peut dépendre soit de l'incapacité d'établir un plan adéquat au but à atteindre, d'évoquer les images cinétiques nécessaires (*apraxie idéatoire*), soit à l'incapacité de traduire les images cinétiques, par les mouvements correspondants (*apraxie idéo-motrice*). Dans le premier cas, le malade ne peut concevoir l'acte, il apparaît comme un dément ; dans le deuxième, il ne peut passer de la conception à l'acte lui-même, il apparaît au premier abord comme un maladroit.

L'apraxie idéatoire est toujours généralisée à tous les mouvements du corps ; elle relève d'une lésion diffuse des cellules de la substance grise corticale.

L'apraxie idéo-motrice est au contraire le plus souvent unilatérale. Lorsqu'elle siège à droite, elle relève d'une lésion du cerveau gauche, vraisemblablement du *gyrus supra-marginalis* (pli de passage de P² vers T¹). Lorsqu'elle siège à gauche, elle peut relever d'une lésion cérébrale droite de la même région ; mais cela n'est pas nécessaire ; elle peut dépendre aussi d'une lésion du cerveau gauche ou encore des fibres du corps calleux. On doit conclure de cela que le cerveau gauche contient d'une façon prédominante le centre dont la lésion détermine l'apraxie idéo-motrice : pour le côté droit du corps, le centre gauche résoud immédiatement, par son voisinage avec les centres moteurs, les images cinétiques en incitations musculaires ; pour le côté gauche, il les transmet par le corps calleux au cerveau droit, seul apte à les résoudre en mouvements effectifs du côté gauche. Une lésion de l'hémisphère droit ne détermine que de l'apraxie gauche. Une lésion de l'hémisphère gauche réalisera de l'apraxie uniquement droite si elle est circonscrite à la région du *gyrus supra-marginalis*, elle causera en plus de l'apraxie gauche si elle empiète sur les fibres calleuses.

Fibres de projection. — Ce sont les faisceaux qui unissent la région corticale du cerveau au tronc cérébral, au cervelet et à la moelle épinière. Nous les étudierons ici dans leur portion cérébrale et, ultérieurement, on envisagera leur trajet dans le tronc cérébral, le cervelet et la moelle épinière. Nous décrirons de plus les fibres sensorielles.

Nous aurons donc à étudier successivement dans la substance blanche des hémisphères cérébraux :

1° La voie motrice ; 2° les faisceaux cérébelleux ; 3° la voie sensitive ; 4° la voie optique ; 5° la voie acoustique ; 6° la voie olfactive ; 7° la voie gustative.

1° **Voie motrice.** — La voie motrice tire son origine des cellules pyramidales de la circonvolution frontale ascendante (voir p. 665).

Les fibres qui la constituent forment d'abord un large éventail à base supéro-externe, à sommet inféro-interne, présentant la hauteur, la largeur et la direction de la frontale ascendante. Elles pénètrent aussitôt dans le centre ovale, en convergeant les unes vers les autres (couronne rayonnante de Reil), et se dirigent vers la capsule interne. La masse ainsi formée comprend d'une part les fibres émanées du pied de F^a qui se rendent aux noyaux bulbo-protubérantiels des nerfs crâniens moteurs, d'autre part des fibres nées du reste de F^a qui président à l'innervation des membres et du tronc.

Lorsqu'elles abordent la capsule interne, les fibres de la voie motrice ne s'entremêlent pas ; elles conservent au contraire leur individualité fonctionnelle (Dejerine).

La méthode des dégénérescences secondaires montre, en effet, qu'une lésion du pied de F^a retentit seulement sur les fibres qui passent par le genou de la capsule interne : d'où le nom de *faisceau géniculé* donné par Brissaud à ces fibres destinées à la face.

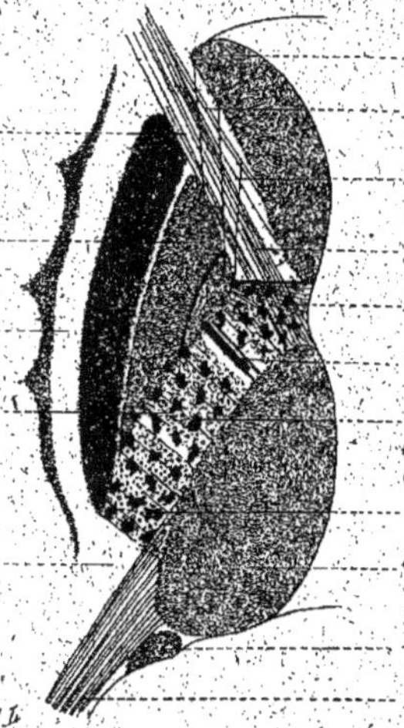

Une lésion occupant la totalité de F^a amène une dégénérescence totale des fibres contenues dans le segment postérieur ou lenticulo-optique de la capsule interne. Les fibres situées en arrière du genou se rendent à la moelle, elles forment le *faisceau pyramidal*.

Fig. 259. — La capsule interne gauche, en coupe horizontale (Charpy).

Schématisation des fibres. Les fibres motrices en rouge, les fibres sensitives en bleu. — Le trait rouge indique la limite postérieure des fibres présidant à l'innervation faciale.

Dans les lésions de la partie moyenne de la circonvolution frontale ascendante, plus le foyer sera voisin du pied de F^a, et plus la zone dégénérée se rapprochera du genou de la capsule interne. Une lésion du lobule paracentral détermine la dégénérescence des fibres toutes postérieures du segment postérieur de la capsule interne.

Le segment postérieur de la capsule interne contient de plus des fibres sensitives thalamo-corticales, des fibres cortico-pontiques que nous retrouverons à propos du système cérébelleux, et des fibres lenticulo-thalamiques. Ces diverses fibres sont mélangées avec les fibres motrices précitées. A sa partie toute postérieure se trouvent les radiations optiques et le faisceau de Meynert que nous étudierons plus loin.

Le segment antérieur de la capsule interne ne contient aucune fibre

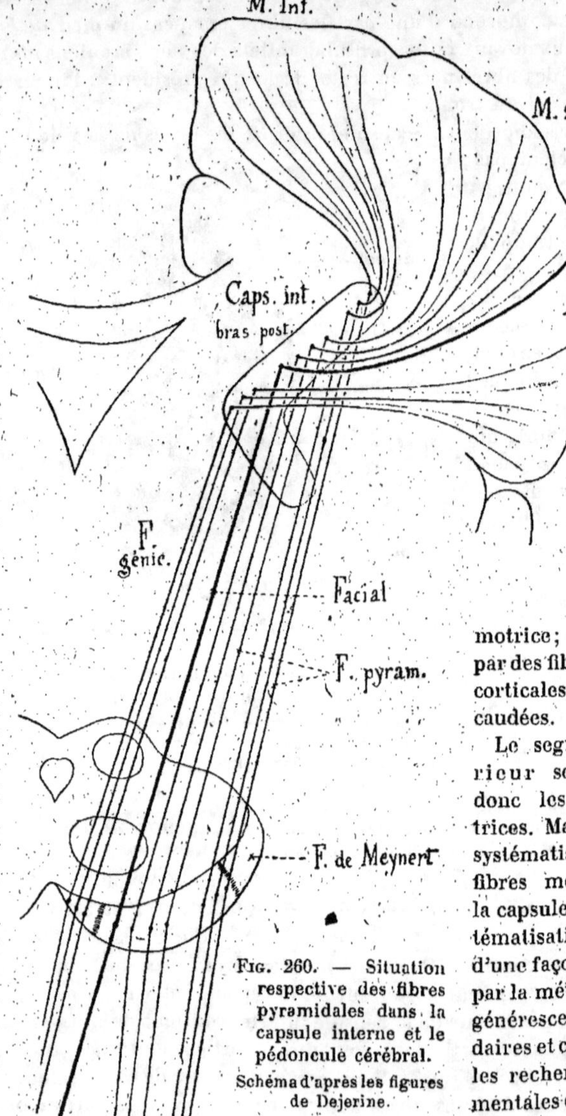

Fig. 260. — Situation respective des fibres pyramidales dans la capsule interne et le pédoncule cérébral.

Schéma d'après les figures de Dejerine.

motrice; il est formé par des fibres thalamo-corticales et lenticulo-caudées.

Le segment postérieur seul contient donc les fibres motrices. Mais malgré la systématisation des fibres motrices dans la capsule interne, systématisation prouvée d'une façon indéniable par la méthode des dégénérescences secondaires et confirmée par les recherches expérimentales chez le singe, une lésion limitée du segment moteur ne provoque pas de paralysie localisée à un seul membre, comme cela se voit dans les lésions corticales ou sous-corticales. L'espace où les fibres sont groupées est en effet tellement étroit qu'une petite lésion les détruit toutes et détermine, sauf rares exceptions, une hémiplégie totale.

Au sortir de la capsule interne, les fibres motrices passent dans le pied du pédoncule : le faisceau géniculé en occupe le cinquième interne, le faisceau pyramidal les trois cinquièmes moyens ; le cinquième externe comprend le faisceau de Türck-Meynert. Nous les retrouverons en étudiant le tronc cérébral.

Les lésions qui peuvent atteindre les voies motrices dans le cerveau sont multiples. Nous avons déjà vu (p. 665) comment se manifestaient celles de la frontale ascendante : en cas de destruction, il s'agit de paralysies croisées en rapport avec la zone atteinte ; en cas d'irritation, il se produit de l'épilepsie partielle croisée, avec signal symptôme dans le groupe musculaire dont le centre est plus particulièrement excité.

Dans les lésions intra-cérébrales, au contraire, l'épilepsie partielle est exceptionnelle. L'affection la plus fréquente est ici l'hémorragie alors que les circonvolutions sont le plus souvent (atteintes de ramollissement. Comme nous l'avons dit, une lésion capsulaire postérieure détermine une hémiplégie *totale* croisée, qui s'accompagnera de troubles de la sensibilité si la couche optique est en même temps intéressée. A l'encontre des lésions corticales, elle ne s'accompagne pas de monoplégie ni d'aphasie (V. p. 736).

2°. *Faisceaux cérébelleux*. — Le cervelet n'est uni à l'écorce cérébrale que d'une façon indirecte : les fibres de projection s'interrompent en effet les unes dans les noyaux gris de la protubérance, les autres dans un noyau gris rougeâtre important, le noyau rouge du pédoncule cérébral.

Les premières constituent le faisceau de Meynert (ou de Türck, à distinguer du faisceau de Türck médullaire). Celui-ci naît des cellules de la partie moyenne des deuxième et troisième circonvolutions temporales ; il passe sous le noyau lenticulaire et à la partie tout à fait postérieure et inférieure de la capsule interne ; il aborde le pied du pédoncule cérébral dont il occupe le cinquième externe et aboutit aux noyaux gris du pont qui sont en connexion directe avec le cervelet. Le faisceau de Meynert est donc une voie cortico-ponto-cérébelleuse, qui semble transmettre indirectement à l'écorce cérébelleuse les incitations régulatrices ou autres provenant de l'écorce cérébrale.

Les secondes s'étendent du lobe pariétal au noyau rouge, en passant aussi par le segment postérieur de la capsule interne (fibres cortico-rubriques de Dejerine). Une partie d'entre elles subit un relais dans la couche optique (Thomas). On verra que les noyaux rouges, situés dans la calotte du pédoncule cérébral reçoivent eux-mêmes après croisement, les fibres des pédoncules cérébelleux supérieurs.

3° *Voie sensitive*. — On verra plus loin que les fibres sensitives longues des racines postérieures des nerfs rachidiens, après avoir formé dans la moelle les cordons de Goll et de Burdach, aboutissent aux noyaux bulbaires de Goll et de Burdach ; les voies sensitives, qui repartent immédiatement de ces noyaux sous le nom de ruban de Reil, s'entrecroisent sur la ligne médiane et passent dans la protubérance ; elles y reçoivent d'abord les fibres sensitives courtes des racines postérieures qui, entrecroisées dès leur entrée dans la moelle, remontent dans ses cordons antéro-latéraux, puis les fibres des nerfs craniens sensitifs qui se sont elles-mêmes entre-cr isées (trijumeau, glosso-pharyngien, pneumogastrique et portion vestibulaire du nerf auditif). La voie sensitive ainsi formée, remonte dans les pédoncules cérébraux dont elle ccupe la calotte. Elle ab utit à la couche optique, à la partie inférieure de son noyau externe et de son noyau médian : et nous avons déjà étudié la couche optique en tant que noyau sensitif.

Mais la couche optique n'est également qu'un relais. De sa face externe repartent en effet des fibres sensitives, qui traversent le segment postérieur de la capsule interne, où elles sont intimement unies aux fibres de la voie m trice : ce qui explique qu'une lésion capsulaire entraîne fréquemment une hémiplégie compliquée d'hémianesthésie.

On n'admet plus la théorie de Charcot, suivant laquelle les fibres sensitives et sensorielles se groupent en un seul faisceau situé à la partie postérieure du segment postérieur de la capsule interne, c.-à-d. en arrière du faisceau pyramidal. Les faits anatomo-cliniques ont infirmé la conception de ce *carrefour sensitif*.

Au sortir de la capsule interne, ces fibres se groupent dans le centre ovale ; elles se disposent en un éventail analogue à celui que forment les fibres motrices, mais situé en arrière de ce dernier. Elles aboutissent ainsi dans la zone corticale, et plus particulièrement dans la circonvolution pariétale ascendante, comme nous l'av ns indiqué plus haut.

La lési n des fibres sensitives, depuis la couche optique jusqu'aux circonvolutions, cause une *hémianesthésie* croisée, du type de l'hémianesthésie d'origine corticale (V. p. 669), distincte par conséquent de l'hémianesthésie d'origine thalamique (voir p. 680) ; cette hémianesthésie peut prédominer sur un des membres, bien que l'hémiplégie qui l'accompagne soit le plus souvent totale (Dejerine).

On attribue un rôle, dans la conduction de la sensibilité, à la substance réticulée, que l'on trouve dans la substance blanche depuis la moelle cervicale jusqu'à la couche optique (Long) : mais l'importance de cette voie sensitive accessoire n'est pas encore élucidée.

4° Voie optique. — Malgré les apparences, le nerf optique ne doit pas être assimilé à un nerf cranien : car, si l'on cherche le neurone périphérique visuel, on le trouve non pas dans les centres nerveux, mais dans la rétine. Ce qui correspond à un nerf cranien, ce sont les prolongements protoplasmiques émis par les cellules rétiniennes et se rendant vers les cônes et les bâtonnets de cette membrane sensorielle.

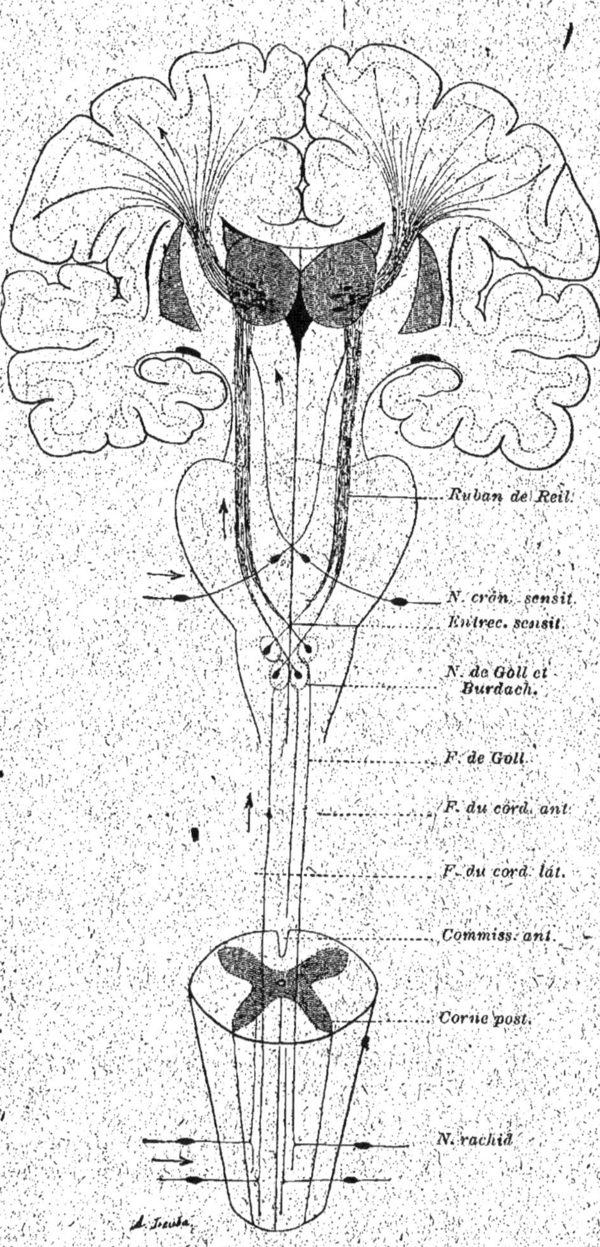

261. — La voie sensitive (sensibilité profonde) schéma Charpy, en partie d'après van Gehuchten).
Voie périphérique et voie centrale

44*

Le nerf optique doit être regardé comme une voie centrale de la vision; l'histologie et l'embryologie confirment d'ailleurs cette opinion. Il constitue la partie initiale de la voie optique, que nous allons étudier.

On divise les voies optiques centrales en deux parties : la première, extra-cérébrale, visible à la base du cerveau ; la seconde, intra-cérébrale, qui s'étend des tubercules quadrijumeaux jusqu'aux centres visuels, que nous avons placés à la partie interne des lobes occipitaux (voir p. 672).

A la base du cerveau, il est facile de voir (fig. 234) les *nerfs optiques* converger en avant de la tige pituitaire, se réunir, puis de nouveau se séparer en deux tractus aplatis fortement divergents. La masse blanche qui résulte de la fusion des deux nerfs optiques est le *chiasma optique*; les deux bras postérieurs divergents sont les *bandelettes optiques*.

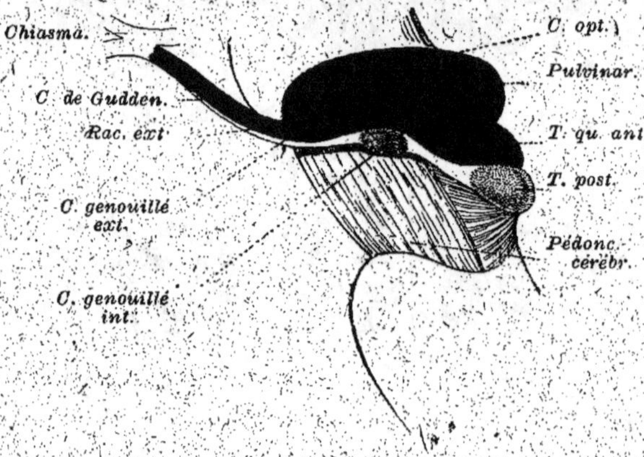

Celles-ci sont deux tractus aplatis, adhérents à la base du cerveau par leur face supérieure. Elles abordent perpendiculairement les pédoncules cérébraux, s'insinuent entre ces derniers en

Fig. 262. — Racines et centres ganglionnaires optiques (Charpy). Face latérale gauche du tronc cérébral. La partie optique est teintée en bleu.

haut, la cinquième circonvolution temporale en bas et, sur leur face latérale, au niveau de la partie postérieure de la couche optique, se divisent en deux racines.

L'une, externe, la plus importante, se subdivise en deux branches : l'antérieure se rend au corps genouillé externe (que nous avons déjà étudié avec la couche optique) et au pulvinar (tubercule postérieur de la couche optique) ; la postérieure passe entre les deux corps genouillés et aboutit directement au tubercule quadrijumeau antérieur (fig. 262).

La seconde racine de la bandelette optique, racine interne, se rend au corps genouillé interne et de là au tubercule quadrijumeau postérieur : elle n'appartient pas aux voies optiques.

Des trois premiers relais de la voie optique (corps genouillé externe, pulvinar, tubercule quadrijumeau antérieur), le corps genouillé externe est le plus important. Puis vient le pulvinar et, en dernier lieu, le tubercule quadrijumeau antérieur, qui, chez les vertébrés inférieurs, est au contraire le centre optique principal (lobes optiques).

Chaque nerf optique contient les fibres provenant de l'œil correspondant. Au niveau du chiasma, ces fibres subissent un entrecroisement partiel : une partie d'entre elles se poursuit dans la bandelette optique du même côté, l'autre partie franchit la ligne médiane et se rend dans la bandelette opposée (*fig.* 263), de telle sorte que chaque bandelette contient les fibres visuelles appartenant à une moitié de chaque œil (nerf hémioptique de Grasset).

On peut déterminer dans les voies optiques le trajet des fibres émanées des diverses régions de la rétine. On peut les diviser, selon leur champ visuel, en trois groupes : temporal, dépendant de la moitié nasale de la rétine ; nasal, dépendant de la moitié temporale, et central. Le faisceau provenant de la moitié nasale de la rétine est le plus volumineux ; il s'entrecroise avec son homologue dans le chiasma, pour se rendre dans la bandelette optique du côté opposé. Le faisceau provenant de la moitié temporale de la rétine est direct, il demeure en dehors du précédent, il est rejoint par le faisceau nasal du côté opposé pour former une bandelette optique

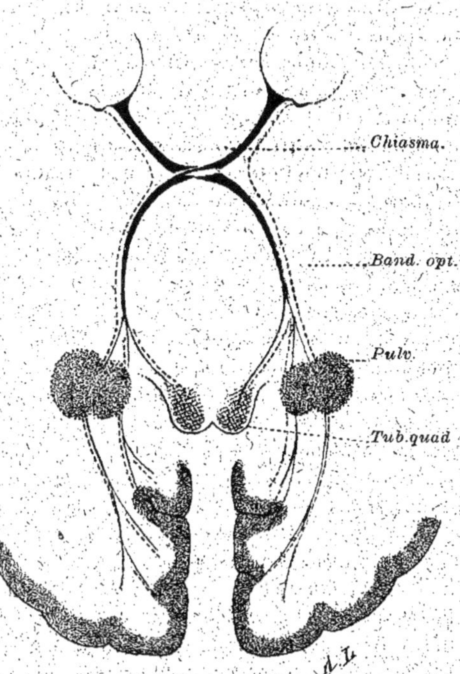

Fig. 263. — Disposition d'ensemble des voies optiques (schéma de Charpy).
Le faisceau temporal est indiqué en pointillé, le faisceau nasal par un trait plein ; le faisceau maculaire n'est pas figuré.

(V. fig. 263). Le faisceau central, qui émane de la macula, comprend à la fois des fibres directes et croisées. Dans toutes les voies de conduction extra-cérébrales, les faisceaux nerveux conservent une situation analogue à celle qu'ils ont dans la rétine ; c'est ainsi que, dans une bandelette optique, le faisceau temporal est externe, le faisceau nasal, qui provient de l'œil opposé, est interne, le faisceau maculaire demeure central (Henschen). Dans le chiasma, l'entre-croisement se fait dans un plan vertical : le faisceau nasal est médian et se trouve au-dessus et au-dessous du faisceau maculaire qui est central ; le faisceau temporal demeure en dehors, de part et d'autre du chiasma. Il est très probable que cette systématisation se poursuit jusque dans le corps genouillé externe et que le segment dorsal de ce centre correspond aux deux quadrants supérieurs de la rétine.

Des fibres que nous venons de décrire dans la partie extra-cérébrale des voies optiques, la plus grande partie est destinée à la vision proprement dite et se rend aux centres visuels par la voie intra-cérébrale, que nous décrirons bientôt.

On admet que quelques fibres, dites *fibres pupillaires*, sont non plus sensorielles, mais sensitives, et président aux réflexes de la pupille à la lumière. Elles se rendraient aux tubercules quadrijumeaux antérieurs, dont elles constitueraient les seules fibres afférentes visuelles. Ceux-ci, sous l'excitation lumineuse, transmettraient une incitation motrice aux noyaux du moteur oculaire commun, avec lesquels ils sont en connexion par des fibres d'association : ainsi s'établirait l'arc réflexe des réactions pupillaires à la lumière, arc dont les tubercules quadrijumeaux antérieurs seraient les centres.

La *partie intra-cérébrale* des voies optiques est celle qui conduit les fibres visuelles de leurs premiers relais, où nous les avons laissées, jusqu'à leur centre cortical, qui, comme nous l'avons vu, se trouve à la face interne du lobe occipital : elles constituent les *radiations optiques de Graliolet*. Celle-ci, issue du corps genouillé externe et du pulvinar, se groupent d'abord à la partie externe de ces noyaux en une masse compacte (champ de Wernicke). Elles traversent la partie la plus reculée du segment postérieur de la capsule interne. Elles s'engagent ensuite dans le centre ovale du lobe occipital, bordées en dedans par le tapetum qui les sépare de la corne occipitale du ventricule latéral, en dehors par le faisceau longitudinal inférieur. Elles aboutissent aux deux lèvres de la scissure calcarine (*area striata*), où les cellules nerveuses disposées horizontalement en huit couches, sont très nombreuses, étoilées et très arborisées (plexus optique de Cajal).

Il résulte de cette disposition anatomique que toute portion des voies optiques depuis le chiasma jusqu'aux scissures calcarines intéresse le champ visuel opposé au côté du cerveau où elle se trouve : l'hémisphère droit voit les objets des champs visuels gauches, et réciproquement.

Comme je l'ai dit à propos de la physiologie du lobe occipital, on a déterminé dans ses circonvolutions des régions dont la lésion provoque des troubles visuels dans des champs très circonscrits. Il semble qu'à partir des bandelettes optiques la systématisation des voies optiques se poursuive jusqu'au cortex. Une lésion qui détruit la lèvre supérieure de la scissure calcarine détermine l'atrophie des cellules de la partie antéro-interne, renflée, du corps genouillé externe, elle provoque une hémianopsie homonyme en quadrant inférieur, c'est-à-dire la cécité du quart supérieur de chaque rétine. Une lésion de la lèvre inférieure de la scissure calcarine entraîne l'altération des cellules de la partie effilée du corps genouillé externe et se traduit par une hémianopsie homonyme en quadrant supérieur.

Il serait intéressant de connaître la projection c rticale des fibres visuelles émanant de la macula, région visuelle par excellence. D'après les rares documents qu'on peut utiliser, il semble que cette aire de projection soit très étendue, car la visi n centrale est conservée tant qu'il reste une portion intacte de la zone visuelle, quelles que suient son étendue et sa localisation : la macula entrerait donc en relations avec la zone visuelle tout entière. Pour P. Marie et Chatelain au contraire, elle se projetterait au voisinage de la pointe du lobe occipital.

Les données anatomiques précédentes comportent d'intéressantes applications pathologiques.

La lésion d'un nerf optique provoque, selon sa gravité, la diminution ou la disparition de la vision (*amblyopie*, *amaurose*) dans l'œil d'où il émane ;

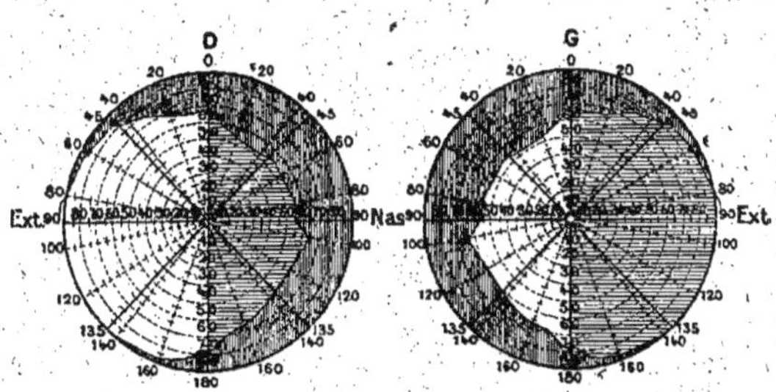

FIG. 264. — Hémianopsie homonyme droite
(Brissaud et Souques).

Les parties du champ visuel marquées par des lignes transversales sont celles où la vision est abolie.

ainsi se produit la cécité par névrite optique double au cours du tabes, des tumeurs cérébrales, de l'alcoolisme, des méningites, etc.

L'examen du fond de l'œil à l'ophtalmoscope montre alors soit de la stase papillaire (papille turgescente, vaisseaux dilatés), soit de l'atrophie papillaire (aspect pâle, contours effacés). Il permet aussi de reconnaître des lésions de la rétine ou de la choroïde qui peuvent déterminer des troubles visuels en dehors de toute altération des voies optiques.

Au delà du nerf optique, une lésion partielle du chiasma ou la destruction unilatérale des voies optiques détermineront un trouble de la vision nommé *hémianopsie*, parce qu'il consiste dans la cécité d'une moitié seulement du champ visuel.

L'étude de ce symptôme, dont le malade ne se rend souvent pas compte, se fait à l'aide du campimètre, qui permet de tracer les limites du champ visuel. Le terme d'hémianopsie indique la perte de la vision dans deux *demi-champs visuels*. Il s'applique à la partie aveugle du champ visuel, et non aux portions de la rétine qui leur correspondent et qui, en raison de la marche des rayons lumineux dans les milieux oculaires, leur sont pposés. C'est ainsi que la constatation au campimètre de la cécité dans les moitiés droites des deux champs visuels (fig. 264) entraîne le diagnostic d'hémianopsie homonyme droite, bien que ce soient en réalité les moitiés gauches des rétines qui soient aveugles. L'hémianopsie homonyme droite est donc produite par l'hémiopie gauche (de même d'ailleurs que l'hémiplégie droite relève d'une lésion centrale gauche).

Tandis que les affections totales du chiasma entraînent la cécité, une lésion partielle, n'intéressant que ses parties antérieure et postérieure (comme cela s'observe dans les tumeurs de l'hypophyse), détruira les fibres nasales et respectera les fibres temporales ; il en résultera de la cécité dans les moitiés nasales des deux rétines, et l'extinction de l'un et l'autre champ temporal de la vision ; il s'agit là d'*hémianopsie bitemporale*. De même, une lésion des parties latérales du chiasma pourrait déterminer une *hémianopsie binasale* : c'est là un fait exceptionnel.

Les hémianopsies bitemporales ou binasales sont dites *hétéronymes*, parce qu'elles frappent deux demi-champs visuels qui ne sont pas situés du même côté par rapport au plan vertical : l'un est droit, l'autre gauche. La limite de la zone aveugle n'est pas constituée par une ligne droite régulière ; les hémianopsies hétéronymes apparaissent plutôt comme des rétrécissements du champ visuel prédominant en une de ses moitiés.

Lorsque la lésion atteint les voies optiques en arrière du chiasma, détruisant soit une bandelette optique, soit une radiation optique, soit le centre cortical, la cécité apparaît dans deux moitiés homologues du champ visuel, celle du côté droit ou celle du côté gauche, c'est-à-dire à la fois dans un champ nasal et dans un champ temporal (fig. 264) ; car, dans tous ces points, on trouve réunies dans un même faisceau nerveux les fibres se rendant à deux moitiés homologues des rétines (V. fig. 263) : c'est l'*hémianopsie bilatérale homonyme*, d'observation bien plus fréquente que l'hémianopsie hétéronyme. Ici la zone aveugle est limitée par une ligne droite.

Le trouble visuel demeure le plus souvent inaperçu du malade, l'objet fixé formant toujours son image sur la macula qui conserve son pouvoir visuel ; aussi faut-il toujours examiner systématiquement le champ visuel d'un sujet présentant une affection cérébrale, pour dépister l'hémianopsie et acquérir ainsi une notion importante pour la localisation de la lésion.

L'hémianopsie peut ne pas être totale ; elle est alors incomplète, soit en intensité (la cécité n'est pas absolue), soit en qualité (la vision des couleurs seule est abolie : hémiachromatopsie) ; soit en étendue (elle peut être limitée à deux quadrants homologues ou à des segments plus ou moins irréguliers du champ visuel dénommés scotomes). La production de scotomes symétriques est un résultat fréquent des blessures de guerre de la région occipitale.

Wernicke a indiqué un signe qui permettrait de distinguer les lésions des bandelettes de celles des radiations. Dans le premier cas, en effet, par suite de la destruction des fibres pupillaires, étudiées plus haut, qui ne remontent qu'aux tubercules quadrijumeaux, la moitié aveugle du champ visuel, excitée par un rayon lumineux, ne donne pas de contraction pupillaire. Dans le second cas, au contraire, ces fibres pupillaires n'étant pas atteintes, la moitié rétinienne aveugle conserve son réflexe à la lumière. Telle est la *réaction pupillaire hémianopsique* de Wernicke, dont la valeur est d'ailleurs contestée par différents auteurs.

L'hémianopsie homonyme accompagne un certain nombre de syndromes dont la constatation permet souvent de préciser la localisation de la lésion causale. Les rapports des bandelettes avec les pédoncules cérébraux et les nerfs oculo-moteurs expliquent l'association de l'hémianopsie avec une paralysie oculaire ou une hémiplégie. Ceux du pulvinar ou des radiations optiques avec la voie sensitive ou la couche optique rendent compte de la coexistence du syndrome thalamique. Ceux de la scissure calcarine gauche avec les centres de la cécité verbale montrent pourquoi une hémianopsie bilatérale homonyme droite peut s'observer chez un malade atteint de cécité verbale.

Rappelons enfin (voir p. 672) qu'une lésion double des centres occipitaux de la vision détermine la cécité (*cécité corticale*, sans lésion du fond de l'œil, ni trouble des réflexes lumineux de la pupille).

Une lésion bilatérale et profonde des lobes occipitaux, détruisant les radiations optiques et se prolongeant vers la face externe des lobes, produit la *cécité psychique* : le malade, comme nous l'avons déjà dit, voit les objets, mais ne les reconnaît plus; il a perdu la notion de leur usage et de leur signification. D'après Wilbrand, la cécité psychique relèverait d'une lésion de la face externe du lobe occipital, où se trouverait le centre des souvenirs visuels qu'il oppose au centre de la perception visuelle situé à la face interne de ce même lobe.

Enfin, nous avons étudié plus haut (p. 670) la *cécité verbale*, due à la lésion du pli courbe ; rappelons que ce centre est relié aux lèvres de la scissure calcarine par des fibres d'association.

5° **Voie acoustique.** — On a vu que le centre cortical de l'audition est situé à la partie moyenne de T¹, en avant de la région dont la destruction, du côté gauche, entraîne la surdité verbale.

Quel est le parcours intracérébral des fibres auditives ?

Du tubercule quadrijumeau postérieur et du corps genouillé interne, où elles aboutissent après leur trajet bulbo-protubérantiel que l'on décrira ultérieurement (p. 743), les fibres auditives passent à la partie inférieure et postérieure de la capsule interne, traversent la partie inférieure du centre ovale et se terminent dans la première circonvolution temporale, en avant du centre de l'audition verbale.

On a décrit quelques fibres centrifuges qui remonteraient aux tubercules quadrijumeaux antérieurs et constitueraient une voie d'association des fibres auditives avec les fibres visuelles, de même que certaines fibres des bandelettes optiques (racine interne) se rendent au corps genouillé interne et au tubercule quadrijumeau postérieur.

6° **Voie olfactive.** — Les nerfs olfactifs représentent les cylindraxes des cellules de Schültze, qui, dans la muqueuse nasale, recueillent les impressions olfactives par deux ou trois cils rigides qu'elles envoient à

44**

sa surface. Ils aboutissent, à travers les trous de la lame criblée de l'ethmoïde, aux bulbes olfactifs, qu'il est aisé de voir à la base du cerveau, à l'extrémité antérieure des pédoncules olfactifs. Chacun des pédoncules se divise, à son extrémité postérieure, au niveau d'une saillie conique (trigone du tubercule olfactif) en deux branches ou racines olfactives ; l'une, interne, grêle, et de signification obscure ; l'autre, externe, plus importante, qui va se jeter dans la cinquième circonvolution temporale et plus particulièrement dans le lobule de l'hippocampe (partie antérieure renflée de T^5) et ses annexes, la corne d'Ammon et le corps godronné.

Une lésion bilatérale de la voie olfactive se traduit par la diminution ou la disparition (anosmie) de l'odorat, ou par la perversion des sensations olfactives (parosmie). Chaque centre cortical paraît être en rapport avec la totalité des fibres, car une lésion unilatérale n'amène pas de trouble grave de l'odorat : les voies olfactives étant directes, on ne peut attribuer ce fait qu'à l'union intime des deux centres par des fibres d'association (trigone en particulier).

7° **Voie gustative**. — Les impressions gustatives sont recueillies principalement au niveau de la partie dorsale de la muqueuse linguale par les papilles caliciformes et fongiformes : le tiers antérieur de cette muqueuse est innervé par la corde du tympan ; le V lingual, la base de la langue, les piliers antérieurs, par le glosso-pharygien. Au delà des noyaux bulbaires communs à ces deux nerfs (noyau dorsal ou de l'aile grise noyau du faisceau solitaire), le trajet des fibres gustatives est mal connu : on suppose qu'il existe un centre gustatif, que les expériences sur les animaux tendent à placer en arrière du centre olfactif, dans T^5 ; mais cette localisation est fort hypothétique chez l'homme.

CIRCULATION CÉRÉBRALE

A la base du cerveau, on voit, accolée au chiasma optique, une formation artérielle dessinant une figure polygonale : c'est l'hexagone de Willis, constitué par des branches de la carotide interne et par les deux branches de bifurcation du tronc basilaire. L'hexagone fournit les artères cérébrales, au nombre de trois pour chaque hémisphère : la cérébrale antérieure, la cérébrale moyenne ou sylvienne, la cérébrale postérieure.

Chacun de ces vaisseaux, dès son origine, émet de petites branches collatérales qui pénètrent perpendiculairement dans le cerveau pour se rendre à ses formations grises ou blanches profondes. Puis ils divergent, passent à la surface des circonvolutions sans suivre les sillons ou les scissures. Leur domaine de distribution corticale peut être schématisé de la façon suivante. Les faces externe et inférieure de l'hémisphère sont irriguées par les trois artères, le territoire de la sylvienne l'emportant sur la face externe, celui de la cérébrale postérieure sur la face inférieure. La face interne est irriguée par deux artères, les cérébrales antérieure et postérieure, la première ayant un champ de distribution bien plus étendu que la deuxième.

Ces artères se résolvent toutes en un riche réseau largement anastomosé qui se trouve dans la pie-mère. Les circonvolutions sont pénétrées par des artérioles qui les abordent perpendiculairement et s'épuisent dans la substance grise ou dans la substance blanche sous-jacente.

Malgré les anastomoses des artères pie-mériennes, l'oblitération d'un gros tronc vasculaire, avant sa distribution méningée, détermine un foyer de nécrose corticale, que l'on appelle **ramollissement cérébral**. Cette oblitération est due soit à une artérite chronique (artério-sclérose), soit à une artérite infectieuse (le plus souvent syphilitique), soit à une embolie.

Le ramollissement est un des processus destructifs les plus fréquents des circonvolutions cérébrales. Il se manifeste d'abord par le gonflement et la diminution de consistance de la zone ischémiée : d'abord pâle, celle-ci devient rosée et rouge. Plus tardivement, on constate que le tissu nerveux se rétracte, jaunit, prend une consistance élastique (plaque jaune). Au microscope, on observe une véritable nécrose des cellules et des fibres nerveuses, dont les éléments désintégrés sont absorbés et éliminés par les corps granuleux (p. 627). La névroglie prolifère et assure la cicatrisation du foyer.

Les noyaux gris et la substance blanche qui les environne sont irrigués par des artérioles qui proviennent directement des artères cérébrales, près de leur origine à l'hexagone de Willis. Elles se détachent à angle droit de ces gros vaisseaux, montent perpendiculairement dans la substance cérébrale et, sans jamais s'anastomoser entre elles, parviennent aux noyaux gris où elles se terminent. En raison de leur mode d'origine et de terminaison, particulièrement de l'absence d'un réseau anastomotique comparable à celui de la pie-mère, elles sont mal défendues contre les variations brusques de la pression artérielle. Aussi, dès qu'elles présentent des lésions même légères (artérite surtout syphilitique, artério-sclérose), avant que celles-ci soient assez accusées pour provoquer la thrombose vasculaire et consécutivement le ramollissement cérébral, elles sont exposées à la rupture ; il en résulte une **hémorragie cérébrale**. Donc, tandis que le ramollissement cérébral est avant tout une lésion corticale, l'hémorragie ne s'observe guère qu'à l'intérieur des hémisphères. Ce sont surtout l'artère lenticulo-striée externe, branche de la cérébrale moyenne, et l'artère choroïdienne antérieure, branche de la carotide interne, qui sont atteintes : leur rupture est suivie d'un épanchement sanguin détruisant les noyaux lenticulaires et la capsule interne : elle est donc généralement suivie d'hémiplégie.

CHAPITRE XXVIII

TRONC CÉRÉBRAL ET CERVELET

PAR

M. SÉZARY

Ce chapitre est consacré à l'Anatomie médicale de la portion des centres nerveux qui relie la moelle aux hémisphères cérébraux, c'est-à-dire du bulbe, de la protubérance et des pédoncules cérébraux, et à l'étude du cervelet, qui se trouve branché sur la protubérance.

Nous rappellerons, tout d'abord, la configuration extérieure de ces organes et les données que fournit l'examen macroscopique sur leur configuration intérieure. Ces notions acquises, nous envisagerons la physio-pathologie de la substance grise et de la substance blanche qui entrent dans leur structure.

ANATOMIE MACROSCOPIQUE

I. **Bulbe**. — Le *bulbe*, ou moelle allongée, forme une sorte de chapiteau, qui termine la colonne médullaire et soutient la protubérance annulaire. Sa limite inférieure, parfois marquée par un étranglement, est une ligne fictive passant au-dessus de l'origine des premières racines cervicales. Sa limite supérieure, très nette, est marquée en avant par un sillon qui le sépare de la protubérance. Il se trouve donc en rapport en bas avec l'atlas et l'apophyse odontoïde de l'axis (ce qui explique sa compression dans certains cas de mal de Pott sous-occipital), en haut avec la gouttière basilaire de l'occipital. La partie la plus élevée de sa face postérieure répond au cervelet.

On lui décrit quatre faces : une antérieure, une postérieure, deux latérales.

La face antérieure (fig. 265) présente à considérer, sur la ligne médiane, le *sillon médian antérieur*, prolongation du sillon médullaire de même nom, qui aboutit en haut à une fossette profonde (trou borgne de Vicq d'Azyr) et se trouve comblé, dans sa partie inférieure, par les fibres entre-croisées des faisceaux pyramidaux. De part et d'autre du sillon médian sont les *pyramides antérieures*, masses globuleuses qui paraissent faire suite aux cordons antérieurs de la moelle et qui sont limitées en dehors par un sillon, homologue du sillon collatéral antérieur de la

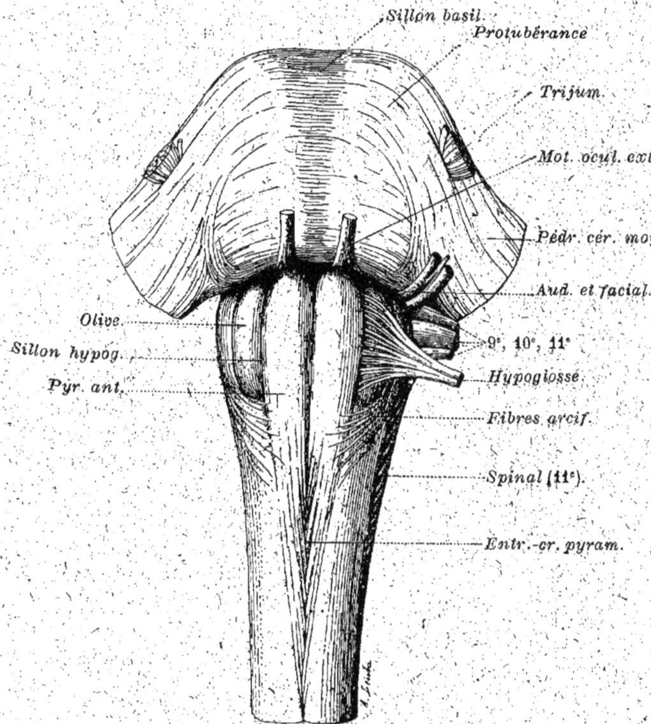

FIG. 265. — Bulbe rachidien et protubérance. Face antérieure (d'après Hirschfeld).

moelle, par lequel émergent les racines du nerf hypoglosse. En arrière de ce sillon se voit la saillie que forme l'*olive* (olive inférieure ou bulbaire, pour la distinguer des olives protubérantielle et cérébelleuse), petite masse ovoïde blanchâtre de 12 à 15 millimètres de longueur, bordée en arrière par un sillon vertical (sillon rétro-olivaire). Les deux sillons qui limitent l'olive, en avant et en arrière, se réunissent à son extrémité inférieure en un seul sillon qui se continue avec le sillon collatéral anté-rieur de la moelle.

En arrière du sillon rétro-olivaire, la face latérale du bulbe présente une bandelette, plus ou moins saillante, recouverte des *fibres arciformes*, limitée en arrière par un sillon d'où émergent les nerfs craniens mixtes : glosso-pharyngien, pneumogastrique et spinal.

La face postérieure doit être subdivisée en deux portions, l'une inférieure, l'autre supérieure (fig. 266). La première conserve, à peu près, l'apparence de la face postérieure de la moelle. On y distingue : le sillon médian postérieur, les faisceaux de Goll qui se renflent et forment les pyramides postérieures, les sillons intermédiaires postérieurs, les corps restiformes qui continuent les faisceaux de Burdach et, au delà, le sillon des nerfs mixtes déjà signalé. Dans la partie supérieure, nous voyons ces formations s'écarter de la ligne médiane et mettre à nu le canal de l'épendyme. Celui-ci s'épanouit, en découvrant une surface triangulaire, qui est la moitié inférieure du *plancher du quatrième ventricule.* Sur ses côtés, les pyramides postérieures se fusionnent avec les corps restiformes et ceux-ci, divergeant et formant les deux côtés du triangle précité, se dirigent en arrière vers le cervelet, constituant les pédoncules cérébelleux inférieurs. Nous étudierons plus loin la configuration du quatrième ventricule.

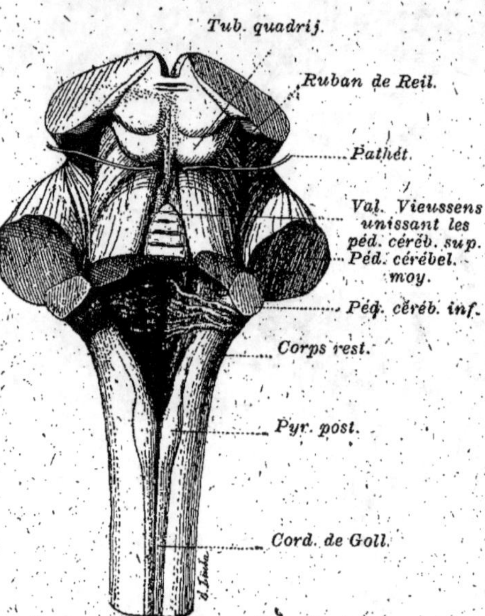

FIG. 266. — Face postérieure du tronc cérébral (d'après Hirschfeld).

Le cervelet a été enlevé. On voit la section des trois pédoncules cérébelleux et une partie du quatrième ventricule.

Macroscopiquement (fig. 267), une coupe transversale du bulbe nous montre que les pyramides antérieures sont doublées d'un faisceau blanc (faisceau pyramidal), limité, en avant et en dedans, par une bandelette grise, le noyau arciforme. En dehors des pyramides, on voit l'olive, affectant sur une coupe l'aspect d'un ruban plissé, jaunâtre, dont les deux extrémités non nouées regardent la profondeur, et qui est flanquée, en avant et en arrière, de deux bandelettes grises, les parolives antérieure et postérieure. En arrière des corps restiformes et tout contre le plancher ventriculaire se trouve une lame de substance grise, qui constitue des noyaux d'origine de nerfs craniens que nous étudierons plus loin. Tout le reste est occupé par les fibres de la substance réticulée dont on trouve l'homologue dans la moelle épinière.

II. **Protubérance**. — La *protubérance annulaire* fait suite au bulbe; elle se continue, en haut avec les pédoncules cérébraux, latéralement avec les pédoncules cérébelleux moyens. On peut la comparer, d'après Varole, à

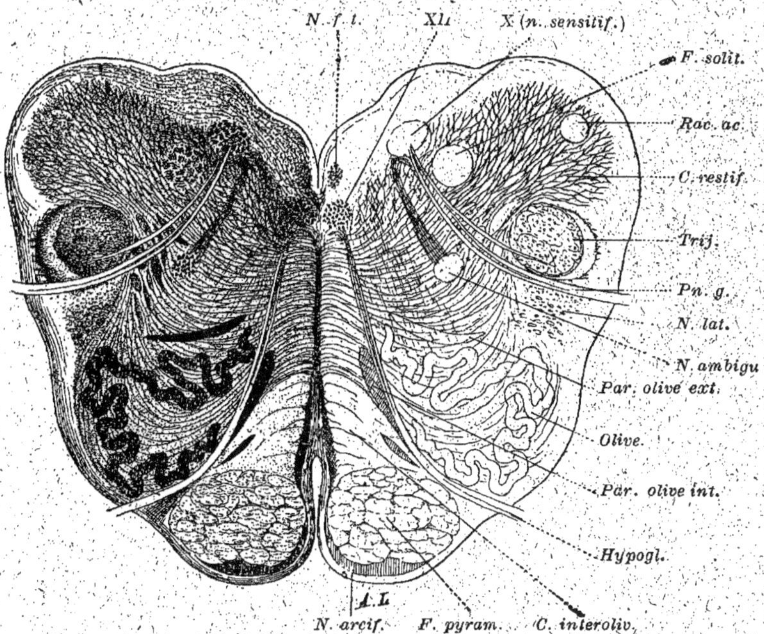

Fig. 267. — Topographie du bulbe. — Région de l'olive (d'après Sappey, Mathias Duval et Charpy).

Coupe transversale par le milieu de l'olive. Grossie environ quatre fois.

un pont sous lequel passerait le bulbe, d'où son nom de pont de Varole. Elle est située entre la gouttière basilaire de l'occipital en avant, le cervelet en arrière. De forme cubique, elle n'a que deux faces libres; les quatre autres se continuent avec le bulbe en bas, les pédoncules cérébraux en haut et les pédoncules cérébelleux moyens latéralement.

Sa face antérieure, séparée de la gouttière basilaire par le tronc artériel basilaire et par un important espace sous-arachnoïdien, est striée transversalement. Elle présente un sillon médian et, de part et d'autre de ce dernier, deux saillies longitudinales (bourrelets pyramidaux, fig. 269), dues au soulèvement des fibres transversales par les faisceaux pyramidaux. En dehors de celles-ci se voit, à l'union du quart ou du tiers supérieur avec les trois quarts ou deux tiers inférieurs, l'émergence d'un gros

tronc nerveux, le trijumeau. C'est à ce niveau qu'on place la limite latérale
fictive de la protubérance, qui se continue en effet directement avec le
pédoncule cérébelleux moyen.

La face postérieure, recouverte par le cervelet, forme la moitié su-

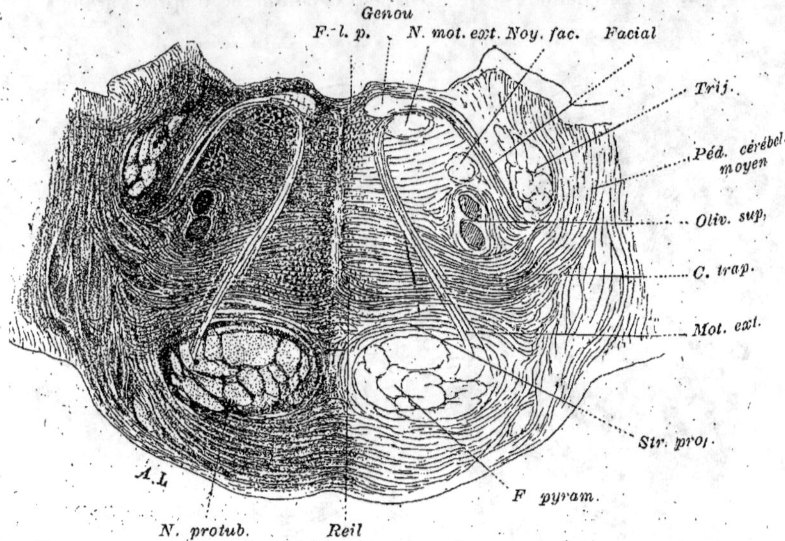

Fig. 268. — Topographie de la protubérance. — Région de l'eminentia teres
(d'après Kölliker).

Coupe transversale, par la partie inférieure de la protubérance. Grossie environ trois fois.

périeure du plancher du quatrième ventricule, que nous décrirons plus
loin.

Le bord supérieur de la protubérance affleure la selle turcique. Son
bord inférieur est marqué par le sillon bulbo-protubérantiel, où se trouve
l'origine apparente de plusieurs nerfs craniens, à savoir, de dedans en
dehors : le moteur oculaire externe, le facial, l'auditif (fig. 265).

Une coupe transversale montre que la protubérance est formée de
fibres transversales englobant, à la partie antérieure, un faisceau vertical,
qu'elles ne dissocient que très peu (faisceau pyramidal) et, en arrière, un
autre faisceau vertical triangulaire, qu'elles dissocient fortement (faisceau
sensitif ou ruban de Reil). Postérieurement sont les fibres de la substance
réticulée et, tout contre le plancher du quatrième ventricule, on voit une
zone de substance grise, constituant des noyaux d'origine de nerfs
craniens.

III. **Pédoncules cérébraux**. — Les *pédoncules cérébraux* forment
deux troncs divergents qui relient la protubérance à chacun des hémi-

sphères cérébraux. Ils reposent en avant sur la lame quadrilatère du
sphénoïde et les bords de la selle turcique et sont compris dans le trou de
Pacchioni (orifice ménagé dans une lame de la dure-mère, la tente du cervelet, qui fait communiquer la loge cérébelleuse avec la grande loge
cérébrale). On décrit à chacun d'eux une face inférieure (ou antérieure),

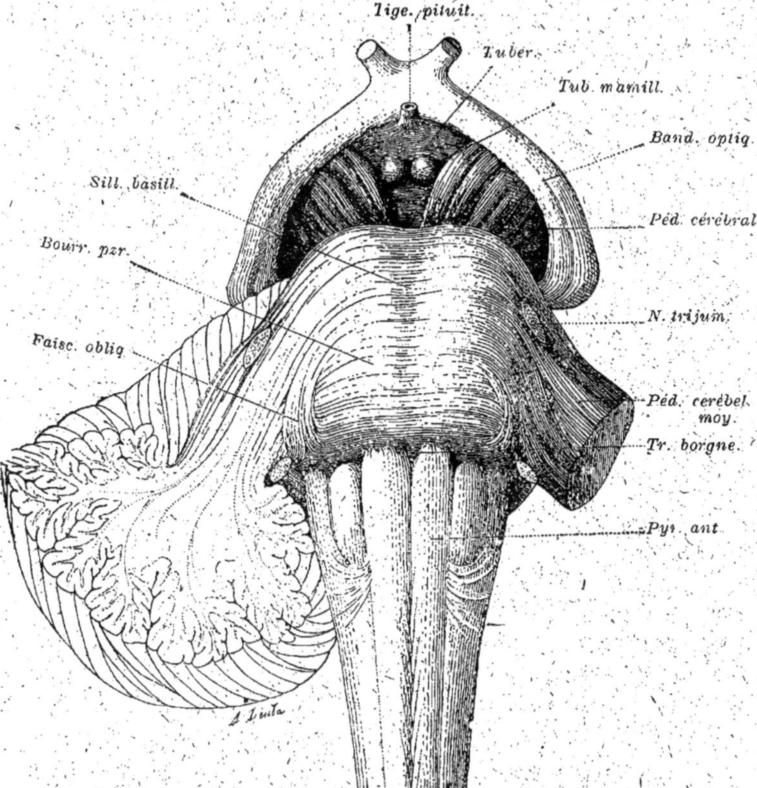

Fig. 269. — Protubérance annulaire, bulbe et pédoncules cérébraux. — Face
antérieure (d'après Hirschfeld).

nettement visible à la base du cerveau (fig. 269); une face externe, recouverte
par la cinquième circonvolution temporale, contournée par le nerf pathétique et divisée en deux segments par un sillon longitudinal (sillon
latéral de l'isthme); une face interne, qui n'est libre que sur une étendue
minime et qui présente un sillon, où émerge le nerf moteur oculaire
commun; une face supérieure, fictive, surplombée par quatre noyaux
gris, les *tubercules quadrijumeaux* (fig. 266). Ceux-ci se distinguent en

deux antérieurs, reliés par le bras conjonctival antérieur aux corps
genouillés externes, deux postérieurs, également unis aux deux corps
genouillés internes (fig. 251).

Entre les deux pédoncules se trouve un espace triangulaire, espace perforé postérieur, à sommet postérieur, à base antérieure formée par les
deux tubercules mamillaires (fig. 269).

Une coupe transversale des pédoncules a grossièrement la forme d'un
trèfle à six feuilles, dont les six folioles seraient soudées par la plus

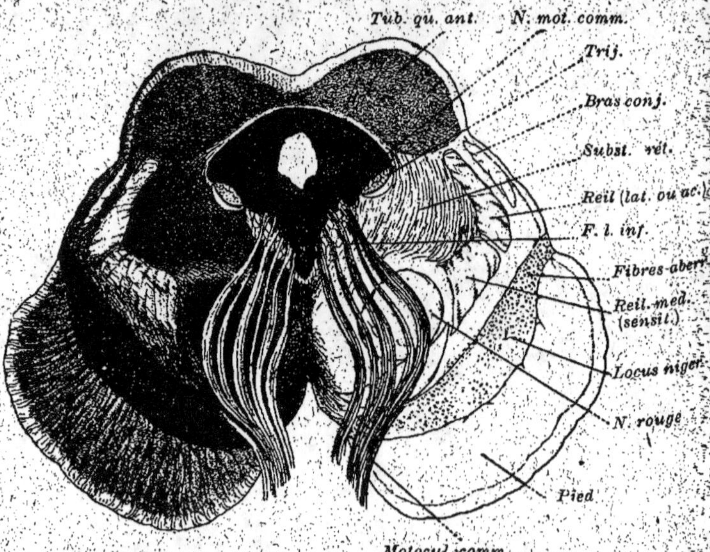

Fig. 270. — Topographie du pédoncule cérébral. — Région du noyau rouge
(d'après Kölliker et Charpy).

Coupe tranversale. Grossie environ trois fois.

grande partie de leurs bords latéraux. A un premier examen (fig. 270), on
y distingue une bandelette de couleur gris ardoisé, légèrement concave
en haut, placée de champ entre les folioles inférieure et moyenne de
notre trèfle : c'est le *locus niger de Sœmmering*. Au-dessous de l'incisure
médiane supérieure se voit une cavité, en forme de cœur de carte à
jouer : c'est la coupe de l'*aqueduc de Sylvius*, continuation de l'épendyme
médullaire, qui s'est épanoui pour constituer le plancher du quatrième
ventricule et qui s'est ensuite refermé. L'aqueduc de Sylvius est entouré
d'une masse de substance grise qui a sensiblement la même forme que
lui et qui constitue les noyaux d'origine les plus élevés des nerfs
craniens.

Si nous menons une ligne transversale par l'aqueduc, nous séparons à la partie supérieure les tubercules quadrijumeaux, que nous voyons formés de substance grise.

A la partie inférieure, nous isolons symétriquement les pédoncules cérébraux proprement dits, divisés, eux-mêmes en deux étages par le locus niger (fig. 270). L'étage inférieur ou antérieur, appelé *pied* du pédoncule, a la forme d'un croissant blanc appliqué contre le locus niger. Ce dernier affleure en dehors le sillon latéral de l'isthme, en dedans le sillon du moteur oculaire commun.

La partie libre de la face interne des pédoncules, située en arrière du locus niger, est bordée par une mince bande de substance grise, appelée substance grise interpédonculaire ou lame perforée postérieure. Tout le reste constitue la *calotte* du pédoncule : macroscopiquement, on y reconnaît un segment triangulaire et pâle de substance grise, confinant aux bords latéraux de la substance grise qui entoure l'aqueduc (formation réticulée). Au-dessous se trouve une tache arrondie, jaunâtre ou rougeâtre, de 7 millimètres de diamètre : c'est le *noyau rouge*. Enfin, en dehors de ces deux formations, on voit un faisceau blanc, qui est la voie sensitive et acoustique.

IV. Cervelet. — Le *cervelet* est la partie de l'encéphale qui, appendue au tronc cérébral, occupe les fosses occipitales inférieures.

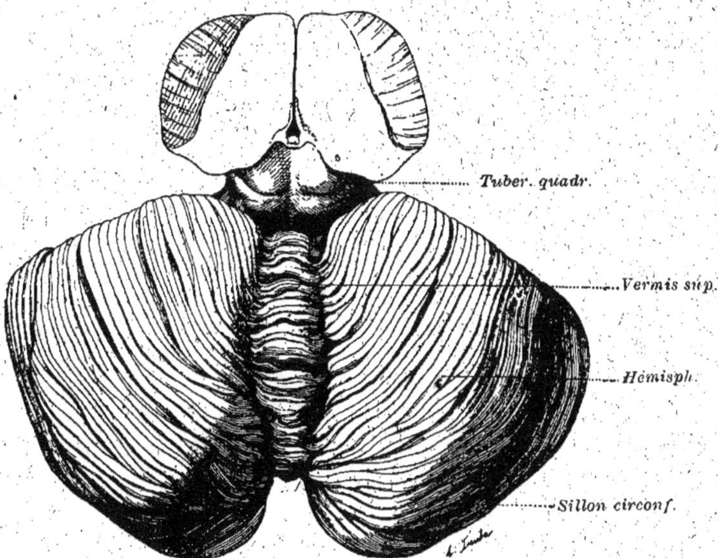

FIG. 271. — Cervelet (Charpy).
Face supérieure. Le lobe central et les lobes latéraux (vermis et hémisphères).

Sa forme générale justifie assez bien son nom de petit cerveau. Les auteurs

classiques lui distinguent un petit lobe médian, le *vermis*, et deux grosses
parties latérales, les *hémisphères*. Bolk, se basant sur des notions d'anatomie comparée fort intéressantes par leurs déductions physiologiques,
soutient au contraire qu'il est divisé par un sillon fondamental transversal, le *sulcus primarius*, en deux lobes : l'un antérieur, petit ; l'autre
postérieur, composé d'une partie médiane et de deux parties latérales.

La surface du cervelet est divisible en lobules dont la différenciation,
dans l'échelle animale, croît avec la complexité de l'appareil locomoteur.

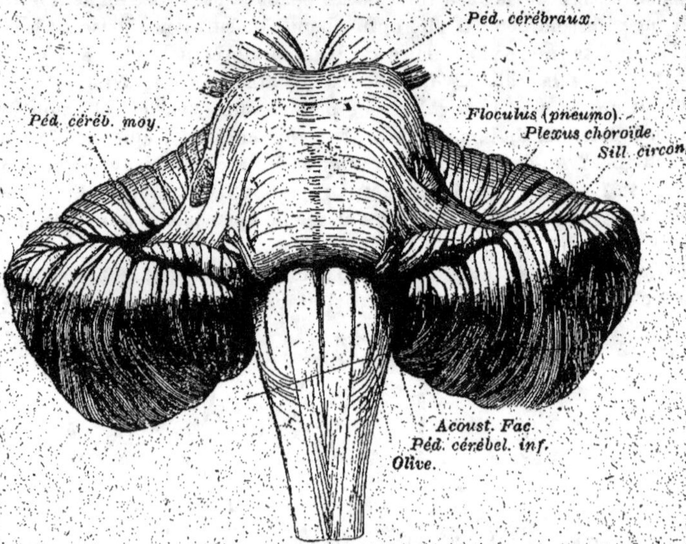

Fig. 272. — Pédoncules cérébelleux (Charpy).

Les pédoncules cérébelleux inférieurs et moyens vus en place sur la face antérieure
du bulbe et de la protubérance.

On tend à isoler dans ces lobules des centres régissant le fonctionnement moteur de certains départements musculaires.

Le cervelet est enfermé dans une loge qui est osseuse à ses parties
postérieure, inférieure et latérales ; dure-mérienne à sa partie supérieure
(tente du cervelet) ; ouverte en avant sur le bulbe, la protubérance et les
pédoncules. C'est à ces dernières formations que le cervelet est relié par
des pédoncules, dits cérébelleux.

Les *pédoncules* qui rattachent le cervelet au névraxe et le mettent en
relation avec les autres centres nerveux, sont au nombre de trois (Voir
fig. 266 et 272). Les pédoncules cérébelleux supérieurs montent du cervelet à la partie postérieure des tubercules quadrijumeaux. Les moyens (les
plus volumineux) se dirigent en bas et en dedans vers la protubérance, à

la rencontre l'un de l'autre; comme nous l'avons vu, ils se confondent avec la protubérance et la limite conventionnelle entre les deux formations est représentée par une ligne verticale menée par le point d'émergence du trijumeau. Les pédoncules cérébelleux inférieurs se dirigent en

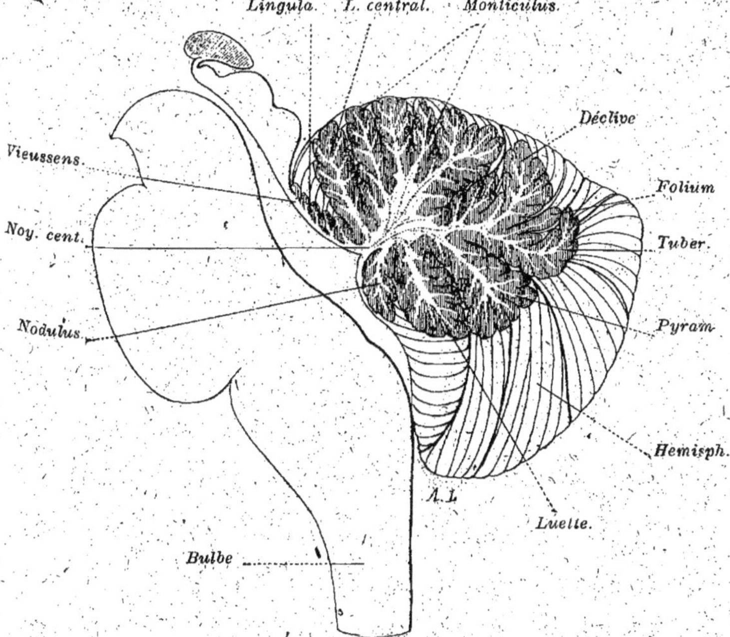

Fig. 273. — Arbre de vie médian du cervelet (Charpy).
Coupe médiane antéro-postérieure montrant le noyau blanc central et les lobules du lobe médian ou vermis.

bas et en dedans vers la moelle et se confondent avec les pyramides postérieures du bulbe.

La conformation intérieure du cervelet peut être étudiée sur deux coupes antéro-postérieures, l'une médiane, l'autre latérale. On y voit que la substance blanche est centrale, la substance grise corticale.

Sur la coupe médiane, passant par le vermis, la substance blanche affecte l'aspect dentelé d'une feuille de thuya ou arbre de vie, d'où son nom d'arbre de vie. Elle présente un tronc central, d'où naissent deux branches principales et de multiples branches secondaires.

La substance grise, épaisse de 2 à 3 millimètres, coiffe, en formant les circonvolutions, chacune des branches terminales de l'arbre blanc.

Au microscope, on y distingue 3 couches cellulaires qui sont, de dehors en dedans : 1° la couche moléculaire, où l'on ne trouve que quelques rares cellules

45**

nerveuses ; 2° la couche moyenne, qui contient des cellules piriformes ou cellules de Purkinje, dont l'extrémité périphérique émet de très nombreux prolongements protoplasmiques, tandis que l'extrémité centrale porte un cylindraxe qui pénètre dans la substance blanche ; 3° la couche des grains, formée de cellules nerveuses de dimensions minimes.

Une coupe antéro-postérieure, latérale nous montre encore la substance blanche invaginée dans la substance grise, mais ne possédant plus une disposition aussi caractéristique et présentant au centre une lame jaunâtre, plissée en festons, analogue à l' live bulbaire : c'est le corps dentelé ou olive cérébelleuse, bordé en dedans par deux noyaux gris accessoires (noyau du bouchon et noyau globulaire).

Une coupe du vermis, passant très près de la ligne médiane, montre un noyau gris, elliptique : c'est le noyau du toit ou noyau médian.

Les pédoncules cérébelleux sont formés uniquement de fibres blanches.

V. **Quatrième ventricule**. — Entre le bulbe et la protubérance d'une part, le cervelet d'autre part, se trouve une cavité allongée, qui

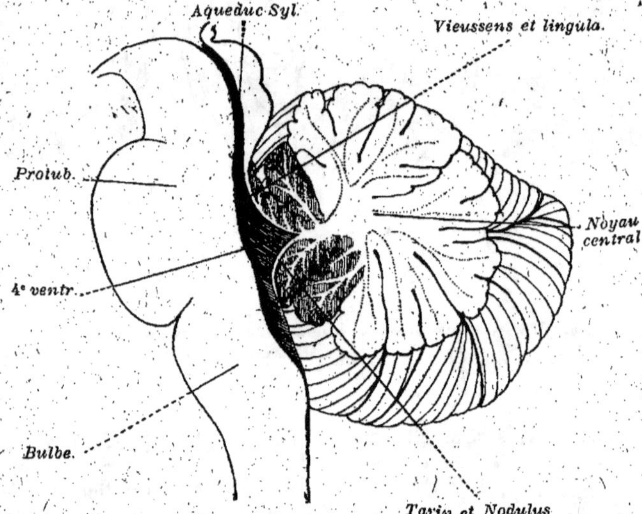

Fig. 274. — Quatrième ventricule (Charpy).
Vu en coupe antéro-postérieure, montrant la direction verticale de la cavité et la voûte en forme de tente.

semble l'épanouissement du canal médullaire de l'épendyme et qu'on appelle *le quatrième ventricule*. Bien qu'il ait une direction presque verticale, on lui décrit une voûte (ou partie postérieure) et un plancher (ou partie antérieure).

Rappelons que la voûte (fig. 274) est formée dans sa partie supérieure par les pédoncules cérébelleux supérieurs unis par une mince lamelle, la valvule de Vieussens (fig. 266); dans sa partie inférieure, en bas par des vestiges embryonnaires (valvule de Tarin, ligula, obex), au centre par l'épithélium épendymaire seul, en haut par le vermis et les hémisphères cérébelleux. C'est à sa partie inférieure que s'invagine la pie-mère en formant la toile choroïdienne et les plexus choroïdes.

Le plancher a une forme losangique (fig. 275); il est limité en haut par

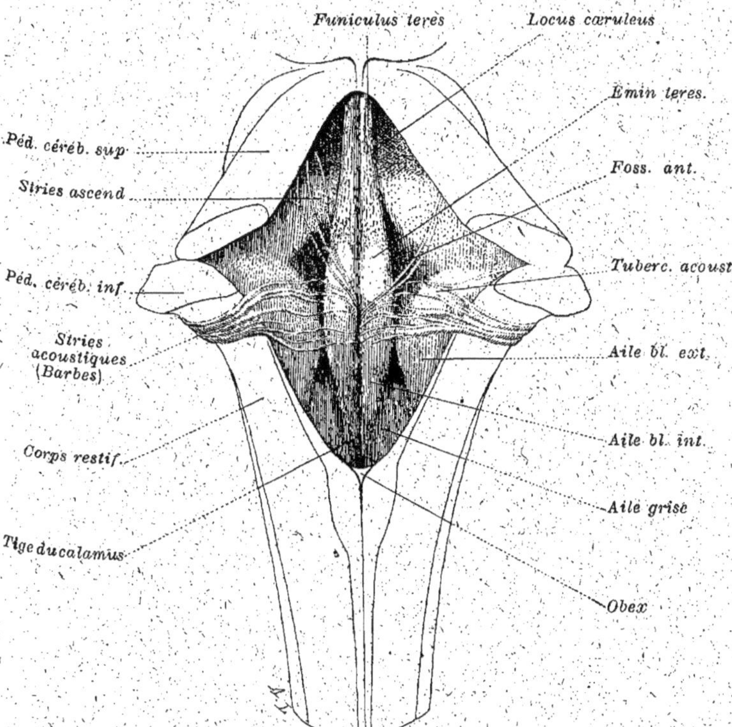

FIG. 275. — Plancher du quatrième ventricule (Charpy).
Topographie d'après nature. On remarquera le grand développement des stries ascendantes sur cette pièce.

les deux pédoncules cérébelleux supérieurs, en bas par les deux corps restiformes. Il est divisé en deux moitiés symétriques par un sillon médian, étendu de l'épendyme médullaire à l'aqueduc de Sylvius, et dénommé dans sa partie inférieure, depuis Hérophile, *tige du calamus scriptorius*. De chaque côté du sillon médian se trouve une saillie longitudinale, *funiculus teres*, qui de bas en haut présente diverses zones différenciées (voir la figure) : *l'aile blanche interne*, qui recouvre le noyau du grand hypoglosse ; les *stries acoustiques* ou *barbes du calamus*, à direc-

45***

tion transversale; puis l'*eminentia teres*, saillie blanche qui correspond au noyau d'origine du moteur oculaire externe. Plus haut, elle s'effile et se perd sous les tubercules quadrijumaux postérieurs.

En dehors de l'aile blanche interne, se trouve l'*aile grise* sus-jacente au noyau des nerfs mixtes, et, tout en dehors, l'*aile blanche externe*, qui correspond à un noyau du nerf auditif.

En bas et en dehors de l'eminentia teres se trouve le *tubercule acoustique*, une des origines du nerf auditif, séparé du funiculus par une dépression triangulaire, la *fossette antérieure*, où l'on voit une veinule superficielle.

Enfin, tout à fait en haut et en dehors du plancher, signalons une tache bleuâtre, le *locus cœruleus*, dont la coloration spéciale est due à un amas de cellules pigmentées sous-jacentes.

La cavité du quatrième ventricule, tapissée par un épithélium épendymaire, renferme une petite quantité de liquide céphalo-rachidien. Il communique avec celui qui baigne la moelle par un orifice ou trou de Magendie, creusé dans la membrane épendymaire.

PHYSIOLOGIE NORMALE ET PATHOLOGIQUE

Le bulbe, la protubérance et les pédoncules doivent être considérés comme un tronc unique : nous en étudierons successivement les formations grises et les formations blanches. Nous envisagerons ensuite le cervelet, qui a des connexions et un rôle tout spéciaux.

TRONC CÉRÉBRAL

Le bulbe, la protubérance et les pédoncules cérébraux contiennent les mêmes éléments que la moelle épinière. Aussi, leur physio-pathologie présente-t-elle, au point de vue général, les plus grandes analogies avec celle de la moelle : les nerfs craniens conduisent et réfléchissent selon les mêmes lois que les nerfs rachidiens. Les particularités vraiment originales tiennent à certaines conditions anatomiques qu'il importe de préciser.

Substance grise. — Dans le bulbe, la substance grise, bien qu'homologue de celle qu'on trouve dans la moelle, n'a plus comme dans cette dernière, la forme d'une H ou de deux croissants accolés. Elle subit un remaniement profond, du fait de l'entre-croisement des faisceaux moteurs et sensitifs, que nous étudierons plus loin, et de l'apparition des noyaux de relais, appartenant en particulier aux systèmes sensitif et cérébelleux.

Noyaux des nerfs craniens. — Dans toute la longueur du tronc cérébral se trouvent échelonnés, très proches les uns des autres, les noyaux d'origine des nerfs moteurs craniens et les noyaux de terminaison des nerfs sensitifs.

Comme on le voit sur les figures ci-dessous (fig. 276 et 277), les noyaux moteurs sont distribués selon deux colonnes proches de la ligne médiane, l'une interne, l'autre située en dehors de celle-ci. La première comprend, de haut en bas, les noyaux du moteur oculaire commun et du pathétique (dans les pédoncules cérébraux, près de l'aqueduc de Sylvius), celui du moteur oculaire externe (dans la protubérance), celui du grand hypoglosse (dans le bulbe). La seconde colonne comprend le noyau moteur du trijumeau (pédoncule et protubérance), celui du facial (en dehors du noyau du moteur oculaire externe), enfin le noyau ambigu ou noyau moteur commun aux deux nerfs mixtes (glosso-pharyngien, pneumo-gastrique) et au nerf spinal. Le spinal a, de plus, des cellules d'origine dans la corne antérieure de la moelle cervicale.

Les noyaux des nerfs sensitifs sont plus en dehors. Le plus externe et le plus long, celui du trijumeau, parcourt la protubérance et le bulbe. En dehors du noyau ambigu se trouve le noyau sensitif des nerfs mixtes, dont les terminaisons sensitives sont ainsi proches des origines motrices. Il est constitué par le noyau de l'aile grise ou noyau dorsal et le noyau du faisceau solitaire.

Les noyaux du nerf acoustique ont une disposition plus complexe. On verra que ce nerf est constitué en réalité par deux nerfs : cochléaire et vestibulaire. Arrivé à la fossette latérale du bulbe, il se divise en deux

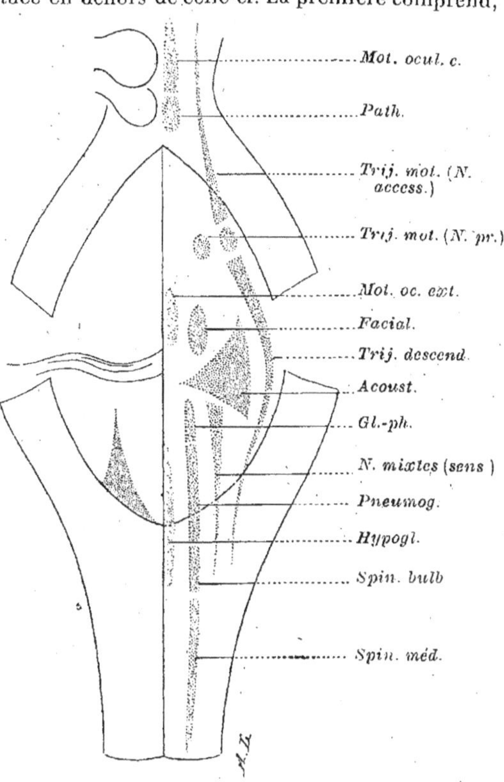

Fig. 276. — Topographie des noyaux des nerfs craniens sur le plancher du quatrième ventricule (Charpy).

Les noyaux moteurs en rouge ; les noyaux sensitifs en bleu.

branches, répondant l'une au nerf cochléaire, l'autre au nerf vestibulaire. Le *nerf cochléaire* se termine dans deux noyaux situés à la partie antéro-latérale de la protubérance : noyau antérieur et tubercule acoustique latéral. Le noyau antérieur donne naissance à des fibres transversales formant le corps trapézoïde ; le tubercule latéral émet les stries acoustiques. Le *nerf vestibulaire* se termine en arrière de ce dernier, dans plusieurs noyaux situés dans le plancher du quatrième ventricule, au niveau de l'aile blanche externe : noyau postérieur, noyaux de Deiters, de Betcherew, de la racine descendante.

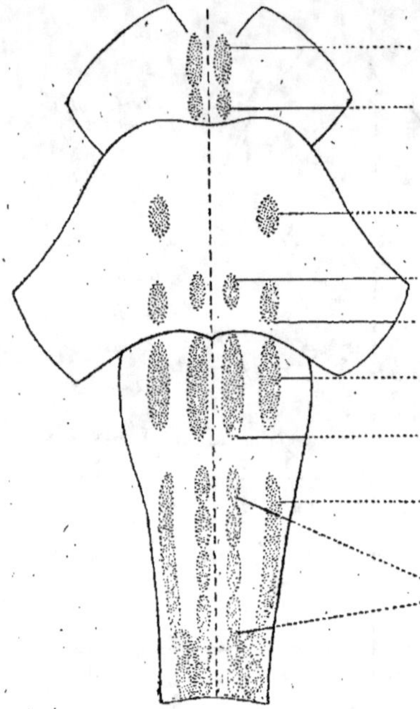

Les noyaux moteurs contiennent les cellules d'origine des neurones périphériques qui constituent les nerfs moteurs craniens. Ils reçoivent des centres supérieurs les incitations motrices, qu'ils transmettent aux muscles innervés par ces nerfs. Ils en constituent l'origine réelle que l'on oppose à leur origine apparente : celle-ci est le point du tronc cérébral où leurs fibres affleurent la surface et quittent le système central, formant à proprement parler des nerfs périphériques.

Les noyaux sensitifs constituent des relais pour les voies sensitives, dont la portion périphérique forme les nerfs craniens sensitifs et dont les cellules d'origine se trouvent dans les ganglions annexés à ces nerfs. Ils sont une étape intermédiaire entre ces ganglions et la couche optique.

Mot. com.
Path.
Tr. mot.
Mot. ext.
Facial
N. mixtes.
Hypogl.
Spinal.
1ers n. cervic.

Fig. 277. — Continuation de la substance grise motrice de la moelle dans le tronc cérébral (Charpy).

Séparation en deux chaînes ou colonnes, correspondant aux groupes homonymes de la moelle et constituant les origines des nerfs craniens moteurs.

Les noyaux moteurs et sensitifs du tronc cérébral interviennent dans la production de nombreux réflexes. Unis par des fibres d'association, d'une part entre eux, d'autre part avec la substance grise de la moelle, ils conditionnent une foule de réactions inconscientes, telles que le clignement des yeux (facial) produit par l'attouchement de la cornée (trijumeau), le cri réflexe (pneumogastrique) dû à la piqûre d'un membre (nerfs rachidiens), l'éternuement, la toux (nerfs rachidiens) causés par l'irritation de la muqueuse nasale (trijumeau) ou bronchique (pneumogastrique), etc.

Non seulement, ces noyaux gris entrent dans la constitution d'arcs réflexes, mais encore ils fonctionnent automatiquement, au moins en apparence, et interviennent dans les actes de la vie de nutrition. Citons les centres sécréteurs (salivaire, gastrique), respiratoires (nœud vital de Legallois), cardio modérateurs, etc. On a longtemps attribué un rythme respiratoire spécial, dit de Cheyne-Stokes, à un fonctionnement anormal du centre bulbaire respiratoire, de même qu'on a longtemps cru que le pouls lent permanent et la tachycardie paroxystique dépendaient d'une lésion bulbaire. Il est démontré actuellement que ces deux opinions sont trop exclusives ; mais cela ne diminue en rien l'importance du rôle du bulbe, démontré par la physiologie, dans la respiration et la circulation. De même, l'hypersécrétion salivaire est fréquente dans les lésions bulbaires.

Rappelons aussi les expériences classiques de Claude Bernard, qui, piquant le plancher du quatrième ventricule entre l'origine des deux pneumogastriques, voit, dès la première heure, du sucre apparaître dans les urines. Une piqûre portant un peu au-dessus détermine de la polyurie, ou, plus haut encore, de l'albuminurie. Ainsi se trouve réalisé expérimentalement le syndrome clinique du diabète. On discute encore sur les relations de ces centres avec le foie et le pancréas, organes qui interviennent directement dans le métabolisme des hydrates de carbone et dont la seule lésion peut déterminer le diabète. Mais ce qui est indéniable, c'est que certaines lésions bulbaires, en particulier traumatiques, peuvent à elles seules produire le diabète ; de même, on a signalé la glycosurie et la polyurie dans la méningite cérébro-spinale lorsqu'elle irrite le bulbe, et l'albuminurie massive dans certains cas d'hémorragie bulbaire ou méningée. La pathologie confirme donc les données de la physiologie sur ces noyaux moteurs et sensitifs du bulbe.

La destruction des noyaux gris amène des symptômes analogues à ceux de la section des nerfs qui en émanent et présentent tous les caractères, étudiés dans le chapitre XXVI, des lésions du neurone périphérique. Dans les polioencéphalites (πολιος, gris) qu'il vaudrait mieux dénommer poliomésocéphalites, les lésions portent sur plusieurs noyaux et déterminent des syndromes très intéressants à étudier : le plus souvent, elles atteignent les noyaux du moteur oculaire commun et déterminent une paralysie oculaire (polioencéphalite supérieure), fréquente dans l'encéphalite épidémique ; plus rarement, elles se localisent aux noyaux du moteur oculaire externe, du pathétique et de l'hypoglosse (polioencéphalite inférieure) ; elles peuvent aussi déterminer une paralysie labio-glosso-laryngée.

Noyaux propres du tronc cérébral. — En dehors de ces formations grises analogues à celle de la moelle, on trouve dans le tronc cérébral des noyaux isolés, répartis dans ses divers étages, la plupart déjà signalés dans les pages précédentes. Ce sont, pour ne citer que les principaux :

1° Dans le **bulbe** :

Les noyaux de Goll et de Burdach qui sont des relais pour la voie sensitive profonde à son entrée dans le bulbe;

Le noyau de l'olive bulbaire, flanqué de deux parolives;

Le noyau du cordon latéral, en dehors de la parolive externe;

Le noyau arciforme, déjà décrit.

2° Dans la **protubérance** :

Les noyaux protubérantiels, qui forment une multitude d'amas gris infiltrés dans les travées transversales du pont de Varole et où aboutissent d'une part des fibres réticulées qui proviennent du cervelet ou y retournent (voir cervelet), d'autre part les fibres provenant du cerveau par le faisceau de Meynert.

L'olive supérieure ou protubérantielle, située en dedans du noyau du facial;

Le noyau du corps trapézoïde, en avant et en dedans de la précédente, enchâssé dans les fibres du corps trapézoïde et en rapport avec les voies acoustiques;

Le locus cæruleus, visible sur le plancher du quatrième ventricule.

3° Dans les **pédoncules** :

Les noyaux rouges, où aboutissent la plupart des fibres des pédoncules cérébelleux supérieurs;

Le locus niger de Sœmmering, qui reçoit des fibres de la voie pyramidale et du noyau lenticulaire (V. page 680);

Les quatre tubercules quadrijumeaux, deux antérieurs, deux postérieurs, en connexion avec les voies optiques et acoustiques.

Donc, en dehors des noyaux sensitifs et moteurs, le tronc cérébral contient des noyaux de relai pour les voies sensitive, cérébelleuse, acoustique, optique, pour le système pallidal (p. 680). La lésion de ces noyaux équivaut à la destruction de ces voies et se confond avec le syndrome qui la traduit. Beaucoup de ces noyaux protubérantiels peuvent être considérés comme constituant un cervelet accessoire : leur lésion peut reproduire le syndrome cérébelleux, qui sera décrit plus loin.

Substance blanche. — Comme dans le cerveau, c'est à la méthode des dégénérations secondaires que l'on doit de connaître, dans le tronc cérébral, le trajet des faisceaux blancs. Nous étudierons tout d'abord les faisceaux sensitifs et moteurs.

1° *Faisceaux sensitifs.* — Les faisceaux sensitifs provenant de la moelle épinière remontent à travers ce tronc cérébral pour atteindre dans les hémisphères les couches optiques.

Ces faisceaux sensitifs sont au nombre de deux : l'un, occupant la partie postérieure de la moelle, formant les faisceaux de Goll et de Burdach, préposés à la sensibilité profonde; l'autre, provenant du cordon antéro-latéral de la moelle, où il figure un croissant (faisceau en croissant), conduisant les sensibilités douloureuse et thermique dans son segment postérieur, la sensibilité tactile superficielle dans son segment antérieur.

I. Les *faisceaux de Goll et de Burdach*, dès leur entrée dans le tronc cérébral, aboutissent à deux noyaux gris bulbaires, les noyaux de Goll et de Burdach, qui ne sont pour eux que des relais. Ils en repartent, en effet, mais aussitôt après leur émergence, ils se portent en avant et en dedans et s'entre-croisent sur la ligne médiane avec ceux du côté opposé (entre-croisement sensitif) : cette décussation se produit un peu au-dessus de l'entre-croisement analogue que subissent les faisceaux pyramidaux. Ce fait explique que la lésion d'une voie sensitive dans un hémisphère cérébral ou dans une moitié du tronc cérébral détermine une hémianes-thésie siégeant dans la moitié du corps opposée à la lésion.

Au-dessus des noyaux de Goll et Burdach, la voie sensitive porte le nom de *ruban de Reil* : celui-ci est formé par les cylindraxes émanés des cellules de ces noyaux et se rendant à la couche optique, qui constitue le second relai de la voie sensitive.

Remarquons que les fibres issues des noyaux de Goll et de Burdach ne se rendent pas toutes dans le ruban de Reil. Une partie d'entre elles, pr venant de la partie externe du noyau de Burdach, passe dans les corps restiformes et, de là, dans le cervelet : c'est le faisceau de von Monakow.

D'autre part, le ruban de Reil, auquel se sont adjointes les fibres du faisceau en croissant que nous étudierons plus loin, reçoit, dans la pro-tubérance, des fibres sensitives provenant, après entre-croisement, des noyaux des nerfs craniens sensitifs (trijumeau, pneumogastrique).

Immédiatement après leur entre-croisement, les faisceaux sensitifs se trouvent situés en arrière des pyramides bulbaires, en dedans des olives, en dehors du raphé médian, en avant du noyau de l'hypoglosse (fig. 267). Ils traversent ainsi le bulbe, parviennent à la protubérance où ils s'apla-tissent et méritent réellement le nom de ruban qu'on leur a appliqué. Là, ils occupent une situation centrale, immédiatement en arrière des faisceaux pyramidaux, dans la partie la plus centrale de la calotte (fig. 268). Ils reçoivent les fibres sensitives entre-croisées provenant des deux noyaux du trijumeau. Les rubans de Reil, à la partie externe desquels s'est accolée la voie acoustique, arrivent ainsi aux pédoncules cérébraux où ils divergent : ils se trouvent dans la calotte du pédoncule, en arrière du locus niger (fig. 270). Ils aboutissent à la partie inférieure et pos-térieure du noyau externe de la couche optique.

II. Le *faisceau en croissant*, dans son trajet ascendant, se rapproche pro-gressivement du ruban de Reil.

Son *segment postérieur* longe le noyau sensitif du trijumeau dans la formation réticulée grise rétro-olivaire du bulbe et dans la partie latérale de la calotte protubérantielle : il demeure suffisamment distant du segment antérieur pour qu'une lésion puisse l'atteindre isolément et détermine des troubles de la sensibilité douloureuse et thermique, sans

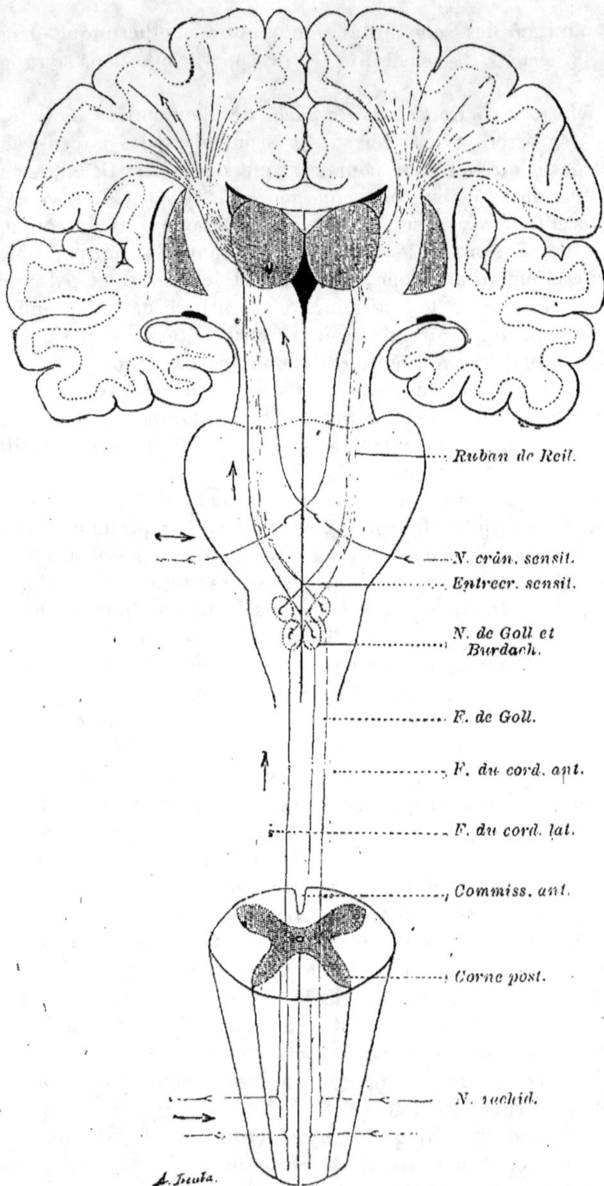

FIG. 278-279. — La voie sensitive (sensibilité profonde) : schéma Charpy, en partie d'après van Gehuchten).

Voie périphérique et voie centrale.

altérer la sensibilité tactile superficielle. On a même signalé des cas où les voies préposées à la douleur, à la chaleur ou au froid étaient atteintes séparément (thermo-anesthésie sans analgésie, analgésie et anesthésie à la chaleur sans anesthésie au froid, analgésie isolée).

Le *segment antérieur* du faisceau en croissant est au contraire accolé à la partie antéro-externe du ruban de Reil. Cependant, dans le pédoncule, l'altération des deux voies peut être dissociée. On a pu observer l'intégrité de la sensibilité tactile superficielle coïncidant avec la perte de la faculté de localiser les impressions tactiles et douloureuses.

III. La lésion isolée des voies sensitives est rare. Leur destruction, causée par une hémorragie, un ramollissement, une tumeur, etc., entraîne une hémianesthésie du côté opposé à la lésion. Quelquefois, il s'agit d'*hémianesthésie alterne*, c'est-à-dire siégeant à la face du côté de la lésion et sur les membres du côté opposé : ces faits sont dus à l'atteinte, d'une part du ruban de Reil, d'autre part soit des fibres émanées du trijumeau avant leur entre-croisement, soit du noyau de ce nerf. Fréquemment, par suite de l'atteinte simultanée du faisceau pyramidal, on observe en même temps de l'hémiplégie.

2° **Faisceaux pyramidaux.** — Au sortir de la capsule interne, la voie motrice, dont la partie interne a pris le nom de faisceau géniculé et dont la partie externe constitue le faisceau pyramidal, s'engage dans le pied du pédoncule cérébral. Elle en occupe la plus grande partie, le cinquième interne étant occupé par le faisceau géniculé, le cinquième externe par le faisceau de Türck-Meynert, les trois cinquièmes moyens par le faisceau pyramidal.

Elle pénètre ensuite dans la protubérance. Là, le faisceau pyramidal se sépare du faisceau géniculé : car les fibres qui composent ce dernier, destinées aux noyaux moteurs bulbo-protubérantiels, franchissent la ligne médiane sur toute la hauteur du tronc cérébral, selon la situation respective des noyaux auxquels elles se rendent, et s'entre-croisent avec celles du côté opposé avant d'aboutir à ces noyaux. Il se sépare aussi du faisceau de Türck-Meynert qui, émané des circonvolutions temporales, se rend aux noyaux gris protubérantiels en connexion avec le cervelet.

Ainsi isolé, le faisceau pyramidal descend à la partie antérieure de la protubérance.

Il faut retenir l'entre-croisement des fibres destinées aux nerfs moteurs craniens, d'où il résulte que toute lésion sus-jacente à cet entre-croisement déterminera une paralysie croisée, située du côté opposé à la lésion.

Il faut également se souvenir des rapports de voisinage qui existent entre le faisceau pyramidal et les noyaux moteurs. Ces noyaux émettent les fibres nerveuses qui constituent les nerfs craniens et se rendent dans la moitié de la face qui se trouve du même côté que leurs noyaux. Leur destruction détermine une paralysie, non plus croisée, mais située du même côté que la lésion : ces faits, comme nous le verrons bientôt à

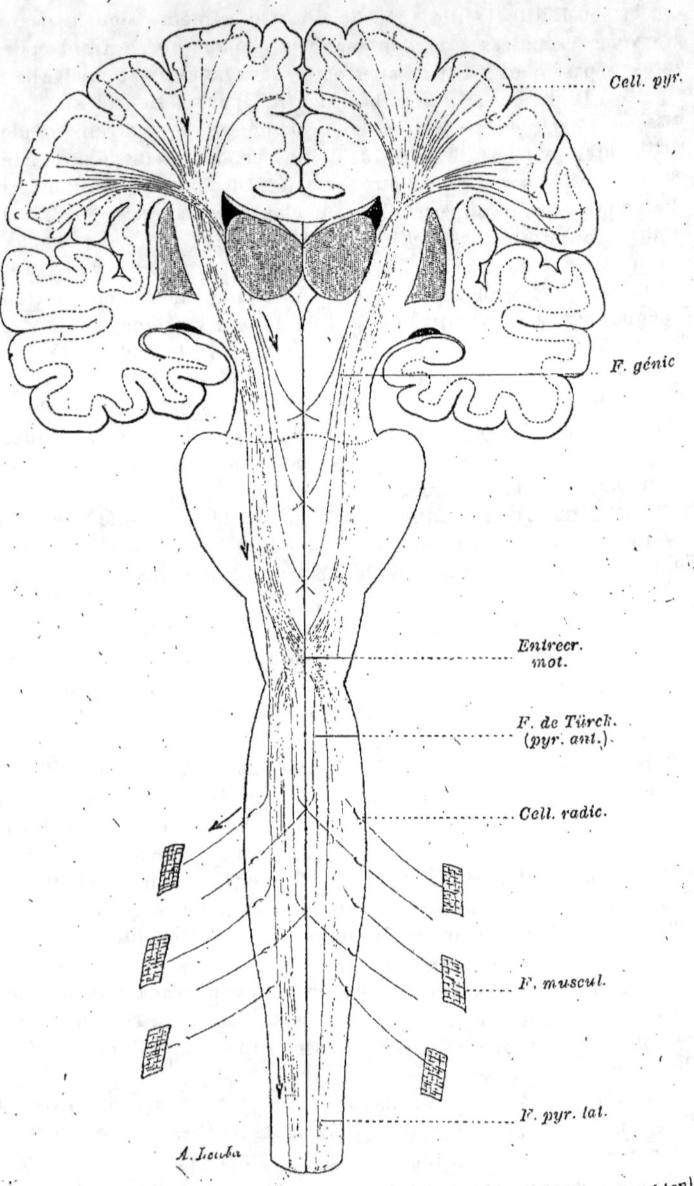

Fig. 280. — La voie motrice : schéma (Charpy, en partie d'après van Gehuchten).
Voie périphérique et voie centrale.

propos des hémiplégies alternes, ont des applications cliniques fort importantes.

Le faisceau pyramidal descend verticalement dans le bulbe, dont il forme les pyramides antérieures (d'où son nom). Arrivé à sa partie inférieure, il s'entre-croise presque en totalité avec celui du côté opposé, en décapitant les cornes antérieures de la moelle : c'est l'entre-croisement moteur ou décussation des pyramides, visible à la partie antérieure du bulbe. Les fibres entre-croisées pénètrent dans la moelle, où elles forment le faisceau pyramidal croisé. Certaines fibres paraissent directes : en effet, sans s'entrecroiser, elles descendent dans la moelle, du même côté que dans le bulbe, formant le faisceau pyramidal direct : en réalité, ces fibres, comme on le verra, s'entre-croisent dans toute la hauteur de la moelle. Il n'existe que quelques fibres réellement directes, elles forment le faisceau homolatéral de Muratow, qui sera étudié à propos de la moelle épinière.

Récapitulons maintenant l'anatomie topographique générale du tronc cérébral, de façon à montrer les rapports des faisceaux moteurs et sensitifs et des noyaux gris. La voie motrice descend à la partie antérieure : tout à fait superficielle dans les pédoncules, elle pénètre dans la protubérance dans une sorte de tunnel formé par des fibres transversales du pont qui l'éloignent de la face antérieure et, en arrière, la séparent des autres faisceaux blancs ; elle redevient superficielle dans le bulbe (pyramides bulbaires). La voie sensitive est située dans un plan moyen : si on la suit

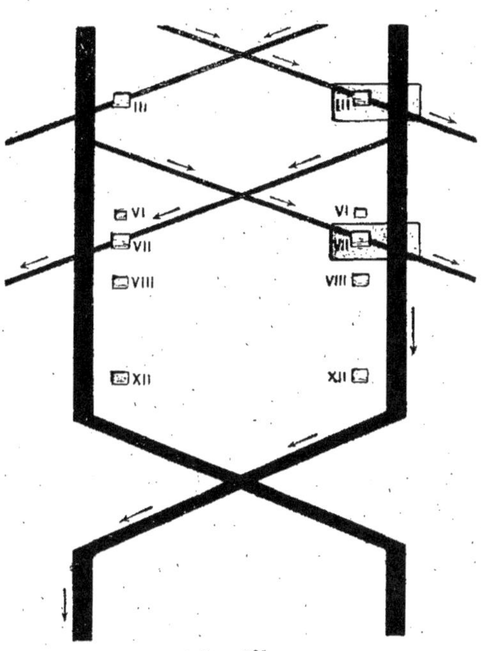

FIG. 281.

Schéma expliquant la production des hémiplégies alternes. — Une lésion du tronc cérébral (figurée par un rectangle bleu) détruit, d'une part le faisceau pyramidal (en noir), qui va s'entre-croiser plus bas et se rendre aux membres du côté opposé (d'où hémiplégie croisée); d'autre part, un ou plusieurs des noyaux des nerfs craniens moteurs, dont les fibres afférentes se sont déjà entrecroisées et dont les fibres efférentes se rendent à la face du côté de la lésion (d'où paralysie à la face, homolatérale).

depuis son émergence du thalamus jusqu'au bulbe, on la voit se porter immédiatement vers la partie postérieure de la voie motrice, dont elle est séparée dans les pédoncules par le locus niger, dans la protubérance par les noyaux et les fibres du pont : elle s'accole ensuite aux pyramides bulbaires en se dissociant comme je l'ai rappelé plus haut. En arrière du ruban de Reil se trouvent sur la ligne médiane les faisceaux d'association doublant le plancher du quatrième ventricule et, de part et d'autre, les deux colonnes de noyaux des nerfs moteurs craniens plongées dans des fibres d'association de la substance réticulée.

Il résulte de cette disposition anatomique que la lésion uniquement localisée au faisceau moteur est rare dans le tronc cérébral. Celle-ci, théoriquement, déterminerait une hémiplégie croisée, siégeant du côté du corps opposé à la lésion, et n'intéressant la face que si elle siégeait assez haut et atteignait en même temps le faisceau géniculé.

En réalité, une lésion du tronc cérébral détermine exceptionnellement une hémiplégie simple. Dans la règle, il s'y adjoint d'autres symptômes en rapport non seulement avec l'atteinte du ruban de Reil (d'où hémianesthésie, dont j'ai indiqué plus haut les diverses modalités possibles), mais surtout avec celle des noyaux gris, qui sont en connexion avec les nerfs craniens ou avec le système cérébelleux.

Mais les noyaux d'origine des nerfs craniens se trouvent échelonnés sur le parcours du faisceau pyramidal. Il en résulte qu'une lésion frappant un segment du faisceau pyramidal atteindra en même temps un ou plusieurs noyaux craniens voisins et déterminera, en plus de l'hémiplégie croisée, la paralysie homologue du nerf cranien dont le noyau ou les fibres radiculaires auront été touchés. Mais tandis que l'hémiplégie des membres conserve le type d'une paralysie par lésion du neurone central, la paralysie du nerf cranien a les caractères d'une lésion du neurone périphérique (atrophie musculaire, trouble des réactions électriques, etc.) : le faisceau pyramidal est formé en effet de neurones centraux, les noyaux gris au contraire de neurones périphériques.

Selon le syndrome réalisé, le clinicien peut facilement établir la topographie exacte de la lésion.

Ainsi se trouvent créées des **hémiplégies** dites **alternes**, car, si l'hémiplégie est croisée par rapport à la lésion, la paralysie du nerf cranien, due à la destruction du noyau gris, siège du même côté que cette dernière.

On connaît plusieurs types d'hémiplégie alterne.

L'hémiplégie alterne supérieure, ou *syndrome de Weber*, est due à une lésion pédonculaire antérieure : elle se caractérise par une hémiplégie croisée, associée à la paralysie du nerf moteur oculaire commun siégeant du côté de la lésion. Elle s'explique par l'atteinte de la voie motrice et des fibres d'origine du moteur oculaire commun, plus rarement des noyaux situés au niveau de l'aqueduc de Sylvius.

L'hémiplégie alterne inférieure, ou *syndrome de Millard-Gubler*, est due à une lésion protubérantielle : elle consiste en une hémiplégie croisée, avec, du côté de la lésion, une paralysie faciale du type périphérique. Quelquefois, il s'y adjoint une paralysie du moteur oculaire externe ou de l'hypoglosse. Il s'agit de l'atteinte simultanée du faisceau pyramidal et du noyau du facial ou d'un autre nerf voisin.

A côté de ces types classiques, on connaît de nombreuses autres formes cliniques. La connaissance des rapports, dans le tronc cérébral, du faisceau pyramidal avec les différents noyaux des nerfs craniens explique facilement ces diverses variétés, dont une étude plus détaillée sera faite dans le chapitre XXIX.

Lorsque le processus pathologique atteint, en même temps que la voie pyramidale, les noyaux du pont qui sont en connexion avec le cervelet, on observe de plus des troubles cérébelleux (V. p. 727).

Certains faits semblent enfin prouver qu'il existe dans le bulbe des noyaux intervenant dans la physiologie pupillaire : dans certaines affections bulbaires, on a en effet signalé, bien que la chaîne sympathique fût intacte, du myosis, de la rétraction du globe oculaire, l'occlusion légère de la fente palpébrale.

3° **Faisceaux cérébelleux.** — Deux faisceaux se rendent de la moelle au cervelet : ce sont le faisceau cérébelleux direct (ou de Flechsig) et le faisceau de Gowers.

Le premier, qui émane de la colonne de Clarke, suit le corps restiforme et le pédoncule cérébelleux inférieur; il pénètre dans le cervelet, en passant en avant et en arrière du corps dentelé, s'y entre-croise avec celui du

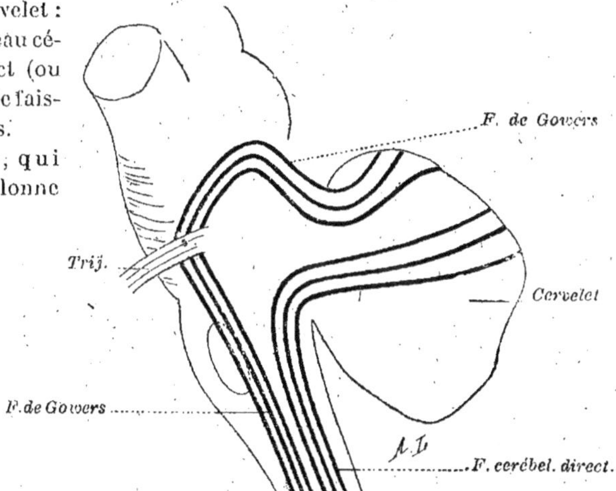

Fig. 282. — Terminaison du faisceau cérébelleux direct et du faisceau de Gowers (Schéma, d'après Mott).

côté opposé et se termine à la partie antérieure et postérieure du vermis. Le faisceau cérébelleux direct n'amène au cervelet que les impressions provenant des membres inférieurs et du tronc. Les impressions des membres supérieurs, du thorax, du cou et de la tête lui sont conduites par une voie spéciale, qui recueille les fibres radiculaires longues et moyennes du cordon de Burdach après qu'elles ont abouti dans un noyau (noyau de von Monakow) situé en dehors du noyau de Burdach;

ce faisceau passe dans le corps restiforme homolatéral où il se confond avec le faisceau cérébelleux direct.

Quant au faisceau de Gowers, qui provient de la périphérie du cordon antéro-latéral de la moelle, une partie de ses fibres s'épuise dans les noyaux latéraux du bulbe. L'autre partie poursuit son trajet ascendant en dehors et en arrière des olives bulbaires, passe entre le noyau du facial et l'olive protubérantielle. Arrivé au niveau de l'émergence du trijumeau, il se réfléchit en arrière et en dehors, aborde les pédoncules cérébelleux supérieurs, en arrière des tubercules quadrijumeaux, et, y suivant un trajet descendant, parvient dans l'arbre de vie du cervelet : il va se terminer à la partie antérieure et supérieure du vermis, au-dessus du faisceau précédent.

Nous avons vu que le faisceau de Meynert unit les circonvolutions temporales aux noyaux gris protubérantiels, eux-mêmes unis au cervelet.

La lésion de ces faisceaux détermine des symptômes trahissant l'atteinte du système cérébelleux : nous les décrirons plus loin.

4° **Faisceaux d'association**. — Dans le tronc cérébral se trouvent des faisceaux d'association.

Le plus important est le *faisceau longitudinal postérieur*, qui en occupe la partie la plus postérieure, depuis les tubercules quadrijumeaux jusqu'au collet du bulbe, et qui relie les cornes de la moelle aux noyaux des différents nerfs craniens et ceux-ci entre eux : il intervient dans l'accomplissement des mouvements symétriques de la face et des yeux et dans le sens d'orientation et d'équilibration (en raison des associations qu'il permet entre les nerfs sensoriels, les systèmes sensitif, moteur et sans doute cérébelleux).

D'autres fibres d'association s'étendent de la couche optique jusqu'à la partie inférieure du bulbe, en longeant l'aqueduc de Sylvius et la tige du calamus. Elles forment le *faisceau longitudinal dorsal*, ou faisceau de Schütz.

En raison de la complexité des lésions réalisées dans les affections du tronc cérébral, on ne peut encore analyser et isoler les symptômes relevant de l'atteinte de ces faisceaux d'association.

CERVELET ET FAISCEAUX CÉRÉBELLEUX

Le cervelet, dont les différentes circonvolutions, comme celles du cerveau, sont unies entre elles par des fibres blanches d'association, est relié à la moelle épinière, au tronc cérébral et au cerveau, par des fibres de projection fort importantes à connaître.

Connexions. — I. De la *moelle*, le cervelet reçoit des fibres ascendantes, déjà décrites, qui lui parviennent après entre-croisement

(v. p. 723). Ce sont : le faisceau cérébelleux direct, qui passe par le pédoncule inférieur ; le faisceau de Gowers, qui suit le pédoncule supérieur ;

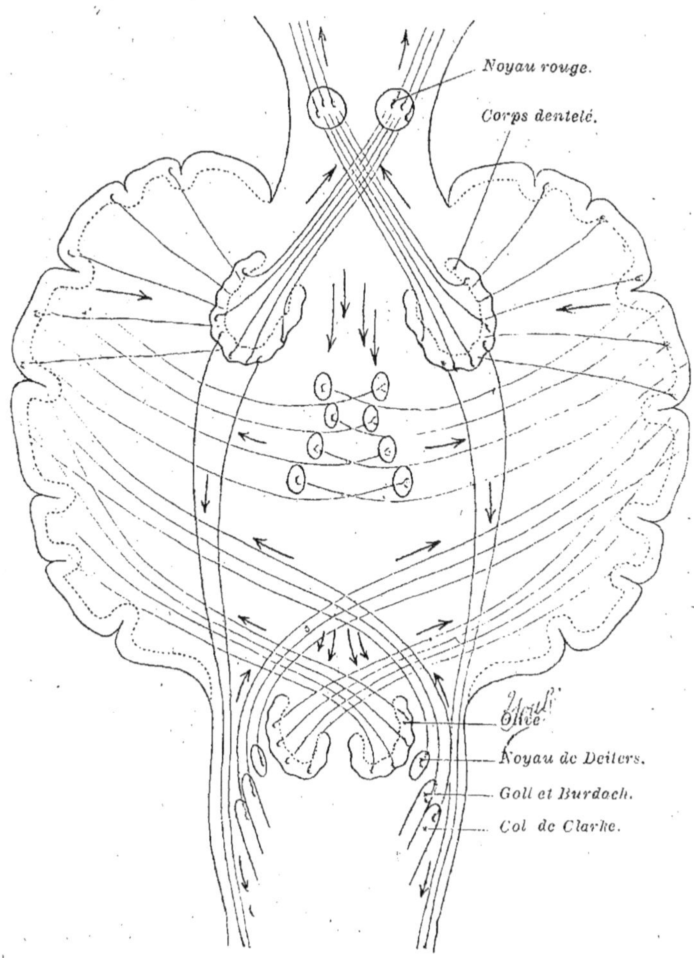

Fig. 283. — Connexions du cervelet, schéma (Charpy).
Les fibres efférentes ou centrifuges en rouge ; les fibres afférentes ou centripètes en bleu ;
les petits cercles, au centre du dessin, indiquent les noyaux protubérantiels.

quelques fibres provenant des noyaux de Goll et de Burdach, qui remontent par le pédoncule inférieur.

On ne sait pas s'il existe chez l'homme un système cérébelleux descendant directement dans la moelle, mais les fibres descendantes indirectes sont assez connues : elles forment le faisceau rubro-spinal (qui part du noyau rouge du pédoncule cérébral et longe le faisceau pyramidal croisé) et le faisceau cérébelleux descendant qui, issu des noyaux centraux du cervelet, se rend aux noyaux de Deiters et de Bechterew, puis, sans entre-croisement, à la substance grise antérieure de la moelle.

II. Les connexions du cervelet avec le *tronc cérébral* sont intimes.

D'une part, elles s'établissent avec les formations grises autonomes, telles que les noyaux rouges du pédoncule cérébral auxquels aboutissent après croisement les pédoncules cérébelleux supérieurs, les noyaux de la protubérance, et, dans le bulbe, l'olive (faisceau olivaire), le noyau de von Monakow, le noyau arciforme, le noyau du cordon latéral. De ces centres partent de nombreuses fibres, pour la plupart croisées, qui arrivent au cervelet par les pédoncules cérébelleux moyens et inférieurs. C'est à ces centres gris que Luys a justement donné le nom de cervelets périphériques.

D'autre part, les noyaux des nerfs craniens sont reliés au cervelet. Parmi eux, il faut mentionner la branche vestibulaire de l'acoustique, nerf qui provient des canaux semi-circulaires de l'oreille interne, et qui apporte donc des impressions sur le sens d'équilibration à son noyau, le noyau de Deiters. Les fibres, après ou sans relais dans ce noyau, forment le faisceau vestibulaire qui pénètre dans le cervelet par la partie interne du pédoncule cérébelleux inférieur.

Les connexions étroites du cervelet avec l'appareil vestibulaire sont démontrées par l'expérience suivante : Si l'on injecte de l'eau froide dans l'oreille d'un individu normal, on provoque du nystagmus; si en même temps l'on a fait tendre en avant les bras du sujet, on voit ceux-ci se dévier lentement du côté de l'oreille irriguée; on observe le même phénomène sur les membres inférieurs d'un sujet couché. Il s'agit là, d'après Barany, de réactions commandées par le cervelet, incité lui-même par l'excitation vestibulaire.

Enfin, les noyaux moteurs des nerfs craniens reçoivent des excitations cérébelleuses par un système de fibres émanées du pédoncule supérieur et descendant en partie dans le tronc cérébral (faisceau descendant de Cajal).

III. Les relations avec le *cerveau* sont de deux ordres.

Les fibres efférentes passent par le pédoncule supérieur : après plusieurs relais (corps dentelés, noyaux rouges), elles aboutissent à la couche optique.

Les fibres afférentes sont pour une très faible partie directes, elles passent par les noyaux rouges des pédoncules supérieurs. La plupart proviennent des noyaux de la moelle allongée, constituant les cervelets périphériques de Luys, eux-mêmes en relation avec l'écorce cérébrale : c'est donc principalement une voie indirecte, dont fait partie le faisceau de Meynert étudié plus haut.

Les liens étroits qui unissent le cervelet au cerveau sont démontrés par les faits d'*hémiatrophie croisée du cervelet* consécutive à une lésion cérébrale remontant en général à la première enfance. Dans ces cas, l'atrophie siège dans l'hémisphère cérébelleux opposé à l'hémisphère cérébral atteint (Turner, André Thomas).

Syndrome cérébelleux. — Ainsi donc, le cervelet reçoit ses excitations des nerfs sensitifs rachidiens et craniens, des canaux semi-circulaires (nerf vestibulaire) et peut-être de l'appareil visuel. Il envoie aux muscles des incitations inconscientes, se rapportant non à leur activité propre, mais à leur tonicité et surtout à l'harmonie de leurs contractions. Organe central de l'orientation, il préside à l'équilibration.

L'étude physiologique du cervelet est loin d'être achevée. Les recherches les plus récentes (Rothmann, André Thomas, Bolk, Barany) tendent à montrer qu'il existe dans le cortex des lobes latéraux des centres distincts présidant à la bonne harmonie de la direction des mouvements dans les divers segments des membres (abduction, adduction, élévation, abaissement). Il existerait aussi dans le vermis des centres analogues pour

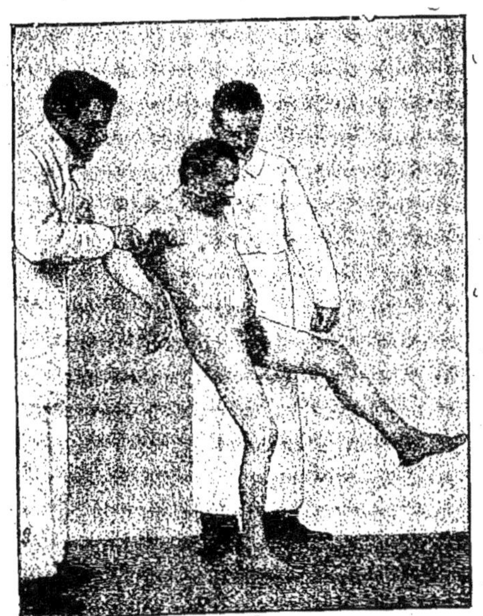

Fig. 284. — Syndrome cérébelleux : attitude du malade en marche soutenu par deux aides (Babinski).

les mouvements de la tête et du tronc. Ces divers centres, sans avoir aucune action motrice, agissent cependant sur le tonus musculaire, réglant l'équilibration des muscles antagonistes, soit au repos, soit à l'occasion des mouvements. Ils assurent l'harmonie des contractions musculaires nécessaires pour l'accomplissement d'un mouvement. Ces récentes acquisitions ont déjà reçu quelques applications cliniques.

Depuis longtemps, avant qu'on ait eu la conception des localisations cérébelleuses, on savait que chaque hémisphère cérébelleux exerce une action bilatérale, mais nettement prédominante du côté correspondant : ce qui tient à ce que, après relais, dans le noyau de Deiters, la majorité

46*

des fibres se rendent dans la moitié médullaire homologue de l'hémisphère cérébelleux d'où elles proviennent.

Les troubles qui résultent en pathologie humaine d'une lésion du cervelet montrent que le système cérébelleux jouit d'une fonction bien spéciale : ils ne consistent en effet ni en paralysie, ni en anesthésies, ni en ataxie.

Au premier abord, ce sont les troubles de la marche qui frappent l'observateur : le cérébelleux marche comme un homme ivre ou comme l'enfant qui essaie de faire ses premiers pas, mais nullement comme un ataxique qui lance les jambes et talonne. Au contraire, il chancelle, portant le corps tantôt d'un côté, tantôt de l'autre ; il écarte les jambes pour éviter de tomber et s'avance en festonnant, en décrivant une ligne brisée. Si la lésion cérébelleuse est unilatérale, le malade présente de la latéropulsion du côté même de la lésion (car l'action du cervelet n'est pas croisée, comme celle du cerveau). L'occlusion des yeux n'augmente pas ces troubles, au contraire de ce qu'on observe dans l'ataxie. Il s'agit en somme de troubles de l'équilibration. Si d'ailleurs on examine bien l'attitude du malade au moment où il se met en marche, on note que la partie supérieure du corps ne suit pas les mouvements du membre inférieur et reste en arrière : c'est là une des manifestations de l'*asynergie cérébelleuse* décrite par M. Babinski (fig. 284).

Dans la station debout, le corps oscille, les orteils exécutent, comme d'ailleurs pendant la marche, des mouvements continus d'extension et de flexion : dans les formes les plus marquées, le malade ne peut se tenir immobile ou seulement tourner sur lui-même. Si on lui commande d'incliner la tête et le tronc en arrière, il ne fléchira pas instinctivement les genoux, comme le fait un sujet sain (fig. 285 et 286), et il perdra son équilibre (Babinski).

Les mouvements, comme l'a montré M. Babinski, s'exécutent avec une brusquerie et une amplitude exagérées. On le constate si l'on ordonne au malade de se mettre à genoux sur une chaise, de toucher avec un doigt ou avec le pied un objet placé en avant ou au-dessus de lui, etc. Non seulement ils sont décomposés et mal coordonnés (*asynergie*), mais encore ils manquent de mesure (*dysmétrie*). Le mouvement associé de flexion sur la cuisse s'observe lorsque le malade passe du décubitus dorsal à la position assise, alors qu'il fait défaut chez un sujet normal (fig. 295).

Les troubles moteurs se traduisent souvent par des symptômes plus évidents : tremblement intentionnel, c'est-à-dire nul au repos, n'apparaissant qu'à l'occasion de l'exécution des mouvements ; parole scandée, explosive ; nystagmus : leur apparition, dans un syndrome clinique, doit faire redouter une atteinte cérébelleuse.

M. Babinski a, de plus, décrit des troubles de la *diadococinésie*, c'est-à-dire de la faculté d'exécuter rapidement des mouvements volontaires successifs, en dehors de tout trouble sensitif ou moteur : on les recherche, par exemple, en faisant exécuter rapidement des mouvements alternatifs de pronation et de supination de la main. Selon que la lésion cérébelleuse est bilatérale ou unilatérale, on observera l'adiadococinésie (ou mieux dysdiadococinésie) des deux côtés ou seulement du côté de l'hémisphère atteint : le sujet est incapable de poursuivre ces mouvements d'une façon régulière. Ce symptôme est une conséquence de la dysmétrie, mais il s'observe aussi dans les lésions des corps striés.

M. Babinski a encore noté que, alors que l'équilibre volitionnel ou ciné-

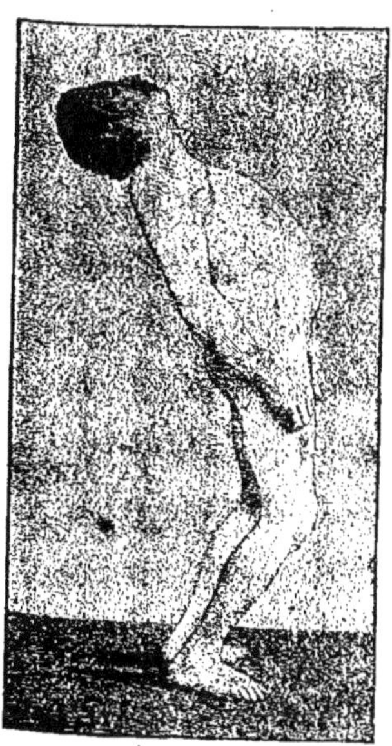

Fig. 285. — Syndrome cérébel-leux : attitude d'un sujet sain dans la station debout, cher-chant à porter la tête en arrière et à courber le tronc dans le même sens en forme d'arc (Ba-binski).

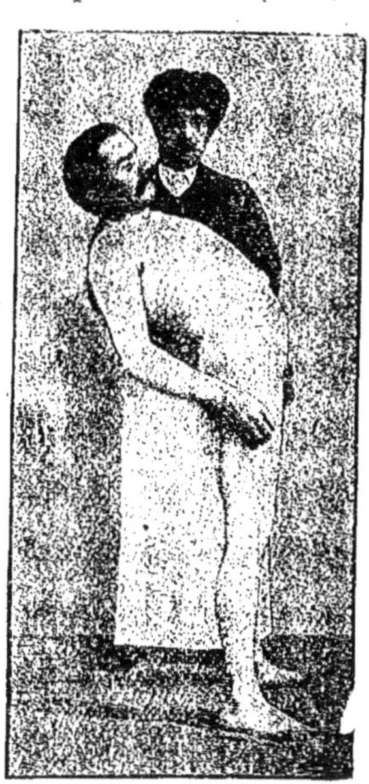

Fig. 286. — Attitude du malade dans la station debout, cher-chant à porter la tête en ar-rière et à courber le tronc dans le même sens en forme d'arc (Babinski).

tique (exécution répétée d'un acte volontaire) est très défectueux, au contraire l'équilibre statique (action de tenir un membre fixe dans une position donnée) se maintient plus longtemps qu'à l'état normal (*cata-lepsie cérébelleuse*).

Dans les lésions cérébelleuses, on signale souvent l'asthénie muscu-laire, ou affaiblissement moteur diffus distinct de la paralysie. Les ré-flexes tendineux sont le plus souvent, mais non constamment, exagérés.

Un symptôme fréquemment associé à ceux que nous venons de décrire est le *vertige* qui peut d'ailleurs aussi exister isolément. Tantôt il semble au malade que les objets qui l'entourent tournent autour de lui ; tantôt il lui paraît que son corps oscille dans toutes les directions. Ce symptôme fort pénible est intermittent ou continu. Il s'accompagne parfois de vomissements.

Tels sont, brièvement résumés, les éléments du syndrome cérébelleux. Celui-ci, à vrai dire, ne s'observe pas seulement dans les lésions du cervelet, mais encore dans celles des noyaux du pont qui constituent les cervelets périphériques de Luys : nous citerons, en particulier, celles du noyau de Deiters, décrit par P. Bonnier, où les symptômes peuvent s'accompagner de névralgie du trijumeau (par propagation de l'irritation au noyau de ce nerf).

La lésion des faisceaux qui émanent du cervelet ou de ceux qui s'y rendent, en particulier l'atteinte des pédoncules cérébelleux, se traduit par des troubles analogues.

FORMES CLINIQUES. — Mais il ne faut pas croire que dans tous les cas de lésion cérébelleuse la symptomatologie soit identique. Elle dépend d'abord de son étendue et de sa profondeur, puis de sa localisation.

Une destruction importante se traduit par le syndrome décrit par Duchenne (de Boulogne) et caractérisé par les troubles de l'équilibration les plus marqués.

Une lésion moins étendue se révélera par de la dysmétrie, de l'asynergie, de l'adiadococinésie, pour ne parler que des signes cliniques les plus caractéristiques (Babinski, André Thomas). On recherchera la dysmétrie en ordonnant au sujet de porter rapidement son index sur son nez, de tracer une ligne jusqu'à un point donné : manquant de mesure, il ira au delà du but proposé. De même, s'il prend un verre, il ouvrira la main d'une façon démesurée. L'asynergie se manifeste par une décomposition des mouvements d'apparence simple, comme ceux consistant à porter le pied vers la main de l'observateur (le malade fléchit la cuisse dans un premier temps, puis étend la jambe sur la cuisse), de se mettre à genoux; elle se révèle encore, comme je l'ai déjà dit, lorsque le sujet se met en marche ou lorsqu'il porte la tête en arrière.

Une lésion circonscrite peut se traduire par des troubles analogues, mais localisés à un petit département musculaire. Dans ces cas, on a signalé, en outre, une attitude anormale du membre au repos (par hyposthénie de certains muscles), une diminution de la résistance à certains mouvements qu'on imprime aux membres (épreuves de passivité de André Thomas).

Enfin, le syndrome cérébelleux peut s'associer à d'autres syndromes moteurs ou sensitifs pour former des complexus morbides bien définis, tels que :

1° La *sclérose en plaques*, au cours de laquelle des plaques de sclérose, développées à la fois dans le cerveau, le tronc cérébral, le cervelet et la moelle, peuvent déterminer : un état parétique et spasmodique des quatre membres (par lésion pyramidales), des atrophies musculaires (par lésion des cornes antérieures ou des noyaux des nerfs crâniens); des troubles de l'équilibration avec tremblement, nystagmus, parole scandée, etc. (par lésion cérébelleuse);

2° La *maladie de Friedreich*, due à la lésion des cordons postérieurs, des cellules de la colonne de Clarke et du faisceau cérébelleux ascendant; présentant par conséquent des lésions du type tabétique et des lésions cérébelleuses; se manifestant surtout par une démarche dite tabéto-cérébelleuse, par des troubles de la coordination et des troubles trophiques portant surtout sur les pieds;

3° Le *syndrome bulbaire de Babinski-Nageotte*, dans lequel une lésion unilatérale du bulbe provoque de l'hémiasynergie, de la latéropulsion et du myosis du côté atteint, et, du côté opposé, de l'hémiplégie, qui peut faire défaut et de l'hémianesthésie.

Les données anatomo-cliniques légitiment donc la conception d'un *système cérébelleux* (comprenant non seulement le cervelet, mais encore certains noyaux gris du tronc cérébral et les divers faisceaux cérébelleux), dont une atteinte, en un point quelconque détermine des symptômes généraux analogues à ceux que cause la lésion du centre lui-même.

CHAPITRE XXIX

MOELLE ÉPINIÈRE

PAR

M. L. LORTAT-JACOB

L'étude des affections de la moelle épinière ne peut être entreprise sans la connaissance de l'anatomie et de la physiologie qui, seules, permettent d'interpréter les divers symptômes cliniques, par lesquels les affections systématisées de la moelle se révèlent; mais, en dehors de ces dernières, certains syndromes, moteurs, sensitifs, sensitivo-moteurs. sont la traduction des troubles non systématisés des fonctions médullaires. Aussi, n'est-il pas seulement utile de connaître la systématisation des faisceaux qui constituent la moelle. Il faut en outre que le médecin ait présentes à l'esprit certaines notions générales, telles les conditions mécaniques dans lesquelles se trouve le cylindre médullaire par rapport à ses enveloppes, pour comprendre comment celui-ci peut échapper aux différentes compressions, aux traumatismes. Il faut encore que le médecin connaisse les connexions vasculaires, radiculaires, méningées, pour arriver à la compréhension des divers troubles pathologiques, qui surviennent lorsque la moelle est touchée par quelque maladie infectieuse ou toxique. Enfin, les traumatismes immédiats ou médiats, dont la guerre a fourni de multiples exemples, réalisent des syndromes variés qui ne se comprennent qu'à la lumière des données anatomo-physiologiques.

ANATOMIE MACROSCOPIQUE ET MICROSCOPIQUE

Situation générale. — La moelle épinière représente un cylindre, renflé par places, situé dans le canal rachidien qu'elle ne remplit pas complètement.

Elle commence au-dessous de l'occipital et s'arrête à la 2e vertèbre lombaire. Suspendue aux parois du canal rachidien, elle est maintenue, en place par les membranes dont elle est entourée. Elle n'occupe pas le centre du cylindre osseux, mais elle est plus rapprochée de sa face antérieure.

Distante transversalement et longitudinalement du canal rachidien, elle est entourée de tissu adipeux, de plexus veineux, et cette situation explique comment elle fuit devant la compression. Elle est, de la sorte, relativement peu accessible à une déviation vertébrale; néanmoins, son

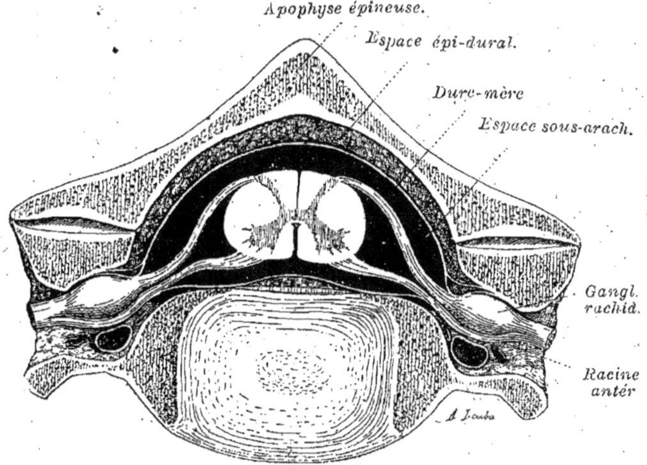

Fig. 287. — Rapports de la moelle dans le sens transversal (Poirier, Charpy).

Coupe transversale passant par une vertèbre cervicale, au niveau d'un trou de conjugaison.
En rouge, l'artère vertébrale. L'arachnoïde et la pie-mère ne sont pas figurées.

voisinage avec les corps vertébraux rend compte des lésions qu'elle peut subir du fait d'une fracture ou d'une luxation.

Les rapports relatifs de la moelle et du canal vertébral varient aux différents âges, parce que le développement du canal osseux est plus rapide que celui de la moelle : c'est ce qui explique ce que l'on a appelé l'ascension apparente de la moelle. À la naissance, le système nerveux présente un développement notable et la moelle atteint alors la 4e vertèbre lombaire; puis le squelette croît rapidement, la moelle, au contraire s'attarde, de telle sorte que son extrémité inférieure se trouve, d'étape en étape, à un niveau de plus en plus élevé.

En fin de compte, le développement achevé, la moelle atteindra le corps de la 2e vertèbre lombaire, mais se prolongera, sous la forme du *filum terminale*, jusqu'au coccyx.

Ce même *filum terminale* fixe la partie inférieure de la moelle au coccyx, et oblige ainsi les racines émergeant du système médullaire à une obliquité, dont le degré variera avec le niveau d'émergence.

Il en résulte que les racines des nerfs rachidiens parcourent dans le canal un certain trajet avant de sortir par le trou de conjugaison correspondant.

Il ne faut donc pas confondre l'émergence des nerfs, au niveau du trou de conjugaison, avec leur origine médullaire : c'est ce qui explique que la paralysie consécutive à une section de la moelle ne s'élève pas jusqu'au niveau de la section.

Si l'on connaît d'une manière précise l'origine des nerfs par rapport aux vertèbres et le point où s'arrête la paralysie, on peut indiquer le siège anatomique de la lésion médullaire. Par exemple, une fracture de la 12e vertèbre dorsale déterminera une paralysie du plexus sacré; un traumatisme de la 11e vertèbre dorsale paralysera le plexus lombaire et le plexus sacré; une fracture de la 5e vertèbre dorsale paralysera le plexus lombo-sacré et la paroi abdominale qui reçoit les nerfs des cinq dernières paires dorsales.

Aux lésions précédentes s'ajoutera une paralysie remontant jusqu'au 3e espace intercostal dans le cas de fracture de la 1re vertèbre dorsale; si la 6e et la 7e vertèbres cervicales sont touchées, il y aura en outre participation paralytique de tous les espaces intercostaux.

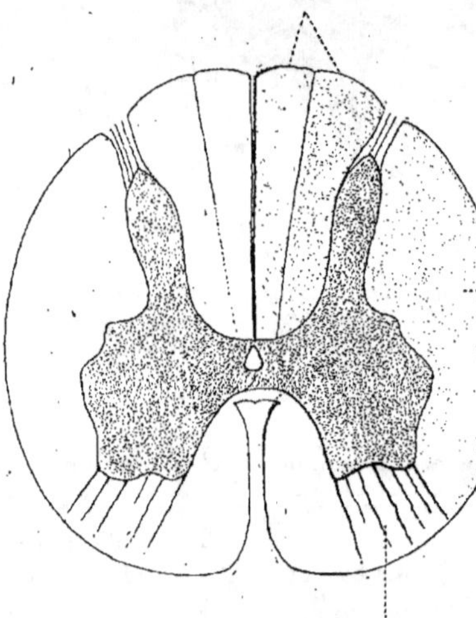

Le nerf phrénique naît des 3 et 4 nerfs cervicaux au-dessous de l'axis et peut être intéressé par la compression vertébrale au cours du mal de Pott sous-occipital.

Configuration extérieure. — Une coupe transversale de la moelle congelée montre qu'elle se compose d'un centre ayant la forme d'un papillon grisâtre et d'une périphérie blanche.

Cordon postérieur.

Cord. lat.

Cordon antérieur.

Fig. 288. — Cordons de la moelle (schéma) (Poirier, Charpy).

Le cordon postérieur présente : en dehors, le faisceau de Burdach en dedans, le faisceau de Goll.

Celle-ci est divisée en deux moitiés symétriques : 1° en avant, par le sillon médian antérieur, au fond duquel on voit la substance blanche: 2° en arrière, par le sillon médian postérieur. En dehors du sillon médian antérieur, se voient de chaque côté, à la périphéric, les racines antérieures, au niveau du sillon collatéral antérieur. En dehors du sillon postérieur, émergent, au niveau du sillon collatéral postérieur, les racines postérieures.

Entre celles-ci et le sillon médian postérieur, on peut voir, dans la région cervicale, le sillon intermédiaire postérieur.

Par ces sillons, la moelle est subdivisée en trois cordons :

Le cordon antérieur, entre le sillon médian antérieur et les racines antérieures;

Le cordon postérieur, entre le sillon médian postérieur et les racines postérieures;

Le cordon latéral, emboîté entre les deux précédents.

Étudions d'abord la région centrale ou substance grise.

Substance grise. — La *substance grise* présente au centre de la moelle la forme d'un papillon où d'un H et varie d'ailleurs suivant le segment médullaire considéré, parce que les croissants qui le constituent y prennent des aspects différents.

Ces deux croissants, à concavité externe, ont chacun une extrémité antérieure et une extrémité postérieure appelées *corne antérieure* et *corne postérieure;* toutes deux sont reliées par la commissure grise transversale, au centre de laquelle se voit le canal de l'épendyme.

La corne antérieure est triangulaire à la région cervicale, mince et allongée à la région dorsale, globuleuse et arrondie à la région lombaire.

La corne postérieure, bordée en dedans et en dehors d'une couche de substance blanche, s'effile en arrière, atteint la périphéric dont elle n'est séparée que par la mince couche de substance blanche, nommée zone de Lissauer.

Elle est coiffée à sa partie postérieure d'une substance d'apparence gélatineuse, la substance de Rolando, qui, suivant les régions, a la forme d'un U ou d'un V, à sinus ouvert en avant.

Dans les régions cervicale et lombaire, la corne postérieure s'élargit à sa partie moyenne.

De la zone intermédiaire à la corne antérieure et à la corne postérieure, dans le point nommé base de la corne antérieure ou de la corne postérieure, se détache, dans la partie supérieure de la région dorsale, la corne latérale. En outre, de fines travées de substance grise irradient dans la substance blanche intermédiaire à la corne latérale et à la corne postérieure, formant un réseau autour des fibres longitudinales du cordon.

De la tête des cornes antérieures se détachent les racines antérieures, et dans l'extrémité effilée des cornes postérieures viennent pénétrer les racines postérieures.

Dans toute la région dorsale, depuis la 3e racine jusqu'à la 11e inclusivement, on voit à l'extrémité *antéro-interne* de la corne postérieure une substance grise circulaire : la colonne vésiculaire de Clarke.

Dans son ensemble, la substance grise descend du bulbe jusqu'au *filum terminale* et affecte la forme d'une colonne à quatre gouttières ; une antérieure logeant les cordons antérieurs ; une postérieure contenant les cordons postérieurs, subdivisés en deux faisceaux secondaires par le septum para-médian dorsal, avec, en dedans, le faisceau de Goll ; en dehors le faisceau cunéiforme de Burdach ; les gouttières latérales contiennent les cordons latéraux. Les deux moitiés de la moelle sont réunies en arrière par la commissure grise postérieure qui borde immédiatement en avant les cordons postérieurs.

La structure de l'axe gris est particulièrement intéressante : elle montre : 1° des cellules nerveuses de grande dimension ; 2° des fibres nerveuses qui sont le prolongement des cellules, et la névroglie sur laquelle nous n'insisterons pas.

1° *Les cellules nerveuses*. — Dans la corne antérieure se voient les grandes cellules nerveuses multipolaires, étoilées, qui sont accumulées dans les renflements cervical et lombaire ; elles se rangent en :

1° Groupe antéro-externe, dont les ramifications terminales s'arrêtent dans le cordon antéro-latéral ;

2° Groupe postéro-interne, à prolongements épais, se terminant dans la substance grise ;

3° Groupe interne, dont les divisions se terminent, soit du même côté de la moelle, soit du côté opposé, en passant par la commissure antérieure.

Les grosses cellules de la corne antérieure ont un cylindraxe, qui se continue avec une fibre radiculaire antérieure, et portent, pour cette raison, le nom de *cellules radiculaires antérieures*.

Les grosses cellules de la partie postérieure de la corne antérieure, dont le prolongement cylindraxile pénètre dans les racines postérieures, sont les *cellules radiculaires postérieures*.

Les cellules du groupe de la corne latérale, localisées à la région dorsale, sont une des principales origines du grand sympathique. En plus des grosses cellules radiculaires ou cellules de projection, on voit des cellules plus petites, *cellules d'association*, qui sont les *cellules funiculaires* ou *du cordon*. Ce sont de petits éléments cellulaires, disséminés dans toute la substance grise ; leur cylindraxe reste dans le faisceau fondamental. Quelques-unes envoient, par la commissure, leur prolongement cylindraxile dans l'autre moitié de la moelle. Ce sont les *cellules commissurales*.

Ces différents amas cellulaires peuvent être touchés au cours des infections microbiennes qui peuvent envahir la moelle. Si les cellules antérieures radiculaires sont prises, le syndrome clinique de la paralysie spinale ou poliomyélite apparaît. C'est ce qui se produit chez l'enfant (paralysie infantile).

De même pour l'affection connue sous le nom d'atrophie musculaire progressive ou maladie d'Aran-Duchenne : il existe une altération primitive des cellules radiculaires des cornes antérieures. Ces lésions sont également à l'origine de la sclérose latérale amyotrophique.

Consécutivement aux lésions cellulaires apparaît l'atrophie des racines, puis celle des muscles.

Il est un point à noter, c'est que dans la sclérose latérale amyotrophique, dans la maladie d'Aran-Duchenne, les cellules des cordons antéro-latéraux disparaissent également; mais les cellules des colonnes de Clarke, celles des cornes postérieures, les cellules d'origine du faisceau de Gowers, restent intactes dans la poliomyélite antérieure chronique.

Dans d'autres affections, cellules de Clarke et cellules du faisceau de Gowers disparaissent, tandis que les cellules radiculaires sont épargnées.

D'une façon générale, les cellules de la région cervicale meurent, habituellement, avant celles de la région lombaire.

Dans tous ces cas, les cellules colorées par la méthode de Nissl laissent voir des altérations variables de leur protoplasma. Les grains qui le constituent s'effacent dans les différentes régions périnucléaires, centrale ou périphérique.

Ces lésions constituent la chromatolyse qui peut être primitive ou secondaire.

En résumé, il existe tout un groupe d'atrophies musculaires à l'origine desquelles se trouve une lésion cellulaire médullaire, par opposition aux atrophies musculaires où la lésion cellulaire n'existe pas; ce dernier groupe constitue celui des atrophies myopathiques, par opposition aux atrophies myélopathiques.

2° **Les fibres nerveuses.** — Le réseau des fibres nerveuses forme : les racines antérieures, les racines postérieures, les cordons et les commissures.

a) *Les racines antérieures* sont formées par les fibres des cellules radiculaires antérieures : groupe interne et externe en particulier. En se groupant hors de la moelle, ces fibres constituent la racine antérieure motrice qui va s'accoler à la racine postérieure sensitive, au delà du ganglion spinal, pour former le nerf mixte.

Pour Monakoff, le contact ne serait pas direct : il y aurait entre la cellule de la corne antérieure et l'arborisation correspondante du faisceau pyramidal, par exemple, un neurone intercalaire. Cette pièce intermédiaire serait douée de plusieurs prolongements capables d'agir ainsi sur plusieurs cellules. Ce neurone intermédiaire jouerait le rôle d'un multiplicateur et remplirait une fonction d'association vis-à-vis de divers groupes cellulaires.

b) *Les racines postérieures* sont constituées par des fibres qu'on peut diviser en 3 catégories, suivant l'étendue de leur trajet à l'intérieur de la moelle dans le sens de la hauteur.

1° Des fibres *radiculaires longues*, qui ont pour caractéristique de rester cantonnées dans la moitié homonyme du cordon postérieur. Elles transmettent les impressions qui conditionnent le sens stéréognostique et les sensations kinesthésiques (sens des attitudes segmentaires et de la sensibilité osseuse);

2° Des fibres *radiculaires moyennes*, qui restent d'abord cantonnées dans le cordon postérieur homonyme, mais se prolongent bientôt par des fibres croisées dans le côté opposé de la moelle; celles-ci s'élèvent dans le segment antérieur du cordon antéro-latéral et se terminent dans les formations réticulées blanches et grises du bulbe et du thalamus. Elles transmettent les impressions tactiles superficielles (attouchements légers) et les sensations de pression tactiles;

3° Des fibres *radiculaires courtes* qui s'entre-croisent immédiatement sur la ligne médiane se dirigent dans le segment postérieur du cordon antéro-latéral opposé, en utilisant la commissure grise postérieure. Elles aboutissent au segment postérieur du cordon antéro-latéral et transmettent les impressions douloureuses et thermiques. A noter cependant que quelques-unes d'entre elles ne s'entre-croisent pas et montent dans le côté homolatéral de la moelle.

Substance blanche. — Autour de la substance grise se voit la substance blanche que nous allons maintenant envisager : celle-ci forme divers cordons et divers faisceaux.

Les cordons. — Les cordons sont composés de fibres nerveuses à myéline, dont les unes naissent dans la moelle (*fibres endogènes*), les autres proviennent des ganglions rachidiens, du cervelet, du cerveau (*fibres exogènes*). Leur groupement forme les cordons antéro-latéral et postérieur, et dans ceux-ci l'expérimentation et l'étude des dégénérescences a permis de reconnaître des faisceaux.

Dans les cordons postérieurs, on distingue ainsi les faisceaux de Goll et de Burdach.

1° **Le faisceau de Goll**, à la partie interne du cordon postérieur, est un cordon grêle; il a une forme triangulaire; il contient les fibres radiculaires postérieures, et exclusivement des fibres longues;

2° **Le faisceau de Burdach** ou faisceau cunéiforme, situé à la partie externe du cordon postérieur, s'insinue comme un coin, jusqu'à la commissure grise. — Ce faisceau contient des fibres provenant des cellules ganglionnaires spinales. Ces fibres elles-mêmes, arrivées à la limite de la corne postérieure, se bifurquent en une petite branche courte et une branche ascendante, moyenne ou longue, qui se termine suivant sa longueur, soit dans la corne postérieure, soit au bulbe, dans le noyau de Burdach, et porte ainsi au cerveau les excitations sensitives.

Toutes ces branches abandonnent chemin faisant des collatérales perpendiculaires dont certaines se rendent aux cellules motrices des cornes antérieures et forment le faisceau sensitivo-moteur.

3° Les fibres radiculaires exogènes, ascendantes, forment encore dans les cordons postérieurs la **zone de Lissauer**, à la pointe de la corne postérieure; d'autres fibres remontent dans les **bandelettes externes** de Charcot et de Pierret qui forment une bande étroite côtoyant le bord interne de la corne postérieure correspondante. C'est dans la bandelette externe et la zone de pénétration des racines postérieures qu'on a localisé longtemps les lésions initiales du tabes (Charcot-Pierret). Progressivement, les faits anatomo-pathologiques ont cantonné le siège principal des lésions vers le nerf radiculaire. Actuellement, en effet, la plupart des neurologistes admettent comme facteur principal du tabes l'existence de la méningite spécifique chronique, prédominant au niveau des racines postérieures et particulièrement sur le nerf radiculaire, grâce aux dispositions des gaines méningées dont nous parlerons plus loin (V. chap. XXX, p. 779). S'étendant du nerf radiculaire et de sa gaine vers les centres, la lésion aboutirait enfin à la gaine radiculaire postérieure et à la bandelette externe.

Ces différentes fibres des cordons postérieurs montent dans la moelle : on peut leur opposer le système *des fibres exogènes descendantes* du cordon antéro-latéral, qui constituent les faisceaux descendants, dont le plus important est le *faisceau pyramidal.*

4° **Fibres endogènes.** — En plus des fibres radiculaires, le cordon postérieur contient des fibres endogènes. Celles-ci naissent des cellules de la substance grise. Sur une coupe schématique on voit qu'elles occupent des terrains très circonscrits et qu'elles siègent dans la zone cornu-commissurale, dans la virgule de Schultze, dans le centre ovale

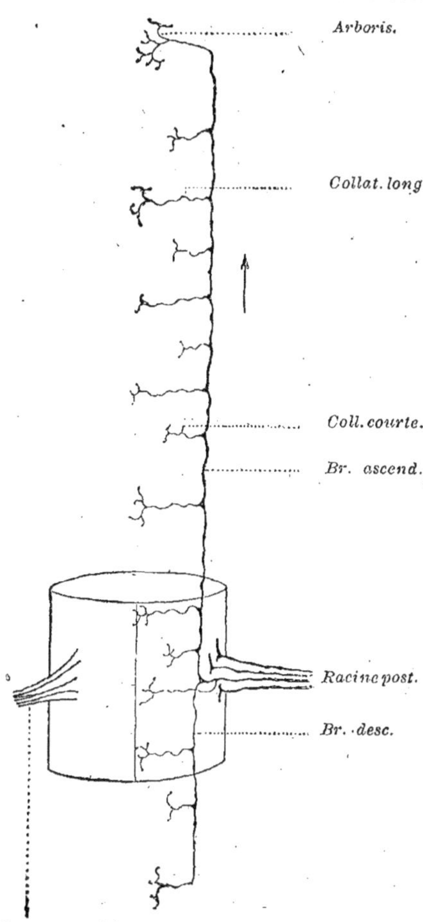

Fig. 289. — Bifurcation de racines postérieures
(Poirier, Charpy).

Figure schématique. La fibre d'une racine postérieure, réduite à son cylindre-axe, se divise dans le cordon postérieur en branches ascendantes et descendantes.

de Flechsig, dans le champ périphérique (faisceau de Hoche), dans le triangle de Gombault et Philippe.

Les fibres de la zone cornu-commissurale sont situées dans l'angle formé par la corne postérieure et la substance grise centrale. Les fibres endogènes sont ascendantes et dégénèrent après la destruction des cellules de la base de la corne postérieure.

La virgule de Schultze est parallèle à la corne postérieure; formée également de fibres endogènes radiculaires postérieures, elle dégénère en partie après une lésion transversale des différents segments de la moelle à l'exception de la région sacrée.

Le faisceau de Hoche situé dans l'angle postéro-externe des cordons postérieurs jusqu'à la 8e racine dorsale occupe après ce point la périphérie du cordon postérieur et devient d'autant plus médian, qu'il descend; il se confond, plus bas, avec le centre ovale de Flechsig (renflement lombaire), et le triangle de Gombault-Philippe (cône terminal); il dégénère de haut en bas, totalement, après la section de la moelle cervicale. Il faut le considérer comme un système d'association en longueur.

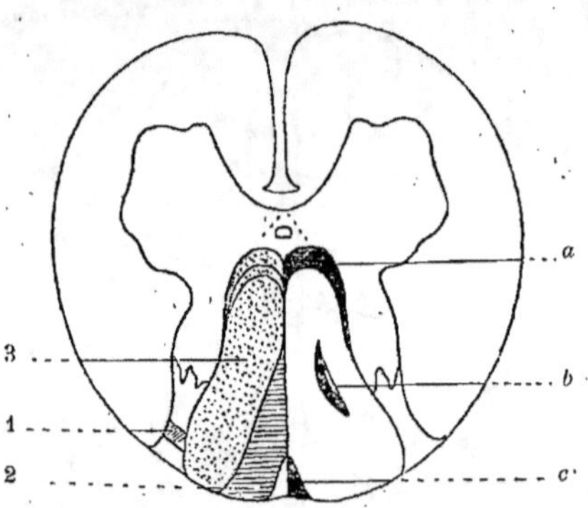

FIG. 290. — Schéma de la moelle au niveau de la région lombaire.

1, zone de Lissauer ; — 2, racines lombaires ; 3, racines sacrées.

a, zone cornu-commissurale; — b, virgule de Schultze; — c, faisceau de Hoche (celui-ci se confond, à la 5e lombaire, avec le centre ovale de Flechsig ; au cône terminal, avec le triangle de Gombault et Philippe.

Notons, pour terminer, que le centre ovale de Flechsig contient beaucoup plus de fibres endogènes que de fibres exogènes, ce qui se constate par sa faible dégénération, à la suite de la section des racines sacrées, tandis que le triangle de Gombault-Philippe, dégénère aussi bien à la suite d'une section de la moelle dorso-lombaire, qu'à la suite d'une lésion des racines sacrées.

Dans les cordons antéro-latéraux on distingue les faisceaux suivants :

5° Faisceau pyramidal. — Celui-ci se décompose en 3 parties :

a) Le faisceau pyramidal direct.

b) Le faisceau pyramidal croisé.

c) Les fibres pyramidales homolatérales. (Muratoff — Dejerine et Thomas).

a) Le *faisceau pyramidal direct* est plus mince que le faisceau pyramidal croisé; il a tantôt la forme d'une mince bordure au niveau du sillon antérieur et de la circonférence extérieure de la moelle; tantôt il est exactement limité au sillon antérieur, ou seulement à une portion de la marge du sillon.

Il touche en arrière la commissure grise, et en avant il atteint la circonférence externe de la moelle ; en dedans, il borde le sillon antérieur, en dehors, il touche au faisceau fondamental du cordon antérieur qui le sépare de la corne antérieure.

Né des cellules corticales motrices des circonvolutions fr ntales ascendantes, du lobule paracentral, il représente la portion du faisceau pyramidal qui, à la limite inférieure du bulbe, ne s'est pas entrecroisée, tandis que la plus grosse partie des fibres passait du côté opposé, sous le nom de faisceau pyramidal croisé.

b) Le *faisceau pyramidal croisé* présente, suivant les hauteurs, une forme variable.

Ovalaire dans la région cervicale, il a, à la région dorsale, la forme d'un triangle à sommet antéro-interne, et, d'un triangle à sommet antéro-externe, dans la région lombaire.

Il est situé à la partie postérieure du cordon latéral, et ne confine à la région externe de la moelle qu'aux extrémités, dans la région cervicale supérieure et dans la région lombo-sacrée, car le faisceau

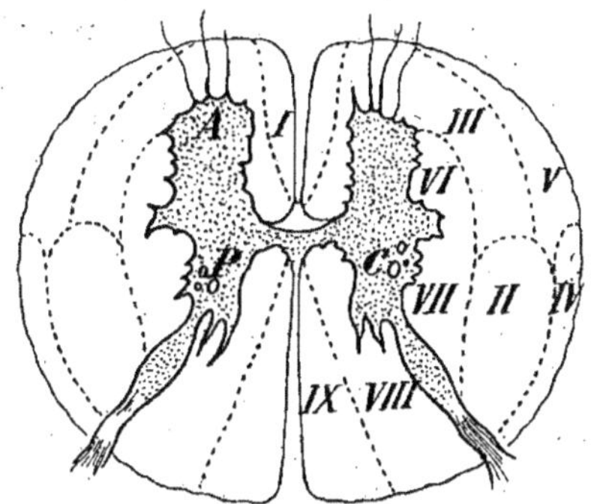

Fig. 291. — Coupe de la moelle au niveau de la région dorsale.

A, corne antérieure ; — P, corne postérieure ; C, colonne de Clarke.
I, faisceau pyramidal direct ; — II, faisceau pyramidal croisé ; — III, faisceau radiculaire antérieur ; — IV, faisceau cérébelleux direct ; — V, faisceau de Gowers ; — VI, partie motrice et vasomotrice du faisceau mixte ; — VIII, faisceau de Burdach contenant, dans son tiers externe, la bandelette externe de Charcot et Pierret ; IX, cordon de Gol (d'après Dieulafoy).

cérébelleux direct le borde en dehors, dans tout le reste de la traversée médullaire.

c) Les *fibres pyramidales homolatérales* sont des fibres émanées du faisceau pyramidal, au moment de la décussation ; elles s'engagent dans le faisceau pyramidal croisé et sont disséminées parmi les fibres de ce faisceau.

Le faisceau pyramidal descend très bas dans la moelle ; c'est ainsi que le filum terminale montre encore des fibres du faisceau pyramidal croisé ; la 6ᵉ paire sacrée, des fibres du faisceau pyramidal direct : MM. Dejerine et Thomas ont retrouvé dans la 4ᵉ racine sacrée des fibres pyramidales homolatérales.

Ces faisceaux pyramidaux sont frappés au cours de certaines affections, réalisant les scléroses systématiques de Vulpian, et c'est ce que l'étude de la dégénération systématisée met en évidence. Il s'agit, alors, de lésions portant symétriquement sur un ou plusieurs faisceaux, parce que la lésion initiale réside sur des fibres organiques de même espèce cellulaire.

Parfois, le faisceau pyramidal peut faire défaut : dans le syndrome de Little, caractérisé par une paraplégie spasmodique congénitale, causée par une porencéphalie de la face externe de chaque hémisphère, il peut exister une agénésie du faisceau pyramidal.

Parfois, au lieu de voir une agénésie du faisceau pyramidal, on trouvera, comme lésion du syndrome de Little, une sclérose du faisceau, cette sclérose pouvant être aussi bien d'origine cérébrale que la conséquence d'une lésion spinale primitive (Dejerine). Nous signalerons encore, comme type de dégénérescence des faisceaux pyramidaux, la sclérose latérale amyotrophique, où, à des lésions diverses et d'intensité variable, s'associe habituellement la dégénérescence des faisceaux pyramidaux croisé et direct.

Enfin, dans certains cas, la sclérose peut être primitive et porter d'emblée sur le faisceau pyramidal croisé, et s'associer à une sclérose de tout le cordon latéral.

Tous ces faits montrent la dégénération du système pyramidal et la connaissance des relations anatomiques permet d'en saisir le mécanisme.

Il existe encore d'autres faisceaux descendants exogènes dans le cordon antéro-latéral. Ils sont représentés par le faisceau antéro-latéral descendant et le faisceau prépyramidal de Thomas.

6° Les fibres descendantes du **faisceau antéro-latéral** proviennent en partie du noyau de Deiters, du noyau dentelé, du cervelet, des tubercules quadrijumeaux.

7° Les fibres descendantes du **faisceau prépyramidal** sont constituées par les fibres qui viennent vraisemblablement du noyau rouge. L'abondance des fibres dégénérées en avant du faisceau pyramidal est, en effet, plus considérable, après une section de la moelle à la région cervicale inférieure, qu'après une lésion du cerveau.

Les fibres endogènes sont représentées dans le cordon antérolatéral par le faisceau cérébelleux direct, le faisceau de Gowers, le faisceau fondamental du cordon antéro-latéral. Ce sont des fibres ascendantes.

8° Les fibres du **faisceau cérébelleux direct** ne sont autres que les cylindraxes des cellules de la colonne de Clarke, de la région dorsale du côté correspondant. Dans la moelle elles sont situées en dehors du faisceau pyramidal croisé; dans le bulbe, elles occupent le centre du corps restiforme et se terminent dans le vermis.

9° En avant du faisceau cérébelleux direct se place le **faisceau de Gowers**, en bordure externe du cordon antéro-latéral.

Il contient des fibres directes et des fibres croisées; ces dernières en forment la plus grosse part. On discute sur le point d'origine de ces fibres. Pour les uns, elles émanent de la partie centrale de la substance grise, pour les autres, de la partie antérieure, pour d'autres enfin des cornes postérieures. La plus grande partie des fibres vient de la région dorsale, et quelques autres des régions sus et sous-jacentes. Elles se perdent : les unes, dans le noyau du cordon latéral du bulbe; les autres, avec le faisceau cérébelleux, gagnent le corps restiforme et le vermis ; les dernières enfin, isolées, après avoir contourné en anse le pédoncule cérébelleux supérieur, se terminent dans le vermis.

Après une section transverse de la moelle, la dégénérescence des faisceaux de Gowers et cérébelleux se fait de bas en haut.

10° Les fibres du **faisceau fondamental** du cordon antéro-latéral naissent des cellules des cordons, cellules d'association dont nous avons parlé plus haut.

Les unes, en rapport avec les fibres radiculaires courtes, traversent la commissure grise, puis se placent à la partie postérieure du cordon antéro-latéral du côté opposé.

Les autres, en rapport avec les fibres radiculaires moyennes, s'entre-croisent dans la commissure antérieure et atteignent le segment antérieur du cordon antéro-latéral.

Elles forment le faisceau en croissant de Dejerine, situé à la partie externe de la corne antérieure.

Ces fibres se perdent dans la substance grise de la moelle cervicale et dans la formation réticulée du bulbe, de la protubérance et des pédoncules.

Circulation. — Ainsi constituée, la moelle présente une circulation spéciale dont l'étude anatomique complète ne saurait être envisagée ici ; il faut retenir toutefois que la circulation est inégalement riche dans la moelle. Elle est plus fournie au niveau des renflements brachial et lombaire jusqu'à la partie moyenne de la région dorsale (11° et 12° racines dorsales) et du cône sacré; cela a son importance pour expliquer les symptômes variables qui peuvent résulter d'une oblitération artérielle. La lésion de la grande artère spinale d'Adamckiewicz, artère *nourricière* du renflement lombaire de Charpy, entraînera a priori de toutes autres conséquences que la lésion de la 12° dorsale, qui est une artère grêle. Dans le premier cas, la lésion retentira sur toute la substance grise du renflement lombaire; dans le second, elle n'entraînera que des troubles radiculaires, puisque la 12° dorsale n'aboutit pas à la moelle, et cela malgré la présence d'anastomoses.

D'une façon générale, on peut admettre que la moelle comprend trois groupes artériels.

a) Les artères grêles radiculaires des 6, 7, 8, 11, 12 dorsales; des 5 lombaires : des 3, 4, 5 sacrées qui constituent les artères grêles constantes; la lésion d'une artère grêle n'entraînera que des troubles radiculaires.

b) Les artères moyennes radiculo-piemériennes réparties dans les 1, 2, 3, 4, 5 dorsales; 1, 2, 4 lombaires et 2 sacrées. La lésion d'une artère de ce groupe déterminera des troubles segmentaires, la moelle pouvant rester normale dans les segments voisins, si l'irrigation y est normale.

c) Les *artères principales radiculo-médullaires* comprennent les artères lombaires de la 2° sacrée, quelquefois de la 9° et 18° dorsale. Leur thrombose détermine des troubles éloignés aboutissant à un syndrome vasculaire antérieur (Tanon) caractérisé par des symptômes moteurs et accessoirement sensitifs.

Les *veines* aboutissent aux grosses veines longitudinales, à la veine spinale antérieure et à la postérieure; aux grosses veines longitudinales placées au-devant des sillons radiculaires antérieurs. D'autres veinules, veines radiculaires, accompagnent les racines et se jettent dans les plexus intra-rachidiens. Les dilatations variqueuses de ces veines, observées parfois chez certains polyscléreux qui ont une phlébosclérose accentuée, ont pu être incriminées comme capables de provoquer certains syndromes radiculaires; tel est le cas pour certaines sciatiques radiculaires, observées par Lortat-Jacob et G. Sabareanu.

La *circulation lymphatique* suit dans la moelle, d'après Guillain, une voie ascendante. Le canal de l'épendyme jouerait le rôle d'un canal lymphatique.

PHYSIOLOGIE ET PHYSIO-PATHOLOGIE

Au point de vue physiologique, la moelle peut être considérée comme un véritable centre de réception impressive et de réflexion motrice (Vulpian).

Les racines postérieures transmettent à la moelle les sensations de la périphérie.

La douleur et la sensibilité thermique empruntent le trajet des fibres radiculaires courtes, et après entre-croisement s'élèvent obliquement dans le segment postérieur du cordon antéro-latéral.

Les impressions de sensibilité tactile sont transmises par le cordon postérieur homolatéral en suivant les fibres radiculaires moyennes.

Les voies secondaires, croisées, passent dans le segment antérieur du cordon antéro-latéral.

Sensibilité. — On peut, en clinique, observer des troubles variables de la sensibilité.

La dissociation dite syringomyélique s'observe habituellement à la suite de lésions de la substance grise (syringomyélie, hématomyélie), parfois au cours de myélites, de compressions médullaires, de lésions bulbaires ou protubérantielles. Elle consiste en une perte des sensibilités douloureuse et thermique qui ne sont perçues que comme simple contact. Il y a, au contraire, intégrité de la sensibilité tactile; certains cas réalisent le type de *l'anesthésie totale*, à la suite d'une myélite transverse, par exemple, ou à la suite d'un écrasement par fracture : dans ce cas, il existe ordinairement une paraplégie flasque durable absolue, et l'anesthésie est complète dans tout le territoire paralysé. Cette anesthésie porte le nom d'*anesthésie à disposition paraplégique* et sa limite varie avec le siège de la lésion. La limite supérieure « correspond toujours à la distribution périphérique des racines comprises dans la lésion; c'est pourquoi, lorsque cette dernière siège, par exemple, au niveau de la huitième racine cervicale et de la première racine dorsale, l'anesthésie est distribuée sur les membres supérieurs suivant une bande longitudinale occupant le bord interne de la main, de l'avant-bras et du bras.

« Lorsque la lésion siège dans la région dorsale, la limite de l'anes-

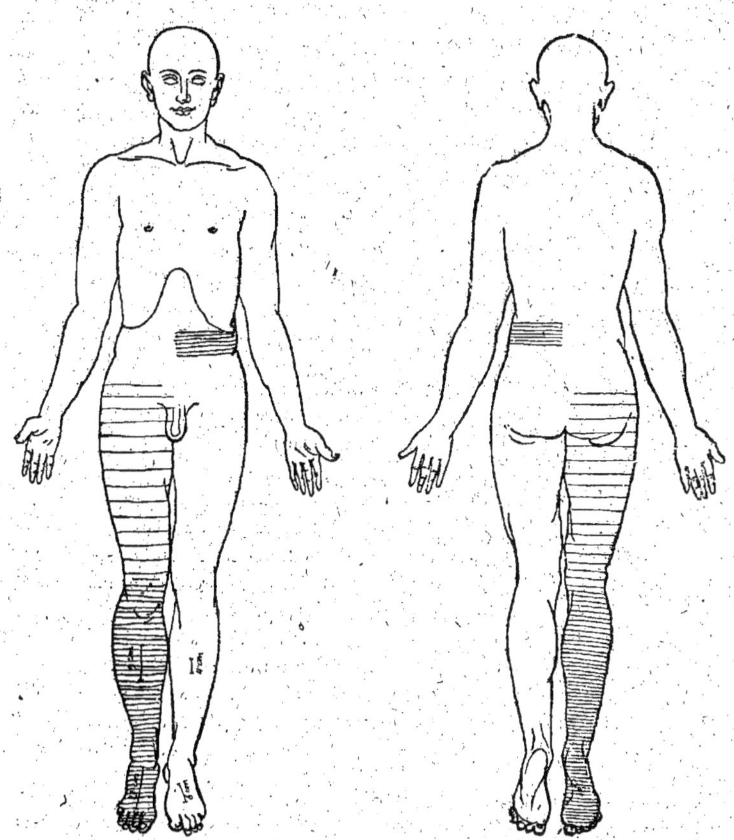

Fɪɢ. 292. — Hémiparaplégie gauche avec anesthésie croisée. — Topographie des troubles de la sensibilité dans un cas de syndrome de Brown-Séquard. Les lignes horizontales indiquent les troubles de la sensibilité superficielle (tact, douleur, température) du côté non paralysé (Dejerine).

thésie est représentée par une ligne transversale correspondant au terri- toire d'innervation périphérique de la racine correspondante.

« Lorsque la lésion siège assez bas, dans le renflement lombaire, la limite supérieure de l'anesthésie paraît tout d'abord assez irrégulière; mais, à un examen plus approfondi, elle se confond avec les limites mêmes de distribution périphérique de la racine correspondante (J. Dejerine et A. Thomas). »

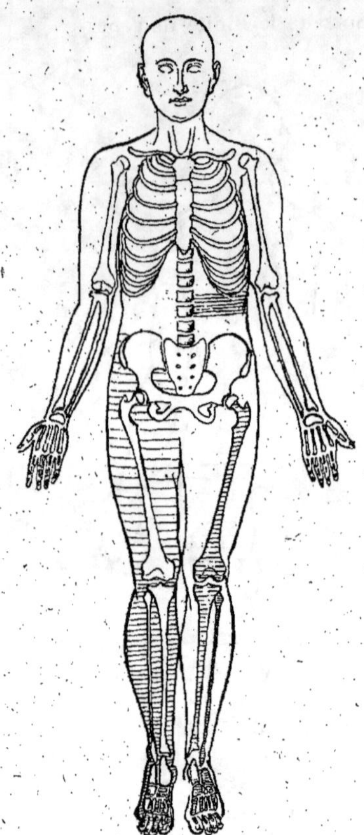

Fig. 293. — Anesthésie des os du côté de la paralysie motrice chez le malade précédent atteint d'hémiparaplégie gauche, avec hémianesthésie croisée. Du côté de l'hémianesthésie (membre inférieur droit), la sensibilité osseuse est normale. Les parties anesthésiées sont indiquées par des hachures (Dejerine).

Les *troubles de la sensibilité à disposition radiculaire* s'observent au cours de lésions très limitées de l'axe gris, aussi nettement que si la lésion avait porté sur les racines elles mêmes. Dejerine a montré que dans les lésions circonscrites de la corne postérieure, on trouvait une anesthésie et une thermo-anesthésie réparties en bandes longitudinales et parallèles au trajet des nerfs. Ces bandes s'observent et sur les membres et sur le tronc.

Nous conclurons donc que la topographie des troubles de la sensibilité, dus à une lésion de la moelle, est la même que celle qui relève des lésions radiculaires.

On sait, d'ailleurs, que ces troubles radiculaires s'observent comme symptômes précoces du tabes ; aussi leur existence constitue-t-elle un élément précieux de diagnostic dans les cas douteux.

Dans les *lésions unilatérales* de la moelle on observe l'*hémiplégie sensitive spinale*, à la suite de lésions de la moelle par coups de couteau, par une tumeur, ou par un foyer de myélomalacie.

Une telle hémiplégie spinale peut se compliquer du syndrome de Brown-Séquard ; elle peut dépendre des lésions sus-énoncées.

Le *syndrome de Brown-Séquard* se caractérise :

A. Du côté correspondant à la lésion :

1° Par une paralysie du mouvement volontaire ; le plus souvent il s'agit d'hémiparaplégie, parce que les lésions de la moelle dorsale sont plus communes que celles de la moelle cervicale supérieure ;

La paraplégie d'abord flasque devient plus tard spasmodique :

2° Par une hyperesthésie tactile, douloureuse, thermique ;

3° Par un ruban transversal d'anesthésie bordant la limite supérieure de l'hyperesthésie ;

4° Par un placard d'hyperesthésie plus ou moins apparent affleurant la zone d'anesthésie ;

5° Par une élévation thermique absolue ou relative dans la zone de la paralysie, et quelquefois, dans le territoire hyperesthésié qui surmonte la zone anesthésiée ;

6° Par un syndrome sympathique cervical (myosis, rétrécissement de la fente palpébrale, énophtalmie) et une paralysie des muscles respiratoires, quand la lésion siège dans le renflement cervical ;

7° Par la perte du sens musculaire ;

8° Par l'anesthésie ou l'hypoesthésie osseuse.

B. Du côté opposé à la lésion, on note :

1° Une anesthésie totale et complète dans le territoire correspondant à celui qui est paralysé de l'autre côté ;

2° L'intégrité des mouvements volontaires, du sens musculaire, de la sensibilité osseuse ;

3° Une zone d'hyperesthésie sus-jacente aux régions anesthésiées.

Assez fréquemment, au cours de ce syndrome, on est à même de constater un certain degré de dissociation syringomyélique, la sensibilité thermique et douloureuse étant abolies, alors que subsiste la sensibilité au contact.

Comment interpréter la pathologie de ce syndrome ?

Certains auteurs admettent que la sensibilité est croisée dans la moelle ; mais si le syndrome de Brown-Séquard semble étayer cette hypothèse, il existe, par contre, un bon nombre de cas où des lésions unilatérales de la moelle ont donné naissance à des troubles sensitifs du côté de la lésion.

En raison de l'insuffisance des preuves anatomiques, il faut, à l'heure actuelle, réserver l'interprétation, et nous dirons avec Long qu'il n'y a pas lieu d'admettre que la conduction de la sensibilité soit croisée dans la moelle.

Tout examen de la sensibilité doit comporter la recherche des sensibilités superficielles et aussi des sensibilités profondes, que nous avons définies au chapitre XXVI (V. p. 633).

Les différentes sensibilités profondes sont touchées à des titres divers dans les myélopathies, et lorsqu'elles sont toutes abolies avec les sensibilités superficielles, c'est qu'il y a interruption complète des faisceaux de la moelle. Il y a, en même temps, abolition des réflexes et paralysie des sphincters.

Ajoutons que, dans les affections systématiques de la moelle, une telle anesthésie totale est rare.

Le tabès provoque une diminution ou même une abolition complète des sensibilités profondes, de même que les paraplégies par lésion transverse totale de la moelle ; par contre, la syringomyélie et l'hématomyélie respectent généralement la sensibilité profonde.

Motricité. — L'intégrité de la moelle contribue à maintenir dans les muscles le tonus musculaire, état intermédiaire entre la contraction et le relâchement. Ce tonus est dû à l'excitation latente et continue des cellules des cornes antérieures de la moelle par les ganglions rachidiens.

La section des racines postérieures chez l'animal ou leur atrophie chez l'homme (tabes) a pour effet une diminution du tonus musculaire ou hypotonie.

Une section totale de la moelle donne une hypotonie très accentuée ; au contraire, les lésions incomplètes transverses de la moelle exagèrent le tonus et font naître la contracture : on sait qu'après une hémiplégie flasque, les membres deviennent contracturés.

Comment expliquer la contracture post-paralytique ?

Trois opinions sont en présence :

Charcot, Vulpian, Strauss, Brissaud expliquent la contracture par l'excitation des cellules des cornes antérieures sous l'influence de la sclérose des fibres pyramidales.

Pour P. Marie, le neurone central agit comme frein sur le neurone moteur périphérique toujours en activité ; que le frein vienne à manquer, l'hypertonie et la contracture apparaissent.

Pour Van Gehuchten, les cellules motrices seraient placées entre deux influences : une influence frénatrice, représentée par l'action des fibres cortico-spinales, et une influence stimulante, émanée des fibres cérébello-spinales et mésencéphaliques. Si les premières sont interrompues, le rôle frénateur du cerveau diminue ou disparaît, tandis que persiste seule l'action des secondes, d'où apparition de la contracture.

Dans le mouvement volontaire, la moelle transmet aux cellules motrices des cornes antérieures l'excitation émanée de l'écorce pyramidale. La voie suivie par cet influx est celle des faisceaux pyramidaux croisés.

En effet, une lésion du faisceau pyramidal croisé crée une hémiplégie du même côté. Les deux faisceaux pyramidaux croisés sont-ils en cause ? il y a une quadriplégie ; et une paraplégie inférieure, si la lésion siège au-dessous du renflement cervical.

Mais, indépendamment de cette fonction de transmission, la moelle épinière préside encore, en raison des relations des fibres qui la traversent, à la coordination des groupes cellulaires situés aux différents étages de sa hauteur.

Les altérations sensitives et motrices se trouvent associées différemment en Pathologie, et la Clinique et la Physiologie, isolent des types variés de paraplégie, suivant le niveau de la lésion. Un type fréquemment observé est celui qui correspond à la *paralysie résultant d'un mal de Pott dorso-lombaire* caractérisé par les symptômes suivants :

Le malade ressent, tout d'abord, des douleurs variables comme siège et comme intensité. Ces douleurs sont les premiers symptômes de l'affection. De caractère névralgique, elles occupent souvent le trajet d'un nerf (nerf intercostal ou nerf sciatique).

Peu à peu, une anesthésie progressive s'installe, débutant d'abord par l'anesthésie tactile, pour affecter parfois tous les modes de la sensibilité. Néanmoins, on a pu noter la dissociation syringomyélique dans quelques cas.

Les troubles sensitifs partent de l'extrémité du membre et remontent à sa racine. En même temps, on note une douleur localisée à une ou plusieurs apophyses épineuses.

Après un certain temps, mais le plus souvent, seulement après une phase de troubles sensitifs, variable en durée, apparaissent les troubles moteurs. Habituellement, le malade se plaint d'avoir les jambes lourdes ; il traîne les pieds sur le sol.

Les réflexes patellaires sont exagérés.

La trépidation épileptoïde peut être facilement mise en évidence. Dans certains cas il y a une telle contracture spasmodique que le malade est couché dans son lit avec les jambes en adduction serrée ; veut-il marcher, il ne peut le faire qu'avec des béquilles, en lançant en avant ses membres inférieurs à la manière d'un pendule.

Les sphincters ne sont pas épargnés. La rétention d'urine est habituelle.

On note enfin des troubles trophiques variés.

A côté de ce type classique, les compressions de la moelle peuvent varier d'aspect, suivant le siège de l'agent compresseur. C'est ainsi que nous pourrons observer les types suivants :

A. La PARAPLÉGIE CERVICALE : celle-ci est, ou flasque ou spasmodique ; il existe, si elle dure assez longtemps, un certain degré d'atrophie musculaire, aux bras et aux mains, en rapport avec les groupes cellulaires atteints.

De plus, on doit retenir :

α) Des symptômes oculo-pupillaires ; tantôt, il existe une saillie du globe oculaire et la mydriase (syndrome d'excitation du centre irien) ; tantôt on constate du myosis, de l'enophtalmie, du rétrécissement de la fente palpébrale (syndrome de paralysie ou de destruction du centre).

Ces symptômes se voient lorsque la lésion touche les deux premières racines dorsales.

β) Des symptômes respiratoires.

Lorsque la lésion occupe les 3-4-5 paires cervicales, on note de la dyspnée, de la paralysie du diaphragme, de la dysphagie, du hoquet, des vomissements.

γ) La bradycardie.

δ) Les crises comitiales.

Ces deux derniers symptômes sont exceptionnels.

B. Les LÉSIONS DU SEGMENT LOMBAIRE ont une expression symptomatique qui varie suivant que la moelle est seule lésée ou que les racines sont englobées dans la lésion. Le plus souvent, il s'agit de paraplégie flasque, même en cas de lésions incomplètes de la moelle. La paraplégie est douloureuse si les racines sont prises, les sphincters sont paralysés et les réflexes abolis. Les troubles trophiques varient suivant le groupe cellulaire lésé.

C. Les PARAPLÉGIES DUES A DES LÉSIONS DE LA QUEUE DE CHEVAL sont caractérisées par leur flaccidité, la douleur, l'atrophie musculaire de la partie postérieure du membre inférieur.

Le réflexe achilléen est aboli, le réflexe patellaire conservé; les réservoirs sont atteints. Le malade steppe en marchant.

Si les 4ᵉ et 5ᵉ sacrées sont prises (queue de cheval), il y a anesthésie de la marge de l'anus.

Si la lésion remonte jusqu'à la 2ᵉ racine sacrée, il y a anesthésie de la peau des organes génitaux.

Les sphincters sont paralysés, mais l'atrophie musculaire manque et les réflexes patellaires, achilléens, plantaires, sont respectés.

Mouvements réflexes. — La moelle est le siège de réflexes multiples.

Les uns schématisent l'arc réflexe primitif (V. pp. 546-550); les autres sont des réflexes secondaires passant par les centres supra-spinaux.

Ces différents réflexes siègent, d'après Dejerine et Thomas, dans les segments suivants, qui sont les régions médullaires auxquelles aboutissent les racines correspondantes, et portent le même numéro d'ordre que les racines qu'ils reçoivent.

POUR L'EXTRÉMITÉ SUPÉRIEURE : CENTRES MÉDULLAIRES.

Réflexes du groupe radial :

Triceps,	VIᵉ, VIIᵉ segments cervicaux.
Radiaux et cubital postérieur,	VIᵉ, VIIᵉ segments cervicaux.

Réflexes du groupe cubital :

Cubital antérieur,	VIIIᵉ segment cervical et 1ᵉʳ dorsal.

Réflexes du groupe médian :

Grand et petit palmaires,	VIIᵉ et VIIIᵉ segments cervicaux.
Fléchisseurs des doigts,	VIIᵉ et VIIIᵉ segments cervicaux.

RÉFLEXES DE L'EXTRÉMITÉ INFÉRIEURE.

Réflexe achilléen,	Vᵉ segment lombaire et 1ᵉʳ segment sacré.
Réflexes des péroniers,	Vᵉ segment lombaire et 1ᵉʳ segment sacré.
Réflexes du jambier antérieur,	IVᵉ et Vᵉ segments lombaires.
— du jambier postérieur,	Vᵉ segment lombaire et 1ᵉʳ segment sacré.
Réflexe rotulien ou patellaire,	IIIᵉ segment lombaire.

RÉFLEXES CUTANÉS.

Le réflexe épigastrique,	IXᵉ segment dorsal.
— abdominal,	XIᵉ segment dorsal.
— crémastérien,	1ᵉʳ segment lombaire.
— bulbo-caverneux,	IIIᵉ segment sacré.
— cutané plantaire,	réflexe de la corticalité cérébrale

Les centres de l'appareil génito-urinaire sont répartis dans les IIIe et IVe segments sacrés.

Séméiologie des réflexes. — L'étude de la réflectivité présente un intérêt considérable lorsqu'il s'agit de localiser le siège d'une lésion médullaire, et l'on peut envisager successivement l'état des réflexes tendineux, des réflexes cutanés et des réflexes de défense.

α) Réflexes tendineux. — En physiologie, il est une loi classique qui peut s'énoncer de la façon suivante : quand une lésion occupe une tranche de moelle, il y a exagération des réflexes tendineux qui ont leur centre au-dessous de la lésion et il y a abolition des réflexes qui ont leur centre au niveau de la lésion. Ces conditions sont réalisées en pathologie, dans les myélites transverses et les compressions de la moelle. Il est cependant des faits qui paraissent infirmer cette loi. Dans certaines paraplégies spasmodiques en effet, les réflexes tendineux d'abord exagérés, s'atténuent et disparaissent. La diminution de la sensibilité accompagne ces troubles. La section complète haute de la moelle détermine une abolition de toutes les sensibilités avec paraplégie flasque et abolition complète des réflexes tendineux, dans le segment spinal sous-jacent (Bastian, Bruns, Sherrington, Dejerine). Lorsque la section est incomplète, on observe une paraplégie spasmodique avec hyper-réflectivité et conservation partielle de la sensibilité. L'ancienne loi classique des réflexes est donc infirmée par ces faits, et on peut observer une abolition des réflexes dont les centres médullaires sont situés au-dessous de la lésion. La théorie, qui actuellement fournit l'explication la plus satisfaisante, semble être celle de Brissaud qui interprète l'abolition des réflexes situés au-dessous de la lésion, par des altérations, dégénératives des nerfs ou des cellules. Ces lésions interrompraient la continuité de l'arc réflexe. On peut retenir de ces faits que, lorsque les réflexes sont exagérés au-dessous de la lésion, on en peut tirer parti pour le diagnostic en hauteur du siège de la lésion; si au contraire ils sont abolis, on ne peut pas toujours utiliser cette constatation pour le diagnostic en question.

β) Réflexes cutanés. — On constate généralement, dans les sections complètes de la moelle, que les réflexes cutanés sont abolis au-dessous de la lésion (Bastian). C'est le fait des réflexes abdominaux et crémastériens, mais il y a de grandes variabilités pour ce qui concerne le réflexe cutané plantaire. D'autre part, si dans la grande majorité des cas, ils sont abolis lorsqu'il existe une anesthésie totale, Dejerine admet qu'il n'y a pas de rapport obligatoire entre l'état de sensibilité et l'état des réflexes cutanés.

γ) Mouvements d'automatisme médullaire. Réflexes de défense. — Dans ces dernières années on s'est appliqué à rechercher la valeur séméiologique des réflexes de défense. A l'état physiologique, lorsqu'on pince la patte d'une grenouille, elle fait un mouvement de retrait en fléchissant les divers segments du membre les uns sur les autres. Si l'on sectionne la moelle dorsale (Prochaska), le même phénomène se produit, peut-être plus brusquement. On peut donc dire, avec Babinski, qu'il existe des réflexes de défense pathologiques qui ne seraient que l'exagération des réflexes de défense physiologiques. En clinique, c'est généralement au niveau des membres inférieurs qu'il convient de les rechercher. Il s'agit habituellement de flexion des divers segments du membre, provoqués par un pincement du dos du pied, une flexion brusque des orteils ou une excitation douloureuse. Le réflexe en extension est moins fréquent. Ces réflexes peuvent être également recherchés au membre supérieur (mouvements de retrait ou d'allongement, de pronation ou d'adduction); on les observe enfin, au niveau des muscles de la paroi abdominale et du tronc. On peut dire, d'une façon plus précise, que le réflexe de défense le plus caractéristique est celui qu'on obtient en pinçant la peau du membre inférieur, hors de la zone plantaire, par exemple, à la face dorsale du pied ou à la jambe. D'une manière générale, l'exagération de ce réflexe dénote une perturbation des fonctions du système pyramidal. Il se rapproche ainsi, par sa signification du signe des orteils et de l'exagération des réflexes tendineux.

L'intensité des réflexes de défense n'est pas proportionnée à celle des réflexes tendineux. C'est ainsi qu'on peut observer cette exagération des réflexes de défense, lors même que les réflexes tendineux sont abolis et que la contracture manque : c'est le cas de la maladie de Friedreich. Dans les hémiplégies cérébrales, les réflexes de défense sont généralement peu marqués. Dans le syndrome de Brown-Sequard, ils existent, soit du côté de l'anesthésie, soit du côté des troubles moteurs.

Mais, c'est dans le syndrome paraplégique, que leur recherche est particulièrement indiquée, notamment si l'on soupçonne une compression médullaire. C'est ainsi que Babinski a démontré que la limite supérieure de l'anesthésie et la limite des réflexes de défense permettent, lorsqu'elles sont bien nettes, de déterminer, par leur association, la longueur du segment médullaire comprimé. A la limite supérieure de l'anesthésie, correspond la partie supérieure de l'agent de compression. A la limite supérieure de la région cutanée, où l'on peut déclancher les réflexes de défense, correspond la limite inférieure de l'agent de compression. L'écart entre ces deux fractions de l'anesthésie et des réflexes de défense est-il considérable ? Il s'agit vraisemblablement d'une compression extra-dure-mérienne (tumeur ou pachyméningite); l'écart est-il au contraire petit, il s'agit alors d'une tumeur intra-dure-mérienne (tumeur généralement courte).

En dehors des paralysies du mouvement et de la sensibilité, on peut observer encore des *paralysies vaso-motrices* qui témoignent de l'action de la moelle sur la circulation et les nerfs vaso-moteurs (cyanose des extrémités dans la paralysie infantile).

Cette action est complexe et vient, en partie, du rôle des cornes antérieures, en partie du sympathique (voir Sympathique).

D'autre part, la moelle épinière possède un rôle trophique.

La destruction des cellules des cornes antérieures est suivie de l'atrophic musculaire du groupe qu'elles innervent, et la clinique montre que cette atrophie est à *topographie radiculaire* (Dejerine). Elle diminue habituellement d'intensité de l'extrémité vers la racine du membre, et elle envahit les muscles dans un ordre qui correspond à la distribution radiculaire; c'est ce que démontre l'examen des syringomyéliques et des malades atteints de poliomyélites aiguës de l'enfance (atrophie du groupe Duchenne-Erb).

D'après ce qui précède, on peut donc concevoir la moelle comme un centre et un organe de transmission, mais ce n'est pas un centre indépendant. Aussi, dans l'interprétation des phénomènes morbides, comme dans les analogies que l'on peut être tenté d'établir de l'animal à l'homme, au point de vue expérimental, doit-on tenir compte de la prépondérance, chez celui-ci, du centre cérébral, et ne pas forcer la spécialisation fonctionnelle de chaque partie de l'axe cérébro-spinal.

CHAPITRE XXX

VOIES DE CONDUCTION CENTRALES

PAR

M. SÉZARY

Après cette étude analytique des centres nerveux, il importe d'envisager d'une façon synthétique certaines voies de conduction qui ont été décrites par segments dans les chapitres précédents et dont une vue d'ensemble permettra de bien préciser l'Anatomie médicale.

On n'envisagera ici ni les voies optiques, olfactives et gustatives, ni le système cérébelleux : leur étude complète a été déjà faite.

On ne s'occupera que de la voie motrice, de la voie sensitive et de la voie acoustique.

VOIE MOTRICE

La voie motrice centrale est constituée, chez l'homme, par le faisceau géniculé et le faisceau pyramidal, qui proviennent des circonvolutions frontales ascendantes. Le premier préside aux mouvements de la face et aboutit aux noyaux moteurs du bulbe et de la protubérance. Le second se rend aux divers étages des cornes antérieures de la moelle et commande par là aux nerfs rachidiens.

Le **faisceau géniculé**, ainsi nommé par Brissaud parce qu'il occupe le genou de la capsule interne, tire son origine des cellules pyramidales du quart inférieur de la circonvolution frontale ascendante et de l'opercule rolandique fronto-pariétal. Il traverse ensuite le centre ovale, franchit la capsule interne au niveau de son genou, aborde le pied du pédoncule cérébral, dont il occupe le cinquième interne. Il pénètre alors dans la protubérance. Là, ses fibres franchissent la ligne médiane en s'entre-croisant avec celles du faisceau opposé, et aboutissent aux noyaux des nerfs crâniens moteurs situés du côté opposé à celui de l'hémisphère d'où il provient. Il en résulte que le faisceau géniculé droit préside à la motilité du côté gauche de la face, et inversement : donc une paralysie faciale d'origine centrale siégera du côté opposé à la lésion causale.

Mais il possède, de plus, certaines fibres, peu nombreuses, qui se rendent aux noyaux d'une façon directe, sans s'entre-croiser. Leur existence explique la conservation relative de la motilité dans une moitié de la face après la lésion grave du seul faisceau géniculé qui l'innerve. Si la paralysie n'est pas absolument complète dans ce cas, c'est que le noyau n'a pas perdu la totalité de ses fibres afférentes.

De plus, comme on l'a déjà vu, certains muscles de la face ne sont pas soumis à la seule action des fibres émanées de la frontale ascendante. D'après L. Landouzy les muscles sourcilier, frontal et orbiculaire des paupières possèdent un second centre dans le lobule du pli courbe : aussi une lésion de la frontale ascendante ne suffit-elle pas pour les paralyser complètement. Dans les paralysies faciales d'origine centrale, en effet, ces muscles, qui répondent au domaine périphérique du facial supérieur, ne sont que faiblement paralysés, alors que les autres muscles de la face, qui n'ont pas un centre cortical supplémentaire, sont fortement atteints. Cette intégrité relative du facial supérieur est le caractère différentiel le plus apparent entre une paralysie faciale par lésion centrale et une paralysie faciale par lésion du nerf.

Le **faisceau pyramidal** naît au-dessus du faisceau géniculé, dans les trois quarts supérieurs de la circonvolution frontale ascendante, où l'on a vu s'échelonner les centres des mouvements des divers segments des membres, et dans le lobule paracentral. Franchissant le centre ovale, il traverse le segment antérieur du bras postérieur de la capsule interne, en arrière du faisceau géniculé, puis pénètre dans le pied du pédoncule cérébral, dont il occupe les trois cinquièmes moyens, entre le faisceau géniculé en dedans, le faisceau cortico-protubérantiel de Meynert en dehors. Il descend dans l'étage antérieur de la protubérance, puis dans le bulbe, où il devient superficiel et où il forme les pyramides. A la limite inférieure du bulbe, il se divise en trois faisceaux qui pénètrent dans la moelle.

Le plus important d'entre eux s'entrecroise sur la ligne médiane avec son homologue, et va se placer sur la partie antéro-externe des cornes postérieures : c'est le *faisceau pyramidal croisé*, dont les fibres aboutissent aux divers étages des cornes antérieures, autour des cellules radiculaires jusque dans le *filum terminale*.

Le second descend, sans s'entrecroiser, le long du sillon médian antérieur de la moelle : c'est le *faisceau pyramidal direct*, dont les fibres se terminent également dans les cornes antérieures, après s'être entrecroisées dans la commissure blanche (de telle sorte que ce faisceau, malgré sa dénomination, est également destiné au côté du corps opposé à celui de l'hémisphère d'où il provient). La dégénération secondaire de ce faisceau est surtout marquée dans les lésions du tronc cérébral, ce qui semblerait prouver qu'il tire son origine de cette portion du névraxe (P. Marie et Guillain).

Le dernier faisceau, très grêle, est le *faisceau homolatéral de Muratow* : sans s'entrecroiser, ses fibres descendent directement dans la moelle, dans le voisinage du faisceau pyramidal croisé provenant du côté opposé, et se rendent aux cornes antérieures du même côté : c'est en réalité le seul faisceau direct.

En résumé, la presque totalité des fibres motrices sont croisées, et toute lésion portant au-dessus de leur entre-croisement produira une paralysie des muscles du côté du corps opposé à cette lésion. Seule, une lésion médullaire déterminera une paralysie homologue, parce qu'elle atteint le faisceau au-dessous de son entre-croisement (1). La dégénérescence des fibres homolatérales déterminerait du côté de la lésion, donc du côté opposé à l'hémiplégie, quelques symptômes frustes dont l'origine est d'ailleurs discutée (exagération des réflexes, signe de Babinski).

Les syndromes pyramidaux. — La lésion du système pyramidal peut se présenter sous diverses modalités anatomiques, qui réalisent des syndromes cliniques bien définis. J'envisagerai successivement :

1° Le syndrome dû à la lésion d'un seul système pyramidal;

2° Le syndrome dû soit à une lésion en foyer unique atteignant au même niveau les deux systèmes pyramidaux, soit à leur dégénérescence dite primitive;

3° Le syndrome dû à la lésion associée des systèmes pyramidaux et d'autres systèmes anatomiques.

I. Syndromes monopyramidaux. — La destruction d'une des deux voies motrices entraîne une hémiplégie, syndrome dont j'ai déjà indiqué les principaux caractères. Mais tantôt cette hémiplégie est isolée, tantôt elle est accompagnée d'autres symptômes : aphasie, hémianesthésie, épilepsie, paralysie d'un nerf cranien, troubles cérébelleux, etc., qui permettent de préciser le siège exact de la lésion.

On peut en effet observer diverses formes anatomiques de l'hémiplégie dont je me contenterai de résumer ici les principaux caractères qui découlent des considérations anatomiques précédemment développées. Ce sont :

1° *L'hémiplégie par lésion corticale.* — Celle-ci peut s'annoncer par des crises d'épilepsie jacksonnienne (relevant de l'irritation corticale). Elle s'accompagne d'aphasie lorsque la lésion siège à gauche (par atteinte simultanée des centres du langage). Elle peut être partielle ou prédominante sur un membre (monoplégie), car les centres sont ici distincts les uns des autres et peuvent être lésés isolément. Elle coïncide rarement avec une hémianesthésie intense ou tenace.

(1) Dans certains cas d'hémorragie méningée, l'hémiplégie est homolatérale. On explique ce fait par la compression, à distance, de l'hémisphère opposé, qui se trouve refoulé contre la paroi osseuse du crâne.

Une hémiplégie analogue peut être déterminée par une lésion sous-corticale, détruisant la voie motrice au moment où elle traverse le centre ovale : le fait est exceptionnel.

2° *L'hémiplégie par lésion capsulaire*. — Celle-ci ne s'accompagne jamais d'aphasie, ni d'épilepsie jacksonnienne ; elle est totale et atteint toute une moitié du corps, sans jamais se localiser à un seul membre. Elle peut enfin coïncider avec l'hémianesthésie intense et persistante du syndrome thalamique (si la couche optique est aussi lésée) ou avec l'hémianopsie (par destruction des radiations optiques qui passent au-dessous de la capsule interne).

3° *L'hémiplégie par lésion pédonculaire*. — C'est le premier type de la série des hémiplégies alternes caractérisant les lésions du tronc cérébral (v. p. 722).

Le syndrome pédonculaire antérieur, ou *syndrome de Weber*, consiste, d'une part, en une hémiplégie totale siégeant du côté opposé à la lésion, et, d'autre part, du côté de la lésion, en une paralysie totale ou partielle des muscles innervés par le moteur oculaire commun.

Quelquefois l'hémiplégie est remplacée par un hémi-tremblement associé à la paralysie du moteur oculaire commun, c'est le *syndrome de Bénédikt* : la lésion alors ne siège pas sur la voie pyramidale, elle intéresse le noyau rouge et les voies cérébelleuses.

Au syndrome de Weber peut s'ajouter la paralysie des mouvements de latéralité des globes oculaires (Foville), c'est-à-dire une paralysie isolée du droit interne d'un côté, du droit externe du côté opposé : dans ce cas, la lésion atteint les fibres cortico-nucléaires (faisceau longitudinal postérieur) qui se rendent aux noyaux oculo-moteurs.

4° *L'hémiplégie par lésion protubérantielle supérieure (calotte)*, *syndrome de Raymond-Cestan*, — Elle consiste dans une paralysie des mouvements de latéralité des globes oculaires, avec des symptômes cérébelleux du côté de la lésion (tremblement, asynergie, athétose), et, du côté opposé à la lésion, une hémiplégie légère avec hémianesthésie intense et hémiataxie (par lésion du ruban de Reil).

5° *L'hémiplégie par lésion protubérantielle inférieure*. — Elle constitue un type nouveau d'hémiplégie alterne, *type Millard-Gübler*, caractérisé par une hémiplégie des membres du côté opposé à la lésion, et, du côté de la lésion, par une paralysie faciale du type périphérique (par destruction du noyau de ce nerf). S'il y a seulement irritation du noyau ou du tronc d'origine du nerf facial, on observera de l'hémispasme facial, au lieu de la paralysie (Brissaud et Sicard).

Si la lésion siège au-dessus ou au-dessous de ce niveau, la paralysie faciale est remplacée ou complétée par une paralysie du moteur oculaire externe ou de l'hypoglosse : il existe donc plusieurs types d'hémiplégie alterne par lésion protubérantielle.

Au syndrome de Millard-Gübler peut s'associer, comme au syndrome de Weber, la paralysie des mouvements de latéralité des globes oculaires.

6° L'hémiplégie alterne par lésion bulbaire. — Elle se présente sous plusieurs types :

A. Si la lésion est limitée à la région antérieure, interolivaire, on observe une hémiplégie croisée, avec, du côté de la lésion, une paralysie de l'hypoglose (paralysie et atrophie de la moitié de la langue).

B. Une lésion rétro-olivaire produira, outre l'hémiplégie croisée, une paralysie directe des derniers nerfs crâniens réalisant divers syndromes : celui d'Avellis (paralysie de la moitié du voile du palais et de la corde vocale correspondante, par lésion du noyau ambigu); celui de Schmidt (paralysie unilatérale du voile du palais, de la corde vocale, du sterno-cléido-mastoïdien et du trapèze, par lésion du noyau ambigu et du noyau inférieur du spinal); celui de Jackson (paralysie d'une moitié de la langue, d'une corde vocale, et parfois du sterno-cléido-mastoïdien et du trapèze). Dans ces différents cas, il n'est pas rare d'observer en plus une hémianesthésie croisée, souvent dissociée (V. p. 717).

C. Si la lésion atteint les voies cérébelleuses, à l'hémiplégie et l'hémianesthésie croisées du type précédent, avec ou sans paralysie directe d'un nerf crânien, on observe du côté de la lésion des troubles dus à l'atteinte du système cérébelleux : asynergie, vertige, latéropulsion. Il peut s'y ajouter des symptômes oculaires d'origine sympathique : myosis, enophtalmie, léger ptosis. Tel est le *syndrome de Babinski-Nageotte*. Cestan et Chenay ont noté la coexistence avec un syndrome d'Avellis.

7° L'hémiplégie par lésion médullaire. — Respectant toujours la face, elle constitue l'élément paralytique du *syndrome de Brown-Séquard*, étudié antérieurement. Notons que c'est seulement dans cette variété que l'hémiplégie siège du même côté que la lésion.

Si la lésion siège dans la région cervico-dorsale de la moelle épinière et atteint les cellules des cornes antérieures en même temps que la voie pyramidale, la paralysie sera du type central au membre inférieur homologue. Au membre supérieur au contraire, elle présentera les attributs d'une lésion de neurone périphérique : paralysie à distribution radiculaire, atrophie musculaire, troubles des réactions électriques, etc.

Toutes ces formes de l'hémiplégie s'expliquent aisément par les rapports de la voie motrice dans les différents étages des centres nerveux. Leur constatation permet de localiser avec exactitude le siège de la lésion. Par là même, elles aident à la connaissance de sa nature. Si l'on hésite par exemple entre un ramollissement ou une hémorragie du cerveau, la constatation de l'aphasie est en faveur du premier diagnostic, car l'hémorragie n'est jamais corticale.

L'hémiplégie organique représente le type des paralysies par lésion du neurone central. Elle se distingue par là de l'*hémiplégie hystérique*, qui apparaît comme une hémiplégie caricaturale, ou mal simulée. C'est surtout d'après l'étude des réflexes et des mouvements indépendants de la volonté que le diagnostic différentiel pourra être établi (Babinski). C'est ainsi que le signe de Babinski, que la trépidation épileptoïde vraie n'existent que dans l'hémiplégie organique ; qu'on ne trouve que dans cette dernière des signes d'hypotonicité musculaire (flexion *exagérée* de l'avantbras sur le bras), la paralysie des muscles soustraits à la volonté (comme le peaucier du cou) ou celle des mouvements subconscients. Tandis, en effet, qu'un sujet normal, placé dans le décubitus dorsal, passe à la position assise en maintenant ses cuisses contre le plan sur lequel il repose, un hémiplégique organique présentera, pendant cette manœuvre, un mouvement de flexion de la cuisse paralysée sur le bassin : c'est la

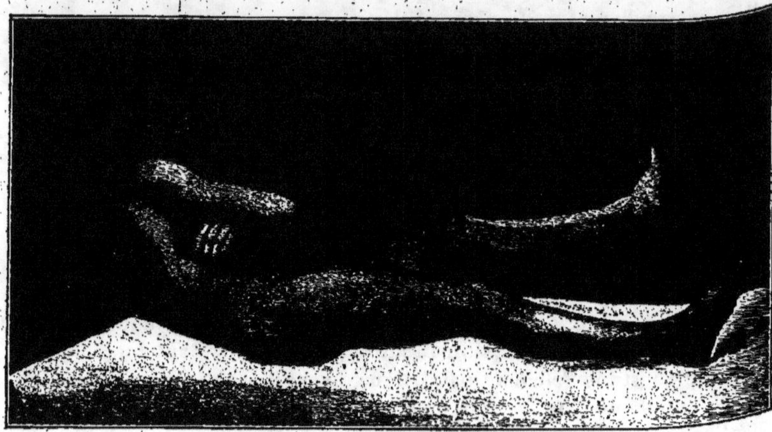

Fig. 295. — Hémiplégie gauche organique. Flexion combinée de la cuisse et du tronc à gauche (Babinski).

flexion combinée de la cuisse et du tronc, que nous avons déjà signalée à propos du syndrome cérébelleux (fig. 295).

II. Syndromes bipyramidaux. — Une lésion circonscrite, atteignant à la fois les deux voies pyramidales, se trouve presque toujours située dans la moelle épinière. Elle réalise alors une paraplégie d'origine spinale, déjà étudiée.

Une lésion en foyer peut également atteindre les deux voies pyramidales si elle siège au sommet du crâne (traumatisme, pachyméningite). Elle intéresse alors les deux lobules paracentraux et provoque une paraplégie d'origine cérébrale. Celle-ci se distingue de la précédente parce qu'elle ne s'accompagne d'aucun trouble sphinctérien, ni sensitif.

Dans d'autres cas, il existe une dégénération isolée, apparemment primitive, des deux systèmes pyramidaux. C'est ce qu'on observe dans la paraplégie spasmodique d'Erb (tabes dorsal spasmodique de Charcot). Celle-ci, de nature habituellement syphilitique, se caractérise, non par de la paralysie, mais par une contracture qui s'installe progressivement sans que la force musculaire soit réellement diminuée. Une dégénération identique, mais secondaire à une encéphalite, s'observe chez les enfants (diplégie cérébrale infantile, syndrome de Little).

III. Syndromes pyramidaux associés. — Dans un troisième groupe de faits, la lésion ne porte pas seulement sur les voies pyramidales, mais encore sur d'autres systèmes anatomiques. Ainsi se trouvent réalisés des syndromes cliniques bien individualisés :

SCLÉROSE LATÉRALE AMYOTROPHIQUE. — Lésions atteignant à la fois les deux faisceaux pyramidaux, les cornes antérieures de la moelle et les noyaux gris des nerfs craniens. Symptômes : syndrome pyramidal (parésie musculaire, avec contracture des quatre membres); paralysie amyotrophique prédominante aux membres supérieurs (type Aran-Duchenne), s'étendant ainsi aux nerfs craniens.

SCLÉROSE EN PLAQUES. — Foyers fibreux disséminés dans tous les centres nerveux. Symptômes : syndrome bipyramidal; syndrome cérébelleux (tremblement surtout); syndrome des cornes antérieures (paralysie amyotrophique des membres).

SYRINGOMYÉLIE. — Gliomatose cavitaire atteignant les cornes médullaires et les faisceaux pyramidaux. Symptômes : Syndrome bipyramidal, syndrome des cornes antérieures, troubles sensitifs dissociés par destruction d'une partie seulement des voies sensitives médullaires. Les hémorragies intra-médullaires (hématomyélie) déterminent une symptomatologie analogue.

SCLÉROSES COMBINÉES. — Divers systèmes anatomiques sont atteints simultanément, par exemple les cordons postérieurs de la moelle et les faisceaux pyramidaux. Le syndrome tabétique coexiste avec le syndrome bipyramidal (tabes combiné) : selon l'importance respective des lésions, l'une ou l'autre symptomatologie l'emporte. Il peut se surajouter une atteinte des faisceaux cérébelleux, qui se traduit par de l'asynergie.

IV. Syndromes pyramidaux frustes. — Les symptômes qui traduisent l'atteinte des faisceaux pyramidaux ne sont pas toujours aussi marqués que dans les affections que je viens de signaler.

Lorsque les lésions sont peu intenses, on n'observe ni paralysie avérée, ni contracture. Pour les dépister, il faut rechercher les petits signes indiqués principalement par Babinski et relevant surtout de l'hypotonie musculaire (p. 738). Il faut aussi interroger les réflexes. L'étude de ces derniers est particulièrement instructive. L'interprétation de leurs modifications doit être faite selon les indications du tableau suivant, établi en partie d'après Babinski.

On voit d'après le tableau suivant que la modification d'une seule variété de réflexes n'a pas de valeur sémiologique absolue, que la confrontation des anomalies des différents réflexes donne au contraire de précieuses indications pour le diagnostic.

RÉFLEXES TENDINEUX	SIGNE DE BABINSKI	RÉFLEXES DE DÉFENSE	SIGNIFICATION CLINIQUE
Exagérés.	Positif.	Légèrement exagérés ou normaux.	Lésion pure de la voie pyramidale. Exemple : hémiplégie organique ; paraplégie spamodique d'Erb.
Exagérés.	Absent.	Légèrement exagérés ou normaux.	Même signification que ci-dessus. Ou bien lésion périphérique (contracture dite réflexe, par arthrite ou par blessure périphérique).
Exagérés.	Positif.	Très exagérés.	Compression de la voie pyramidale (mal de Pott, tumeur intra-rachidienne, etc.)... Ou bien plaque de sclérose.
Normaux, ou affaiblis, ou abolis.	Positif.	Très exagérés.	Comme ci-dessus, avec lésion probable surajoutée des arcs tendino-réflexes (lésions scléreuses diffuses de la moelle).
Affaiblis ou abolis.	Positif.	Légèrement exagérés ou normaux.	Lésion associée de la voie pyramidale et des cordons postérieurs (tabes combiné).

VOIE SENSITIVE

Tandis que la voie motrice est centrifuge et descend des circonvolutions cérébrales vers les cornes antérieures de la moelle, la voie sensitive est au contraire centripète et remonte depuis les ganglions des racines rachidiennes postérieures et des nerfs craniens jusqu'au cerveau.

Les fibres sensitives des nerfs rachidiens aboutissent par les racines postérieures à la moelle épinière dont elles occupent d'une part les cordons postérieurs (fibres de sensibilité profonde), d'autre part, après entre-croisement immédiat, le cordon antéro-latéral du côté opposé (fibres préposées au tact, à la douleur et à la température). Les fibres des cordons postérieurs se terminent dans les noyaux bulbaires de Goll et de

Burdach. Elles s'entre-croisent sur la ligne médiane, au-dessus du point de croisement de la voie motrice, et reçoivent les fibres qui remontent du cordon antéro-latéral. Ainsi est formé le *ruban de Reil*. Celui-ci remonte dans la calotte de la protubérance et du pédoncule et aboutit à la couche optique. De ce gros noyau gris, les fibres sensitives repartent; elles traversent le segment postérieur de la capsule interne, où elles sont intimement mêlées aux fibres du faisceau pyramidal, et se terminent dans la circonvolution pariétale ascendante.

Au niveau du bulbe et de la protubérance, le ruban de Reil reçoit, après entre-croisement, les fibres sensitives provenant des nerfs craniens sensitifs. Celles-ci se rendraient à la partie inférieure de la pariétale ascendante, tandis que les fibres émanées de la moelle en occuperaient les trois quarts supérieurs.

On remarquera qu'au contraire de la voie motrice, la voie sensitive présente des relais. Elle est formée de plusieurs neurones, dont les centres se trouvent dans les ganglions rachidiens, dans les cellules des cornes postérieures, dans les noyaux bulbaires de Goll et de Burdach et dans la couche optique.

Comme la voie motrice, elle est formée de fibres entrecroisées, les unes (fibres préposées au tact, à la douleur, à la température) dans la moelle, les autres (fibres conduisant les sensibilités profondes) dans le bulbe; de telle sorte que la sensibilité du côté droit du corps a son centre cortical et son relai le plus important (couche optique) dans l'hémisphère gauche, et inversement. Sa lésion produira donc une hémianesthésie croisée.

I. — Comme pour l'hémiplégie, on peut décrire à l'*hémianesthésie par lésion encéphalique* différentes formes anatomiques, mais ici on ne peut souvent les individualiser que par les caractères de l'hémiplégie qui lui est associé.

1° *L'hémianesthésie par lésion corticale* est ordinairement accompagnée d'une hémiplégie dont on reconnaît les caractères corticaux : elle est peu intense, et, comme toute hémianesthésie organique, plus marquée à l'extrémité des membres qu'à leur racine. Elle porte surtout sur le sens des attitudes, le sens stéréognostique et la discrimination tactile; elle n'atteint que légèrement les modes de la sensibilité superficielle. Elle disparaît en général au bout de quelques jours ou de quelques semaines.

2° *L'hémianesthésie par lésion capsulaire*. — Elle porte sur tous les modes de la sensibilité superficielle et profonde : elle est associée à une hémiplégie du type capsulaire.

3° *L'hémianesthésie par lésion thalamique* peut accompagner une hémiplégie du type capsulaire, ou être isolée. Elle se présente sous la forme du *syndrome thalamique* de Dejerine et Roussy, qui a été étudié plus haut et qui se caractérise, rappelons-le, par une hémianesthésie surtout profonde, des douleurs intenses, de l'hémiataxie, de l'hémiathétose (V. p. 681).

4° **L'hémianesthésie par lésion pédonculaire** est rarement isolée; elle s'adjoint soit au syndrome de Weber, soit au syndrome de Benedict.

5° **L'hémianesthésie par lésion protubérantielle supérieure** constitue le syndrome de Raymond-Cestan, étudié à propos des hémiplégies alternes (p. 736).

6° **L'hémianesthésie par lésion protubérantielle inférieure,** ou hémianesthésie alterne, se caractérise par de l'hémianesthésie du côté du corps opposé à la lésion, affectant fréquemment la dissociation thermo-analgésique (par lésion du ruban de Reil au-dessus de l'entre-croisement, et de l'hémianesthésie du côté de la face correspondant à la lésion par lésion du noyau du trijumeau).

7° **L'hémianesthésie par lésion bulbaire** est associée aux divers types d'hémiplégie par lésion bulbaire. Elle est assez souvent dissociée.

Elle peut exister isolément, sans hémiplégie concomitante (Landouzy et Sézary).

Dans tous ces cas, l'anesthésie est plus marquée à l'extrémité qu'à la racine des membres. Elle porte plus ou moins sur les sensibilités super-ficielles, toujours sur la sensibilité profonde (d'où phénomènes d'agnosie tactile, d'astéréognosie, d'ataxie). Elle peut atteindre les muqueuses, mais respecte généralement les organes sensoriels (odorat, goût); elle peut s'accompagner d'hémianopsie (dans le syndrome thalamique, par lésions des radiations optiques). Souvent, elle coexiste avec une hémi-plégie; mais il n'existe aucun parallélisme entre le degré de l'hémiplégie et celui de l'hémianesthésie; cependant, le membre le plus paralysé est en général le plus anesthésié.

Par ces caractères, cette hémianesthésie organique se différencie de *l'hémianesthésie hystérique*, qui est toujours intense et aussi marquée à la racine du membre qu'à son extrémité, qui respecte ordinairement la sensibilité profonde (d'où absence d'agnosie tactile, d'ataxie) et qui s'ac-compagne d'hémianesthésie sensorielle très prononcée.

II. Quant à *l'hémianesthésie par lésion médullaire*, elle consiste en une anesthésie profonde du côté de la lésion, une anesthésie superficielle du côté opposé, avec ou sans dissociation. Elle fait partie intégrante du *syndrome de Brown-Séquard*, à propos duquel elle a été déjà étudiée.

En raison des trajets différents que suivent dans la moelle les plus préparées aux diverses sensibilités superficielles et à la sensibilité pro-fonde, chacune d'elles peut être atteinte isolément et donner lieu à des syndromes sensitif dissociés.

VOIE ACOUSTIQUE

Le nerf acoustique, qui a son origine dans l'oreille interne, est en réalité formé de deux troncs nerveux qu'on trouve isolés chez certains animaux et dont les fonctions sont différentes : le nerf cochléaire, émané du limaçon, préposé à l'audition, et le nerf vestibulaire, qui provient du vestibule membraneux, préposé à l'équilibration.

Arrivant au bulbe dans la fossette latérale, il se divise en deux racines (cochléaire ou postérieure, vestibulaire ou antérieure) dont les fibres passent de part et d'autre du corps restiforme (V. fig. 296).

I. La *racine cochléaire* provient du ganglion spiral (ou de Corti) qui, véritable ganglion nerveux, occupe la columelle du limaçon. Les expansions périphériques de ce ganglion sont courtes; elles se ramifient entre les cellules épithéliales de l'organe de Corti, qui enregistrent les vibrations sonores. Parvenue au bulbe, la racine cochléaire se termine dans deux noyaux, situés à la partie antérieure du corps restiforme : noyau antérieur et tubercule acoustique latéral.

Les deux noyaux de la racine cochléaire appartiennent au système auditif. Les fibres émanées du noyau antérieur, après avoir formé le corps trapézoïde, se joignent bientôt à celles qui sont issues du tubercule acoustique latéral (qui ont

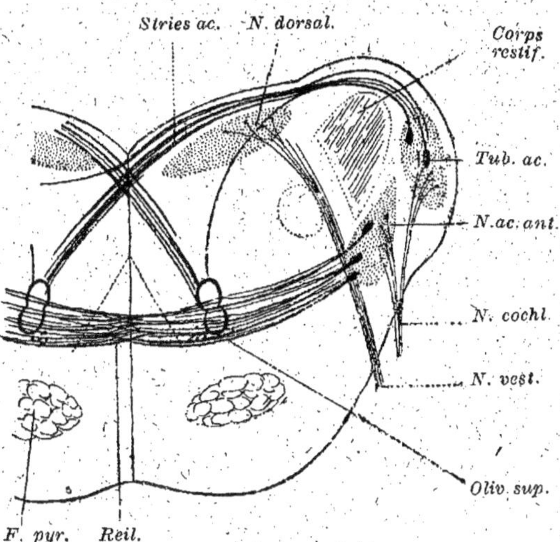

Fig. 296. — Les stries acoustiques (Charpy).

Les stries et le corps trapézoïde en bleu. Coupe transversale de la protubérance.

formé les stries acoustiques ou barbes du thalamus, d'abord visibles sur le plancher du quatrième ventricule, puis plongeantes): ainsi est constitué le faisceau acoustique, ou ruban de Reil latéral, qui remonte dans la calotte de la protubérance et du pédoncule, en dehors du ruban de Reil, et aboutit, après un court trajet, au tubercule quadrijumeau postérieur. Les fibres issues des noyaux bulbaires sont les unes croisées, les autres directes.

Du tubercule quadrijumeau postérieur et du corps genouillé interne, les fibres auditives passent à la partie inférieure et postérieure de la capsule interne, traversent la partie inférieure du centre ovale et se terminent dans la première circonvolution temporale, en avant du centre de l'audition verbale. La lésion d'un nerf auditif produit la surdité unilatérale. Au contraire, en raison de l'entre-croisement partiel que subissent les fibres au sortir des noyaux protubérantiels, une lésion du ruban de Reil latéral ou des fibres auditives d'un hémisphère cérébral ne détermine aucun trouble appréciable des fonctions auditives : un seul ruban de Reil latéral contient donc les fibres nécessaires à la conservation intégrale de l'ouïe. On a cependant rapporté quelques cas de surdité unilatérale croisée consécutive à une lésion corticale.

II. La *racine vestibulaire* se termine dans plusieurs noyaux situés dans le plancher du quatrième ventricule, au niveau de l'aile blanche externe : noyau postérieur, noyaux de Deiters, de Bechterew, de la racine descendante ; quelques fibres se rendent aussi directement dans le cervelet par les corps restiformes.

Le nerf vestibulaire ne fait pas partie de la voie acoustique, il intervient dans les fonctions d'équilibration. Quelques-unes de ses fibres centrales, issues de ses noyaux protubérantiels, se mêlent aux fibres sensitives du ruban de Reil. La plupart se rendent dans le cervelet qui, comme on l'a vu, est l'organe central de l'équilibration. Elles lui transmettent les impressions d'orientation enregistrées par les canaux semi-circulaires, d'où il provient.

Les lésions des voies centrales du nerf vestibulaire se traduisent par des troubles analogues à ceux qu'on a étudiés à propos du syndrome cérébelleux : nystagmus, vertige, latéropulsion. On ne peut les distinguer des lésions cérébelleuses que parce qu'elles s'associent à d'autres symptômes bulbo-protubérantiels (troubles urinaires d'origine bulbaire, paralysie d'un ou de plusieurs nerfs craniens, paralysie des mouvements de latéralité du regard).

CHAPITRE XXXI

MÉNINGES

PAR

M. L. LORTAT-JACOB

Nous étudierons séparément les méninges craniennes et les méninges rachidiennes.

MÉNINGES CRANIENNES

Les méninges craniennes sont les enveloppes de l'encéphale, enveloppes à la fois protectrices et nourricières.

Ces fonctions diverses supposent des différences de structure et de disposition topographique : la membrane, essentiellement protectrice, est périphérique, un peu éloignée de la substance nerveuse, solide et résistante, c'est la *méninge dure* ou *dure-mère* ; la membrane nourricière est surtout vasculaire, et intimement unie à la substance nerveuse, c'est la *méninge molle*, qu'on divise en *pie-mère* et *arachnoïde*. Entre l'arachnoïde et la pie-mère existe un espace occupé par un tissu aréolaire baignant dans un liquide également protecteur, le *liquide céphalo-rachidien*.

Étudions la disposition anatomique de ces membranes, qui nous fera mieux juger de leur utilité fonctionnelle.

Dure-mère.

La dure-mère cranienne épouse rigoureusement la forme du crâne auquel elle sert de périoste : d'où son autre nom d'endocrâne. Elle se continue au niveau du trou occipital avec la dure-mère rachidienne.

Sa *face externe* répond à la capsule osseuse cranienne. Au cours d'une autopsie, lorsqu'on a brisé avec le marteau tout le pourtour de la calotte cranienne, et qu'on a arraché celle-ci d'un mouvement brusque avec l'aide d'un crochet résistant, elle paraît lisse et peu adhérente aux os du crâne. Mais ce n'est qu'une apparence, et il importe d'envisager tour à tour la dure-mère revêtant la voûte et la dure-mère revêtant la base du crâne.

A la *voûte*, la face externe adhère par des prolongements fibro-vasculaires qui pénètrent dans l'os. Ces prolongements sont assez résistants, sur une bande médiane large d'environ 2 à 3 centimètres et répondent à la zone que nous verrons occupée par le sinus longitudinal supérieur. Dans cette zone et sur ses limites latérales, on voit parfois de petites masses arrondies s'invaginant dans des fossettes osseuses : ce sont les granulations de Pacchioni.

Sur le reste de la voûte, les tractus fibro-vasculaires se laissent rompre facilement chez l'adulte : le décollement est même si facile entre la dure-mère et le crâne, qu'on décrit une zone décollable, dite de Gérard Marchant : elle s'étend sur une longueur de 13 centimètres, depuis le bord postérieur des ailes du sphénoïde, jusqu'à 2 ou 3 centimètres de la protubérance occipitale et de haut en bas, sur un trajet de 12 centimètres, commençant à 2 centimètres de la ligne médiane, jusqu'à la base du crâne, à l'union de l'écaille et du rocher. On a même voulu décrire là un espace épidural recouvert d'endothélium : il n'existe pas. La faible adhérence de cette zone chez l'adulte explique que, dans une fracture de la région : 1° il y ait rupture de l'os, sans rupture méningée ; 2° que le sang, provenant du foyer osseux, et surtout de la lésion de l'artère méningée moyenne, serpentant à la face externe de la dure-mère, s'accumule en un hématome extra-dural, revêtant la forme d'une lentille biconcave. Cet épanchement, comprimant le cerveau par dépression de la dure-mère décollée, devra être drainé, pour décomprimer la substance nerveuse.

Chez l'enfant, les filaments fibro-vasculaires sont beaucoup plus résistants ; il en résulte que l'hématome extra-dural est exceptionnel, mais aussi qu'il y a presque toujours déchirure de la dure-mère en même temps que rupture de l'os, d'où hémorragie au contact même des centres nerveux.

Chez le vieillard, l'adhérence est aussi plus forte, par suite de la condensation du tissu conjonctif et de l'infiltration calcaire des granulations de Pacchioni ; si bien que, chez le vieillard, l'hématome extra-dural est également rare.

A *la base*, les adhérences sont intimes au niveau de toutes les saillies et arêtes, apophyse crista-galli, bord postérieur des petites ailes du sphénoïde, apophyses clinoïdes, bord supérieur du rocher, pourtour du trou occipital. L'union est encore rendue plus étroite, grâce aux gaines fibreuses, qui pénètrent dans tous les trous de la base, accompagnant les nerfs et les vaisseaux ; si bien que, quel que soit l'âge du sujet, on a des difficultés à décoller la dure-mère de la base du crâne. Pour cette raison, très souvent, les fractures de la base s'accompagnent de déchirure de la dure-mère, d'où hémorragie intra-cranienne et intra-durale abondante, que peut révéler la ponction lombaire ; d'où également écoulement externe de liquide céphalo-rachidien.

Pour l'étude de la *face interne*, pratiquons une large résection de la dure-mère au niveau de la convexité, n'allant pas jusqu'à la ligne médiane. Cela nous permet, en passant, de vérifier la résistance de la membrane et son épaisseur moyenne de 2 millimètres. Par cette fenêtre, enlevons à la curette tout l'encéphale et nous pourrons étudier la face interne de la dure-mère.

Celle-ci présente de nombreux replis, dont deux principaux s'avancent dans la cavité encéphalique et la subdivisent en loges, qu'occupent diverses parties bien distinctes de l'encéphale.

La *faux du cerveau* est sagittale, fixée par sa convexité à la ligne médiane de la voûte, depuis l'angle fronto-ethmoïdal jusqu'à la protubérance occipitale interne, en suivant la gouttière longitudinale supérieure, puis la suture interpariétale, puis la gouttière médiane de l'occipital supérieur.

Le bord adhérent, élargi, contient le sinus longitudinal supérieur, qui concentre la circulation veineuse de la partie supéro-interne et postérieure des hémisphères cérébraux.

Le bord libre, voisin du corps calleux, commence en arrière de l'apophyse crista-galli, englobée par le sommet de la faux, un peu épaisse; il contient le sinus longitudinal inférieur, qui ne reçoit pas de veines des hémisphères cérébraux.

Le bord adhérent se fixe en arrière, sur un autre repli horizontal de la dure-mère.

La faux, haute de 2 centimètres en avant, de 4 à 5 centimètres en arrière, est résistante par sa tension, bien qu'elle soit peu épaisse et parfois même fenêtrée : elle empêche les 2 hémisphères cérébraux de ballotter latéralement et de peser l'un sur l'autre.

Le deuxième repli majeur de la dure-mère est transversal, mais non horizontal. C'est la *tente du cervelet*. Ce repli se fixe en arrière, par son bord convexe ou adhérent, à la gouttière qui divise en deux l'occipital et qui contient la partie horizontale du sinus latéral (où se jettent les veines cérébrales postérieures et cérébelleuses supérieures), puis au bord supérieur du rocher, longé par le sinus pétreux supérieur, et vient finir sur les apophyses clinoïdes postérieures du sphénoïde.

Le bord antérieur, ou libre, circonscrit un orifice sur lequel nous reviendrons. Il passe au-dessus du bord supérieur du rocher, au voisinage de son sommet, croisant l'insertion du bord convexe, et se dirige vers les apophyses clinoïdes antérieures, en se dédoublant de chaque côté, pour se continuer avec la dure-mère de la base : dans son dédoublement, il comprend le sinus caverneux. Dans les régions triangulaires que forment de chaque côté, et un peu en arrière de la selle turcique, les deux bords entre-croisés en X de la tente du cervelet, s'engagent certaines paires nerveuses craniennes qui vont entrer en contact avec le sinus caverneux, le moteur oculaire commun III et le pathétique IV. Cette tente du cervelet n'est pas horizontale : la base de la faux du cerveau, qui s'insère sur elle,

semble comme le faîte d'un toit dont chaque versant descend légèrement
en s'approchant du bord convexe : cette arête du toit cérébelleux contient
le sinus droit, qui conduit au pressoir d'Hérophile, drainé par les deux
sinus latéraux, le sang des deux sinus longitudinaux et des veines de
Galien, venues de la base du cerveau et des ventricules.

Cette tente soutient la partie postérieure des hémisphères cérébraux,

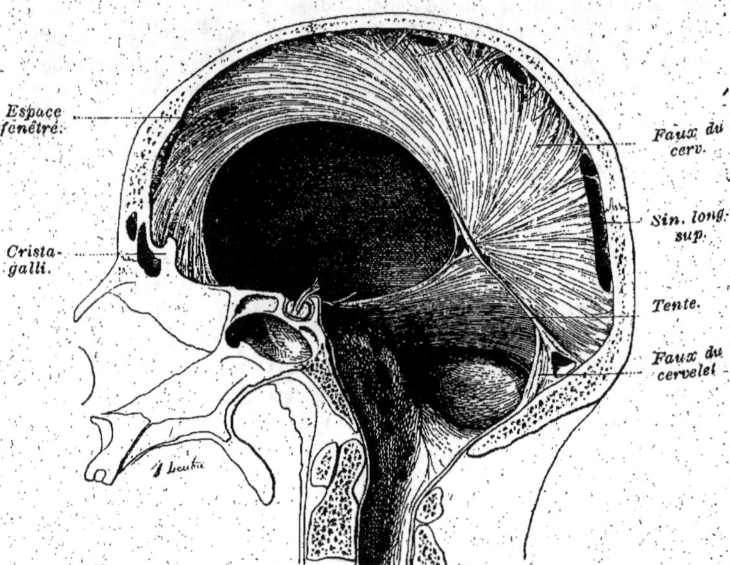

FIG. 297. — La faux du cerveau ; la tente et la faux du cervelet (Poirier, Charpy).

qu'elle empêche de peser sur le cervelet et sur le bulbe, qui sont au-dessous d'elle.

Dans l'orifice béant que limite son bord libre, s'engage le cerveau
moyen (pédoncules cérébraux et tubercules quadrijumeaux).

A côté de ces deux grands prolongements internes de la dure-mère
qui isolent la loge cérébrale de la loge cérébelleuse, et tendent à séparer en deux la loge cérébrale, s'en trouvent d'autres, d'importance
moindre.

Dans la loge cérébrale, de chaque côté de l'apophyse crista-gálli, et sur
un plan antérieur, se trouve un petit repli à bord libre concave et regardant en arrière, limitant à la partie antérieure des gouttières olfactives
une petite fossette où se loge la partie antérieure des bulbes olfactifs :
c'est la *tente olfactive*.

Diaphragmant la selle turcique se trouve la *tente pituitaire*, insérée aux apophyses clinoïdes antérieures et postérieures, isolant la loge pituitaire, qui contient les deux lobes de la glande de ce nom, de la cavité cérébrale : la tige pituitaire insérée à l'infundibulum, passe par le trou du diaphragme.

Cette tente pituitaire contient le sinus coronaire, qui contribue à unir les deux sinus caverneux.

Dans *la loge postérieure ou cérébelleuse* existent aussi des replis secondaires.

Sur la ligne médiane postéro-inférieure, c'est la *faux du cervelet*, continuant la faux du cerveau, mais peu saillante, contenant les sinus occipitaux postérieurs et tendant en bas à se bifurquer pour se jeter sur les côtés du trou occipital : elle occupe l'échancrure postérieure du cervelet qu'elle tend à immobiliser dans son étroite loge.

Sur les parties antéro-latérales de la loge se voient deux orifices, conduisant dans des cavités formées par dédoublement de la dure-mère.

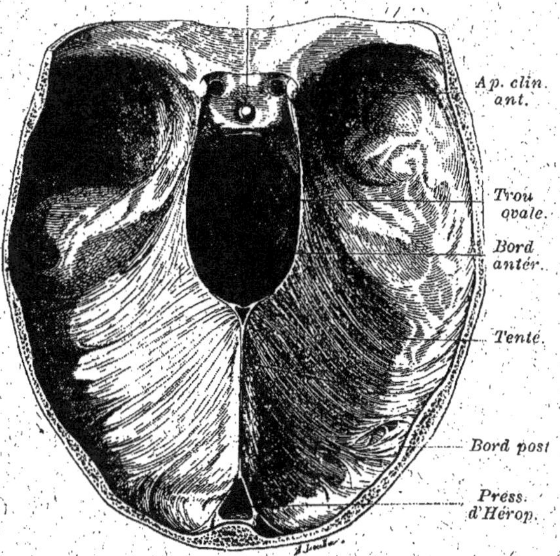

Fig. 298. — Le tente du cervelet, vue par sa face supérieure, et le trou ovale de Pacchioni (Poirier, Charpy).

L'une, fente allongée, par où passe le trijumeau (racines sensitive et motrice), se trouve au niveau du bord supérieur du rocher et conduit dans la *cavité de Meckel*, située à la face antéro-interne du rocher : elle contient le ganglion de Meckel annexé à la racine sensitive du trijumeau.

L'autre, ovalaire, siège à la face postéro-interne du rocher et mène dans une fossette, qui contient le *sac endolymphatique*, venu de l'oreille interne.

Pie-mère.

La pie-mère, ou méninge profonde, molle et transparente, se caractérise, d'une part, par sa richesse vasculaire ; d'autre part, par l'intimité de
ses connexions avec le tissu nerveux.

Elle contient les ramifications de tous les vaisseaux destinés à la substance nerveuse, artères et veinules ; aussi, lorsque ceux-ci sont injectés
artificiellement ou par une inflammation, la pie-mère semble-t-elle un
lacis vasculaire.

De plus, elle s'accole intimement à la surface des centres nerveux et
en épouse tous les accidents.

Au niveau du *cerveau*, on la voit non seulement pénétrer dans les
grandes scissures, mais s'enfoncer dans tous les sillons secondaires, dans
toutes les incisures. Elle pénètre *dans toutes les dépressions*, si minimes
soient-elles.

La pie-mère descend dans la grande fente inter-hémisphérique jusqu'au
contact du corps calleux, elle contourne la partie postérieure de ce corps
calleux, entrant dans la grande fente de Bichat.

Elle se trouve alors au contact du trigone, qu'elle suit et tapisse jusqu'au niveau des piliers antérieurs (au-dessous du septum lucidum, qui,
embryologiquement, n'est qu'une partie isolée de la pie-mère).

Au moment où les piliers antérieurs du trigone disparaissent dans
les ganglions du mésocéphale, elle se réfléchit sur la membrane épendymaire, qui ferme le 3e ventricule et vient ressortir par la fente de Bichat, pour entourer la glande pinéale et recouvrir les tubercules quadrijumeaux.

A ces deux feuillets pie-mériens très voisins qui surplombent la toile
épendymaire du 3e ventricule, on donne le nom de toile choroïdienne de
3e ventricule.

Sur la ligne médiane, soulevant la toile épendymaire, s'invaginant
en elle et faisant saillie dans la cavité ventriculaire, se trouve une
double rangée de processus polypoïdes qu'on appelle *plexus choroïdes
médians*.

La partie de la pie-mère, en rapport avec la membrane épendymaire,
qui forme la paroi interne des ventricules latéraux, déprime celle-ci et
vient faire saillie dans les ventricules, épousant leur forme en croissant,
depuis le trou de Monro (qui fait communiquer le 3e ventricule avec les
ventricules latéraux) jusqu'à la corne d'Ammon, constituant les *plexus
choroïdes latéraux*. Ils s'enroulent, comme les ventricules, autour des
ganglions de la base, couche optique et corps striés.

De la même façon, la pie-mère, après avoir revêtu les tubercules quadrijumeaux et être passée sur le cervelet, s'enfonce entre la partie postéro-inférieure du cervelet et la toile épendymaire du 4e ventricule,
formant la *toile choroïdienne du 4e ventricule*.

Celle-ci porte également des portions polipoïdes qui constituent les *plexus choroïdes médians et latéraux du 4e ventricule*, et offrent dans leur ensemble la forme d'un T majuscule, à double jambage médian. Les extrémités libres des trois branches du T sortent de la cavité ventriculaire où elles font saillie, par des perforations de la toile épendymaire du 4e ventricule (trous de Magendie et de Luschka), grâce auxquels les cavités ventriculaires s'ouvrent et communiquent largement avec l'atmosphère péri-encéphalique.

Au cours des méningites, l'infection s'étend habituellement à tout le système que constituent d'une part les mailles du tissu sous-arachnoïdien du crâne et du rachis, d'autre part les ventricules cérébraux. Les communications qui existent entre ces espaces sont rapidement compromises lorsque le processus inflamma-

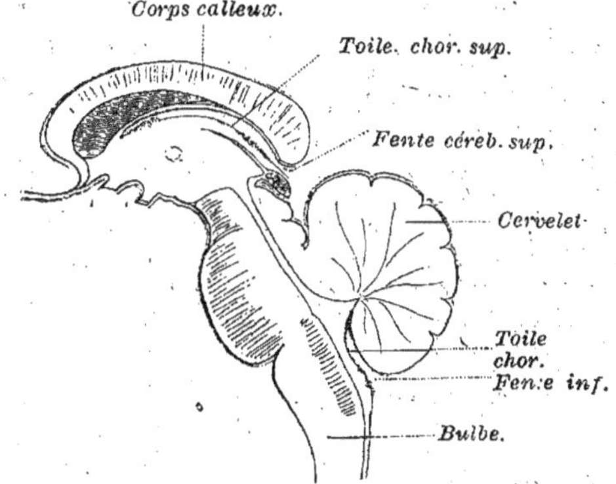

FIG. 299. — Invagination de la pie-mère dans les fentes cérébrales. — Formation des toiles choroïdiennes (Poirier, Charpy).

La pie-mère est en rouge.

toire est de quelque intensité. C'est ainsi qu'au cours des méningites aiguës suppurées (méningite cérébro-spinale à méningocoques en particulier), des fausses membranes peuvent oblitérer de bonne heure les trous de Luschka, de Magendie. Il en résulte bientôt une autonomie des deux espaces et dans la cavité close ainsi constituée du côté des ventricules, les germes peuvent pulluler, à l'abri du sérum spécifique, injecté dans les espaces sous-arachnoïdiens.

Ainsi se constituent certaines *pyocéphalies* (Chiray) ou *ependymites* évoluant en cavité close (Marfan et Hallez) qui s'observent en particulier chez le nourrisson et se manifestent par une tension, puis une saillie de la grande fontanelle que les ponctions lombaires sont impuissantes à réduire. Les ponctions ventriculaires permettent de recueillir un liquide trouble, riche en polynucléaires et en microbes, très différent du liquide obtenu par voie lombaire et qui témoigne d'un *cloisonnement* pathologique des espaces baignés par le liquide céphalo-rachidien ; il s'agit là d'une complication de la plus haute gravité.

49**

Les toiles choroïdiennes et les plexus choroïdes ne sont pas intra-ventriculaire, quoiqu'il y paraisse : ils sont toujours revêtus de l'épithélium épendymaire qui représente en ces parties atrophiées l'écorce cérébrale, ou du moins une couche nerveuse embryonnaire.

Mais, s'il y a toujours une couche histologique, entre la pie-mère interne et les cavités ventriculaires, il faut convenir que cette couche ne forme pas une barrière au point de vue physiologique et pathologique. Si les plexus choroïdes, très vasculaires, sécrètent par un mécanisme mal élucidé un liquide (et ce n'est pas une transsudation), celui-ci se déverse dans les ventricules.

Lorsqu'une hémorragie pathologique se produit dans les toiles choroïdiennes, le sang, rompant l'épithélium épendymaire, s'épanche dans les cavités ventriculaires, puis dans les espaces sous-arachnoïdiens (hémorragies méningées).

La disposition de la pie-mère ne présente aucun accident digne de remarque au niveau du bulbe et des pédoncules qu'elle revêt immédiatement, comme tout le reste de l'encéphale.

Arachnoïde.

L'arachnoïde comprend deux feuillets : l'un, *pariétal*, est accolé à la face profonde de la dure-mère, dont il est inséparable, et dont il calque la disposition. L'autre feuillet, viscéral, entoure les diverses parties de l'encéphale, mais, à la différence de la pie-mère dont il est légèrement distant, il forme une enveloppe simple qui passe d'une saillie sur l'autre, sans entrer dans les anfractuosités : il s'enfonce cependant (et il y est bien forcé par la disposition de la faux du cerveau et de la tente du cervelet) entre les faces internes des hémisphères et entre le cerveau et le cervelet, si bien que l'arachnoïde forme, par son feuillet viscéral, un sac cérébral biloculaire et un sac cérébelleux, séparés par un point rétréci correspondant au cerveau moyen, et qu'on nomme le collet.

La disposition différente de l'arachnoïde viscérale et de la pie-mère fait qu'entre les deux méninges existent des espaces nombreux communiquant tous les uns avec les autres : on décrit des canaux ou fleuves au niveau de toutes les dépressions corticales (sillons et scissures).

Ces canaux se réunissent et se jettent dans des espaces plus grands, aux points où l'arachnoïde passe d'une grosse saillie sur une grosse saillie voisine. Il existe ainsi un *grand confluent* au niveau de la base du cerveau et de la partie antérieure de la protubérance et du bulbe. Ce grand espace sous-arachnoïdien inférieur est subdivisé artificiellement en un confluent antérieur, situé en avant du chiasma des nerfs optiques;

un confluent inférieur situé entre le chiasma et la protubérance, et dans lequel baigne la tige pituitaire; un confluent basilaire répondant à la protubérance et au bulbe, et se continuant en avant de la moelle.

A la face dorsale du cerveau, on trouve un confluent sus-calleux, situé entre le corps calleux et le bord libre de la faux du cerveau, un confluent supérieur entre le cerveau et le cervelet, un confluent postérieur en arrière du bulbe, au-dessous du cervelet, et se continuant derrière la moelle.

Cet espace libre, dit sous-arachnoïdien, avec ses confluents, contient

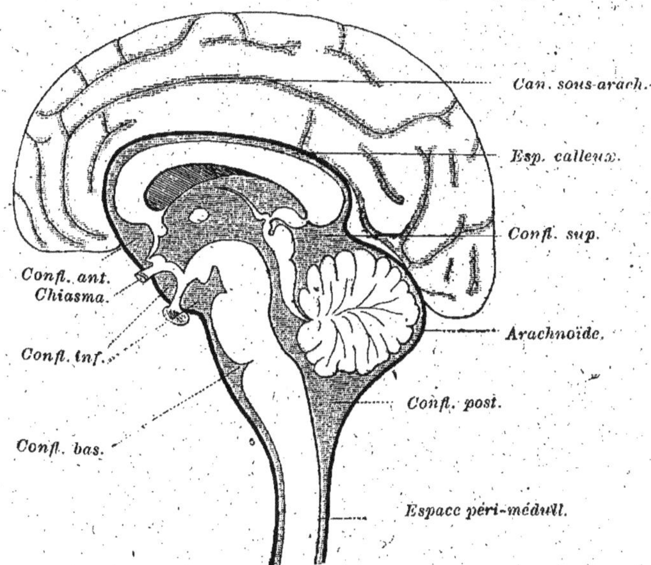

Fig. 300. — Confluents sous-arachnoïdiens (Retzius).
Coupe médiane antéro-postérieure.

un tissu aréolaire très lâche, le *tissu sous-arachnoïdien*, véritable éponge, s'organisant en gaine spongieuse, autour de tous les organes qui partent de l'encéphale (nerfs) ou qui y vont (vaisseaux). Dans les mailles de ce tissu aréolaire circule le *liquide céphalo-rachidien*. Cette atmosphère liquide intra-méningée, qui communique par les trous de Luschka et de Magendie avec les cavités intra-nerveuses (ventricules et cavité épendymaire), contribue à soutenir le cerveau. Celui-ci n'appuie nulle part sur un plan résistant, mais sur un vrai coussin liquide, qui égalise les pressions, et joue, par conséquent, un rôle de défense important dans les traumatismes.

Les deux feuillets, pariétal et viscéral, de l'arachnoïde sont unis par des gaines qui entourent les nerfs et les vaisseaux (gaines arachnoïdiennes péri-nerveuses et péri-vasculaires).

Telle est la disposition assez schématique des méninges autour de l'encéphale. Elles sont merveilleusement disposées pour remplir leur rôle protecteur et nourricier. Nourricière parfaite, la pie-mère l'est par ses nombreux vaisseaux; de plus, malgré sa minceur, par son adhérence intime à la surface nerveuse elle augmente la cohésion de celle-ci.

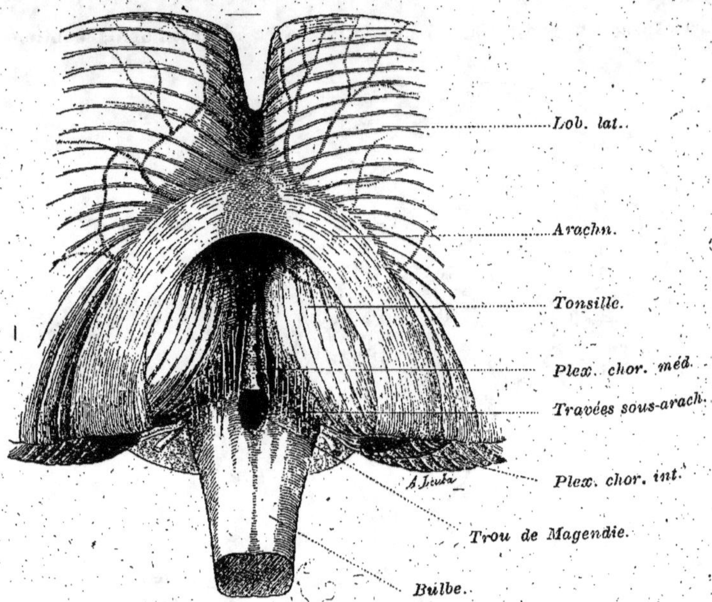

Fig. 301. — Trou de Magendie (Poirier, Charpy).
Le cervelet et le bulbe sont vus par leur face postérieure ; l'arachnoïde du confluent postérieur a été excisée. On aperçoit de chaque côté les plexus choroïdes latéraux sortant par les trous de Luschka.

L'arachnoïde, en passant d'une saillie sur l'autre, soutient un peu la solidité de l'ensemble; son rôle est surtout de faire sac à l'atmosphère liquide qui protège hydrostatiquement les centres nerveux. La dure-mère enfin, par sa résistance, sa dureté, et la disposition de ses replis internes qui isolent la grosse masse cérébrale de la petite masse bulbo-cérébelleuse, est la protectrice par excellence.

La physio-pathologie des méninges se confond en grande partie avec celle des circonvolutions cérébrales, et a été étudiée avec ces dernières.

MÉNINGES RACHIDIENNES. NERF RADICULAIRE.
SYNDROMES RADICULAIRES

Comme le cerveau, la moelle est entourée de trois enveloppes qui l'isolent, la protègent et contiennent le liquide céphalo-rachidien dans lequel baigne tout l'axe cérébro-spinal.

Ces trois enveloppes, *dure-mère, arachnoïde* et *pie-mère*, sont analogues aux méninges cérébrales et en conti- nuité avec elles, mais elles s'en dis- tinguent par plusieurs caractères im- portants.

Dure-mère rachidienne. — Tan- dis que la dure-mère cranienne s'ap- plique intimement sur la paroi interne du crâne, facilement décollable au niveau de la voûte, mais intimement unie à la base du crâne, dont on ne peut que très difficilement la séparer, la dure-mère rachidienne, au con- traire, est libre dans le canal rachi- dien.

Elle forme un véritable sac creux allongé, constitué par une lame fi- breuse épaisse, qui en haut s'insère intimement au pourtour du trou oc- cipital, par de solides adhérences, et qui en bas se termine, à la hauteur de la deuxième ou troisième vertèbre sacrée, par un cul-de-sac en entonnoir, le *cul-de-sac dural*. Ce sac fibreux se trouve donc solidement suspendu, en haut, au pourtour du trou occipital; en bas, le cul-de-sac dural se continue en formant une gaine fibreuse au *filum terminale* de la moelle, et vient s'insé- rer avec lui aux parois du canal sacré, jusqu'à la partie postérieure de la pre- mière vertèbre coccygienne, en for- mant le *ligament coccygien*; d'autre part, la face antérieure du sac dural est reliée, sur toute sa hauteur, à la face postérieure des corps vertébraux et au ligament vertébral com-

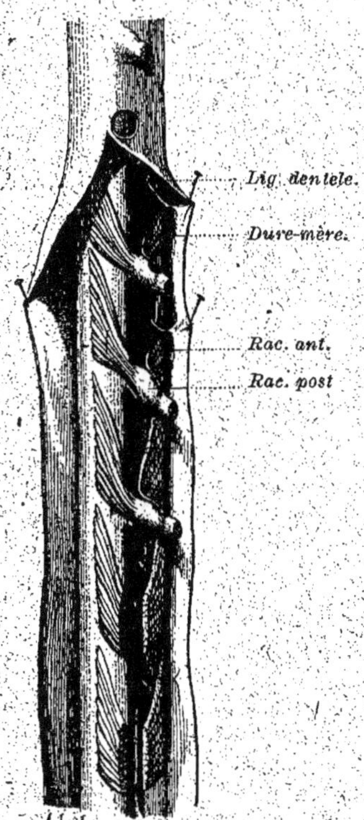

Fig. 302. — Ligaments dentelés
(Poirier, Charpy).

La dure-mère ouverte laisse voir les ligaments dentelés (*rouges*) tendus entre les racines antérieures et les racines postérieures.

mun postérieur qui les recouvre, par une série de tractus fibreux, assez nombreux à la région cervicale, beaucoup plus rares à la région dorsale, plus solides et plus nombreux à la région lombo-sacrée, où ils forment le *ligament sacro-dural antérieur*.

Fixée en haut, en bas, en avant, aux parois du canal rachidien, la dure-mère est encore fixée latéralement par les gaines qu'elle fournit aux racines rachidiennes; celles-ci la traversent pour aller s'enfoncer dans les trous de conjugaison, aux parois desquels elles contractent des adhérences. Ainsi se trouve constitué l'appareil de suspension de la moelle. Il faut ajouter encore qu'à l'intérieur du canal rachidien, le sac dural est entouré par de volumineux plexus veineux et une couche épaisse de graisse molle, semi-liquide.

Le sac dural contient les autres méninges et la moelle; mais de même que, par sa face externe, il contracte avec les parois osseuses des adhérences qui l'immobilisent, de même par sa face interne il reçoit de la pie-mère tout un système de filaments qui l'unissent intimement à la moelle; ce sont les *ligaments dentelés* et les trabécules antéro-postérieurs que nous étudierons plus loin.

Pie-mère rachidienne. — La pie-mère est la plus interne des trois enveloppes méningées; c'est une membrane assez mince, qui enveloppe la moelle et lui adhère intimement.

Elle pénètre jusqu'au fond du sillon antérieur qu'elle tapisse complètement, tandis qu'elle recouvre le sillon postérieur sans y pénétrer, mais en recevant cependant l'insertion du septum postérieur de la moelle.

De la surface externe de la pie-mère, sur laquelle rampent les artères et veines de la moelle, partent des prolongements fibreux qui la relient au sac dure-mérien. Ces prolongements sont rares et grêles en avant, plus nombreux et plus résistants en arrière où ils peuvent former une véritable cloison (septum posticum de Schwalbe). Latéralement ils forment les *ligaments dentelés*; ce sont deux minces lames fibreuses, étendues transversalement de chaque côté de la moelle, sur toute sa hauteur; leur bord interne s'insère sur la face latérale de la moelle, sans solution de continuité; leur bord externe s'insère sur la dure-mère, mais d'une façon discontinue, par une série de trousseaux fibreux; il en résulte une série d'arcades, au niveau desquelles se rejoignent la racine antérieure et la racine postérieure, pour traverser ensemble la dure-mère. Ainsi se trouve assurée la suspension de la moelle à l'intérieur du sac dural.

Arachnoïde. — Entre la pie-mère et la dure-mère se trouve un espace vide; il est comblé par l'arachnoïde et le liquide céphalo-rachidien, de même que l'espace libre compris entre la dure-mère et le canal rachidien était rempli de graisse et de plexus veineux.

L'arachnoïde est une membrane très fine habituellement considérée comme une séreuse, dont un feuillet s'appliquerait sur la face interne du sac dural, et dont l'autre recouvrirait les espaces sous-arachnoïdiens qui entourent la moelle. Pour quelques auteurs cependant, l'arachnoïde est une membrane simple, recouvrant les espaces sous-arachnoïdiens, le feuillet séreux externe n'a aucune importance ; il se réduit à un simple revêtement endothélial recouvrant la face interne de la dure-mère. Le feuillet interne de la séreuse a au contraire une importance considérable ; c'est lui qui recouvre les espaces sous-arachnoïdiens, et qui contient le liquide céphalo-rachidien.

En effet, l'arachnoïde est séparée de la pie-mère par un espace vide, très lâchement cloisonné par de légers tractus fibreux, et dans lequel circule le liquide céphalo-rachidien.

La moelle est ainsi tout entière plongée dans un milieu liquide, comme l'est le cerveau, et en communication directe, du reste, avec le liquide céphalo-rachidien cérébral.

On peut donc résumer ainsi la systématisation des enveloppes médullaires en allant de la profondeur à la superficie.

1° La pie-mère, directement appliquée sur la moelle et adhérente à elle ; la pie-mère se prolonge sur les racines rachidiennes, et forme leur névrilemme ;

2° L'espace sous-arachnoïdien, rempli de liquide céphalo-rachidien ;

3° L'arachnoïde, qui limite cet espace sous-arachnoïdien ;

4° La dure-mère.

Mais il nous faut insister spécialement sur les rapports des racines avec les différentes enveloppes, et *sur la gaine méningée du nerf radiculaire*.

L'étude anatomique du nerf radiculaire tire toute son importance des travaux de Dejerine, travaux qui firent entrer dans la Nosographie la recherche systématique des troubles de la sensibilité à topographie radiculaire.

Par cette méthode clinique, depuis ces dernières années, tout un chapitre nouveau de pathologie nerveuse a été créé. Il constitue l'important domaine des radiculites et des syndromes radiculaires.

Nerf radiculaire. — Gaine méningée radiculaire. — Les deux racines, antérieure et postérieure, sortent de la dure-mère par un ou par deux orifices, et cheminent ensuite accolées l'une à l'autre ; la racine postérieure traverse le ganglion rachidien, la racine antérieure le contourne, puis les deux racines se fusionnent en un tronc commun périphérique.

On appelle *nerf radiculaire* (Nageotte), ou *nerf de conjugaison* (Sicard et Cestan), la partie accolée des racines qui est comprise entre l'orifice de la dure-mère et le point où la racine postérieure atteint le pôle supérieur du ganglion. Cette portion des racines est tout particulièrement intéressante, à cause de la gaine méningée qui l'accompagne, au moment où les racines perforent la dure-mère. Celle-ci, en effet, s'invagine en un entonnoir allongé qui accompagne plus ou moins loin les racines et finit par s'accoler au névrilemme et se fusionner avec lui, à un niveau variable, mais toujours au voisinage du pôle supérieur du ganglion rachidien. Une expansion de cette gaine durale sépare les deux racines l'une de l'autre.

L'arachnoïde, elle aussi, s'engage avec les racines par l'orifice dural, et forme également une gaine qui descend jusqu'au voisinage du ganglion, et qui vient se perdre sur le névrilemme. Les espaces sous-arachnoïdiens se prolongent donc sur le nerf radiculaire jusqu'au voisinage du pôle supérieur du ganglion; le nerf radiculaire est baigné par conséquent de liquide céphalo-rachidien. Il a, en quelque sorte, les mêmes enveloppes que la moelle elle-même : la pie-mère qui forme son névrilemme, l'arachnoïde qui emprisonne autour de lui le liquide céphalo-rachidien, la dure-mère qui lui forme une gaine complète. L'ensemble de ces enveloppes constitue la *gaine méningée radiculaire*, qui joue un rôle

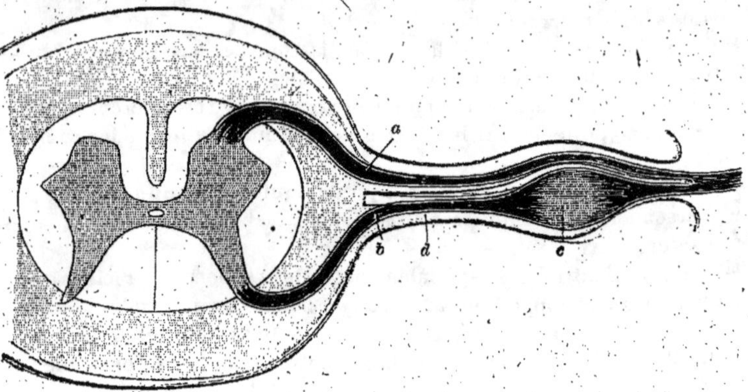

Fig. 303. — Nerf radiculaire.

a, racine antérieure ; — *b*, racine postérieure ; — *c*, ganglion ; — *d*, prolongement méning

important dans les méningites et leurs séquelles, dans les radiculites, le tabès.

C'est, en effet, dans cette gaine méningée que viennent s'accumuler tous les produits pathologiques, microbes, leucocytes ou globules rouges, en suspension dans le liquide céphalo-rachidien (Tinel).

Le mécanisme de cette accumulation est encore assez mal élucidé. Il est vraisemblable que la pesanteur et la station verticale jouent un certain rôle, déterminant une sorte de sédimentation, dans les gaines lombo-sacrées, dont la direction est presque verticale.

Il est possible aussi que ces éléments figurés soient accumulés par une sorte de circulation du liquide céphalo-rachidien. Quelques auteurs admettent en effet que, sécrété par les plexus choroïdes, le liquide céphalo-rachidien s'écoule, par les étroites fentes lymphatiques qui terminent les gaines radiculaires, et traversent ou contournent les ganglions rachidiens; les éléments figurés se trouveraient ainsi transportés et déposés comme sur un filtre, au fond des culs-de-sac radiculaires, à l'entrée de ces étroites fentes lymphatiques (Cathelin).

Quoi qu'il en soit, le fait de l'accumulation des microbes, des leucocytes et produits inflammatoires, dans les culs-de-sac terminaux de la gaine méningée radiculaire est important. On constate en ce point une dégénérescence des fibres nerveuses; cette dégénérescence est beaucoup plus marquée sur la racine postérieure; sans doute, en raison de ce fait que le cul-de-sac méningé est toujours plus vaste et plus profond sur la racine postérieure, et que celle-ci se divise avant d'aborder le ganglion en une série de petits faisceaux plus facilement altérés par les produits inflammatoires accumulés dans leurs interstices.

L'inflammation isolée d'une ou de quelques-unes de ces gaines radiculaires à la suite d'une méningite, reconnue ou latente, peut être la cause des radiculites (Dejerine).

L'envahissement de ces gaines par un processus de méningite chronique peut très probablement aussi déterminer la dégénérescence complète des faisceaux nerveux dans leur traversée radiculaire, puis la dégénérescence secondaire, dans les cordons postérieurs de la moelle, des fibres nerveuses sensitives, ainsi séparées de leur centre trophique ganglionnaire. Cette action, ainsi que nous l'avons vu, peut être considérée comme l'un des facteurs principaux du tabes (Nageotte, Sezary, Vincent, Tinel).

La gaine radiculaire joue enfin un rôle manifeste dans les états d'hypertension intra-cranienne, et particulièrement dans les tumeurs cérébrales. On peut observer, en effet, dans ces cas, des troubles moteurs ou sensitifs, l'abolition des réflexes rotuliens, qui ne font que traduire la compression des racines par les culs-de-sac terminaux des gaines méningées radiculaires, lorsqu'ils sont distendus par le liquide céphalo-rachidien sous pression (Nageotte, Lhermitte et Lejonne).

Syndromes radiculaires. — Ainsi que nous l'avons observé nous-même dans une série de recherches sur les radiculites, les symptômes des radiculites sont essentiellement d'ordre sensitif : dans certains cas des troubles moteurs s'associent aux troubles sensitifs et réalisent le type des radiculites sensitivo-motrices, mais la radiculite à type purement moteur n'a pas été jusqu'ici observée (Dejerine). L'explication de ce fait découle de ce que nous avons exposé de l'anatomie du nerf radiculaire et de ses connexions méningées.

L'étude des radiculites est en conséquence inséparable de celle des méninges, car les radiculites ne peuvent pas être autre chose qu'une méningite localisée, détermination secondaire et souvent discrète d'une infection générale sur les méninges cérébro-spinales.

L'anatomie permet de distinguer deux segments dans le trajet intra-méningé des racines rachidiennes, disposition rendant compte des deux variétés des radiculites :

a) Le *segment médullo-dural*, allant de la moelle à l'orifice dural dans la cavité méningée;

b) Le segment *duro-ganglionnaire*, allant de l'orifice jusqu'au ganglion rachidien. C'est le segment de la gaine méningée radiculaire. Dans chacun de ces points l'infection peut toucher la racine.

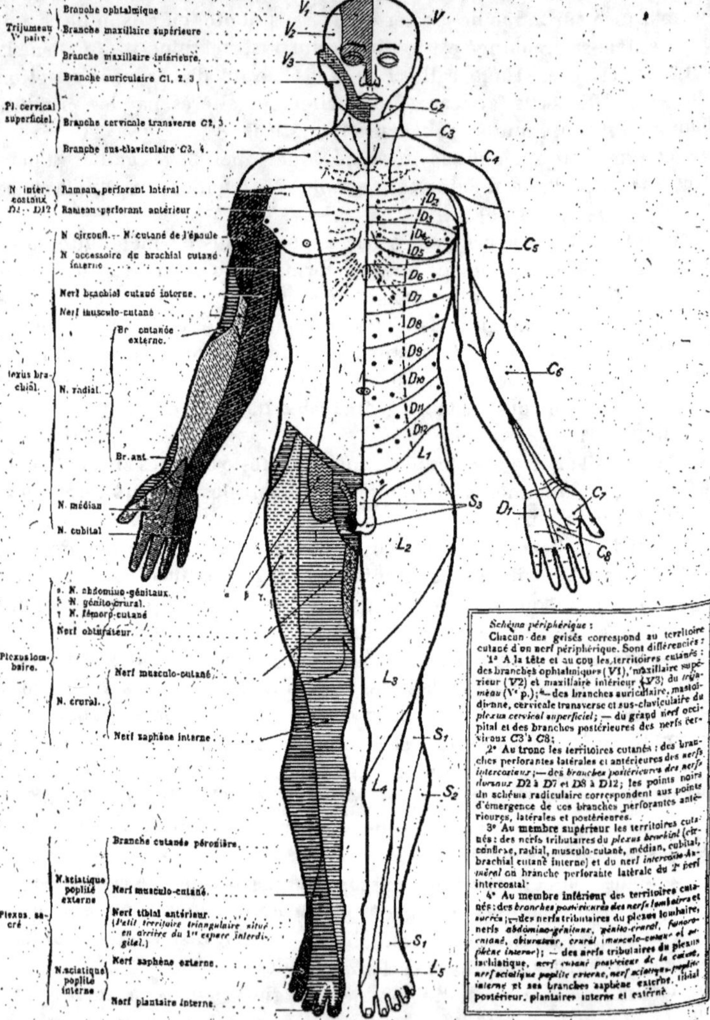

FIG. 304. — Innervation radiculaire et périphérique des téguments
(d'après Dejerine, face antérieure).

La lésion radiculaire siège-t-elle sur le premier segment, le type clinique ordinairement reproduit consistera en une radiculite *bilatérale*

associée des symptômes d'ordre médullaire. C'est le cas des pachymé
ningites en anneau, et les altérations radiculaires portent alors sur un

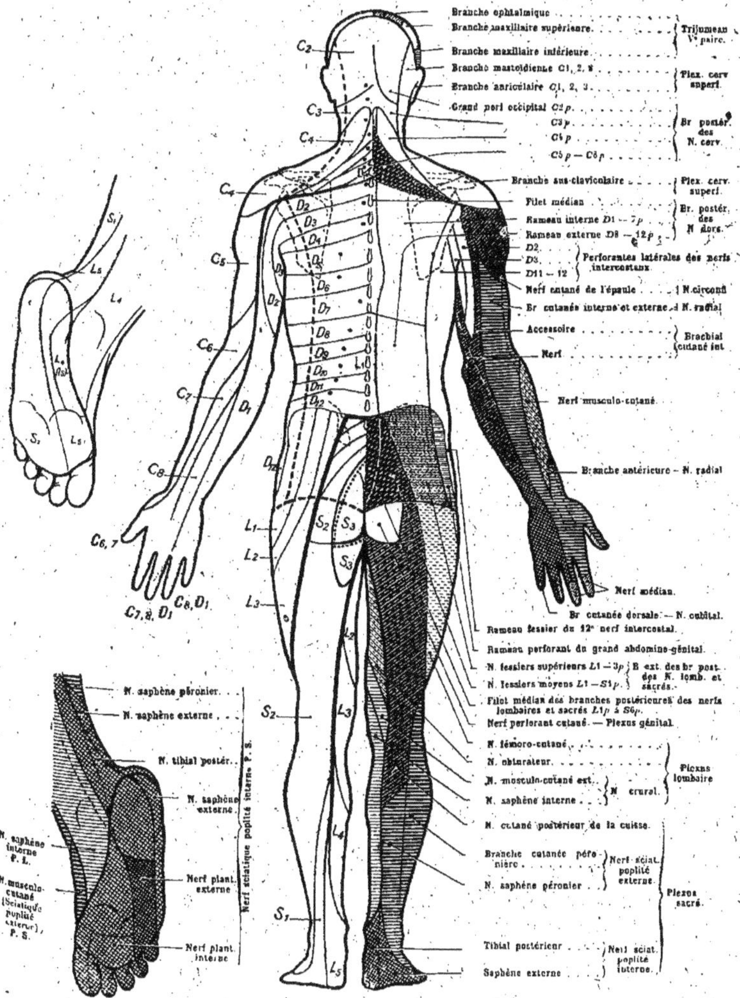

FIG. 305. — Face postérieure.

assez grand nombre de racines. Il peut toutefois exister dans cette éven-
tualité anatomique une lésion strictement unilatérale, mais le fait est
rare.

La lésion siège-t-elle sur le segment duro-ganglionnaire, le tableau clinique reproduira la symptomatologie de la radiculite simple aiguë, subaiguë ou chronique, suivant la nature de l'infection méningée diverticulaire en cause, et aucune autre manifestation méningée ou nerveuse grave ne sera observée consécutivement, dans la majorité des cas (Dejerine).

Bien que schématique, cette distinction rend compte des troubles radiculaires habituels et bilatéraux observés dans les affections de la moelle, comme le tabes, la syringomyélie, la pachyméningite cervicale hypertrophique, etc. Dans ces circonstances, le début de ces affections se révèle souvent par des troubles purement radiculaires. D'autre part, une radiculite unilatérale permettra d'établir le diagnostic topographique et de présumer l'atteinte du segment duro-ganglionnaire, de concevoir l'existence d'une radiculite diverticulaire proprement dite. Cette localisation est favorisée par la disposition anatomique des gaines méningées. Sous ce rapport deux faits sont actuellement établis : 1° Le point fragile de la racine postérieure au moment où elle se divise pour pénétrer dans le ganglion ; 2° cette gaine méningée est beaucoup plus profonde au niveau des racines lombaires inférieures, des 1re et 3e sacrées, des 8e cervicale et 1re dorsale. Cliniquement, ce sont ces racines qui sont le plus fréquemment intéressés.

Ces considérations anatomiques éclairent ainsi les symptômes des radiculites. Au point de vue clinique, le plus important des symptômes est la douleur, la radiculalgie, parfois à type fulgurant ; à l'encontre des douleurs névritiques, ou des névralgies tronculaires, la pression des masses musculaires ou les mouvements ne l'exagèrent point ; il n'en est pas de même des mouvements qui ont pour effet d'exercer une traction sur les racines elles-mêmes ou de déterminer le phénomène du *coup de bélier* du liquide céphalo-rachidien sur les racines malades. Tel est le cas de l'éternuement et de la toux qui exagèrent les douleurs des radiculalgies (Dejerine, Leenhardt, Norevo, Sicard).

Le même phénomène peut d'ailleurs se produire à un degré moindre chez certains sujets normaux qui, au cours d'un éternuement violent, ressentent des douleurs dans le domaine de C^8 et D^1.

Très souvent encore les radiculites s'accompagnent de fourmillement, d'engourdissement, de chaud ou de froid rappelant les sensations de l'acroparesthésie. Dans cette affection, les troubles sont d'ailleurs répartis suivant une topographie radiculaire, ce qui est de nature à faire admettre à son origine une radiculite chronique.

Objectivement, les radiculites se manifestent par des troubles de la sensibilité à distribution cutanée affectant le territoire d'une ou plusieurs racines.

Il s'agit, au début, le plus souvent d'hyperesthésie : à une période plus avancée celle-ci fait place à l'anesthésie ou à une forte hypoesthésie. Il est de règle dans les radiculites aiguës de noter une association d'hypoesthésie tactile et d'hyperesthésie douloureuse, tout contact éveillant la douleur. J'ai relaté de ce fait un exemple digne de remarque chez un tabétique qui présentait, comme symptôme prédominant, une véritable pèlerine douloureuse. Les troubles sensitifs dans ce cas étaient nettement à topographie radiculaire, siégeaient dans les racines cervicales et coexistaient d'ailleurs avec des troubles laryngés (1). De pareils faits personnels ont été relatés dans la thèse de Laroche (1907) qui montrent l'importance clinique de la connaissance de ces altérations radiculaires pour préciser un diagnostic étiologique.

Il faut cependant noter que parfois, au début du tabes notamment, ces radiculites peuvent n'apparaître qu'à la faveur d'une crise gastrique et précéder les vomissements de 12 à 24 heures. Tel sujet indemne de troubles radiculaires et tabétique en puissance ne révélera donc cette altération des racines postérieures qu'à propos des modifications sympathiques conditionnant l'état de crise gastrique. Cette notion que j'ai établie, avec Heitz (2), trouve aujourd'hui sa confirmation dans de nouvelles observations du même ordre et dans les faits que j'ai pu observer avec Tournay et R. Oppenheim chez des blessés de guerre; ces observations nous ont permis de schématiser les connexions étroites du sympathique et des racines postérieures et de faire connaître l'intérêt du *syndrome radiculo-sympathique réflexe*. L'étude des connexions anatomiques des racines du sympathique seront exposées plus loin (V. Sympathique, p. 704).

LIQUIDE CÉPHALO-RACHIDIEN

Tout l'axe cérébro-spinal est, en quelque sorte, enveloppé et baigné par le liquide cérébro-spinal, contenu dans les espaces sous-arachnoïdiens.

Sécrété vraisemblablement par les plexus choroïdes, le liquide céphalo-rachidien est un liquide clair, transparent, « eau de roche », d'une densité de 1.005 environ, et d'une composition très différente du sérum sanguin.

Il est incoagulable par la chaleur, ne contient que des traces d'albumine (0 gr, 20 p. 1.000), de graisse, de cholestérine, un peu de sucre (glucose) et quelques sels minéraux; il est riche en chlorure de sodium (7 p. 1.000).

On estime de 125 à 155 centimètres cubes environ la quantité totale du liquide céphalo-rachidien. Le liquide céphalo-rachidien se renouvelle incessamment et se reproduit très rapidement. Dans les fractures du crâne, on peut voir s'écouler jusqu'à 200 grammes et 300 de liquide

---

(1) Hyperesthésie tactile douloureuse chez les tabétiques. — *Revue de neurol.*, décembre 1906, Lortat-Jacob.

(2) Des intermittences des anesthésies radiculaires dans leurs relations avec les crises gastriques du tabes (Lortat-Jacob et Heitz, *Revue de neurol.*, 31 décembre 1902).

céphalo-rachidien en quelques heures. Au cours du traitement de la méningite cérébro-spinale on arrive quelquefois à enlever sans difficulté 60, 80 centimètres cubes de liquide et plus, par ponction lombaire.

Le liquide contenu dans les ventricules et espaces épendymaires est également du liquide céphalo-rachidien : du reste, les espaces ventriculaires et les espaces sous-arachnoïdiens sont en communication manifeste. L'injection intra-ventriculaire de sérum a été pratiquée dans la méningite cérébro-spinale, et le sérum retrouvé par ponction lombaire; il paraît démontré qu'un certain nombre d'hydrocéphalies n'ont d'autre cause que l'oblitération des voies de communication, empêchant ainsi le liquide ventriculaire de s'écouler dans les espaces sous-arachnoïdiens.

Dans presque toutes les affections méningées, dans les tumeurs cérébrales, il existe une surproduction de liquide céphalo-rachidien, qui donne lieu au syndrome d'*hypertension* intra-cranienne. La céphalée intense, les vertiges, les vomissements, en sont les symptômes : nous avons vu que la compression des nerfs radiculaires par les culs-de-sac méningés hypertendus pouvait donner lieu à des troubles sensitifs, moteurs et réflexes. L'hypertension intra-cranienne se propage également dans la gaine méningée du nerf optique, et, comprimant les veines du nerf optique, détermine des accidents de stase et d'œdème papillaire avec amaurose, pouvant aller à la longue jusqu'à l'atrophie papillaire et la cécité complète. Ces accidents disparaissent momentanément par ponction lombaire, et surtout par la craniotomie décompressive.

Ponction lombaire. — La ponction lombaire de Quincke permet l'examen facile du liquide céphalo-rachidien.

Elle permet d'apprécier la tension, l'aspect, la composition chimique, les propriétés biologiques du liquide; par centrifugation du liquide, on peut réunir et examiner histologiquement les éléments figurés qu'il tient en suspension.

Elle est pratiquée parfois dans un but thérapeutique, dans les cas où les phénomènes nerveux semblent relever d'un excès de tension du liquide céphalo-rachidien.

Technique de la rachicenthèse. — Après asepsie de la peau à la teinture d'iode, on ponctionne avec une aiguille à mandrin, de 7 à 8 centimètres de long, au-dessous et un peu en dehors du bord inférieur de l'apophyse épineuse de la 4e vertèbre lombaire : on glisse l'aiguille le long du bord du doigt à 1 centimètre environ de la ligne médiane. On sent un arrêt, au moment où l'on franchit le ligament jaune, on pénètre de 2 à 3 millimètres, et on retire le mandrin. Le liquide s'écoule alors; dans le cas contraire, on réintroduit le mandrin.

Rachicocaïnisation. — La même technique, servant à retirer le liquide, sert également à injecter soit des solutions de stovaïne, soit des solutions de cocaïne faites dans de l'eau distillée ou même dans le liquide céphalo-rachidien, selon la pratique de Guinard, de Ravaut, Aubourg. Sicard injecte de 3 à 20 milligrammes de chlorhydrate de cocaïne, par kilogramme d'animal, et détermine ainsi l'anesthésie des membres inférieurs. Celle-ci se répartit ensuite sur les flancs, le thorax, etc., et en 15 minutes l'injection est généralisée.

En clinique, Tuffier note le début de l'anesthésie dans le pied, 3 minutes après l'injection. L'ombilic est atteint à la 6e minute.

Cette anesthésie dure une heure. Doléris et Malartic observent que cette anesthésie atteint l'utérus gravide sans diminuer ses contractions.

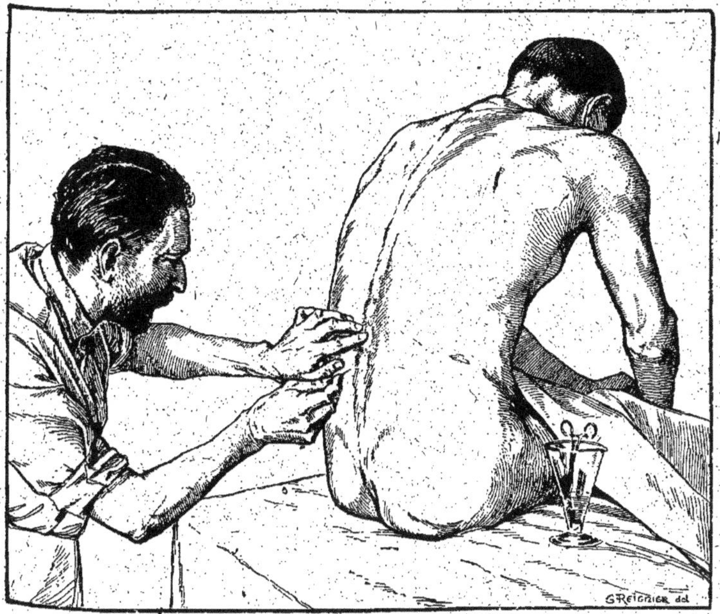

Fig. 306. — Rachicentèse, dans la position assise (Tuffier, Desfosses).
L'index gauche du praticien repère l'apophyse épineuse de la 4e vertèbre lombaire ; la main droite, tenant l'aiguille comme une plume à écrire, s'apprête à ponctionner au lieu d'élection. — Sur la table, à côté du malade, est placé un verre contenant du collodion et un tampon monté sur une pince.

Par cette méthode, on a pu faire même des résections du coude (Chaput).

Allard a noté que la sensibilité électrique était conservée par ce procédé, alors qu'il y avait anesthésie sous tous les autres modes.

On obtient souvent après cette injection une réaction méningée caractérisée par une hypertension du liquide, son aspect trouble et une forte polynucléose (Ravaut et Aubourg).

Il est donc évident que l'on crée ainsi une méningite ou tout au moins une congestion méningée curable, il est vrai ; aussi la méthode n'est-elle point sans inconvénients.

Les plus légers sont les vomissements et la céphalée durant parfois 24 heures, le plus souvent avec température de 39° à 40°. Il y a eu quelques accidents plus sérieux, et même mortels.

En cas d'accident, on peut interrompre l'anesthésie, et, par une nouvelle ponction, retirer la cocaïne rejetée.

Séméiologie du liquide céphalo-rachidien. — La ponction lombaire est employée, le plus habituellement, dans le but d'éclairer le diagnostic.

Tension. — La tension normale du liquide céphalo-rachidien s'élève dans les méningites, les tumeurs cérébrales, et dans certains états de toxi-infection méningée (urémie, saturnisme, maladies infectieuses), que l'on désigne ordinairement sous le nom de méningites séreuses. Le liquide sous pression, au lieu de sourdre goutte à goutte, s'échappe en jet de l'aiguille à ponction lombaire. La pression normale du liquide céphalo-rachidien est de 12 à 14 centimètres d'eau environ, mesurée au manomètre de Claude.

Aspect. — Normalement, limpide comme de l' « eau de roche », le liquide reste ordinairement clair dans les méningites séreuses et dans la méningite tuberculeuse. Dans les méningites purulentes, à méningocoques, à pneumocoques, à streptocoques, etc., le liquide peut être louche ou franchement purulent.

Dans certains cas, il est hémorragique. L'épreuve des 3 tubes (Tuffier et Milian) permet de reconnaître que le liquide est uniformément teinté en rouge, ce qui élimine l'hypothèse de la ponction accidentelle d'un vaisseau. La présence de ce sang peut être due à l'une des causes suivantes : hémorragies cérébrales, fractures du crâne, hémorragies méningées, certaines formes de méningite tuberculeuse de l'adulte (Lortat-Jacob et G. Sabareanu). Le sang épanché dans le liquide s'hémolyse assez rapidement ; la transformation de l'hémoglobine lui donne peu à peu une teinte jaunâtre (xantochromie) ; celle-ci peut être dans certains cas primitive et traduire alors l'existence d'une hémorragie cérébrale, qui ne s'est pas fait jour dans les espaces méningés, ou d'une pachyméningite avec petits foyers hémorragiques enkystés, dont l'hémoglobine transformée filtre peu à peu dans le liquide céphalo-rachidien.

Le liquide céphalo-rachidien normal ne contient pas de fibrine, ou des traces imperceptibles : dans les méningites aiguës, la présence de fibrine se traduit souvent par un fin coagulum filamenteux, tendu de la surface du liquide au fond du tube. On peut encore rencontrer, dans quelques inflammations chroniques des méninges, une quantité plus ou moins considérable de fibrine, susceptible quelquefois de produire une coagulation massive du liquide.

L'analyse chimique portera principalement sur la recherche de l'albumine et du sucre.

Le liquide céphalo-rachidien ne contient normalement que des traces d'albumine, mais à peu près toutes les inflammations méningées s'accompagnent d'une réaction albumineuse franche, décelable par les réactifs ordinaires.

L'albumine coïncide presque toujours avec la présence d'éléments figurés, comme nous le verrons tout à l'heure ; mais dans quelques cas, il peut exister une réaction albumineuse franche, parfois même très intense, alors qu'il n'existe pas d'éléments figurés dans le liquide ; cette réaction,

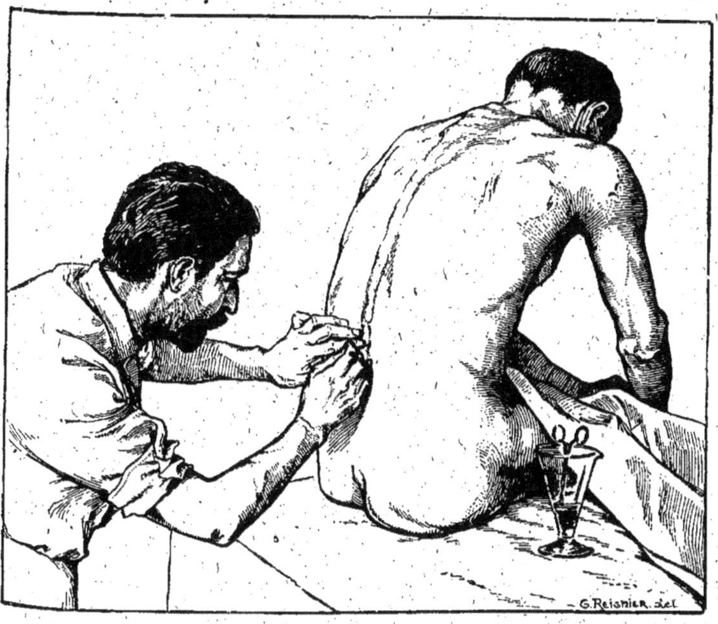

FIG. 307. — Ponction dans la position assise (Tuffier, Desfossés).
L'index gauche du praticien ayant repéré l'apophyse épineuse de la 4e vertèbre, la main droite, prenant point d'appui sur la région lombaire, enfonce progressivement l'aiguille.

semble particulière aux compressions de la moelle par un mal de Pott, et à certaines formes de pachyméningite chronique.

Le liquide céphalo-rachidien contient normalement une certaine quantité de glucose (0,72 p. 1.000), que l'on peut facilement reconnaître par la réduction de la liqueur de Fehling ; le sucre diminue ou disparaît dans les infections méningées ; il semble bien qu'il soit directement détruit par les microbes eux-mêmes ; sa diminution ou sa disparition peut donc être interprétée comme la preuve d'une infection microbienne.

La recherche dans le liquide céphalo-rachidien d'autres principes chimiques, comme l'urée dans l'urémie, l'acétone dans le coma diabétique, etc., a donné quelques résultats suffisamment précis pour qu'on puisse actuellement en tenir compte dans l'explication des symptômes nerveux de ces états pathologiques.

Perméabilité méningée. — A l'état normal, la membrane arachnoïdo-pie-mérienne est imperméable de dehors en dedans, à toutes les substances ingérées, injectées sous la peau, ou véhiculées par le sang, comme l'agglutinine typhique. La séreuse est, au contraire, perméable de dedans en dehors.

A l'état pathologique, dans les méningites tuberculeuses, syphilitiques, aiguës et chroniques, la séreuse est perméable dans 55 p. 100 des cas; c'est la règle dans les méningites cérébro-spinales aiguës.

La recherche de la perméabilité à l'iodure dans les cas d'urémie nerveuse a donné des résultats quelquefois positifs, d'autres fois négatifs.

Dans les intoxications par le mercure et par l'alcool, on a pu déceler la présence de ces corps dans le liquide céphalo-rachidien.

On ne peut, en résumé, établir de loi régissant ces variations et en tirer des conclusions précises, utiles pour la pratique.

Chromo-diagnostic. — Le liquide céphalo-rachidien d'aspect hémorragique possède une valeur diagnostique sur laquelle on a beaucoup discuté.

Cet aspect a été observé dans les hémorragies intra-dure-mériennes, crâniennes, rachidiennes; dans l'hématomyélie; dans l'hémorragie cérébrale; dans la contusion cérébrale; dans les fractures du crâne ou du rachis. On l'a vu aussi au cours des méningites cérébro-spinales aiguës et des méningites chroniques.

Ce symptôme, pour être fréquent, n'est pas constant dans les affections précédentes. Sa constatation peut avoir une valeur diagnostique importante, pour distinguer par exemple une hémorragie d'un ramollissement cérébral, pour affirmer l'existence d'une fracture du crâne; mais son absence n'a pas de valeur absolue.

La coloration du liquide varie suivant le moment, et devient de plus en plus foncée dans les vingt-quatre heures qui suivent le traumatisme. Plus tard, peu à peu, le liquide redevient clair.

Dans l'hémorragie cérébrale, la coloration est d'autant plus précoce que l'hémorragie a été plus abondante. Elle varie aussi avec le siège du foyer.

L'aspect hémorragique n'a de valeur certaine que si la coloration n'est pas due au mélange du liquide céphalo-rachidien avec du sang venu d'un vaisseau voisin piqué par l'aiguille.

Le procédé des trois tubes permet d'en juger : 1° le liquide doit s'écouler également coloré dans tous. Si le sang vient d'une veine, le liquide coloré dans le premier tube l'est moins dans les autres; 2° le sang mélangé au liquide pendant l'écoulement se coagule ordinairement; 3° le liquide coloré par le sang de la piqûre d'une veine est franchement rouge; rosé ou jaunâtre dans le cas contraire; 4° après centrifugation, le liquide perd sa teinte hémorragique lorsqu'elle est due à la blessure d'un vaisseau; il est rosé ou jaunâtre, lorsqu'il s'agit d'une hémorragie pathologique.

L'étude des leucocytes du liquide céphalo-rachidien hémorragique peut fournir des éléments de pronostic. Après quelque temps, si l'évolution doit être favorable, si la résorption du sang se fait bien, il y a excès de lymphocytes; par contre, si le cas est grave, il y a polynucléose.

La XANTHOCHROMIE (ξανθος, jaune), ou coloration jaune du liquide céphalo-rachidien, s'observe non seulement après les hémorragies du névraxe et les traumatismes céphalo-rachidiens, mais aussi dans le cas d'ictère chronique. Elle serait due à un pigment mal déterminé, peut-

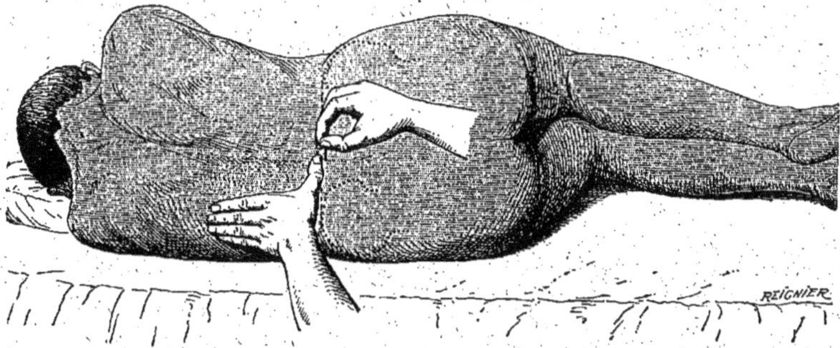

Fig. 308. — Ponction dans le décubitus latéral. Les points de repère sont les mêmes que pour la ponction en position assise (Tuffier, Desfosses).

être à la lutéine, mais non au pigment biliaire vrai ou à ses dérivés qui sont moins diffusibles.

Cytologie. — L'examen cytologique du liquide céphalo-rachidien, après centrifugation, fournit des résultats très importants (Widal). Le liquide céphalo-rachidien contient normalement quelques rares lymphocytes; c'est pourquoi il importe souvent de faire une numération à la cellule de Nageotte avant d'affirmer une lymphocytose légère; on considère habituellement que 4 à 6 lymphocytes par millimètre cube ne constituent pas un fait anormal. Dans les méningites, on peut voir ce chiffre s'élever jusqu'à 400, 500 éléments et plus, par millimètre cube.

On peut y rencontrer dans les hémorragies cérébrales ou méningées des globules rouges, qui passent successivement par toutes les phases de l'hémolyse.

On a pu, dans quelques rares cas, y trouver des cellules cancéreuses, au cours d'un néoplasme cérébral.

Mais, la plupart du temps, on y rencontre des globules blancs, polynucléaires ou mononucléaires, dont la prédominance constitue la formule cytologique du liquide céphalo-rachidien.

Cette formule cytologique est extrêmement variable, suivant les infections méningées ; elle peut même varier au cours d'une même infection ; mais on peut en décrire deux types schématiques répondant aux cas les plus fréquents : *polynucléose* dans les méningites banales aiguës ; *lymphocytose* dans la méningite tuberculeuse, la méningite syphilitique, le tabès, la paralysie générale, la syphilis cérébro-spinale, dans le coma paludéen (Lortat-Jacob et Cain) ; en somme, dans les méningites chroniques ou atténuées.

La présence d'éléments figurés accompagne presque toutes les infections méningées. C'est ainsi que la lymphocytose légère a été notée par Vaquez dans un cas de fièvre typhoïde avec forte céphalée, dans un cas de méningite typhique, on a noté la polynucléose ; cette dernière encore, dans certains cas de pneumonie avec délire ; mais on peut même voir apparaître, au cours d'un certain nombre de maladies sans symptômes méningés, des réactions histologiques très nettes des méninges, par exemple au cours des oreillons, de la pneumonie, du zona, et surtout de la syphilis secondaire. Nous rapprocherons de ces faits, la lymphocytose, ou l'hyperalbuminose que nous avons constatées dans certaines formes de paralysie diphtérique (L. Lortat-Jacob G. L. Hallez).

Un certain nombre d'intoxications, l'urémie, le saturnisme, peuvent s'accompagner parfois de réactions histologiques des méninges ; on a même décrit, dans quelque cas d'urémie, un véritable état puriforme du liquide céphalo-rachidien avec présence de nombreux polynucléaires. Mais il faut remarquer que, dans ces cas, les leucocytes sont absolument intacts, et ne présentent pas les déformations et les altérations qui se rencontrent dans la plupart des infections méningées.

Il est parfois indiqué de rechercher le degré de vitalité des leucocytes. Le procédé de MM. Achard et Ramond vise ce but. On fait agir le rouge neutre sur le liquide céphalo-rachidien aussitôt après la rachicentèse : si les leucocytes sont vivants, ils restent incolores ou ne laissent voir que des vacuoles teintées de rouge ; s'ils sont morts, leur noyau présente une coloration rose pâle, tirant sur le brun.

Bactérioscopie. — Enfin l'examen bactériologique pourra déceler, à côté des réactions histologiques, la présence de germes infectieux.

Il faut savoir cependant que, dans quelques cas, certains microbes peuvent pulluler dans le liquide céphalo-rachidien, sans qu'il existe d'irritation méningée et de leucocytose du liquide. Ces cas, très rares et d'une interprétation difficile, paraissent liés à la virulence spéciale, atténuée ou exaltée, des germes infectieux rencontrés.

Le bacille de Koch est habituellement très difficile à déceler dans le liquide céphalo-rachidien ; il faut avoir recours à une centrifugation très prolongée et à un examen minutieux pour rencontrer quelques rares bacilles ; souvent, l'inoculation au cobaye peut seule confirmer le diagnostic clinique.

Les autres microbes sont beaucoup plus faciles à retrouver sur lame ou par culture : on rencontre aisément le pneumocoque, le streptocoque, et surtout le méningocoque de Weichselbaum, agent de la méningite cérébro-spinale.

Le tréponème de Schaudin n'a été mis en évidence jusqu'ici que dans de très rares cas de méningite aiguë syphilitique. Si les autres recherches ont été négatives, les réactions biologiques de déviation du complément (réaction de Wassermann) sont habituellement positives dans le tabès, la paralysie générale, et les autres formes de syphilis méningée ou cérébro-spinale.

Dans le même ordre d'idées, il faut noter encore la précipito-réaction préconisée surtout pour le diagnostic de la méningite cérébro-spinale : l'addition d'une goutte de sérum antiméningococcique à 50 ou 100 gouttes de liquide céphalo-rachidien centrifugé, déterminant en cas de méningite cérébro-spinale une abondante précipitation, à peu près spécifique.

Ces réactions biologiques constituent donc des modes précieux de diagnostic bactériologique.

C'est ainsi que l'on peut tirer une notion précise de l'état du liquide céphalo-rachidien, pour prévoir les accidents spécifiques liés à l'existence de la méningo-vascularite syphilitique (Ravaut).

La ponction lombaire permettra de dépister les méningites latentes, les atteintes méningées de la période secondaire de la syphilis qui peuvent ne se révéler que par des névralgies passagères. Celles-ci, ainsi que nous avons pu le voir, ont très souvent une topographie radiculaire, et combien de névralgies occipitales du début de la syphilis rentrent dans cet ordre de faits ! La ponction lombaire, pratiquée à cette période et démontrant la formule leucocytaire habituelle, vient appuyer encore d'un argument positif cette conception. Mais il ne faut pas croire que la lymphocytose résume toute la question en matière de méningite chronique. La présence d'albumine en excès est très fréquente dans le liquide céphalo-rachidien des malades atteints de processus méningés chroniques (Widal, Sicard, Ravaut, Guillain). Pareil fait s'observe dans certaines sciatiques radiculaires liées à une méningite chronique relevant d'une ancienne blennorragie (Lortat-Jacob et Salomon). Mais, l'augmentation de l'albumine peut se voir au cours de la syphilis, en dehors même de ces accidents : on peut rechercher l'albumine, en employant soit le sulfate de magnésie (Ravaut), soit le sulfate d'ammonium (Nonne-Apelt), soit l'acide butyrique (Noguchi), soit plus simplement encore, avec l'acide trichloracétique à chaud et le tube de Sicard et Cantaloube (rachi-albuminimètre).

D'autre part, on peut tirer des renseignements de cette augmentation de l'albumine en se souvenant que, presque constamment, la réaction de Wassermann est positive dans ces cas, et qu'elle est négative au contraire, lorsqu'il y a peu d'albumine. Pour apprécier l'évolution de l'infection, on s'attachera encore à reconnaître le nombre des cellules, dont le noyau est excentrique et dont le protoplasma se colore en rouge vif par le réactif de Papenheim. Ces cellules, du type plasmazelle, sont fréquemment rencontrées dans les méningites en activité. Leur variation de nombre serait en rapport avec le degré d'inflammation. Lorsque la lésion évolue vers la guérison, les plasmazellen s'effritent et disparaissent ; la lésion évolue-t-elle, on voit au contraire augmenter les éléments cellulaires, l'albumine, et la réaction de Wassermann devenir positive.

La rachicentèse permet donc d'obtenir des reseignements d'ordre varié, touchant le pronostic et l'action du traitement de la syphilis nerveuse.

En dehors des considérations précédentes, le médecin peut se trouver en présence d'un syndrome faisant craindre l'existence d'une tumeur cérébrale. Dans ce cas, en dehors de toute autre étiologie, il faudra envisager la possibilité d'un kyste hydatique, et mettre en œuvre la recherche des anticorps hydatiques dans le liquide céphalo-rachidien. La déviation du complément positive dans le liquide céphalo-rachidien, permettra d'affirmer la présence d'un kyste hydatique, contenu dans la cavité intra-rachidienne, et d'orienter parfois une intervention salutaire.

CHAPITRE XXXII

SYSTÈME SYMPATHIQUE

PAR

M. L. LORTAT-JACOB

Le système nerveux grand sympathique est constitué par deux longues chaînes ganglionnaires, situées de chaque côté de la colonne vertébrale, et réunies aux nerfs craniens et rachidiens par des *rameaux communicants*. Du cordon sympathique partent les nerfs périphériques destinés aux viscères, aux parois des vaisseaux, aux glandes, aux muscles lisses de tout l'organisme.

ANATOMIE

Le grand sympathique offre deux parties à considérer.

1° Une partie centrale, chaîne du grand sympathique et rameaux communicants.

2° Une partie périphérique, constituée par l'ensemble des nerfs périphériques qui se détachent de la chaîne centrale.

Partie centrale.

1. Chaînes ou cordon du sympathique.

La double chaîne ganglionnaire du grand sympathique est située de chaque côté de la colonne vertébrale, depuis la base du crâne jusqu'au coccyx au-devant duquel elle se termine par l'unique ganglion coccygien, d'ailleurs inconstant.

Elle envoie à l'intérieur du crâne des prolongements qui vont se mettre en rapport avec les nerfs craniens, et constituent le sympathique cranien.

Dans son ensemble, cette chaîne, représente une ellipse très allongée, ouverte en haut et en avant, de coloration gris rougeâtre.

2. Les renflements ganglionnaires que présente le cordon du sympathique tout le long de son trajet, le font ressembler à un chapelet à grains irréguliers.

Ces ganglions sont situés en dedans de l'émergence des nerfs rachidiens, sur les côtés de la colonne vertébrale. Ils sont annexés aux nerfs spinaux et ont, de ce fait, un caractère métamérique. Ils devraient être en nombre égal à celui des pièces du rachis, mais quelques-uns se sont fusionnés, et leur nombre se trouve ainsi réduit.

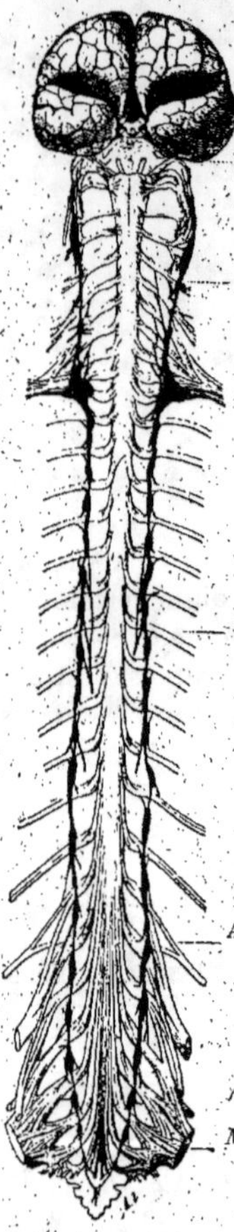

Il y en a 3 paires pour la région cervicale; 4 paires pour la région lombaire et sacrée.

Leur forme est très variable : les plus volumineux sont fusiformes, les autres étoilés, triangulaires ou coniques, mais le plus grand nombre est ovoïde.

3. Les rami communicantes qui unissent les centres cérébro-spinaux à la chaîne du sympathique sont le plus souvent simples, quelquefois doubles ou triples.

Aucun ne naît isolément du centre nerveux : tous sont confondus avec les nerfs craniens ou spinaux.

Ceux qui naissent des nerfs craniens (du 3e au 12e), ne sont pas susceptibles d'être ramenés à une description schématique.

De chaque tronc mixte, résultant de la fusion des racines antérieures et postérieures médullaires, se détache un rameau qui va se jeter dans la chaîne du grand sympathique; les fibres de ce rameau remontent ou descendent le long de la chaîne, sur une longueur variable, avant d'en ressortir au niveau d'un ganglion; il y a donc des fibres ganglipètes, allant de la moelle au sympathique, et des fibres ganglifuges allant du sympathique au nerf rachidien.

Fig. 309. — Système nerveux profond (Poirier, Charpy).

L'encéphale, la moelle, le grand sympathique

Partie périphérique.

Les ganglions de la chaîne sympathique émettent une série de branches qui, après avoir formé des plexus et traversé de nombreux ganglions, vont se répandre dans de grands appareils de la nutrition, le tube digestif, l'appareil pulmonaire, l'appareil vasculaire, et dans les organes profonds de l'appareil génital.

Pour les organes qui forment des territoires individualisés, comme l'intestin et ses glandes, le cœur, l'aorte, le sympathique envoie directement un rameau de sa chaîne à ses organes.

Pour ce qui est des vaisseaux musculaires et cutanés, des glandes cutanées, les rameaux sympathiques s'y rendent en suivant le chemin commun des nerfs de ces organes. Ce rameau périphérique est donc étendu, d'abord de la chaîne au tronc mixte rachidien, puis il chemine avec le nerf rachidien : par conséquent un nerf comme le sciatique est mixte, et contient à la fois des éléments moteurs, sensitifs et sympathiques.

L'étude anatomique du sympathique au point de vue médical doit également envisager quelques régions plus particulièrement, parce que, dans ces points, les rapports avec les autres organes peuvent éclairer certains syndromes observés en clinique, et aussi parce que ces portions du sympathique sont celles que les chirurgiens abordent dans un but thérapeutique.

Sympathique cervical. — Le ganglion cervical supérieur olivaire mesure 2 à 4 centimètres de longueur sur une largeur de 6 à 8 millimètres; il est situé sur la face antérieure des 2e et 3e vertèbres cervicales. En avant et en dehors se trouve le paquet vasculo-nerveux.

Le cordon du sympathique descend sur la face antérieure de la colonne cervicale dans un étui aponévrotique, derrière le paquet vasculaire, ce qui lui permet d'être récliné, tandis que le sympathique reste en place.

L'artère thyroïdienne infé-

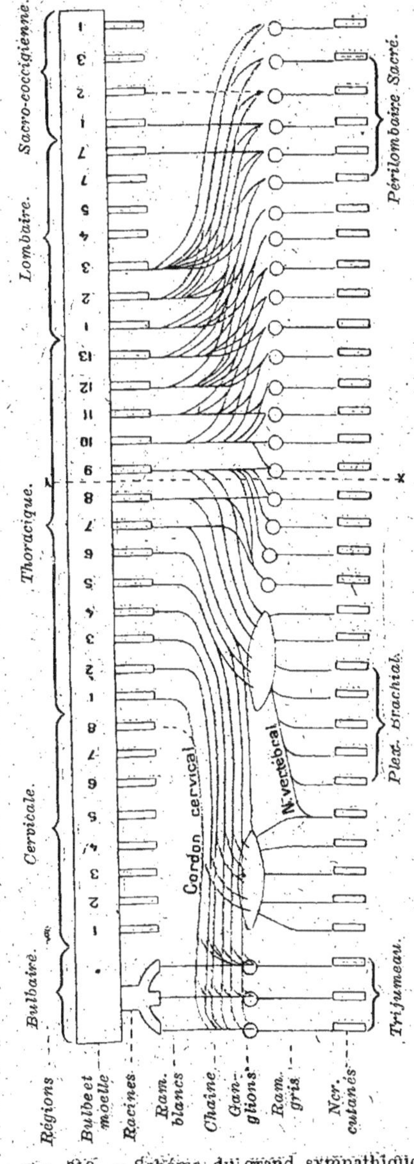

Fig. 510. — Schéma du grand sympathique représentant sa distribution cutanée et ses deux ordres de fibres de projection (Morat et Doyon).

50*

rieure, au niveau de sa première courbure, rencontre le tronc du sympathique, et tantôt passe en avant, tantôt en arrière ; tantôt, ainsi que Drobnik le signale, elle se bifurque, en boutonnière, au centre de laquelle le nerf passe. Cette disposition expliquerait l'excitation du sympathique lorsque l'artère est fortement dilatée.

La situation du ganglion moyen est variable : tantôt, il est au niveau de l'artère thyroïdienne inférieure, tantôt, il est au-dessous, parfois, il se réunit au ganglion inférieur.

Le ganglion cervical inférieur est profondément caché à la base du cou, il occupe la fosse sus-rétropleurale, limitée en dedans par la bandelette vertébro-pleurale, par le muscle pleuro-transversaire en dehors, l'extrémité postérieure des deux premières côtes et la colonne vertébrale. Il est placé au milieu d'organes importants qui rendent sa résection difficile, car, outre sa friabilité qui nécessite parfois son morcellement, il faut éviter de blesser la veine et l'artère vertébrales, le tronc cervico-intercostal, le tronc de l'artère sous-clavière, dont la crosse remonte parfois à gauche dans la fosse, et enfin le cul-de-sac pleural. Parfois le sympathique envoie en avant de l'artère sous-clavière un rameau qui forme l'anse sous-clavière de Vieussens.

Sympathique thoracique, lombaire et sacré. — *Dans la région thoracique* le grand sympathique descend le long d'une ligne qui répond à l'articulation de la tête des côtes avec le corps vertébral. Il est placé dans le tissu cellulaire sous-pleural ; tandis qu'à la région lombaire, il longe les insertions internes ou arcades du psoas, plus rapproché de la ligne médiane.

Nous noterons encore ici la *disposition* du *plexus solaire* qui est situé à la région épigastrique profonde, en avant de l'aorte et des piliers du diaphragme et la présence *des ganglions semi-lunaires.*

Le *ganglion droit* reçoit à son extrémité externe le nerf grand splanchnique qui résume les rameaux afférents thoraciques inférieurs du sympathique et par son extrémité interne la terminaison du pneumogastrique, d'où résulte la formation de l'*anse mémorable de Wrisberg.*

Le *ganglion semi-lunaire gauche* ne présente pas la même disposition ; le grand nerf splanchnique aboutit à la partie externe du ganglion, mais le pneumogastrique fait défaut à l'angle interne ; il est remplacé, d'après Laignel-Lavastine, dans certains cas, par une branche venue du pneumogastrique droit.

Quant au sympathique pelvien qui termine la chaîne, il répond aux trous sacrés antérieurs, et chaque cordon converge vers le ganglion coccygien impair et médian.

La disposition du sympathique rend compte de divers symptômes morbides, c'est ainsi, par exemple, que ses relations avec la plèvre, avec la colonne vertébrale, avec l'aorte, expliquent qu'une altération de ces organes puisse l'intéresser et nous verrons plus loin la part qui revient au sympathique dans différents syndromes cliniques. Mais il convient auparavant d'aborder son étude architecturale, sa systématisation et sa structure.

Systématisation.

Nous avons dit que le grand sympathique est formé d'une partie intra-rachidienne ou spinale, et d'une partie extra-rachidienne ou ganglionnaire, raccordée l'une à l'autre par des ganglions.

Ceux-ci correspondent, en nombre et en situation, aux troncs mixtes des paires nerveuses, auxquelles ils sont reliés par les rameaux communicants, et comme les ganglions sympathiques ont des connexions embryologiques et également fonctionnelles avec les ganglions spinaux, ils reproduisent la métamérie (1) primitive ; alors que les myélomères ont disparu par fusion et pénétration réciproque, eux sont restés distincts.

La métamérie comprend deux ordres de fibres : les unes unissant la moelle aux ganglions sympathiques, passant par les rameaux communicants appelées *fibres préganglionnaires* ou *protoneurones* de Langley, intercentrales de Dastre et Morat ; les autres unissant les ganglions sympathiques aux viscères, appelées *fibres postganglionnaires* ou *deutoneurones* de Langley, périphériques de Dastre et Morat. Toutes ces fibres sont afférentes ou efférentes.

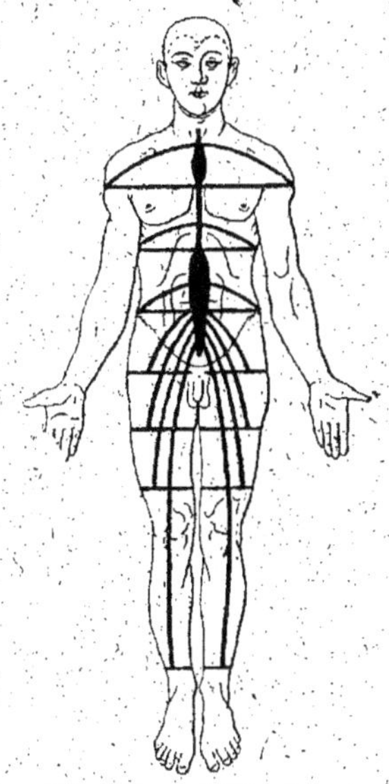

Fig. 311. — Métamérie
(Brissaud).

Les protoneurones afférents passent par les racines postérieures ; ils ont de grosses et de petites fibres à myéline ; ceux qui sont dans ce dernier cas ont comme centre trophique les ganglions sympathiques de la chaîne ; leur lésion s'observe dans le tabes.

Les protoneurones efférents naissent de la moelle au milieu de la corne latérale, de la région paracentrale et probablement aussi des petites cellules de la zone intermédiaire ; ils passent par les racines antérieures et postérieures sous l'aspect de petites fibres à myélines.

Les deutoneurones afférents ont leurs centres trophiques dans les viscères ou dans les ganglions périphériques ; ils proviennent des ganglions

(1) La *métamérie* (μετα, préfixe qui indique le changement ; μέρος, partie) est la division segmentaire de la corde dorsale primitive, commandant une division semblable des tissus environnants. Il en résulte une série de segments, ayant chacun pour centre un segment de la corde dorsale. Ces segments portent le nom de métamères. Ils constituent un tout (centre nerveux, nerfs périphériques, centripètes et centrifuges, parties molles correspondantes). (*Glossaire médical*, L. Landouzy, F. Jayle, p. 380.

solaires, ils sont presque tous sans myéline, quelques-uns cependant ont
de petites fibres à myéline.

Les deutoneurones efférents naissent dans les ganglions de la chaîne ou
les ganglions périphériques ; ils sont amyéliniques.

Les différents étages médullaires du sympathique sont mis en rapport,
les uns avec les autres, par des fibres afférentes et par des fibres efférentes.

Les fibres afférentes se bifurquent en branches ascendantes et descendantes, réunissant plusieurs ganglions de la chaîne à un seul ganglion

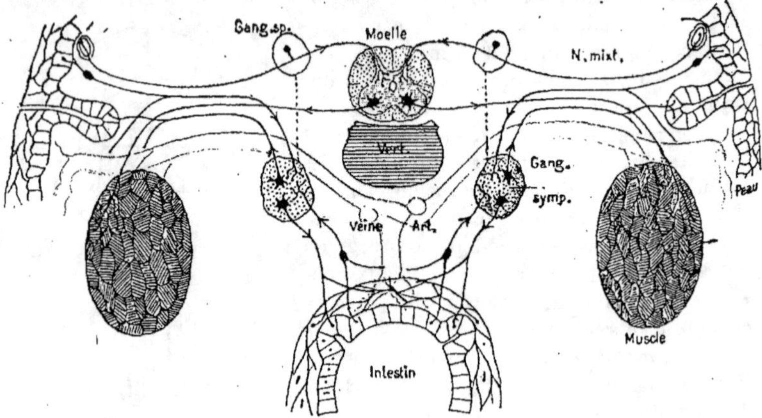

Fig. 312. — Schéma d'un métamère, avec sa myélomère (complété par les ganglions spinaux et sympathiques), sa dermatomère, sa myomère et sa splanchno-
mère (Morat et Doyon).

périphérique, de même que plusieurs segments de la moelle sont reliés à
un ganglion de la chaîne par ces fibres afférentes.

Les fibres efférentes traversent plusieurs étages, soit dans la moelle, soit
dans la chaîne sympathique. Celles qui naissent de la moelle émergent
des racines sus ou sous-jacentes au ganglion correspondant : c'est ainsi
que les filets destinés à la tête naissent des racines sous-jacentes aux
troncs nerveux qui s'y rendent, et que les filets destinés aux membres
inférieurs naissent au contraire des racines sus-jacentes. Ceci s'explique
par la condensation des origines du sympathique dans la région thoracique de la moelle.

En plus de ces origines médullaires, le sympathique en possède
d'autres, qui marchent de pair avec celle des nerfs destinés à la région
envisagée.

En résumé, on peut admettre que le grand sympathique est formé, en
allant de la moelle à la périphérie, par deux neurones ajoutés bout à

bout et raccordés dans un ganglion; néanmoins ses rameaux traversent non pas un, mais, en général, trois ganglions successifs. 1° Les ganglions de la chaîne (ou vertébraux); 2° les ganglions de la périphérie (plexus ganglionnaires terminaux); 3° les ganglions intermédiaires, comme sont les ganglions cœliaques et mésentériques.

Ces ganglions placés à la suite, sur une voie conductrice du grand sympathique, forment une extension en largeur de la myélomère à laquelle ils appartiennent, tandis que les ganglions de la chaîne

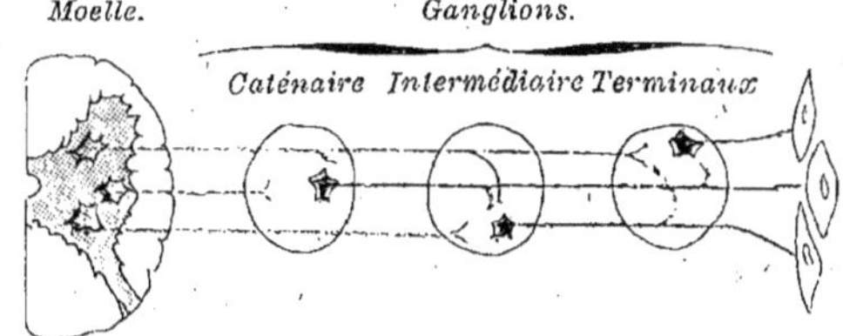

Fig. 313. — Extension de la myélomère en dehors du rachis (schéma : Morat et Doyon).

indiquent véritablement les étages métamériques superposés du grand sympathique complétés par les plexus terminaux et les ganglions intermédiaires.

PHYSIOLOGIE

Étudier la physiologie du Sympathique, c'est passer en revue les différentes fonctions du système nerveux auquel il est intriqué et intimement mêlé. Néanmoins, une certaine indépendance relative lui vient de ses ganglions, car ceux-ci sont des centres d'actions nerveuses d'une espèce particulière.

Les ganglions doivent être assimilés à des noyaux sensitivo-moteurs dans lesquels se transforme l'excitation; ils peuvent l'arrêter, la mettre en réserve, et la transmettre d'une certaine façon aux organes qui en dépendent.

Fonctions générales du système sympathique.

Fonctions motrices. — Nous ne passerons pas en revue les différentes expériences qui révèlent la fonction motrice ; elle est, par exemple, nettement démontrée sur les ganglions du cœur.

Ayant détaché le cœur, par section des vaisseaux auxquels il est suspendu, on le voit continuer de battre régulièrement pendant un certain temps. Coupe-t-on les deux tiers inférieurs du ventricule, la pointe excisée s'arrête de battre, tandis que la région sus-jacente reste animée de battements. (V. chap. XI)

Il est inutile de faire remarquer que tous les organes ne montrent pas une telle activité rythmique. L'action du sympathique s'étend à tous les muscles lisses; il détermine la contraction de la musculature stomacale et intestinale. Son antagoniste est le pneumogastrique, qui provoque le relâchement des mêmes organes. Il agit de même sur la vessie. L'expérimentation a mis encore en valeur les propriétés générales communes suivantes : le pouvoir tonique, le pouvoir réflexe, le pouvoir inhibiteur.

a) *Le pouvoir tonique* est, comme on le sait, représenté par la tension légère entretenue dans un muscle par un courant faible et permanent. Dans les muscles viscéraux le tonus provient à la fois de la moelle et des ganglions. Le pouvoir tonique a été mis en évidence pour le ganglion cervical inférieur, le premier ganglion thoracique, le ganglion ophtalmique pour l'iris.

b) *Le pouvoir réflexe* fut démontré par Cl. Bernard sur le ganglion sous-maxillaire par la section du lingual en amont du rameau sus-maxillaire. Si l'on fait dans ces conditions passer un courant dans la pointe de la langue, on observe un écoulement de salive par le canal excréteur de la glande. Cette expérience démontre que le ganglion est l'intermédiaire sécréteur réflexe entre la pointe de la langue et la glande.

c) *Le pouvoir inhibiteur* est représenté par l'arrêt d'un mouvement en puissance, arrêt déterminé par une action antagoniste. On constate par l'expérience qu'il y a, sur le trajet d'un nerf sollicité à produire une action, un organe où l'excitation se transforme, au point d'en changer l'effet. Cet organe est le ganglion du grand sympathique, ainsi que Dastre et Morat l'ont démontré pour le sympathique cervico-dorsal du chien.

On sait que l'excitation de la chaîne cervicale, en aval des ganglions et de la base du cou, détermine du spasme des vaisseaux de l'oreille du lapin ; qu'une excitation sur la partie de la chaîne thoracique, en amont de ces ganglions, détermine une dilatation intense des mêmes vaisseaux et, par là-même, inhibe le tonus vasculaire.

On peut dire que les ganglions du grand sympathique jouissent d'une propriété à triple effet : tonique, réflexe, inhibitrice, et non point de trois propriétés distinctes ; ce ne sont que trois aspects variables d'une seule et même fonction générale, la fonction de transformation des excitations, inhérente à la substance grise nerveuse ; et l'on peut, en clinique, s'appuyant sur ces données générales de physiologie, trouver l'interprétation d'une série de réflexes qui peuvent se suppléer.

Fonction vaso-motrice. — Claude Bernard démontra, en 1851, que la section du sympathique cervical, chez le lapin, détermine de la vaso-dilatation et une élévation de température dans l'oreille du côté opéré, que l'excitation du bout supérieur du cordon ainsi coupé amène de la vaso-constriction et un abaissement de la température. Cette expérience prouve que les fibres du sympathique ont une action tonique sur les muscles lisses des vaisseaux.

Fonction motrice et inhibitrice. — Dastre et Morat, en 1881, montrèrent que l'excitation du sympathique cervical produit, en plus des effets oculo-pupillaires et de la vaso-constriction des vaisseaux (oreille), une dilatation des vaisseaux des régions voisines, notamment chez le chien, où l'on voit survenir une rougeur intense des lèvres supérieure et inférieure et de la muqueuse de la voûte palatine.

Le sympathique contient donc non seulement des fibres vaso-constrictives, mais encore des fibres vaso-dilatatrices.

Fonction vaso-motrice lymphatique. — P. Bert et Laffont, en excitant les nerfs mésentériques, virent les vaisseaux chilifères se resserrer.

Fonction pilo-motrice. — L'excitation du sympathique, dans la région thoracique, détermine le redressement des poils dans la zone correspondante du revêtement cutané (Langley).

Fonction sécrétoire. — Cette fonction est démontrée par l'excitation qui met en jeu les nerfs moteurs ou sécréteurs, lorsqu'elle aboutit à la sécrétion abondante des glandes sudoripares de la face, ou à la production d'une salive très épaisse fournie par la glande sous-maxillaire. L'excitation des splanchniques arrête la sécrétion urinaire.

La *fonction inhibito-sécrétoire* est démontrée par l'expérience d'Arloing qui constate, après section du sympathique cervical chez l'âne, que les glandes sébacées de l'oreille se gorgent de leur produit de sécrétion.

Fonction glycoformatrice. — Morat et Dufourt, par excitation du grand splanchnique, parvinrent à augmenter la sécrétion du sucre dans le foie aux dépens du glycogène, sans que cet effet fût sous la dépendance directe de la circulation.

Fonction chromatique. — P. Bert, expérimentant sur le caméléon, reconnaît que le grand sympathique influence le changement de coloration des téguments. Vulpian observa la même action chez la grenouille après ablation du ganglion cervical supérieur.

Action trophique. — Cette action est démontrée par les constatations suivantes : à la fin de la sécrétion parotidienne, due à l'excitation du sympathique, les cellules salivaires sont très altérées; on constate des lésions cellulaires du foie après irritation du sympathique; on sait, d'autre part, la fréquence de l'hémiatropie faciale révélant une lésion du sympathique cervical.

Action d'accommodation. — Enfin, Morat et Doyon reconnaissent au grand sympathique une fonction accommodatrice pour la vision éloignée, et cela en dehors des phénomènes déjà exposés, résultant de l'action du sympathique sur l'œil.

On voit donc que ses différentes propriétés physiologiques sont complexes, et que si le sympathique préside, comme la moelle, aux grandes fonctions générales, il est doué, en outre, de spécialisation fonctionnelle, suivant les réactions nerveuses cutanées, vasculaires, glandulaires envisagées.

Pour la première fois, Petit, de Namur, après la section du sympathique cervical, vit se produire les phénomènes oculo-pupillaires (enophtalmie, myosis).

Le myosis est expliqué par la perte du tonus des éléments inhibiteurs du muscle constricteur de l'iris; l'enophtalmie, par la perte du tonus des muscles de la capsule de Tenon. Du même coup, cette expérience introduisait cette notion nouvelle, que, contrairement aux autres nerfs moteurs qui, à partir du cerveau, suivent un trajet descendant, le sympathique remontait de la moelle vers la tête. La contre-expérience fut faite, qui démontra que l'excitation du bout inférieur amenait la dilatation de la pupille et l'exophtalmie.

On comprend ainsi pourquoi le sympathique intervient dans des fonctions complexes, et peut, en pathologie, suivant les régions envisagées, jouer un rôle important dans la formation des syndromes variés. C'est ainsi que nous avons pu constater (L. Lortat-Jacob, R. Oppenheim, A. Tournay) l'existence d'un syndrome *radiculo-sympathique*. Il comprend la mise en jeu de symptômes d'ordre sympathique associés à des troubles radi-

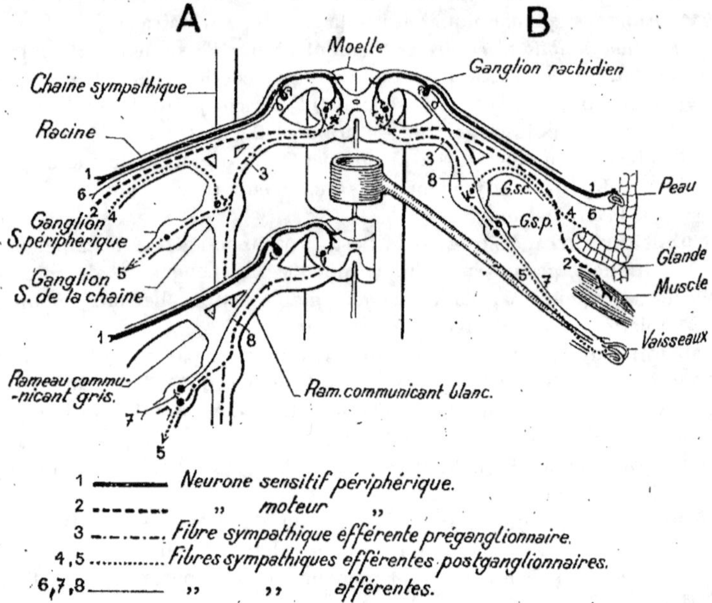

Fig. 314. — Schéma montrant les connexions radiculaires et sympathiques.

culaires, tels qu'on peut observer au cours des paralysies inférieures du plexus brachial (type Dejerine-Klumpke). D'autres exemples ont été fournis par des blessés de guerre, qui ont présenté des troubles de la sécrétion sudorale, à la suite de lésions directement radiculaires (Porak) et enfin par certains blessés porteurs de troubles dits *physiopathiques ou réflexes*. On sait que ces troubles décrits par MM. Babinski et Froment consistent.

a) En manifestations d'ordre moteur portant sur le tonus musculaire.

Sous l'influence d'une percussion directe, les muscles intéressés, notamment ceux de la main et du pied, se contractent de façon soutenue :

le mouvement qui en résulte est caractéristique du fait de son amplitude et de sa lenteur. A cette *surexcitabilité* mécanique des muscles, peut s'ajouter de la surexcitabilité électrique. Cette action retentit encore.

b) En trouble de la vaso-motricité, de la régulation thermique et sécrétoire, de la trophicité.

A ces perturbations s'associent des troubles sensitifs, consistant en anesthésie plus ou moins marquée, souvent dissociée, et revêtant dans leur ensemble une topographie radiculaire. Ainsi se trouve constitué le mécanisme d'un véritable *syndrome radiculo-sympathique réflexe* qui peut être déclanché par les causes les plus diverses, mais dont la mise en jeu est indispensable pour expliquer les troubles physiopathiques. Le schéma ci-dessus rend compte des rapports respectifs des voies centrales radiculaires et périphériques, avec le sympathique tels que nous les avons exposés.

APPLICATION A LA PATHOLOGIE DES DONNÉES ANATOMO-PHYSIOLOGIQUES CONCERNANT LE SYMPATHIQUE

A. — Sympathique cervical.

1. **Action vaso-motrice.** — Nous retiendrons ici les faits principaux suivants :

La *section du sympathique cervical* détermine :

a) Une dilatation considérable des vaisseaux s'accompagnant de rougeur et d'injection des tissus dans toute la moitié correspondante de la tête : conjonctive, œil, muqueuses nasale et buccale, langue, glandes salivaires. Sur l'oreille du lapin, les vaisseaux, qui étaient invisibles avant la section, deviennent très apparents après cette opération. Le sang veineux prend une teinte rouge qui le fait ressembler au sang artériel.

b) Une *élévation de la température* du côté opéré.

c) Une *diminution de la pression artérielle*, en même temps que la pression augmente dans les capillaires et les veines.

Ces effets sont encore plus marqués et plus durables, si on remplace la section du sympathique par l'arrachement du ganglion cervical supérieur.

L'*excitation du bout supérieur* détermine le resserrement des vaisseaux avec augmentation de la pression et diminution de la température.

1° En appliquant ce qui précède à la pathologie, on voit que le sympathique cervical montre sa participation possible dans *la crise épileptique.*

Pour certains auteurs, cette crise résulterait d'une anémie cérébrale. On sait que A. Coaper, Brown-Séquard et Vulpian, Nothnagel, par électrisation du sympathique cervical et d'un nerf périphérique, ont provoqué l'anémie cérébrale et une crise épileptique.

En clinique, la compression des carotides peut provoquer des crises épileptiformes; on a noté de la pâleur pendant les attaques d'épilepsie; au cours de la trépanation faite sur des épileptiques, pendant la crise comitiale, les chirurgiens ont constaté une forte anémie cérébrale. Il semble donc que la pathogénie de certaines crises épileptiques puisse trouver son interprétation dans une excitation du tronc du sympathique. De là à intervenir sur le sympathique en cas de mal comitial, il n'y avait qu'un pas : on obtint parfois des résultats encourageants; le plus souvent, au contraire, il n'y eut aucune amélioration.

2° *Sympathique cervical et hémiatrophie faciale.* — Des faits semblables expliquent la pathogénie de la *trophonévrose faciale* décrite par Romberg. Cette affection est caractérisée : par l'apparition d'une plaque décolorée ou pigmentée sur les téguments de la face; par de la céphalée unilatérale, par des troubles vaso-moteurs: et de l'atrophie de la peau du côté intéressé. Le revêtement cutané, privé de la sécrétion sudorale et sébacée, devient sec et squameux. On voit survenir l'atrophie des muscles, du pannicule adipeux, et parfois le squelette lui-même est arrêté dans son développement lorsque l'affection atteint un sujet jeune. Les lèvres sont amincies, ainsi que l'aile du nez, le menton, l'oreille, du côté atteint. L'œil est enfoncé dans l'orbite; les cils tombent.

MM. Dejerine et Miraillié, dans un cas d'hémiatrophie, dû à la syringomyélie, reconnaissent, comme cause de cette lésion, la paralysie des filets sympathiques provenant de la région cervicale de la moelle épinière. Cette manière de voir s'appuie encore sur les expériences d'Angelucci, qui, après l'extirpation du ganglion cervical supérieur, aurait observé une dystrophie des os du crâne.

II. **Action sur l'œil.** — *La section du sympathique* produit :

a) Le *retrait du globe oculaire*, par paralysie des fibres musculaires lisses de la capsule de Tenon.

b) Le *rétrécissement de l'orifice palpébral.* Cette diminution de la fente orbitaire s'explique par une paralysie des muscles lisses des paupières;

c) Le *rétrécissement de la pupille*, résultant de la suppression du pouvoir inhibitoire sur le sphincter de l'iris;

d) Une *action sur l'accommodation*, par action inhibitoire probable sur le muscle ciliaire, et une amélioration de la vision éloignée;

e) Une *diminution de la tension oculaire*;

f) Des *troubles trophiques*, consistant en : inflammation de la conjonctive; ulcérations de la cornée; cataracte. En clinique, on peut observer le *syndrome de Claude Bernard Horner*, caractérisé par l'enophtalmie, le rétrécissement de la fente palpébrale avec faux ptosis, du myosis, avec conservation des réactions pupillaires. Il peut être consécutif à une lésion de la portion cervicale du grand sympathique, ou à une lésion de la moelle dorsale supérieure intéressant le centre cilio-spinal, soit enfin, à une lésion ponto-bulbaire.

L'excitation du sympathique provoque la mydriase et l'exophtalmie.

En clinique, on observe un syndrome oculaire relevant d'une lésion du sympathique dans :

1° La *paralysie radiculaire du plexus brachial*, avec destruction des

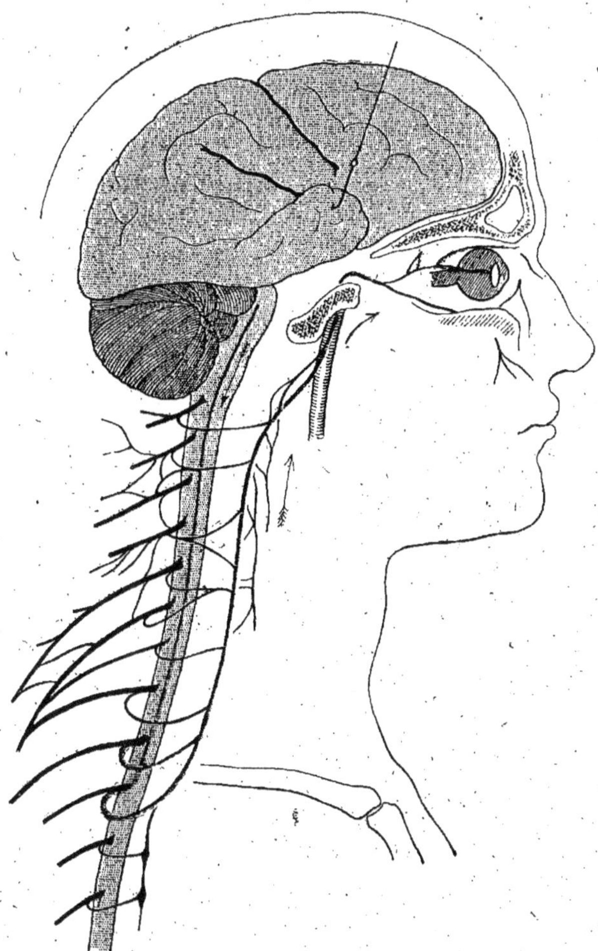

Fig. 315. — *En rouge :* Relations des filets oculo-pupillaires du sympathique avec les racines dorsales (schématique).

rameaux communicants du 1ᵉʳ nerf dorsal. Cette paralysie détermine le myosis avec rétrécissement de la fente palpébrale et enophtalmie. Ce syndrome caractérise la paralysie radiculaire du type inférieur, il

51**

manque dans la paralysie supérieure. Pour qu'il apparaisse, il est nécessaire que la lésion, cause de la paralysie, atteigne la racine dorsale, avant
la naissance du rameau communicant destiné au sympathique. C'est dire
que la lésion doit siéger sur la racine, entre la moelle et l'extrémité
externe du trou de conjugaison. Ce type de paralysie est devenu classique
depuis le travail de Mme Klumpke-Dejerine.

La valeur des symptômes oculo-pupillaires est considérable; ils permettent une localisation rigoureuse de la lésion radiculaire.

2° Le rôle du sympathique sur l'œil apparaît encore au cours de divers
symptômes ou syndromes :

Le *myosis* peut être, à la suite d'un traumatisme de la région cervicale
de la moelle, la conséquence de la destruction du centre cérébro-spinal
(fig. 315) ou des fibres qui en émanent.

La syringomyélie peut produire un syndrome analogue.

La méningite rachidienne cervicale, la myélite diffuse aiguë cervicale,
le mal de Pott cervical peuvent déterminer la mydriase ou le myosis, en
agissant sur les rameaux communicants du sympathique.

On peut encore voir survenir des modifications pupillaires plus ou
moins fugaces dans différents états; notamment, dans l'*hématome de la
dure-mère*, on note le myosis; et la mydriase s'observe dans l'apoplexie
méningée.

Le syndrome pupillaire sympathique s'observe, comme on le sait, au
cours des méningites aiguës, le myosis apparaît généralement le premier,
et le mydriase plus tardivement.

Les épileptiques ont parfois, au début de l'accès, une inégalité pupillaire; pendant la crise, les pupilles sont souvent dilatées et immobiles à
la lumière; après l'attaque on peut constater des oscillations pupillaires
rythmiques.

La mydriase peut exister dans certaines chorées, et au cours de la migraine.

3° Mais *c'est surtout dans la pathogénie du glaucome* que le rôle du sympathique a été discuté. On attribue, aujourd'hui, les accidents du glaucome à l'augmentation de la tension des liquides intra-oculaires.

Les expériences de Wagner démontrent que l'excitation du sympathique
cervicale produit une légère hypertension intra-oculaire; et que la
résection du ganglion cervical supérieur amène une hypotension indiscutable. Aussi a-t-on pratiqué la résection du sympathique dans un but
thérapeutique; dans ce cas, comme pour les crises épileptiques, les
résultats furent peu encourageants.

III. Action sur le corps thyroïde. — L'action *sécrétoire* est encore
discutée; quant à l'action *vaso-motrice*, elle est mise en évidence par les
expériences de François Franck et Hallion.

En excitant le sympathique, en un point quelconque, on détermine
dans la glande une vaso-constriction.

Au cours de la maladie de Basedow, on a noté l'hypertrophie, la congestion des ganglions, du tronc du sympathique, et des lésions des cellules nerveuses. En raison de ces constatations, on s'est demandé si le syndrome de Basedow n'était pas sous la dépendance directe de la lésion sympathique.

Les expériences de Claude Bernard, de Vulpian, donnaient un appui à cette manière de voir ; elle a contre elle l'intégrité habituelle de la pupille dans la maladie de Basedow. Abadie admet que, par suite de l'excitation permanente des fibres vaso-dilatatrices du sympathique, la carotide et les vaisseaux thyroïdiens se dilatent : par suite le corps thyroïde s'hypertrophie. L'exophtalmie sera causée par la dilatation des vaisseaux rétro-bulbaires, et la tachycardie par l'excitation du sympathique.

B. Sympathique thoracique.

L'étude physiologique du sympathique thoracique vise principalement les accidents cardio-vasculaires, les asystolies réflexes et le syndrome médiastinal. Le sympathique a sur le cœur *une action accélératrice*, antagoniste de l'action modératrice du pneumogastrique.

Les fibres accélératrices comprennent deux groupes de rameaux :

Les uns émanent *de la moelle cervico-dorsale* (de la 5e cervicale à la 5e dorsale). Parmi ces filets accélérateurs, ceux des 5e, 6e et 7e racines cervicales passent dans le nerf vertébral.

Les autres sont *des rameaux provenant* du bulbe et de la partie supérieure de la moelle.

a) Le *syndrome cervico-vasculaire* sympathique se manifeste par les points douloureux de la région précordiale apparaissant au cours de la névrite ou de la névralgie du plexus cardiaque. Il s'accompagne, dans l'angine de poitrine, de phénomènes vaso-moteurs, sécrétoires et oculo-pupillaires ; on connaît chez certains malades, atteints d'angine de poitrine, la pâleur de la face, le refroidissement et la cyanose des extrémités, les sueurs froides et profuses, la mydriase.

b) Les *asystolies réflexes* peuvent se montrer comme la conséquence de troubles viscéraux variés : des accidents sympathiques peuvent survenir au cours d'excitations parties de l'estomac, de l'intestin, au cours d'une colique hépatique : une vaso-constriction survient, qui élève brusquement la tension dans le système de l'artère pulmonaire, et consécutivement dans le cœur droit. La dilatation du cœur apparaît alors, avec le cortège habituel d'une asystolie peu durable, s'il n'existe pas préalablement de lésions myocardiques ou rénales. La voie suivie par ce réflexe est exclusivement sympathique ; mais il est nécessaire, pour que les accidents se produisent, que se surajoute l'action dépressive des nerfs modérateurs du cœur.

c) Le *syndrome médiastinal* s'accompagne également de manifestations sympathiques. Le principal symptôme est l'inégalité pupillaire : si le sympathique est excité, il y a mydriase du côté malade ; s'il est paralysé, la pupille est en myosis.

C. Sympathique abdominal.

Les manifestations abdominales sont extrêmement variables ; néanmoins, l'anatomie pathologique et l'expérimentation ont permis d'isoler quelques groupes de faits dont les plus intéressants concernent :

1° Le sympathique abdominal dans ses rapports avec le syndrome d'Addison ;

2° Les syndromes solaires.

1) **Syndrome d'Addison et sympathique.** — On a constaté dans divers cas, des lésions réciproques : soit du sympathique, à la suite de l'ablation des surrénales ; soit des lésions des surrénales, après ablation du plexus solaire (Laignel-Lavastine).

En clinique, la pigmentation observée chez les addisoniens est rattachée par certains auteurs à des lésions du plexus solaire : d'ailleurs, on peut constater, au cours de la maladie bronzée d'Addison, des lésions des splanchniques ou des ganglions semi-lunaires (V. chap. XXII).

2) **Syndromes solaires.** — Avec Laignel-Lavastine, on peut décrire :

α) Un **syndrome solaire aigu d'excitation.** — Ce syndrome est caractérisé par l'apparition de douleurs épigastriques, de constipation, d'une élévation de la tension artérielle et de vaso-constriction. Il est observé au cours de la colique de plomb et dans certains états péritonéaux.

β) Un **syndrome solaire de paralysie.** — Dans certains cas, on assiste au *syndrome suraigu de paralysie*, s'accompagnant d'une chute de la tension artérielle, avec rapidité et petitesse du pouls, refroidissement des extrémités, vomissements, diarrhée sanglante incoercible, anurie et collapsus : on reconnaît dans ce syndrome une certaine analogie avec les états cholériformes.

A l'autopsie, tous les viscères sont hyperémiés, mais principalement les surrénales ; au contraire les reins ont leur aspect normal.

Dans des circonstances moins brutales, on observe le *syndrome subaigu*, s'accompagnant de diarrhée fétide, de mollesse du pouls, de dysurie, tous symptômes qui se rencontrent au cours des péritonites par iléus, et de certaines péritonites post-opératoires.

Enfin, *dans les syndromes chroniques*, on constate des alternatives d'excitation et de paralysie du plexus solaire, avec symptômes rappelant ceux de l'entéro-colite.

On admet généralement la part prépondérante que joue le sympathique dans l'éclosion de la crise d'entéro-colite muco-membraneuse. Mathieu l'attribuait à une névrose du plexus solaire. Il est presque constant de déceler des points douloureux au niveau de ce plexus, chez les malades atteints d'entéro-côlite.

Il ressort également des expériences sur le plexus solaire, qu'on peut décrire des symptômes solaires correspondant en clinique : à la douleur abdominale de certains tabétiques; aux coliques avec météorisme, à la constipation, à la diarrhée des tabétiques, des basedowiens, des névro-pathes; à certaines polyuries ou albuminuries.

En résumé :

La *clinique*, s'appuyant sur les données expérimentales, peut décrire certains syndromes sympathiques qui peuvent être groupés, d'après leurs caractères, en syndromes tégumentaires, ostéo-articulaires, cérébro-spi-naux, circulatoires, respiratoires, digestifs, génito-urinaires, de sécré-tions internes et de régulation nutritive générale.

Certains de ces syndromes ont une importance clinique prépondé-rante : tel est le cas pour les *modifications pupillaires* qui accompagnent les lésions du grand sympathique cervical ou de ses ganglions.

Tel est le cas encore pour les *syndromes cutanés*.

Ainsi s'expliqueraient la pigmentation cutanée de la grossesse, de cer-taines affections gastriques et abdominales, des côlites membraneuses, des péritonites tuberculeuses, du syndrome d'Addison.

Enfin, par un mécanisme analogue, on peut se rendre compte des symptômes sympathiques réflexes se manifestant à distance, comme le ralentissement du pouls, la mort subite, survenant soit après un coup à l'épigastre, soit après une ingestion d'eau glacée.

CHAPITRE XXXIII

NERFS CRANIENS ET RACHIDIENS

PAR

M. L. LORTAT-JACOB

Généralités. — Les acquisitions récentes, dues aux nombreuses blessures de guerre, ont complété nos connaissances anatomiques et physiologiques sur les nerfs. Elles ont contribué à mettre en évidence leur individualité clinique, à établir des différents syndromes de section, d'irritation, d'interruption simple. Certains signes critères ont permis de préciser les étapes de la restauration fonctionnelle, qu'on ne saurait passer sous silence, à l'heure actuelle. Enfin, les lésions de quelques groupements de nerfs, ont nécessité la description de syndromes nouveaux que nous mentionnerons. Nous étudierons : 1° les nerfs craniens; 2° les nerfs rachidiens et leurs plexus d'origine.

NERFS CRANIENS

Les nerfs craniens sont les cordons nerveux, qui, nés de l'encéphale ou du bulbe, doivent traverser un orifice de la base du crâne pour se distribuer à leur territoire respectif.

Symétriques, ils sont comptés par paires. Au nombre de douze, ils portent, chacun, en plus de leur désignation fonctionnelle, une appellation numérique.

Le premier est le nerf olfactif, I;

Le second est le nerf optique, II;

Le troisième est le nerf moteur oculaire commun, III;

Le quatrième est le nerf pathétique, IV;

Le cinquième est le trijumeau, V;

Le sixième est le nerf moteur oculaire externe, VI;

Le septième est le nerf facial, VII;

Le huitième est le nerf auditif, VIII ;

Le neuvième est le nerf glosso-pharyngien, IX ;

Le dixième est le nerf pneumogastrique, X ;

Le onzième est le nerf spinal, XI ;

Le douzième est le nerf grand hypoglosse, XII.

Les I, II, VIII sont les nerfs sensoriels de l'olfaction, de la vision et de l'audition.

Les III, IV, VI, XI et XII sont exclusivement moteurs.

Les V, VII, IX et X sont mixtes, c'est-à-dire qu'ils renferment à la fois des fibres sensitives et des fibres motrices.

Le point où les fibres nerveuses se groupent, à leur sortie du névraxe, constitue l'émergence ou origine du nerf cranien ; mais cette origine est apparente, car les fibres pénètrent dans le névraxe pour aboutir à des noyaux de substance grise centrale qui sont leur origine réelle. Il faut distinguer entre les fibres motrices et les fibres sensitives. Les premières ont leur origine dans les noyaux centraux, les secondes ont une origine périphérique, dans des ganglions annexés aux nerfs qui sont les équivalents des ganglions rachidiens et possèdent le même type des cellules en T ; il ne faut donc pas dire que les fibres sensitives sortent du névraxe, elles y pénètrent, au contraire, en le traversant, pour remonter vers leurs noyaux sensitifs.

Du noyau, ou origine réelle, à l'origine apparente, de l'origine apparente à l'orifice cranien, dans la traversée cranienne, ou enfin au-dessous d'elle, des lésions multiples peuvent directement, ou indirectement, atteindre un nerf isolé, ou un groupe de nerfs (1).

Origine apparente.

Tous les nerfs craniens émergent de la face inférieure de l'encéphale et il est facile de prendre une notion d'ensemble de leurs origines, en examinant un cerveau, reposant sur la convexité des hémisphères.

Rappelons rapidement les principales caractéristiques qu'il nous offre à considérer (fig. 316, voir aussi chap. XXVII) : *latéralement* la masse constituée par les lobes orbitaires, en avant ; les lobes temporo-occipitaux au milieu ; les hémisphères cérébelleux en arrière.

Sur la ligne médiane et d'avant en arrière : l'extrémité antérieure de la scissure interhémisphérique, le corps calleux, l'espace perforé antérieur,

______

(1) C'est ainsi que des tumeurs, une adénopathie bacillaire, peuvent englober ou comprimer les nerfs qui émergent du trou déchiré postérieur. Nos observations récentes en ont fourni des exemples (L. Lortat-Jacob et G.-L. Hallez), la pathologie de guerre nous en a montré des cas intéressants, de telle sorte qu'un syndrome spécial a pu être décrit sous le nom de syndrome des quatre dernières paires craniennes, reconnaissant pour cause anatomique la lésion des IXe, X[e], XIe, XIIe paires : soit au niveau du carrefour condylo déchiré postérieur (Sicard, Vernet) : soit au niveau de l'espace rétroparotidien postérieur (Villaret).

le *tuber cinereum* et les tubercules mamillaires, et enfin les formations plus importantes des pédoncules cérébraux, de la protubérance annulaire et du bulbe rachidien. C'est au niveau de ces diverses formations centrales qu'apparaissent les cordons craniens : les deux premiers ont une origine tout à fait distincte, les III, IV et V se groupent au niveau de la protubérance annulaire; les sept derniers naissent du bulbe.

Nous mènerons d'emblée, jusqu'à leur terminaison, les I et II dont l'origine et le trajet sont assez indépendants, pour légitimer leur description complète, en dehors des autres nerfs craniens.

A la face inférieure du lobe orbitaire, longeant, de chaque côté de la scissure, le sillon olfactif, entre les deux circonvolutions de même nom, le *nerf olfactif* apparaît sous forme d'une bandelette renflée en avant (bulbe olfactif) et divisée, en arrière, en deux racines : interne et externe; de la face inférieure du bulbe olfactif, partent des filets nerveux qui traversent la lame criblée de l'ethmoïde, et se terminent en plexus sur la muqueuse des fosses

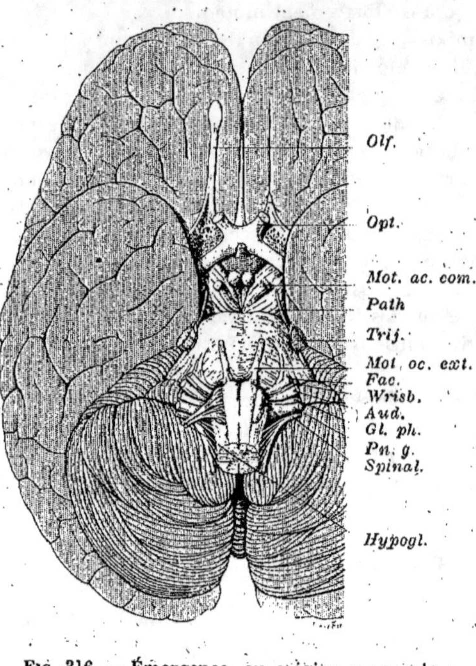

Fᴵɢ. 316. — Émergence, ou origine apparente des nerfs craniens à la base de l'encéphale (Hirschfeld).

nasales. Une lésion du nerf dans ce trajet, par le développement d'une tumeur frontale, ou par une fracture de l'étage antérieur de la base du crâne, donnera lieu à des troubles olfactifs constituant l'anosmie.

Les racines du *nerf optique* apparaissent de chaque côté, entre le bord interne des hémisphères et les pédoncules cérébraux : ce sont les bandelettes optiques, qui se réunissent en *chiasma*, d'où partent, symétriques, les nerfs optiques proprement dits. Du chiasma, le nerf optique gagne le trou optique, qu'il traverse, en compagnie de l'artère ophtalmique et encadré par les origines des quatre muscles droits de l'œil, puis il franchit l'orbite, pour atteindre le globe oculaire et s'épanouir dans la rétine : les lésions traumatiques ou inflammatoires du nerf optique, en avant du chiasma, amènent la cécité de l'œil correspondant.

Les trois nerfs suivants émergent autour de la protubérance annulaire.

Le *moteur oculaire commun* naît entre la protubérance annulaire et le tubercule mamillaire, sur le côté interne du pédoncule cérébral.

Le *pathétique* se montre à la base de l'encéphale, à l'extrémité externe du sillon qui sépare la protubérance des pédoncules cérébraux; en réalité, il naît de la face supérieure de l'isthme de l'encéphale et doit, pour arriver à la base, contourner la protubérance et le pédoncule.

Le *trijumeau* naît, par deux racines : une grosse, motrice et une petite, sensitive, à l'extrémité externe de la protubérance.

Les sept derniers nerfs craniens émergent au niveau du bulbe.

Le *moteur oculaire externe* apparaît dans le sillon qui sépare la pyramide du bulbe de la protubérance.

Les *facial*, *auditif*, *glosso-pharyngien*, *pneumogastrique* et *spinal* émergent dans la fossette et le sillon latéral du bulbe. Entre le facial et l'auditif naît un cordon isolé : l'intermédiaire de Wrisberg, qui a la valeur d'une racine sensitive pour le facial.

Le *grand hypoglosse*, enfin, se constitue dans le sillon séparant l'olive de la pyramide antérieure du bulbe.

Origine réelle.

Il est d'usage de comprendre, dans l'énumération des nerfs craniens, le nerf olfactif et le nerf optique, mais en réalité, leur étude doit être jointe à celle des fibres de projection et a été faite précédemment.

C'est au niveau de la protubérance et du bulbe que sont réunis les noyaux centraux et tous les autres nerfs craniens. Ces noyaux sont essentiellement constitués par des formations, qui répondent au prolongement des cornes antérieures et postérieures de la moelle. Nous savons que les cornes antérieures et postérieures de la moelle, à leur entrée dans le bulbe, ont été *décapitées* par l'entre-croisement, à ce niveau, des cordons latéraux et des cordons postérieurs; chaque corne est divisée, par cette décapitation, en deux parties, une *base* et une *tête*.

Nous allons trouver, dans les masses grises résultant de la décapitation des cornes postérieures, les noyaux sensitifs.

La base des cornes antérieures forme sur le plancher du 4e ventricule, et de chaque côté du raphé médian, des amas de substance grise qui constituent, de bas en haut, le noyau de l'hypoglosse et le noyau du moteur oculaire externe. Au delà du 4e ventricule, au-dessus de l'aqueduc de Sylvius, dans la protubérance, la base de la corne antérieure forme un nouveau noyau commun au pathétique et au moteur oculaire commun.

La tête des cornes antérieures, déjetée en dehors et en avant, constitue :

un premier noyau pour le spinal et les fibres motrices du pneumogastrique et du glosso-pharyngien ; à la limite du bulbe et de la protubérance,
les noyaux du facial ; en pleine protubérance, le noyau moteur, ou masticateur du trijumeau.

Le groupement, dans le bulbe et dans le plancher ventriculaire, de
tous ces noyaux moteurs des nerfs craniens, a une grande importance
pathologique. Comme les cornes an-
térieures de la moelle, dont ils dérivent, ces noyaux peuvent subir des
altérations systématiques équiva-
lentes à la poliomyélite antérieure,
altérations désignées, par analogie,
sous le nom de poliencéphalite. Si
la lésion siège assez haut, dans la
colonne grise protubérantielle, il se
produira une poliencéphalite supérieure : ce sont les noyaux des nerfs
moteurs de l'œil qui seront touchés,
et l'ophtalmoplégie en deviendra
l'expression clinique. Si la lésion
frappe la colonne bulbaire, ce sera
une poliencéphalite inférieure : les
noyaux des 7e, 9e, 10e, 11e et 12e paires seront affectés, et la paralysie
labio-glosso-laryngée en sera la manifestation.

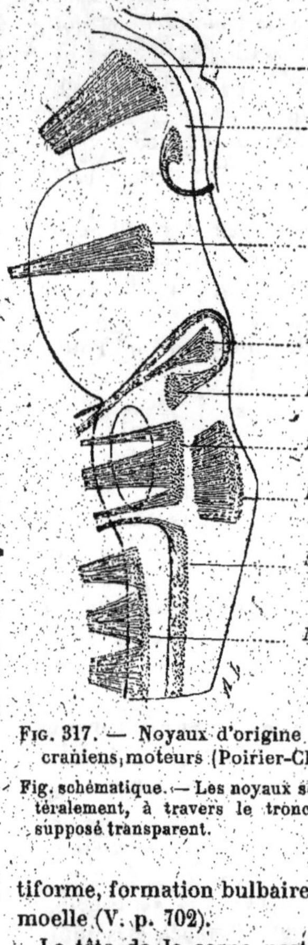

La base de la corne postérieure
forme, en une même masse, les
noyaux sensitifs du glosso-pharyngien, du pneumogastrique et de l'intermédiaire de Wrisberg. Elle constitue, au-dessus, un noyau, d'où part
une racine pour le nerf auditif. Le
VIIIe nerf, en effet, possède, outre
cette racine dite vestibulaire, une
deuxième racine dite cochléaire,
qui a son noyau dans le corps res-

Fig. 317. — Noyaux d'origine des nerfs
craniens moteurs (Poirier-Charpy).

Fig. schématique. — Les noyaux sont vus latéralement, à travers le tronc cérébral,
supposé transparent.

tiforme, formation bulbaire indépendante des faisceaux postérieurs de la
moelle (V. p. 702).

La tête de la corne postérieure, devenue latérale et presque superficielle, forme une longue colonne, dite colonne gélatineuse, étendue sur
plus de 3 centimètres, du collet du bulbe à la protubérance, et d'où partent les fibres qui vont constituer le noyau sensitif du trijumeau.

Précisons maintenant certains points particuliers à quelques-uns de ces
noyaux ou à des nerfs périphériques.

Le noyau oculo-moteur commun peut être divisé fonctionnellement et anatomiquement en plusieurs centres : un, d'abord, pour chacun des muscles auxquels il commande ; un centre des mouvements de l'iris, d'où dépendent les variations de l'orifice pupillaire ; un centre enfin du muscle ciliaire, ou centre accommodateur. Ces divers centres expliquent les paralysies partielles qui peuvent frapper le globe oculaire dans ses muscles extrinsèques ou intrinsèques. La plus grande partie des fibres émanées de ces noyaux sont directes, mais il en est quelques-unes qui sont croisées, ce qui explique la synergie bilatérale des muscles de l'œil. Enfin, le noyau du moteur oculaire commun est réuni, par des fibres croisées, au noyau du moteur oculaire externe du côté opposé ; ainsi sont permis les mouvements associés des globes oculaires, par des muscles antagonistes ; ainsi s'expliquent les déviations conjuguées observées dans un grand nombre de lésions cérébrales, et qui sont la conséquence de la paralysie ou de l'irritation d'un de ces couples naturels (Landouzy).

Pour le pathétique, les fibres nées du noyau central s'entre-croisent, en totalité, sur la ligne médiane, allant constituer le nerf du côté opposé ; le pathétique est le seul nerf présentant cette disposition croisée de toutes ses fibres.

Le noyau moteur du trijumeau donne quelques fibres croisées au nerf du côté opposé, réalisant la synergie des muscles droits et gauches dans les mouvements de mastication.

Les fibres nées du noyau du facial commencent par contourner en anse le noyau du moteur oculaire externe, avant de gagner leur point d'émergence. Les lésions du facial, à ce niveau, peuvent s'accompagner de désordres dans le domaine de la VIᵉ paire. On admettait autrefois, (Mathias-Duval), que le facial recevait, à ce niveau, des fibres de l'oculo-moteur externe, dont le noyau devenait ainsi commun aux deux nerfs ; les fibres nées de ce noyau accessoire, ou facial supérieur (par opposition au noyau vrai, dit facial inférieur), se rendaient aux muscles orbiculaires des paupières, sourcilier et frontal ; ces trois muscles, en effet, paraissent, en règle générale, respectés dans les paralysies faciales d'origine cérébrale et dans celles qui succèdent à la destruction du noyau propre du facial. Dejerine a montré, pourtant, que cette intégrité des trois muscles n'est pas absolue, qu'elle tient à la synergie habituelle des muscles à mouvements associés, et qu'elle est presque toujours trouvée en défaut par une recherche systématique.

Les fibres motrices du glosso-pharyngien, du pneumogastrique et du grand hypoglosse présenteraient, elles aussi, pour quelques auteurs, une décussation partielle.

Enfin le spinal, en outre des fibres venues de son noyau bulbaire, possède une véritable racine médullaire constituée par sept filets émergeant du 1ᵉʳ au 5ᵉ nerf cervical, dans le sillon collatéral postérieur, en avant des racines postérieures. Le noyau bulbaire du spinal semble répondre au centre de la motricité du voile et du larynx.

Trajet et territoire.

De leur origine apparente, les nerfs craniens, par un trajet plus ou moins long, gagnent l'un des orifices de la base. Le trijumeau y arrive déjà divisé, et ses branches empruntent des orifices différents. Au cours

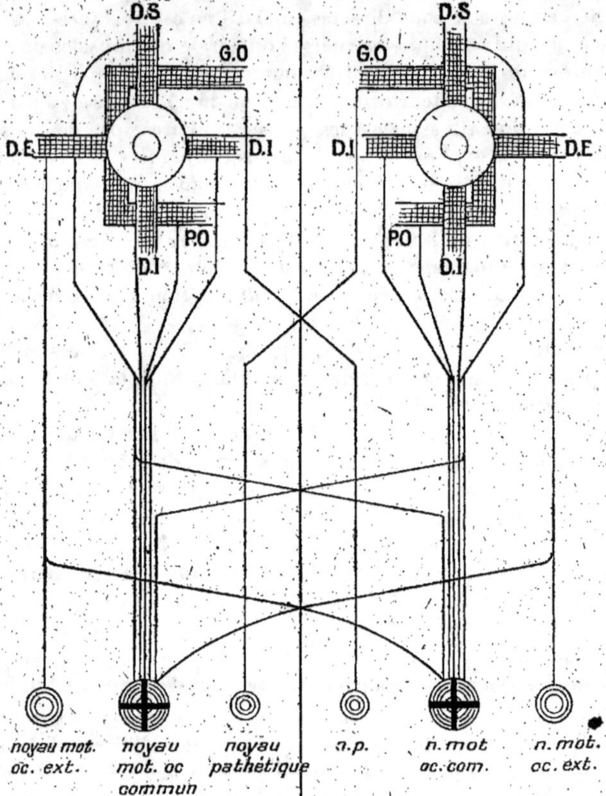

FIG. 318. — Innervation schématique des muscles de l'œil.

de ce trajet et de la traversée cranienne, les nerfs craniens, ou leurs branches, se trouvent exposés à pâtir des mêmes lésions, à subir ensemble les conséquences du même traumatisme. On pourra observer ainsi des désordres fonctionnels associés, différents de ceux produits par une lésion des noyaux bulbaires. Nous continuerons donc, comme nous l'avons fait pour les origines réelles et apparentes, à étudier dans une vue d'ensemble le trajet des nerfs dans leur traversée cranienne.

Nous n'avons pas à revenir sur l'**Olfactif** et l'**Optique**, qui demeurent isolés, et que nous avons conduits d'emblée à leur terminaison.

Le **Moteur oculaire commun** et le **Pathétique** gagnent, dès leur émergence, en avant et en dehors, le sinus caverneux ; ils y sont rejoints par le moteur oculaire externe qui a dû, pour arriver là, contourner le sommet du rocher, point où il est spécialement exposé à être lésé dans les fractures de cet os.

Le moteur oculaire commun innerve les muscles droit supérieur, droit inférieur, droit interne et petit oblique de l'œil et le releveur de la paupière supérieure.

Le **Moteur oculaire externe** innerve le muscle droit externe de l'œil.

Le **Pathétique** innerve le muscle grand oblique.

Ces trois nerfs enfin, sont rejoints par un quatrième, né de la division du trijumeau.

En résumé, le moteur oculaire commun préside : aux mouvements d'élévation de la paupière supérieure ; à tous les mouvements d'élévation et de convergence ; à la presque totalité des mouvements d'abaissement, et à la rotation de l'œil en dehors, sur son axe antéro-postérieur. De plus, par les nerfs ciliaires, le moteur oculaire commun tient sous sa dépendance les mouvements du sphincter pupillaire et la fonction d'accommodation. Le moteur oculaire externe est un abducteur pur ; le pathétique est un abducteur, abaisseur et rotateur en dedans du méridien vertical. Les troubles produits par la paralysie de ces nerfs s'expliquent dès lors : ils sont essentiellement constitués par un strabisme de direction variable, causé par la prédominance d'action du muscle antagoniste, et une diploplie, également variable avec le muscle paralysé. La paralysie de la IIIe paire s'accompagne, en plus, de ptosis, ou chute de la paupière supérieure, de mydriase, ou dilatation de la pupille, et de la paralysie de l'accommodation.

Mais nous avons vu déjà, que chaque fonction commandée par le moteur oculaire commun pouvait être compromise individuellement : c'est là, notamment, une particularité des paralysies préataxiques du tabes.

Souvent, au contraire, les paralysies des muscles commandés par les IIIe, IVe et VIe paires s'associent, donnant au maximum le tableau de l'ophtalmoplégie : ophtalmoplégie externe, due à la paralysie de tous les muscles extrinsèques de l'œil, d'où paupières tombantes et immobilité complète du globe oculaire ; ophtalmoplégie interne, due à la paralysie de la musculature intérieure de l'œil (muscle de l'accommodation et sphincter de l'iris) ; ophtalmoplégie totale enfin, si ces deux formes sont réunies. L'ophtalmoplégie interne suppose une lésion nucléaire, sauf rares cas de lésions orbitaires ; l'ophtalmoplégie externe peut être observée dans la polynévrite, le goitre exophtalmique, certaines formes de lèpre.

Le **nerf Trijumeau** fait suite aux précédents : peu après son émergence, il se renfle en un ganglion, dit de Gasser, logé sur la partie interne de la face antéro-supérieure du rocher. Le ganglion se résout en trois branches : le nerf ophtalmique ; le nerf maxillaire supérieur ; le nerf maxillaire inférieur.

L'**Ophtalmique** rejoint les deux oculo-moteurs et le pathétique au

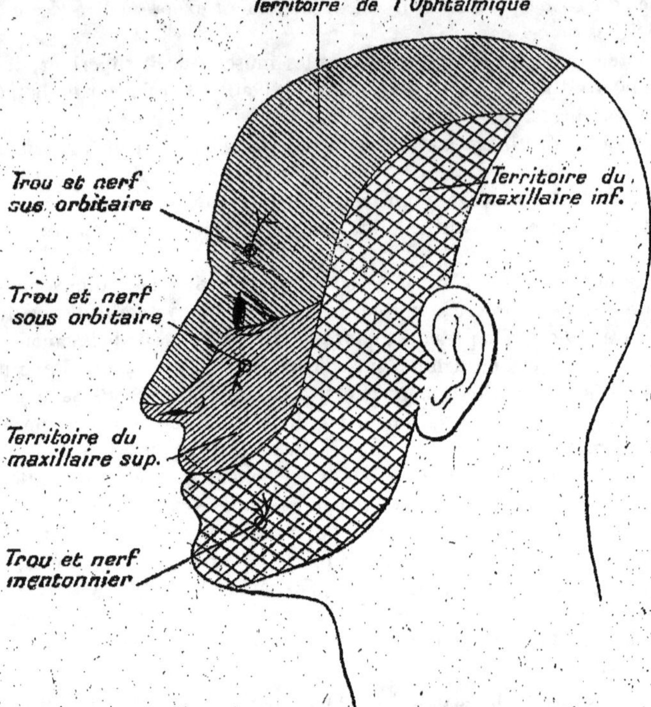

Fig. 319. — Le trijumeau. — Distribution schématique, d'après Dieulafoy.

sinus caverneux et le traverse avec eux. A la sortie du sinus, les quatre cordons, ou leurs branches (car l'ophtalmique est déjà divisé), traversent la fente sphénoïdale et gagnent leur territoire de distribution.

L'ophtalmique, par ses trois branches nasale, frontale et lacrymale, fournit la sensibilité au globe oculaire, à la conjonctive, à la muqueuse de la portion supérieure des fosses nasales, aux téguments du lobule et du dos du nez ; aux téguments des paupières, des sourcils et du front.

Au nerf ophtalmique est annexé le ganglion du même nom, logé dans l'orbite, et qui, recevant une racine sensitive de la branche nasale, une racine motrice de l'oculo-moteur commun et des rameaux sympathiques, donne naissance aux nerfs ciliaires. Ceux-ci pénètrent dans le globe oculaire, et vont se terminer dans le muscle ciliaire, l'iris et la cornée.

Dans le domaine de l'ophtalmique, on peut voir apparaître une éruption de zona, caractéristique. Les douleurs névralgiques, l'éruption le long des rameaux du nerf, le coryza, les lésions trophiques de la conjonctive, de la cornée, plus rarement de l'iris, pouvant aboutir à la perte de l'œil, sont les principaux symptômes de ce zona ophtalmique.

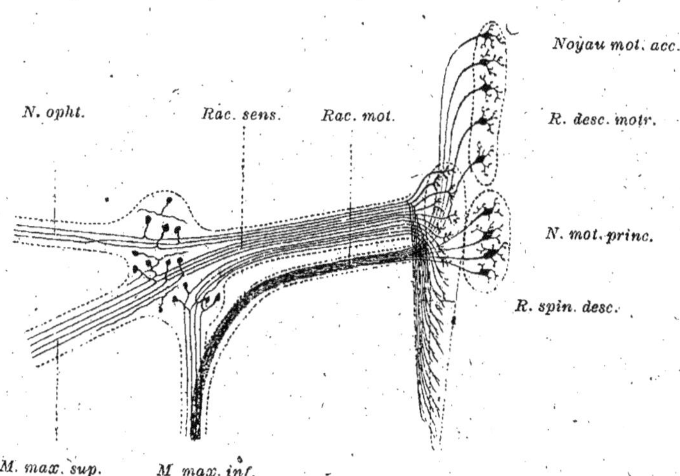

FIG. 320. — Origine et constitution du nerf trijumeau.
Fig. schématique (Van Gehuchten). — Le trijumeau moteur ou nerf masticateur, en rouge
A gauche, le ganglion de Gasser, avec ses cellules en T.

Cette variété de zona peut s'accompagner de paralysie des oculo-moteurs.

La deuxième branche du trijumeau, issue du ganglion de Gasser, est le nerf **Maxillaire supérieur** ; il sort du crâne par le trou grand rond, traverse la fosse ptérygo-maxillaire, le canal et le trou sous-orbitaires, et s'épuise en filets sensitifs dans la paupière inférieure, la lèvre supérieure et l'aile du nez, après avoir donné des rameaux pour les téguments de la pommette et de la région temporale, et des rameaux dentaires pour la muqueuse, les gencives et les dents de la mâchoire supérieure.

Au nerf maxillaire supérieur est annexé, dans la fosse ptérygo-maxillaire, le ganglion sphéno-palatin ou de Meckel qui est constitué par deux racines sensitives : l'une venant du nerf maxillaire supérieur ; l'autre du glosso-pharyngien, par le grand pétreux profond ; et une racine motrice venant du facial par le grand pétreux superficiel. Les branches efférentes du ganglion se rendent à la muqueuse des fosses nasales et du voile, au nasopharynx et aux amygdales comme branches sensitives, et constituent des filets moteurs (venant en réalité du facial) pour les deux muscles péristaphylin et palato-staphylin.

Le zona développé le long de la seconde branche du trijumeau, plus rare que le zona ophtalmique, se caractérise par des douleurs et une éruption dans le domaine du maxillaire supérieur; on y a rattaché certaines angines avec vésicules sur une amygdale, le pilier et la commissure labiale du même côté. La paralysie du nerf maxillaire supérieur, qui donne la sensibilité générale à la muqueuse du nez, est suivie d'une diminution de l'odorat, l'intégrité de la sensibilité générale de la muqueuse étant nécessaire au fonctionnement normal de la sensibilité spéciale.

Le **nerf maxillaire inférieur**, ou troisième branche du trijumeau est, dès sa constitution, un nerf mixte, grâce aux fibres de la petite racine du trijumeau qu'il recueille. Dès son émergence du ganglion de Gasser, il gagne, pour sortir du crâne, le trou ovale ; au-dessous, il se divise, apportant par ses rameaux la sensibilité aux joues, aux téguments de l'oreille, de la lèvre inférieure, du menton ; à la muqueuse buccale, aux gencives et aux dents de l'os maxillaire inférieur ; fournissant des nerfs à la parotide ; innervant enfin, par ses rameaux moteurs, le temporal, le masséter, les ptérygoïdiens interne et externe, c'est-à-dire les muscles masticateurs, le mylo-hyoïdien et le digastrique. Sa branche la plus importante, le nerf lingual, avant de se distribuer à la muqueuse du voile du palais, du plancher de la bouche, à la muqueuse de la moitié antérieure de la langue et aux glandes sous-maxillaires et sub-linguales, reçoit une anastomose du nerf facial : la *corde du tympan*.

Au nerf maxillaire inférieur est annexé le ganglion otique ou d'Arnold, relié par les petits pétreux au facial et au glosso-pharyngien, comme l'est le ganglion de Meckel par les grands pétreux. Les branches efférentes du ganglion vont innerver les muscles ptérygoïdien interne et péristaphylin externe et le muscle interne du marteau ; elles portent la sensibilité à la muqueuse de la caisse. Le zona du nerf maxillaire inférieur est rare ; ses paralysies se traduisent par la paralysie des muscles masticateurs. Le point le plus intéressant à considérer dans la distribution du nerf maxillaire inférieur est le trajet des fibres du goût. Le nerf lingual fournit bien les deux tiers antérieurs de la langue; mais, du lingual, les fibres du goût ne remontent pas directement dans le trijumeau ; elles gagnent, par la corde du tympan, le nerf facial, et là, pour certains auteurs, se groupent dans l'intermédiaire de Wrisberg pour, finalement, se rattacher au noyau du glosso-pharyngien ; pour d'autres auteurs, elles reviennent, par le grand pétreux superficiel, au trijumeau.

Le nerf trijumeau peut être détruit ou irrité. Sa destruction amène l'anesthésie et des troubles trophiques dans son territoire. Son irritation se traduit par la névralgie faciale cliniquement exprimée par les accès névralgiques, les points douloureux aux lieux d'émergence des branches, et par des troubles sécrétoires et trophiques, pouvant aller jusqu'à l'hémiathropie faciale. Les injections d'alcool, au niveau des trous d'émergence des branches ; les injections directes, à l'émergence, à la base du crâne (Sicard, Baudoin), ont donné des résultats thérapeutiques encourageants.

Le **facial,** son accessoire, l'**intermédiaire de Wrisberg** et l'**auditif,** nés côte à côte, dans la fossette sus-olivaire du bulbe, s'engagent ensemble, après avoir croisé la face postéro-supérieure du rocher, dans le conduit auditif interne qu'ils suivent jusqu'au fond ; ils sont là, spécialement vulnérables, dans les fractures perpendiculaires et obliques du rocher. Au fond du conduit auditif, le facial et le nerf de Wrisberg s'engagent dans l'aqueduc de Fallope. Le nerf de Wrisberg aboutit à un ganglion dit géniculé, dont les fibres émergentes se mêlent alors directement au facial, en constituant un véritable nerf mixte. L'intermédiaire de Wrisberg, avec son glanglion géniculé, a donc, au total, la signification d'une racine sensitive, annexée au facial proprement dit, comme la racine postérieure d'un nerf rachidien est annexée à la racine antérieure correspondante. Après avoir suivi toutes les inflexions du canal de Fallope, le facial émerge, par le trou stylo-mastoïdien ; il s'engage dans la parotide, et s'y divise en deux branches terminales, dont les ramifications couvrent la moitié correspondante de la face et du cou, innervant tous les muscles peauciers de la face, sauf le releveur de la paupière supérieure, depuis le muscle frontal, en haut, jusqu'au peaucier du cou, en bas.

Mais auparavant, le facial a abandonné des branches collatérales dont il est important de préciser la distribution. De la participation ou de la non-participation de ces branches au syndrome d'une paralysie faciale, la clinique déduira tout un diagnostic de siège de la lésion originelle.

Dans l'aqueduc de Fallope, le facial donne d'abord les deux pétreux superficiels, nés du ganglion géniculé, et dont nous avons vu la destination ; puis le nerf du muscle de l'étrier ; enfin la corde du tympan. Ce dernier rameau paraît constitué par toutes les fibres venues de l'intermédiaire de Wrisberg ; après avoir traversé la caisse du tympan, il vient s'anastomoser avec le nerf lingual, dont il partage la distribution dans la moitié antérieure de la langue, les glandes sublinguales et sous-maxillaires.

A sa sortie du rocher, le facial donne des branches collatérales se distribuant aux muscles de l'oreille, aux muscles occipital, digastrique et stylo-hyoïdien, et un rameau lingual, qui, après avoir envoyé des filets au glosso-staphylin et au styloglosse, s'épuise dans la muqueuse de la base de la langue.

Ainsi le nerf facial, essentiellement moteur à son origine, s'annexe des

fibres sensitives et sécrétoires, et intervient directement ou indirectement dans l'innervation des organes des sens (goût, par la corde du tympan ; odorat, par l'aile du nez ; ouïe, par le muscle de l'étrier).

En résumé, les fibres originelles cérébrales du facial, émanées du cortex, descendent, mélangées aux faisceaux de la couronne rayonnante de
Reil, dans le pédoncule cérébral, s'accolant aux noyaux bulbo-protubérantiels de la VIIe paire pour constituer le faisceau funiculaire du facial.

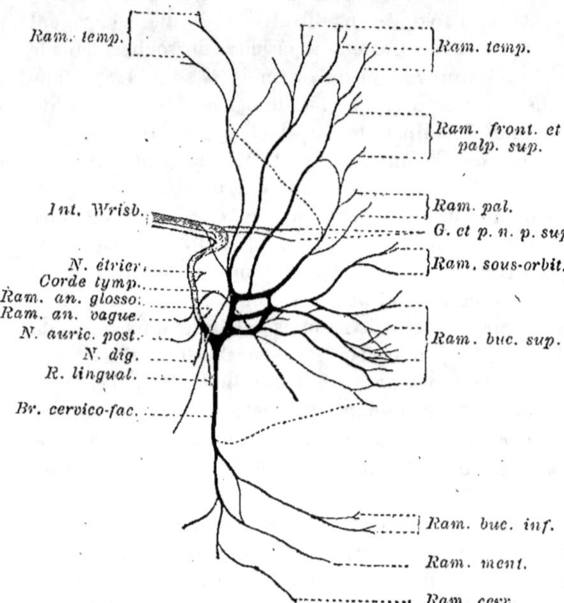

FIG. 321. — Schéma du facial (Poirier, Charpy, Cunéo).
Les branches terminales sont en noir plein,
les branches collatérales en grisé.

Le trajet complet du facial, suivi sur la figure 322 schématique, permet de comprendre toutes les modalités symptomatologiques présentées par les altérations isolées ou associées que peuvent subir les fibres faciales depuis leur émergence du cortex, jusqu'à leurs terminaisons dans les muscles du visage. (Pour le trajet intra-cérébral, voir chap. XXIX.)

Une lésion siégeant sur l'hémisphère gauche, en C, réalisera le type de l'hémiplégie faciale corticale (L. Landouzy), c'est-à-dire une paralysie de la moitié inférieure droite de la face, avec presque intégrité de l'orbiculaire de la paupière droite. D'ordinaire, la lésion n'est pas assez étroitement délimitée pour que la paralysie de la face existe sans mélange : c'est ainsi que l'hémiplégie des membres droits et l'aphasie peuvent l'accompagner.

Une lésion située sur l'hémisphère gauche en P (région pédonculaire) créera une paralysie faciale droite, avec hémiplégie des membres droits.

Si la lésion siège dans la région inféro-interne du pédoncule cérébral gauche, en B, on notera le syndrome de Weber, caractérisé par la coexis-

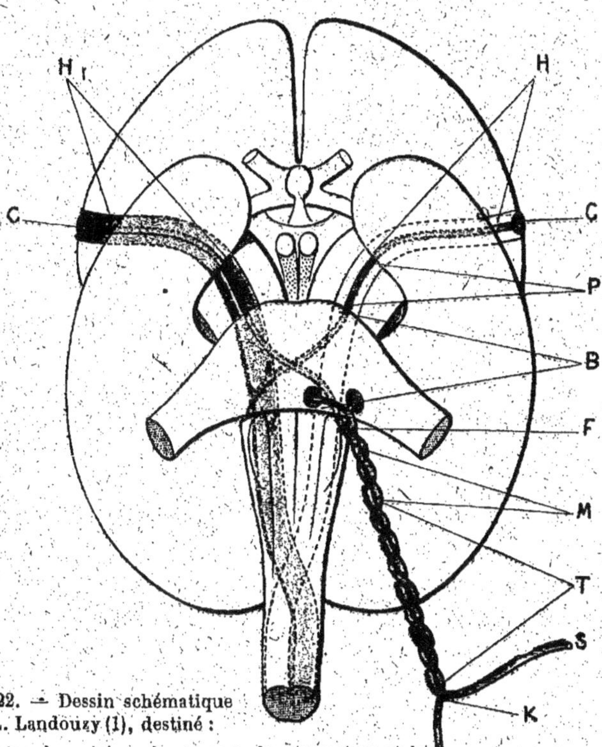

F ɪ ɢ. 322. — Dessin schématique
de L. Landouzy (1), destiné :

1° A montrer les origines, les rapports, les connexions et la
  direction des fibres entrant dans la constitution du tronc
  et des branches du facial ;
2° A faire comprendre, d'une part, les modalités sympto-
  matiques ; d'autre part, la topographie des lésions de la paralysie faciale, corticale,
  intra-hémisphérique, pédonculaire, bulbo-protubérantielle et funiculaire ;
3° A faire comprendre l'hémiplégie des membres associée aux paralysies faciales.
Les parties teintées en vert représentent les faisceaux de fibres motrices descendant de
  l'hémisphère droit pour aller s'entre-croiser au collet du bulbe, et innerver les membres
  gauches.
Les parties teintées en jaune représentent les faisceaux des fibres motrices descendant
  de l'hémisphère gauche pour aller s'entre-croiser au collet du bulbe, et innerver les membres droits.
Le trait rouge figure les fibres du facial descendant du cortex (facial cérébral).
C, connexions des fibres hémisphériques du facial avec l'écorce ; H, portion intra-hémisphérique du facial ; P, portion pédonculaire du facial ; B, portion bulbo-protubérantielle
  du facial ; F, de la fossette sus-olivaire émerge une torsade rouge-bleue, formée par la
  fusion d'un cordon rouge et d'un cordon bleu, ce dernier émane des deux noyaux (en
  noir) bulbaires. Avec cette torsade commence la portion funiculaire du facial ; M, portion
  intra-cranienne du nerf facial, comprise entre son émergence de la fossette sus-olivaire
  et son entrée dans le conduit auditif interne ; T, portion du nerf facial enfermée dans le
  rocher ou portion intra-temporale ; S, le cordon bleu, branche terminale supérieure,
  donne les rameaux temporo-orbiculo-faciaux (facial supérieur) ; K, séparation, au niveau
  du bord postérieur de la branche du maxillaire, des cordons bleu et rouge entrant dans
  la constitution de la torsade ; L, le cordon rouge, branche terminale inférieure, donne les
  rameaux cervico-faciaux (facial inférieur).

(1) *In Thèse de doctorat de Denis Augé*, Paris, 1878 : Hémiplégie faciale : paralysie de
a septième paire ; essai de sémiotique.

tence de la paralysie faciale droite avec hémiplégie des membres droits et paralysie de l'oculo-moteur commun gauche.

Si les fibres du facial sont intéressées dans la partie inférieure de la protubérance gauche, la paralysie faciale gauche, du type périphérique, s'accompagnera d'une hémiplégie des membres droits (paralysie alterne de Millard-Gubler : voir chap. XXIX).

Toutes ces paralysies faciales existeront sans troubles du goût ni de l'ouïe.

Si la lésion siège en F, il en résulte une paralysie faciale donnant la symptomatologie typique de l'hémiplégie *funiculaire*, hémiplégie dite périphérique, totale, du facial.

La paralysie du nerf est *totale*, puisqu'elle s'étend au tronc du facial comme à tous les rameaux terminaux qui en émergent, rameaux supérieur et inférieur, tandis que dans la paralysie partielle, d'origine *centrale*, la paralysie ne s'étend qu'aux rameaux faciaux-cervicaux inférieurs.

La trajectoire (schématique) complète du facial sous les yeux, le clinicien trouvera singulièrement facilité le diagnostic du siège et de l'étendue des troubles organiques et fonctionnels de la VIIe paire.

1° *La lésion siège-t-elle en dehors du crâne ?* on aura une paralysie périphérique occupant exclusivement les muscles de la face, sans coexistence de troubles de l'ouïe ni du goût; 2° *la lésion siège-t-elle au-dessus du point d'émergence de la corde du tympan ?* On notera une paralysie des muscles de la face et de l'oreille; 3° *la lésion siège-t-elle entre la corde et le nerf du muscle de l'étrier ?* il existera, en plus, une paralysie du goût et une diminution de sécrétion salivaire; 4° *la lésion siège-t-elle entre le ganglion géniculé et le nerf du muscle de l'étrier ?* l'hyperacousie douloureuse pourra être décelée (H. Landouzy); 5° *enfin, si la paralysie périphérique est bilatérale*, ce qui est assez exceptionnel, il s'agit d'une lésion intéressant les deux aqueducs de Fallope; cela s'observe chez certains syphilitiques par exemple (L. Landouzy) dans les otites chroniques doubles et dans les fractures doubles du rocher (Oppenheim et G. Hallez). Les opinions classiques reconnaissaient l'innervation du voile du palais, au moins en partie, par le facial (Longet). Les faits ne répondent pas à cette conception. On admet que tous les muscles du voile, sauf le peristaphylin externe, qui est innervé par une branche motrice du trijumeau, sont tributaires du vago-spinal (rameau pharyngien du X). Cette disposition explique que le voile du palais n'est pas abaissé au cours de la paralysie faciale pure (Lermoyez).

Les blessures de guerre nous ont permis de constater des paralysies *faciales dissociées*, incomplètes et localisées de préférence sur les fibres du facial inférieur, bien que la *lésion tronculaire* soit indéniable. L'explication de ces faits réside, actuellement, dans la conception suivante : le tronc du facial est composé de deux ordres de fibres : les unes, superficielles, destinées aux muscles de la partie inférieure de la face; les autres, profondes, centrales, se rendant au groupe musculaire supérieur. Les premières, plus fragiles, plus vulnérables, formeraient aux secondes une sorte de gaine et seraient ainsi plus accessibles aux irritations de l'extérieur (Moure).

En conséquence, une paralysie partielle dissociée, dans le domaine du facial inférieur ne doit plus être considérée comme l'expression certaine d'une paralysie centrale ou supra-nucléaire.

Le **nerf auditif**, en atteignant le fond du conduit auditif interne, se divise en deux branches, l'une cochléaire, l'autre vestibulaire, dont les ramifications, s'échappant à travers les fossettes criblées qui ferment le conduit auditif, se rendent : la première, au limaçon ; la deuxième, au vestibule et aux canaux semi-circulaires.

Ainsi le nerf auditif tient sous sa dépendance les fonctions de l'ouïe et les fonctions d'équilibration. Sa lésion amènera des troubles de l'ouïe (bourdonnements, tintements ou surdité) et des vertiges pouvant, dans des cas spéciaux (hémorragie labyrinthique), constituer l'élément principal du syndrome clinique de Ménière.

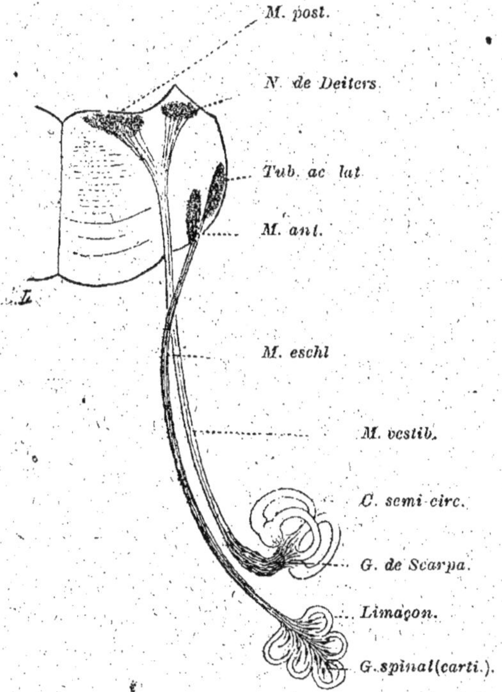

Fig. 323. — Origine et terminaison du nerf acoustique. Fig. schématique (Poirier, Charpy, Cunéo).

Ces troubles de l'équilibre peuvent d'ailleurs être provoqués par des épreuves statocinétiques, dans un but de diagnostic, pour reconnaître le degré d'excitabilité normale ou pathologique du labyrinthe. Épreuves de Moure, de Babinski-Weill, recherche du vertige voltaïque, etc.

Glosso-pharyngien; pneumogastrique; spinal. — Ces trois nerfs (IX, X et XI) se dirigent ensemble, de leurs origines voisines, vers le trou déchiré postérieur, qu'ils traversent ensemble avec le sinus latéral. Là, ils suivent des trajets différents : le glosso-pharyngien, IX, s'incline en avant, passe entre la carotide interne et la jugulaire, longe le pharynx et arrive à la base de la langue; le pneumogastrique, X, descend verticalement dans le cou avec les vaisseaux.

Quant au spinal, il se divise, dès sa sortie du crâne, en deux branches : l'une dite externe, innervant le sterno-cléido-mastoïdien et le trapèze; cette branche est constituée par le spinal médullaire; l'autre, dite interne, qui, se perdant dans le pneumogastrique, lui confère la plus grande partie, et pour quelques auteurs, la totalité de sa motricité.

La paralysie de la branche externe du spinal amène l'impotence et l'atrophie du sterno-cléido-mastoïdien et du trapèze, palliée en partie, pour ce dernier muscle, par l'innervation complémentaire venue du plexus cervical.

Le glosso-pharyngien donne, dans son trajet, des branches motrices au stylo-pharyngien, ou stylo-glosse, au glosso-staphylin et aux muscles constricteurs du pharynx. Par ses ganglions d'Andersch et d'Ehrenritter, il fournit des branches sensitives à la muqueuse du pharynx, de l'amygdale et du pilier antérieur du voile du palais, donne des filets au plexus intercarotidien qui fournit les nerfs vaso-moteurs de la face; enfin, par le nerf de Jacobson, il donne des rameaux à la muqueuse de la caisse du tympan et de la trompe d'Eustache; il fournit encore les deux pétreux profonds, dont nous connaissons la destinée. Arrivé à la base de la langue, le glosso-pharyngien se perd en plexus dans la muqueuse de la base de la langue, au niveau et en arrière du V lingual, tenant sous sa dépendance, dans cette région, le sens du goût. Lorsque ce nerf est lésé, on peut observer les symptômes suivants :

1º La paralysie du constricteur du pharynx, qui se manifeste par une difficulté de la déglutition des solides, si bien que le patient est obligé de boire pour faciliter cette déglutition imparfaite; en même temps le voile peut être intéressé. Objectivement le symptôme révélateur consiste en un mouvement de translation de la paroi postérieure du pharynx paralysé, vers le côté sain. Le constricteur sain tire à lui le constricteur paralysé et la muqueuse sous-jacente dans un véritable *mouvement de rideau* (Vernet) lorsqu'on demande au malade de prononcer la voyelle E, la bouche étant largement ouverte;

2º L'altération du goût dans le 1/3 postérieur de la langue : diminution ou abolition de la perception de l'amer (quinine), du salé et du sucré;

3º La sensibilité réflexe (réflexe du voile) et la sensibilité au contact de la paroi postérieure du pharynx et de la muqueuse vélo-palatine, peuvent être diminuées ou abolies du côté atteint.

Le pneumogastrique, que nous avons vu descendre dans le cou avec les vaisseaux, pénètre avec ceux-ci dans le thorax, descend le long de l'œsophage et, avec lui, entre dans l'abdomen; il se résout là en de nombreux rameaux; ceux du pneumogastrique gauche couvrent la face antérieure de l'estomac, s'y distribuent et gagnent, par quelques rameaux, le hile du foie. Les filets terminaux du pneumogastrique droit couvrent la face postérieure de l'estomac et donnent des branches au plexus solaire; mais le pneumogastrique droit lui-même ne s'épuise pas là; il vient se terminer en se jetant dans l'angle interne du ganglion semi-lunaire droit qui, par son extrémité externe, reçoit le nerf grand splanchnique du même côté, formant ainsi l'anse mémorable de Wrisberg.

Comme distribution, le pneumogastrique donne : au cou, outre quelques rameaux pour le plexus pharyngé (muscles et muqueuse), les deux nerfs laryngés.

Le **laryngé supérieur** innerve la muqueuse de l'épiglotte, la portion la plus reculée de la muqueuse linguale, toute la muqueuse du larynx et deux muscles seulement : le constricteur inférieur du pharynx et le crico-thyroïdien.

Le **nerf laryngé inférieur** est dit aussi **nerf récurrent**, à cause du trajet rétrograde qu'il doit effectuer. Nés, en effet, à l'union du cou et du thorax, les deux récurrents doivent remonter vers le larynx après avoir croisé : le récurrent droit, la sous-clavière; le récurrent gauche, la crosse de l'aorte; ils sont dans ce trajet, surtout le récurrent gauche, exposés de par leurs rapports à de nombreuses lésions. Le récurrent contient, à côté de fibres directes du pneumogastrique, des fibres venues du spinal, par sa branche interne; il se distribue à tous les muscles du larynx (sauf au crico-thyroïdien) par un filet spécial pour chacun d'eux.

Donc, le laryngé supérieur innerve les muscles tenseurs des cordes vocales; le récurrent, les muscles constricteurs et dilatateurs; les premiers spécialement par les filets venus du spinal, les seconds, par les filets directs du pneumogastrique.

Les paralysies laryngées se présenteront donc avec des modalités variables. On observera, soit une paralysie des muscles tenseurs des cordes vocales, soit des paralysies récurrentielles; ces dernières frapperont tous les muscles innervés par le récurrent; elles seront uni ou bi-latérales, atteindront isolément les dilatateurs (rarement d'ailleurs), ou frapperont isolément les constricteurs; ces paralysies des constricteurs, les plus fréquentes, le plus souvent unilatérales, sont généralement caractéristiques d'une lésion affectant le récurrent le long de son trajet.

Le pneumogastrique donne encore au cou, directement, des rameaux cardiaques dits supérieurs, et, par l'intermédiaire du récurrent, des rameaux cardiaques moyens. Avec les rameaux cardiaques inférieurs, nés du tronc du nerf dans sa traversée thoracique, tous ces filets vont, anastomosés avec des ramifications sympathiques, constituer, au-dessous de la crosse aortique, le plexus cardiaque.

Dans le thorax enfin, le pneumogastrique prend part, par de nombreux filets, à la constitution des plexus pulmonaires et œsophagiens.

Par ses filets cardiaques le pneumogastrique est un modérateur et dépresseur du cœur, les fibres venues du sympathique sont au contraire des fibres accélératrices. Les fonctions de ces deux nerfs peuvent être explorées par la recherche du *réflexe oculo-cardiaque* (Loeper et Mougeot). Ce réflexe de sensibilité profonde comprend une voie centripète constituée par le trijumeau (nerf ciliaire et nerf ophtalmique de Willis), un centre situé au niveau du bulbe (noyaux du V et du X) et une voie centrifuge : le pneumogastrique. Chez les sujets sains, la compression du globe oculaire détermine un ralentissement du pouls variant de 4 à 10 pulsations par minute. Ce réflexe est exagéré dans tous les états vagotoniques, aboli dans les lésions du V et du X qui suppriment la conductibilité de ces nerfs, inversé dans le syndrome de Basedow. Les filets pulmonaires sont moteurs pour les bronches, et sensitifs pour les voies respiratoires. Pour l'œsophage, le pneumogastrique est à la fois moteur et sensitif.

La paralysie unilatérale du pneumogastrique ne se manifeste pas toujours dans ces fonctions. Cependant une lésion unilatérale de ce nerf peut s'accompagner de troubles variés, dont les plus typiques sont : 1° *des troubles laryngés*, altération de la voix, qui est faible ou bitonale, quelquefois sifflante. A l'examen du larynx on constate que la corde vocale du côté paralysé est en position intermédiaire, cadavérique. La corde vocale du côté sain, se portant souvent par effort de compensation, à la rencontre de la corde paralysée, au delà de la ligne médiane; 2° *des troubles cardiaques* : accélération du pouls, crises extrasystoliques. Parfois, on note encore, des accès de toux convulsive, dans le cas d'irritation du nerf, et enfin, une douleur à la pression de l'aile correspondante du cartilage thyroïde (Vernet).

Le **nerf spinal** XI, exclusivement moteur, se divise, ainsi que nous l'avons vu, à sa sortie du crâne, en deux branches terminales : une interne qui se jette dans le X et constitue les filets moteurs de ce nerf; l'autre externe destinée aux muscles trapèze et sterno-cléido-mastoïdien. La lésion du spinal externe entraîne une paralysie de ces deux muscles :

a) Affaissement partiel du moignon de l'épaule, en raison de la paralysie du chef claviculaire du trapèze;

b) Disparition de la saillie de la corde du sterno-mastoïdien dans les mouvements latéraux de la tête.

Le spinal interne innerverait seul les muscles du larynx et du voile du palais. Sa lésion serait seule responsable des troubles cardiaques et laryngés observés au cours d'une lésion du pneumogastrique.

Le **grand hypoglosse** XII, après sa constitution, s'engage dans le trou condylien antérieur. Arrivé à la base du crâne, il décrit une longue courbe qui l'amène à la base de la langue; il se distribue là à tous les muscles de la langue tant intrinsèques qu'extrinsèques. En cours de route, directement, ou par l'intermédiaire d'une branche dite descendante anastomosée avec une branche du plexus cervical, la XII° paire a donné des rameaux aux muscles de la région hyoïdienne.

La paralysie unilatérale de l'hypoglosse produit : l'atrophie de la langue du côté correspondant avec déviation de la pointe vers le côté malade, par prédominance d'action du génio-glosse demeuré sain, et des troubles dans l'articulation des sons et la déglutition. Dans la paralysie bilatérale, il y a atrophie de tout l'organe immobilisé dans la bouche et exagération des troubles fonctionnels, le malade avale très difficilement sa salive, bave continuellement, parle avec difficulté et se nourrit avec peine.

Enfin, l'hypoglosse étant le nerf principal des muscles élévateurs du larynx, sa paralysie entraîne un défaut d'action des tenseurs des cordes vocales, qui ne peuvent agir complètement sur un larynx abaissé ; le timbre de la voix est modifié, l'aphonie peut être complète.

Nous avons vu, pour chaque nerf, les troubles engendrés par son irritation ou sa paralysie. Nous avons déjà et plusieurs fois insisté sur la possibilité de voir ces troubles fonctionnels groupés, et de tirer de leur étude des indications précises sur le siège et la nature de la lésion qui a pu les produire. Nous avons, dans cet ordre d'idées, signalé la paralysie labio-glosso-laryngée, les ophtalmoplégies, les paralysies laryngées.

Pour être moins fréquentes et constituer des syndromes moins classiques, il est pourtant des paralysies associées qui méritent une mention. C'est ainsi qu'une plaque de méningite spécifique, une carie osseuse de l'occipital, une dégénérescence cancéreuse des ganglions peuvent donner plusieurs types de paralysies combinées, en frappant en même temps les Xe, XIe et XIIe paires. La plus commune de ces paralysies est celle qui provoque du même côté l'hémiatrophie et l'hémiparalysie linguales, la paralysie du trapèze et du sterno-cléido-mastoïdien, la paralysie de la corde vocale et du voile du côté correspondant. C'est en réalité la paralysie totale du spinal associée à celle de l'hypoglosse. C'est le *syndrome de Jackson*. On peut observer également le *syndrome de Schmidt* : paralysie unilatérale du voile et de la corde vocale, du sterno-mastoïdien et du trapèze : c'est la paralysie du spinal tout entier, par lésion du noyau vago-spinal, du noyau inférieur du spinal ou de leurs filets radiculaires.

Le *syndrome d'Avellis* est constitué par une paralysie de la moitié du voile et de la corde vocale correspondante. C'est la paralysie de la branche interne du spinal. Ces trois syndromes : de Jackson, de Schmidt, d'Avellis, sont périphériques ou centraux.

Le *syndrome de Tapia*, caractérisé par une paralysie unilatérale de la langue et de la corde du même côté avec intégrité du voile est toujours d'origine périphérique. Elle résulte en général d'une lésion traumatique (coup de corne de taureau) portant sur l'hypoglosse et le pneumogastrique au-dessous du ganglion plexiforme. C'est la paralysie des toréadors.

Plus rarement, les oculo-moteurs, le nerf optique, quelquefois l'auditif, seront par une tumeur, une méningite de la base, associés dans toute une série de troubles organiques et fonctionnels formant syndrome.

Les polynévrites pourront présenter des types symptomatologiques, dont les paralysies diphtériques sont les exemples les plus communs.

Citons encore le *tétanos céphalique* de Rose, consécutif à une plaie dans le territoire sensitif des nerfs craniens, et caractérisé par une localisation habituelle des contractures dans les muscles innervés par les nerfs craniens, et par une paralysie faciale unilatérale, complète, spasmodique.

On voit que l'étude anatomique des nerfs craniens, en ce qui concerne ses rapports avec la pathologie, est riche d'enseignements. Si l'on peut souvent, par l'analyse des symptômes, en prenant pour fil conducteur les notions anatomiques, remonter au siège de la lésion, il faut ajouter que ce n'est encore envisager là qu'un des côtés de la question. En effet, ce n'est pas seulement le siège d'une lésion que telle paralysie d'un nerf cranien pourra indiquer, c'est souvent, grâce aux faits cliniques, sa nature même qu'elle pourra dévoiler; ne sait-on pas toute la valeur diagnostique attribuée à juste titre, en matière de syphilis, aux inégalités pupillaires, au signe d'Argyll-Robertson, à une paralysie de la 3e paire, ou de la 6e, lorsqu'on ne trouve pas de diabète? Ne gardons-nous pas présents à l'esprit les exemples démonstratifs de ces paralysies faciales douloureuses, dévoilées à la période secondaire et tertiaire de la syphilis, par Fournier, par Dieulafoy et par Landouzy, paralysies dont on peut dire qu'elles sont, en même temps, des déterminations et des démonstrations de syphilis. Même valeur révélatrice doit être attribuée, chez les individus suspects de syphilis secondaire, à la névralgie faciale, notamment à la névralgie sus-orbitaire, sur laquelle Fournier a si judicieusement insisté.

NERFS RACHIDIENS

Les nerfs rachidiens ou nerfs spinaux sont les cordons nerveux qui, nés de la moelle épinière, traversent les trous de conjugaison pour se distribuer à leur territoire respectif. Ils possèdent à la fois des fibres motrices et des fibres sensitives qui leur sont fournies par les racines antérieures et les racines postérieures. Ils sont donc les homologues des nerfs craniens, et comme nous l'avons vu à propos de ceux-ci, on a voulu établir une analogie entre toutes les racines motrices et sensitives émanant du névraxe, que celles-ci soient craniennes ou rachidiennes; mais c'est là une schématisation dont l'intérêt est plus anatomique que clinique.

Les nerfs rachidiens sont symétriques, ils naissent de la moelle épinière à la partie antéro-externe (racines antérieures) et postéro-externe (racines postérieures) de celle-ci, suivant un mode que nous avons signalé précédemment. (V. chap. XXX.)

La division même du rachis sert de dénomination aux paires rachidiennes qui prennent ainsi, en allant de haut en bas, les noms des nerfs cervicaux, dorsaux, lombaires et sacrés.

Les nerfs cervicaux sont au nombre de huit, le premier passant entre l'occipital et l'atlas, le huitième entre la septième vertèbre cervicale et la première dorsale.

Les nerfs dorsaux sont au nombre de douze, le premier passant entre la première dorsale et la seconde; le douzième entre la douzième dorsale et la première lombaire.

Les nerfs lombaires et les nerfs sacrés passent respectivement au-dessous de la vertèbre correspondante, la cinquième paire sacrée s'échappant du rachis entre la cinquième vertèbre sacrée et le coccyx. Ajoutons le nerf coccygien qui passe par un trou de conjugaison rudimentaire séparant la première de la deuxième vertèbre sacrée.

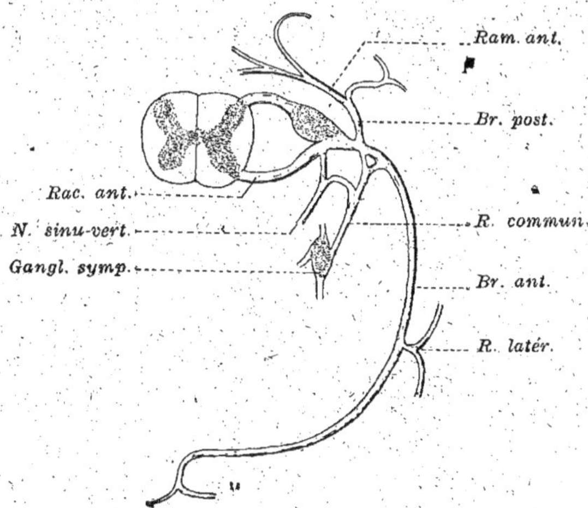

Fig. 324. — Disposition schématique d'un nerf rachidien (A. Soulié).

Constitution du nerf mixte aux dépens des racines antérieure et postérieure : la division en deux branches, l'une antérieure, l'autre postérieure.

Cela nous donne un total de 31 paires rachidiennes de chaque côté, 62 en tout.

Ces racines peuvent, à leur origine, subir des compressions, du fait d'une tumeur de voisinage (cancer vertébral, mal de Pott, tumeur de la moelle), ou d'une lésion traumatique du rachis (fracture ou luxation vertébrale). Ces lésions, amenant une compression des nerfs au niveau de leur point d'émergence, retentiront sur le territoire du nerf comprimé en occasionnant des troubles moteurs, trophiques, ou des altérations de la sensibilité.

Origine.

Nous ne nous attarderons pas ici dans des redites inutiles sur l'origine apparente des nerfs rachidiens : cette donnée anatomique a été suffisamment exposée au chapitre XXX.

Quant aux origines réelles, elles peuvent se résumer comme suit.

Les racines antérieures naissent de trois groupes, antéro-interne, antéro-externe et postéro-externe ou latéral, des cellules radiculaires de la corne antérieure. Chacune de ces cellules est en rapport : avec le cerveau par le système pyramidal ; avec le cervelet, par les fibres descendantes d'origine cérébelleuse ; et avec la périphérie, par les nerfs sensitifs dont l'excitation provoque les mouvements réflexes. Mais les auteurs ne sont pas d'accord pour assigner une localisation motrice spéciale à chaque groupe musculaire. Pour Dejerine, chaque noyau fournit des fibres à racine correspondante (théorie de la localisation radiculaire). Pour Van Gehuchten, chaque muscle a son noyau d'innervation dans la corne antérieure (théorie de la localisation segmentaire) ; enfin, pour Marinesco et ses élèves, il y aurait une localisation fonctionnelle, les groupes musculaires destinés à une action donnée ayant un noyau spécial (théorie de la localisation fonctionnelle).

Les racines postérieures, ayant leur origine dans les cellules du ganglion spinal, aboutissent à la moelle, et forment les voies sensitives qui ont été déjà étudiées.

Trajet et territoire.

Nous ne dirons rien, ni du trajet extra-médullaire des nerfs rachidiens, ni des ganglions spinaux et des nerfs radiculaires postérieurs. (Voir chap. XXXI.)

Après avoir été formé par la réunion des deux racines antérieure et postérieure, le nerf rachidien envoie une anastomose au sympathique (nerf sinu-vertébral de Luschka), puis se divise en deux branches terminales : une antérieure et une postérieure.

Nous aurons donc à étudier :

1° Les branches postérieures des nerfs rachidiens.

2° Les branches antérieures de ces même nerfs.

A. — **Branches postérieures des nerfs rachidiens.**

Celles-ci peuvent être, suivant la hauteur du névraxe, divisées en cervicales, dorsales, lombaires, sacrées et coccygienne.

La branche postérieure cervicale la plus importante est celle qui s'échappe du **2e** nerf cervical : appelée aussi **grand nerf occipital** ou sous-occipital d'Arnold, elle se distribue au grand muscle oblique de la tête, au grand et au petit complexus, et au splénius.

Les branches postérieures des nerfs dorsaux se distribuent aux muscles des gouttières vertébrales et de la masse sacro-lombaire, ainsi qu'à la peau de cette région.

Les branches postérieures des nerfs lombaires et des nerfs sacrés donnent également des rameaux pour les muscles et la peau des régions où elles viennent se terminer.

B. — **Branches antérieures des nerfs rachidiens.**

Ces branches sont infiniment plus importantes ; elles ont en effet un territoire plus étendu que les branches postérieures, et par conséquent, elles peuvent être intéressées plus fréquemment par une lésion quelconque de voisinage : d'autre part ces branches s'unissent et se mêlent les unes aux autres en un grand nombre de points, de façon à former ce que l'on appelle des *plexus*, ce qui rend leur territoire respectif plus difficile à déterminer que celui des branches postérieures qui restent indépendantes et isolées pendant tout leur trajet : on assiste ainsi à la formation de cinq plexus qui sont :

1° Le plexus cervical ;
2°   —   brachial ;
3°   —   lombaire ;
4°   —   sacré ;
5°   —   sacro-coccygien.

Seules, les branches antérieures des nerfs dorsaux, à la manière des branches postérieures, conservent leur individualité propre : aussi, aurons-nous à les étudier sous le nom de nerfs intercostaux, entre le plexus brachial et le plexus lombaire.

1° **Plexus cervical.** — Le plexus cervical est constitué par l'intrication des branches antérieures des quatre premiers nerfs cervicaux ; il est situé en arrière du sterno-cléido-mastoïdien, croisé en avant par le paquet vasculo-nerveux du cou ; il s'anastomose avec le grand hypoglosse, le pneumogastrique et le grand sympathique ; il donne quinze branches, que l'on divise en :

Branches superficielles ou cutanées ;

Branches profondes ou musculaires.

Les branches superficielles, ou cutanées, constituent le **plexus cervical superficiel ;** elles sont au nombre de cinq :

Branche cervicale transversale, pour la peau des régions sus et sous-hyoïdienne ;

Branche auriculaire, pour la peau qui recouvre le maxillaire inférieur et le pavillon de l'oreille ;

Branche mastoïdienne, pour la peau des régions mastoïdienne, temporale et occipitale ;

Branche sus-claviculaire, pour la peau de la région sus-claviculaire ;

Branche sus-acromiale, pour la peau qui recouvre le moignon de l'épaule.

Ce territoire cutané du plexus cervical superficiel est important à connaître, car il permet de déterminer les rameaux du nerf lésé, et d'éliminer un trouble dans la sphère des nerfs innervant la peau du voisinage, le trijumeau par exemple.

Les branches cervicales profondes ou musculaires forment le **plexus cervical profond ;** elles sont au nombre de dix :

deux ascendantes : le nerf du droit latéral et le nerf du petit droit antérieur ;

deux descendantes : la branche descendante interne et le nerf phrénique ;

deux internes : le nerf du grand droit antérieur et le nerf du long du cou ;

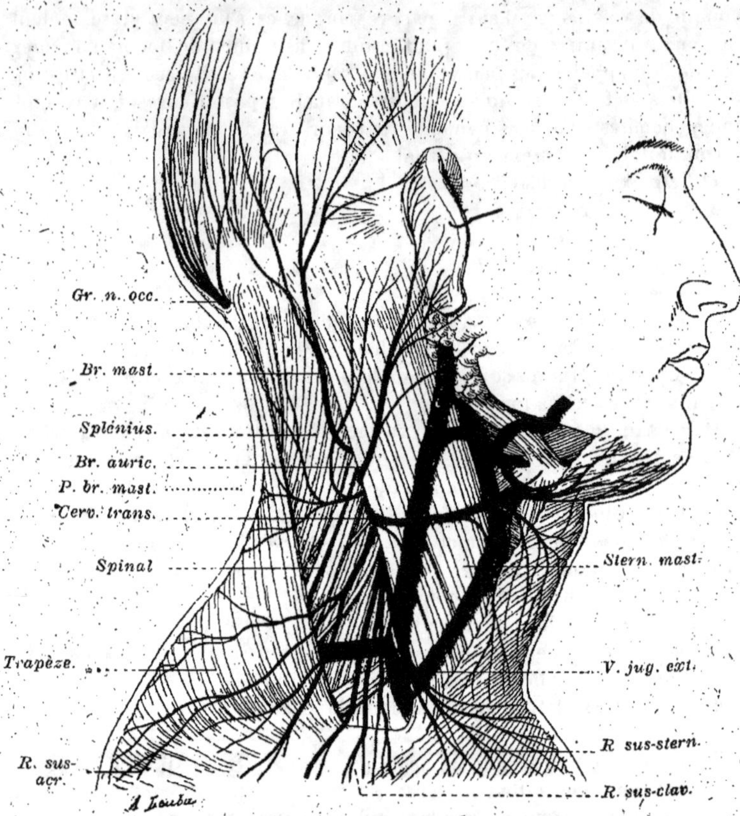

Fig. 325. — Plexus cervical superficiel (d'après Hirschfeld).

Remarquer l'émergence des branches tout le long du bord postérieur du sterno-mastoïdien et le rayonnement en éventail.

quatre externes, le nerf du sterno-cléido-mastoïdien, le nerf du trapèze, le nerf de l'angulaire et le nerf du rhomboïde :

Ce sont surtout les lésions du nerf phrénique et du nerf du sterno-cléido-mastoïdien qui nous intéressent.

Le **nerf phrénique** suit tout d'abord la face antérieure du scalène antérieur, puis descend dans le thorax, et longe le péricarde : ce dernier rapport explique que le phrénique gauche ait un trajet plus long que le phrénique droit, car il est obligé de contourner la pointe du cœur ; finalement, le nerf aboutit au diaphragme, qu'il innerve, après avoir envoyé quelques filets péritonéaux et hépatiques.

L'importance fonctionnelle et le long trajet du phrénique sont ainsi mis en évidence ; si, en effet, il y a une lésion du système nerveux central, lésion traumatique ou infectieuse qui amène une paralysie du nerf phrénique, il y aura paralysie du diaphragme et mort par asphyxie. Si le phrénique est irrité dans un point de son trajet, on trouvera, sur son

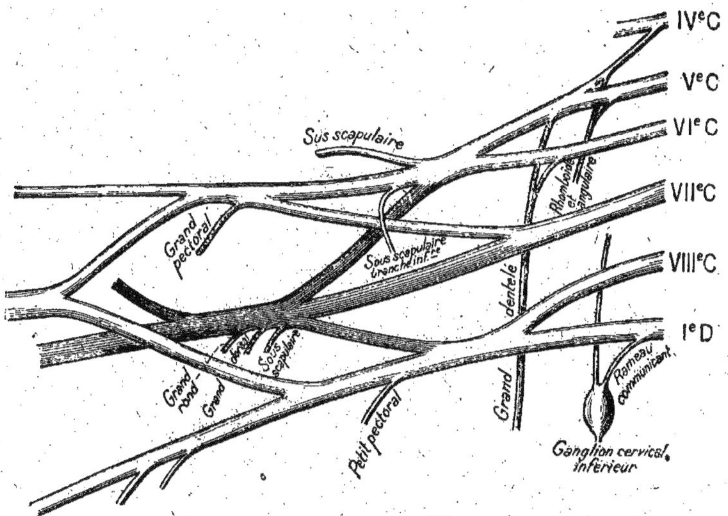

Fig. 326. — Branches collatérales du plexus brachial (d'après Tinel).

parcours, des points douloureux névralgiques, comme, par exemple, dans la pleurésie diaphragmatique et la péricardite.

Quant au nerf du sterno-cléido-mastoïdien, il peut jouer un rôle dans la production et le mécanisme pathologique du torticolis.

2° **Plexus brachial.** — Le plexus brachial est constitué par l'enchevêtrement des branches antérieures des quatre dernières paires cervicales et de la première dorsale. Dans son trajet oblique en bas et en dehors, il passe en arrière de la clavicule, ayant ainsi trois portions : sus-claviculaire ou cervicale, rétro-claviculaire, et sous-claviculaire ou axillaire : chemin faisant, il s'anastomose avec le plexus cervical, le grand sympathique et le deuxième nerf intercostal. Il donne des branches collatérales et des branches terminales.

Les branches collatérales sont au nombre de douze :

Trois antérieures (nerf du sous-clavier, nerf du grand pectoral, nerf du petit pectoral) ;

Sept postérieures (nerf sus-scapulaire, nerf de l'angulaire, nerf du rhomboïde, nerf supérieur du sous-scapulaire, nerf inférieur du sous-scapulaire, nerf du grand dorsal, nerf du grand rond);

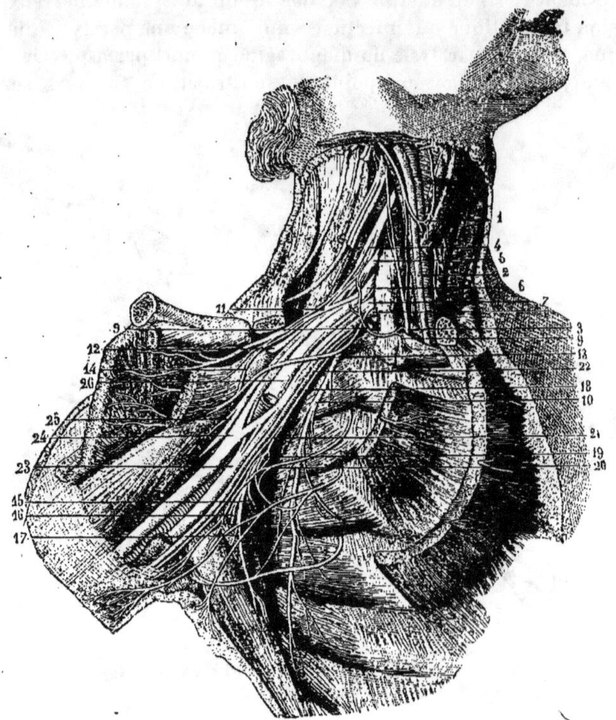

Fig. 327. — Branches collatérales du plexus brachial (d'après Hirschfeld).

1. Anse de l'hypoglosse; — 2. Nerf pneumogastrique; — 3. Nerf phrénique; — 4, 5, 6, 7. Cinquième, sixième, septième, huitième paire cervicale; — 8. Première paire dorsale; — 9. Nerf du muscle sous-clavier; — 10. Nerf du grand dentelé; — 11. Nerf du grand pectoral; — 12. Nerf sous-scapulaire; — 13. Nerf du petit pectoral; — 14. Anastomoses des nerfs du grand et du petit pectoral; — 15. Branche inférieure du sous-scapulaire; — 16. Nerf du grand rond; — 17. Nerf du grand dorsal; — 18, 20, 21. Accessoire du brachial cutané interne; — 22. Nerf brachial cutané interne; — 23. Nerf cubital; — 24. Nerf médian; — 25. Nerf musculo-cutané; — 26. Nerf radial.

Deux inférieures (nerf du grand dentelé; accessoire du brachial cutané interne).

Toutes ces branches sont motrices, à l'exception de l'accessoire du brachial cutané interne, qui est une branche sensitive.

Les paralysies qui atteignent le plexus brachial peuvent être soit complexes, soit radiculaires.

Les paralysies complexes peuvent être dues à des causes multiples : traumatismes (luxations de l'épaule, fractures de la région de l'épaule, compression par les béquilles ou les tumeurs du cou) plaies par projectiles, névrite primitive, névrite ascendante.

Quant aux paralysies radiculaires du plexus brachial, elles peuvent être dues à des causes non traumatiques (névrites, lésions non méningées ou rachidiennes, lésions extra-rachidiennes), à des lésions traumatiques (sections accidentelles ou chirurgicales, paralysies obstétricales) (Duval et Guillain). Elles affectent, suivant les cas, les formes suivantes : type supérieur (Duchenne, Erb), type inférieur (Dejerine-Klumpke) type total, types complexes, types uni-radiculaires. Quant aux paralysies atteignant seulement les branches collatérales du plexus brachial, nous citerons la paralysie du nerf scapulaire et la paralysie du grand dentelé.

Les branches terminales du plexus brachial sont au nombre de six, à savoir :

Nerf circonflexe.

Nerf brachial cutané interne.

Nerf musculo-cutané.

Nerf médian.

Nerf cubital.

Nerf radial.

Le **nerf circonflexe** ($C^5 C^6$) innerve le petit rond et le deltoïde ainsi que la peau du moignon de l'épaule et de la partie externe supérieure du bras ; il peut être atteint, soit de paralysie *a frigore*, ce qui est rare, soit de paralysie traumatique, cas le plus fréquent, à la suite, par exemple, d'une contusion de l'épaule, d'une luxation ou d'une fracture de la partie supérieure de l'humérus.

Des plaies pénétrantes l'intéressent rarement d'une façon isolée, et sa lésion est presque toujours associée à la paralysie d'autres branches collatérales ou terminales du plexus cervico-brachial.

Le **nerf brachial cutané interne** ($C^8 D^1$) est un nerf exclusivement sensitif ; il donne des filets à la peau de la moitié interne de l'avant-bras. Cette topographie est importante à connaître, quand on veut diagnostiquer une lésion de ce nerf.

Les traumatismes l'intéressent le plus souvent en même temps que le médian et le cubital.

L'*accessoire du brachial cutané interne* (D^1) exclusivement sensitif se distribue aux téguments de la face interne du bras.

Le **nerf musculo-cutané** ($C^5 C^6$) est mixte ; il donne des rameaux moteurs aux trois muscles de la région antérieure du bras (coraco-brachial, biceps et brachial antérieur), et des rameaux sensitifs à la peau de la moitié externe de l'avant-bras. La paralysie isolée de ce nerf est exceptionnelle, presque toujours elle accompagne une lésion du plexus brachial, ou une paralysie radiale, en particulier, au cours des traumatismes de guerre. Une section totale détermine une paralysie des muscles de la loge antérieure du bras : la flexion du coude est encore possible grâce au long supinateur, mais la force de résistance est diminuée, et la palpation du corps charnu du biceps et du brachial antérieur permet de constater leur flaccidité. La fonction de ce nerf est mise en évidence dans le geste que fait la ménagère portant un panier de provision (Farabeuf). Les troubles sensitifs sont parfois très marqués (anesthésie de la moitié externe de l'avant-bras) et dans le cas de paralysie totale, la recherche du réflexe styloradial ne provoque qu'une contraction du long supinateur.

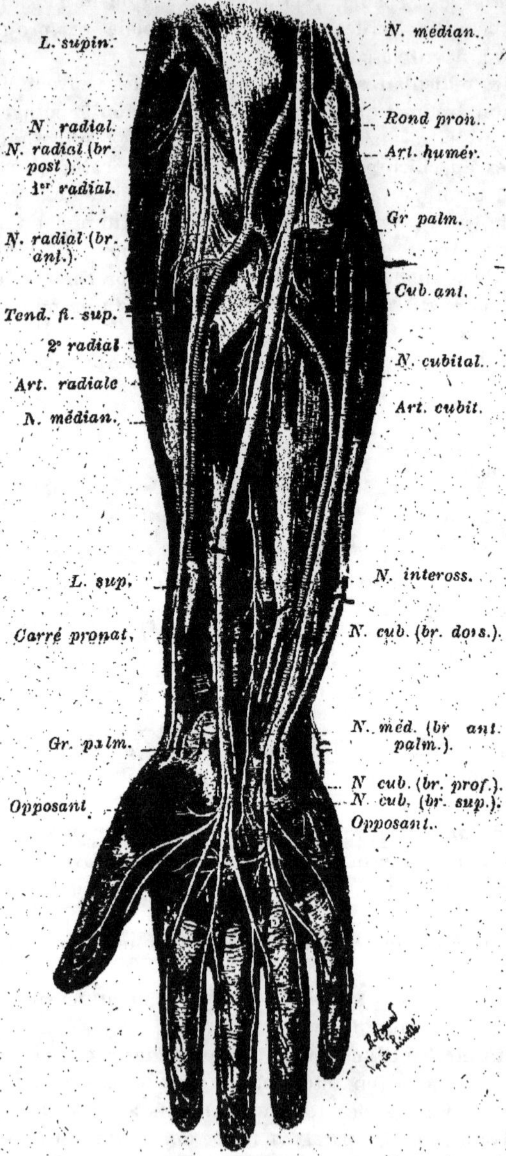

Le **nerf médian** (C^6 C^7 C^8 D^1) descend tout le long de la face interne du bras, cheminant successivement dans l'aisselle, au bras, au pli du coude, à l'avant-bras, au poignet, et à la main. Il donne des branches collatérales (rameaux articulaires, nerfs du rond pronateur, filets du grand palmaire, du petit palmaire, du

FIG. 328. — Nerf médian et nerf cubital.
((d'après Hirschfeld).

fléchisseur superficiel des doigts, du fléchisseur propre du pouce, et de la moitié externe du fléchisseur commun profond des doigts).

Il innerve encore les lombricaux des 2e et 3e doigts, le carré pronateur et la plupart des muscles de l'éminence thenar (opposant, court abducteur, faisceau externe du court fléchisseur du pouce). Le médian est en somme le nerf de la pronation, de la flexion du carpe et des doigts et de l'opposition du pouce. Il donne en plus, le nerf interrosseux antérieur, à l'avant-bras.

Au point de vue sensitif, le médian innerve une partie de la face antérieure du poignet et la partie moyenne de la paume de la main par l'intermédiaire de la branche palmaire cutanée. Par les sept premiers collatéraux palmaires il donne la sensibilité au pouce, à l'index, au médius et à la moitié externe de l'annulaire. Il innerve également les extrémités dorsales de l'index, du médius et de l'annulaire (moitié externe).

Une section totale du médian, détermine l'atrophie de l'éminence thénar, notamment dans sa partie externe, l'index et le médius sont plus étendus qu'à l'état normal, sans être cependant en extension complète. La main est reportée légèrement vers le bord cubital. L'atrophie particulièrement marquée des muscles thénariens jointe à l'intégrité de l'adducteur du pouce (cubital), réalise le type de la « main de singe », c'est-à-dire que le pouce est sur le même plan que les autres doigts, rapproché de l'index et que l'opposition est impossible.

L'atrophie musculaire s'étend bientôt aux groupes des muscles épitrochléens, la pronation est incomplète et défectueuse. La saillie des tendons palmaires disparaît à la face antérieure du poignet, la flexion n'étant plus possible que par le cubital antérieur. Si l'on empêche la flexion des deux derniers doigts, en même temps que l'on prie le blessé de fléchir l'index et le médius isolément, on voit que ce mouvement est impossible pour l'index et à peine ébauché pour le médius. (Paralysie du fléchisseur sublime et des faisceaux externes du fléchisseur profond.)

La flexion de la deuxième phalange du pouce est impossible, à cause de la paralysie du long fléchisseur propre du pouce. Une lésion grave du médian peut respecter la sensibilité d'une grande étendue de la peau de l'éminence thénar, mais on retrouve généralement une anesthésie complète à tous les modes, sur les deux faces de l'index, principalement au niveau des deux dernières phalanges : il en est de même pour le médius.

Dans bon nombre de cas, on constate également une coloration lie de vin de l'index et du médius, dont la peau est sèche et froide. Les réflexes cubito-pronateurs et du grand palmaire sont absents, ce type de paralysie totale et non douloureuse représente le type moteur. Il faut lui opposer de fréquentes paralysies incomplètes et douloureuses dont la *causalgie* est une variété des plus intéressantes.

Pour être les plus fréquents actuellement les traumatismes ne constituent pas les seuls facteurs de paralysie du médian. Les infections, les intoxications peuvent également réaliser des types divers de névrite du médian.

Le **nerf cubital** ($C^7 C^8 D^1$) apparaît par les fonctions des muscles qu'il innerve comme la branche interne du médian. Il chemine dans le voisinage immédiat de l'artère axillaire et du médian en dehors, de la veine axillaire et du brachial cutané interne en dedans.

Au bras, il suit la gouttière bicipitale interne, entre le biceps, en avant et le brachial antérieur en arrière.

Il est accessible à ce niveau à la palpation.

A quelques centimètres au-dessus de l'épitrochlée, le cubital perfore le vaste interne, et réapparaît en arrière du coude. Il se couche dans la gouttière épitrochléo-olécranienne, où il est particulièrement vulnérable. Après avoir traversé le cubital antérieur, il appartient à la loge antérieure de l'avant-bras, où il est accompagné de l'artère cubitale, reposant sur le fléchisseur profond.

Il réserve ses premières branches collatérales pour l'avant-bras (rameau du cubital antérieur et des deux chefs internes du fléchisseur profond). Au-dessus du poignet, il émet le nerf cutané dorsal qui se dirige en bas en dedans et en arrière et innerve la peau de la région interne du dos de la main, la face dorsale du petit doigt et la moitié proximale de la face dorsale de l'annulaire et du médius.

Immédiatement au-dessous et en dehors de l'os pisiforme, où le cubital est très superficiel il se divise en deux branches terminales : une branche superficielle, pour la peau de la région hypothénar, qui fournit les trois derniers collatéraux dorsaux et palmaires des doigts ; une branche profonde qui traverse le court fléchisseur du petit doigt, longe l'arcade palmaire profonde et donne les filets moteurs des muscles hypothénariens, des deux lombricaux internes et de tous les interosseux palmaires et dorsaux. Elle se termine dans l'adducteur du pouce et le faisceau interne du court fléchisseur du pouce.

Le cubital s'anastomose à la main avec le médian par ses branches superficielle et profonde.

Une *section totale du cubital* détermine une atrophie marquée de l'adducteur du pouce, et du premier espace interosseux dorsal. Ce signe est le plus constant de la paralysie cubitale ; vient après la griffe cubitale, caractérisée par l'hyperextension et l'adduction des premières phalanges des 4e et 5e doigts avec flexion modérée des phalangines et des phalangettes de ces mêmes doigts. Même à l'état d'ébauche cette griffe est rarement réductible en totalité.

La fonte des muscles interosseux met en évidence le gril métacarpien : d'où aspect squelettique de la main. L'atrophie de l'hypothénar et du bord cubital de la main complète le tableau.

Dans les tentatives de flexion du poignet c'est la corde des palmaires qui se dessine, alors que celle du cubital antérieur fait défaut.

Dans la flexion forcée des doigts, le 4e et le 5e ne peuvent plier qu'au niveau de l'articulation phalango-phalangienne. La greffe cubitale s'explique par la paralysie des interosseux et des lombricaux internes.

Le blessé ne peut écarter ni rapprocher les doigts, ni fléchir la première phalange sur le métacarpe, en étendant les deux autres phalanges, à cause de la paralysie de ces muscles. La paralysie de l'adducteur et du faisceau interne du court fléchisseur du pouce se révèle lorsque le sujet veut saisir un journal entre le pouce et l'index. Si l'on tire sur la feuille de papier le blessé ne peut la retenir, étant dans l'impossibilité d'appliquer la deuxième phalange du pouce en extension, sur l'objet comme il le fait avec la main saine : signe du journal (Froment). Les troubles de la sensibilité à tous les modes s'étendent à tout l'auriculaire, au bord interne de l'annulaire et au bord cubital de la main : on y relève souvent des traces de brûlures accidentelles. La peau de la région hypothénar est souvent le siège d'hyperkératose.

Parmi les signes de valeur qui indiquent la restauration d'une lésion du nerf cubital, il faut placer en première ligne l'indépendance du médius pour les mouvements de latéralité : la main étant à plat sur une table, et la possibilité de gratter la table avec l'ongle du petit doigt, sans fléchir le poignet (Pitres). Comme pour le médian, nous avons pu observer tous les degrés de lésion cubitale chez les blessés de guerre, avec des variétés de griffes, commandées par la hauteur de la blessure, l'association possible et fréquente de lésions du médian, et d'altérations vasculaires.

Parmi les troubles fonctionnels qui peuvent apparaître dans le domaine du cubital, nous insisterons sur une déformation particulière décrite par par L. Landouzy sous le nom de *Camptodactylie* (1) (καμπτος, fléchi ; δακτυλος, doigt) et qui consiste dans « l'inflexion permanente et irréductible » des deux derniers doigts de la main. Cette déformation doit être considérée comme un des meilleurs stigmates de neuro-arthritisme ; elle s'observe assez fréquemment lors de la convalescence d'une blennorragie, d'une fièvre typhoïde,

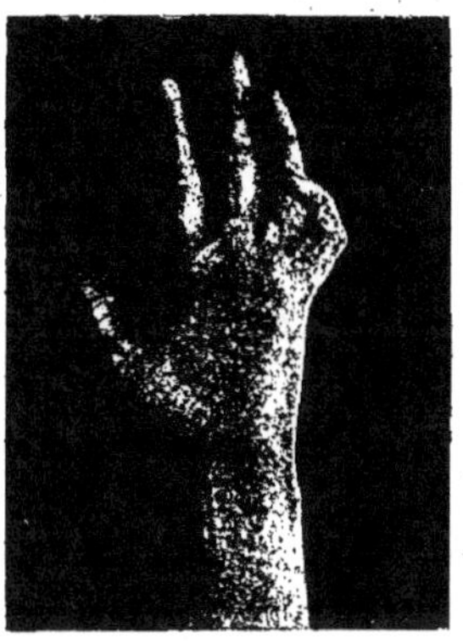

Fig. 329. — Camptodactylie.

au cours de la bacillo-tuberculose, etc. La moelle épinière est le facteur pathogénique mis en jeu par le diathèse, « la camptodactylie peut être regardée comme fonction de troubles trophiques juxta-articulaires, commandés par un état apparemment plus fonctionnel que le lésionnel de la *moelle aux confins de la région cervicale et de la région dorsale* » (L. Landouzy).

Le **nerf radial** (C^6 C^7 C^8 D^1) descend également le long du membre

----

(1) L. Landouzy, La camptodactylie : *Leçon de la clinique de la Charité*, 1885. La camptodactyle, stigmate précoce de neuro-arthritisme. *La Presse médicale*, 21 avril 1906. p. 251.

supérieur, mais au lieu de cheminer en avant comme le médian, ou en dedans comme le cubital, il contourne de dedans en dehors la face postérieure du bras, et arrive au niveau du coude où il bifurque en deux branches terminales. Chemin faisant, il donne des branches collatérales (rameau cutané interne, nerf du triceps et de l'anconé, rameau cutané externe, rameau du long supinateur, et rameau du 1er radial externe). Ses deux branches terminales sont : l'une postérieure et musculaire pour le 2e radial, le court supinateur, tous les muscles de la région postérieure de l'avant-bras, excepté l'anconé et un filet pour l'articulation du poignet et le court abducteur du pouce ; l'autre, antérieure et cutanée, donnant des rameaux carpiens et les 1er et 2e collatéraux dorsaux. Le territoire cutané du radial comprend donc la partie médiane de la face postérieure du bras et de l'avant-bras, ainsi que la face dorsale de la moitié externe de la main et de la première phalange de l'index et du médius. Qu'elle relève d'un traumatisme (contusion, piqûre, plaie, fracture), d'une compression prolongée (tumeur, béquilles, sommeil), du froid, d'un effort, ou d'une maladie infectieuse, la paralysie radiale se présente avec une attitude caractéristique : la main fléchie, en adduction et en demi-pronation, la supination et l'extension de l'avant-bras impossibles.

La paralysie du nerf radial est la plus fréquente des paralysies, qui peuvent affecter les différents nerfs du plexus brachial. Le malade offre une attitude spéciale : s'il soulève le membre supérieur, la main tombe sur l'avant-bras, et il ne peut la redresser, parce que les *deux radiaux* et le *cubital postérieur*, muscles extenseurs du poignet, sont paralysés.

Il existe encore d'autres caractéristiques tirées de l'attitude de la main, et que l'on peut comprendre par l'anatomie.

La face dorsale de la main est légèrement bombée, la face palmaire est excavée : ce fait est dû à la prédominance des muscles des éminences thénar et hypothénar, dont l'action n'est plus contrariée par la tonicité des muscles extenseurs paralysés.

Le patient pose-t-il la main et l'avant-bras sur une table ? il ne peut imprimer au poignet aucun mouvement de latéralité, parce que les muscles paralysés sont non seulement des extenseurs, mais aussi, l'un, le cubital postérieur, un adducteur, et le premier radial, un abducteur (Duchenne).

En raison de la paralysie de l'extenseur commun, les doigts restent fléchis sur la métacarpe, et ils ne peuvent être étendus. Seule l'extension des deux dernières phalanges est possible, parce que ce mouvement est dû aux muscles interosseux ; encore faut-il, pour que ce mouvement se produise, que l'on redresse préalablement les phalanges métacarpiennes pour suppléer à l'action de l'extenseur commun.

La paralysie des extenseurs entraîne encore une diminution de force dans la flexion des doigts qui ne peuvent arriver au contact de la paume de la main. Ce n'est là qu'une parésie apparente et due, en réalité, au raccourcissement dans lequel sont placés ces muscles, du fait de la paralysie des extenseurs (Duchenne). Ce qui le démontre, c'est qu'il suffit de relever le poignet du malade pour rendre toute leur ampleur aux mouvements de flexion.

Dans la paralysie radiale traumatique ou *a frigore*, les muscles longs et courts supinateurs sont paralysés, ce qu'on n'observe jamais dans la paralysie saturnine.

Dans ce dernier cas, le supinateur dessine sa corde à l'avant-bras car en réalité, la véritable fonction de ce muscle, en dépit de sa dénomination est d'être un fléchisseur de l'avant-bras sur le bras, la main restant dans une position intermédiaire entre la supination et la pronation. Cette corde (Duchenne de Boulogne), constitue le symptôme différentiel important pour diagnostiquer *la paralysie saturnine*. Pour le mettre en évidence, on fait exécuter au malade un mouvement de flexion et de pronation de l'avant-bras, tandis que l'on s'oppose à ce mouvement en attirant l'avant-bras en supination ; on voit alors que le long supinateur contracté forme une saillie.

Le nerf radial est un nerf mixte, c'est-à-dire qu'il contient des fibres motrices et des fibres sensitives.

Au cours de sa paralysie, on devrait constater des troubles de la sensibilité dans les régions atteintes.

Il n'en est rien. C'est là un fait, que les expériences physiologiques d'Arloing et Tripier viennent confirmer. On peut priver un territoire cutané de son nerf sans déterminer d'anesthésie dans ce territoire. Cela s'explique par les faits suivants.

Quand on coupe la racine sensitive d'un nerf mixte, on constate que le bout périphérique du nerf sectionné garde sa sensibilité, grâce à des fibres sensitives, qui émanées des racines postérieures, remontent vers les racines antérieures. C'est ce qu'on a appelé les *fibres récurrentes*, et c'est à ce phénomène qu'on donne le nom de *sensibilité récurrente*.

Pour certains auteurs (Onimus), il faut donner à ce fait une autre interprétation, qui se trouverait dans la résistance plus grande des fibres sensitives ; — ce qui revient à dire, que lors d'un traumatisme ou d'une compression, les fonctions de motricité sont plus facilement atteintes que les fonctions de sensibilité : ce n'est là qu'une hypothèse.

Actuellement on explique la discrétion des troubles sensitifs dans la paralysie radiale traumatique par la constitution principalement motrice du nerf (P. Marie et Athanassio-Benisty) où la suppléance exercée par les nerfs voisins (Belenki). Notons encore que dans la paralysie radiale le réflexe styloradial est parfois complètement aboli. La disparition du réflexe tricipital dépend de la hauteur de la lésion : quand la lésion est haute, il est généralement aboli.

3⁰ **Nerfs intercostaux**. — Le peu de longueur et l'absence d'anastomoses complexes entre les nerfs intercostaux expliquent facilement la simplicité de leur pathologie, assez analogue en cela, à celle des branches postérieures des nerfs rachidiens.

Les nerfs intercostaux sont au nombre de douze ; chacun d'eux s'anastomose, dès son origine, avec le sympathique, puis, chemin faisant, donne des rameaux musculaires et cutanés pour les muscles et la peau des régions intercostales. Le nerf intercostal peut être atteint de névralgie, due, soit à une carie costale, soit à une affection du poumon ou de la plèvre (tuberculose), soit à un anévrisme de l'aorte ; il convient de se souvenir également du trajet du nerf intercostal, quand on examine un zona de la région : mais celui-ci affecte plus souvent une topographie radiculaire.

4° **Plexus lombaire.** — Ce plexus est formé par les anastomoses des branches antérieures des quatre premiers nerfs lombaires. Situé dans l'angle formé par les corps vertébraux et les apophyses transverses correspondantes, il donne tout d'abord des rameaux au carré des lombes, au grand et au petit psoas, puis fournit six branches : quatre collatérales, deux terminales.

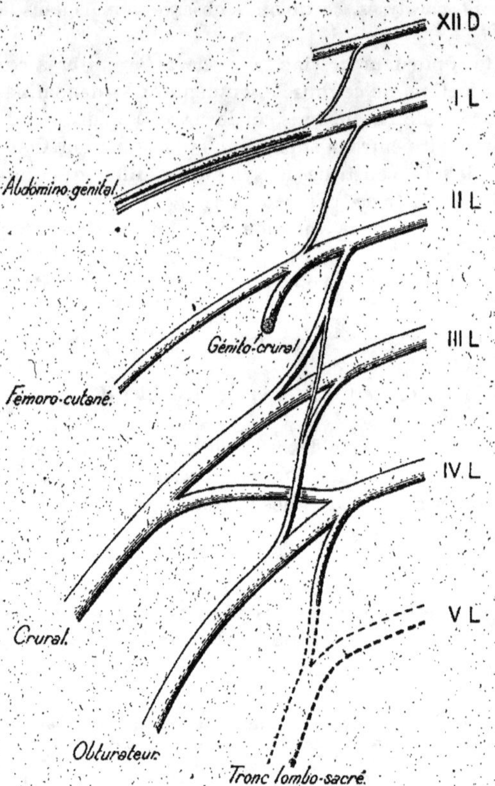

Fig. 330. — Plexus lombaire (d'après Tinel).

Ces collatérales sont : le nerf grand et le petit abdomino-génital, le nerf fémoro-cutané et le nerf génito-crural ; les terminales sont le nerf obturateur et le nerf crural.

Les **nerfs grand et petit abdominaux-génitaux** (D^{12} L^{1}) innervent les muscles et la peau de la région antéro-latérale de l'abdomen, ainsi que la peau du pubis et des organes génitaux externes (scrotum ou grandes lèvres).

Le **nerf fémoro-cutané** innerve le tenseur du fascia lata et la peau de la région fessière et de la région antéro-externe de la cuisse.

Le **génito-crural** ($L^1 L^2$) innerve la peau du scrotum et la peau de la partie antéro-supérieure de la cuisse.

Le **nerf obturateur** ($L^2 L^3 L^4$) innerve, par ses faisceaux moteurs, l'obturateur externe, les trois adducteurs de la cuisse, ainsi que le droit interne ; par ses faisceaux sensitifs, l'articulation de la hanche, ainsi que la peau de la région supéro - interne de la cuisse.

Le **nerf crural** ($L^2 L^3 L^4$) la plus volumineuse des branches du plexus lombaire, se termine au-dessous de l'arcade fémorale ; il donne, comme branches collatérales, le nerf du psoas, les nerfs du muscle iliaque et le nerf pectiné. Ses branches terminales sont au nombre de quatre, le *musculo-cutané externe*, le *musculo-cutané interne*, le *nerf du quadriceps* et le *nerf saphène interne*. Il donne des rameaux musculaires aux muscles couturier, psoas-iliaque, pectiné, moyen adducteur, grand droit antérieur de la cuisse, vaste interne, vaste externe et crural ; ses rameaux cutanés vont à la partie antérieure et interne de la cuisse et de

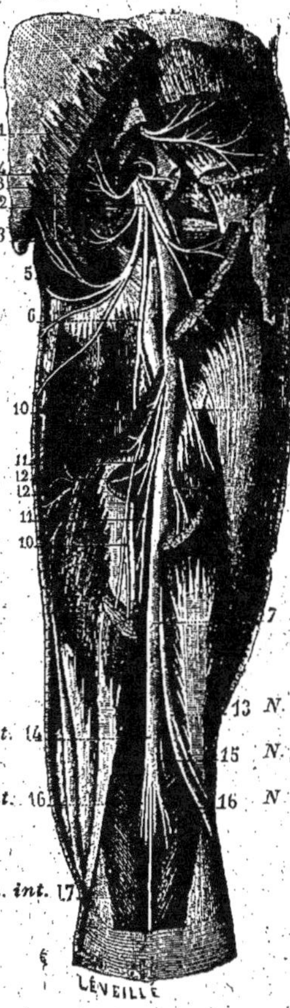

FIG. 331. — Grand nerf sciatique (d'après Sappey).

Le petit nerf sciatique est constitué par les deux branches indiquées sous le nom de N. fessier inférieur et N. cutané postérieur de la cuisse.

l'articulation du genou, ainsi qu'à la moitié interne de la jambe, au bord interne du pied.

Les rapports importants de ce plexus lombaire et la longueur de ses branches expliquent facilement les nombreuses causes d'altérations qui pourront l'atteindre.

C'est ainsi que le mal de Pott, le psoïtis, les hernies, l'appendicite, les affections des organes du petit bassin, la coxalgie, pourront l'intéresser.

La névralgie lombo-abdominale présente comme points douloureux les points lombaire, iliaque, abdominal et scrotal. La névralgie du fémoro-cutané donne un point douloureux entre les deux épines iliaques antérieures ; on a même décrit des paresthésies localisées à ce nerf (méralgie paresthésique). La névralgie crurale s'étend sur la partie antéro-interne de la jambe et du pied, avec points douloureux dans l'aine, à la cuisse, au condyle interne, à la malléole interne et au bord interne du pied. En cas de lésion traumatique du nerf crural, haut située, on observe une paralysie du quadriceps avec atrophie musculaire marquée. Le réflexe rotulien est aboli, et les troubles sensitifs occupent la face antérieure de la cuisse, et la face interne de la jambe. On note plus fréquemment la lésion isolée d'une des branches terminales de ce nerf : soit du nerf de quadriceps, soit du saphène interne. La névralgie obturatrice s'accompage de douleurs et de fourmillements sur la face interne de la cuisse.

5° Plexus sacré. — Le plexus sacré est formé par l'intrication du tronc lombo-sacré (4° et 5° paires lombaires) des 4 premières paires sacrées, et d'une branche grêle de la 5°. Il est en rapport : en arrière, avec le muscle pyramidal et la face antérieure du sacrum ; en avant, avec l'aponévrose pelvienne et les viscères du petit bassin ; en dedans, avec le rectum ; en dehors, avec le releveur de l'anus et les vaisseaux hypogastriques. Après s'être anastomosé avec le plexus lombaire, le plexus sacro-coccygien et le grand sympathique, le plexus sacré fournit des branches collatérales et une branche terminale : le nerf grand sciatique.

Les branches collatérales sont au nombre de dix : cinq antérieures (nerf de l'obturateur interne, pour le muscle de même nom ; nerf anal ou hémorroïdal, pour le sphincter anal et la peau de cette région ; nerf du releveur de l'anus, pour ce muscle ; nerf honteux interne, pour la peau des organes génitaux externes, les muscles du périnée ; nerfs viscéraux contribuant à la formation du plexus hypogastrique) ; — et cinq postérieures (nerf fessier supérieur, pour les muscles moyen et petit fessier ; nerf du pyramidal, pour ce muscle ; nerf du jumeau supérieur, pour ce muscle également ; nerf du jumeau inférieur et du carré crural, pour ces deux masses musculaires ; nerf fessier inférieur ou petit sciatique, à la fois moteur pour le grand fessier et sensitif pour une partie du périnée et des organes génitaux externes, pour la partie inférieure de la fesse, la face postérieure de la fesse, la face postérieure de la cuisse et la partie supérieure et postérieure de la jambe).

Parmi les troubles qui peuvent atteindre un de ces nerfs, nous n'insisterons pas sur toutes les causes locales énumérées plus haut, et qui peuvent, bien entendu, atteindre les nerfs du voisinage; il convient cependant de signaler ici la névralgie du honteux interne, qui se caractérise par des douleurs vives survenant par accès, partant du périnée, et irradiant vers la verge et le gland.

Nerf sciatique. $L^4L^5S^1S^2S^3$, et une partie de S^4. — La branche terminale du plexus sacré est le nerf grand sciatique. Celui-ci longe la face postérieure de la cuisse jusqu'au sommet du creux poplité, point où il se divise en deux branches : le sciatique poplité externe et le sciatique poplité interne.

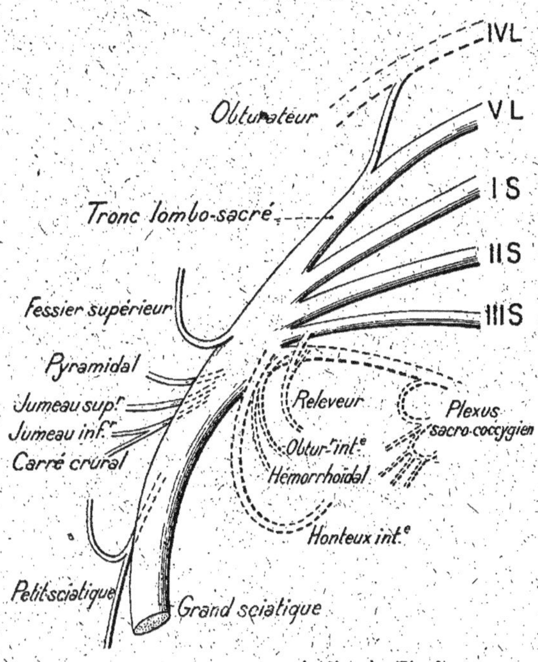

Fig. 332. — Plexus sacré (d'après Tinel).

Mais, avant de se diviser, le tronc même du sciatique a suivi un trajet important, qu'il importe de bien connaître, car les données anatomiques nous seront utiles pour les déductions cliniques.

A toutes les étapes de l'examen clinique d'un malade atteint de sciatique, le médecin a besoin de faire appel à ses connaissances de l'anatomie du nerf.

Le sciatique, le plus gros et le plus long nerf de l'organisme, résume à lui seul la presque totalité du plexus sacré, dont il partage la physiopathologie.

Il naît des branches antérieures de la 5e racine lombaire et d'une anastomose de la 4e lombaire, réunies aux racines antérieures des quatre premières racines sacrées.

Dans leur trajet dans le canal vertébral, ces racines sont parallèles et accolées en faisceau ; une même cause pathogène peut donc les atteindre simultanément.

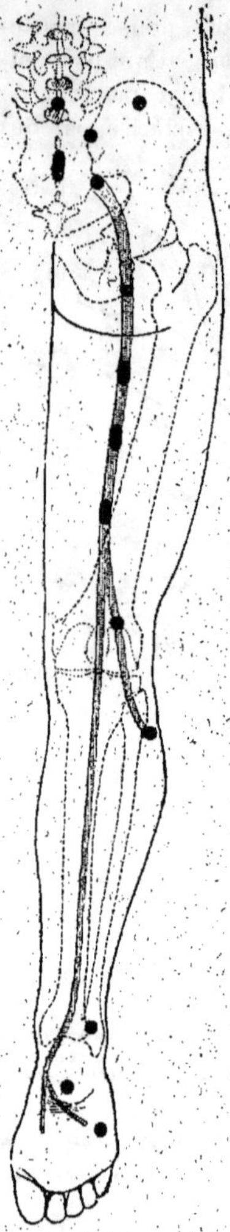

Ces racines abordent les trous de conjugaison correspondants, et contractent là des rapports intimes avec les méninges, qui leur forment un collier.

Des vaisseaux importants les suivent dans ce trajet.

A la sortie des trous de conjugaison, les racines se divisent en branches antérieures et postérieures.

Ce sont les branches antérieures des racines qui forment le plexus sacré.

Du sommet du triangle de ce plexus part le tronc du nerf sciatique.

Celui-ci émerge de la grande échancrure sciatique à sa partie inférieure, se coude à angle droit pour traverser la fesse, descend à la partie profonde de la région postérieure de la cuisse, et se divise à quatre travers de doigt au-dessous de l'interligne articulaire fémoro-tibial, en ses deux branches terminales : sciatique poplité externe, et sciatique poplité interne.

Anatomiquement, on distingue deux portions au sciatique : l'une fessière, l'autre fémorale.

Dans la *portion fessière*, le nerf est placé par rapport au squelette dans une gouttière formée, en dehors par le grand trochanter, en dedans par l'ischion : le fond de la gouttière est représenté par le col fémoral.

Du fémur, il est séparé par les muscles carré crural et les deux jumeaux.

Il est recouvert en arrière par le grand fessier et est accompagné par les vaisseaux inférieurs du muscle grand fessier, par l'artère ischiatique et le petit nerf sciatique.

Dans la *portion fémorale*, il se cache profondément.

En rapport intime à la cuisse, avec la ligne âpre du fémur, il correspond aux faisceaux du grand adducteur et à la courte portion du biceps.

A sa face postérieure, il est recouvert de haut en bas, par la longue portion du biceps et vient se loger ensuite, dans une gouttière verticale, constituée en dehors, par la longue portion du biceps, et en dedans, par le demi-tendineux et le demi-membraneux.

Fig. 333. — En noir, les points de Valleix de la face postérieure du membre, et leurs rapports avec le plan osseux.

Les deux branches terminales du nerf grand sciatique sont le sciatique poplité externe et le sciatique poplité interne.

Le *sciatique poplité externe* longe le condyle externe du fémur, passe derrière la tête du péroné, et se termine en se bifurquant dans l'épaisseur du long péronier latéral; chemin faisant, il donne comme branches collatérales : un rameau articulaire, pour l'articulation du genou; le nerf accessoire du saphène externe, qui va s'unir au saphène externe; le nerf cutané péronier, se distribuant à la peau de la face externe de la jambe; et des branches musculaires, pour le jambier antérieur. Comme branches terminales, il donne : le nerf musculo-cutané, pour le long et court péronier latéral et la peau de la face dorsale du pied; le nerf tibial antérieur, pour l'extenseur commun des orteils et la peau qui sépare le premier du deuxième orteil..

Quant au *nerf sciatique poplité interne*, il traverse de haut en bas le creux poplité, et passe au-dessous du soléaire, où il prend le nom de nerf tibial postérieur. Il donne comme branches collatérales : des rameaux pour les muscles jumeau interne, jumeau externe, plantaire grêle, soléaire et poplité; des rameaux articulaires pour le genou; et le nerf saphène externe, pour la peau qui avoisine la malléole externe. Sa branche terminale est le nerf tibial postérieur, qui donne, comme branches collatérales, des rameaux musculaires pour le poplité, le jambier postérieur, le fléchisseur propre et le fléchisseur commun des orteils; un rameau articulaire; et les nerfs calcanéen interne et cutané plantaire, pour la peau de la face interne du talon. Les branches terminales sont le nerf plantaire interne et le nerf plantaire externe, qui se ramifient à la peau de la partie antérieure et de la face plantaire du pied.

Ces données anatomiques rapides sur les branches terminales du grand sciatique nous montrent que celles-ci peuvent être comprimées dans le creux poplité ou contre la tête du péroné; de plus, la distribution cutanée de ces nerfs est importante à connaître, quand on explore la sensibilité de la jambe et du pied.

Dans ce long trajet, nombreuses sont les causes qui peuvent provoquer la souffrance du nerf. Au point de vue pathologique, il y a tout intérêt à considérer le nerf sciatique dans son trajet : rachidien, pelvien et fémoral.

a) TRAJET RACHIDIEN. — Le sciatique peut être intéressé par les différentes affections des méninges, dont la moindre lésion peut se manifester par une symptomatologie parfois étendue, en raison du voisinage intime des racines réunies en faisceaux.

Dans le même trajet rachidien, les altérations osseuses peuvent se propager aux racines, comme dans le cancer vertébral, le mal de Pott, les exostoses, les gommes, etc., qu'il faut dépister ou reconnaître en cas de sciatique.

b) TRAJET PELVIEN. — En raison de son voisinage, avec les organes du petit bassin, on trouve là la cause de névralgies qui pourront se montrer au cours des affections les plus diverses, comme celles du rectum, de la vessie, de la prostate, des annexes (fibrome de l'utérus).

Il est évident que le mécanisme, dans ces cas différents, ne saurait être le même.

Tantôt il s'agira de compression directe par des tumeurs viscérales, tantôt il s'agira de ganglions secondairement envahis au voisinage du sciatique; tantôt, enfin, la douleur sera provoquée par voie réflexe, comme dans le cas d'orchite ou d'urétrite.

On voit donc combien cette portion pelvienne intéresse le praticien, en ce sens que souvent le diagnostic de la sciatique mettra sur la voie de certaines affections pelviennes, qui auraient pu rester latentes, sans la manifestation sciatique.

c) LE TRAJET FÉMORAL est très important à considérer.

α) Pour l'explorer : Le sciatique est couché sur un plan résistant sur lequel il pourra être comprimé : aussi est-ce là qu'on l'explore directement, dès que l'on soupçonne son altération, en recherchant les points de Valleix.

C'est dans ce trajet que l'on obtiendra la production du signe de Lasègue, en faisant fléchir la cuisse sur le bassin, la jambe étant dans l'extension. Par cette manœuvre on « cravate le col fémoral » par le sciatique plus énergiquement tendu.

β) Pour traiter la sciatique, c'est dans ce point que l'on portera les injections profondes de sérum artificiel ou de sérum analgésique : aussi les auteurs ont-ils marqué ce lieu d'élection par des points de repère.

Malgaigne, A. Richet se laissaient guider par l'épine sciatique, point osseux profond et difficile à trouver.

Brissaud, Sicard et Tanon mettent le malade sur le côté, la cuisse et la jambe à moitié fléchies, et enfoncent l'aiguille de la seringue, à deux travers de doigt de la tubérosité ischiatique, sur une ligne tracée entre l'articulation sacro-coccygienne et le trochanter.

A. Baudouin et Fernand Lévy réunissent par une ligne l'articulation sacro-coccygienne au bord postéro-externe du grand trochanter. Sur cette ligne, et à un pouce en dehors de l'union de son tiers interne avec ses deux tiers externes, ils font l'injection.

γ) Pour éviter le nerf, lors d'une injection en tissus profonds, il faut se tenir à distance non seulement du tronc lui-même, mais en dehors d'une certaine zone dangereuse de voisinage.

Pour ce faire, les auteurs ont délimité les points de la région fessière, particulièrement opportuns, quand il s'agit de faire les injections mercurielles profondes, dont la fesse est la région de choix, et dans laquelle se cache le nerf sciatique.

Les points à choisir pour les injections sont les suivants :

1° Le point de Smirnoff, placé dans la région rétro-trochantérienne au niveau des insertions du carré crural et des jumeaux, sur l'os fémoral ;

2° Le point de Galliot, répondant à l'union des deux lignes : l'une verticale parallèle au pli interfessier, et à deux travers de doigt en dehors de lui ; la seconde horizontale passant à deux travers de doigt au-dessus du grand trochanter ;

3° Le point de Fournier, qui est plutôt un espace, répondant au tiers supérieur de la fesse, formé par une partie du muscle moyen fessier.

4° Le point de Barthélemy placé au milieu de la ligne qui réunit l'épine iliaque antéro-supérieure à l'extrémité supérieure du pli interfessier, sur le bord supérieur du muscle grand fessier.

La multiplicité de ces points indique qu'on peut faire les injections mercurielles profondes intra-musculaires un peu partout à la face postéro-latérale de la fesse, sauf au niveau du grand nerf sciatique ; aussi, en général, cherche-t-on maintenant à déterminer plutôt le trajet et la zone qu'il occupe que les points précédents.

Le trajet du sciatique se reconnaît assez facilement en menant une ligne verticale, parallèle à l'axe de la cuisse et passant au milieu de l'espace ischio-trochantérien ; sa limite supérieure s'arrête à deux travers de doigt au-dessus de l'extrémité supérieure du grand trochanter, sa limite inférieure est au niveau du pli fessier. La zone du grand nerf sciatique qu'il faut éviter encore dans les injections mercurielles profondes, a ses limites latérales à un travers de doigt de chaque côté de la ligne qui indique le trajet du nerf.

Le trajet fessier et fémoral du nerf sciatique, sa situation et ses rapports indiquent les meilleurs points requis pour son exploration.

Ce sont ces points que Valleix a mis en évidence :

Le point fessier est obtenu par la pression du nerf à sa sortie de la grande échancrure sciatique.

Le point ischiatique est dû à la compression du nerf dans la gouttière ischio-trochantérienne contre le plan profond résistant.

Les points fémoraux répondent à la palpation du nerf appliqué en partie contre le fémur.

Ces derniers points sont d'ailleurs moins douloureux que les précédents, en raison des plans musculaires avec lesquels le nerf est en rapport.

Les points suivants : apophysaire de Trousseau, lombaire, sacro-iliaque, situés en dehors du territoire du nerf sciatique, représentent l'émergence sous-cutanée des filets terminaux issus des branches postérieures des racines lombo-sacrées, dont les branches antérieures contribuent à former le plexus sacré.

On s'explique donc qu'une lésion du plexus sacré retentisse directement sur ces filets terminaux.

D'ailleurs il est de règle d'observer en clinique des paresthésies dans la région lombaire, sacro-iliaque. L'anatomie nous fournit l'explication de ce fait par la présence dans ces régions de branches radiculaires postérieures.

Ces points seront d'autant plus nets que l'on aura affaire à une radiculite ; néanmoins on les constate également au cours des sciatiques tronculaires, et, dans ce cas, leur pathogénie relève de la propagation par voie réflexe, tandis que dans le cas de radiculite, il semble rationnel d'admettre que cette extension est due à la localisation même des lésions radiculaires.

Le point iliaque serait dû, pour Valleix, à la douleur manifestant l'altération de la branche transverse du fessier supérieur.

Le point rotulien est causé par la pression douloureuse d'un rameau articulaire du tronc sciatique.

Les causes morbides qui peuvent atteindre le sciatique, créent, suivant leur nature et suivant le point du nerf intéressé, des types variés de sciatique.

C'est ainsi que l'on décrit, à côté de la névralgie sciatique, des formes plus graves qui consistent en *sciatique névrite tronculaire* et en *sciatique névrite radiculaire*.

La sciatique tronculaire traduit l'altération du tronc lui-même ; la sciatique radiculaire est la conséquence des altérations des racines du nerf sciatique. Envisageons quelques-uns des caractères de ces deux formes de sciatique.

Atrophie musculaire. — Parmi les symptômes de la sciatique névrite, l'atrophie musculaire mérite de passer au premier plan. Elle était attribuée par les anciens auteurs à l'immobilisation du membre douloureux : c'est à L. Landouzy que revient le mérite d'avoir donné à cette complication toute la valeur d'un symptôme, et d'en avoir montré la véritable pathogénie.

Cette atrophie débute souvent d'une façon précoce. Il suffit de mesurer systématiquement, dès le début des phénomènes douloureux, le volume du membre atteint de sciatique pour la constater. C'est surtout au début que la mensuration pourra donner le maximum de renseignements ; plus tard il survient de l'adipose sous-cutanée, qui masque en partie ou en totalité l'atrophie, au point de donner parfois une mensuration supérieure pour le membre malade.

Plusieurs procédés cliniques peuvent être employés pour rechercher cette atrophie musculaire. Dans les cas intenses, elle est évidente à la seule inspection, mais il est toujours utile de comparer le membre malade au membre sain. Dans les cas frustes, il faut s'aider de la mensuration.

Pour effectuer cette mensuration avec fruit, il est nécessaire de prendre sur les membres inférieurs des points de repère fixes. Par exemple, pour la cuisse, on mesurera la circonférence à 10 centimètres du bord supérieur de la rotule, pour la jambe à 15 centimètres de la pointe de la malléole externe. Il est également fréquent de constater, dès le début des sciatiques graves, une *hypotonie* caractérisée par la diminution du tonus de la fesse du côté douloureux et l'abaissement *du pli fessier.* On note en même temps une exagération de la *contractilité idio-musculaire.* La douleur détermine des *attitudes antalgiques :* telle la scoliose *homologue,* ou *croisée,* ou *alternante,* l'ascension talonnière (Sicard) du côté malade qu'il est facile de mettre en évidence, soit dans le décubitus horizontal, soit dans la station verticale, les deux pieds étant juxtaposés.

ADIPOSE SOUS-CUTANÉE. — L'adipose sous-cutanée, reconnue en 1885 par L. Landouzy (1), peut occuper tout le membre ou seulement un de ses segments ; c'est principalement à la cuisse que l'on se rend bien compte de son existence. La technique qui permet de la mettre en évidence est simple. On pince, entre le pouce et l'index, les téguments, qu'on soulève comme s'il s'agissait de passer un séton à la base du pli cutané ; ce faisant, il est aisé de constater que le pli fait à la peau est plus épais du côté atteint que du côté respecté.

Lorsqu'on veut chiffrer exactement le degré de cette adipose, on se sert du compas d'épaisseur.

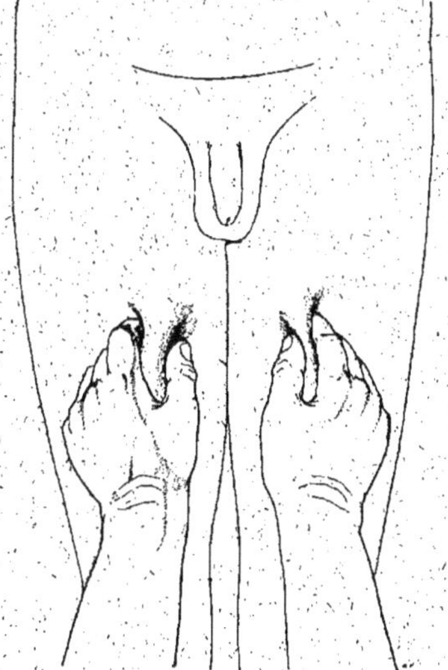

FIG. 334. — Les plis faits à la peau mettent en évidence, à droite, l'adipose sous-cutanée.

Ce procédé de recherche est très utile en clinique, car souvent l'adipose passe inaperçue.

En même temps qu'on appréciera, par le pincement de la peau, l'épaisseur du pannicule adipeux, on se rendra compte de la place vide, laissée par le muscle atrophié.

La prolifération de la graisse dans le tissu cellulaire du membre malade peut être telle que la mensuration de la circonférence du membre atteint de névralgie sciatique dépasse de plusieurs centimètres celle du membre opposé.

Voyons maintenant la distribution topographique des troubles de la sensibilité suivant la forme de la sciatique.

TROUBLES DE LA SENSIBILITÉ DANS LA SCIATIQUE TRONCULAIRE (SCIATIQUE

---

(1) L. Landouzy, *Archives générales de médecine,* mars-avril 1875, et *Revue de médecine et de chirurgie,* 1875, et *Leçons de la Charité,* 1885.

NÉVRALGIE, SCIATIQUE NÉVRITE). Une sensibilité est dite à topographie périphérique, quand elle épouse exactement la distribution périphérique d'un nerf ou d'une partie de sa distribution.

Si l'on envisage au point de vue anatomique le domaine périphérique du sciatique, on voit qu'il occupe la moitié externe de la face antérieure de la jambe, la face externe et la partie externe de la face postérieure, en commençant au niveau de la rotule; plus bas, il occupe tout le pied, sauf son bord interne.

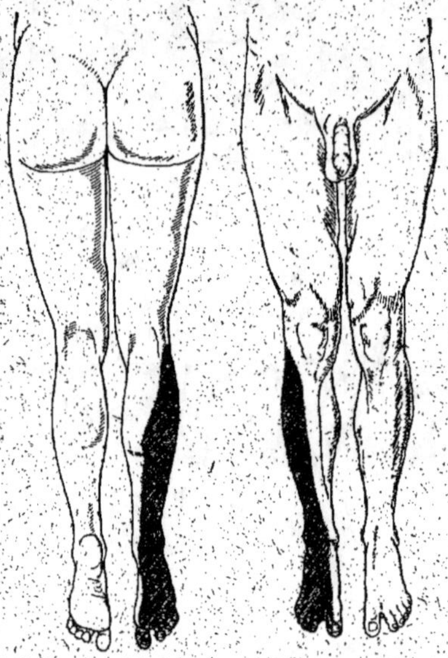

Le schéma que nous rapportons en dira plus que les descriptions.

On voit donc que les troubles de la sensibilité dans la névrite sciatique ou la névralgie sciatique tronculaire seront bornés exactement à la jambe et au pied dans les limites exactes du schéma.

Tout trouble sensitif en dehors de ce territoire devra être analysé avec soin et rapporté à sa cause véritable; car on ne saurait le rapporter dans ce cas à une altération du tronc nerveux, ou de l'une de ses branches.

Fig. 335. — Distribution périphérique de l'anesthésie dans la sciatique tronculaire

TROUBLES DE LA SENSIBILITÉ DANS LA SCIATIQUE RADICULAIRE. — Dans le paragraphe précédent nous avons décrit les caractères des troubles sensitifs dus à une lésion du tronc sciatique et de ses branches périphériques et constaté qu'ils sont limités au pied et à la jambe et qu'ils affectent, dans ces deux territoires exclusifs, les caractères d'être circonscrits, localisés et souvent parcellaires.

Tout différents sont les troubles à topographie radiculaire.

Ils ont, pour caractéristique, comme le démontrent les schémas : d'être distribués en bandes verticales ou obliques; d'être répartis, d'ordinaire, au moins sur deux segments du membre inférieur et, très souvent, sur la fesse, la cuisse, la jambe, le pied.

Nous en avons donné la description au cours des altération du sciatique (1), et, depuis cette époque, nombre d'auteurs ont retrouvé les

(1) Voir L. Lortat-Jacob et G. Sabareanu, *les Sciatiques et leurs traitements* (Masson et Cⁱᵉ, éditeurs).

mêmes altérations radiculaires. On les trouve surtout dans les domaines
suivants :

La Ve racine lombaire.

La Ire racine sacrée;

La IIe sacrée;

La IVe lombaire.

Ce sont les lésions de ces racines (IVe, V[e] lombaires, Ire et IIe sacrées)
qui causent la grande majorité des cas de sciatiques radiculaires.

On signale encore les racines : Ire, IIe, IIIe lombaires et la IIIe sacrée.

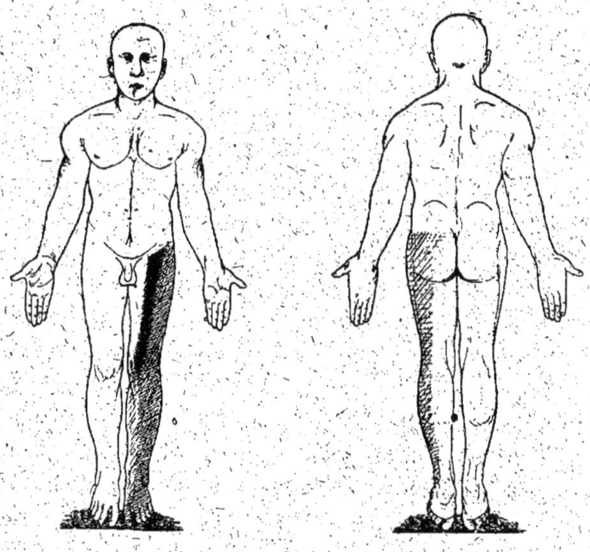

Fig. 336 et 337. — Type de sciatique radiculaire.

Mais il est juste de faire remarquer qu'on ne peut les faire intervenir,
avec la même valeur, dans la production de la sciatique radiculaire.

Au cours des sciatiques radiculaires, il est fréquent de constater une
hyperalbuminose du liquide céphalo-rachidien.

L'état des réflexes est particulièrement important à rechercher. Suivant
le siège et l'âge de la lésion, on peut observer, par ordre de fréquence,
l'altération du réflexe achilléen (Babinski) qui est le plus souvent aboli,
des modifications des autres réflexes du membre inférieur : tel que l'abolition du réflexe patellaire lorsque la lésion intéresse les racines en rapport avec le 3e segment lombaire. Enfin, MM. Guillain et Barré ont insisté
sur la disparition fréquente du réflexe *médioplantaire*; Sicard et Cantaloube sur l'abolition des réflexes *dorsaux* du pied. Il faut reconnaître

cependant que ces derniers réflexes se montrent plus souvent altérés au cours des blessures du sciatique poplité externe et du sciatique poplité interne.

En cas de blessure du nerf sciatique, les symptômes diffèrent suivant que la section est totale, intéressant le tronc lui-même, ou partielle et n'atteignant qu'une partie des fibres tronculaires, ou l'une des 2 branches terminales S. P. E. ou S. P. I.

Dans la paralysie totale le pied est ballant, tombant, le blessé steppe en marchant, les orteils sont également tombant. Le blessé ne peut plus battre la mesure à 4 temps. (Signe de Pitres.)

Il existe d'importants troubles vasomoteurs, sécrétoires et thermiques : œdème, cyanose, hyperkératose plantaire, absence de la sudation, sauf sur le bord interne du pied. Ces phénomènes sont en rapport avec une vaso-dilatation paralytique (Claude Bernard).

Les troubles de la sensibilité subjective sont peu marqués. Il n'en est pas de même de la sensibilité *objective.* Anesthésie complète de tous les modes occupant la totalité du pied, à l'exception du bord interne. La R. D. est totale pour tous les muscles de la jambe et du pied.

Dans les *paralysies incomplètes* dissociées, on peut observer des formes douloureuses paroxystiques, surtout lorsque les fibres destinées au S. P. I. ont été intéressées.

Dans la *paralysie pure du S. P. E.* on observe un steppage très marqué, l'abduction du pied est impossible (paralysie des péroniers latéraux), les phénomènes douloureux sont rares. L'anesthésie siège dans le domaine du musculocutané : dos du pied et moitié antéro-externe inférieure de la jambe. Le réflexe du pédieux est ordinairement aboli.

Dans la *paralysie du S. P. I.* le blessé a le pied en talus et œdématié. Les orteils ont leur première phalange en extension; les deux dernières sont fléchies. La peau est violacée. La sudation est diminuée. La pointe du pied ne peut être portée en bas. Les jumeaux restent flasques. L'adduction franche du pied est impossible. La flexion et l'écartement des orteils sont nuls. Le réflexe prédorsal ou des interosseux est aboli. Les troubles sensitifs subjectifs sont fréquents, occupent le mollet et le cou du pied, à caractère parfois causalgique ils peuvent affecter la forme *synesthésalgique :* Souques, Lortat-Jacob et Sézary (1).

6° **Plexus sacro-coccygien.** — Il est constitué par les anastomoses des branches antérieures des deux derniers nerfs sacrés et du nerf coccygien. Il donne des rameaux antérieurs au plexus hypogastrique et des rameaux postérieurs pour la peau qui recouvre le coccyx. Ce plexus peut être atteint de névralgie; cette affection, décrite sous le nom de coccygo-dynie (χοχχυς, coccyx ; ὀδύνη, douleur) peut être provoquée par une lésion du coccyx, par le froid, un accouchement, ou une contusion; elle se traduit

(1) Voir L. LORTAT-JACOB et G.-L. HALLEZ, Formes cliniques des paralysies sciatiques de guerre, *Journal médical français,* février 1919 (n° 2).

par une douleur vive, exaspérée par la pression, la station assise, la marche, la défécation, la miction.

Les lésions de la queue de cheval s'observent, en particulier au cours des traumatismes de la région sacro-lombaire. Elles intéressent inégalement les racines et, en conséquence, la paralysie et les troubles de la sensibilité ne frappent pas semblablement les deux membres inférieurs. Elles s'accompagnent de troubles sensitifs, douloureux au début, qui survivent aux troubles moteurs. Les réflexes tendineux sont touchés (achilléens, médioplantaires, dorsaux du pied). Les troubles de la sensibilité objective ont une topographie radiculaire. Au début, la rétention d'urines est la règle; ultérieurement, on peut constater soit de l'incontinence, soit des mictions normales. La rétention ou l'incontinence des matières s'observent avec une égale fréquence et s'amendent plus rapidement que les troubles de la miction. Le danger de ces blessures réside dans l'infection méningée primitive ou secondaire.

TABLE DES MATIÈRES

BIBLIOTHÈQUE NATIONALE
R F
IMPRIMÉS

4452. — TOURS, IMPRIMERIE E. ARRAULT ET Cⁱᵉ

www.ingramcontent.com/pod-product-compliance
Lightning Source LLC
LaVergne TN
LVHW020931050726
842519LV00001B/9